现代淋巴肿瘤学

下 册

廖子君 赵 征 主 编

陕西出版传媒集团

陕西科学技术出版社

图书在版编目(CIP)数据

现代淋巴肿瘤学/廖子君,赵征主编.—西安:陕西
科学技术出版社,2013.6
ISBN 978 - 7 - 5369 - 5477 - 9

Ⅰ.①现… Ⅱ.①廖… ②赵… Ⅲ.①淋巴瘤
Ⅳ.①R733.4

中国版本图书馆 CIP 数据核字(2012)第 220183 号

现代淋巴肿瘤学

出版者	陕西出版传媒集团　陕西科学技术出版社
	西安北大街 131 号　　邮编 710003
	电话(029)87211894　　传真(029)87218236
	http://www.snstp.com
发行者	陕西出版传媒集团　陕西科学技术出版社
	电话(029)87212206　87260001
印　刷	西安金和印务有限公司
规　格	889mm×1194mm　16 开本
印　张	79
字　数	2000 千字
版　次	2013 年 6 月第 1 版
	2013 年 6 月第 1 次印刷
书　号	ISBN 978 - 7 - 5369 - 5477 - 9
定　价	500.00 元(上、下册)

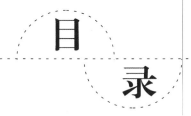

目录 **Contents**

上 册

下　册

血管免疫母细胞T细胞淋巴瘤

第 1 节　概论

1　血管免疫母细胞性T细胞淋巴瘤概念

　　血管免疫母细胞性 T 细胞淋巴瘤 (angioimmunoblastic T-cell lymphoma, AILT) 是外周 T 细胞淋巴瘤中比较常见的一种类型。

　　20 世纪 90 年代前, AILT 被认为是一种瘤前病变。1974 年, Frizzera 称本病为 "血管免疫母细胞淋巴结病伴异常蛋白血症" (angio-immunoblastic lymphadenopathy with dysproteinemia, AILD) [1]; 1975 年, 称为 "血管免疫母细胞性淋巴结病 (angio-immunoblastic lymphadenopathy with dysproteinemia, AILD)"; 1979 年, Lennert 称 "淋巴肉芽肿病 X (lymphogranulomatosis X)"。此后, 由于在绝大多数病例中检出 TCRγ 基因克隆性重排, 人们逐渐认识到

这实为一种独立的侵袭性外周 T 细胞肿瘤。在 1992 年修正的 Kiel 分类中，被称为"AILD 型 T 细胞淋巴瘤"；在 1994 年的 REAL 分类中，被命名为"血管免疫母细胞性 T 细胞淋巴瘤"；2001 年，在 REAL 分类的基础上建立了新版 WHO 关于淋巴造血组织肿瘤的分类[2]。在新 WHO 分类中，"血管免疫母细胞性 T 细胞淋巴瘤"这一名称沿用至今。

目前研究确定，AILT 对应的正常 T 淋巴细胞亚群[3]为定位于套区和生发中心明区间的 T 辅助细胞（TFH），肿瘤细胞与正常对应细胞均特征性表达 CD4、CD10、Bcl-6 和 CXCL13。

2 血管免疫母细胞性淋巴结病的认识

血管免疫母细胞性淋巴结病（angioimmun oblastic lymph disease，AILD）是 1974 年由欧洲学者 Frizzera 等[1]提出的一种少见、原因不明的全身性淋巴结病，之后有研究者首次描述了与 AILD 病变相似的外周 T 细胞淋巴瘤（PT-CL）。

由于该组病变在临床及病理学上存在很大相似性，有关 AILD 的病变性质一直争议较大，认识比较混乱，曾认为存在从淋巴瘤前状态至典型淋巴瘤的连续谱系病变[5]。大多数学者认为，AILD 是与病毒感染、过敏反应有关的免疫功能异常引起的非肿瘤性淋巴组织异常增生性疾病。

但近年来的研究发现，2/3 的 AILD 患者存在 TCR 基因的单克隆性重排，一部分患者存在 t（7；14）易位[6]，认为 AILD 即是 T 细胞淋巴瘤的意见逐渐成为主流观点，REAL 分类将之归类为 AILD-TCL，WHO（2001）淋巴瘤分类将其列为 AILT，属于侵袭性 T 细胞淋巴瘤的一种。

AILD 临床表现为淋巴结肿大、发热、瘙痒及皮疹、贫血等症状，病程呈进行性发展，具有潜在恶性；病理学形态存在从反应性增生到恶性的连续性改变，当病理形态在 AILD 病变背景上出现灶性透明 T 细胞时才被认为是 AILT。

目前普遍认为，其为 PTCL 的一种特殊类型，并命名为"血管免疫母细胞 T 细胞淋巴瘤"[7]。

因 AILD 表现为系统性疾病，存在全身免疫功能异常，临床表现属于渐进性过程，某些学者认为将 AILD 直接归类为 AILT 过于武断。Frizzera 等[8]综合分析了 107 例 AILD 组织学病变特征、基因重排及染色体检测结果，建议将 AILD 分为单纯性 AILD、AILD 样异常增生及 AILD 样淋巴瘤 3 个不同性质的发展阶段，认为 AILD 可能是一个包括从良性过度增生到恶性增生的疾病谱；Smith 等[9]的研究结果亦不支持将 AILD 直接归类为 AILD-TCL 的观点，认为 AILD 是一个与免疫功能异常相关的淋巴组织增生性疾病，可以发生 T 和 B 细胞单克隆性增生。但是，AILD 临床过程进行性发展，况且临床上尚未形成一套有效的治疗方法，大多数患者最终会发展成为 AILT，所以越来越多的人接受了只存在 AILT 的理论，认为应该将具有良性形态表现的 AILD 视为 AILT 的早期发展阶段。

任雅丽等[10]指出，尽管有了这些认识，有关 A ITL 仍存在很多问题，如临床病理病变谱系复杂多样、与反应性病变和 PTCL 非特殊型的鉴别、免疫标记的应用及评价、与 EB 病毒（EBV）的关系、抗原受体基因重排分析及评价等。

第 2 节 流行病学与病因学

1 流行病学

美国报道 1314 例 T 细胞淋巴瘤中，AILT 占 18.5%。在中国报道的 26224 例淋巴瘤中，AILT 占 10.83%。

AILT 占非霍奇金淋巴瘤的 1%~2%[11]，占外周 T 细胞淋巴瘤的 15%~20%[9]。在 PTCL 中，AITL 的发病率仅次于非特指型 PTCL，位列第二[12-13]。

AILT 的发病年龄较大，多在 60~70 岁，中位发病年龄 59~64 岁，多在 40 岁后发病。国外报道男女之间的发病率无明显差异[14-15]，亚洲人的发病率可能更高。秦燕等[16]所报道的 18 例 AILT 是目前我国所报道的例数最多、随访时间相对较长的一组病例资料，18 例患者的中位发病年龄为 55 岁，男性明显多于女性，男女之比为 2.6:1，但男性占 70% 以上。

2 病因学

2.1 常见致病因素

AILT致病因素主要有药物史（尤其是抗生素）、感染因素（细菌、真菌、病毒感染）及免疫功能缺陷。

感染因素，如结核、隐球菌、EBV、HHV-6/-7/-8、人类T淋巴细胞病毒等。HHV-6为非直接致病因，HHV-8与AILT无因果关系。

2.2 EBV感染与AITL

2.2.1 EBV的特点

EBV是一种嗜淋巴细胞的DNA疱疹病毒，通过与人B细胞膜上的C3d受体（CD21）结合而感染B细胞。

在亚洲，多数居民在儿童时期即被EBV潜伏感染，但发生B细胞淋巴瘤的却很少。此因正常人体中的EBV为致敏的，细胞毒性T细胞可杀死携带EBV基因组的B细胞；而在免疫抑制或免疫紊乱的情况下，即可能发生B细胞的多克隆性增生，继而在附加突变的基础上发生淋巴瘤。病因学研究表明，EBV感染与AILT有关，约95%的AILT患者可检测出EBV感染[17]。

2.2.2 滤泡T辅助细胞

克隆性分析证实，AILT患者存在克隆性T细胞，是一种生发中心来源的辅助性T淋巴细胞肿瘤[18]。

T细胞-滤泡T辅助细胞（follicular helper T-cells，TFH）属于效应T细胞中的一小类亚型，与已知的Th1、Th2、Th17效应T细胞亚群相比，具有特殊的显微解剖分布及不同的特征和功能。

在发病早期，TFH细胞的活化与EB病毒感染密切相关。EB病毒感染B细胞后，B细胞通过MHCⅡ分子将EB病毒提呈给TFH细胞，使之活化。活化的TFH细胞分泌一种重要的趋化因子CXCR13，后者促进B细胞向淋巴结募集、活化，产生γ球蛋白并释放入血，形成高γ球蛋白血症。被激活的B细胞还可释放淋巴毒素β，促进滤泡树突状细胞（follicular dendritic cells，FDC）增生，后者亦可分泌CXCR13，进一步促进TFH细胞活化；CXCR13还是VEGF的重要来源，在高内皮血管增生中起

到重要作用。活化的TFH细胞还可分泌IL-21等细胞因子，参与调节Th1、Th17等效应T细胞功能。

Dunleavy等[13]提出一个假说，认为EBV的潜伏感染可能在TFH细胞的活化上起关键作用。EBV阳性的B细胞可在MHC-Ⅱ类分子的作用下，将其表面的EBV蛋白（如EB-NA-1和LMP-1）传递给T细胞，从而上调CD28配体，提供抗原性和共刺激信号活化T细胞，继而使得趋化因子CXCLl3产生；CXCLl3则作用于B细胞致其活化增生。这样形成一个免疫刺激反馈链。这一假说解释了AILT中EBV、T细胞、B细胞和细胞因子之间的复杂关系，亦可解释为何AlLT病人常常继发大B细胞性淋巴瘤[19-20]。Zhou等[21]最近对EBV、人疱疹病毒6B（HHV6B）与AILT的组织学进展间的关系进行了研究，在49个标本中发现40个存在EBV潜伏感染，随着AILT的组织学进展，E-BV与HHV6B的含量增加，继发大B细胞淋巴瘤的AILT中EBV含量更高，因此认为EBV在AILT的发病中起重要作用。

2.3 免疫功能缺陷

目前认为，AILT患者出现免疫功能缺陷的原因可能与免疫调控失常有关。秦燕等[16]报道，6例AILT患者在治疗前进行了外周血淋巴细胞亚群分析，其中5例CD3+、CD4+T细胞、NK细胞和B细胞比例降低，而CD3+、CD8+T细胞比例升高。在正常免疫调控中，CD3+、CD4+T辅助细胞具有增强特异性免疫功能的作用，而CD3+、CD8+T细胞除包括细胞毒性T细胞外，还包括CD3+、CD8+、CD28-的免疫抑制性T细胞。B细胞和NK细胞比例的下降，亦提示患者发生了体液免疫和非特异性免疫功能的下降。推测细胞免疫抑制和体液免疫与非特异性免疫功能的整体性降低，可能是AILT患者易发生机会性感染的原因。

第3节 组织病理学

1 肿瘤细胞起源

近年来的研究表明，AILT可能是来源于生发中心的辅助T细胞（follicular helper T-cells，

TFH）的侵袭性 T 细胞肿瘤[22]，肿瘤细胞在表达 CD4 的同时，还特征性表达 CD10[23]。Lee 等[24] 和 Yuan 等[25] 用流式细胞术检测 AILT 进一步证实肿瘤细胞呈 CD4+、CD10+；Dorfman 等[26] 研究发现，AILT 中高表达 CD4+的辅助 T 细胞（Th1）分泌的 T-bet 蛋白，推测 AILT 可能是 Th1 细胞来源。

Dupuis 等[27] 和 Grogg 等[28] 先后用双重免疫组化观察，发现 AILT 肿瘤细胞表达 CD4 的同时，高表达趋化因子 CXCL13，表达率分别为 100% 和 89%，而对照组外周 T 细胞淋巴瘤（PTCL-U）的 CXCL13 表达率分别为 0 和 10%，认为 CXCL13 可能是 AILT 一个重要特征。de Leval 等[3] 用基因芯片检测进一步证实 AILT 表达 TFH 相关因子（CXCL13、Bcl-6、PDCD1 等），有别于 PTCL-U 和其他 T 细胞淋巴瘤，认为 CXCL13 是一个非常重要的指标。

CD4 分子是辅助 T 淋巴细胞表面的膜蛋白，对 T 和 B 淋巴细胞的增殖与分化具有调节作用，正常淋巴滤泡生发中心 T 细胞表达 CD4。

CD10 分子是一种跨膜蛋白，具有中性肽链内切酶活性，主要在滤泡生发中心 B 细胞表达。

CXCL13 蛋白是 B 淋巴细胞趋化因子，对 B 淋巴细胞的调节和生发中心的形成具有重要意义。在 AILT 中，肿瘤细胞位于滤泡间副皮质区，但细胞膜表面特征性表达 CD4 和 CD10，同时细胞膜和细胞质高表达 CXCL13。

其他类型的 T 细胞淋巴瘤（如 PTCL-U）肿瘤细胞表达较低或不表达，淋巴结反应性增生的滤泡间亦无阳性表达。一些研究提示，滤泡树突状细胞（FDC）能够诱导 CD10 分子表达[23]，包括 FDC 在内的分布于全身各系统的 DC 细胞能够分泌趋化因子 CXCL13。AILT 中 FDC 细胞明显增生与肿瘤细胞表达 CD10 和 CXCL13 之间是否存在一定的联系，尚无更多的解释与研究。

生发中心来源的多种细胞，包括 T 和 B 细胞都不同程度地表达 Bcl-6，AILT 和 PTCL-U 中肿瘤细胞亦表达 Bcl-6，只是表达程度不同，AILT 中肿瘤细胞表达 Bcl-6 相对较高。

总之，AILT 来源于生发中心辅助 T 淋巴细胞，特征性表达 CD4，并且同时表达 CD10 和 CXCL13，在 AILT 诊断与鉴别诊断上具有重要的临床应用价值。在实际工作中，可借助检测 CD10 和 CXCL13 的表达来帮助对 AILT 的诊断。但是并不是所有的 AILT 都高表达 CD10 和 CX-CL13；况且，在实际应用中，此两项标记在 AILT 中的表达存在许多影响因素，如抗原修复、克隆号的差异等，故具体应用时必须结合临床表现和病理形态特点进行综合分析。

2 高内皮静脉增生机制

前已述及，AILT 为起源于生发中心辅助 T 细胞的非霍奇金淋巴瘤，典型病理表现为淋巴结结构部分破坏，血管呈树枝状，高内皮静脉增生，血管周围有单形性/多形性 T 细胞浸润。

高内皮静脉（high endothelial venule, HEV）即免疫组织器官的毛细血管后微静脉，内皮细胞呈单层立方或矮柱状，是淋巴细胞由血液进入淋巴组织的重要通道，参与淋巴细胞的再循环。在 AILT 中，高内皮静脉呈树枝状显著增生，内皮细胞增生呈多层，具有重要的诊断意义。

VEGF 是生物体内最重要的促血管生成因子之一，包括 VEGF-A、B、C、D、E 以及胎盘生长因子等，其中 VEGF-A 在血管生成中起着重要作用，与多种肿瘤的血管生成密切相关[29-32]。在造血系统的恶性肿瘤中，VEGF 水平在急性粒细胞白血病、急性淋巴母细胞性白血病、进展期淋巴瘤、结外鼻型 NK／T 细胞淋巴瘤中增高，与肿瘤的侵袭性和预后不良密切相关[33-38]。阻断 VEGF 介导的血管生成已成为肿瘤生物治疗的新靶点和新热点[39-45]。

Zhao 等[46] 于 2004 年观察的 24 例 AILT 中，血管内皮细胞生长因子 A（VEGF-A）在肿瘤细胞和血管内皮细胞中表达明显增高，认为 VEGF-A 可能与 AILT 的侵袭性有关。Bruns 等[47] 于 2005 年对 1 例用多种化疗药物治疗后仍然复发的 AILT 患者，尝试使用 VEGF-A 抗体 bevacizumab（Avastin）治疗得到缓解。Halene 等[48] 于 2006 年用 Avastin 并配合化疗药物治疗 1 例 73 岁女性患者使其得到持续缓解。

3 形态学特征

AILT 的主要病理特点为淋巴结结构部分破坏、副皮质区肿瘤细胞弥漫性浸润，细胞小至中等大小，血管分叉部位可见透明胞浆的非典型 T 细胞，可出现散在大的 B 细胞表型的免疫母细胞，可见 R-S 样细胞，表达 CD20⁺的 B 免疫母细胞是 AILT 的特征性表现[49]；滤泡树突状细胞增生，滤泡树突状细胞 CD21 阳性，围绕在高内皮的小静脉周围；浆细胞、嗜酸性粒细胞增多[50]。

任雅丽等[10]复习了北京大学第一医院和北京仁和医院病理科 2002~2007 年病理诊断为淋巴结 AILT 或 PTCL 的患者资料及 HE 染色病理切片，从中筛选出 15 例具有典型 AITL 改变的病例，平均年龄 63 岁（17~92 岁）。多数患者的淋巴结结构显著破坏，8 例滤泡数量减少，残存滤泡结构萎缩、退化，6 例滤泡完全消失，病变均呈弥漫性。该研究显示，淋巴结组织学表现为弥漫或部分结构破坏，分支状高内皮血管广泛增生，包括小淋巴细胞、浆细胞、免疫母细胞、嗜酸性粒细胞和组织细胞等多型细胞增生浸润，小至大型细胞质透明的异型淋巴细胞不同程度增生（见图 31-4 至图 31-8）。

3.1 病理特征

（1）淋巴结结构部分破坏，可见残存的淋巴滤泡，肿瘤细胞弥漫性浸润副皮质区；

（2）肿瘤细胞中等大小，胞质透亮，胞膜清楚，核异型，成簇状分布于血管周围；

（3）伴浆细胞、小淋巴细胞、嗜酸性粒细胞及组织细胞增生；

（4）高内皮静脉树枝状显著增生伴血管内皮肿胀；

（5）生发中心"烧毁"，滤泡树突状细胞显著增生；

（6）间质及血管壁嗜酸性物质沉积。

淋巴细胞常由中小淋巴细胞混合并有浆细胞和 B 淋巴母细胞组成；上皮样组织细胞和许多嗜酸性粒细胞亦可见到。

肿瘤细胞在副皮质区灶性或弥漫浸润，瘤

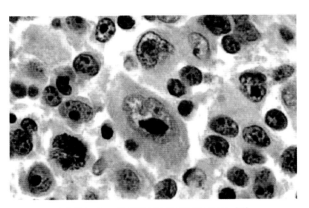

图 31-1 免疫母细胞型淋巴瘤[10]

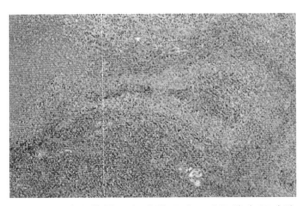

图 31-2 嗜血管性 T 细胞淋巴瘤：瘤细胞在细动脉和细静脉周围增殖，浸润血管壁[10]

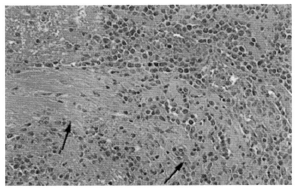

图 31-3 血管中心性 T 细胞淋巴瘤瘤细胞弥漫浸润血管壁，血管壁破坏[10]

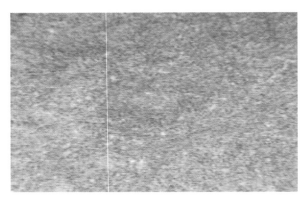

图 31-4 滤泡增生，病变位于滤泡间[10]

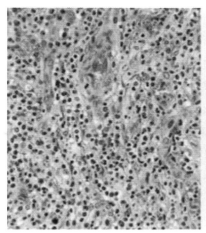 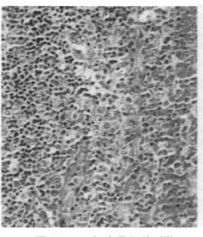 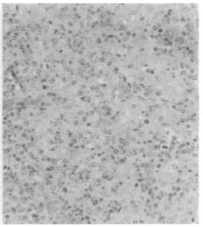

图 31-5 簇状或片状透明细胞聚集 [10]　　图 31-6 免疫母细胞 [10]　　图 31-7 富于上皮样组织细胞 [10]

细胞以中等大小为主，胞质淡染，胞核一般呈圆形或椭圆形，染色质细粉尘样。

3.2 透明细胞

增生的小血管呈树枝状，常伴血管内皮肿胀，周围可以出现成簇成团的胞质空亮的浅染细胞，胞核通常为圆形或不规则形，大小不等，即所谓的透明细胞。

透明细胞一直被认为是 AILT 的特征性细胞，且提示较差的预后。但事实上，它完全可出现在其他 T 细胞淋巴瘤中，如非特指外周 T 细胞淋巴瘤（peripheral T-cell lymphoma, unspecified, PTL-unspec），因此并非 AILT 所特有；同时，只有一部分 AILT 病例中可看到成簇的透明细胞，事实上它只是一种比较易于辨认的肿瘤细胞，其诊断意义有限。有文献报道认为，透明细胞的有无、多少对于预后并没有统计学上的意义 [51]。

3.3 背景细胞

背景细胞纷杂，包括免疫母细胞、浆细胞、小淋巴细胞、嗜酸性粒细胞、中性粒细胞、上皮样组织细胞，少数病例有小片状坏死。

免疫母细胞一度被认为是 AILT 的肿瘤细胞及诊断要点之一，从该肿瘤的命名中亦可看出它曾经的重要性。目前已经很明确，AILT 中的免疫母细胞大多是 B 免疫母细胞。在背景细胞中比例不定，有时可能被误认为是 R-S 细胞。更为重要的是，在表达 EBER 的 AILT 中，大部分为这些 B 免疫母细胞表达，而感染 EB 病毒的 B 免疫母细胞与 AILT 的病情进展、IgH 克隆性重排以及转化为 B 细胞淋巴瘤存在关系，因此免疫母细胞已经超出了仅仅作为背景细胞的地位，被重新赋予重要的意义，同时已成为研究的热点。

Attygalle [11] 根据淋巴结结构破坏程度和残留滤泡的多少将 AILT 分为 3 种构象。唐雪峰等 [52] 认为，这样的分类不仅有利于分别研究各种构象的临床病理特点，而且有利于在诊断中对第一、第二种构象引起足够的重视，即淋巴结结构只是部分破坏、残留滤泡比较多的早期病例，因而被大家所接受。

4 分型

4.1 Ⅰ型

约占 20%，仍然保留了淋巴结滤泡结构，其内含有高可塑性 B 淋巴细胞滤泡，套区发育差，界限不清，易于与其他正常淋巴滤泡区分开来。

与增大的副皮质区一样，内有多型性细胞浸润，如淋巴细胞、转化的大淋巴母细胞、浆细胞、巨噬细胞和嗜酸性粒细胞，偶有多核的 R-S 细胞，并且具有显著的血管增生。

4.2 Ⅱ型

约占 30%，淋巴滤泡正常结构消失，少数无功能滤泡外面向心状排列着滤泡树突状细胞。

在部分病例，滤泡树突状细胞浸润增殖到滤泡外。残存的淋巴结结构改变与Ⅰ型相同。

4.3 Ⅲ型

约占 50%，淋巴结结构完全被破坏，B 细胞淋巴滤泡消失。可有残存、"烧光"或萎缩的滤泡。

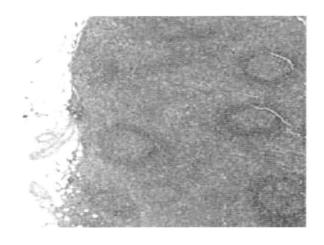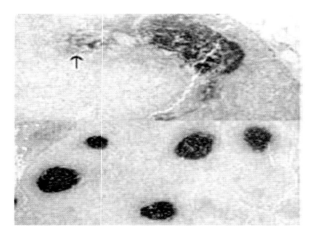

图 31-8　Ⅰ型：占 20% 淋巴结结构保留，FDC 局灶性增生

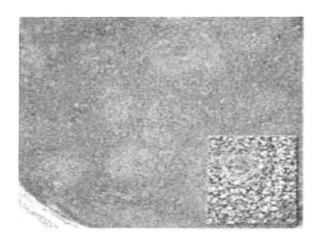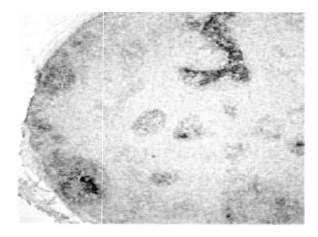

图 31-9　Ⅱ型：占 30%淋巴结正常结构消失，部分滤泡 FDC 增生明显

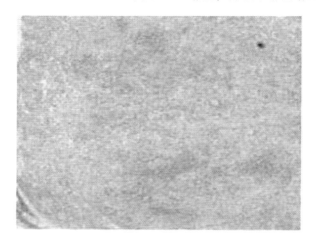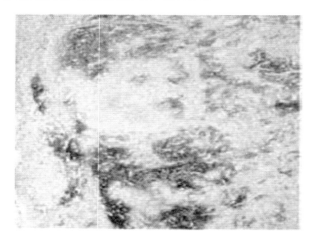

图 31-10　Ⅲ型：占 50%淋巴结正常结构完全消失，FDC 不规则增生

多数病例滤泡树突状细胞呈无序状增生，伴有更加显著的血管增生和与Ⅰ、Ⅱ型相同的细胞浸润。

约半数病例中，增生的血管周围聚集着形态不规则、体积中等至较大、胞浆清楚或呈灰白色的淋巴样细胞。个别病例，随着病情进展，组织学改变由Ⅰ型转化为Ⅲ型，表明Ⅲ型为进展期 AILT 特征。

任雅丽等[10]指出，AILT 的组织学表现可不典型和表现多样，如淋巴结结构仅部分破坏，甚至呈滤泡间病变，淋巴滤泡增生，异型肿瘤细胞增生不明显，这时要确定为肿瘤性病变非常困难。经典描述的 AILT 呈现所谓"焚毁"生发中心的退化滤泡，但近年报道有相当比例的 AILT 呈滤泡增生，如 Attygalle 等[53]报道，89 例患者中 15 例滤泡增生，有典型退化滤泡者仅 17 例；经典描述的 AILT 肿瘤细胞呈小至大型异型透明细胞，常簇状分布在血管周围，但 Attygalle 等[53]报道这种现象不到一半。目前最大病例组 AILT 预后研究[14]报道了 157 例，其中大多数病例缺少透明细胞但具有 AILT 的其他典型病变，研究者认为不能将这些病例视为反应性病变。

5 EBV+AILT相关B细胞淋巴瘤

文献报道，有 50%~90% 的 AILT 病例其增生的大 B 细胞 EBV 阳性[54-55]。一般认为，EBV 感染继发于 AILT 患者免疫功能低下。EBV 阳性细胞可能通过分泌一些细胞因子导致 B 细胞克隆性增生[56]。

B 细胞显著增生是 AITL 的特征之一，其中大 B 细胞显著增生可发生大 B 细胞淋巴瘤。Attygalle 等[57]在对 31 例 AILT 自然病程和组织学进展的研究中发现，7 例（23%）发展为 EBV 相关的大 B 细胞淋巴瘤。研究者认为，当 AILT 发生形态学上的高级别转化时，更常继发大 B 细胞淋巴瘤，但亦可发生小 B 细胞淋巴瘤[58]。AILT 时，大 B 细胞淋巴瘤的诊断标准为组织学和免疫标记显示成片单形性大 B 细胞增生，未达此标准时诊断为"临床意义尚不明确的不典型 B 细胞增生"[14]。

有时形态学上尚缺乏 B 细胞增生的证据，这种现象与器官移植或免疫缺陷疾病时相似，可能与异常免疫调节状态下 EBV 感染的 B 细胞异常增生有关[21]，但并不代表肿瘤形成，因此认为分子重排分析不能用于确定 AILT 时 B 细胞淋巴瘤的诊断[58]。

EBV+AILT 相关 B 细胞淋巴瘤的特点是发病率很低，目前世界报道 18 例（见表 31-11）；可发生于结内与结外；需注意大细胞转化时是否合并 EBV-相关 B 细胞淋巴瘤。应用美罗华治

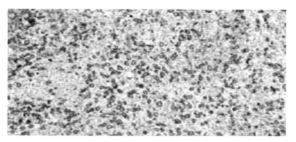

图 31-11　AITL rich in B-cell blasts highlighted by CD20 immunostaining

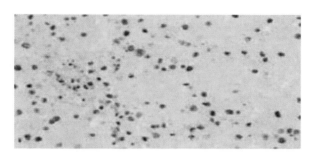

图 31-12　EBV 感染（EBER 原位杂交）

疗有效。

第 4 节　免疫组化与遗传学

1 免疫组化

目前认识的 AILT 的免疫表型特征，包括滤泡间 CD3+T 细胞增多，多数为 CD3+、CD4+ T 细胞；在滤泡间，体积较大的淋巴母细胞免疫表型为 CD20+和 CD79+。

具有 AILT 典型特征的滤泡树突状细胞免疫表型为 CD21、CD23 或 CD35 阳性。最近研究发现，AILT 细胞异常表达 CD10，淋巴结外的肿瘤性 T 细胞同样表达 CD10，因而有助于 AILT 的诊断[59]。

目前文献报道，AILT 肿瘤细胞表达 CD45RO、CD4 和 CD8 等，多数报道 CD4 阳性细胞多于 CD8 阳性细胞，最新研究发现肿瘤细胞表达 CD10 和 Bcl-6 等[60]。任雅丽等[10]报道了 15 例具有典型 AILT 改变的病例，其免疫组化特征，CD21 显示滤泡外 FDC 增生，尤其围绕血管分布；肿瘤细胞表达 Bcl-6、CD10 和 CXCL13 等 TFH 标记；该作者指出，准确应用和评价免疫标记对 AILT 的诊断至关重要，FDC 滤泡外广泛增生是 AILT 的有力证据，CD21 和

表 31-1　EBV⁺AILT 相关 B 细胞淋巴瘤的报道

发表时间	作者	病例
1998 年	Matsue	2 例：合并大 B 细胞淋巴瘤，1 例 EBER（+），1 例 EBER（-）
2002 年	Parks	1 例：自体移植 1 年后，EBV 相关 B 细胞淋巴瘤，RCHOP×4 周期，CR
2006 年	Haley	1 例：确诊 AITL 56m 后发现 DLBCL
2007 年	Attyalle	7/31 例（23%）：EBV 相关 B 细胞淋巴瘤（5 例 DLBCL，2 例经典型 HD）
2008 年	Weisel	1 例：阿仑单抗、氟达拉滨治疗后，合并 EBV 相关 DLBCL
2008 年	Zettl	170 例：10 例伴 EBV（+）大 B 细胞增生，仅 3 例继发 EBV 相关 B 细胞淋巴瘤
2010 年	Takahashi	1 例：化疗 2 周期后 SD，全血细胞减少，2 年后小肠 DLBCL

CD23 的免疫组化染色可示围绕血管分布的 FDC 网络，CD21 标记效果更好；但部分病例 FDC 可呈局部或灶性分布，甚至缺乏这种改变[58]。

AILT 可表达 CD3、CD45RO、CD10、Bcl-6、CXCL13、CD21、CD20、PD-1 和 Ki-67，独特特征是表达滤泡树突状细胞标记 CD21、CD23 或 CD35。CD10 是确诊 AITL 客观标准，与其他 T 细胞疾病鉴别的要点，因正常外周 T 细胞、反应性增生淋巴细胞、结节性外周 T 细胞淋巴瘤细胞不表达。

AILT 是来源于 TFH 的淋巴瘤，因此免疫组化的另一方面作用是 TFH 特异性标记 Bcl-6、CD10、CXCL13 的应用，其中 Bcl-6 特异性稍差，可在其他 T 细胞表达，因此亦可见于部分非特殊型 PTCL；CD10 和 CXCL13 更可靠而敏感[11]。

CD10 为生发中心分化阶段 B 细胞的特征性标记，而 CXCL13 是与 TFH 抗原传递和迁移过程有关的重要趋化因子，这些标记被证明在 TFH 及 AILT 肿瘤细胞中表达，为 AILT 细胞起源研究和诊断开辟了新纪元[61]。虽然如此，它们的表达仍然多样。Mourad 等[14]研究的 157 例患者中，CD10 和 CXCL13 的阳性率分别为 71% 和 73%，接近 30% 的病例散在单个细胞着色或阴性。

1.1　标记肿瘤细胞的表型

CXCL13、PD-1、CD10、Bcl-6 在 AILT 中肿瘤细胞的表达具有重要意义，为其来自生发中心的滤泡辅助 T 细胞（TFH）提供了重要的证据[62]。

（1）CXCL13

CXCL13 是一种由正常 TFH 细胞通过 CD28 和 T 细胞受体共刺激作用产生的与 B 细胞游走至生发中心相关的化学趋化因子，其功能包括通过高内皮静脉捕获 B 细胞，动员 B 细胞进入淋巴结的生发中心，诱导 FDCs 增生和 B 细胞的活化。在淋巴结中 CXCL13 只表达于 TFH 细胞而不表达于其他 T 细胞[61]。

在正常淋巴结中，TFH 细胞接受树突状细胞的抗原提呈后，活化并高表达 CXCL13，从而趋化高表达其受体 CXCR5 的细胞，包括 B 细胞和部分 TFH 细胞；这使得 B 细胞迁移聚集以形成生发中心，同时一些未活化的 TFH 细胞也迁移进入生发中心，以协助 B 细胞的聚集和成熟。

此外，CXCL13 还能诱导 B 细胞产生某些淋巴因子，而这些淋巴因子可以促使 FDCs 增生并表达 CXCL13，从而形成一个 CXCL-13 表达的正反馈效应。

在 AILT 中，由于 TFH 细胞的单克隆增生形成肿瘤，因此该生理过程被病理性放大，此能很好地解释 AILT 的临床病理特征，如免疫功能异常、CD21 阳性的 FDCs 增生、多克隆的 B 细胞增生，亦解释了部分病例中 CXCL13 除在肿瘤细胞表达外还表达在 FDCs。

有报道[27]，CXCL13 在 AILT 中的表达率分别为 100%、89%，在 PTL-U 中的表达分别为 30%、10%。因此，CXCL13 在 AILT 中的特异性表达不仅首次将肿瘤细胞从纷杂的背景中标记出来，还有利于其与 PTL-U 的鉴别，更证实了 AILT 肿瘤细胞来源于正常生发中心的 TFH 细胞。此外，有文献报道[63]，AILT 患者皮肤病变的活检中，CXCL13 的表达达到了 80%，对于皮肤病变为首发表现的病例是一个很有帮助的诊断标记。

（2）PD-1

PD-1 亦是一生发中心 T 细胞的标记，被报道在 AILT 的表达为 100%，而在 PTL-unspec 中不表达[64]。

（3）CD10、Bcl-6

CD10、Bcl-6 在 AILT 中的表达报道比较早，亦主要表达于 AILT 中的肿瘤细胞，打破

了它们在淋巴结中只表达于生发中心 B 细胞的传统观念[65-67]。

1.2 肿瘤细胞的间接表型

CD21 表达于增生的滤泡树突状细胞网（FDCs），尤其围绕在增生的高内皮血管周围时，被认为是 AILT 的一个重要诊断要点。

AILT 特征性的大量高内皮血管增生启示研

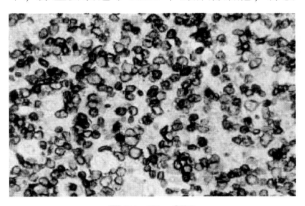

图 31-13　CD3

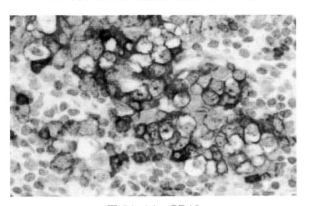

图 31-14　CD10

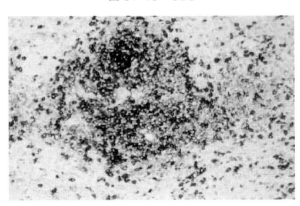

图 31-15　CD20／CD10

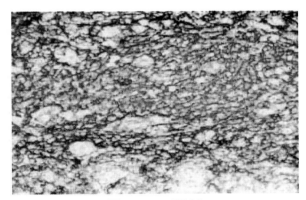

图 31-16　CD21

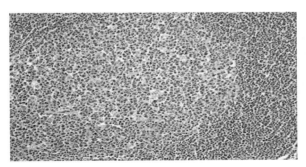

图 31-17　扁桃体滤泡增生与生发中心形成

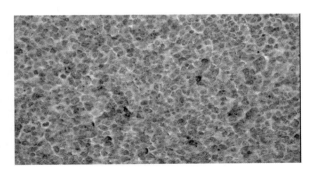

图 31-18　双重免疫染色法：CXCL13（棕色）、PD-1（红色）

究者对血管内皮因子的相关研究，Zhao 等[46] 报道了 24 例 AILT 中 VEGF-A 的表达情况，结果表明 VEGF-A 在肿瘤细胞和血管内皮细胞都有表达，同时较高的 VEGF-A 表达水平与结外

浸润和较差的临床情况相关。

Ki-67 在 AILT 中的表达一般为 40%~60%。

1.3　T细胞分化抗原

90% 以上病例的瘤细胞为 CD45RO、CD3ε

阳性，CD3 的特异性较高而敏感性低，表达率约 80%。肿瘤细胞绝大多数为 CD4⁺/CD8⁻ 的 TFH 细胞表型。

2 遗传学

单纯组织学较难诊断 AILT，因此 TCR 克隆的存在对于本病诊断很重要。AILT 常见的细胞遗传学异常为 3、5 染色体 3 体和附加的 X 染色体。传统遗传学方法（分裂中期分析），可检测到大约 70%~80% 的 AILT 患者有染色体异常。一项应用 FISH 的研究分析发现，90% 患者有染色体异常且超过 40% 的患者具有各式各样的 T 细胞亚群。三染色体 3 或 5 和额外的 X 染色体是较常见的细胞遗传学异常；复杂核型的存在与生存率低有关。

2.1 TCR 基因克隆性重排

AILT 的 TCR 基因克隆性重排的检出率在 75% 以上。Feller 等证实克隆性基因重排的特殊形式与 AILT 的预后相关，他们认为患者同时具有 TCR-β 链基因和免疫球蛋白基因重排常伴溶血性贫血，亦可由自发性一过性缓解，但不会像应用化疗一样缓解，总生存率与单纯 TCR 克隆相比较低；一些 AITL 病例可能为寡克隆，亦有的表现为克隆消失或出现。

目前在欧美等国，外周 T/NK 细胞淋巴瘤的诊断常规应用 TCR 重排分析。经典 TCRγ 两对引物法的敏感性相对较低[68]，加之 AILT 背景重及肿瘤细胞少等原因[54]，导致检出率仅 30%[60]；而采用多重引物法检出率可达 70%~100%[69-70]。Warnke 等[58] 指出，对于 FDC 增生不明显但具有 AITL 样背景的病例，TCR 基因重排对于淋巴瘤的诊断起重要作用。

2.2 IgH 基因克隆性重排

分子分析发现，10%~35% 的 AILT 可以检测到 IgH 基因单克隆或寡克隆重排[71]。100% AILT 侵袭的淋巴结中可通过 PCR 或 FISH 发现 EBV 基因组，EB 病毒在 AILT 的确切作用还不清楚。最近研究证实在 EBV 克隆性扩增与 AILT 的生存率有显著关系。国内有报道，50%~75% 的 AILT 病例 EBER⁺，83% 的 AILT 病例 TCR-γ 基因克隆性重排，30% 的 AILT 病例多克隆性 IgH 基因重排。CGH 检测显示 AILT 存在 22q、19、11p11、2q14（11q13）的获得和 13q 的丢失[72]。

第 5 节　常规检查

对 AILT 患者需进行血常规和骨髓检测、骨髓单个核细胞的流式细胞术检测、Coomb's 试验、血清学检测、CT 及 B 超检查、胃镜和淋巴结病理检查及免疫组织化学测定。

1 检查指标

实验室检查常显示一系列血液学、生化学和/或免疫学异常。贫血（通常为溶血性贫血，Coomb's 实验阳性）、多克隆高丙种球蛋白血症、嗜酸性粒细胞增多症在诊断时最为常见；其他常见表现包括淋巴细胞减少、血小板减少及出现类风湿因子、抗核抗体、抗平滑肌抗体等各种自身抗体，冷球蛋白或冷凝集素阳性等。40%~70% 的患者血清 LDH 水平升高。

2 骨髓检测

骨髓检测显示，有核细胞增生活跃，粒系各期均见，以中晚期细胞为主，嗜酸性粒细胞易见；红系有核细胞显著减少，其中早幼红细胞 0.5%，中幼红细胞 1%，晚幼红细胞 3%，成熟 RBC 大小不一。

浆细胞易见，巨核细胞 15 个；涂片尾端可见组织细胞样淋巴细胞增多，该细胞体积大，边缘不清，核染色质细致，核仁大，1~3 个，胞浆量丰富，染灰蓝色，部分胞浆内可见颗粒及空泡。

另外，外周血可检出幼粒细胞及组织细胞样淋巴细胞。

骨髓单个核细胞流式细胞术检测，淋巴细胞占骨髓有核细胞比例约 30%，其免疫表型为 CD19、CD20 阴性，CD29 5.17%、CD38 1.93%、CD58 1.50%、CD79 2.15%、CD10 43.5%。

3 Coomb's 试验和血清学检测

IgG⁺⁺，IgM⁺，C3⁺；自身抗体系列均阴性，乙型肝炎、丙型肝炎病毒、HIV、单纯疱疹病毒、EB 病毒、CMV 病毒、流行性出血热病毒抗体均阴性。嗜异性凝集试验阴性，连续 3 次血培养阴性。

免疫球蛋白检测，多克隆免疫球蛋白增加，分别为 IgG 34.8g/L、IgA 5.09g/L、IgM 2.95g/L。

表 31-2　AILT 实验室检查指标发生率（%）

指标	发生率（%）
LDH 升高	66~76
β_2-MG 升高	66
高丙种球蛋白血症	50~83
ESR 增快	45
贫血	40~65
血小板减少	20
淋巴细胞减少	42~4
低清蛋白血症	50
嗜酸粒细胞增多症	32~39
Coomb's 试验（+）	9~33
单克隆丙种球蛋白病	8

第 6 节　临床表现

AILT 的临床表现复杂多变，为系统性表现，可累及淋巴结、肝脾、皮肤、肺、骨、胃肠道、肾等多个系统，其临床表现及预后虽具有较大的个体差异，但也具有共同特点，如发热、全身淋巴结及肝脾肿大，皮肤、肝、肾、肺等多系统器官功能损害，贫血甚至全血细胞减少、血沉增快、多克隆免疫球蛋白增高及易并发感染等，患者常全身情况差[73-74]。

1　临床特征

（1）多发生于老年，年龄 60~70 岁，男:女为（1.3~0.7）:1；发病率低，占 NHL 1%~2%，占 PTCL 10%~20%；临床呈高侵袭性，患者身体状况较差，并表现为免疫缺陷；

（2）40% 以上的患者有 B 症状，表现为发热、盗汗、体重下降；80% 患者有发热，可为顽固性高热；75% 患者可有贫血；部分患者出现高 γ 球蛋白血症；

（3）90% 患者会出现轻中度淋巴结肿大，多侵及浅表淋巴结；

（4）超过半数患者有肝脾肿大；骨髓通常受累及；

（5）约半数患者出现皮疹，可伴明显瘙痒；

（6）可伴有胸腹腔积液、关节炎、水肿；

（7）自身免疫异常的发生率高，如 AILT 伴有血管炎、自身免疫性甲状腺疾病；

（8）大多数确诊时已达 Ⅲ 或 Ⅳ 期。

王书红等[75] 报道了 12 例血管免疫母细胞性 T 细胞淋巴瘤，主要症状均为进行性全身淋巴结肿大，其中颈部淋巴结肿大 12 例，腋窝淋巴结肿大 8 例，腹股沟淋巴结肿大 5 例；9 例伴有发热，6 例伴有体重明显减轻；6 例出现肝、脾大；5 例出现伴有瘙痒的皮疹，其中 1 例患者出现皮疹后取皮肤活检证实为 AILT 皮肤侵犯。9 例患者乳酸脱氢酶升高，5 例患者有高 γ 球蛋白血症。骨髓活检结果：4 例患者淋巴瘤骨髓受累。3 例出现胸、腹腔积液。1 例患者以自身免疫性溶血性贫血起病，Coomb's 试验阳性。秦燕等[16] 报道了 18 例 AILT 患者，B 症状（68%~85%）、淋巴结肿大（94%~97%）、脾肿大（70%~73%）、肝肿大（52%~72%）、皮疹（48%~58%）、多关节炎（18%）、腹水（23%~37%）、贫血（40%~57%）、全血细胞减少（20%）、高丙种球蛋白血症（50%~83%）；部分患者出现自身抗体（66%~77%），如 Coomb's 试验阳性；骨髓浸润的发生率达 45%。22.2% 的患者出现皮疹。作者指出，值得关注的是，虽然多数 AILT 患者存在多克隆免疫球蛋白升高，但临床上患者往往表现出免疫功能缺陷，易并发机会性感染，特别是肺炎，有 4 例在治疗过程中发生了严重肺部感染，其中 3 例病原学诊断分别为铜绿假单胞菌肺炎、多种细菌与真菌的混合感染及卡氏肺囊虫肺炎，2 例患者最终死于肺炎所致的呼吸功能衰竭。

AILT 与其他非霍奇金淋巴瘤不同，AILT 主要表现为亚急性或急性系统性疾病症状，且往往在接受抗生素治疗后表现得更加明显。

2　急性型

急性型起病急，发展快，病程短，预后差，浅表淋巴结常肿大。

33.3%~49% 患者可出现特异性和非特异性两类皮损，前者常全身播散，表现为丘疹、结节、肿瘤或红皮病；后者常表现为鱼鳞病样、红斑、丘疹、水疱、瘀点或瘀斑等。

常见肝大，因骨质溶解而产生的骨痛和高钙血症亦较常见；67.6% 患者外周血中白细胞

表 31-3　AILT 临床特征发生率（%）

特征		发生率（%）
Ann Arbor stage Ⅲ~Ⅳ		81~97
B 组症状		64~85
ECOG 评分≥2		46~72
大肿块（≥10cm）		26
多关节炎/关节痛		12~18
结外受侵	脾受侵/肿大	55~73
	肝脏受侵/肿大	25~72
	骨髓受侵	47~61
	皮肤受侵/皮疹	21~58
>1 个结外受侵部位		46
胸水/腹水		26~42
孤立的结外病变		1

增多，常大于 $10×10^9/L$，甚至可达 $100×10^9/L$，并可出现不典型细胞。这种细胞的胞核明显多形、扭曲，类似 Sézary 细胞。

免疫表型，CD4、CD3 和 CD9 阳性，CD8 阴性，表现为辅助性 T 细胞表型，CD25（IL-2R）阳性。患者血清 HTLV-1 抗体阳性。

3　慢性型

慢性型的特点为患者外周血中见 1%~20% 奇形怪状或分叶的不典型细胞，淋巴结肿大，极少皮肤损害，可持续多年或转变成急性 T 细胞性淋巴瘤/白血病。

第 7 节　诊断与鉴别诊断

1　诊断

淋巴结病理活检仍是本病诊断主要依据，免疫母细胞及浆细胞浸润、树枝状小血管明显增生、血管内皮肿胀及间质嗜酸性物质沉积是病理诊断必备的三联征。

2　鉴别诊断

AILT 需要与淋巴造血组织来源的其他肿瘤，包括 PTL-unspee、霍奇金淋巴瘤、间变性大细胞淋巴瘤、弥漫性大 B 细胞淋巴瘤等以及反应性增生（reactive hyperplasia，RH）相鉴别。

2.1　反应性增生

淋巴结反应性增生（reactive hyperplasia，RH）临床上常见。与淋巴结副皮质区增生为主的 RH 鉴别无疑是 AILT 诊断的最大陷阱和最关键的鉴别诊断，尤其是病毒感染、自身免疫性疾病、中老年人的以副皮质区增生为主的反应性淋巴结，其镜下形态特征可以与 AILT 非常相似，而 AILT 亦可以有比较早期的阶段，此时其免疫表型表达并不典型，因此鉴别诊断非常困难。此时，TCR 基因重排可以作为重要的参考，同时患者的临床特征和随访也很重要。

2.2　非特殊性外周T细胞淋巴瘤

非特殊性外周 T 细胞淋巴瘤（PTL-unspec）与 AILT 在临床特点和形态学上难以区分，常用的重要鉴别点是 AILT 中可见 CD21 阳性，FDCs 延伸到滤泡间或包绕在小血管周围的丛状分布。CXCLl3、PD-1、CD10、Bcl-6 可较好地将两者鉴别[53]。

2.3　霍奇金淋巴瘤

霍奇金淋巴瘤（HL）为混合炎细胞浸润的背景上出现大细胞，AILT 常被误诊为 HL，是因为它也为炎性背景，同时亦可以出现 R-S 细胞样大细胞，即 B 免疫母细胞或体积较大的肿瘤细胞，因此疑诊 AILT 的病例除需做 AILT 的免疫标记外，还常需做 CD30 和 CDl5，对两者的鉴别诊断很有帮助。

2.4　间变性大细胞淋巴瘤

间变性大细胞淋巴瘤以青中年患者为多，其肿瘤细胞常侵犯淋巴窦，具有特征性偏心的马蹄状或肾形的核，核旁常有灶性的嗜酸性或浅染的胞质（高尔基区）。特征性的大细胞和 ALK-1、CD30 的表达是鉴别两者的要点。

2.5　弥漫性大B细胞淋巴瘤

普通型的 DLBCL 中 CD20 弥漫阳性表达可鉴别两者；但对于富于 T 细胞的大 B 细胞性淋巴瘤（T-cell rich large B-cell lymphoma，TCR-BL），同样是大量反应性 T 淋巴细胞的背景上出现 B 细胞标记阳性的大细胞，再加上 DLBCL 的形态可以有各种变异，有时难以区分。

但 TCRBL 背景细胞多为淋巴细胞和组织细胞，少有嗜酸粒细胞和浆细胞，且其中的大细胞 EBER 阴性，此外免疫表型和 TCR 基因重排亦有助于两者的鉴别。

第 8 节　治疗

与其他非霍奇金淋巴瘤不同，目前 AILT 的治疗国内外尚无统一意见。CHOP 方案较为常用，但往往效果不佳，患者中位生存期<3 年，长期生存率<30%。多种联合化疗方案或新药的临床试验以及造血干细胞移植的疗效尚待进一步评价。

AILT 虽为一种侵袭性淋巴瘤，但在少数病例中可出现自发性消退。应用含蒽环类药物进行联合化疗可达到 30%~70% 的完全缓解率，但只有 10%~30% 患者长期生存。

AILT 的治疗仍是以 CHOP 为一线方案的化疗和局部放疗、自体干细胞移植等，与 Burkitt's 淋巴瘤、慢性淋巴细胞白血病/小淋巴细胞淋巴瘤等较完善的治疗方案相比，AILT 的治疗尚不成熟。

1　治疗原则

一般而言，针对高度恶性淋巴母细胞淋巴瘤，采用急性白血病治疗策略，序贯化疗，包括诱导缓解、巩固强化、再诱导、维持治疗和中枢神经系统侵犯的防治。

（1）对 Ⅰ~Ⅳ 期的淋巴母细胞淋巴瘤患者均视为全身性疾病，采用强化序贯化疗；

（2）在诱导及强化治疗过程中采用甲氨蝶呤加地塞米松鞘内注射进行中枢神经系统症状预防；

（3）不采用纵隔照射及颅脑照射；

（4）对上述方案效果不佳的病例改用挽救治疗，可考虑行自体或异基因造血干细胞移植。

2　化学治疗

含蒽环类联合化疗，可暂获较高 CR，但疗效持续时间短、复发率高，中位生存 3 年，5 年 OS 30%。使用常规 CHOP 类方案（环磷酰胺、阿霉素、长春新碱和强的松联合化疗，每 21 天为 1 周期）治疗淋巴母细胞淋巴瘤患者，仅 21% 的患者达到完全缓解，2 年无病生存率仅为 6%。秦燕等 [16] 报道本组患者采用 CHOP 样方案一线治疗的 CR 率仅为 44.4%，而 55.6% 的患者在治疗中出现疾病进展，提示半数以上

的患者对 CHOP 样方案原发耐药。王书红等 [75] 报道了 12 例血管免疫母细胞性 T 细胞淋巴瘤，均采用以 COP 为主的方案化疗，依据体质及心功能情况，8 例加表阿霉素，4 例不加。完全缓解 3 例，部分缓解 4 例，总有效率 58%。全组中位生存期 20 个月，3 年生存率为 25%。未缓解 5 例于化疗 2~6 个周期后出现严重感染（败血症 2 例、肺部真菌感染 1 例）及疾病晚期导致死亡。

为了提高疗效暨避免耐药，有研究者对 CHOP 方案进行了修订，如在 2008 年 LNH87/LNH93GEL 试验中，化疗治疗中/高度恶性 NHL 6700 例；其中 AILT 157 例，Ⅲ~Ⅳ 期 81%，≥2 个结外病变 21%，采用 CHOP 样方案（CHOP、mBACOD、ACVBP、ACVM 等），CR/Cru 46%，RR/PD 42%，死亡率 68%（107 例），结果显示强化方案疗效未优于 CHOP 方案。秦燕等 [16] 报道，无论分期如何，所有患者初治均采用 CHOP（环磷酰胺，阿霉素，长春新碱，强的松）样方案化疗，具体包括 CEOP 方案（环磷酰胺+表阿霉素+长春新碱+泼尼松）、博莱霉素+CHOP 方案和依托泊苷+CHOP 方案；解救化疗方案主要包括 DICE（氟美松+异环磷酰胺+顺铂+依托泊苷）和 PROMACE-CytaBOM（泼尼松+甲氨蝶呤+阿霉素+环磷酰胺+依托泊苷+阿糖胞苷+长春新碱+博莱霉素）。初治采用 CHOP 样方案治疗后，8 例（44.4%）患者获得 CR，10 例疾病进展（PD）。在 8 例 CR 患者中，4 例为 Ⅲ~Ⅳ 期和有 B 症状。10 例原发耐药的患者中，9 例为 Ⅲ~Ⅳ 期和有 B 症状。10 例 PD 患者在首次诱导化疗过程中即均出现疾病进展，其中 8 例在治疗的第 1 和第 2 周期出现一度缩小的淋巴结再次增大、B 症状重现或发现新病灶。1 例 Ⅱ 期的 PD 患者放疗后获得 CR，并长期生存。

3　自体干细胞移植

自体干细胞移植是目前的一个治疗研究方面的热点，据报道可使患者完全缓解率达到 90% [76-77]。但移植后患者有高感染率、免疫抑制剂副作用、可能发生移植后淋巴瘤等诸多风险，使得该方法仍然被列为尝试性治疗方法。

造血干细胞移植优于常规化疗的 5 年 OS

30%，进展性 AILT，HDC/ASCT 疗效优于传统化疗，自体移植为 AILT 提供了长期生存可能，完全缓解、化疗敏感患者可获益，但耐药、骨髓受累者均不能获益。

4 其他治疗

目前 AILT 治疗疗效很有限，因此不断有研究在探索应用免疫调控药物，如干扰素、氟达拉滨、头孢菌素和沙利度胺等治疗 AILT[78]，虽然这些研究均为小样本或个案报道，却提示了较好的疗效。但目前靶向免疫治疗是否优于传统化疗，并未达成共识。

CD20+ B 免疫母细胞增生与疾病进展、IgH 克隆性重排密切相关，因此利妥昔单抗治疗 B 细胞对 AILT 可能有效；因恶性 T 细胞高表达 CD52，抗 CD52 抗体——阿仑单抗（alemtuzumab）可能有效。

环孢菌素 A（CSA）结合 T 细胞亲环素，可阻止活化细胞亲环素、T 细胞核因子的转录效应，而改善细胞核因子的转录效应，纠正 AILT 免疫异常。2007 年，Advani 报道了 CSA 治疗 12 例 AILT，其中激素/CHOP 治疗失败 10 例，高龄/并发症未治疗 2 例，采用 CSA3~5mg/kg，每日 2 次，口服，6~8 周后，逐渐减量，以 50~100mg 作为维持量。随访 2~120 个月，ORR 67%（CR 3 例，PR 5 例），1 例 CR 持续>10 年，其他患者疗效持续 2~44 个月。但需注意，CSA 抑制免疫功能可能同时加重 EBV 感染。

有报道，2 例 AILT 患者经多重治疗后应用沙利度胺治疗，1 例获得 CR，并已缓解 6 个月以上；另 1 例获得 PR，但缓解 2 个月后疾病进展，提示沙利度胺作为单药或与其他化疗药物联合治疗 AILT 值得深入研究。

在一项回顾性非随机多中心研究中，对于新诊断的 AILT 患者采用单药强的松治疗，而具有高危因素或复发/难治患者采用联合化疗。单药强的松的完全缓解率 29%，而复发/难治和最初采用联合化疗的患者各为 56% 和 64%，中位随访 28 个月，总生存率和无病生存率各为 40.5% 和 32.3%，总生存期 15 个月。

有报道，对于复发的 AILT 患者应用免疫抑制药物治疗有效，如低剂量 MTX/PRED 和 CTX，嘌呤类似物和 denileukindiftitox。

第 9 节 预后

AILT 病变属于全身系统性疾病，临床呈侵袭性，化疗敏感性虽然尚可，但是病情迁延、容易复发，加上患者多有免疫缺陷，常伴重症感染，因此预后差，中位生存期少于 3 年，5 年生存率仅为 30%~35%。目前，AILT 的治疗以化疗加激素治疗为主，可达到短期缓解的效果，但复发率高。

Lee 等的回顾性研究表明，未发现任何 AILT 的预后相关因素，包括透明细胞的数量和异形性、TCR 基因克隆性重排、国际预后指数（international prognostic index，IPI 0）、治疗方案；Kawano 等[60]研究认为 AILT 的预后与 IPI 相关，与 TCR 基因克隆性重排和 EBV 感染无关。

在秦燕等[16]的研究中，单因素预后分析提示，年龄<30 岁和初治获得 CR 与 AILT 患者的生存时间延长明显相关；4 例年龄<30 岁的患者中，3 例获得 CR，无病生存时间分别为 96+、64、58+和 33+个月，1 例ⅣEB 期的患者在无病生存 64 个月后中枢神经系统受侵。在一组最大样本的研究中，对 157 例 AILT 患者的预后分析结果显示，男性、纵隔淋巴结受侵和贫血与 AILT 患者预后不良有关，初治获得持续 CR 的患者预后较好[14]。但对这一结果目前并无共识。

（张淑群）

参考文献

[1] Frizzera G, Moran EM, Rappaport H. Angioimmunoblastic Lymphadenopathy with dysproteinaemia. Lancet, 1974, 1 (7866):1070-1073.

[2] Jaffe E S, Harris N L, Stein H, et al. World Health organization classification of tumours. Pathology and genetics of tumours of hematopoietic and lymphoid tissue. Lyon：IARC Press, 2001：225-226.

[3] de Leval L, Rickman DS, Thielen C, et al. The gene expression profile of nodal peripheral T-cell lymphoma demonstrates amolecular link between angioimmunoblastic T-cell lymphoma（AITL）and follicular helper T（TFH）cells. Blood, 2007, 109:

4952 –4963.

[4] Grogg K L, Attygalle AD, MaconWR, et al . Angioimmunoblastic T-cell lymphoma: a neoplasm of germinal center T- helper cells? Blood, 2005, 106: 1501 –1502.

[5] 李挺, 高冬霞, 张波, 等. 血管免疫母细胞性淋巴结病及血管免疫母细胞性 T 细胞淋巴瘤. 中华病理学杂志,1996, 25: 99 – 101.

[6] Affe ES , Harris NL , Stein H , et al . World Health Organizationclassification of tumour. Pathology and genetics of tumours of haematopoietic and lymphoid tissues. Lyon : IARC Press, 2001,204–207.

[7] Stansfeld AG, Diebold J, Noel H, et al . Updated Kiel classification for lymphomas. Lancet, 1988, 1: 292 –293.

[8] Frizzera G, K aneko Y, Sakurai M. Angioimmunoblasticlymphadenopathy and related disorders :a retrospective look in search of definitions. Leukemia, 1989,3 (1) :1–5.

[9] Smith JL,Hodges E,Quin CT, et al. Frequent T and B cell olig oclonesin histologically and immunophenotypically characterized angioimmunoblastic lymphadenopathy. Am J Pathol, 2000, 156 (2) :661 –669.

[10] 任雅丽, 洪蕾, 农琳, 等. 15 例血管免疫母细胞 T 细胞淋巴瘤的临床病理、免疫组织化学及分子分析.北京大学学报：医学版，2008,40（4）:352–357.

[11] Attygalle A D, Al-Jehani R, Diss T C, et al.Neoplastic T cells in angioimmunoblastic T-cell lymphoma express CDl0.Blood, 2002, 99 (2)：627–633.

[12] Siena W, Ned C, Agthe A, et al.Anglommunoblastic lymphodenpathy (ALD)-type T-cell lymphoma：prognostic impact of clinical observations and laboratory findings at presentation.The Kiel Lymphoma Study Group.Ann Onco1.1995, 6：659–664.

[13] Dunleavy K, Wilson WH, Jaffe ES.Angioimmunoblastic T cell lymphoma：pathobiological insights and clinical implications.Curr Opin Hcreatel, 2007,14：348–353.

[14] Mourad N, Mounier N, Briere J, et al.Clinical, biologic, and pathologic features in 157 patients with angioimmunoblastic T-cell lymphoma treated within the Groupe d' Etude des Lymphomes de l' Aduhe (CELA) trials.Blood,2008,lll：4463–4470.

[15] Pautier P.Devidas A, Delmer A, et al.Angioimmuno - blastic like T -cell nonHodgkin's lymphoma: outcome after chemotherapy in 33 patients and review of the literature.Leuk Lymphoma, 1999, 32：545–552.

[16] 秦燕, 石远凯, 何小慧, 等.血管免疫母细胞型 T 细胞淋巴瘤的临床特点及预后分析.中华肿瘤杂志, 2010, 3（6）：448–451.

[17] Weiss LM, Jaffe ES, Liu XF, et al. Detection and localization of Epstein –Barr viral genomes in angioimmunoblastic lymphadenopathy and angioimmunoblastic lymphadenopathy like lymphoma. Blood, 1992, 79 (7)：1789–1795.

[18] Dogan A, Attygalle AD, Kyriakou C. Angioimmunoblastic T -cell lymphoma. Br J Haematol, 2003, 121：681–691.

[19] Hawley R C, Cankovic M, Zarbo R J.Angioimmunoblastie T-cell lymphoma with supervening Epstein–Barr virus–aasociated large B–cell lymphoma. Arch Pathol Lab Med, 2006, 130（11）：1707–1711.

[20] Shinohara A, Asai T, Izutsu K, et al.Durable remission after the administration of rituximab for E-BV–negative, diffuse large B–cell lymphorna following autologous peripheral blood stem cell transplantation for angioimmunoblastic T-cell lymphoma. Leuk Lymphoma,2007, 48（2）：418–420.

[21] Zhou Y, Attygalle A D, Chuang S S, et al.Angioimmunoblastic T -cell lymphoma：histological progression associates with EBV and HHV6B viral load.Br J Haematol, 2007, 138 (1)：44–53.

[22] Grogg K L,Attyalle AD,Macon WR,et al . Angioimmunoblastic T-celllymphoma :a neoplasm of germinal-center T-helper cells ? Blood ,2004 ,104（7）：1952–1960.

[23] Reichard KK, Schwartz E J, Higgins JP, et al. CD10 expression inperipheral T -cell lymphomas complicated by a proliferation of large B-cells.Mod Pathol, 2006 ,19（3）:337– 343.

[24] Lee PS, Lin CN, Chuang SS,et al . Immunophenotyping of angioimmunoblastic T-cell lymphomas by multiparameter flow cytometry. Pathol Res Pract, 2003 ,199（8）:539–545.

[25] Yuan CM,Vergilio JA,Zhao XF, et al. CD10 and BCL6 expression inthe diagnosis of angioimmunoblastic T-cell lymphoma：utility of detecting CD10+ T cells by flow cytometry. Hum Pathol,2005, 36 (7) :784–791.

[26] Dorfman DM,van den Elzen P,Weng AP, et al. Differential expressionof T-bet , a box transcription fac-

tor requirement for Thl T cell development in peripheral T-cell lymphomas. Am J Clin Pathol ,2003 , 120 (6) :866-873.

〔27〕 Dupuis J, Boye K, Martin N, et al . Expression of CXCL13 by neoplastic cells in angioimmunoblastic T-cell lymphoma (AITL) :a new diagnostic marker providing evidence that AITL derives fromfollicular helper T cells. AmJ Surg Pathol,2006,30 (4) :490 – 494 .

〔28〕 Grogg K L ,Attygalle AD , Macon WR , et al . Expression of CXC L13 ,achemokine highly upregulated in germinal center T-helper cells ,distinguishes angioimmunoblastic T-cell lymphoma from peripheral T-cell lymphoma , unspecified. Mod Pathol, 2006,19 (8) : 1101-1107.

〔29〕 Folkman J. The role of angiogenesis in tumor growth. Semin CancerBiol,1992,3 (2) :65– 71. Veikkola T, Karkkainen M, Claesson Welsh L, et al . Regulation of angiogenesis via vascular endothelial growth factor receptors. Cancer Res,2000,60 (2) :202-212.

〔30〕 Ferrara N,Cerber HP,Le Couter J, et al. The biology of VEGF and its receptors. Nat Med,2003, 9 (6) : 669-676.

〔31〕 Bellamy WT, Richter L, Frutiger Y, et al . Expression of vascularendothelial growth factor and its receptors in hematopoietic malignancies. Cancer Res , 1999 ,59 (3) :728-733.

〔32〕 Salven P, Teerenhovi L , Joensuu H. A high pretreatment serumvascular endothelial growth factor concentration is ass ociated with poor outcome in non –Hodgkin' s lymphoma. Blood,1997,90 (8) : 3167– 3172.

〔33〕 Niitsu N ,Okamato M,Nakamine H, et al . Simultaneous elevation ofthe serum concentrations of vascular endothelial growth factor and interleukin –6 as independent predictors of prognosis in aggression non-Hodgkin' s lymphoma. Eur J Haematol,2002,68 (2) :91-100.

〔34〕 Aguayo A,Estey E,K antarjian H, et al. Cellular vascular growth factor is a predictor of outcome in patient with acute myeloid leukemia.Blood,1999,94 (11) :3717-3721.

〔35〕 Padr' o J,Bicker R,Ruiz S, et al. Overexpression of vascular endothelial growth factor (VEGF) and its celluar receptor K DR (VEGFR –2) in the bone marrow of patients with acute myeloid leukemia. Leukemia ,2002,16 (7) :1302 – 1310.

〔36〕 Koomagi R,Zintl F, Sauerbrey A, et al. Vascular endothelial growthfactor in newly diagnosed and recurrent childhood acute lymphoblastic leukemia as measured by real time quantitative polymerase chain reaction. Clin Cancer Res,2001,7 (11) :3381-3384.

〔37〕 何妙侠,刘卫平,李甘地,等. 人鼻型 NK-P 细胞淋巴瘤表达谱基因芯片的筛查研究.中华病理学杂志, 2005,34 (7) :426-427.

〔38〕 唐琼兰,刘卫平,张文燕,等. CYR61 和血管内皮生长因子在结外鼻型 NK/ T 细胞淋巴瘤中的表达及其意义.中华血液学杂志,2006,27 (10) :661-665.

〔39〕 Dvorak HF. Vascular permeability factor/ vascular endothelial growthfactor :a critical cytokme in tumor angiogenesis and a potential target for diagnosis and therapy. J Clin Oncol,2002, 20 (21) :4368-4380.

〔40〕 Gee MS,Procopio WN ,Makonnen S , et al . Tumor vessel development and maturation impose limits on the effectiveness of anti –vascular therapy. AmJ Pathol,2003,162 (1) :183-193.

〔41〕 Gasparini G,Long o R ,Fanelli M, et al . Combination of antiangiogenictherapy with other anticancer therapies : results ,challenges ,and open questions. J Clin Oncol, 2005 ,23 (6) :1295-1311.

〔42〕 Wang ES ,Teruya-Feldstein J ,Wu Y, et al . Targeting autocrine and paracrine VEGF receptor pathways inhibits human lymphoma xenografts in vivo.Blood, 2004,104 (9) :2893-2902.

〔43〕 Zhao WL, Mourah S, Mounier N, et al. Vascular endothelial growth factor-A is expressed both on lymphoma cells and endothelial cells in angioimmunoblastic T-cell lymphoma and related to lymphoma progression.Lab Invest,2004,84 (11) :1512- 1519.

〔44〕 Bruns I,Fox F,Reinecke P, et al. Complete remission in a patient with relapsed angioimmunoblastic T-cell lymphoma following treatment with bevacizumab. Leukemia,2005,19 (11) :1993-1995.

〔45〕 Halene S, Zieske A, Berliner N, et al . Sustained remission fromangioimmunoblastic T -cell lymphoma induced by alemtuzumab. Nat Clin Pract Oncol , 2006,3 (3) :165-169.

〔46〕 Kyasa MJ, Parrish RS, Schichman SA , et al. Autoimmune cytopeniadoes not predict poor prognosis in chronic lymphocytic leukemia /small lymphocytic lymphoma. Am J Hematol, 2003,74:1-8.

〔47〕 Jackow CM, Cather JC, Hearne V, et al. Association of erythrodermic cutaneous T-cell lymphoma, superantigen –positive staphylococcus aureus, and oligoclonal T-cell receptor V beta gene expansion.

Blood，1997，89：32-40.

[48] Lee S S, RudigerT, OdenwaldT,et al.AngioimmunoblasticT cell lymphoma is derived from mature T-helper cells with varying expression and loss of detectable CIM.Int J Cancer，2003，103 (1)：12-20.

[49] 唐雪峰，李甘地，李亚林，等.血管免疫母细胞性 T 细胞淋巴瘤临床病理研究进展.临床与实验病理学杂志，2008，24 (5)：596-599.

[50] Attygalle AD, Chuang SS, Diss TC, et al . Distinguishing angiimmunoblastic T-cell lymphoma from peri pheral T-cell lymphoma,unspecified, using morphology, immunopheno-type and molecular genetics. Histopathol ogy, 2007, 50 (4) : 498 -508.

[51] Tan BT, Warnke RA, Arber DA. The frequency of B- and T-cell gene rearrangements and epstein-barr virus in T-cell lymphomas : a comparison between angioimmunoblastic T-cell lymphoma and peripheral T-cell lymphoma, unspecified with and without associated B-cell proliferations. J Mol Diagn, 2006, 8: 466-475.

[52] Smith JL, Hodges E, Quin CT, et al . Frequent T and B cell oligoclones in histologically and immunophenotypically characterized angioimmunoblastic lymphadenopathy. Am J Pathol, 2000,156: 661-669.

[53] Jones RJ, Seaman WT, Feng WH, et al . Roles of lytic viral infection and IL-6 in early versus late passage lymphoblastoid cell lines and EBV2 associated lymphop roliferative disease. Int J Cancer, 2007, 121: 1274-1281.

[54] AttygalleAD, Kyriakou C, Dupuis J, et al. Histologic evolution of angioimmunoblastic T-cell lymphoma in consecutive biopsies :clinical correlation and insights into natural history and disease progression. Am J Surg Pathol, 2007, 31: 1077-1088.

[55] Warnke RA, Jones D, Hsi ED. Morphologic and immunophenotypic variants of nodal T - cell lymphomas and T-cell lymphoma mimics. Am J Clin Pathol, 2007, 127: 511-527.

[56] Baseggio L, Berger F, Morel D, et al. Identification of circulating CD10 positive T cells in angioimmunoblastic T -cell lymphoma. Leukemia, 2006，20：296-303.

[57] Kawano R , Ohshima K, Wakamatsu S , et al . Epstein-Barr virusgenome level ,T-cell clonality and the prognosis of angioimmunoblastic T -cell lymphoma. Haematologica,2005,90 (9) :1192-1196.

[58] Kim CH, Li m HW, Kim JR, et al . Unique gene expression program of human germinal center T helper cells. Blood, 2004,104:1952-1960.

[59] Krenacs L, Sehaedi P, Kis G,et al.Phenotype of neoplastic cells in angioimmunoblastie T-cell lymphoma is consistent with activatedfollicular B helperT cells.Blood, 2006,108 (3)：1110-1111.

[60] Ortonne N, Dupuis J, Plonquet A.et al.Characterization of CXCL13 neoplastic T cells in cutaneous lesions of angioimmunoblastic T -cell lymphoma (AITL) .Am J Surg Patho1,2007，31 (7)：1068-1076.

[61] Dodman D M,Brown J A, Shahsafaei A，et al.Programmed death-1 (PD-1) is a marker of germinal center -associated T cells and angioimmunoblastic T-cell lymphoma.Am J surg Pathol，2006，30 (7)：802-810.

[62] Bamsgio L.Berger F, Morel D, et al.Identification of circulating CDl0 positive T cells in angioimmunoblastic T-cell lymphoma.Leukemia, 2006, 20 (2)：296-303.

[63] Auygalh A D,Diss T C, Muuson P, et al.CD10 expression in extranodal dissemination of angioimmunoblastie T -cell lymphoma.Am J Surg Pathol, 2004，28 (1)：54-61.

[64] Ree H J,Kadin M E,Kikuehi M, et al.Bcl-6 expression in reactive follicular hyperplasia, follicular lymphonla, and angioimmunoblastic T -cell lymphoma with hyperplastic germinal centers：heterogeneity of intrafollicular T-cells and their altered distribution in the pathogenesis of angioimmunoblastic T-cell lymphoma.Hum Pathol,1999,30 (4)：403-411.

[65] McCarthy KP, Sloane JP, Kabarowski JH, et al . A simplified method of detection of clonal rearrangements of the T-cell receptor gamma chain gene. Diagn Mol Pathol, 1992, 1: 173-179.

[66] Van Dongen JJ, Langerak AW, BruggemannM, et al . Design and standardization of PCR primers and protocols for detection of clonal immunoglobulin and T-cell receptor gene recombinations in suspect lymphoproliferations: report of the BIOMED Concerted Action BMH4 - CT98 -3936. Leukemia, 2003, 17: 2257-2317.

[67] 李挺,祖幼立.抗原受体基因重排克隆性分析在恶性淋巴瘤诊断中应用的历史与现状.北京大学学报：医学版,2008, 40: 343-346.

[68] Ferry JA. Angioimmunoblastic T - cell lymphoma. Adv Anat Pathol, 2002, 9: 273-279.

［69］ Thorns C，Bastian B，Pinkel D，et al．Chromos omal aberrations inangioimmunoblastic T －cell lymphoma and peripheral T－cell lymphoma unspecified: a matrix2based CGH approach. G enes Chromos omes Cancer，2007，46（1）:37-44.

［70］ Jaffe ES. Pathobiology of pefipheral T－cell lymphomas. Hematol AmSoc Hematol . Educ Program，2006:317-322.

［71］ Attygalle AD，Diss TC，Muns on P，et al．CD10 expression inextranodal dissemination of angioimmunoblastic T－cell lymphoma .Am J Surg Pathol, 2004,28（1）:54-61.

［72］ 王书红，王全顺，孙露，等. 血管免疫母细胞性 T 细胞淋巴瘤 12 例临床分析. 军医进修学院学报，2009,30（6）：774-775.

［73］ Rodriguez J,Conde E，Gutierrez A.et a1.Prolonged survival of patients with angioimmunoblastic T－cell Iymphoma after high－dose chemotherapy and autologous stem cell transplantation：the GEL-TAMO experience.Ear J Haematol，2007,78（4）：290-296.

［74］ Kim M K，Kim S，Lee S S，et a1.Hiish－dose chemotherapy and autologous stem cell transplantation for peripheral T－cell lymphoma：complete response at transplant predicts survival.Ann Hematol，2007，86（6）：435-442.

［75］ Hast R，Jacobsson B，Petreseu A，et a1.Successful treatment with fludarabine in two cases of angioimmunoblastic lymphadenopathy with dysproteinemia. Leuk Lymphoma,1999，34：597-601.

［76］ Siegert W，Ned C，Meuthen I，et a1.Recombinant human interferon－alpha in the treatment of angioimmunoblastic lymphadenopathy：results in 12 patients.Leukemia.1991,5：892-895.

［77］ Advani R，Horwitz S，Zelenetz A，et a1.Angioimmunoblastic T－cell lymphoma：treatment experience with cyclosporine.Leuk Lymphoma,2007，48：52l-525.

［78］ Cottardi M，Danesin C，Canal F，et a1.Complete remission induced by thalidomide in 8 cases of angioimmunoblastic T－cell lymphoma refractory to autologous stem cell transplantation.Leuk Lymphoma, 2008,49：1836-1838.

［79］ Dognn A，Ngu Ls，Ng sH，et a1.Pathology and clinical features of angioimmunoblastie T－cell lymphoma after successful treatment with thalidomide. Leukemia,2005,19：873-875.

结外NK/T细胞淋巴瘤-鼻腔/鼻型

第1节　概论

1　基本概念

1997 年，Harris 等 [1] 在 WHO 淋巴瘤分型草案中，提出一种新的非霍奇金淋巴瘤亚型，具有同时表达 T 细胞抗原（CD3）和 NK 细胞抗原（CD56）的特征；在 2001 年 WHO 造血与淋巴组织分型中，作为一个具有独立临床病理特征的非霍奇金淋巴瘤亚型，命名为"结外

NK/T 细胞淋巴瘤－鼻型"（extranodal NK/T-cell lymphoma, nasal type, ENK-TCL）[2-3]。

结外 NK/T 细胞淋巴瘤（extranodal natural killer/T-cell lymphoma, ENKL）属于结外非霍奇金淋巴瘤的一种少见特殊类型，为细胞毒性细胞（细胞毒性 T 细胞或 NK 细胞）来源的侵袭性肿瘤。NK/T 细胞淋巴瘤几乎均发生在淋巴结外，最常见的部位是鼻腔。

结外 NK/T 细胞淋巴瘤以发生于鼻腔和副鼻窦者，称为"鼻腔-NK/T 细胞淋巴瘤"（extranodal NK/T-cell lymphoma, nasal type），

其主要病变部位是鼻腔，其次是腭部和口咽部，常累及鼻咽部和鼻副窦；原发于鼻以外部位则称为"鼻型-NK/T细胞淋巴瘤"。鼻以外部位主要有腭部、扁桃体、咽喉等上呼吸道部位[4]，以及原发于皮肤、消化道、睾丸、唾液腺、中枢神经系统、肺、骨髓等部位[5]；亦有极少数发生于眼眶或眼睛。最近，Thompson等又报道了首例原发于肾上腺的成人鼻型-NK/T细胞淋巴瘤，从而认识到其发病部位更加广泛。

此类淋巴瘤具有特殊的形态学、免疫表型及生物学行为，其发病有地域人群和解剖部位特点，其临床进展快、具有高度侵袭性、预后较差[6-7]。原发部位不同，其临床特点和治疗预后亦各异[8]。

"鼻型"这一修饰词是要注意的一个事实，即鼻腔是最常见的原发部位；但是，同样的肿瘤亦可见于其他结外器官。因此，有作者认为，"鼻型-NK/T细胞淋巴瘤"可以作为发生在鼻部病例的同义词；但为了区别，原发于鼻腔者最好使用"鼻腔-NK/T细胞淋巴瘤"。

但需注意，在WHO 2001和WHO 2008造血与淋巴组织分型中，统一命名为"结外NK/T细胞淋巴瘤-鼻型"[9]。

2 不同命名

长期以来，由于此型淋巴瘤的病理及临床表现十分复杂，在诊断中亦存在诸多问题，常误诊为慢性炎症而延误治疗；且因对NK/T细胞淋巴瘤的本质认识不足，在命名方面亦极其混乱[10]。

结外NK/T细胞淋巴瘤，不同时期的分类有不同命名，如Lukes－collins"未列出"、Kiel"未列出（多形T细胞淋巴瘤，小、中、大细胞型）"、WF"未列出（多种类型，小淋巴细胞，弥漫小裂细胞、混合小大细胞、弥漫大细胞性、免疫母细胞）"、REAL"血管中心T细胞淋巴瘤"，其他有称"恶性中线网状细胞增生症"、"多形性网状细胞增生症"、"致死性中线肉芽肿"、"血管中心性免疫增殖性病变"，等等。

"多形性网状细胞增生症"这一术语始见于1966年，用于鼻部淋巴增殖性病变伴混合细胞成分，以区别常见表现的淋巴瘤，这一术语曾

广泛用于病理诊断。毫无疑问，现在公认"多形性网状细胞增生症"是一种淋巴瘤，最常见的是NK或T细胞源性。因此，这一没有特异性的术语已不再使用了。

"淋巴瘤样肉芽肿病"曾经被认为属于这类疾病，但现在已明确它是单独的一个疾病，是一种EBV+的T细胞丰富的B细胞淋巴增生性疾病。

因部分细胞毒性T淋巴细胞淋巴瘤与NK细胞来源的淋巴瘤有相似的临床病理特征，且与NK细胞淋巴瘤难以鉴别，故常使用NK/T代替NK来命名，统称为NK/T细胞淋巴瘤。

第2节 流行病学

1 流行情况

结外NK/T细胞淋巴瘤在世界上不同区域均有报道，但中国人和亚洲人中，NK/T细胞淋巴瘤远比西方人多见，且具有种族易感性。高发地域主要是东南亚国家或地区（如日本、中国台湾、中国大陆、韩国、泰国和香港），发病率占全部恶性淋巴瘤的2%~10%[11]。此外，在南美洲国家如墨西哥、秘鲁等地方发病率高，占总发病人数70%以上，但欧美的发病率相对较低（占总发病人数21%）[12]，占全部恶性淋巴瘤的1%~1.4%。在我国发病率远高于欧美国家，占NHL的5%~15%[13]。

鼻腔-NK/T细胞淋巴瘤发病率高，与鼻型-NK/T细胞淋巴瘤比率为3:1。但从总的发病率来看，原发于鼻腔的淋巴瘤很少见，唐光健等[14]报道发生于鼻与副鼻窦的NHL占全部NHL的2%~8.3%；Nakamura等[15]报道一组437例原发性淋巴瘤中，原发于鼻腔的仅13例，占2.97%。

结外NK／T细胞淋巴瘤好发于成年男性，发病高峰年龄在40岁前后，中位年龄为45岁至49岁[16]，较其他非霍奇金淋巴瘤发病年龄轻。男、女发病率的比例为（2~3.6）:1[17]。

2 病因学

2.1 EB病毒感染

该类淋巴瘤属于EBV相关淋巴瘤[18-20]，

众多研究表明，与 EB 病毒感染关系密切，尤其是鼻腔病例，80%~100%都存在 EB 病毒感染，而其他部位结外 NK/T 细胞淋巴瘤 EB 病毒的检出率则相对较低 (15%~50 %)。此外，尚有研究发现，严重的蚊虫叮咬超敏反应对 EB 病毒病因起着推波助澜的作用，诱发结外 NK/T 细胞淋巴瘤[21]。

T 细胞受体和免疫球蛋白基因在多数病例中呈原型 (germline configuration)，大多数病例中可查到 EBV，EBV 常呈克隆性病毒颗粒。

人们在病损组织的细胞内发现 EB 病毒的 DNA 序列，以及这些瘤细胞表达 EB 病毒的核抗原 1 (EBNA–1) 和潜伏膜蛋白–1 (LMP–1)。在患者体内可以检测到高水平的抗 EB 病毒抗原的 IgG，如抗 EBV–VCR、抗 EBV–EA；患者血清中能够检测出高水平的 EB 病毒 DNA 拷贝数，并且随着治疗有效而下降，治疗无效而升高[22]。

一项对秘鲁地区鼻型 NK/T 细胞淋巴瘤的研究发现，Ⅱ型 EB 病毒感染占有主要地位。Liu 等发现，NK/T 细胞淋巴瘤发生血管浸润亦和 EB 病毒感染有关，其发生机制是通过 LMP–1 (潜伏膜抗原) 蛋白上调 intergin (细胞黏附分子) 某一亚型的表达。另一项对中国台湾地区 22 例鼻 NK/T 细胞淋巴瘤的研究表明，14 例表达 LMP–1，且为 30 bp 缺失的基因型。由此认为，台湾地区 EBV 相关的鼻 NK/T 细胞淋巴瘤较高的发病率与基因缺失型 LMP–1 的高表达有关。

2.2 免疫缺陷

NK/T 细胞淋巴瘤的发生与肿瘤免疫调节机制有一定的相关性。唐琼兰等[23-24]报道，HIV 的患者鼻腔易感染 EBV 导致 NK/T 细胞淋巴瘤，提示机体免疫缺陷合并 EBV 感染与 NK/T 细胞淋巴瘤的发生有关。

2.3 染色体异常

研究发现，Fas 基因、Ras 基因、p53 基因的异常以及 p14、p15、p16、p73 等基因的缺失或甲基化，对结外 NK/T 细胞淋巴瘤的发生、发展均有不同程度的影响[25]。

第 3 节 组织病理学与免疫组化

1 瘤细胞起源

1.1 NK 细胞与 T 细胞

NK 细胞是一种非 T 非 B 具有自然杀伤性能的细胞，它来源于骨髓的造血干细胞和祖细胞。其发育经历了两个阶段，早期阶段即造血干细胞和祖细胞在干细胞刺激因子的作用下分化为前体 NK 细胞；后期阶段即前体 NK 细胞经 IL–15 诱导形成成熟的功能性 CD56 的 NK 细胞。

既往的研究发现[26-28]，NK 细胞和 T 淋巴细胞在功能和免疫表型上有较密切的关系，存在共同的具有 NK 细胞和 T 细胞双向分化功能的祖细胞——PT/NK 细胞，提示 NK 细胞和 T 细胞在细胞来源上相近，这就导致它们在功能和某些抗原的表达上有重叠；但分子遗传学及免疫表型可将其区分开来，尤其是 TCR 基因重排是相当好的鉴别点，NK 细胞 TCR 阴性，而 T 细胞 TCR 阳性。

最近一个新的 T 细胞亚群逐渐被认识，即 NK 样 T 细胞，它同时表达 TCR 及 NK 细胞相关抗原。

1.2 瘤细胞起源

该淋巴瘤可能起源于活化的 NK 细胞或细胞毒性 T 淋巴细胞。鼻型–NK/T 细胞淋巴瘤大部分来源于成熟的 NK 细胞，少部分来源于 NK 样 T 细胞。该淋巴瘤之所以称为 NK/T 而不是 NK 细胞淋巴瘤，是因为虽然大多数病例似乎是 NK 细胞肿瘤 (EBV+、CD56+)，但少数病例具有 EBV+、CD56-的细胞毒性 T 细胞表型。

多数作者认为，原发于鼻腔的恶性淋巴瘤以 T 淋巴细胞为主，而原发于副鼻窦的以 B 淋巴细胞为主；但王锦丽[29]认为，鼻腔的恶性淋巴瘤多源于 NK 细胞，其病理组织学分为肿瘤形成型和浸润破坏型两型。

尽管研究推测，NK/T 细胞淋巴瘤瘤细胞多数来源于 NK 祖细胞，细胞遗传学研究发现多数瘤细胞 TCR 重排，占 65%，表现为 T 细胞来源，因此认为 NK/T 细胞淋巴瘤可能来源于活化 NK 细胞或细胞毒性 T 淋巴细胞。

2 形态学

2.1 大体形态

各种部位的结外 NK/T 细胞淋巴瘤的形态基本相似；发生在黏膜部位的，常有溃疡形成。鼻腔局部检查，早期常于下鼻甲或鼻中隔见黏膜充血、水肿、增厚、粗糙不平；进而形成结节状或肉芽样新生物；表面糜烂、坏死、溃疡、结痂；后期呈进行性破坏，可致鼻中隔、硬腭穿孔，鼻外形改变。

2.2 组织学形态

鼻-NK/T 细胞淋巴瘤的组织病理学表现具有多样性，其基本病理改变是在凝固性坏死和多种炎性细胞混合浸润的背景上，肿瘤性淋巴细胞散布或呈弥漫性分布。

2.2.1 坏死

100% 的病例有范围和程度不等的凝固性坏死，多数伴有毛细血管增生。近坏死区的小血管壁内有较多纤维素性渗出，坏死组织表面常可见散在的革兰阳性球菌团。

2.2.2 多种炎性细胞浸润

多种炎细胞浸润伴小血管增生，形成所谓肉芽肿样背景。近坏死区主要是中性粒细胞，在非坏死区可见不等量的小淋巴细胞、组织细胞、嗜酸性粒细胞及浆细胞等。

2.2.3 肿瘤细胞

结外 NK/T 细胞淋巴瘤所涉及细胞形态很广泛，细胞可能是小、中、大或间变细胞，多数病例为中等细胞或大小混合细胞。

既往称为异形淋巴样细胞（ALC），呈散在或弥漫分布，ALC 大小不一，多数病例以中、小型细胞混合为主（直径<10μm）；核常呈明显多形性，扭曲或不规则，染色程度不一，分裂相常见。小 ALC 胞浆较少或裸核样。大、中型 ALC 胞浆多少不等，大多数胞浆染色较淡或透亮，细胞核位于透亮的胞浆中。虽然大细胞数量不一，但并不代表肿瘤的恶性度不同。

胞核可不规则或变长；染色质呈颗粒状，但很大的细胞核呈泡状；通常核仁不明显或有小核仁；胞浆中等，淡染至透亮，核分裂相易见，即使在小细胞为主的病例亦是如此。在印片的姬姆萨染色中，嗜天青颗粒易见；电镜可见电子密度颗粒。

邻近溃疡及组织坏死处可见小血管纤维素样坏死及血管炎。部分病例可伴有 ALC 聚集并浸润、破坏血管壁，致使小动脉管壁增厚，管腔狭窄，形成所谓"血管中心性生长模式"和"血管浸润和损毁"，多位于较深部瘤组织内。

少数病例观察到腺体及黏膜上皮内 ALC 浸润—"亲上皮"现象；少数病例还可伴有黏膜鳞状上皮的癌样增生，伸入上皮下间质内形成上皮细胞巢，具有一定异型性，易与癌混淆。

2.2.4 肿瘤细胞浸润血管现象

约有 20% 的病例，表现为肿瘤细胞在血管内膜下及管壁内浸润导致血管壁呈葱皮样增厚、管腔狭窄、闭锁和弹力膜的破裂。

赵勇等[30]回顾性分析了 26 例 ENKL 的临床表现，其病理组织学特点是黏膜广泛坏死，瘤细胞弥漫性浸润，常浸润及破坏血管，血管壁可见纤维素样坏死，瘤细胞常呈凝固性坏死及凋亡，细胞形态多样，呈小型、中型、大型或大小不一，核型明显不规则，在大细胞可见空泡状核，核仁不明显或偶见小核仁，胞浆中等、略透亮，核分裂易见，常混有多少不等的炎症细胞，以淋巴细胞、浆细胞、组织细胞及嗜酸性粒细胞为主；被覆鳞状上皮呈假上皮瘤样增生。

3 免疫组化

NK/T 细胞淋巴瘤的免疫表型特征可归纳为 4 类[31]，即 NK 细胞相关抗原表型，神经细胞黏附分子 CD56（neural cell adhesion molecule, N-CAM）标记阳性可识别 NK 细胞；T 细胞相关抗原表型，T 细胞特异性抗体 CD3 标记阳性；细胞毒性抗原表型，细胞毒颗粒相关蛋白抗原 TIA-1 标记阳性，TIA-1 可标记 NK 细胞或 T 细胞来源的肿瘤；EBV 相关抗原表型，E-BV 相关抗体标记阳性。

NK/T 细胞淋巴瘤的免疫表型为 CD2[+]、CD56[+]（神经细胞黏附分子）、胞浆 CD3[+]，而细胞膜 CD3 阴性；同时表达细胞毒性蛋白，如颗粒酶 B、TIA-1（T 细胞内抗原）、穿孔素；其中与外周 T 细胞淋巴瘤鉴别的免疫表型是 CD56[+]、胞浆 CD3[+]，而细胞膜 CD3[-]。此外 NK/T 细胞淋巴瘤瘤细胞表现为 EBV 感染。因此，将 CD3ε^+、CD56$^+$和 EBV$^+$作为 NK/T 细胞淋巴瘤诊断的主要依据[32]。

其他 T 和 NK 细胞相关抗原呈阴性，其中包括 CD4、CD5、CD8、TCRβ、TCRδ、CD16 和 CD57；CD43、CD45RO、HLA-DR，IL-2 受体、Fas（CD95）和 Fasligand 常阳性；偶尔有 CD7 或 CD30 阳性的病例。

很多学者将 CD3ε、CD56$^-$、细胞毒分子（+）、EBV$^+$的病例亦归为鼻型-NK/T 细胞淋巴瘤，因为这些病例具有与 CD56$^+$病例相似的临床过程。然而，当细胞毒性分子和 EBV 阴性时，就不应诊断为鼻型-NK/T 细胞淋巴瘤，而应诊断为"无其他特征的外周 T 细胞淋巴瘤"。

应该强调的是，虽然 CD56（N-CAM）对 NK/T 细胞淋巴瘤是非常有用的一种标记，但并不特异，可见于外周 T 细胞淋巴瘤，特别是那些表达 $\gamma\delta$-T 细胞受体的淋巴瘤。

有研究发现，NK/T 细胞淋巴瘤-鼻型瘤细胞多数表达 CD30（63%），而鼻腔-NK/T 细胞淋巴瘤细胞 CD30 表达率低（39%）。

有学者对 88 例鼻-NK/T 细胞淋巴瘤进行了包括 CD38、CD34、CD3ε、CD1a、CD5、CD56 和 CD57 等在内的多项抗原的免疫组化检测，结果发现，全部病例均表达 CD3ε 和/或 CD5 而均不表达 CD1a、CD38、CD34 及 CD57；84% 的病例表达 NK 细胞相关抗原 CD56。

NK/T 细胞淋巴瘤不表达 B 细胞标记和上皮细胞标记，因而 B 细胞标记抗体 CD20 阴性和上皮细胞标记抗体 CK 阴性是排除 B 细胞淋巴瘤和未分化癌的重要指标，须用于 NK/T 细胞淋巴瘤的常规病理诊断[33]。

陆明深等[34]收集桂林医学院附属医院病理科 2003~2007 年经病理活检和临床确诊的 NK/T 细胞淋巴瘤共 23 例进行分析研究，细胞毒性颗粒相关蛋白 TIA-1 阳性率 100%、T 淋巴细胞标记抗体 CD3 阳性率 100%、NK 细胞相关抗原 CD56 阳性率 95.7%、EBV 仅有 5 例弱阳性表达，表达率为 21.7%。表明这 3 种抗体的表达较强烈，亦较为敏感，是确诊 NK/T 细胞淋巴瘤较理想的辅助免疫组织化学方法。

赵勇等[30]回顾性分析了 26 例 ENKL 的免疫组化特点，结果为细胞毒性颗粒相关蛋白 TIA-1 阳性率 100%、T 淋巴细胞标记抗体 CD3

阳性率 100%、NK 细胞相关抗原 CD56 阳性率 100%、B 细胞相关抗原 CD20、CD79a 全部阴性、广谱细胞角蛋白 CK 全部阴性、EBER 原位杂交检测肿瘤细胞均呈核阳性表达。

3.1 CD3 表达

CD3 是 T 淋巴细胞特异性抗体，CD3 阳性细胞代表的即是 T 淋巴细胞。更多学者认为，确实有 Leu4（CD3）、CD56 双阳性细胞以及 Leu4（CD3）、EBER1/2 双阳性细胞存在，CD3 胞浆阳性细胞代表的是肿瘤细胞，胞膜阳性则为反应性淋巴细胞。

3.2 NK 细胞相关抗原表达

常用 NK 细胞标记抗体包括 CD56、CD16 和 CD57，由于 CD57 常缺失，CD16 表达报道不一致，因而 CD56 常被当作更可靠的 NK 细胞标记来使用。

CD56 是大小为 140kDa 的神经细胞黏附分子（N-CAM）的异构体，属于 Ig 超家族成员，具有亲同源性质。

CD56 在淋巴瘤中表达并不常见，一旦表达，则几乎排除了 B 细胞淋巴瘤的可能并有定位于鼻、鼻咽区域的倾向。

CD56 也不具有疾病特异性，可在其他造血系统肿瘤中表达，如急性髓细胞性白血病、浆细胞性骨髓瘤；且还常常表达于软组织起源的小圆细胞恶性肿瘤，如神经母细胞瘤、胚胎性横纹肌肉瘤、神经内分泌肿瘤、小细胞癌等。

3.3 EB 病毒相关产物表达

EB 病毒相关产物表达（EBER1/2、LMP-1），EBER1/2 是 EBV 编码的小 RNA，在 EBV 感染细胞中，EBER-1 可达 10^7 个，远远超过感染细胞中 EBV-DNA 的数量（拷贝数），与 PCR、Southern blot 技术相比，EBER1/2 原位杂交更具灵敏性和特异性，阳性率达 90%~100%；并且具有定位的优点，易于建立被探测基因组与细胞的关系，目前已作为检测 EBV 隐性（潜伏）感染的标准方法。LMP-1 是 EBV 潜在膜蛋白抗原，存在于 EBV 潜在感染的细胞中。

EBV 检测较理想的方法是 EBER 原位杂交，敏感性高于免疫组化。EBER 原位杂交在本病患者中阳性率 100%，表明 ENKL 与 EB 病毒感染密切相关。EBER 是非编码的信使 RNA (mRNA)，受到 EB 病毒潜伏感染的细胞内有许多 EBER 的拷贝（每个细胞有 100 万至 1000 万个拷贝）。EBER 的功能尚不清楚，但它可作为一个高度敏感的 EB 病毒标记物，研究提示[35]，EB 病毒感染类型与鼻咽癌和霍奇金淋巴瘤的相似，为潜伏感染，分子遗传学方面无 TCR 或基因重排。

4 遗传学

细胞遗传学异常常见于结外 NK/T 细胞淋巴瘤-鼻型。目前，对于鼻型-NK/T 细胞淋巴瘤细胞及分子遗传学方面的研究，最常见的遗传学异常是 6q21q25 缺失或 6p10 插入，两个经常发生的断裂位点也已确认，即 Xp-12pter 和 8p23。

Ko 等对 7 例鼻型-NK/T 细胞淋巴瘤进行了比较基因组杂交和杂合性缺失的分析，发现位于 1p、17p、12q 和 6q 等处有基因缺失，而 2q、3q、13q 和 10q 等处有 DNA 拷贝数增加，表明这些区带是进一步分析肿瘤发生相关癌基因或抑癌基因的靶目标。

另一项研究发现，NK/T 细胞淋巴瘤和外周 T 细胞淋巴瘤在 6q 中发生缺失的区带有着明显的差异。由此认为，在这两种淋巴瘤的遗传学演变过程中涉及不同的肿瘤抑制基因。

与 NK/T 细胞淋巴瘤相关的癌基因的发现较困难，部分是由于可用于分析的非坏死组织不足。p53 在许多结外 NK/T 细胞淋巴瘤鼻型过度表达，K-ras 突变可在此淋巴瘤中见到，p15、p16 和 p14 基因纯合子缺失在鼻 NK 淋巴瘤中亦可见到。

EBV 病毒在结外 NK/T 细胞淋巴瘤-鼻型的发生上起一定作用。EBER-rRNA 转录几乎在所有病人的大多数细胞中可检测到，而且 EBV LMP-1 在大多数患者中可出现表达。

4.1 SHP-1 基因

SHP-1（蛋白酪氨酸蛋白磷酸酶）是造血细胞信号转导的负性调节因子，与淋巴造血组织肿瘤的发生密切相关。Oka 等对 NK/T 细胞淋巴瘤细胞系 NK-YS 做了初步的基因检测，结果发现，SHP-1 基因表达下调，提示 SHP-1 基因表达与 NK/T 细胞淋巴瘤的发生可能呈负相关。

4.2 p53 基因

p53 基因较高的突变率与鼻型-NK/T 细胞淋巴瘤发生的关系很密切。对 p53 基因突变的研究显示，不同地区鼻型-NK/T 细胞淋巴瘤患者的发病机制存在差异性；但 Ng 等同时也发现，40% 的 NK/T 细胞淋巴瘤中存在 p53 的过度表达，但其与临床病理特征无明显相关性。因此，NK/T 细胞淋巴瘤的发生除有 p53 的异常表达外，还可能涉及其他分子学的异常机制。

4.3 Fas 基因

Fas 是通过与 Fas 配体结合参与细胞凋亡信号转导的细胞表面受体，Fas 基因突变常导致淋巴细胞堆积，从而使肿瘤发生。有文献报道，在一组 14 例鼻型 NK/T 细胞淋巴瘤中有半数存在 Fas 基因突变，提示 Fas 基因突变是 NK/T 细胞淋巴瘤的发病基础，其机制即其导致淋巴细胞凋亡受阻。

4.4 TCR 基因

TCR 基因重排可在结外 NK/T 细胞淋巴瘤中发现，γδ 重排较常见。研究认为，通过特异性 TCR 重排和免疫表型可将其分为 NK 细胞和 T 细胞两种。

第 4 节　常规检查

基本检查包括行鼻腔、鼻咽、喉镜，行为状态（PS）、B 症状、国际预后指数（IPI），血常规、肝肾功能、LDH、β_2-M、鼻腔 MRI、颈部、胸部、腹部 CT，骨髓穿刺或活检、EKG 等；选择性检查包括 PET/CT、头颅 CT 或 MRI、腹部 MRI（怀疑肝脾肾浸润）、腰椎穿刺（诊断或治疗性）。

CT 检查是鼻腔-淋巴瘤最常用的影像学检查，主要表现为病变起源于鼻腔前部或鼻前庭，沿鼻腔及鼻中隔边缘蔓延，范围广；邻近结构受累，骨质破坏不明显，鼻中隔多无偏移；肿块形状难以确定，增强扫描后强化效果不定；骨质破坏与软组织块范围严重不相符[36-37]。吴秀蓉等[36]认为，咽淋巴环同时受累时，强烈提示本病。

严敏等[38]指出鼻腔淋巴瘤有以下特点：病变以一侧鼻腔为主，可通过鼻中隔破坏处或鼻后孔累及对侧鼻腔；骨质破坏呈吸收侵蚀改变，常见于鼻中隔中下部、上颌窦内壁上、中下鼻甲等处；鼻中隔多有轻度偏移，发生于破坏的一端或两端；同侧副鼻窦易受累，以上颌窦最明显，部分表现为软组织沿壁蔓延而中央残留气腔；放射治疗后，鼻腔和上颌窦软组织内可见蜂窝状气泡影；鼻翼、面部及鼻中隔软骨部肿胀，发生于一侧或双侧。

CT表现为软组织的鼻腔病变很多，需要与淋巴瘤鉴别的包括鼻息肉、血管瘤、内翻状乳头状瘤等。息肉好发于中鼻道、下鼻甲后端，为慢性炎症改变，临床以鼻塞、长期脓涕、头痛为初发症状；CT显示软组织密度较不均匀，常呈结节状高密度影，易致漏斗下部扩大；常有全副鼻窦炎，骨质表现为吸收或增生改变，鼻前庭多无累及，鼻中隔多无破坏。

第5节　临床表现

结外 NK/T 细胞淋巴瘤原发部位不同，其临床表现亦有差异（见表32-1）；但多数病例原发于鼻腔和咽喉部以上部位，占60%~90%[12]。临床表现不具特异性，与病变范围及病程有关，以鼻部症状最常见。

少数病例原发于鼻外部位如，皮肤、睾丸、肠道、肌肉。极少数病例发病初期即表现为全身播散，无明显鼻腔受累。

在亚洲，67%~84%的患者为临床ⅠE或ⅡE期，肿瘤常局限于鼻腔或直接侵犯邻近结构或组织，而较少有区域淋巴结或远处转移。相反，韦氏环NHL85%有区域淋巴结或远处转移，仅有15%局限于韦氏环。

临床表现常为面部中线结构破坏，引起鼻腔、咽喉部、副鼻窦区以及扁桃体受侵。鼻腔NK/T细胞淋巴瘤常累及眼眶和硬腭。远处受累器官包括皮肤、胃肠道和生殖器官。中枢神经系统受侵率低（6%）。

中国医学科学院肿瘤医院李晔雄等在1998年报道了175例鼻腔–NHL，ⅠE期占76%，ⅡE期16%，Ⅲ/Ⅳ期仅占8%，颈部淋巴结受侵和远处结外器官转移少见。诊断时，颈淋巴结受侵以颌下淋巴结最常见，其次为中上颈淋巴结，此与鼻腔淋巴引流途径相符合。

潘战和等[39]回顾性分析了中山大学肿瘤防治中心1997年1月至2004年6月间收治的93例鼻型–NK/T细胞淋巴瘤的临床特征、疗效和不良反应。结果显示，93例患者中Ⅰ+Ⅱ期占80.6%，Ⅲ+Ⅳ期占19.4%；就诊时主要症状为鼻塞、流涕和鼻出血等，确诊前病程1~24个月，中位病程6.5个月；临床检查发现有硬腭和/或鼻中隔穿孔表现者占16.1%；37.6%有发

表 32-1　结外 NK/T 细胞淋巴瘤的主要侵犯部位及临床表现[39]

侵犯部位	临床表现
鼻腔	1.鼻腔内肿块（伴出血）；2.鼻腔脓血分泌物；3.鼻塞；4.非特异性鼻炎或鼻涕；5.鼻中隔破坏或穿孔；6.鼻前庭或下鼻甲溃疡形成；7.嗅觉障碍；8.口鼻瘘管形成；9.鼻部皮肤红斑；10.鼻背部坏死；11.面部坏死或面部真菌结节
副鼻窦	1.慢性鼻窦炎；2.非特异性骨质破坏；3.上颌骨中部侵蚀，前后壁三叉神经病变
眼眶	1.眼眶肿胀和水肿；2.眼眶底壁和筛板破坏；3.眼眶中、前壁破坏；4.视力减退；5.葡萄膜炎症；6.玻璃体炎症；7.眼眶浸润；8.玻璃体缩减；9.视网膜裂孔；10.黄斑穿孔；11.视网膜剥离；12.视网膜及视网膜下出血；13.眼眶蜂窝织炎；14.视神经、动眼神经、滑车神经及外展神经压迫；15.复视、眼球突出、单侧结膜肿胀和视力下降；16.眼睑肿胀
口腔	1.软、硬腭破坏；2.上颌牙龈溃疡及牙槽破坏；3.类似肿块的蕈样硬结；4.牙齿松动和脱落；5.口腔黏膜炎；6.悬雍垂破坏；7.颊肌伸展；8.肌肉浸润；9.牙关紧闭；10.舌头硬结或溃疡型肿块；11.口腔恶臭
皮肤	1.多发坚硬深紫红色结节；2.凹陷性红斑、浸润斑；3.拇指样或菜豆样损伤伴或不伴中央溃疡
胃肠道	1.十二指肠扩张；2.溃疡型板块或多发性浅表溃疡；3.腹痛；4.便血
骨髓	1.大量幼稚淋巴细胞浸润；2.骨破坏
中枢神经系统	来自鼻腔鼻窦的直接浸润
淋巴结	颈部淋巴结肿大

热等 B 症状。

1 好发部位

首发部位在鼻腔最多见，占 69.6%，其次在鼻咽、软/硬腭、扁桃体，且以面部中线部位的进行性毁损性破坏为特征。局部形成溃疡或肉芽样新生物是最常见体征，一般颈部淋巴结无肿大。

2 各期表现

（1）本病早期临床表现不典型，以坏死性病变为主，具有高度侵袭性，病程进展快。首发症状常为单侧鼻塞、流稀黄水样涕，病人误以为"感冒"、"鼻炎"而未引起注意；其后出现持续鼻塞、血涕、鼻臭、头痛等，大多数患者至此就诊。肉眼检查，局部主要表现为坏死、溃疡，部分病例可形成隆起的肿块。

（2）随着病情进一步发展，常有一个以上病变部位受累，如鼻窦、眼眶、面颊部、颅骨受侵犯，表现为鼻腔占位性病变及邻近软组织广泛侵犯，溃疡及骨破坏，其中线部位的破坏是其突出的面部特征[40]，表现为鼻中隔穿孔、外鼻畸形，鼻梁洞穿性损伤或硬腭穿孔，甚至累及面部皮肤[41]。由于广泛的鼻部坏死，出现鼻部、口腔分泌物恶臭，这是另一个较为特异的临床表现。

肿瘤常局限于鼻腔及其邻近结构，邻近器官或结构受侵以同侧上颌窦最常见，其他依次为同侧筛窦、鼻咽、局部皮肤、硬腭、软腭、眼球和口咽。42%的患者犯及多部位。

（3）晚期向颈部淋巴结播散，甚至向远处肝、脾、肺脏、骨髓、肾上腺、睾丸等处侵犯[42]，多因大出血、全身衰竭死亡，但多数患者精神状态及一般情况较好，表现出临床表现与体征不一致的特点。远处受累器官包括皮肤、胃肠道和生殖器官，以皮肤最常见，与 T 淋巴细胞归巢现象有关；中枢神经系统受侵率低（6%）；骨髓受侵率均较低，为 10%~14%。皮肤受累可表现为结节、溃疡和黏膜红斑等，胃肠道受累可引起腹痛、肠梗阻或穿孔等，肺部受累可有咳嗽、咯血和肺部肿块等症状。

Stewart 将本病临床表现分为 3 期：

（1）前驱期

为一般伤风或鼻窦炎表现，间歇性鼻阻塞，伴水样或血性分泌物。鼻中隔可出现肉芽肿性溃疡，亦可有鼻内干燥结痂。此期可持续 4~6 周。

（2）活动期

鼻塞加重，有脓涕，常有臭味。全身状况尚可，但纳差，常有低热。鼻黏膜肿胀、糜烂、溃疡，呈肉芽状，表面有灰白色坏死。多先累及下鼻甲和鼻中隔，随后可发生鼻中隔穿孔或腭部穿孔。累及咽部者可见咽黏膜肉芽肿性糜烂、溃疡。此期可持续数周至数月。

（3）终末期

患者衰弱、恶病质，局部毁容。中线部位及其邻近组织的黏膜、软骨、骨质可广泛严重破坏，最后患者全身衰竭，并可出现高热，肝、脾肿大，肝功衰竭和弥漫性血管内凝血（DIC），终致死亡。

3 全身表现

（1）全身症状常有发热，一般在 38℃以上，伴体重下降、疲倦、食欲不振、盗汗等。在 B 症状方面，鼻腔-NK/T 细胞淋巴瘤占39%，而鼻型占 54%。

（2）部分患者可出现噬血细胞综合征，以发热、全血细胞减少、骨髓中出现吞噬血细胞的组织细胞及肝功能迅速衰竭为特点，是患者死亡的一个重要原因。

（3）噬血细胞综合症是 NK/T 细胞淋巴瘤常见并发征，表现为发热、肝脾肿大、血细胞减少（外周血 2 或 3 系细胞减少）、骨髓增生减少或增生异常，噬血细胞占骨髓有核细胞>2%，肝功能异常，血乳酸脱氢酶>1000U/L 或>正常均值 3 倍。目前认为，主要是因为结外 NK/T细胞淋巴瘤影响了正常巨噬细胞的功能，使其增殖和吞噬功能出现异常强化所致[17]。

第 6 节 诊断与鉴别诊断

1 诊断

因晚期结外 NK/T 细胞淋巴瘤对放化疗的反应很差，而早期病例则可以通过放疗或放化结合等治疗措施取得很好疗效甚至根治。因此，本病早期诊断非常重要。本病的早期诊断包括对面中部受损组织以及上气道的仔细检查，如果有怀疑，即应对病变组织行病理组织学检查和分子生物学检测。

1.1 误诊原因分析

一般而言，根据其临床及病理的独特表现，诊断不是十分困难。然而本病常发生大片坏死、继发感染、肉芽组织增生，若取材表浅，送检组织较少时，散在分布的较小的 ALC 易被忽视而误诊为炎症。据报道[43]，早期误诊率达60%~70%，其原因主要有以下几点。

（1）本病发病率低，早期临床表现不典型，造成对疾病的认识不足。

（2）因鼻部解剖结构的限制，常常难以获取足够组织来明确诊断。

（3）病理取材不当。该疾病以坏死性病变为主，故病灶中心多为坏死组织。

（4）由于肿瘤细胞变异较大，可见大、中、小多样细胞，甚至有的病变并发感染，这都导致病理诊断相当困难，很容易与坏死组织伴炎性浸润混淆。

（5）位于黏膜（腭部和鼻腔）的 NK/T 细胞淋巴瘤在坏死溃疡边缘常有活跃的鳞状上皮瘤样增生，增生上皮有不同程度异型性，上皮往下延伸，形成鳞状上皮巢，部分甚至可形成角化珠，酷似分化好的鳞状细胞癌，活检中极易误诊为高分化鳞状细胞癌。

1.2 避免误诊的方法

（1）充分认识本病临床特点，从细微之处寻找差异。

（2）当临床特点及生物学行为提示恶性，无其他原因能够解释大量凝固性坏死和炎性肉芽组织增生时，必须重取组织。

（3）活检应在坏死灶与病变组织交界部位取材，必要时反复多次并多点取材，组织块要足够大[44]，并采用"咬切"，避免挤压导致细胞变形，以提高活检的正确率[45]。

（4）观察切片时，应注意寻找中、小型ALC，以减少漏诊。

（5）在转移位置或放疗后复发病例中，肿瘤细胞往往出现形态改变，需借助 EBER 原位杂交技术加以鉴别。

（6）影像学（如 CT、MRI 及 PET-CT）对本病的诊断亦有重要作用。影像学更重要的作用在于临床分期，本病的临床分期直接决定治

疗手段和预后[46]。

1.3 诊断要点

根据临床表现、病理检查（在凝固性坏死和多种炎细胞混合浸润的背景上，肿瘤性淋巴样细胞散布或呈弥漫性分布）、免疫组化染色（肿瘤细胞表达 NK 细胞标记 CD56、T 细胞标记 CD45RO 或胞浆型 CD3 及细胞毒颗粒相关蛋白 TIA-1，不表达 B 细胞标记 CD20）、EB 病毒检测（EBER1/2 原位杂交检测为阳性）等特点，可确诊 NK/T-鼻腔/鼻型细胞淋巴瘤。其诊断要点如下：

（1）临床表现为中线部位的进行性破坏性病变；

（2）病理组织学特点以弥漫的肿瘤细胞形成血管中心浸润及血管破坏现象为主，间质可见大片的凝固性坏死；

（3）免疫表型主要表现为 CD56 等 NK 细胞相关抗原，CD2、胞质 CD3ε、CD8 和 CD45RO 等 T 细胞相关抗原，GranzymeB、TIA-1 和 Perforin 等细胞毒性颗粒相关蛋白；

（4）原位杂交大部分 EBER 阳性。

2 鉴别诊断

2.1 非特异性慢性溃疡

多见于青壮年，一般为口腔、硬腭部、咽部的慢性良性溃疡，为局限性，无进展性与破坏性；病理组织学为慢性炎性坏死性肉芽肿组织，无异型性淋巴细胞；免疫组化 CD3、CD56、TIA-1 为阴性。

2.2 Wegener肉芽肿

本病包括坏死性肉芽肿，动、静脉炎，以及局灶性坏死性肾小球炎。病变尚可累及鼻窦、口腔、咽、眼、耳等器官，为全身性疾病。病因不明确，多认为与免疫反应有关。基本损害为坏死性血管炎，可导致血管腔的完全坏死，以及动、静脉基底膜剥脱，并可产生黏膜溃疡、微脓肿等。

其主要特征是坏死性肉芽肿性炎症和真性血管炎，炎细胞浸润血管壁全层，弹力纤维破坏，血管闭塞或纤维素样坏死，无异形肿瘤细胞，行弹力纤维染色有助于鉴别。

2.3 特发性非愈合性肉芽肿

非全身性损害，病变局限于上呼吸道、消

化道，病理上为非特异性的急性与慢性感染；肉芽肿、巨细胞与血管炎少见；放疗加糖皮质激素治疗有效。

2.4 蕈样肉芽肿

其淋巴细胞浸润主要位于表皮与真皮交界处，常可见亲表皮现象，病变较少累及皮下组织。

2.5 非特殊性外周T细胞淋巴瘤

其弥漫排列的中到大的肿瘤细胞，常有透明细胞和R-S样细胞，间质血管增生明显。免疫组化 sCD3，细胞毒性颗粒相关蛋白常阴性，原位杂交 EBER$^-$。

2.6 原发于鼻腔的非霍奇金淋巴瘤（B细胞型和T细胞型）

西方以B细胞型多见，男女发病率几乎相等；B细胞型的鼻咽部受累较多见，鼻腔和面部中线破坏较少；颈淋巴结受累常见。T细胞型淋巴瘤患者易发生鼻腔受累和中线面部破坏，T细胞型患者颈淋巴结受累较少。

鼻-NK/T细胞淋巴瘤与原发于鼻腔的非霍奇金淋巴瘤之B细胞型和T细胞型的免疫表型截然不同，因此肿瘤细胞免疫表型是鉴别诊断的主要依据。

2.7 低/未分化癌

癌组织弥漫排列，细胞异形性明显，上皮细胞标记抗体CK阴性是排除未分化癌的重要指标。

2.8 鼻腔其他恶性肿瘤

原发鼻腔恶性肿瘤病理类型多，常见有鳞癌、乳头状癌、黑色素瘤、神经内分泌癌和腺癌等，均可表现为软组织肿块伴骨质破坏，有时难与鼻腔淋巴瘤鉴别。这些肿瘤虽边缘亦不规则，但与周围结构有一定的分界，多原发于中鼻道区，增强显著，较少侵犯外鼻和皮下组织，骨破坏严重，且某些病例有骨质受压改变；而鼻腔淋巴瘤边界极不清楚，呈弥漫浸润状，易侵犯外鼻和鼻旁皮下组织，且相应部位外侵的软组织影宽度远大于破坏范围（此为与癌的重要鉴别点），肿瘤增强不明显。

3　分期

结外NK/T细胞淋巴瘤的临床分期尚待完善，常用的 Ann Arbor 分期并不适用于结外

NK/T细胞淋巴瘤。

在临床分期方面，仍然沿用 Ann Arbor 系统，研究表明，鼻腔-NK/T细胞淋巴瘤 I~II期发病率最高，占73%~84%。

对于鼻腔-NK/T细胞淋巴瘤，病灶局限于鼻腔，周围器官未受侵时，分期为局限期 I E，对于侵及原发灶鼻腔及以外部位如鼻咽、口咽和颈部淋巴结患者为广泛期 I E。

鼻腔-NK/T细胞淋巴瘤，鼻型患者发病时多表现为进展期，其中III~IV期占68%。

在B症状方面，鼻腔NK/T细胞淋巴瘤占39%，而鼻型占54%。两者的骨髓受侵率均较低，为10%~14%。

中国医学科学院肿瘤医院对 Ann Arbor 分期予以修正，将 Ann Arbor 分期中的 I E 期划分为局限期 I E 和广泛期 I E，前者指病变局限于鼻腔，未侵及周围邻近器官；广泛期 I E 是指肿瘤超出原发结节部位，直接侵犯周围器官，但未合并淋巴结或远处转移；I~IV期仍然沿用 Ann Arbor 分期[47]。

北欧淋巴瘤合作组在1997年亦提出晚期结外 NK/T 细胞淋巴瘤的分期方案，与中国医学科学院提出的分期方案相类似。对于鼻腔-NK/T 细胞淋巴瘤的分期，病灶局限于鼻腔、周围器官未受侵时，分期为局限期 I E；对于侵及原发灶鼻腔及以外部位，如鼻咽、口咽和颈部淋巴结患者为广泛期 I E。

鼻腔-NK/T细胞淋巴瘤 I~II期发病率最高，占73%~84%；鼻型患者发病时多表现为进展期，其中III~IV期占68%。

第7节　治疗

1　治疗原则

ENKL是非霍奇金淋巴瘤的一个独立类型，具有高度侵袭性，临床病程进展迅速，故对其有效的治疗措施一直在不断探讨之中。因结外 NK/T 细胞淋巴瘤在欧美发病率相对较低，故尚未见大型前瞻性、多中心、随机临床研究报道，NCCN 指南尚不包括此亚型的治疗原则。

目前主张采用联合化疗与放疗相结合的治疗方法。一般而言，I E 局限期采用"放疗±化疗"，

ⅠE超腔期、Ⅱ期采用"化疗（2~4疗程）+放疗"，Ⅲ、Ⅳ期采用"化疗（酌情加用放疗）"。

对于ⅠE期无不良预后因素患者，单纯放疗是标准治疗手段；对于IE期伴不良预后因素或ⅡE患者，放疗后巩固化疗是主要治疗方式。对早期侵袭性非霍奇金淋巴瘤而言，标准的治疗通常采用3~4个疗程含蒽环类化疗方案（如CHOP），辅以受累野放疗[48]。对Ⅰ~Ⅱ期病变，放疗有效率高，CR率高达70%，但单纯放疗后局部复发和全身进展分别约占50%和30%，5年OS仅约40%[49]，故多数学者仍强调化放疗多学科治疗[50-52]。

Ⅲ~Ⅳ期及原发鼻外患者的治疗以全身治疗为主，但预后很差，各种化疗方案治疗往往无效，采用三明治式放化疗联合治疗的方法，即3个疗程CMED（环磷酰胺、氨甲蝶呤、足叶乙甙、地塞米松）后放疗，然后再给予3个疗程CMED，5年总体生存率可以达到65%。

李晔雄等[53]根据现有的临床研究证据和他们自己的治疗经验，将结外NK/T细胞淋巴瘤的治疗策略总结为，无预后不良因素的局限性ⅠE期鼻腔结外NK/T细胞淋巴瘤，建议单纯放疗；ⅠE期伴不良预后因素和ⅡE期建议化疗后放疗；Ⅲ~Ⅳ期以化疗为主，辅以原发部位放疗。由于ⅡE期和Ⅲ~Ⅳ期结外NK/T细胞淋巴瘤对化疗不敏感，因此，更为有效的化疗方案有待探索。潘战和等[39]分析了93例鼻型–NK/T细胞淋巴瘤，37例（39.8%）采用单一治疗（单纯化疗35例、单纯放疗2例），54例（58.0%）采用化、放疗联合，2例未行任何治疗；一线化疗多采用CHOP类方案或EPOCH方案。全组总有效率84.4%，CR 64.4%；单纯化疗有效率67.6%，CR41.2%；放疗加化疗有效率94.4%，CR 83.3%。结果表明，放化疗结合可获得较高的有效率。

2 分期治疗

2.1 早期患者（ⅠE~ⅡE）的治疗

2012年NCCN第1版建议采用放疗联合化疗。一些研究认为，早期鼻腔NK/T细胞淋巴瘤和NK/T细胞淋巴瘤鼻型，采用初始放疗，在CR（83%~100%vs20%~59.3%）、OS（83.3%vs32%）等方面，优于单纯化疗。放疗联合蒽

环类方案化疗并未改善早期NK/T细胞淋巴瘤鼻腔和鼻型患者的生存。

对于局限期NK/T细胞淋巴瘤，怎样安排放疗和放化联合序贯治疗的顺序，仍未获得一致结论。中国医学科学院肿瘤医院李晔雄等，于2006年公布的一项研究证实，针对105例局限期（ⅠE~ⅡE）鼻腔NK/T细胞淋巴瘤患者，分别采用单纯放疗、放疗后联合化疗、化疗后联合放疗以及单纯化疗。结论表明，初始放疗的CR显著优于初始化疗患者（83%vs20%），单纯放疗组的5年OS和PFS分别为66%和61%，而放疗联合化疗组的5年OS和PFS分别为76%和61%[54]。此外于2004年公布的3项大型临床研究证实，对于局限期（ⅠE~ⅡE）鼻腔NK/T细胞淋巴瘤，初始放疗的5年OS为50%~83.3%，而初始化疗或单纯化疗的5年OS为15%~32%，组间差异显著[55-57]。

上述研究证实，对于局限期（ⅠE–ⅡE）鼻腔NK/T细胞淋巴瘤，初始放疗显著优于初始化疗和单纯化疗。

进一步研究目的是单纯放疗或放化结合治疗的优劣，2002年至2005年公布的3项大型临床研究证实，单纯放疗组的5年OS为35%~76%，而放化联合组为38%~59%，组间无显著差异[58-60]。

总而言之，对于ⅠE期无不良预后因素患者，单纯放疗是标准治疗手段。对于ⅠE期伴不良预后因素或ⅡE患者，放疗后巩固化疗是主要治疗方式。2012年NCCN第1版建议对于局限期鼻咽部NK/T细胞淋巴瘤，可以采用短程化疗联合受累野放疗。化疗方案包括CHOP、CHOP样方案，以及剂量调整的EPOCH方案和SMILE方案等。化疗周期数不超过3周期。

2.2 广泛期（ⅢE~ⅣE）的治疗

目前尚无标准治疗模式，主张采用化疗为基础的综合治疗。早期采用含蒽环类药物的方案化疗，CR仅为25%~40%，中位生存为7.8个月，而PFS仅为5.8个月。因此，当前国内外针对非蒽环类药物和自体干细胞解救下的大剂量化疗开展广泛研究，Lee等采用IMEP方案联合放疗治疗早期患者，CR为93%，3年总生存率为80.4%；对于进展期患者，CR为13%，中位生存时间为2.7个月，3年总生存率为

30%。因此认为，对于早期 NK/T 细胞淋巴瘤患者，一线采用 IMEP 方案优于 CHOP。Kim 等[60] 研究，针对一线接受含蒽环类化疗失败的进展期 NK/T 细胞淋巴瘤患者，二线采用 IMEP 方案（IFO 1g/m², d1~5；MTX 30mg/m², d3、10；Vp-16 100mg/m², d1~3）治疗，RR 为 43.8%，CR 为 37.5%。随访 59 个月，mTTF 为 3.7 个月，mOS 为 8.2 个月，5 年 OS 为 24.8%。分层分析发现，对于一线 CHOP 化疗敏感患者（达到 CR），进展后接受 IMEP 方案治疗的 CR 率明显高于一线治疗原发耐药患者（60% vs17.6%）。因此认为，IMEP 方案可作为敏感复发的 NK/T 细胞淋巴瘤患者的二线治疗方案[62]。Motoko 等于 2008 年公布一项 SMILE 方案治疗复发难治 NK/T 细胞淋巴瘤的研究结果，SMILE 方案的设计基于以下考虑，依托泊苷在 NK/T 细胞淋巴瘤治疗取得疗效，尤其针对合并儿童 EBV 相关性噬血细胞综合征的淋巴瘤患者治疗取得明显疗效[63-64]。左旋门冬酰胺酶可诱导门冬酰胺酶低表达的 NK/T 淋巴瘤细胞凋亡[65-66]。甲氨蝶呤和异环磷酰胺对于 MDR 表型的淋巴瘤患者治疗仍然有效[67-68]。该研究证实，SMILE 方案初始治疗或二线治疗进展期 NK/T 细胞淋巴瘤患者的 ORR 为 67%，CR 为 50%。

在现有关于进展期 NK/T 细胞淋巴瘤化疗的临床研究中，SMILE 的近期疗效优于含蒽环类药物的方案，且该研究未联合放疗，较之既往研究采用非蒽环类药物化疗（IMEP、LVD 等）联合放疗的治疗模式，近期疗效显著，且排除了放疗对疗效的影响[69]。

3 放射治疗

3.1 放疗的价值

鼻型-NK/T 细胞淋巴瘤对放疗较敏感，尤其是临床早期病例（I/II 期），单独进行放疗效果即佳。Hongyo 等发现，早期患者单独进行放疗有 52% 可达到完全缓解，另有 42% 的病例可达到部分缓解，临床缓解率高达 94%；同样有学者提出，对于早期鼻型 NK/T 细胞淋巴瘤患者行单独放疗是非常有效的治疗形式。

一些研究认为，早期鼻腔-NK/T 细胞淋巴瘤，采用初始放疗，在 CR（83%~100%vs20%~59.3%）、OS（83.3%vs32%）等方面，优于单纯

化疗。从 2002~2005 年三项大型临床研究可以明确单纯放疗或放化结合治疗的优劣，单纯放疗组的 5 年 OS 为 35%~76%，而放化联合组为 38%-59%，组间无显著差异[59]。

虽然早期患者放疗的近期疗效显著，但其不适用于复发或播散病例。Kim 等研究发现，在放射治疗有效的患者中，有 50% 复发并且 25% 有全身播散转移；1 和 2 年累积局部复发率达 86% 和 88%，累积全身播散率达 91% 和 96%。

3.2 放疗原则

（1）I 期仅累及一个解剖结构（局限期），单纯局部放疗 50Gy/25 次；如有 B 症状，治疗方法同 I 期超腔。

（2）I 期累及两个及以上的解剖结构（超腔期）及 II 期，化疗×2 周期后疗效评价，如为 CR/PR，则原方案继续化疗×2 周期后，累及野放疗 50Gy；如为 SD/PD，则累及野放疗 50Gy+化疗（有争议）。

（3）III/IV 期化疗为主，局部症状明显者予姑息性放疗 40~50Gy。

对于局限期在放疗的基础上加用化疗是否有益还未证实。NK/T 细胞淋巴瘤鼻型单用放疗的缓解率近 85%（CR66%），50% 局部复发，25% 患者全身复发，多位于结外部位，如睾丸、眼眶、皮肤、胃肠道和中枢神经系统。III/IV 期 NK/T 细胞淋巴瘤传统治疗方法是以蒽环类为主的联合化疗后进行放疗。

3.3 放化疗顺序

相关研究表明，对于局限期（IE-IIE）鼻腔-NK/T 细胞淋巴瘤，初始放疗显著优于初始化疗和单纯化疗。放化综合治疗无论是近期疗效还是远期生存率均较单一治疗好[70-71]；Li 等[70] 报道，56 例鼻型 NK/T 细胞淋巴瘤患者，分别进行了单独放疗、单独化疗及放化疗联合治疗，结果显示，放化疗联合治疗的效果明显要好，5 年生存率可达到 59%，高于单独放疗的 50% 和单独化疗的 15%。

2004 年，有 3 项大型临床研究证实，对于局限期（IE-IIE）鼻腔-NK/T 细胞淋巴瘤，初始放疗的 5 年 OS 为 50%~83.3%，而初始化疗或单纯化疗的 5 年 OS 为 15%~32%，组间差异显著[55]。

2006 年，中国医学科学院肿瘤医院李晔雄等 [54] 对 105 例局限期（ⅠE~ⅡE）鼻腔-NK/T细胞淋巴瘤患者，分别采用单纯放疗、放疗后联合化疗、化疗后联合放疗以及单纯化疗，结果显示初始放疗的 CR 显著优于初始化疗患者（83%vs20%）；单纯放疗组的 5 年 OS 和 PFS 分别为 66% 和 61%；放疗后联合化疗组的 5 年 OS 和 PFS 分别为 76% 和 61%。

4 化学治疗

鼻型-NK/T 细胞淋巴瘤患者往往对化疗不敏感，或短暂缓解后又很快复发。传统治疗非霍奇金淋巴瘤的化疗方案以含有蒽环类药物（多柔比星）的 CHOP 方案最为常用，但其应用于鼻型-NK/T 细胞淋巴瘤却疗效不佳，CR 35%~50% [72]；应用 CHOP 化疗方案治疗鼻型-NK/T 细胞淋巴瘤的 5 年总生存率仅为 7%~25%。

NK/T 细胞淋巴瘤化疗不敏感的原因可能与多药耐药基因 P-糖蛋白高表达有关 [73]。Cheung 等 [58] 对一组 79 例早期的鼻型-NK/T 细胞淋巴瘤患者在放疗后增加化疗，其结果对于ⅠE期患者无效，故认为在肿瘤的早期阶段普遍存在对化疗的抵抗。

化疗方案包括 CHOP、CHOP 样方案，以及剂量调整的 EPOCH 方案和 SMILE 方案等。有建议以 "DICE" 一线方案（DXM 40mg，d1~4；IFO 1200mg/m^2，d1~4；Mesna 400mg，0、4、8h，d1~4；DDP 20mg/m^2，d1~4；VP-16 75mg/m^2，d1~4。3 周重复），以 "L-asp" 为解救方案（L-asp 10000U 或 6000U/m^2，d1~7，3 周重复）。

鉴于鼻型 NK/T 细胞淋巴瘤存在对蒽环类药物化疗的抵抗和耐药，因此选择新的化疗药物及新的化疗方案就显得非常必要。

4.1 IMEP方案

众多报道 [67]，甲氨蝶呤（MTX）和异环磷酰胺（IFO）对于 MDR 表型的淋巴瘤患者治疗仍然有效。有研究证实 [68]，SMILE 方案（DXM、MTX、IFO、L-asp 和 VP-16）初始治疗或二线治疗进展期 NK/T 细胞淋巴瘤患者的 ORR 为 67%，CR 为 50%。在现有关于进展期 NK/T 细胞淋巴瘤化疗的临床研究中 [69]，

SMILE 的近期疗效优于含蒽环类药物的方案，且该研究未联合放疗，较之既往研究采用非蒽环类药物化疗（IMEP、LVD）等联合放疗的治疗模式，近期疗效显著，且排除了放疗对疗效的影响。

Lee 等 [63] 运用 IFO、MTX、VP-16 和强的松组成联合化疗方案（IMEP）一线治疗 26 例Ⅰ/Ⅱ期结外 NK/T 细胞淋巴瘤，仅对化疗达不到 CR 的 Ann Arbor Ⅰ/Ⅱ期患者或是化疗后局部进展患者给予放疗，A 组为病变局限于鼻腔或上气道局部病变，共 14 例患者，有 79% 的患者在单用 IMEP 方案后取得 CR；B 组为结外或广泛期患者，IMEP 方案单独治疗效果较差，CR 仅 13%。两组 CR 后复发患者局部接受放疗，仍然取得较好疗效。作者认为，对于早期 NK/T 细胞淋巴瘤患者，一线采用 IMEP 方案优于 CHOP；IMEP 方案一线化疗并联合挽救性放疗是此类患者有希望的治疗措施。

Kim 等研究，针对一线接受含蒽环类化疗失败的进展期 NK/T 细胞淋巴瘤患者，二线采用 IMEP 方案（IFO 1.0g/m^2，ivd，1~5；MTX 30mg/m^2，im，d3、10；VP-16 100mg/m^2，ivd，d1~3）治疗，RR 为 43.8%，CR 为 37.5%。随访 59 个月，mTTF 为 3.7 个月，mOS 为 8.2 个月，5 年 OS 为 24.8%。分层分析发现，对于一线 CHOP 化疗敏感患者，进展后接受 IMEP 方案治疗的 CR 明显高于一线治疗原发耐药患者（60%vs17.6%）。因此认为，IMEP 方案可作为敏感复发的 NK/T 细胞淋巴瘤患者的二线治疗方案 [62]。

Motoko 等于 2008 年公布一项 SMILE 方案治疗复发难治 NK/T 细胞淋巴瘤的研究结果，SMILE 方案的设计基于以下考虑，依托泊苷在 NK/T 细胞淋巴瘤治疗取得疗效，尤其针对合并儿童 EBV 相关性噬血细胞综合征的淋巴瘤患者治疗取得明显疗效 [64]。另一项针对晚期和复发结外 NK/T 细胞淋巴瘤的 SMILE 方案亦在东亚地区的部分国家和地区中展开研究 [68]。

4.2 EPOCH方案

持续灌注 EPOCH（依托泊苷、表阿霉素/阿霉素、长春新碱、环磷酰胺、泼尼松）是一线治疗侵袭性 NHL 的一个有效安全的化疗方案 [74]，通过长时间的灌注化疗药物，可部分逆

转肿瘤细胞耐药。

持续输注 EPOCH 方案最初是根据彭玉龙等[75]对 P-糖蛋白的体外研究结论所提出的治疗复发或难治 NHL 的二线方案。该学者发现，天然药物如 VCR、VP-16 和 ADM 等，在低浓度、长时间暴露条件下杀伤肿瘤细胞的作用更强，可能克服 P-糖蛋白对药物的泵出作用。已有研究显示，EPOCH 对复发或难治侵袭性 NHL 的显著疗效，且证实持续输注延长给药时间可部分逆转肿瘤细胞耐药。

潘战和等采用 EPOCH 方案一线治疗鼻 NK/T 细胞淋巴瘤 30 例，CR 率高达 67.9%，较作者医院历史资料[39]较 CHOP 方案似有提高。Ⅰ～Ⅱ期鼻 NK/T 细胞淋巴瘤患者中，有 16 例按计划完成 EPOCH 化疗序贯侵犯野放疗，一线 EPOCH 序贯放疗后 CR 率高达 75.0%，3 年 OS 为 75%，近期疗效和远期生存均优于文献报道的一线 CHOP 化疗联合局部放疗[50]；与单用 EPOCH 化疗相比，该治疗模式有改善生存的趋势（75% vs 57%，$P=0.054$）。但 EPOCH 化疗对鼻型 NK/TCL 疗效欠佳，中位生存时间仅 7 个月[8]。

总之，EPOCH 方案对鼻 NK/T 细胞淋巴瘤有较好的疗效，耐受性好，病灶局限的患者，一线 EPOCH 化疗序贯侵犯野放疗在近期疗效和远期生存均令人满意；但对鼻型-NK/T 细胞淋巴瘤效果似乎不理想，需采用新的治疗策略如自体造血干细胞移植[76]。

4.3　ProMACE-CytaBOM 方案

Isogai 等认为，ProMACE-CytaBOM（甲氨蝶呤、环磷酰胺、阿糖胞苷和博莱霉素等与 PgP 无关的药物）化疗方案可以作为一个比较好的选择，在治疗 1 例 23 岁的鼻型 NK/T 细胞淋巴瘤患者时，在放疗后出现远处累及，随后给予 3 个周期的 ProMACE-CytaBOM 方案，患者完全缓解，随访 30 个月无复发。

4.4　CEOP-B

一项来自韩国高丽大学医学中心的研究分析了 43 例初诊的局限性结外 NK/T 细胞淋巴瘤[77]，其中 29 例病变部位局限于鼻腔或鼻咽，14 例为上呼吸道，26 例患者只接受 CEOP-B 方案化疗，17 例在化疗后给予辅助放疗。单用化疗组的有效率和 CR 分别为 67.4%

和 44.2%；中位总生存和无病生存分别为 26.87 个月和 15.27 个月。与化疗和辅助放疗组相比较，患者局部复发率以单用化疗组为高，但化疗后辅助放疗没有提高患者生存期，中位无病生存期差异亦无统计学意义。

4.5　左旋门冬酰胺酶

左旋门冬酰胺酶（L-ASP）可水解血清中的天门冬酰胺，使得某些缺乏门冬酰胺合成酶的肿瘤细胞缺少必要的氨基酸，使其 DNA、RNA 及蛋白质的合成受到抑制，从而发挥抗肿瘤的作用；NK 细胞及 T 细胞本身缺乏门冬酰胺合成酶，且左旋门冬酰胺酶可诱导门冬酰胺酶低表达的 NK/T 淋巴瘤细胞凋亡[65-66]。

国内外研究初步显示，含 L-ASP 化疗及造血干细胞移植支持下超大剂量化疗是新的治疗选择。日本 Takenaka 等[78]认为造血干细胞移植支持下超大剂量化疗是难治性 NK/T 细胞淋巴瘤一种有效的挽救治疗。Obama 等应用 4 个周期的左旋门冬酰胺酶结合长春新碱和泼尼松龙，成功地治疗了 1 例晚期鼻型-NK/T 细胞淋巴瘤患者。Matsumoto 等[78]及勇威本等[65]认为 L-ASP 是一种较好的治疗 NK/T 细胞淋巴瘤的有效药物，值得进一步研究。Yong 等[80]指出，对 CHOP 失败的患者，以左旋门冬酰胺酶为基础的化疗可能是较有希望的新的解救化疗方案，有助于提高 ENKL 的治疗效果。

5　造血干细胞移植

近年来，应用自体或同种异基因造血干细胞移植治疗鼻型-NK/T 细胞淋巴瘤亦被逐渐应用于临床。香港 Au 等[81]分析了 18 例接受自体造血干细胞移植（ASCT），结果发现 CR1 后接受 ASCT 较复发后再行移植有较好的生存优势，作者认为 CR1 后行 ASCT 是局限期 NK/T 细胞淋巴瘤很有前途的一种巩固治疗；Liang 等[82]亦认为高剂量化疗和自体骨髓移植是复发性鼻腔淋巴瘤常规化放疗失败后一种有效的治疗方法。Yokoyama 等应用同种异基因造血干细胞移植成功治愈了 1 例 36 岁日本女性鼻型-NK/T 细胞淋巴瘤患者；Suzuki 等[83]指出自体干细胞移植技术为 NK/T 细胞淋巴瘤的治疗开辟了新的前景。

自体干细胞支持下的大剂量化疗虽显示出

较好疗效，但副反应较为严重，治疗相关死亡率较高[84-85]。

Murashige 等[86]回顾性研究了 28 例接受异基因移植治疗的病例，12 例有效，有效率为 42.9%；有 20 例分别出现急性或慢性 GVHD，5 例死于治疗相关死亡，2 年的无进展生存率（PFS）和总生存率（OS）分别为 34%、40%（中位随访时间为 34 个月）。

6 其他治疗

如支持疗法，增强营养、输血、补液、适当应用抗生素以控制继发感染。局部用双氧水清洗鼻腔，然后用液体石蜡、复方薄荷油或清鱼肝油等滴鼻以保持鼻腔的清洁。

第 8 节 预后

1 总的预后

NK/T 细胞淋巴瘤具有独特的生物学特性，临床进展快，具有高度侵袭性，预后较差[87]。尽管多数患者临床初期呈局限病灶，但疾病进展迅速，常伴有 B 症状和噬血细胞综合征，对放疗敏感，对化疗中低度敏感，进展期患者 5 年生存率低于 30%[12]。Kim 等[77]经 56 个月随访，Ⅰ/Ⅱ期总生存率 40%，全身复发多很快死亡；Li 等最近报道 77 例 NK/T 鼻窦淋巴瘤（56 例局限型，21 例全身型）5 年生存率 36%（中位随访 89 个月），联合放化疗或单独放疗较单独化疗生存率高，5 年生存率分别为 59%、50% 和 15%；全身病变患者长期生存率低（5 年生存率 25%）。杨拴盈等报道其 3 及 5 年生存率分别为 58.1% 和 33.3%。Lu 等[89]报道 72 例 T 和 NK/T 细胞淋巴瘤的 1、2 和 5 年总生存率分别为 45.8%、28.6% 和 10.2%。

鼻型-NK/T 细胞淋巴瘤的预后情况变化较大，部分患者对治疗反应较好，而其余病例即使使用了高强度化疗效果亦不佳，患者多死于肿瘤播散。5 年生存率仅为 20%~56%。

香港 Cheung 等[90]对 113 例 B 细胞淋巴瘤、T 细胞淋巴瘤及 NK/T 细胞淋巴瘤的近期疗效及总生存率做了比较，其中最低的均是 NK/T 细胞淋巴瘤（CR 56%、5 年总生存率 31.1%）；

Cheung 等[58]另报道 79 例早期（ⅠE~ⅡE 期）鼻-NK/T 淋巴瘤，近期疗效 CR 为 68.4%，其中 44.4% 最终复发，作者认为本病对治疗尤其化疗抵抗，总的治疗效果不理想，预后较差，5 年总生存率 37.9%。Hahn 等[91]分析 54 例外周 T 淋巴瘤，亦发现 NK/T 细胞淋巴瘤 CR（65%）及中位生存期 13 个月（1~74 个月）等均较非 NK/T 细胞淋巴瘤低（P=0.02）。

2 预后因素

患者年龄、临床分期和治疗措施等均为鼻型-NK/T 细胞淋巴瘤患者的预后影响因素[92]，研究发现[8]，年龄>60 岁、进展期病变和临床行为表现差的患者，其预后差。EB 病毒感染及 Ki-67 的表达同样可提示预后，而 Ki-67 的高表达（≥65%）亦可明显缩短临床生存期。因此认为，EBV 感染及 Ki-67 的高表达均为鼻型 NK/T 细胞淋巴瘤独立的负性预后因素。

细胞分级对预后判断的价值尚不清楚。有研究认为，若肿瘤主要由小细胞组成，其侵袭性较小，但亦有研究认为没有显著意义。多种耐药基因表达是多数病例预后差的原因。

结外 NK/T 细胞淋巴瘤的预后因素有较多小样本研究报道，Lee 等[61]的研究结果较有影响力，为了研究结外 NK/T 细胞淋巴瘤的预后预测模式，研究者回顾性分析来自多中心的病例资料共 262 例，结果发现 "B 症状（盗汗、发热、体重减轻）"、分期、LDH 水平、局部淋巴结受侵为 4 个预后影响因素，与国际预后指数相比，更能够反映预后情况。因为按照 IPI 来分层，结外 NK/T 细胞淋巴瘤 81% 的患者为低危或低中危，而运用此项研究结果，4 个指标每符合 1 项记 1 分，0 分为低危、1 分为中低危、2 分为中高危，3、4 分为高危，则结外 NK/T 细胞淋巴瘤可分为低危 27%、低中危 31%、中高危 20%、高危 22%，较为符合其临床特征。

中国医学科学院肿瘤医院李晔雄等[53]关于临床病理预后因素方面的研究发现，年龄、B 症状、临床分期和 IPI 是 OS 和 PFS 的主要预后因素。如Ⅰ期患者 5 年 OS 和 PFS 分别为 93% 和 69%，而Ⅲ~Ⅳ期患者仅为 36% 和 22%，具有显著统计学差异。潘战和等[39]回顾性分析中山大学肿瘤防治中心1997年1月至2004年6月间收治的93例鼻型-NK/T细胞淋巴瘤，多因素分析结果显示，硬腭和/或鼻中隔穿孔、B症状和治疗模式为独立的预后因素。

Aviles等[93]则认为血管中心性NK/T细胞淋巴瘤预后不良。

（赵　征）

参考文献

[1] Harris NL, Jaffe ES, Diebold J, et al. Proposed world health organization classification of neoplastic diseases of hematopoietic and lymphoid tissues. Am J Surg Pathol, 1997, 21（2）:114–121.

[2] Harris NL, Jaffe ES,Dicbold J,et al.The World Health Organization classification of neoplasms diseases of the hematopoietic and lymphoid tissue: report of the Clinical Advisory Committee meeting Airlie House, Virginia, November, 1997. Hematol J,2000,1（1）:53–66.

[3] Chan JK. The New World Health Organization classification of the lymphomas: the past, the present and the future. Hematol Oncol, 2001, 19（4）:129–150.

[4] Aozasa K, Takakuwa T, Hongyo T, et al. Nasal NK/T–cell lymphoma: epidemiology and pathogenesis.Int J Hematol, 2008, 87（2）:110–117.

[5] AL Hakeem DA, Fedele S, Carlos R, et al.Extranodal NK/T–cell lymphoma, nasal type.Oral Oncol, 2007, 43（1）:4–14.

[6] Liang R, Todd D, Chan TK, et al. Treatment outcome and prognostic factors for primary nasal lymphoma. J Clin Oncol, 1995, 13（3）:666–670.

[7] Cheung MM, Chan JK, Lau WH, et al. Primary non–Hodgkin s lymphoma of the nose and nasopharynx: clinical features,tumor immunophenotype, and treatment outcome in 113 patients. J Clin Oncol, 1998, 16（1）:70–77.

[8] Au WY, Weisenburger DD, Intragumtornchai T, et al. Clinical differences between nasal and extranasal natural killer/T–cell lymphoma: a study of 136 cases from the International Peripheral T–Cell Lymphoma Project. Blood, 2009, 113（17）:3931–3937.

[9] Steven H, Swerdlow, Elias Campo, et al. WHO Classification ofTumours of Haematopoietic and Lymphoid Tissues. Lyon: IARC Press, 2008.

[10] 朱梅刚. 对恶性组织细胞增生症的新认识.临床与试验病理学杂志,2005,21（4）:387–389.

[11] Chan J KC, Quintanilla Martinez L, Ferry JA, et al.Extranodal NK / T–cell lymphoma, nasal type. Swerdlow SH, Campo E, Harris NL, eds.WHO classification of tumours of haematopoitic and lymphoid tissues.Lyon: IARC Press, 2008:285–288.

[12] Wing–yan Au, Dennis D, Weisenburger Tanin Inragumtorncha, et al. Clinical differences between nasal and extranasal natural killer /T–cell lymphoma : a study of 136 cases from the International PeripheralT– Cell Lymphoma Project. B lood, 2009, 113: 3931–3937 .

[13] 黄慧强,王潇潇. NK/T细胞淋巴瘤的治疗进展.内科急危重症杂志, 2008, 14（1）: 11–13.

[14] 唐光健、王仪生. 鼻腔非何杰金淋巴瘤的CT诊断.中华放射学杂志,2000,34（2）: 103–105.

[15] Nakamura K, Uehara S, Omagari J, et al. Primary non –Hodgkin Lymphoma of the sinonasalcavities: Correlation of CT evaluat ion w ith clinical out come. Radiology, 1997, 204（2）: 431–435.

[16] J Lee , WS Kim. Nasal– type NK/Tcell lymphoma : clinical features and treatment outcome . Br J Cancer, 2005, 92 : 1226 –1230 .

[17] Jaffe ES, Chan JK, Su IJ, et al. Report of the workshop on nasal and related extranodal angiocentric T/natural killer cell lymphomas. Definitions,differential diagnosis, and epidemiology. Am J Surg Pathol, 1996,20（1）:103–111.

[18] 刘卫平, Joost van Gorp, 李甘地、等. 中线恶网中的EB病毒感染. 中华肿瘤杂志, 1997, 19（1）: 49–52.

[19] Jaffe ES. Nasal and nasal–type T/NK cell lymphoma: a unique form of lymphoma associated with the Epstein–Barr virus.Histopathology, 1995, 27（6）: 581– 583.

[20] Barrionuevo C, Zaharia M, Martinez MT, et al. Extranodal NK/T–cell lymphoma, nasal type: study of clinicopathologic and prognosisfactors in a series of 78 cases from Peru.Appl Immnohistochem Mol Morphol, 2007, 15（1）: 38 –44.

[21] Au WY, Pang A, Choy C, et al. Quantification of circulating Epstein Barr virus（EBV）DNA in the diagnosis and monitoring of natural killer cell and EBV positive lymphomas in immunocompetent patients. Blood, 2004,104（1）:243–249.

[22] Nakamura S, Katoh E, Koshikawa T, et al. Clinicopathologic study of nasal T/NK –cell lymphoma

among the Japanese.Pathol Int, 1997,47 (1) :38–53.

[23] 唐琼兰,刘卫平,李甘地,等. 四川地区 140 例上呼吸道 NK/T 细胞淋巴瘤随访观察. 中华耳鼻咽喉科杂志,2002,37 (5) :393–394.

[24] Canioni D,Arnul FB,Assobnnet M. Nasanatural killer lymphoma associated with Ep stein–Barrvirus in a patient infected with human immunodeficiency virus . Arch Pathol Lab Med,2001,125 :660– 662.

[25] Tokura Y, Ishihara S, Tagawa S, et al. Hypersensitivity to mosquito bites as the primary clinical manifestation of a juvenile type of Epstein Barr virus associated natural killer cell leukemia / lymphoma. J Am Acad Dermatol, 2001, 45 (4) :569–578.

[26] 刘勇,杨海玉,路名芝. 鼻型 NK/ T 细胞淋巴瘤研究新进展. 中华病理学杂志, 2005, 34 (12) : 809–812.

[27] 刘彤华. 诊断病理学. 2 版. 北京:人民卫生出版社, 2006 :672– 674.

[28] 何艳娇,贾心善,莲井和九,等. 鼻及鼻咽部非霍奇金淋巴瘤 158 例临床特点及其与 EB 病毒感染的关系. 中华病理学杂志,2007,36 (2) :94 – 97.

[29] 王锦丽. 鼻腔淋巴瘤的特征. 国外医学·耳鼻咽喉科学分册,1997, 21 (2) : 123.

[30] 赵勇, 彭劲武, 闫郡琴, 等.鼻型 NK/T 细胞淋巴瘤 26 例临床病理分析.现代肿瘤医学, 2011, 19 (6): 1197–1199.

[31] Suzuki R, Takeuchi K, Ohshima K, et al.Extranodal NK/T –cell lymphoma: diagnosis and treatment cues.Hematol Oncol, 2008, 26 (2) : 66–72.

[32] Chor–Sang Chim, Shing–Yan Ma, Wing–Yan Au, et al.Primary nasal natural killer cell lymphoma: long–term treatment outcome and relationship with the International Prognostic Index.Blood, 2004, 3: 216–221.

[33] Reinartz SM, Schot LJ, Riedl RG.Presentation of two cases of nasal type NK/T –cell lymphoma.Eur Arch Otorhinolaryngol, 2007, 264 (1) : 39 –43.

[34] 陆明深, 李凡彩, 侯巧燕.鼻型 NK / T 细胞淋巴瘤 23 例临床病理分析.临床耳鼻咽喉头颈外科杂志, 2009, 23 (2) .

[35] Barrionuevo C, Zaharia M, Martinez MT, et al. Extranodal NK/T –cell lymphoma, nasal type: study of clinicopathologic and prognosisfactors in a series of 78 cases from Peru.AppI Immnohistochem Mol Morphol, 2007, 15 (1) : 38 –44.

[36] 吴秀蓉, 黄远亮, 王小平,等. CT 诊断鼻腔淋巴瘤的临床价值:附 11 例报告. 中华放射学杂志, 2000, 34 (7) : 461–463.

[37] 华小阳, 崔永华, 黄红彦. 鼻腔鼻窦非霍奇金淋巴瘤的 CT 表现.临床耳鼻咽喉科杂志, 2000, 14 (2) : 62–64.

[38] 严敏、罗天友、史斌、等.鼻腔淋巴瘤 CT 诊断价值.中国医学影像技术, 2002, 18 (11): 1164–1165.

[39] 潘战和、黄慧强、林旭滨、等.鼻型 NK / T 细胞非霍奇金淋巴瘤预后因素探讨 (附 93 例长期随访结果分析).癌症, 2005, 24 (12) :1493– 1497.

[40] 于亚平.自然杀伤细胞恶性肿瘤的研究进展.现代肿瘤医学, 2009, 17 (1) : 150–154.

[41] Choi YL, Park JH, Namkung JH, et al.Extranodal NK/T –cell lymphoma with cutaneous involvement : nasal vs nasal type sub–groups a retrospective study of 18 patients. Br J Dermatol, 2009, 160 (2) :333 –337.

[42] Shen L, Liang AC, Lu L, et al. Frequent deletion of Fas gene sequences encoding death and transmembrane domains in nasal natural killer/T –cell lymphoma. Am J Pathol, 2002,161 (6) :2123–2131.

[43] 王虎、李晓江、张世文、等. IE 期鼻 NK/T 细胞淋巴瘤临床观察. 中国耳鼻喉头颈外科杂志,2005,12 (4) :549–552.

[44] Kojima H, Takei N, Mukai Y, et al. Hemophagocytic syndromeas the primary clinical symptom of Hodgkin's disease. Ann Hematol, 2003,82 (1) : 53–56.

[45] 任贤灵,贾全凡,杜文,等. 34 例结外 NK/T 细胞淋巴瘤鼻型临床分析. 临床耳鼻喉科杂志,2007,21 (5) :361–362.

[46] Liang R. Diagnosis and management of primary nasal lymphoma of T–cell or NK–cell origin. Clin Lymphoma, 2000,1 (1) :33–37.

[47] Ooi GC, Chim CS, Liang R, et al. Nasal T–cell / natural killer cell lymphoma: CT and MR imaging features of a new clinicopathologic entity. AJR Am J Roentgenol, 2000,174 (4) :1141–1145.

[48] Li YX, Yao B, Jin J, et al.Radiotherapy as primary treatment for stage IE and IIE nasal natural killer /T–cell lymphoma.J Clin Onco, 2006, 24 (1) : 181–189.

[49] Koom WS, Chung EJ, Yang WI, et al. Angiocentric T–cell and NK/T–cell lymphomas: radiotherapeutic viewpoints. Int J Radiat Oncol Biol Phys, 2004, 59 (4) : 1127–1137.

[50] Kim WS, Song SY, Ahn YC, et al. CHOP followed by involved field radiation: is it optimal for localized nasal natural killer/T –cell lymphoma.Ann Oncol, 2001, 12 (3) : 349–352.

[51] Wang B, Lu JJ, Ma X, et al. Combined chemotherapy and external beam radiation for stage IE and IIE natural killer T-cell lymphoma of nasal cavity. Leuk Lymphoma, 2007, 48 (2) : 396-402.

[52] Guo Y, Lu JJ, Ma X, et al. Combined chemoradiation for the management of nasal natural killer (NK) / T-cell lymphoma:elucidating the significance of systemic chemotherapy. Oral Oncol, 2008, 44 (1) : 23-30.

[53] 石远凯. 淋巴瘤. 北京:北京大学医学出版社, 2007,190-191.

[54] Ye-Xiong Li. Radiotherapy As Primary Treatment for Stage IE and IIE Nasal Natural Killer/T-Cell Lymphoma. Journal of clinical oncology,2006,24:181 - 189.

[55] Chim CS, Ma SY, Au WY, et al: Primary nasal natural killer cell lymphoma: Long-term treatment outcome and relationship with the international, prognostic index. Blood ,2004,103:216-221.

[56] Li CC, Tien HF, Tang JL, et al. Treatment outcome and pattern of failure in 77 patients with sinonasal natural killer/T-cell or T-cell lymphoma. Cancer, 2004, 100:366-375.

[57] You JY, Chi KH, Yang MH, et al: Radiation therapy versus chemotherapy as initial treatment for localized nasal natural killer (NK) /T-cell lymphoma: A single institute survey in Taiwan. Ann Oncol,2004, 15:618- 625.

[58] Cheung MMC, Chan JK, Lau WH, et al. Early stage nasal T/NK-cell lymphoma: Clinical outcome, prognostic factors, and the effect of treatment modality. Int J Radiat Oncol Biol Phys,2002, 54:182-190.

[59] Kim GE, Lee SW, Chang SK, et al.Combined chemotherapy and radiation versus radiation alone in the management of localized angiocentric lymphoma of the head and neck. Radiotheraphy Oncol, 2001, 61:261-269.

[60] Kim K, Chie EK, Kim CW, et al.Treatment outcome of angiocentric T-cell and NK/T-cell lymphoma, nasal type: Radiotherapy versus chemoradiotherapy. Jpn J Clin Oncol,2005,35:1-5.

[61] Lee, J. Extranodal natural killer T-cell lyphoma, nasal-type: a prognostic model from a retrospective multicenter study. Journal of Clinical Oncology, 2006,24: 612-618.

[62] Uno M, Tsuchiyama J, Moriwaki A et al. In vitro induction of apoptosis for nasal angiocentric natural killer cell lymphoma -derived cell line, NK -YS, byetoposide and cyclosporine A. Br J Haematol, 2001,113: 1009-1014.

[63] Lee KW, Yun T, Kim DW et al. First-line ifosfamide, methotrexate, etoposide and prednisolone chemotherapy +/ - radiotherapy is active in stage I/II extranodal NK/T-cell lymphoma. Leuk Lymphoma , 2006, 47: 1274-1282.

[64] Nagafuji K, Fujisaki T, Arima F, Ohshima K. L-Asparaginase induced durable remission of relapsed nasal NK/T-cell lymphoma after autologous peripheral blood stem cell transplantation. Int J Hematol,2001, 74: 447-450.

[65] Yong W, Zheng W, Zhang Y, et al. L-Asparaginase-based regimen in the treatment of refractory midline nasal/nasal-type T/NK-cell lymphoma. Int J Hematol ,2003, 78: 163-167.

[66] Yamaguchi M, Ogawa S, Nomoto Y, et al. Treatment outcome of nasal NK- cell lymphoma: a report of 12 consecutively -diagnosed cases and a review ofthe literature. J Clin Exp Hematop, 2001, 41: 93-99.

[67] Aviles A, Neri N, Fernandez R, et al. Nasal NK/T-cell lymphoma with disseminated disease treated withaggressive combined therapy. Med Oncol, 2003,20: 13-17.

[68] Motoko Yamaguchi, et al. Phase I study of dexamethasone, methotrexate, ifosfamide, L -asparaginase, and etoposide (SMILE) chemotherapy for advanced-stage, relapsed or refractory extranodal natural killer (NK) /T -cell lymphoma and leukemia. Cancer Science, 2008,99 (5) :1016-1020.

[69] Ye-Xiong Li.Clinical features and treatment outcome of nasal-type NK/T-cell lymphoma of Waldeyer ring. Blood,2008,112:3057-3064.

[70] Li YX, Coucke PA, Li JY, et al. Primary non-Hodgkin slymphoma of the nasal cavity: prognostic significance of paranasal extension and the role of radiotherapy and chemotherapy. Cancer, 1998, 83 (3) : 449- 456.

[71] Logsdon MD, Ha CS, Kavadi VS, et al. Lymphoma of the nasal cavity and paranasal sinuses: improved outcome and altered prognostic factors with combined modality therapy.Cancer, 1997, 80 (3) : 477-488.

[72] Zhang Y, Wei Y, Wang X, et al. Midline NK/T-cell lymphoma nasal-type: treatment outcome, the effect of L -asparaginase based regimen, and prognostic factors . Hematol Oncol, 2006, 24 (1) : 28-32.

[73] Wang B, Li XQ, Ma X, et al. Immunohistochemical expression and clinical significance of P-glycoprotein in previously untreated extranodal NK/T-cell lymphoma, nasal type. Am J Hematol, 2008, 83 (10) : 795-799.

[74] Gutierrez M, Chabner BA, Pearson D, et al. Role of a doxorubicin-containing regimen in relapsed and resistant lymphomas: an 8-year follow-up study of EPOCH. J Clin Oncol, 2000, 18 (21) : 3633-3642.

[75] 彭玉龙, 黄慧强, 林旭滨, 等. EPOCH 方案治疗外周 T 细胞非霍奇金淋巴瘤的临床报告. 癌症, 2004, 23 (8) :943-946.

[76] 卜庆, 黄慧强, 林旭滨, 等. 侵袭性 T 细胞性非霍奇金淋巴瘤自体造血干细胞移植后长期随访结果. 中山大学学报: 医学科学版, 2009, 30 (3) : 352-356.

[77] Kim SJ, Kim BS, Choi CW, et al. Treatment outcome of frontline systemic chemotherapy for localized extranodal NK/T cell lymphoma in nasal and upper aerodigestive tract. Leuk Lymphoma, 2006, 47 (7) : 1265-1273.

[78] Takenaka K, Shinagawa K, Maeda Y, et al. High-dose chemotherapy with hematopoietic stem cell transplantation is effective for nasal and nasal-type CD56$^+$natural killer cell lymphomas. Leuk Lymphoma, 2001, 42 (6) : 1297- 1303.

[79] Matsumoto Y, Nomura K, Kanda-Akano Y, et al. Successful treatment with Erwinia L-asparaginase for recurrent natural killer /T cell lymphoma. Leuk Lymphoma, 2003, 44 (5) :879- 882.

[80] Yong W, Zheng W, Zhu J, et al.Midline NK/T-cell lymphoma nasal-type: treatment out come, the effect of L-asparaginase based regimen, and prognostic factors.Hematol Oncol, 2006, 24 (1) :28-32.

[81] Au WY, Lie AK, Liang R, et al. Autologous stem cell transplantation for nasal NK/T-cell lymphoma: a progress report on its value. Ann Oncol, 2003, 14 (11) :1673-1676.

[82] Liang R, Chen F, Lee CK, et al. Autologous bone marrow transplantation for primary nasal T/NK cell lymphoma. Bone Marrow Transplant, 1997, 19 (1) : 91-93.

[83] Suzuki R, Suzumiya J, Nakamura S, et al. Hematopoietic stem cell transplantation for natural killer -cell lineage neoplasms.Bone Marrow Transplant, 2006, 37 (4) : 425-431.

[84] Lee J,Park YH,Kim WS,et al. Extranodal nasal type NK/T-cell lymphoma : elucidating clinical prognostic factors for risk based stratification of therapy. Eur J cancer,2005,41 (10) :1402-1408.

[85] Park BB, Kim WS, Lee J, et al. IMVP-16 / Pd followed by highdose chemotherapy and autologous stem cell transplantation as a salvage therapy for refractory or relapsed peripheral T-cell lymphomas. Leuk Lymphoma,2005,46 (12) :1743-1748.

[86] Murashige N, Kami M, Kishi Y, et al. Allogeneic haematopoietic stem cell transplantation as a promissing t reatment for natural killer cell neoplasms. Br J Haematol, 2005,130 (4) :561-567.

[87] Armitage J, Vose J, Weisenburger D. International peripheral T-cell and natural killer/T-cell lymphoma study: pathology findings and clinical outcomes. J Clin Oncol, 2008, 26 (25) :4124-4130.

[88] 黄慧强, 彭玉龙, 黄 欣, 等. Survivin 在 T 细胞非霍奇金淋巴瘤组织中的表达及临床意义. 中山大学学报: 医学科学版, 2006, 27 (2) : 221-224.

[89] Lu D, Lin CN, Chuang SS, et al. T-Cell and NK/T-Cell lymphomas in southern Taiwan: a study of 72 cases in a single institute. Leuk Lymphoma, 2004, 45 (5) :923- 928.

[90] Cheung MM, Chan JK, Lau WH, et al. Primary non-Hodgkin s lymphoma of the nose and nasopharynx: clinical features,tumor immunophenotype, and treatment outcome in 113 patients. J Clin Oncol, 1998, 16 (1) :70- 77.

[91] Hahn JS, Lee ST, Min YH, et al. Therapeutic outcome of Epstein-Barr virus positive T/NK cell lymphoma in the upper aerodigestive tract. Yonsei Med J, 2002, 43 (2) :175-182.

[92] Wu X, Li P, Zhao J, et al.A clinical study of 115 patients with extranodal natural killer /T-cell lymphoma, nasal type.Clin Onco, 2008, 20 (8) : 619-625.

[93] Aviles A, Diaz NR, Neri N, et al. Angiocentric nasal T/natural cell lymphoma: a single center study of prognostic factors in 108 patients. Clin Lab Haematol, 2000, 22 (4) :215- 220.

皮下脂膜炎样T细胞淋巴瘤

第 1 节　基本概念

早在 1806 年 Alibert 即描述了蕈样霉菌病（一种皮肤 T 细胞淋巴瘤）。皮下脂膜炎性 T 细胞淋巴瘤（subcutaneous panniculitic T-cell lymphoma，SPTCL）是近年来才认识的一种特殊的、罕见的原发性皮肤淋巴瘤，主要累及皮下脂肪组织，类似脂膜炎。

1991 年，Gonzalez 等[1] 首次报道了 8 例原发于皮下组织的 T 细胞淋巴瘤，常伴有噬血细胞综合征（hemophagocytic syndrome，HPS），

其临床表现侵袭性强，进展迅速，预后差。

1994 年，国际淋巴瘤研究组织将此病正式纳入欧美淋巴瘤分类中，命名为"皮下脂膜炎性 T 细胞淋巴瘤"，作为外周 T 细胞淋巴瘤中的一个暂定亚型[2]。

1998 年，Salhanv 等[3] 和 Kumar 等[4] 提出 SPTCL 是一种新的具有特异病理特点、免疫及基因表型的淋巴瘤亚型。

2001 年，WHO 淋巴瘤的分类中，将本病确定为独立的 T 细胞淋巴瘤亚型，命名为"SPTCL"，归类于"成熟（外周）T 细胞和自然杀伤细胞肿瘤"；同年欧洲癌症研究和治疗组织

（European organization for research and treatment of cancer，EORTC）分类[5]将其列入临时病种，其定义为一种皮肤 T 细胞淋巴瘤，特征是皮下脂肪组织内有原发的小、中或大的多形性 T 细胞和许多巨噬细胞浸润，主要累及下肢，常伴噬血细胞综合征（HPS）。

2005 年，新版皮肤淋巴瘤世界卫生组织-欧洲癌症研究和治疗组织（WHO-EORTC）分类中明确限定 SPTCL 为仅限于 αβT 细胞起源的淋巴瘤；原先具有 γδ 表型的 SPTCL 占 25%，现被划分为皮肤 γδT 细胞淋巴瘤。

SPTCL 病变的皮下组织有大小不等的多形性 T 细胞和大量巨噬细胞浸润，主要累及双下肢，多伴有噬血细胞综合征（HPS）。

第 2 节 流行病学

1 流行情况

皮下脂膜炎样 T 细胞淋巴瘤（subcutaneous pannicultitis like T-cell lymphoma，SPTCL）是指主要累及皮下脂肪组织且与脂膜炎相似的一种原发于皮肤的外周 T 细胞淋巴瘤，是近年来新认识的、较少见的皮肤 T 细胞淋巴瘤，占非霍奇金淋巴瘤不到 1%。

SPTCL 可发生于任何年龄，最小半岁，最大 84 岁，中位年龄为 39 岁，70%的患者年龄介于 18~60 岁，无性别差异[6]。

儿童 SPTCL 罕见，其平均年龄 7.7 岁（3~13 岁），且儿童患者面部容易受累，全身症状多见，HPS 发生率高[7]。

2 病因学

SPTCL 发生的病因目前尚不明了，是否与 EB 病毒的感染相关仍存在争议。

迄今为止，对 SPTCL 的 EBV 潜伏感染仅有少量报道，且多为个案报道。从韩国、日本、中国香港的报道，以及欧美其他地区的报道来看，SPTCL 与 EB 病毒感染并无直接关系，Salhany 等[3]和 Kumar 等[4]用原位杂交技术分别检测了 21 例 SPTCL 石蜡标本的 EBER-1（EBV encoded RNAs-1），无 1 例阳性。Go 等[6]统计了文献报道的 61 例 SPTCL（16 例亚洲报道，45 例其他地区报道），有 6 例在肿瘤组织中检测到 EB 病毒，其中 5 例来自亚洲（占 30%），而亚洲以外国家报道的 45 例中仅 1 例阳性（占 2%）。因此 Go 认为，亚洲 SPTCL 病例伴发 EBV 潜在感染这一现象可能与亚洲地区 EB 病毒感染率较其他地区高有关，而并不说明 SFFCL 与 EBV 感染之间有直接联系。另研究表明，EBV 相关的 SPTCL 具有更大的临床侵袭性，并常伴有 HPS。

第 3 节 组织病理学与免疫学

1 组织学来源

最早认为，SPTCL 来源于 CD4+的辅助性 T 细胞，但后来 Salhany 等[3]、Kumar 等[4]用免疫过氧化物酶染色研究了 21 例 SPTCL 患者的石蜡包埋切片，发现大多数 SPTCL 患者表达 CD8+，且发现所有 SPTCL 均不同程度地表达细胞毒性 T 细胞（CTC）及自然杀伤细胞的溶细胞颗粒相关蛋白 TIA-1，以及存在于活性 CTC 及自然杀伤细胞溶细胞颗粒中的穿孔素。因此，2001 年 WHO 的恶性淋巴瘤的分类中将本病归类于"成熟（外周）T 细胞和自然杀伤细胞肿瘤"。

2 病理特点

2.1 侵犯范围

肿瘤细胞通常主要侵犯局限于皮下组织，可累及脂肪间隔、小叶和真皮网状层，但大多数局限于皮下脂肪层[5-8]，呈小叶性脂膜炎样或弥漫性脂膜炎样浸润。不累及真皮及表皮，若有真皮侵犯亦应以真皮深层血管及附属器周围间质性浸润为主。

60%的 SPTCL 瘤组织有大片的脂肪坏死和因此继发的肉芽肿反应；多数病例有血管的肿瘤细胞浸润。

肿瘤细胞围绕单个脂肪细胞呈花边状排列是本病特征性的浸润方式。

但是必须注意，异型淋巴细胞围绕单个脂肪细胞浸润呈花边样排列，曾被认为是 SPTCL 的特征性组织病理改变，近年研究发现其他一些皮肤原发性淋巴瘤亦可以出现类似的组织学改变。Lozzi 等 [9] 分析 46 例浸润皮下脂肪组织具有花边样排列特点的皮肤淋巴造血系统肿瘤，按 WHO-EORTC 皮肤淋巴瘤分类标准，发现仅 16 例（35%）的患者符合 CD8⁺细胞毒性 αβT 淋巴细胞起源的 SPTCL，4 例为皮肤 γδT 细胞淋巴瘤，7 例为母细胞性自然杀伤细胞淋巴瘤，4 例为结外鼻型 NK/T 细胞淋巴瘤，5 例为非特殊类型皮肤多形性 T 细胞淋巴瘤，3 例为蕈样霉菌病，2 例为进展期嗜表皮的 CD8⁺T 细胞淋巴瘤，4 例为皮肤继发性 B 细胞淋巴瘤，甚至还发现 1 例白血病累及皮下组织，表明这种花边样结构并非 SPTCL 所特有。

2.2 瘤细胞形态

肿瘤细胞可以为大、中、小细胞，其中又以大细胞混合中或小细胞浸润最为常见。

中小细胞性 SPTCL 瘤细胞的特点为胞核显著不规则，染色质深染，核仁不明显，胞质稀疏淡染。

大细胞性 SPTCL 瘤细胞的特点为胞核大而圆或不规则形、染色质弥散、核仁明显、胞浆淡染或双色性染色。

肿瘤组织中常有大量的组织细胞，散在于肿瘤细胞周围，其胞内、外可见大量的核碎裂小体。

肿瘤组织中可有豆袋细胞（bean bag cell），由组织细胞吞噬红细胞和坏死碎屑后形成，以及反应性组织细胞，常可合并有脂肪坏死、凝固性坏死，尤其损害较大时，可以有广泛脂肪坏死，并常导致组织细胞反应，包括多核巨细胞或肉芽肿样增生 [3]。

3 细胞凋亡

组织细胞内外大量的核碎裂小体提示肿瘤组织内存在普遍的凋亡现象。目前尚不清楚凋亡小体来源于何种细胞，推测可能来源于细胞毒性 T 淋巴细胞（cytotoxic T lymphocyte，CTL）的靶细胞，如脂肪细胞或其他非肿瘤性细胞，但也有可能来源于肿瘤细胞本身。

目前已清楚 CTL 可通过多种途径诱导靶细胞的凋亡，在效应细胞/靶细胞比例很高时，某一克隆的 CTL 细胞可对其他克隆的 CTL 细胞产生攻击作用而使之凋亡。

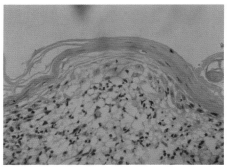

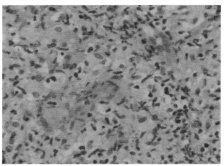

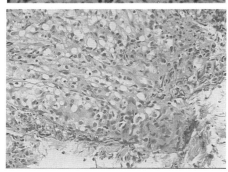

图 33-1　上皮细胞排列规则，无明显异型性；上皮下可见灶状弥漫性瘤细胞在表皮下浸润性生长。瘤细胞形态不规则，异型明显，胞浆较透亮；核多呈杆状

4 免疫学表型

应用免疫组织化学法对石蜡包埋或冰冻组织标本研究发现，SPTCL 瘤细胞表达 T 细胞相关抗原，如 CD45、CD45RO、CD3、CD4、CD8，以及 T 细胞受体（T-cell receptor，TCR）-TCRαβ、TCRγδ；亦可表达 CD2、CD43、CD56、CD57 等抗原。

研究发现，大多数肿瘤细胞 CD8 阳性，肿瘤细胞内细胞毒颗粒蛋白 T 细胞内抗原-1（T-cell intracellular antigen-1，TIA-1）和穿孔蛋白（perforin）弥漫性强阳性，这两点强烈提示肿瘤源于 CTL；个别同时表达 CD4 和 CD8，亦有 CD4 和 CD8 均阴性；少数 CD30 阳性、CD56

阳性。B 细胞特异性标志、CD69 和溶酶体阴性。

在 Wang 等[10] 回顾的 22 例 αβ 型 SPTCL 患者中，CD3、CD45RO、CD8 及 TIA-1 的阳性率均为 100%，CD4 阳性率为 10%。

βF1 是一种与 T 细胞表面受体 β 链非多肽性框架决定簇相结合的特异性单克隆抗体，该抗体阳性可证实为 αβT 细胞起源[11]。

5 分子遗传学

SPTCL 通常都有 T 细胞受体基因的克隆性

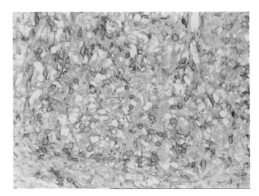

图 33-2　CD8 阳性

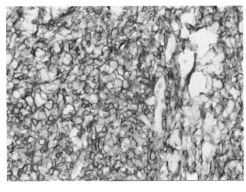

图 33-3　CD45RO 阳性

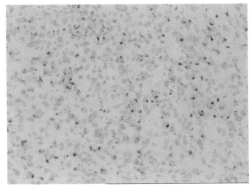

图 33-4　TIA-1 阳性

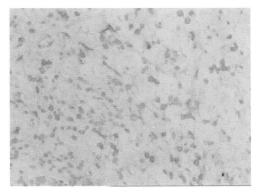

图 33-5　CD56 阳性

重排，Salhany 等[3] 用 PCR、凝胶梯度电泳、Southern 斑点分析技术研究检测了 SPTCL 患者，80%~85%的病例中可检测到 TCR 基因重排，其中 TCRαβ 阳性率为 60%~63%，TCRγδ 阳性率为 35%~37%。表明 SPTCL 多数表达 TCRαβ，部分表达 TCRγδ。

根据免疫表型并结合基因重排结果分析，SPTCL 可以分为两类，一类为来源于 TCRαβ CTC 的 SPTCL，通常 CD8+；另一类为来源于 TCRγδ CTC 的 SPTCL，多有 CD56+，而 CD4、CD8 则阴性。

大样本回顾性分析认为，大多数患者证实有 TCR 克隆性而与 EBV 相关性较小；与 SCPTCL 相关的染色体异常与原癌基因较少报道。

第 4 节　常规检查

SPTCL 常规检查包括外周血生化检测及组织活检，具体内容可参见第 59 章《原发性皮肤淋巴瘤》。

第 5 节　临床表现

1　好发年龄

SPTCL 好发于中青年，但发病年龄跨度较大，已报道最小 5 个月，最大 84 岁，中位数年龄为 39 岁，其中 70%患者年龄介于 18~60 岁，男女之比为 1:1.3。

2　好发部位

SPTCL 的皮肤损害最常见，好发于四肢，其次躯干、面部、颈部、踝、腋窝、腹股沟和臀部，大多为多发。有的可自发消退，有的病人皮下结节反复发生，确诊前病史可达数年至10余年。

3　皮肤特征

多表现为四肢或躯干部位的多发性皮肤红斑或黄褐至红色的皮下结节或斑块，结节可逐渐演变成坏死、溃疡及出血，无压痛。部分结节可自愈，留下皮肤轻度萎缩。几乎均为多发，直径为0.5~13 cm。早期无明显淋巴结受累。

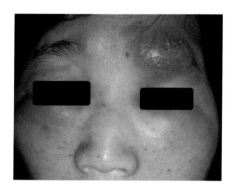

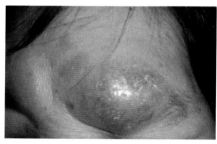

图33-6　颜面及眼睑可见弥漫性水肿性红斑，红斑上未见抓痕、渗液及血痂。左侧眉弓上方可见一4cm×4cm大小的椭圆形红色肿物，其上未见明显糜烂、渗液

4　全身表现

4.1　一般表现

多数患者有全身症状，如发热、寒战、乏力、消瘦和肌痛。肿瘤复发时，常局限于皮下组织，很少播散。

4.2　噬血细胞综合征

早在1945年Friedman[12]报道2例"致死性脂膜炎"（fatal panniculitis），1983年Wick等[13]报道8例"皮肤恶性组织细胞增生症"，1985年Aronson等[14]提出"与皮肤T细胞淋

巴瘤相关的脂膜炎合并吞噬性组织细胞增生症"，1991年Gonzalez等[1]总结了8例在临床、组织学特点、免疫组化方面与其基本相同的病例。

噬血细胞综合征（HPS）又称吞噬细胞组织细胞性脂膜炎（CHP），认为可能是与SPTCL有关的一种炎性疾病。

关于反应性噬血组织细胞增生症的发病机制尚不明了，是由多种因素如细菌或病毒感染、输血、胃癌、Hodgkin病、急慢性淋巴细胞性白血病、皮肤及鼻腔T细胞淋巴瘤、Lennert淋巴瘤等引起的一个综合征；可能是淋巴瘤细胞产生的淋巴因子吞噬诱导因子，激活了骨髓、肝、脾和淋巴结等处的巨噬细胞，导致这些巨噬细胞吞噬血细胞。吞噬现象可发生于T细胞淋巴瘤发病前、中和缓解后。

30%~50%的患者伴有噬血细胞综合征（HPS），可累及骨髓、淋巴结、肝脏、肾脏、肺等组织，其特点为发热、肝脾肿大、贫血、粒细胞和血小板减少或全血细胞减少，病情进展迅速，因而常导致患者死亡。

噬红细胞综合征不出现时无系统性症状，但可在1/3病例初诊时和绝大多数病例的病程中发生。

噬血细胞综合征发生迅猛，短期内可死亡，但病变定位局限，文献中亦有诸如此病的报道。

第6节　诊断与鉴别诊断

1　诊断

皮下脂膜炎性T细胞淋巴瘤是一种恶性度较高的外周T细胞淋巴瘤，主要累及真皮和皮下脂肪组织，与脂膜炎在临床表现及病理学形态上较为相似，极易误诊。

SPTCL的诊断主要靠活组织病理检查，最有助于诊断的特点为结合细胞不典型和病变的结构方式，常需数次活组织检查，在随后标本中瘤细胞不典型性变得较明显时即可确诊。

皮下结节普通HE染色不能作为确诊脂膜炎的依据，免疫组化染色对鉴别皮下脂膜炎性T细胞淋巴瘤及脂膜炎具有特殊重要的意义。国外曾有报道，复发性非化脓性结节性脂膜炎、

组织细胞吞噬细胞性脂膜炎、恶性组织细胞增多症从本质上讲均可能为未被认识的淋巴瘤。

总之，淋巴瘤的临床表现极为多样化，在诊断 SPTCL 时一定要严格按照 2005 年 WHO-EORTC 皮肤淋巴瘤诊断标准，不仅注意观察组织形态结构特点，更重要的是结合免疫组织化学和基因重排的分析，才能得到准确的病理诊断和分型，为临床提供合适的治疗方案和准确的预后判断提供依据。

2 鉴别诊断

2.1 良性皮下脂膜炎症

2.1.1 临床表现

良性脂膜炎症，尤其是结节性脂膜炎，临床上亦表现为相似的深部皮下结节，但临床进展缓慢，有自发消退倾向，一般不发展为淋巴瘤和全身侵犯，预后较好；但也有作者认为，良性脂膜炎是介于良、恶性之间的交界性病变，需要密切随访观察。

2.1.2 组织病理学

结节性脂膜炎组织学上皮下组织亦被致密的淋巴细胞浸润，可伴有脂肪坏死；但病灶中不出现异型淋巴细胞，其淋巴细胞和浆细胞浸润主要分布在脂肪小叶间隔内，常伴有生发中心的滤泡形成，其免疫表型为多克隆性，主要为 B 淋巴细胞、组织细胞和浆细胞。

SPTCL 多为无痛性结节，病理检查可以发现有异型细胞浸润，多浸润脂肪小叶，未见脂肪间隔残留；组织学上浸润细胞有典型性表现和围绕单个脂肪细胞花边样排列的现象。

2.1.3 免疫组化与基因重排

良性皮下脂膜炎症的细胞群主要为 B 细胞和非单一形态的浆细胞，T 细胞散在其中，常以 CD4 细胞占多数，或 CD4 和 CD8 细胞两者比例相近，只有少数细胞内细胞毒颗粒蛋白染色阳性，且无 TCR 基因的克隆性重排。

SPTCL 免疫表型为单克隆 T 细胞性，以 CD8 细胞为主，细胞毒颗粒蛋白 TIA-1 和穿孔蛋白普遍强阳性。

2.2 血管中心性免疫增殖性损害

此概念在 1985 年由 Jaffe 提出，包括鼻腔和鼻型自然杀伤细胞 NK/T 细胞淋巴瘤、淋巴瘤样肉芽肿病等，病变特征为血管中心性和破

坏性不典型淋巴样细胞浸润，常见广泛坏死和核碎裂。NK/T 细胞淋巴瘤与 EB 病毒相关，NK/T 淋巴瘤不典型细胞无克隆性 TCR 基因重排，CD56+，而本病的瘤细胞示克隆性 TCR 基因重排，与 EBV 无关。

2.3 组织细胞吞噬性脂膜炎

组织细胞吞噬性脂膜炎（CHP）于 1980 年首次报告，与 SFICL 的临床及病理学特点极为相似，皮损均好发于四肢，均为红斑样结节。

但 CHP 的结节质地较软，但病程较缓，可达数年之久。病理学上两者均有大量的巨噬细胞浸润，也均可伴有 HPS，但在 CHP 早期至终末期均没有发现有淋巴瘤的证据，也没有 EBV 感染有关证据，对免疫抑制剂如环孢素、泼尼松的治疗反应也较好。

2.4 复发性热病性结节性非化脓性脂膜炎

复发性热病性结节性非化脓性脂膜炎，即 Weber Christian syndrome（Weber Christian 综合征）[15]。临床以反复发热、皮下结节为特点，组织学上是一个非化脓性脂膜炎，而非肿瘤性增生，且可自愈。

随着人们对本病和皮肤淋巴瘤认识的逐步完善，对 Weber Christian 综合征是否存在提出质疑，尤其是那些反复发热、不能自愈，甚至死亡的患者，可能就是 SPTCL。

2.5 其他原发性皮肤T细胞淋巴瘤

其他 T 细胞淋巴瘤，如间变性大细胞淋巴瘤（large cell anaplastic lymphoma，ALCL）、鼻型 NK/T 细胞淋巴瘤、非特殊型外周 T 细胞淋巴瘤，这些淋巴瘤均可继发侵犯皮下组织，易与本病混淆。但这些肿瘤的浸润方式与本病不同，常融合成片，而无围绕脂肪细胞呈花边样排列的现象，核碎裂小体少见。

2.5.1 非特殊型外周 T 细胞淋巴瘤

非特殊型外周 T 细胞淋巴瘤，常为 CD4 阳性，胞内无细胞毒颗粒蛋白。

2.5.2 NK/T-鼻型细胞淋巴瘤

NK/T-鼻型细胞淋巴瘤（皮肤 NK/T 细胞淋巴瘤），亦可表现为深部皮下结节和皮下脂膜的坏死，组织学上明显的凝固性坏死和血管中心性浸润，并且肿瘤细胞浸润表皮和真皮还常累及皮肤附属器，部分患者亦有噬血细胞综合征，但多有皮肤器官外的侵犯如鼻咽和肺；瘤细胞

表达 CD3⁻、CD3ε⁺、CD56⁺，不表达 CD4、CD8、βF1，EB 病毒原位杂交阳性，无 TCR 基因的重排。

2.5.3 皮肤原发性 CD30⁺间变性 T 细胞淋巴瘤

ALCL 患者双峰年龄分布，高峰为 20~30 岁和 60~70 岁，预后较好。可出现表浅的红斑或皮肤结节，呈红或紫色，可破溃，偶或自行消退，常累及淋巴结；细胞浸润常集中于真皮，而累及皮下组织较不明显。

病变细胞主要为大淋巴细胞，表现为明显多形性，显著间变，可出现单核或多核的瘤巨细胞，形态与 Reed-Steraberg 细胞（R-S 细胞）相类似；且 CD30⁺大细胞在皮肤活检标本中占 75% 以上或大团簇集，而 SPTCL 表达 CD30⁺细胞较少。t（2；5）或 p80 NPM/ALK 融合蛋白的检测，有助于 ALCL 与 SPCTL 的诊断。

2.5.4 皮肤 γδT 细胞淋巴瘤

本病除皮下脂肪外常伴有真皮和表皮的广泛受累，血管中心性破坏及临床噬血细胞综合征发生率高，以中大细胞为主的瘤细胞免疫表型为 CD3⁺、CD4⁻、CD8⁻，TCRδ 检测阳性，而且同时表达 CD56⁺、βF1 阴性。

3 蕈样霉菌病

蕈样霉菌病（MF）深在结节较少，主要为皮肤浅表的红斑、斑块，淋巴细胞浸润主要位于表皮真皮交界处。

第 7 节　治疗

目前 SPTCL 治疗多采用联合化疗、单药治疗、局部放疗或局部放疗联合化疗，但以联合化疗为主。

1 化学治疗

目前最佳的化疗方案尚无定论，主要以 CHOP 方案治疗为代表。NCCN 指南推荐的一线方案有 CHOP、EPOCH、HyperCVAD/MTX-AraC，二线方案有 DHAP、ESHAP（依托泊苷、甲基强的松、阿糖胞苷、顺铂）、MiniBEAM（卡莫司汀、依托泊苷、阿糖胞苷、美法仑）、MACOP-B 方案（甲氨蝶呤、阿霉素、环磷酰胺、长春新碱、泼尼松、博莱霉素）。

对于不伴有 HPS 的 SPTCL 患者，联合化疗大多预后较好。有报道[6]，完全缓解率达到 30%，部分缓解率 21%，总缓解率为 53%，缓解期从 2 个月到 72 个月不等。

另外，Go 等[16]应用氟达拉滨每天 25 mg/m²，连用 5 天，4 周为 1 周期，共 6 周期，治疗 1 例 CD4、CD8 均阴性的 SPTCL，获得完全缓解。

2 干细胞移植

据文献报道[17-19]，大剂量化疗联合干细胞移植（HDT-SCT）治疗 SPTCL 亦取得了较好的疗效，13 例接受 HDT-SCT 的 SPTCL 患者，其中 12 例为自体干细胞移植，1 例为异体干细胞移植，均获得完全缓解，其中进行异体干细胞移植的病例完全缓解期最长，达 70 个月，而其他 12 例自体干细胞移植的病例完全缓解持续时间中位数为 14 个月，仅有 1 例患者在接受干细胞移植 3 个月后复发。

另外，日本学者报道，应用 HDT-SCT 治疗难治性或复发 SPTCL，再总缓解率为 92.0%，中位缓解时间持续 14 个月以上。

3 放射治疗

SPTCL 对放疗亦具有一定敏感性[20]，尤其是不伴 HPS 患者，据 Go 等统计，单独应用放疗，完全缓解率为 36%，部分缓解为 45%，总缓解率为 77%，缓解期从 12 个月到 23 个月不等。放疗同时应用联合化疗、干扰素等治疗，可得到更好的效果。

第 8 节　预后

1 生存情况

SPTCL 临床进程复杂多样，包括从惰性进展到致死性急性进程。大多数患者经全身化疗或局部放疗可达完全缓解，但中位生存期一般都小于 2 年。但有研究经更精确的表型分析认为，具有 αβ 表型者 5 年生存率可达 80%[21]。

有研究报道，SPTCL 可有两种截然不同的临床过程，一种是不伴有系统症状、反复发生自愈性皮损的迁延过程，此种 SPTCL 在 WHO-

EORTC 分类中被归类为惰性或低度恶性皮肤 T 细胞淋巴瘤，其病程可迁延反复长达多年，甚至数十年，预后良好，其 5 年生存率可达 80% 以上。国内孔蕴毅等[11] 报道 6 例临床表现和组织病理改变均符合上述 WHO-EORTC 分类 SPTCL 的诊断要求，平均随访 37 个月均获缓解。

另一种 SPTCL 则伴有 HPS，大多预后不良，病情进展迅速。

一般而言，约 50% 的患者于诊断后 3 年内死亡，60% 以上的患者死亡原因与噬血细胞综合征引起的感染和出血相关。

2 预后相关因素

2.1 分类因素

研究观察表明，是否伴有 HPS、表达何种 TCR 亚型，可作为影响 SPTCL 预后的重要相关因素。

将患者按照伴有或不伴有 HPS，以及按 TCRαβ 或 TCRγδ 分类，分别以存活人数对存活时间作图，发现伴有 HPS 的患者存活人数减少比不伴 HPS 的患者快，表明表达 TCRγδ 的患者存活人数减少比表达 TCRαβ 的患者更快[6]。

一般而言，来源于 TCRγδCTC 的 SPTCL 患者病程呈进展性，预后不佳，且往往伴有 HPS，如 Przybylski 等[22] 报道的 4 例 TCRγδ 的 SPTCL，其中 3 例伴有 HPS，预后均不佳，而源于 TCRαβ CTC 的 SPTCL 患者，病程相对则较缓和[23]。从对化疗反应性来看，表达 TCRαβ 者可获得完全缓解为 50%~55%，明显高于表达 TCRγδ 患者，其完全缓解为 10%~15%。

2.2 CD30表达因素

国内外亦有报道[24]，SPTCL 长期存活的病例，与其瘤细胞表达 CD30 相关，CD30 表达 SPTCL 肿瘤生物学特性呈"惰性"，病情发展较慢。因此，免疫组化 CD30 的检查，亦可作为 SPTCL 预后相关因素。但 CD56 阳性者预后差。

（董济民）

参考文献

[1] Gonzalez CL, Medeiros LJ, Braziel RM, et al.T-cell lymphoma involving subcutaneous tissue A clinicopathologic entity commonly associated with hemophagocytic syndrome.Am J Surg Pathol, l991, 15：17-27.

[2] Harris NL, Jaffe ES, Stein H, et al. A revised European-American classification of lymphoid neoplasm: a proposal from the in ternational Lymphomas Study Group. Blood, 1994, 84：1361-1367.

[3] Salhally KE, Macon WR, Choi JK, et al.Subcutaneous panniculitis-like T-cell lymphoma：clillicopathologic, immunophelnotypic, and genotypic analysis of alpha/beta and gamma/delta subtypes.Am J Surg Pathol, 1998, 22：881-893.

[4] Kumar S, Krenacs L, Medeiros J, et al.Subcutaneous panniculiticT-cell lymphoma is a tumor of cytotoxic T lymphocytes.Hum Pathol, 1998, 29：397-403.

[5] Willemze R,Ked H, Sterry W.et al.EORTC classification for mary cutaneous lymphomas. a proposal from the Cutaneous Lymphoma Study Group of the European Organization for Research and Treatment of Cancer.Blood, 1997, 90 (1)：354-374.

[6] Go RS,Wester SM.Immunophenotypic and molecular features,clinical outcomes,treatments,and prognostic factors associated with subcutaneous panniculitis-like T-cell lymphoma: a systematic analysis of 156 patients reported in the literature.Cancer,2004,101 (6)：1404-1413.

[7] 袁晓军，张勤.儿童皮下脂膜炎样 T 细胞淋巴瘤 1 例报道并文献复习.实用儿科临床杂志, 2008, 23 (24)：1916-1918.

[8] Permeiaro C,Zella MJ,White JW,et al. Subcutaneous T-cell lymphoma. Report of two additional cases and further obserations,Arch Dermatol, 1993, 129 (9)：l171-1176.

[9] Lozzi GP, Massone C, Citarella L, et al. Rimming of adipocytes by neoplastic lymphocytes: a histopathologic feature not restricted to subcutaneous T-cell lymphoma.Am J Dermatopathol,2006,28 (1)：9-12.

[10] Wang H, Medeiros LJ, Jones D.Subcutaneous panniculitis-like T-cell lymphoma.Clin Lymphoma,2002,3 (3)：181-183.

[11] 孔蕴毅，孔今城，沈磊，等.皮下脂膜炎样 T 细胞淋巴瘤 WHO-EORTC 皮肤淋巴瘤分类的新概念.临床皮肤科杂志, 2006, 35 (1)：32-33.

[12] Friedman NB. Fatal panniculitis. Arch Pathol Lab Med, 1945, 39：42-46.

[13] Wick MR, Sanchez NP, Crotty CP, et al. Cutaneous

malignant histiocytosis: a clinical and histopathologic study of eight cases, with immuno histochemical analysis. J Am Acad Dermatol, 1983, 8：50-62.

[14] Aronson IK, West Dp, Variakojis D, et al. panniculitisassociated with cutaneous T-cell lymphoma and cytophogic histiocytosis, Br J Dermatol, 1985, 112：87-96.

[15] Agnarsson BA, Kadin ME. Ki-1positive large cell lymphoma: a morphologic and immunologic study of 19 cases. Am J Surg Pathol, 1988, 12：264-274.

[16] Go RS, Oazelka H, Hogan JD, et a1.Subcutaneous panniculitis-like T-cell lymphoma a：complete remission with fludarabine.Ann Hematol, 2003, 82：247-250.

[17] Ghobrial IM.Weenig RH.Pittlekow MR.et a1.Clinical outcome of patients with subcutaneous panniculitis-1ike T-cell lymphoma.Leuk Lymphoma, 2005, 46：703-708.

[18] Koizumi K.Sawada K.Nishio M.et a1.Effective high-dose chemotherapy followed by autologous peripheral blood stem cell transplantation in a patient with the aggressive form of cytophagic histiocytic panniculitis. Bone Marow Transplant, 1997, 20：171-173.

[19] Reimer P, Rudiger T, Muller J, et a1.Subcutaneous panniculitis -like T -cell lymphoma during pregnancy with successful autologous stem cell transplantation.Ann Hemato1,2003, 82：305-309.

[20] Mukai HY. Okoshi Y.Shimizu S.et a1.Successful treatment of a patient with subcutaneous panniculitis-1ike T-cell lymphoma with high-dose chemotherapy and total body irradiation.Eur J Haematol, 2003,70：4l3-4l6.

[21] Willemze R, Jaffe ES, Burg G, et al. WHO-EORTC classification for cutaneous lymphomas.Blood, 2005,105 (10) :3768-3785.

[22] Przybylski GK, WuH, Macon WR, et a1.Hepatosplenic and subcutaneous panniculitis-like gamma-delta T cell lymphomas are derived from different Vdelta subsets of gamma-delta T-lymphocytes.J Mol Diagn, 2000, 2：11-19.

[23] Hoque SR.Child FJ. Whittaker SJ, et a1.Subcutaneous panniculitis-like T-cell lymphoma：a clinico pathological, immunophenotypic and molecular analysis of six patients.Br J Dermatol, 2003, 1 48：516-525.

[24] Willemze R, Meijer CJLM. EORTC classification for primary cutaneous lymphomas：the best guide to good clinical management.Am J Dermatopathol, 1999, 21 (3)：265-273.

第 **34** 章

蕈样霉菌病/Sézary综合征

目　录

皮肤 T 细胞淋巴瘤 (cutaneous T-cell lymphomas, CTCLs) 是一组原发于皮肤而最终会侵及淋巴结、血液和内脏器官的非霍奇金淋巴瘤，蕈样肉芽肿 (mycosis fungoides, MF) 和 Sézary 综合征 (Sézary syndrome, SS) 是最常见的 CTCLs 类型，MF 占 CTCL 新发病例的 60%，而 SS 仅占 5%。

2005 年，世界卫生组织 (WHO) 和欧洲癌症研究与治疗组织 (EORTC) 共同确定皮肤淋巴瘤分类，正式名称为 "WHO-EORTC 皮肤淋巴瘤分类"，蕈样霉菌病 (mycosic fungoides, MF) 及其变异型和亚型均属于皮肤 T 细胞淋巴瘤，而 MF 与 Sézary 综合征 (Sézary syndrome, SS) 分属两个疾病[1]；其后，Sézary 综合征被认为是 MF 的类红白血病变异型，在 2008 年

WHO 的 Lukes and Collins 分类中，将二者归为同一类[2]。

MF 是一种原发于皮肤的成熟 T 细胞结外非霍奇金淋巴瘤，以惰性表现为特征；而 SS 是 CTCL 的一种红皮病性白血病变异型，以明显的血液受侵和淋巴结肿大等侵袭性为特征。然而，文献表明，MF 中部分患者可以发生向大 T 细胞淋巴瘤转化，其诊断标准是 MF 病灶活检中大细胞数量大于 25%。

蕈样霉菌病和 Sézary 综合征，其病理特点以脑回状核小细胞为主，常浸润表皮组织淋巴结皮质和血循环系统，早期病变可有不典型细胞缺失[3]，脑回状核小细胞的浸润常伴趾突状细胞和朗格汉斯细胞浸润，骨髓通常正常，临床常表现为表皮带状浸润。

第1节 蕈样霉菌病

1 基本概念

蕈样霉菌病是西方最常见的原发皮肤T细胞淋巴瘤,最早由法国皮肤病学家Alibert于1806年描述,他首先报告的是一例患有剥脱性皮炎的男性患者,后来发展为蘑菇状的皮肤肿瘤;1835年,将其命名为一种侵犯皮肤、预后不良、早期难于诊断的原发性慢性进行性疾病,受侵皮肤依表现分为斑片期、浸润性斑块期、肿瘤期,当时人们认为这些细胞是由白细胞发展而来,形成大旋回状核,以后推测起源于淋巴网状系统;直至20世纪70年代免疫试剂的问世,才证实MF为淋巴瘤,属皮肤T细胞性淋巴瘤的一种类型,细胞表面分子为成熟T细胞标志CD4[+]、CD45[+]、RO[+][4]。

蕈样霉菌病既往有许多命名,如白血病型蕈样真菌病、Sezary网状细胞增多症、皮肤T细胞淋巴瘤、恶性网状细胞血症性红皮病、恶性白血病性网状内皮细胞增多症、白细胞增多伴发异型单核细胞综合征、蕈样肉芽肿(granuloma fungides)等等。

2 流行病学

MF发病率低,西方国家发病率为0.5/10万人,亚洲发病率低于该水平[5];据国内统计,仅占淋巴系统恶性肿瘤的1%[6]。然而,MF却是皮肤淋巴瘤中最常见的一种,占40%~50%[7];且近年来有逐渐增加的趋势。

MF好发于中老年男性[8],男女比为(1.6~2.0):1;常发生于55~60岁,但亦可发生于青少年,儿童罕见。据中国朱梅刚等[9]统计,与国外相比,我国男性稍多见,好发于中年;张继宝等[10]报道了19例蕈样霉菌病,男女之比1.38:1,年龄25~78岁,平均51.9岁;60岁以上者7例,占36.8%。

3 病因学

虽然本病于1806年Alibert首次描述,但目前其病因尚不清楚。多数学者认为,与感染、癌基因、细胞因子、职业或环境等因素相关。

有学者认为,可能与外来抗原的慢性刺激有关,包括潜在性致癌化学物,最常见的为空气污染物质、杀虫剂、溶媒以及清洁剂和消毒剂、金属及其盐类(铬、汞)、卤化碳氢、芳香剂、塑料,亦可能与接触性变应源(植物、化妆品、染发剂、昆虫)有关。

近年来从某些CTCLs患者的新鲜和培养的淋巴细胞中发现和分离出一种RNA逆转录病毒,即人类T细胞白血病/淋巴瘤病毒(human T-cell leukemia/lymphoma virus,HTLV),并在患者血清中发现其天然抗体,提示本病与病毒感染有关。但该逆转录病毒是否真正为MF的病因,尚待进一步研究。

另外,癌基因的异常在MF的发病中亦起着重要作用,JUN-B基因水平持续上调可导致MF的发病。Mao等[11]认为,MF的发病可能与其免疫功能紊乱、T淋巴细胞的凋亡障碍以及染色体的异常有关。

综合文献,对于本病性质,既往有3种观点,即认为本病是一种独立疾病,可能是迟发超敏反应的结果,可由其他疾病如异位性皮炎、接触性皮炎、药物或植皮反应等引起,是一种良性可逆性的疾病,少数病例转变为淋巴瘤;认为是在各种淋巴瘤中出现的一种综合征;用电镜观察,皮肤及周围血中Sézary细胞与蕈样霉菌病细胞相似,临床和病理改变二者均不能区别,因此认为本病是蕈样霉菌病的一种变异型,Schein认为Sézary综合征是一种恶性疾病。目前,通过免疫分析和电镜观察比较一致认为,Sézary细胞不是来自组织细胞或网状内皮细胞,而是来自T淋巴细胞。

4 组织病理学

蕈样霉菌病是一种由中/小T淋巴细胞恶性增生为主的疾病,其起源于亲表皮的皮肤T淋巴细胞。

4.1 基本病理特征

(1)以淋巴细胞和组织细胞为主的炎性浸润,浸润的细胞具有明显异型性。

(2)异型的瘤细胞数量不多,细胞小至中等大小、有凹陷明显的核。胞核占细胞的大部分,光镜下胞核高度扭曲,电镜下胞核折叠状,典型者呈"脑回状";异染色质多聚集在核膜周边及其附近；胞质少，细胞器不多，常位于核的一侧，少数线粒体变大、变空，偶见致密体。

（3）淋巴细胞呈单个散在或成巢地聚集在表皮或表、真皮交界处，形成"Darier-Pautrier微脓肿"。

（4）早期病变主要在真皮乳头层，其中有中、小异型淋巴细胞带状浸润，并向表皮细胞间渗入；晚期病变侵犯真皮网状层甚至皮下组织，也可侵入毛囊，甚至皮脂腺上皮细胞间隙。

4.2 组织病理学诊断标准 [9]

目前较常用的 MF 病理组织学诊断标准是：

①多个"Darier-Pautrier 微脓肿"；②多个不典型淋巴胞弥漫浸润至表皮内；③表皮内少数小簇不典型淋巴细胞；④真皮内少数个别不典型淋巴细胞；⑤真皮上部带状、交界面、致密（包括不典型）淋巴细胞浸润；⑥真皮上部轻至中等量多种细胞包括不典型淋巴细胞浸润，并具灶性交界面形式；⑦浸润扩展至真皮深部。

具有诊断性：①，②，③+④+⑤，③+④+⑥+⑦

符合 MF：③+⑤，③+⑥，④+⑤，④+⑥+⑦

提示 MF：③，④，⑤，⑥

"Darier-Pautrier 脓肿"是诊断本病的重要指标之一。

4.3 病理学诊断注意事项

（1）本病早期病理诊断较困难，表现为非特异性血管周围及附件周围的淋巴样细胞浸润而瘤细胞数量很少。

（2）应认识本病的临床病理过程，选择不同病程时的病变组织进行活检，寻找有特征性的病变才能早期诊断。

（3）随着病程发展，瘤细胞增多，若未见"Darier-Pautrier 微脓肿"，亦不能排除本病。

（4）诊断 MF 的最重要特征，是核极度扭曲的淋巴样细胞，即中至大型脑回状细胞，它们单个或成簇出现在表皮内和小片状出现在真皮层。

此外，嗜表皮现象，如单个细胞沿真皮-表皮接合处的基底角化细胞排列成行，缺乏明显乳头状真皮纤维化，以及缺乏足够数量的真皮

母细胞样细胞（dermal blastlike cells）浸润，亦是诊断早期 MF 有意义的组织学图像。谭凤明等 [12] 报道 5 例蕈样霉菌病，5 例患者皮肤病理均见亲表皮性，其中 2 例可见 Pautrier 微脓肿，真皮可见致密的淋巴样细胞浸润，核大小及染色深浅不一。

（5）在诊断早期 MF 时，单个的组织病理特征一般意义不大，仅在表皮或在真皮内呈簇状出现脑回样细胞，可视为一个较可靠的特征。然而采用综合性细胞构型参数可能获得早期 MF 的组织病理学诊断，并把它们与类似 MF 的炎性病变区别开来。

（6）需要特别注意的是，MF 可进展为 CD30$^+$ 或 CD30$^-$ 的弥漫大 T 细胞淋巴瘤，多发生在 MF 确诊后 7~8 年，发生率为 8%~22%，提示预后不良 [13]。

4.4 病理分期表现特征

根据病程发展的不同程度所表现的组织学改变，一般将其分为 3 个阶段，即非特异性期（红斑期）、浸润期（斑块期）、肿瘤期。

4.4.1 红斑期

早期诊断困难，常仅在真皮上部见非特异性炎症浸润。

但即使在早期，亦时常可见亲表皮现象（epidermotrophism），即表皮内出现散在单个的单一核细胞，与周围角朊细胞之间有一透明间隔或晕将其分开。

此种亲表皮现象常提示为早期蕈样肉芽肿，与通常各种皮炎中常见的细胞外渗（exocytosis）不同之处在于蕈样肉芽肿通常无或很少有海绵样水肿。

偶亦可见几个单一核细胞聚集一起，周围有一晕样间隔，提示为一小的"Pautrier 微脓肿"。

4.4.2 斑块期

在大多数病例中，组织相有诊断价值。真皮上部出现带状多形性细胞浸润，包括正常淋巴细胞、组织细胞、嗜酸性粒细胞、浆细胞和相当比例的蕈样肉芽肿细胞（核深染、外形不规则的 T 细胞）；在真皮下部亦能见到斑片状浸润。

表皮内出现亲表皮现象及"Pautrier 微脓肿"为本病有诊断价值的特征。

与红斑期的区别在于，斑块期表皮内的单一核细胞，有些是蕈样肉芽肿细胞，且不仅在表皮，在附属器上皮，特别是毛囊亦可见散在单个核细胞侵入。

4.4.3 肿瘤期

可见两种组织学表现，一些患者为类似斑块的多形性浸润，但大多数病例中浸润主要由蕈样肉芽肿细胞组成，浸润伸展到皮下脂肪层；表皮可呈典型的亲表皮性或不受累，甚至在真皮上层出现无浸润带。

另一些患者则浸润呈单形性，几乎完全由肿瘤细胞构成，亲表皮性已不再是特点。

在同一患者身上，可见到由亲表皮性过渡到非亲表皮性的两种组织学表现。

陈巨峰等[14]报道1例颌面颈部蕈样霉菌病，男，38岁，自下唇、颏部至颈中1/2见结节状肿物突起，边界清楚，范围约15cm×9cm，病损高出正常皮肤1~1.5cm，呈多个相连或不相连的结节突起，结节直径1~1.5cm，椭圆形，个别小结节有溃破，有血痂覆盖，病变区的皮肤为紫红色，有细小鳞屑（见图34-1）。镜下观察，真皮乳头及皮下脂肪组织见弥漫性小淋巴样细胞浸润，瘤细胞体积小，胞质略丰富，透明状，部分瘤细胞围绕以空晕；细胞核不规则，浅折叠状或脑回状，染色质细腻，沿核膜或核仁附近聚集。瘤细胞向上侵入表皮内，单个或成团存在（即亲表皮性）。成团细胞以3~5个细胞或更多聚集，周围绕以透明晕，形成Pautrier微脓肿（见图34-2）。

蕈样霉菌病伴嗜酸性粒细胞增多症临床罕见报道，中国昊剑琴等[15]报道1例蕈样霉菌病伴嗜酸性粒细胞增多症，男，78岁，面部及

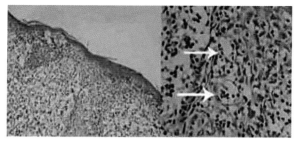

图34-2 真皮乳头及皮下脂肪组织内弥漫性小淋巴样瘤细胞浸润，并侵犯表皮，形成Pautrier微脓肿[14]

四肢皮肤散在米粒至黄豆大小的皮下结节，质地中等，两腹股沟均触及两颗黄豆大小淋巴结。背部皮肤活检，皮肤及皮下组织可见大量异型肿瘤细胞与淋巴细胞、嗜酸性粒细胞、组织细胞浸润，占据真皮全层，并侵入皮下脂肪组织，溃疡形成（图34-3）。肿瘤细胞核大，扭曲、折叠呈脑回状（图34-4）。

引起嗜酸性粒细胞增高的机制主要是由于T淋巴细胞释放细胞因子[16]。血液嗜酸性粒细胞计数增高是原发性皮肤T细胞瘤患者的一个预后指标，血液嗜酸性粒细胞计数增高与疾病恶化和特异性死亡相关[17]。

图34-3 瘤细胞弥漫浸润真皮[15]

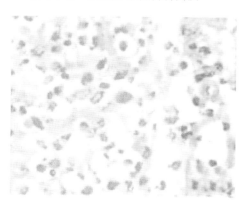

图34-4 瘤细胞核大，扭曲、折叠呈脑回状，核分裂相易见，间质嗜酸性粒细胞浸润[15]

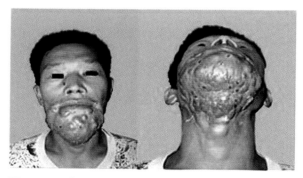

图34-1 蕈样霉菌病患者，下颌下及上颈部大小不等的多个肿块[14]

4.5 变异型

除 Alibert-Bazin 经典型 MF，还有许多临床或组织学的变异型 MF。各种临床变异型与经典型 MF 具有相似的临床特点，不同的是，嗜毛囊 MF（MF 相关的毛囊性黏蛋白增多症）、派吉特样网状细胞增生症和肉芽肿性皮肤松解症有其特殊的临床病理学特征。

4.5.1 嗜毛囊 MF

嗜毛囊蕈样霉菌病是 MF 的一个变异型，多发生在成人，亦偶见于儿童和青少年，男性多于女性。

临床表现为成组的毛囊性丘疹病、"痤疮样"的皮损、质硬的斑块或瘤块，最常见于头颈部。

皮损常会造成秃头，在眉毛部位的浸润斑块、并发的秃头症是常见并具高度特异性的特征。皮损部位瘙痒通常很严重，可能是提示疾病良好预后的指标，且常继发细菌感染。

特征性表现是出现毛囊浸润，常伴有表皮层的分离，最易累及头颈部。多数病例出现毛囊的黏液变性（毛囊黏蛋白增多症），可通过 Alcian 蓝染色证实。既往认为是 MF 相关的毛囊黏蛋白增多症。

瘤细胞小或中等大小，有时是染色质浓集的大细胞，核呈"脑回状"，细胞散在于表皮间，具有嗜毛囊性而非嗜表皮性；常伴有一定数量的嗜酸性粒细胞和/或浆细胞浸润；部分病例可见毛囊上皮和汗腺的明显浸润。汗腺浸润病例常伴有秃头，被称为"嗜汗腺 MF"。

多数病例肿瘤性 T 细胞有与经典型 MF 细胞类似的表型（CD3+、CD4+、CD8-），该型最主要的特征是深层的毛囊或毛囊周围的肿瘤细胞浸润，这使得 PUVA 和氮芥局部治疗的疗效较 MF 差。全身皮肤电子线放疗是一种有效的治疗方法，但是很少能完全缓解[18]；PUVA 联合维甲酸或干扰素可能有效。对于各种治疗无效的肿瘤，局部放疗可能有效。

嗜毛囊 MF 患者 5 年生存率 70%~80%，这与经典型 MF 肿块期的预后相当，但比经典的斑块期 MF 差。

4.5.2 派吉特病样网状细胞增多症

派吉特样网状细胞增多症（Pagetoid reticulosis）是 MF 的一种变异型，特点是出现局灶性的斑片/斑块并伴有上皮内的肿瘤性 T 细胞增生。

派吉特样网状细胞增多症，这一术语只应用于局灶型（Woringer-Kolopp 型），而不适用于侵袭性的类型（Ketron-Good-man 型）。

患者常出现实性的"牛皮癣状"或高度角化的斑片/斑块，通常位于肢体末端，缓慢侵袭；与经典型的 MF 相比，从未报道该病导致皮肤外的播散或疾病所致的死亡。

典型组织病理学表现，为高度增生的表皮伴有明显浸润的异型派吉特样细胞，散在分布或排列成巢状。非典型细胞中等或较大，有时有浓集染色质和脑回状的核，胞浆内含空泡；真皮浅层可见淋巴细胞和组织细胞混合性浸润，但无肿瘤性 T 细胞。

免疫表型为 CD3+、CD4+、CD8-，或 CD3+、CD4-、CD8+，CD30 通常阳性表达。

最佳的治疗选择是放疗或手术切除，某些病例可选择局部氮芥或类固醇激素外敷。侵袭性 Ketron-Good-man 型患者的皮肤损害波及全身，可有溃疡形成，反复感染和恶病质，伴多脏器损害，病情迅猛进展致死[19]。

4.5.3 肉芽肿性皮肤松解症

肉芽肿性皮肤松解症（GSS）是一种极为罕见的 MF 亚型，特点是在皮肤褶皱部位出现缓慢进展的皮肤松弛，故名。

临床特征：病变呈现界限清晰的区域性皮肤松弛下垂，多发生在腋窝或腹股沟，较少见于前臂皮肤。

在已报告病例中，约 1/3 的患者伴发霍奇金淋巴瘤，亦有报道该病与经典型的 MF 伴发。多数患者表现为缓慢进展的临床过程。

组织病理学特征为，明显进展的病变表现为密集的肉芽肿内见大量异型 T 细胞浸润，细胞核呈轻度的"凹陷状"或"脑回状"，并见巨噬细胞和分叶核巨细胞，以及弹力组织的破坏；表皮可见异型的小 T 淋巴细胞的局灶性浸润；异型的 T 细胞免疫表型为 CD3+、CD4+ 和 CD8-。

放疗有效，但经验有限；有报道外科切除后可短期内再复发[20]。

5 免疫表型

MF 免疫表型较复杂，通常为成熟 T 记忆细胞型表型，如 CD3⁺、CD4⁺、CD45RO⁺、CD8⁻；偶见 CD4⁻、CD8⁺的成熟 T 细胞表型[21]，这些病例有着与 CD4⁺病例相同的临床行为和预后，不应区分对待。

表达 CD8⁺和（或）CD56⁺的病例罕见；CD25 通常为阴性，偶有阳性表达报告；可有表达 S-100⁺和 CDIα 的树突状细胞和朗格汉斯细胞存在[22]。

在肿瘤期，常见表型变异，全 T 细胞抗原 CD2、CD3、CD5 等丢失现象，可作为诊断 MF 的参考指标。

10% MF 患者可在其斑块病变中发现 CD4⁺肿瘤 T 细胞表达的细胞毒性蛋白 TIA-1 和颗粒酶 B，但这更常见于母细胞转化的肿瘤期病灶。

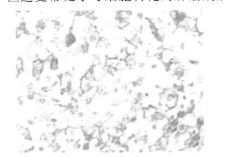

图 34-5　瘤细胞免疫组化图 CD45RO（+）（SP 法×400）[15]

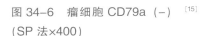

图 34-6　瘤细胞 CD79a（-）[15]（SP 法×400）

图 34-7　免疫组化 UCHL-1 细胞膜阳性（SP 法×400）[14]

图 34-8　免疫组化 CD3 细胞膜阳性（SP 法×400）[14]

6　遗传学

大多数病例表现为克隆性的 T 细胞受体（T-cell receptor，TCR）基因重排，甚至在疾病早期就能发现。

MF 可见多种染色体的结构和数目异常，尤其是进展期的 MF，但尚未发现 MF 特异的染色体异位。MF 中常见 10 号染色体长臂缺失和 p15、p16、p53 等抑癌基因的异常[23]。

7　临床表现

蕈样霉菌病是以皮肤损害为突出表现的 T 细胞淋巴瘤，此病常开始于皮肤而后累及骨髓、血液淋巴细胞、淋巴结和内脏器官，可发展为全身性疾病。

其临床经过缓慢，呈低度恶性；可以迁延数年，甚至几十年[24-25]。可在疾病晚期发生淋巴结和内脏受侵，最初的皮损好发于阳光照射部位和臀部。肿瘤期 MF 患者，通常可见各期皮损混合存在，包括红斑、斑块和肿块等各种皮损表现，常见肿块表面有溃疡发生。若患者只表现为肿块，而无伴随的或先前发生的红斑或斑块等皮损表现，则应高度谨慎诊断 MF，应与其他类型的皮肤 T 细胞淋巴瘤予以甄别。

一般无全身症状，皮肤病变常是缓解与恶化交替，大部分患者于 5 年内死亡。

1876 年，Bazin 首先描述了蕈样霉菌病的 3 个典型阶段的临床表现，至今仍具有指导意义。经典的 Alibert-Bazin 类型的 MF 的三期是由一期逐渐发展到另一期，是时间延伸的结果。后期可累及淋巴结和内脏器官。

有学者认为，不同病期的病理形态并非局

限于某种特定的类型，即使在同一患者中，亦可出现不同病期的皮损和不同的病理学改变[26]。

MF 尚有一些变异型，包括嗜毛囊荨样霉菌病、派吉特样网状细胞增生症和肉芽肿性皮肤松弛症；MF 及其变异型占皮肤恶性淋巴瘤的 50%。

7.1 荨样前期

荨样前期（Ⅰ期），又称"红斑期"或"湿疹样期""非特异性期"。

早期临床表现与很多炎症性皮肤病相似，如皮炎湿疹类、银屑病、副银屑病、毛发红糠疹、玫瑰糠疹、神经性皮炎及扁平苔藓等。

此期的前驱症状有发热、关节疼痛、皮肤瘙痒；继而出现皮疹，皮疹可遍及全身皮肤，但以下肢、腰背、颈项部多见。

该期患者皮损类型多样，多非特异性皮损，可为红斑、丘疹、风团、紫癜或呈水疱、苔藓样改变，表面伴有鳞形脱屑。皮损处的皮肤色泽迅速变暗，呈紫红色或紫褐色。

MF 的另一种皮损是广泛性红皮病，发生率约为 10%，可伴或不伴斑块、肿瘤性皮损；皮肤可萎缩或呈苔藓样，常有剧痒，对冷刺激耐受差，常伴淋巴结肿大。

另外，溃疡性皮损易并发感染和继发败血症，是 MF 最常见的急性死亡原因。

此期即使活检，亦常常被误诊为各种皮肤病，往往只能高度怀疑，密切随访，必要时可多次多部位取活检，并密切结合临床方可确诊。

此期可持续数月、数年，甚至 20~30 年以上；少数患者皮损可自发消退，不再进展为病理上能诊断的 MF，从首次出现皮损到确诊 MF 的时间可长达 5 年或更长。

7.2 浸润期

浸润期（Ⅱ期），亦称"斑块期"或"苔藓期"，由非特异性期发展而来，亦可一开始即为此期，表现为在原先皮损处或外表正常的皮肤上出现不规则浸润性斑块。斑块表面光滑，但亦可高低不平，呈暗红色。浸润处毛发常脱落，亦可累及口腔黏膜；浸润期皮肤增厚，可出现典型的"狮子样脸"。

斑块可自行消退，亦可溃破，愈合后仅有色素沉着，可持续十多年不变，但一般于数月后即转入肿瘤期。

此期病理改变具有诊断价值。镜下可见真皮浅层有多种细胞浸润，可发现特征性的 MF 细胞。

7.3 肿瘤期

肿瘤期（Ⅲ期），皮肤出现肿块，隆起于皮肤，表面可形成溃疡，类似火山口样外观，因而命名为"荨样霉菌病"。

此期是在浸润性斑块的边缘或外表正常的皮肤上逐渐或突然出现皮下结节，呈半球形、分叶状或不规则形，大小 2~6cm 不等，色灰白或棕红，很少破溃。但一旦破溃，局部常有剧痛，愈后留下萎缩的瘢痕，伴色素沉着。

全身症状有消瘦、乏力、食欲减退、全身肌肉及关节酸痛、发热等。

7.4 皮肤外脏器侵犯

15%~20%的 MF 病程中出现皮肤外脏器受侵犯，包括淋巴结和内脏器官。

皮肤外脏器侵犯在局限性斑块和斑片期极少出现，而广泛性斑块期发生率 8%左右，但肿瘤期和全身性红皮病时发生率高达 30%~42%。

皮损早期浅表淋巴结肿大常为皮肤病反应性，继而才出现肿瘤侵犯，常首先累及皮损所在淋巴引流区域范围内的浅表淋巴结，深部淋巴结如纵隔和腹主动脉旁淋巴结受侵一般较晚。

内脏器官侵犯常出现于淋巴结受侵之后，最常累及肺、脾、肝、中枢神经系统和胃肠道。早期局限性皮损时很少出现骨髓侵犯，但当外周血中有 Sézary 细胞时，骨髓受侵发生率明显增加。

尸检资料表明，疾病晚期肿瘤可侵犯任何器官。

8 常规检查

8.1 一般检查

临床上应详细询问病史（盗汗，体重下降，发热，神经系统、肌肉骨骼或胃肠的症状）和体格检查。

全面的皮肤检查以评估疾病的范围，淋巴结或其他肿块的检查以评价淋巴结肿大或器官肿大。

8.2 实验室检查

血液中血红蛋白及红细胞初期一般正常，

晚期可减少，白细胞中度增高，以淋巴细胞及嗜酸性粒细胞为主，血沉正常或稍快，血免疫球蛋白正常，骨髓象一般正常，血乳酸脱氢酶活性增高。

生化常规检查，包括 LDH、β_2-微球蛋白；皮肤 T 细胞淋巴瘤的患者应检查 HTLV-1 血清学。

8.3 组织活检

应进行皮损部位活检和/或外周肿大淋巴结活检。推荐对可疑淋巴结进行活检并检测 T 细胞受体重排，尤其是考虑到具有淋巴结克隆性重排的患者预后差。

骨髓活检对于患者的分期并非必需，但对于可疑的骨髓受侵或无法解释的血液学异常可能是有益的。

8.4 影像学检查

T1 和局限性 T2（不伴有淋巴结肿大、血液受侵或不良特征如向滤泡型或大细胞转化者），除胸部 X 线外，不需要任何影像学检查，而其余患者应该加查颈/胸腔/腹腔和盆腔的 CT 或 PET-CT 扫描。已发现 PET-CT 融合显像检测淋巴结受侵的敏感性高于单纯的 CT 扫描，并有助于直接活检时选择部位。

9 诊断

9.1 误诊与原因分析

（1）蕈样霉菌病是一种原发于皮肤的淋巴网状系统的淋巴瘤，临床少见或罕见；

（2）自然病程长，往往经过几个月至几年；

（3）在疾病初期，皮损不典型，难以用一种皮肤病概括；与很多炎症性皮肤病相似[7]，如皮炎湿疹类、银屑病、副银屑病、毛发红糠疹、玫瑰糠疹、神经性皮炎及扁平苔藓等。曹发龙等[27]报道，在早期误诊为"湿疹""银屑病""副银屑病""神经性皮炎"等的误诊率达到 40%。

（4）初发症状轻微，多数发展缓慢，有时皮肤损害可自然消退，不能引起患者的足够重视而及时就医。

（5）医务人员，特别是基层医生对本病认识不够，往往按皮肤病治疗，致使患者几经辗转才能确诊。

（6）活检病理表现不典型或取样不当，致使诊断不明或误诊为其他疾病等。

从报道的文献看，MF 误诊情况较普遍。2001 年，张继宝等[10]报道了 19 例蕈样霉菌病，从首发症状至确诊时间 1 个月至 20 年不等，平均 26.7 个月；19 例患者均有误诊史，平均误诊时间 26.7 个月，最长达 20 年；2006 年，杨耀昆等[28]报道了 7 例蕈样霉菌病，确诊时出现皮肤改变已达 9 个月以上者 2 例，超过一年者 5 例，其中 1 例达 7 年之久。2010 年，王公明等[29]报道 6 例 MF，均有不同程度误诊，误诊时间最长达 6 年，其中误诊为丘疹样荨麻疹、神经性皮炎、结节性红斑、结节性痒疹和出血性荨麻疹各 1 例，因肝受损、发热误诊为肝炎 1 例；2 例全血细胞减少患者，因外周血及骨髓有明显病态造血表现，一般抗贫血治疗无效，而且年龄大，初诊时均诊断为骨髓增生异常综合征，经多次、多部位皮肤活检才最终确诊为 MF 继发骨髓增生异常综合征。2011 年，谭凤明等[12]报道了 5 例蕈样霉菌病，从起病到确诊时间，最短 9 个月，最长 6 年。

9.2 提高诊断途径

9.2.1 红斑期

红斑期皮损临床及组织病理均无特异性，往往难于做出诊断。因此，对于病程较长、病情反复、形态和色泽特殊、瘙痒严重而又无明显抓痕及苔藓化、病程慢性进行性、皮损不典型、难以用一种皮肤病概括、用一般治疗长期难以控制者，均应怀疑本病，应及时活检。

必要时做连续切片或多次及各个部位取材，寻找单核细胞浸润表皮（亲表皮现象）而又无海绵样水肿的特征性组织病理表现，或进行基因重排，以便早期做出诊断。

9.2.2 斑块期及肿瘤期

斑块期及肿瘤期，根据皮损结合组织病理表现可做出诊断。

9.2.3 新的检测方法

近年来抗 T 细胞抗原杂交瘤抗体的问世，对淋巴瘤的分类和鉴别提供了可靠的依据。已经证明，蕈样肉芽肿真皮浸润中大多数 T 细胞（80%~90%）为 T 辅助细胞，仅 10%~20% 为 T 抑制细胞。

有报道，用一位 CTCL 患者的白血病 T 辅助细胞免疫小鼠产生了 BE1 和 BE2 单克隆抗体，可与 CTCL 的肿瘤细胞反应，对早期 CTCL、包括蕈样肉芽肿的诊断提供了更为特异的手段。

9.3 诊断依据

在国际皮肤淋巴瘤协会（the International Society for Cutaneous Lymphoma，ISCL）制定的规范中，MF 的诊断是在综合临床、组织病理学、免疫病理学和分子生物学特征的基础上做出的。

全面的皮肤检查，可疑皮肤病变的活检和皮肤活检的免疫组化检查是确定诊断所必需的。MF 的特征性病理改变为异形淋巴细胞亲表皮性和 Pautrier 微脓肿；MF 和 SS 的特征是 CD2+、CD3+、CD4+、CD5+、CCR4+、CD45RO+ 和缺少特定的 T 细胞标志 CD7 和 CD26。MF 的一些亚型亦可以为 CD8+。

如果组织学上有大细胞转化的证据，则推荐使用 CD30 进行表型分型。这些 T 细胞还表达皮肤淋巴细胞抗原（cutaneous lymphocyte antigen，CLA）和 Th2 细胞因子，且与 Th1 和 IL-12 细胞因子缺乏有关。

解释 T 细胞受体（T-cell receptor, TCR）基因重排的结果时应慎重，因为 TCR 克隆性重排并非仅在恶性疾病中发生。

采用多聚酶链式反应（polymerase chain reaction，PCR）检测 TCR 基因是一项有用的技术，其意义在于能够支持 MF 和 SS 的诊断，尤其是在鉴别 MF 和炎性皮肤病时。

9.4 临床分期

蕈样肉芽肿协作组（the mycosis fungoides cooperative group，MFCG）制定的 TNM 分期系统已经成为 MF 和 SS 患者分期和分类的标准。

近来，基于 MFCG 分期系统发表 MF 和 SS 免疫组化、生物学和预后方面新的数据后，IS-CL 和 EORTC 推荐对此分期系统进行修订。在这个修订的分期系统中，所有不同分期的患者应该具有明确的 MF/SS 诊断。

T1 期为小于 10% 的皮肤表面受侵，病变为斑片或斑块状；而 T4 则是至少 80% 皮肤弥漫受侵的红皮病。

根据病变占体表面积（body surface area，BSA）的百分数来评价皮肤受侵的程度，患者的手掌（不包括手指）相当于 0.5% 的 BSA。仅对临床上异常的淋巴结（直径≥1.5 cm）才进行活检来评价分期。

除皮肤、淋巴结或血液外，其他内脏器官的受侵，应该经过影像学证实。

血液受侵分为 3 种，B0 为不具有明显的血液受侵（Sézary 细胞≤5%）；B1 为低肿瘤负荷(Sézary>5%但未达到 B2 的标准)；B2 为高肿瘤负荷（Sézary 细胞大于 1 000 个/μl）。

根据更新的分期系统，Ⅲ 期的患者进一步分为 ⅢA 和 ⅢB 两组，以区分血液受侵的程度（分别为 B0 和 B1）。

10 治疗

10.1 治疗原则

分期是确定治疗原则的主要因素。蕈样霉菌病的治疗主要包括局部治疗和系统治疗，虽均可使症状缓解，但易复发。

（1）红斑期蕈样霉菌病应争取早期诊断，积极治疗，以防向肿瘤期转化，治疗上以提高机体抵抗力为主，尽量避免全身使用化疗药物，以免使病情进一步恶化[30]，早期强烈的治疗往往由于免疫功能受抑制而加速患者死亡。

（2）对于病理报告"提示 MF"的患者不

表 34-1　MF 临床 T、N、M 定义

TNM	定义
T1	局限性红斑／斑块（受侵皮肤<10%）
T2	广泛性红斑/斑块（受侵皮肤>10%）
T3	皮肤瘤灶（一个或多个）
T4	广泛性红皮病型皮损（伴有或不伴有结节、斑块或瘤灶）
N0	临床上无淋巴结肿大
N1	临床上淋巴结肿大
NP0	淋巴结活检无受侵
NP1	淋巴结活检证实受侵
LN0	无淋巴结受侵
LN1	反应性淋巴结病
LN2	皮病性淋巴结病，小簇扭曲细胞（<6 个/簇）
LN3	皮病性淋巴结病，小簇扭曲细胞（>6 个/簇）
M0	无内脏受侵
M1	内脏受侵
B0	循环中无不典型细胞（<5%）
B1	循环中有不典型细胞（>5%）

表 34-2　MF 临床 TNM 分期分期标

分期	标　准	特点
ⅠA 期	T1，N0，M0	表现为局限性红斑/斑块，受侵皮肤占体表面积 10% 以下，可以持续几年
ⅠB 期	T2，N0，M0	表现为广泛性红斑/斑块，受侵皮肤占体表面积大于 10%
ⅡA 期	T1~2，N1，M0	表现同ⅠA 期或ⅠB 期病变但有淋巴结肿大
ⅡB 期	T3，N0~1，M0	表现为肿块病变，有或无淋巴结肿大
ⅢA 期	T4，N0，M0	广泛红皮病型皮损患者，无淋巴结转移
ⅢB 期	T4，N1，M0	广泛红皮病型皮损患者，有淋巴结转移
ⅣA 期	T1~4，N2~3，M0	无论 T 分期如何，组织学证实淋巴结受侵但无内脏受侵
ⅣB 期	T1~4，N2~3，M0	无论 T 分期如何，组织学证实有内脏受侵

应按 MF 治疗；早期皮损以单一局部治疗为主或综合应用多种局部治疗手段；对Ⅲ、Ⅳ期采用以全身治疗为主的综合治疗。

（3）具有不良预后因素（如向滤泡型或大细胞型转化的 MF）的患者可在治疗过程中提前进行全身生物治疗；对于全身生物治疗无效的患者、侵袭性强或有皮肤外病变的患者，可进行化学治疗，由于这种情况罕见，需要个体化的治疗方法，应推荐患者到学术水平高的专业性多学科治疗中心就诊。

（4）辅助性生物治疗可以考虑在化疗后应用以延长缓解持续时间。所有有效的患者（从ⅠA 至Ⅳ期）应该考虑进行维持治疗或逐渐减量治疗，以获得最佳的缓解持续时间。PR 的患者或初始治疗后复发的患者，在开始适用于难治性疾病的治疗前，应采用初始治疗中其他的备选治疗方法，以达到更好的缓解。除此之外，复发性或顽固性疾病的患者应该考虑参加临床试验，Ⅳ期的患者亦应考虑临床试验。

10.2　治疗方法选择

（1）单独或联合应用 UVA 或 UVB 光疗和化学治疗对于 MF 早期和进展期均有效；全身皮肤电子束照射（total skin electronic beam therapy，TSEBT）适用于进展期和红皮病型 MF。

（2）外用氮芥或卡莫司汀化学治疗对于早期 MF 疗效较好，而对于进展期和红皮病型 MF，低剂量化学药物如 MTX、羟基脲、氟达拉滨和阿霉素等系统应用比较安全有效。

（3）单独或联合应用 IFN、IL-2 及细胞毒性融合毒素 DAB389-2 的免疫治疗已经成功用于各期 MF 的治疗。

（4）对于各种常规疗法均无效的红皮病型 MF，骨髓移植可能是一种有效的治疗途径。

（5）目前具有选择性更高和副作用更小的新型维 A 酸类药物、具有特异性细胞毒作用的 T 淋巴细胞和编码 MF 肿瘤抗原的 DNA 正用于 MF 的临床试验性治疗。

总之，MF 的治疗应根据不同的病情选择适宜的方法，并且需进一步研究保护患者免疫功能的策略方法。

除局部治疗和全身系统治疗外，尚有一些新的探索性治疗用于 MF/SS，包括自体或异体造血干细胞移植[31]、抗 CD4 单克隆抗体 Hu-Max-CD447[32]、抗 CD30 单克隆抗体 SGN-3048[33]、细胞因子 IL-12[34]、depsipeptide（FK228）[35] 和 SAHA 等去乙酰酶抑制剂[36]、沙利度胺衍生物来那度胺（Lenalidomide，CC-5013，Revlimid）[37] 等。

目前治疗方法的选择尚缺乏随机研究资料的支持，但 EORTC 于 2006 年提出了指导性原则，可以参考（见表 34-3）[38]。

10.3　分期治疗

目前尚无治愈该病的方法，早期（ⅠA、ⅠB、ⅡA 期）MF 患者的初始治疗阶段可采用皮肤局部治疗，而进展期（ⅡB 期及Ⅲ、Ⅳ期）患者应采用全身治疗，但患者常因无法耐受之前的多种治疗手段或发生耐药而导致疾病进展。对未进入肿瘤期者，一般不宜采用化疗、放疗或皮质类固醇治疗；进入肿瘤期后可应用

表 34-3　蕈样霉菌病 EORTC 治疗指南分期一线、二线治疗

分 期	一线治疗	二线治疗
I A I B II A 期	PUVA UVB（局限于红斑病灶） 局部类固醇激素外涂 局部放疗 氮芥外敷 氮芥外敷	口服维甲酸 ± PUVA 或 IFN-α FN-α ± PUVA Denileukin difitox 低剂量甲氨蝶呤
II B 期	IFN-α+ PUVA IFN-α+维甲酸 PUVA +维甲酸 EBRT +浅表 X 线放疗	维甲酸 化疗 Denileukin difitox
III 期	IFN-α PUVA + IFN-α 或维甲酸 甲氨蝶呤 EBRT+浅表 X 线放疗 氮芥或卡莫司汀外敷 体外光分离置换治疗	化疗
IV A IV B 期	化疗 EBRT 和/或浅表 X 线放疗 维甲酸 Denileukin difitox IFN-α Alemtuzumab 甲氨蝶呤	

皮质激素和细胞毒药物治疗，常用的有环磷酰胺、苯丁酸氮芥、长春新碱、甲氨蝶呤、放线菌素 D 等，有 25%~80% 的病例获得部分疗效。

10.3.1　I A 期（局限斑片或斑块期，T1）

I A 期（局限斑片或斑块期，T1）的主要治疗是作用于皮肤的局部治疗，可单独使用一种，或联合其他作用于皮肤的治疗（包括局部RT）。

可选择的治疗，包括局部应用皮质类固醇激素、氮芥或卡莫司汀、贝沙罗汀、使用 UVB 的光治疗（用于斑片状病灶或薄的斑块状病灶）或 PUVA（用于厚的斑块状病灶）。

局部治疗通常采用氮芥外涂或电子线放疗，二者远期预后相似，总体缓解率均在 70%~80%，局部皮肤恢复正常中位时间为 6~8 个月。如中断治疗，局部复发超过 50%，所幸继续治疗对多数复发患者仍然有效。

不主张采用全身化疗，因全身联合化疗疗效并不优于单一手段的局部治疗。

（1）局部皮肤氮芥治疗

局部皮肤氮芥治疗是将 HN_2 掺入软膏基质或盐水中稀释后局部涂擦，每日 1 次，直到皮损消失为止，20% 的患者可获超过 10 年缓解期，卡氮芥疗效与氮芥相似。虽 HN_2 能激活细胞毒介导的免疫反应，但应注意 HN_2 经皮吸收可造成许多血液并发症，限制了该法长期持续应用，治疗期间应行不定期随访。

（2）局部电子线放疗

局部电子线放疗常适用于少数单发病灶，常先行 EBRT，然后用局部氮芥治疗维持；全身电子线放疗用于皮肤广泛病灶。尽管 EBRT 治疗缓解率更高，但远期生存率与 HN_2 治疗相似。

（3）光疗法

补骨脂素+紫外光 A 照射（psoralen+ultraviolet A，PUVA）、紫外光 B 照射（ultraviolet B，UVB）亦是治疗ⅠA期 MF 的合理选择。PUVA 是口服补骨脂素 1.5~2h 后接受 A 波紫外线照射（注意头皮、会阴部及腋窝有可能受照量不够，同时应屏蔽眼睛及其他非必要照射部位，避免不必要的光损伤），照射频率每 3 周 1 次，皮肤恢复正常后，递减至每 2 周 1 次。

为减低皮肤致癌可能性，连续治疗时间<1 年，完全缓解率为 90%，皮肤恢复正常中位时间为 2~6 个月[39]；窄谱中波紫外线和 PUVA 疗效相似，临床上可任选其一。

二者主要并发症是皮肤红斑、瘙痒症、皮肤干燥症、恶心、白内障及致癌。相比之下，氮芥治疗的远期并发症更多。

PUVA 较 UVB 穿透力更强，适于治疗侵犯真皮深层的 MF。

其他ⅠA期治疗方法，如局部使用类固醇、贝沙罗汀、甲氨蝶呤、咪喹莫特软膏及光敏疗法等亦有应用，但缺乏对照研究结果[40]。

10.3.2　ⅠB~ⅡA期（广泛性斑片或斑块期，T2）

未侵及真皮的 T2 患者（ⅠB~ⅡA），合理的治疗策略仍为局部治疗，与前述ⅠA期类似，但亦有不同。

治疗方法包括局部或全身氮芥外涂、PUVA 或全身皮肤 EBRT。ⅠB~ⅡA期 HN₂ 及 PUVA，二者完全缓解率分别为 50%~70% 和 50%~80%。

由于 UVB 穿透弱，因此只适合于斑片样皮损；EBRT 的皮肤穿透能力强于氮芥局抹和 UVB 或 PUVA，因此厚斑块型皮损应首选全身皮肤 EBRT。病情进展迅速及其他治疗方法无效者均应选 EBRT。推荐总剂量为 36Gy，剂量到 18~20Gy 时，休息 1 周后继续，总疗程大于 10 周。通常头顶部、皮肤会阴部、足跖（足底）、乳腺下褶皱或腹部皮肤褶皱处受量不够，需用 6MeV 电子线局部追加 20Gy[41]。EBRT 治疗结束后，应辅助以 HN₂ 局部治疗 6 个月以上。

EBRT 对 T2 期病变的 CR 率为 80%~90%[42]，氮芥局部治疗的 CR 率为 50%~70%。虽然 EBRT 的近期 CR 率高于氮芥局部治疗，但两者的远期生存无差别。PUVA 的 CR 率 50%~80%，一种治疗手段失败后采用其他方法仍可有效。

某些患者可能对某局部治疗药物不敏感，或开始使用时敏感但治疗一段时间后出现病情进展，则应该更换局部治疗用药，目前还未发现局部治疗药物之间存在交叉耐药[43]。局部单一给药无效者，可采用联合治疗，常用组合方式是 HN₂+EBRT、HN₂+PUVA、加用干扰素或类视黄醇。

需注意的是，早期疾病（ⅠA期，ⅠB、ⅡA期）伴有血液受侵（B1）或组织学上向滤泡型或大细胞型转化者，预后较差。因此，这些患者最好接受更强烈的治疗，如分别采用局限性ⅡB期的或具有 B1 的Ⅲ期的治疗手段。

10.3.3　ⅡB期（肿瘤期，T3）

ⅡB期患者能够分成两类，一类是局限的肿瘤病灶伴有/不伴有斑片/斑块病变，另一类是全身肿瘤或局限肿瘤伴有血液受侵（B1）或大细胞转化的 MF。局限性肿瘤的患者可应用局部照射治疗。

ⅡB 治疗应立足于实体肿瘤情况，以综合治疗为主。若仅少数几个实体瘤，首选局部 EBRT+ HN₂ 或 EBRT+PUVA；若存在广泛实体瘤，则首选全身皮肤 EBRT+ HN₂、PUVA+IFN 或 PUVA+类视黄醇。

ⅡB 期蕈样霉菌病全身 EBRT 完全缓解率为 45%~75%[44]，但辅以局部或全身 HN₂ 治疗是否影响这类患者远期生存还不明确。

对顽固性实体瘤或经上述单一方法治疗后复发的病例应采取更强烈的治疗方案，如 PUVA+干扰素/类视黄醇。PUVA+干扰素与单用 PUVA 相比，能够提高ⅡB期 MF 的远期生存率[45]，且完全缓解率提高 33%，但没有证据表明联合强烈的全身化疗能改善远期生存率。

由于复发率高，EBRT 后应配合其他方法巩固治疗。Stanford 大学的经验，是 EBRT 结束后常规立即予氮芥软膏局部治疗，对全身 EBRT 治疗失败的患者可采用干扰素+PUVA，有效率约 80%。对难治性病变应联合多种全身治疗手段（包括全身化疗）。

（1）局限性病灶

用于Ⅰ~ⅡA期的作用于皮肤的治疗方案可用以处理残存的斑片/斑块病变；或可采用全身治疗（SYST-CATA），包括 ECP；全身维 A 酸类治疗，如贝沙罗汀、ATRA 或异维 A 酸（13-顺式-维 A 酸）；干扰素；vorinostat；地尼白介素或低剂量甲氨蝶呤。

（2）广泛性病灶

广泛性肿瘤患者或局限性肿瘤患者伴有血液受侵（B1）或大细胞转化的 MF 患者，采用 TSEBRT 或全身治疗，联合/不联合辅助性的作用于皮肤的治疗。

全身治疗选择，包括 ECP；全身应用维 A 酸类，如贝沙罗汀、ATRA 或异维 A 酸（13-顺式-维 A 酸）；干扰素；vorinostat；地尼白介素；化疗药物，如甲氨蝶呤、脂质体阿霉素、吉西他滨（一线治疗）和苯丁酸氮芥、依托泊苷、环磷酰胺、替莫唑胺（二线治疗）。

10.3.4　Ⅲ期（红皮病，T4）

Ⅲ期（红皮病，T4）患者的治疗取决于血液受侵的程度，无明显血液受侵（B0）或有一些血液受侵（B1），而受侵程度不及 SS 中所观察到的。

Ⅲ期的治疗方法为小剂量补骨脂素+低剂量长波紫外线照射（PUVA）。治疗时应小心而缓慢提升 PUVA 剂量，避免光毒性反应。鉴于红细胞增多型 MF 患者皮损肿胀瘙痒、局部治疗常引起激惹，且低剂量 EBRT 亦可引起脱皮反应等特点，故用 PUVA+IFN-α，其完全缓解率可超过 60%，其持续治疗响应时间超过单一使用 PUVA 或 IFN [46]，但没有证据显示治疗响应时间延长能带来生存期的延长。

另外，光分离置换法或光化学治疗可作为个别红细胞增多型 MF 和 Sézary 综合征初治首选治疗方法，该治疗方法对所有未侵及内脏或仅表现为局限性淋巴结病的患者治疗响应率为 60%，可酌情选用。

（1）无明显血液受侵的患者

采用广泛的作用于皮肤的治疗（与ⅠB~ⅡA 所推荐的相似）联合或不联合全身治疗（ECP、低剂量甲氨蝶呤和其他推荐用于ⅡB 期的生物治疗）。

首选低剂量 PUVA 治疗，非常缓慢和小心地逐渐增加剂量，以避免光毒性反应。

PUVA 可单用或与干扰素联合，PUVA 单用治疗 T4 期 MF 的 CR 率为 33%~70%。大多数患者在 PUVA 的维持治疗阶段会复发。一些作者认为，联合治疗的有效率和缓解期均优于 PUVA 或干扰素单一治疗，PUVA 联合干扰素的 CR、PR 率分别为 62%、25%。

目前还缺乏 vorinostat 联合光治疗或 RT 的安全性资料。

除外用皮质激素外，其他广泛作用于皮肤的治疗用于Ⅲ期患者时耐受性不佳。

（2）具有明显血液受侵的患者

对于Ⅲ期具有明显血液受侵的患者，主要的治疗是 ECP、低剂量甲氨蝶呤或全身生物治疗。

中效皮质激素应与全身治疗联合使用，以减轻皮肤症状。对这组患者应考虑抗生素治疗，因为他们出现继发感染的风险增高。

10.3.5　Ⅳ期（皮肤外病变）

Ⅳ期 MF 已属晚期，首选全身化疗联合其他局部或生物疗法，甲氨蝶呤、依托泊苷、博莱霉素、长春花碱和嘌呤类似物等是治疗 MF 和 SS 最有效的单药。

化疗对病情虽只能起到姑息控制的作用，但治疗反应率仍可达 80%，然而大多数患者的中位缓解期<1 年。

晚期 MF 和 Sézary 综合征最常用联合化疗方案仍然是 CHOP 或 CVP（环磷酰胺、长春新碱和泼尼松），其他方案包括 CAVE（环磷酰胺、多柔比星、长春新碱和依托泊苷）或 CVP+甲氨蝶呤（MTX）。单药化疗有甲氨蝶呤、依托泊苷、博莱霉素、长春碱、氟达拉滨、2-脱氧柯福霉素 [47]，但单药化疗治疗响应率及持续时间均比联合治疗低，故应尽量选择联合化疗。

化疗常与干扰素、维 A 酸联合，Foss 等报道干扰素和氟达拉滨联合治疗Ⅳ期 MF 的有效率 46%，中位缓解期 6.5 个月。

10.4　皮肤局部治疗方法

局部治疗包括补骨脂素紫外线 A 照射（psoralen ultraviolet A，PUVA）、紫外线 B（ultraviolet B，UVB）照射、局部盐酸氮芥外敷、局部卡氮芥外敷、贝莎罗汀软膏外用、电子线放射治疗（electron beam radiation therapy，EBRT）和局部 X 线放疗等。

10.4.1　局部药物涂抹

作用于皮肤的局部治疗包括局部应用皮质激素、氮芥、卡莫司汀或贝沙罗汀（bexarotene）。

（1）化学药物

局部应用化疗药如氮芥或卡莫司汀治疗 MF 已有数十年的历史。

1959 年，氮芥开始用于早期 MF 一线治疗，以其经济、简便，患者可在家中进行，可弥补 PUVA 或 EBRT 等治疗未及照射的遮掩处皮损的治疗。

外用 0.01%~0.02% 的氮芥凝胶或软膏或液体，是局限至广泛性斑片或斑块期 MF 的有效初始疗法；这种药物亦可用于电子束照射后的辅助治疗，或联合其他药物用于进展期病例的治疗。

局部应用氮芥，T1 的患者比 T2 的患者的缓解率高（93%vs85%），生存率亦更高（65%vs34%）；T1 病例 5 年、10 年的无疾病进展率（freedom from progression，FFP）分别为 92%、85%，而 T2 的 5 年和 10 年 FFP 为 83%。有10% 左右的患者可以持续缓解达 8 年以上，大多数患者在 8 年以内复发；偶有患者持续缓解14 年之久。Zackheim 等 [48] 采取卡氮芥局部外敷治疗 143 例早期 MF 患者，T1 期 51 例，CR率 84%，T2 期 38 例，CR 率 37%。

氮芥凝胶或软膏或液体，全身皮肤涂抹，1次/d；数周后，涂抹范围可局限于皮损部位，亦可一开始即涂抹皮损局部，同时严密监视其他部位有无新病灶出现。

氮芥治疗 MF 的主要副反应为接触性刺激性皮炎和过敏性皮炎。若采用油膏基质，过敏性皮炎发生率为 5%~10%，应用水溶液高达30%~50% [49]。Zackheim 等 [48] 采取卡氮芥局部外敷治疗 143 例早期 MF 患者，治疗过程中，用药部位皮肤大多出现毛细血管扩张和红斑，药物吸收可导致骨髓抑制。有作者对 203 例接受氮芥局部治疗的 MF 患者进行长期随访，结果证实了此治疗方法的安全性。水溶液和软膏制剂的疗效相似，但软膏的毒性更低。

外用卡莫司汀（carmustine，BCNU）是 MF另一种外用化学治疗药物，与外用氮芥不同的是，外用 BCNU 可引起血液系统的变化。对接受 BCNU 外用治疗的 143 例 MF 进行长达 15 年的随访观察，结果发现，86% 的局限性红斑期和48% 的广泛性斑块期病例完全缓解。尽管用药处皮肤出现红斑和色素沉着比较常见，但是出现血液系统轻度抑制的病例不足 10%。

（2）激素

局部应用皮质类固醇激素是有效的，尤其是对于斑片期的 MF，CR 率超过 90%。然而，长期使用激素可导致皮肤萎缩或皮纹形成，随着药效的增强，上述皮肤改变的风险亦增高。在大面积的皮肤上应用高效能的激素可导致全身吸收。

局部皮质激素外用主要用于ⅠA 期红斑皮损患者。Zackheim 等 [51] 采取皮质激素外敷治疗 79 例 MF，T1 期 MF 患者 CR 率为 63%，T2期 MF 患者 CR 率为 25%；缓解持续时间取决于肿瘤浸润深度和皮损范围等。

（3）维 A 酸类药物

维 A 酸类药物，包括 13-顺式-维 A 酸、全反维 A 酸、阿维 A 酯和阿维 A 等，它们在人体内均需与其受体结合，从而抑制细胞的生长和分化，所有这些维 A 酸均可用于治疗 MF，并且都有一定的疗效，但这种治疗缓解时间短暂。维 A 酸类药物不良反应包括头痛、黏膜干燥。

维甲酸为维生素 A 的衍生物，在细胞生长、分化和凋亡方面具有重要作用。20 世纪 80年代开始用于治疗 CTCL，有效率为 44%~67%，CR 率为 21%~35%，中位持续时间为 8 个月。1984 年，Thomsen 等用维甲酸和 PUVA 治疗69 例 MF，CR 率 73%，与单用 PUVA 的缓解率相同。

Bexarotene（贝沙罗汀）是一种新合成的维A 酸，由美国 Ligand 制药公司研制，主要用于治疗顽固性皮肤 T 细胞淋巴瘤，2000 年 1 月 15日在美国首次上市 [52]。该药既可局部用药，又可口服全身用药。常用方式为口服给药，口服后大部分随胆汁消除，基本不随尿液排出。外用为 1% Bexarotene（贝沙罗汀）软膏。

治疗皮肤 T 细胞淋巴瘤的推荐剂量为 1 日300mg/m²，与食物同服；若 8 周后未见疗效，则可增加剂量至 1 日 400mg/m²，但最佳治疗时间目前尚未确定。

Bexarotene 可选择性地结合并激活视黄酸类（retinoid）X 受体亚型（RXRα，RXRβ，RXRγ）；RXR 可与多种受体，如维 A 酸受体（RAR）、维生素 D 受体、甲状腺素受体，以及过氧化物酶体增生物激活受体（PPAR）等形成异二聚体，这些受体一旦被激活可控制基因的表达，控制细胞分化和增生，诱导细胞凋亡。在体外试验中，该药可抑制某些肿瘤细胞系的生长。

两项多中心、开放性研究显示，该药对早期及晚期难治性皮肤T-细胞淋巴瘤有效[53-54]。在第一项研究中，对至少两种治疗方法无效或不能耐受的早期皮肤T-细胞淋巴瘤患者服用每日贝沙罗汀 300mg/m² 后，28 例患者中有 15 例（54%）有效，而更高剂量组（400mg/m²）有效率为 10 例/15 例（67%）；在第二项研究中，94 例至少一种全身性治疗方法无效的晚期皮肤T-细胞淋巴瘤患者入组，低剂量组（300mg/m²）56 例中 25 例（45%）有效，另外 35 例接受较高剂量（650mg/m²），21 例（55%）有效。在两项研究中，共有 84 例患者采取低剂量治疗（300mg/m²），其中 3 例（4%）CR，40 例（48%）PR；在高剂量组中 CR 率为 9 例/53 例（17%），中位缓解时间为 10 个月。

1%贝沙罗汀凝胶亦被批准用于治疗早期 MF，有研究表明，应用 1%贝沙罗汀凝胶治疗早期 MF，63% 的患者皮损全部消退，73% 的患者可出现轻或中度的皮肤发红等不良反应。

美国 FDA 于 2000 年批准 1% Bexarotene（贝沙罗汀）软膏治疗早期 MF，每日 2 次使用，该软膏耐受性好，主要不良反应为皮肤刺激性皮炎。在一项包括 67 例早期 MF 患者的 Ⅰ~Ⅱ 期贝沙罗汀临床研究中[55]，观察到 21% 的 CR 和 42% 的 PR。既往未经过治疗的患者缓解率高于接受过局部治疗者；而包括 50 例早期难治性 MF 患者的 Ⅲ 期多中心试验中，观察到 44% 的总缓解率，8% 的患者达到 CR。贝沙罗汀凝胶是唯一经 FDA 批准用于 MF 和 SS 的局部治疗药物。

虽然贝沙罗汀对于 CTCL 具有良好的疗效，但却很少使患者达到完全缓解，故临床上常将其与其他治疗手段合用而增加疗效，如与 PUVA 合用、与化疗合用、与电子束治疗合用等[56]。对于 Ⅰ 期及 Ⅱ A 期的 MF 患者，可将贝沙罗汀与 PUVA 合用，贝沙罗汀的用量可以减少到 150~300mg/m²，此种方法可获得更佳的治疗反应率。

治疗剂量的贝沙罗汀可引起高三酰甘油酯血症、高胆固醇血症、皮肤黏膜干燥、甲状腺功能减退和白细胞下降等不良反应。因此，应用贝沙罗汀时需监测血脂及血浆甲状腺素水平，尤其对于服用大剂量贝沙罗汀的患者。

10.4.2 放射治疗

MF 对于放射线非常敏感，放射治疗（RT）是早期 MF 最有效的单一治疗方法。

全身皮肤电子束治疗（total skin electronicbeam therapy，TSEBRT）适用于广泛皮肤受侵的患者，对于厚的全身斑块病灶（T2）或肿瘤期（T3）尤其有效。在一项回顾性分析中，148 例 T2 和 T3 患者，单独接受 TSEBRT 或联合辅助性的氮芥局部治疗，CR 率显著高于单独应用氮芥（T2 期为 76%vs44%，T3 期为 44%vs8%）。

Joes 等[57] 回顾 45 例弥漫性红皮病型 MF。所有患者均单独接受全身皮肤电子束照射（TSEB）治疗，平均照射剂量 32Gy，平均治疗时间 21d，其中 23 例接受 32~40Gy 剂量的照射。结果发现，27 例完全缓解，其中 17 例为接受 32~40Gy 剂量照射的患者，并且 5/17 例 10 年后病情仍保持稳定。因此认为，TSEB 是治疗红皮病型 MF 一种十分有效的方法。

Ⅱ B 期以上患者大多需要采取全身治疗结合局部治疗。放疗可以采取局部 X 线放疗，对明显浸润性斑块或肿瘤有效。EBRT 照射，与局部氮芥治疗和 PUVA 治疗相比，可较好穿透皮肤，因而对具有较明显浸润的皮肤损害的效果较好。

对广泛皮损患者可采取全身皮肤电子线照射（Total skin electron beam therapy，TSEBRT）。每周照射 2~4 次，电子线能量 4 MeV 以上，每次 100~200cGy，于 8~10 周完成，总剂量 3000~4000 cGy。疗效较好，但单独使用易复发。大多数患者产生皮肤发红、毛细血管扩张、干燥病、指甲营养不良和可逆性脱发等不良反应[58-59]。

10.4.3 光疗法

光疗法包括紫外光 B 照射（ultraviolet B，UVB）和补骨脂素+紫外光 A 照射（psoralen+ultraviolet A，PUVA），是治疗 MF 的重要手段，是可供早期 MF 患者选择的治疗。紫外光 A 为长波，对 MF 皮损的穿透能力和深度优于紫外光 B。在一项回顾性分析中，用窄带 UVB、PUVA 治疗早期 MF，CR 率（81%vs71%），PR

率（19%vs29%），无复发生存（24.4个月vs22.8个月）均相仿。

然而，紫外光的累积剂量与紫外光相关的皮肤肿瘤风险增高相关。这样，光治疗可能不适合那些有鳞状细胞癌、基底细胞癌或黑色素瘤病史的患者。

（1）紫外光B照射

紫外光UVB照射适用于浅表皮损患者，Ramsay等[60]曾采取UVB照射治疗37例MF T1~2患者，CR率为71%，中位缓解持续时间为22个月，83%红斑皮损患者达到完全缓解，斑块皮损患者无完全缓解者。在经长期随访的研究中，PUVA与无病缓解的延长相关。

（2）窄波紫外线（nB-UVB）

窄波紫外线（nB-UVB）是波长为311nm的中波紫外线，与PUVA相比，由于nB-UVB是单一波长的紫外线，故其治疗MF早期皮损具有疗效较好、不良反应较少的优点。Hofer等应用311nm窄谱UVB治疗20例早期MF，每周照射3~4次，连续5~10周。经过平均20次、平均累积剂量达16.3J／cm²治疗后，19例皮损完全消退。在光疗结束后立即进行组织病理检查，结果显示仅极少数炎性细胞浸润，无MF的表现。然而所有病例在停止治疗2~15个月后均出现皮损复发。因此认为，311nm窄谱UVB是早期MF短期有效的疗法。如果对于nB-UVB治疗无效或病情仍在进展，则可改用PUVA治疗。

窄带UVB的皮肤毒性小于宽带UVB和PUVA，因此，对于早期斑片和薄斑块病灶的患者，开始治疗时应首先选择窄带UVB而不是PUVA。

（3）补骨脂素+紫外光A照射

补骨脂素+紫外光A照射（psoralen+ultraviolet A，PUVA）属一种光化学疗法，最早由Gilchrest等[61]于1976年用于MF，直至目前仍被认为是Ⅰ期及Ⅱ期的一线治疗方案，其直接针对皮肤内的恶性T淋巴细胞，同时对朗格汉斯细胞（Langerhans cells）亦有杀伤作用。

具体使用方法是，口服8-甲氧基补骨脂素（8-MOP，0.6mg/kg）2小时后进行PUVA照射，最初每周照射3次，至皮肤损害完全消退后长期维持治疗，期间每2~4周照射1次。口服8-甲氧基补骨脂素的作用是提高肿瘤对PUVA照射的敏感性；8-MOP可通过抑制胸腺嘧啶合成，从而抑制DNA、RNA合成，还可抑制基因突变以及姐妹染色体互换，在细胞核水平发挥作用。

PUVA照射治疗早期MF完全缓解率较高，为71.4%，但易复发[62]。另外，PUVA照射治疗对早期MF浅表皮损疗效很好，但对于浸润较深的皮损疗效欠佳。ⅣA期MF 5年和10年无病生存率（disease‐free survival，DFS）分别为74%和50%。ⅠB和ⅡA期MF 5年和10年DFS分别为56%和30%。

PUVA可延长MF的缓解期。在一项含有82例患者的临床试验中，中位随访时间为45个月，88%的局限性斑片期患者及51.9%的广泛性斑片期患者可获得完全缓解。平均缓解时间局限性斑片期患者为13个月，而广泛性斑片期患者为11个月。

患者接受PUVA的起始剂量大约为0.5J/cm²，以后根据耐受情况，逐渐增加剂量，直到达到最小红斑量。一般每周治疗3次，直到皮损消退。有时，为了获得长期缓解，维持治疗是必要的。早期MF经PUVA治疗有较高的皮损清除率，Herrmann等报道65%的患者皮损和组织学病损完全消退。

对PUVA治疗效果不好的患者可考虑选用类视黄醇-PUVA联合治疗或者干扰素PUVA联合治疗。

PUVA不良反应有短期反应与长期反应两方面。短期反应包括，服用8-MOP后出现恶心，皮肤出现红斑、瘙痒、光敏性皮炎等，减量或暂停治疗后可缓解；长期不良反应包括慢性光损害和继发恶性皮肤肿瘤（光致癌性，Photo carcinogenesis）等[63]。

10.4.4 电子束照射

电子束照射（electron beam therapy，E-BRT）包括局部和全身皮肤电子束照射。全身皮肤EBRT常规剂量30~36Gy/10周，剂量达18~20Gy时可休息1周，以缓解照射所致的广泛性皮肤红斑。

10.5 全身治疗

10.5.1 原则与方法

全身治疗包括单一应用化疗药物或联合化

疗、细胞因子、bexarotene 口服、体外光分离置换治疗、单克隆抗体和重组免疫毒素和造血干细胞治疗等。

一般而言，经皮肤局部治疗无效的患者，应首先选择上述全身治疗而不是传统化疗。

多药联合化疗适用于单药化疗无效或具有肿大淋巴结或实体器官病变的患者；无其他不良预后因素时，推荐延迟使用全身化疗，直至多种局部的和作用于皮肤的治疗失败为止。

目前分子靶向治疗和免疫调节治疗受到重视 [64-65]，如维生素 A 的衍生物贝沙罗汀、抗 CD52 单克隆抗体等，均通过与肿瘤细胞特异性受体结合引发机体免疫反应，从而起到杀死肿瘤细胞的作用。

细胞因子，如白细胞介素-12、干扰素-α、干扰素-γ 等，通过增强调节机体免疫，使患者失衡的免疫得以恢复，发挥正常的杀伤肿瘤细胞功能。

10.5.2 干扰素

干扰素（interferon，INF）为治疗 MF 最常用的生物免疫制剂，可单用或与化疗联合使用，亦可与局部治疗手段联合应用。

α-干扰素具有抗病毒和调节细胞免疫功能的作用，可增强机体针对恶性 T 淋巴细胞的免疫应答。INF-2a 和 INF-2b 的疗效无明显差异，均具有明显的抗病毒、抗增殖和免疫调节作用。

治疗方法一般为皮下、肌内或皮损内注射 α-干扰素，开始用小剂量 α-干扰素 100 万~300 万 U/次，每周 3 次，逐渐增加剂量直至达到患者的耐受量为止（可提高剂量至 900 万~1200 万 U/d）。

有研究表明，单纯应用 α-干扰素治疗 MF，50%~80%的患者皮损显著缓解；干扰素单药治疗早期初治 MF 的有效率为 29%~74%，缓解持续时间为 4~42 个月 [66]。用药的最佳持续时间和剂量目前尚不清楚，但可以肯定的是，干扰素应长期给药，疗效见于治疗后 1~6 周，一般达 CR 或 PR 需要 8 周左右。

α-干扰素还可与维 A 酸类、PUVA、电子束放射治疗以及体外光化学疗法联合应用。干扰素联合 PUVA 治疗 MF，疗效令人满意，90%的患者皮损显著缓解。1990 年，Roenigk 等治疗 15 例 MF/SS（ⅠA~ⅣA 期），缓解率为

93%，CR 率为 80%。值得注意的是，ⅠB~ⅣA 期的 CR 率可达 71%；1995 年，Kuzel 等首次报告 PUVA 和 IFN 的综合治疗，报告干扰素对已侵犯淋巴结或较侵袭性疾病亦有效，若与 PUVA 和 IFN 综合维持治疗，常可长期保持 CR [67-68]。

α-干扰素的急性毒性反应包括短暂流感样症状，见于大多数患者，如畏寒、发热、头痛、肌痛和乏力等；慢性毒性反应，包括厌食、倦怠、脱发、情绪低落、肝功异常、肾脏及心脏功能损害和血细胞降低。

因 INF 有光敏作用，故对接受 PUVA 治疗的患者起始剂量应减低。另外，因 PUVA 可导致皮肤癌的发生，故 IFN 的治疗期可延长，而 PUVA 治疗的时间不宜超过 1 年。

γ-干扰素治疗 MF 的报道较少，它是通过抑制恶性肿瘤细胞产生的 Th2 型细胞因子起作用。有一项研究应用 γ 干扰素治疗 16 例难治性皮肤 T 细胞淋巴瘤，5 例患者皮损部分缓解，缓解期约 10 个月；其不良反应与 α-干扰素相似。

10.5.3 重组 IL- 12

MF 的病情进展与 Th1 细胞因子 IL-2 和 γ 干扰素生成受损有关，而 IL-2 和 γ 干扰素缺乏可导致细胞免疫功能缺陷。

体外研究表明，IL-12 是很强的 γ 干扰素的诱导剂，且诱导细胞介导的细胞毒作用。皮下或皮损内注射 IL-12 治疗 MF，56%的患者皮损全部消退。5 例 MF 患者皮下注射 IL-12 治疗，2 例皮损全部缓解，另外 2 例部分缓解。多次反复注射重组 IL-12 可引起 IL-12 受体下降，从而影响疗效。若将重组 IL-2 与重组 IL-12 联合应用，则可增加细胞毒 T 细胞反应，上调 IL-12 受体水平。

10.5.4 地尼白介素

正常情况下，IL-2 主要是在免疫应答中由活化的 $CD4^+$ 细胞产生，它促进 T、B 细胞的增殖分化，亦促进恶性淋巴细胞的增殖。IL-2 通过靶细胞表达的 IL-2 受体发挥作用，CD25 为 IL-2 受体，在激活的 T 淋巴细胞膜上有高表达，可作为 T 细胞系统肿瘤的分子治疗靶点。

地尼白介素（denileukin diftitox，Ontak®）是白介素 2（interleukin-2，IL-2）和白喉毒素相耦联的重组融合蛋白，是利用基因重组把白喉毒素 A 段和 B 段基因与白介素-2（IL-2）基

因连接，转染大肠杆菌产生的白介素-2和免疫毒素复合物[69]。其靶点为恶性T和B细胞表达的高亲和力IL-2受体（CD25）。一旦带有白喉毒素的IL-2与恶性T淋巴细胞表面的IL-2受体结合后，即可通过细胞吞噬作用将融合蛋白内化，然后在ADP核糖转移酶的作用下，将白喉毒素和IL-2裂解，释放出的白喉毒素可抑制恶性肿瘤细胞的蛋白合成，从而导致肿瘤细胞死亡。

大多数MF或SS肿瘤细胞表面低表达IL-2受体CD25，少数则高表达[70]。因此与IL-2融合的毒素蛋白能选择性靶向作用于MF或SS细胞。

推荐治疗方案，为每日9mg/kg或每日18mg/kg，静脉用药，连用5d，21d为1个疗程，输液时间15min以上。对于输液时间过长，如超过80min，尚无相关研究。尚未确定最佳疗程数，但是研究表明治疗4个疗程后，只有2%（1/51）的患者肿瘤负荷降低（<25%）。

地尼白介素于1999年2月获批准用于治疗表达IL-2受体CD25成分的顽固性或复发性CTCL。

Ⅱ期临床试验表明，白喉毒素-IL-2融合蛋白能使37%的MF患者有平均10个月的临床缓解期。对于难治性和晚期MF患者，亦有30%的缓解率。Ⅲ期临床试验中，对71例治疗无效的晚期MF/SS患者进行临床观察发现，有效率为30%，中位缓解时间为4个月，10%的患者获临床完全缓解，中位持续时间为9个月；在治疗开始前有明显瘙痒的患者中，观察到68%的患者出现有临床意义的改善（包括患者自我评分的总体QOL、皮肤外观和瘙痒严重程度）[71]。

应用白喉毒素-IL-2融合蛋白治疗，74%的患者可出现不良反应，主要为急性期超敏反应，如畏寒、发热、皮疹、肌痛、低血压、血转氨酶升高等；另外还可出现血管渗漏综合征（vascular leak syndrome，VLS）等，糖皮质激素可以减轻这些过敏反应。骨髓抑制并不常见。

10.5.5　阿仑单抗

阿仑单抗（alemtuzumab）是抗CD52人源化单克隆IgG1抗体[72]，CD52在正常T和B淋巴细胞和恶性淋巴细胞呈高表达，造血干细胞不表达。

FDA于2001年批准alemtuzumab用于治疗慢性B细胞淋巴细胞白血病，随后亦有人尝试将alemtuzumab用于治疗T细胞淋巴瘤。

Dearden等[73]报道alemtuzumab治疗22例难治性复发性MF/SS，有效率50%以上，CR率32%，尤其适用于SS患者，中位缓解时间为12个月。

alemtuzumab主要副作用为输液反应、血液学毒性，另有27%的患者发生3至4度感染，包括巨细胞病毒感染、带状疱疹、粟粒性结核、霉菌感染等，以细菌感染多见；亦有报告该药可诱发心律失常和心功能不全[74]。

10.5.6　贝沙罗汀

贝沙罗汀为维A酸类药物，有两项多中心临床试验评价了口服贝沙罗汀治疗难治的或顽固的早期和进展期的CTCL。对于早期CTCL，贝沙罗汀在每日300 mg/m² 时耐受性良好，有54%的患者有效，进展期CTCL患者接受贝沙罗汀每日300 mg/m² 时，可观察到45%的临床CR和PR。剂量超过每日300 mg/m² 时，缓解率为55%，包括13%的临床CR。在开始治疗之前使用适当的药物，副反应是可逆的并且可控的。

贝沙罗汀胶囊于1999年12月获得了FDA的批准，用于治疗难治性CTCL。回顾性比较全反式维甲酸（ATRA）和贝沙罗汀，两者治疗复发MF和SS的疗效相似。

10.5.7　组蛋白去乙酰化酶抑制剂

组蛋白去乙酰化酶（histone deacetylase，HDAC）抑制剂是一类新的药物，是组蛋白去乙酰化、细胞周期阻滞和凋亡的强效诱导剂。

HDAC抑制剂是通过增加组蛋白乙酰化作用，恢复肿瘤抑制基因表达和细胞周期调节基因，最终诱导肿瘤细胞分化，阻滞肿瘤细胞生长，促进肿瘤细胞凋亡[75]。

最具代表性的HDAC抑制剂是Vorinostat（商品名Zolinza），由肝脏代谢，主要由尿中（52%）排出。临床上建议剂量为口服每次400mg，每天1次。若患者无法耐受治疗副作用，可调整剂量至每次300mg，每天1次或每次300mg，每周服用5d。

Ⅰ期临床试验表明，Vorinostat无论静脉给药还是口服给药，其对实体肿瘤和血液恶性肿瘤均有效。一项Ⅱ期临床试验已经证实了Vorinostat用于难治性CTCL患者的疗效和安全性。在一项ⅡB期临床研究中，包括74例顽固性、进展性或难治性CTCL患者，总缓解率和中位进展时间分别为29.7%和4.9个月。在ⅡB期及以上的缓解患者中，中位进展时间超过9.8个月；与接受贝沙罗汀胶囊和地尼白介素后缓解率和中位缓解时间相仿。

Vorinostat于2006年10月获FDA批准用于在两种全身治疗之中或之后转变为进展性、顽固性或复发性的CTCL，是获得此适应证的首个HDAC抑制剂。近两年来，更多的HDAC抑制剂正被逐步纳入MF治疗研究，包括丙戊酸、MS-275、Cl-994和FK-228[76]。

Vorinostat较常见的非血液相关副作用为腹泻（52%）、疲倦（52%）、恶心（41%）、味觉障碍（28%）、厌食（24%）及体重减轻（21%）；而血液相关的副作用则为血小板减少（26%）及贫血（14%）[77]。

另外，某些检验数据亦会因服用Vorinostat而出现异常，如胆固醇、三酰甘油酯、血糖均会有升高的现象，亦可能会有静脉栓塞或心律不齐。因此，服用Vorinostat初期（前2个月）必须两星期进行一次相关的血液检查，以确保用药安全。

临床观察，虽然Vorinostat对于CTCL有效，但仍有较多患者对Vorinostat耐药，目前已有实验证实Vorinostat耐药可能与STAT活性下调有关[77]。

10.5.8 全身化疗

（1）应用原则

全身化疗可作为晚期病变（淋巴结受累、广泛性皮损受累，特别是内脏受累）的初始治疗，对接受过针对皮肤的治疗和全身生物治疗的难治性早期病变，全身化疗可作为二线治疗。

全身化疗可单独或联合应用，或与局部氮芥治疗或电子束照射或光化学疗法联合应用，疗效更好。

单种药物化疗的有效率多在35%左右，且有效期短暂，平均仅数个月。

联合化疗适用于病情发展较快的患者，有

效率明显较单药化疗高，可达70%左右；对缓解期患者，生存期亦较单药化疗有所延长，然而由于联合化疗的毒副作用较大，能否延长生存期目前尚不明确[78]；对于肿瘤期患者，因预后较差，多主张全身联合化疗[43]。

（2）单药化疗

常用的单药化疗药物，包括烷化剂、抗代谢类、抗生素类、长春碱类，拓扑异构酶-Ⅱ抑制剂和皮质类固醇激素，如氟达拉滨、喷司他汀、吉西他滨、环磷酰胺、苯丁酸氮芥、甲氨蝶呤等细胞毒制剂。单药有效率62%左右，CR率33%，中位缓解时间2~22个月。

低剂量甲氨蝶呤治疗早期MF和SS已有多年，但描述治疗结果的文献却为数不多；吉西他滨单药对经过很多治疗的晚期CTCL有效，一线治疗CTCL亦有效；喷司他汀在晚期MF或SS患者中，单药或与干扰素-α联合均显示了疗效；无对照组的个案报道提示替莫唑胺和硼替佐米有效；聚乙二醇化阿霉素亦在复发、晚期或难治性CTCL中显示了明显的疗效。

氟达拉滨（fludara）是嘌呤类抗代谢药，可导致外周血T细胞明显减少，对MF慢性淋巴细胞性白血病和低度恶性淋巴瘤有效。

2-氯脱氧腺苷（2-dexyocoformycin）可抑制腺苷酸脱氨酶，阻碍DNA的合成，而T细胞中的腺苷酸脱氨酶活性很高；对MF、一些类型的非霍奇金淋巴瘤和毛细胞白血病亦有效，治疗MF的有效率50%左右。

替莫唑胺（temozolomide）是一种新的口服烷化剂，一项Ⅱ期临床试验表明，应用替莫唑胺治疗复发性MF和Sézary综合征有较好的疗效。

脂质体阿霉素治疗难治性复发性MF缓解率达83%，且其不良反应轻。

（3）联合化疗

联合化疗仅限于晚期或复发性难治的MF，或伴有内脏受累的进展期MF。联合化疗常用方案，包括MOPP（MTX、VCR、PDN、PCB）、COPP（CTX、VCR、PDN、PCB）、CVP（CTX、VCR、PDN）、CHOP（CTX、ADM、VCR、PDN）等。联合化疗的缓解率为80%，CR率为38%，中位缓解时间为5~41个月。

CHOP方案是治疗非霍奇金淋巴瘤常用的

化疗方案，毒副作用相对较轻，主要不良反应为骨髓抑制、恶心、呕吐、脱发、外周神经毒性和肝功能受损，但程度相对较轻且为可逆性。高全立等[79]采用此方案治疗12例晚期MF患者，有效率达66.7%。

1989年，Kaye等[80]应用EBRT和联合化疗或保守治疗（局部氮芥治疗或PUVA）作为初始治疗，共治疗103例CTCL患者，缓解率分别为90%和65%，CR率分别为38%和18%。但两种治疗对总生存期无明显差异（$P=0.032$），而联合化疗的毒性则较大。故而，联合化疗通常用于改善症状的姑息治疗，在Ⅰ期、Ⅱ期和Ⅲ期患者不宜作为首选治疗手段。

10.6 自体干细胞移植

自体干细胞移植（autologous stem cell transplantation，ASCT）已用于治疗CTCL患者，但并不常用。总的来看，这种治疗方法的缓解期较短，益处有限。

异基因SCT治疗晚期MF和SS仅有个案报道和小宗研究。关于异基因SCT尤其是非清髓性预处理的资料提示，存在移植物抗T细胞淋巴瘤效应，并且已有报道在经过高度选择的患者中成功达到长期持续缓解。

理想的异基因SCT时机是在疾病经诱导治疗获得良好的控制之后，在疾病达到缓解或生存的可能性很低的阶段之前。患者应该具有异基因SCT治疗前生物治疗失败和单药化疗失败的病史。适当情况下，TSEBRT可考虑作为移植前的细胞减灭治疗。

10.7 体外光分离置换疗法

10.7.1 方法

体外光分离置换疗法（extracorporeal photopheresis，ECP）是患者服用8-MOP或5-氨基乙酰丙酸（5-aminolevulinic acid，ALA）后2小时，抽取患者的外周血，分离白细胞，淋巴细胞在体外接受紫外线A照射后重新回输给患者；该法通常连用2天，间隔4周重复，通常6个月后才能观察到疗效。

临床上通常应用补骨脂素作为光敏剂，近来亦有应用5-氨基乙酰丙酸作为光敏剂用于MF的早期治疗[81]。

10.7.2 机制

ECP的作用机制目前还不清楚，推测可能是光照诱导了肿瘤细胞凋亡，凋亡的肿瘤细胞释放肿瘤抗原，进一步导致机体产生抗肿瘤免疫应答，从而导致肿瘤细胞克隆的清除。

10.7.3 适应证与疗效

ECP是一项维持时间较长的MF治疗手段，尤其适合已有血液受侵或有血液受侵风险的患者（红皮病Ⅲ期或具有Sézary综合征的ⅣA期）[82]。Edelson于1987年首次报告ECP治疗MF/SS，37例入组患者中27例有效，缓解率为73%，中位缓解时间为22个月[83]。有学者[84]采用ECP治疗37例MF患者，随访9年，结果发现，5例完全缓解，15例部分缓解，并且对于其中难治性病例，联合应用ECP可显著提高缓解率。ECP治疗可与INF、bexarotene和TESBT等联合治疗MF。

有报道，经ECP治疗后，36%~64%的晚期MF患者可以缓解。而病程短、外周血异形淋巴细胞数不多，且CD8+T淋巴细计数正常的Sézary患者最适宜接受ECP治疗。但由于接受治疗的患者有明显的免疫抑制作用，对于早期MF并非理想的方法。

美国FDA于1988年批准体外光分离置换法（extracorporeal photopheresis，ECP）用于CTCL的姑息治疗。ECP治疗的主要不良反应为导管引起的感染、血浆置换导致的低血压等。

10.8 联合治疗

联合治疗主要用于单一治疗方法失败的病例，或晚期、进展性、难治性病例，或有症状的疾病。

最常使用的联合治疗方案是光治疗联合干扰素或全身应用维A酸、ECP联合干扰素和/或全身应用维A酸。

10.8.1 PUVA+干扰素α

PUVA联合干扰素α治疗ⅠB期~ⅣB期的患者，可获得93%的总缓解率，中位缓解持续时间超过25个月；在另一项前瞻性Ⅲ期试验中，低剂量干扰素α和PUVA治疗早期MF，可获得84%的CR率。

10.8.2 ECP+干扰素+贝沙罗汀+PUVA

在ECP、干扰素和贝沙罗汀联合方案的基础上加用PUVA治疗SS，可使病灶迅速、持久地缓解。在一个对晚期和预后不良的CTCL患者的长期随访研究中，联合治疗模式（ECP联合干扰素和/或全身应用维 A 酸）与单独 ECP 治疗相比，缓解率更高（84%vs75%），接受联合治疗的患者中位生存期更长（74 个月 vs66 个月），联合治疗耐受性良好。贝沙罗汀联合 PUVA、ECP 和/或干扰素亦在晚期患者中获得更高的缓解率。

10.8.3 贝沙罗汀+地尼白介素

地尼白介素可增加 CD25 在 CTCL 细胞上的表达，从而增加 T 细胞对地尼白介素的敏感性。因此，贝沙罗汀和地尼白介素联合可提高 MF 的疗效。

11 预后

11.1 一般预后情况

MF 患者的预后较好，总体 5 年生存率 88%；Ⅰ期、Ⅱ期、Ⅲ期和Ⅳ期患者的 5 年生存率分别为 80%~90%、60%~70%、40%~50% 和 25%~35%。MF 转化为大细胞性淋巴瘤后中位生存期 2 个月。

11.2 预后因素

MF 最重要的生存预后因素，包括患者的年龄、皮肤受侵的程度和类型、总的分期（T-分期）、是否有皮肤外病变和外周血受侵。

MF 预后因素，取决于 T 分期（T3 和 T4）、是否有皮肤外的病变（淋巴结和内脏）和年龄（≥65 岁）。T1 期患者可获正常生命预期；肿瘤负荷越大生存期越短。

其他几个独立预后因子，包括大 T 细胞淋巴瘤转化、滤泡黏蛋白增多症（follicular mucinosis）、肿瘤浸润深度、LDH 水平升高、外周血 Sézary 细胞计数（占全淋巴细胞计数的 5% 以上）、CD5 和 CD7 等 T 细胞抗原缺乏等。

与预后较好有关的因素，包括细胞毒 CD8+ T 细胞在皮肤内浸润和朗格汉斯细胞在表皮内浸润数大于 90/mm²。

Diamandidou 等[85]对 115 例 MF 患者进行单因素和多因素分析，结果单因素分析显示，年龄大于 60 岁、进展期、淋巴结病变、骨髓受累、高乳酸脱氢酶血症、高 β₂-微球蛋白血症和转化为大细胞淋巴瘤等均是影响预后的重要因素。多因素分析显示，进展期、高乳酸脱氢酶、年龄大于 60 岁的患者存活时间为 2.5~3.5 年，而无这些临床指标的患者存活时间超过 13

年。因此认为，进展期、高乳酸脱氢酶、年龄大于 60 岁的患者生存率低。

MF 或 SS 最常见的疾病相关死亡原因为感染，其次为心肺意外和第二原发肿瘤。常见的第二原发肿瘤包括非霍奇金淋巴瘤、霍奇金淋巴瘤和结肠癌。

11.2.1 临床分期

患者临床分期与预后明显相关[86]，张继宝等[10]报道，5 年生存率Ⅰ期为 100%，Ⅱ期仅为 44.4%，Ⅳ期为 0。早期诊治，治愈率极高；若病情进展至Ⅱ期以上治愈率明显下降，有内脏受侵者中位生存期在 1 年以内。

按照 FNMB 分期，局限性斑片、斑块期（T1）病例占所有 MF 的 20%~25%，广泛性斑片或斑块期（T2）占 35%~40%，肿瘤期（T3）约占 20%~25%，红皮病（T4）占 15%~20%；外周血是否受侵与病期明显相关，斑块期 8%~12%、肿瘤期 16%~20% 和红皮病期 90% 以上的患者外周血中的 Sézary 细胞比例>5%。

皮损的大小、类型（T 分期）和有无皮肤外脏器受侵是预示远期生存的两个最重要因素。

Stanford 大学曾分析 464 例 MF 或 SS，中位生存期>10 年。T1、T2、T3 和 T4 的 10 年生存率分别为 80%、50%、20%、30%。T1、T2、T3 和 T4 病变的中位生存时间分别为超过 33 年、10.7 年、3.3 年和 3.7 年。Lamberg 等报道Ⅰ、ⅡA、ⅡB、Ⅲ和Ⅳ期的 5 年生存率分别为 80%~90%、60%~70%、30%、40%~50% 和 25%~35%。LN-1 和 LN-2 的患者 5 年生存率为 80%，LN-3 和 LN-4 期 5 年生存率分别为 30% 和 15%。有皮肤外脏器侵犯的患者中位生存期为 1~2.5 年。

局限性斑片/斑块期的患者预后较好，大多可获得长期生存，只有 9% 的患者病情最终进展，绝大多数患者均死于 MF 外原因；而肿瘤期或红皮病浸润的患者预后较差，具有皮肤外病变患者的预后则更差。

广泛性斑片或斑块期（T2，ⅠB、ⅡA 期，无皮肤外脏器受侵）中位生存期>11 年，此期 24% 的患者病情会进展，20% 的患者死于 MF 相关的原因。ⅡA 期的生存率与ⅠB 期无差别。

ⅡB 和广泛性红皮病（T4，Ⅲ期）大多数患者最终死于 MF。多因素分析表明，T4 患者的预后与年龄（>65 与 <65 岁，中位生存期为 6.5 与 2.7 年）、淋巴结受侵（受侵与否，中位生存期为 4.6 与 1.1 年）、外周血受侵（B0 与 B1 中位生存期 6.8 与 2.6 年）相关。

11.2.2 年龄

年龄对预后的影响主要表现为 60 岁以上者预后较差。张继宝等[10] 报道，60 岁以上者 5 年生存率为 14.2%，而 60 岁以下者的 5 年生存率为 63.6%，差异显著。在一项包括 525 例 MF 和 SS 患者的回顾性研究中，年龄 <57 岁患者的 5 年 OS 显著高于 ≥57 岁的患者（80%vs56%）。作者认为，可能与老年患者免疫功能低下，抗病力下降及骨髓、心脏功能下降不能耐受足量、多周期化疗有关。

11.2.3 CD30 和 Ki-67

蕈样霉菌病通常认为是一种惰性的 CD30 表达阴性的皮肤 T 细胞淋巴瘤，但某些患者可表现侵袭性病变过程，且 MF 可发生组织学转化，提示预后差。文献报道大约 40% 的病例发生转化与 CD30 表达相关。然而，在初诊时多数 MF 病例并不表现转化。关于非转化 MF 中 CD30 是否表达以及是否具有潜在的预后相关性尚不清楚。

Ki-67 是评价细胞增殖的一种常用标记物，亦是用于判断多种淋巴瘤预后的参考指标。但是，目前关于 Ki-67 在 MF 中的表达及其预后因素少有报道，因此研究非转化 MF 中 CD30 表达及 Ki-67 增殖分数与患者预后的关系具有一定的临床意义。

Edinger 等[87] 研究分析了 47 例非转化 MF 中 CD30 和 Ki-67 的表达情况，并分别对表皮和真皮中 CD30 和 Ki-67 阳性细胞进行计数，同时进一步分析了 CD30 和 Ki-67 表达与患者年龄、诊断时病变分期、最高病变分期、接受治疗类型以及总生存期（分别从开始出疹时间、首次病理诊断时间和活检分析时间算起）的相关性。患者分期采用的是 Bunn-Lamberg 分期方案，根据其病变分期将患者分为 3 组，即早期病变组（1A、1B 和 2A）、晚期病变组（2B、3A、3B、4A 和 4B）及晚期病变伴白血病侵犯组。最高病变分期是指病变过程中任何时候患者所表现的最严重病变分期。另外，依据患者年龄将其分为 <60 岁组和 60 岁组，并对患者生

存预后进行评价。研究结果显示，CD30 和 Ki-67 阳性表达与患者年龄、诊断时病变分期、最高病变分期及总生存期相关；表皮中存在的 CD30 阳性细胞数明显多于真皮（P<0.001），但 Ki-67 阳性细胞数在表皮和真皮中无明显差异；在表皮和真皮中，CD30 阳性表达与 Ki-67 阳性表达之间并无相关性；真皮中含有较多的 CD30 阳性细胞和 Ki-67 阳性细胞，与诊断时病变分期较晚相关。表皮中含有较多的 CD30 阳性细胞与晚期病变相关。当真皮 CD30 阳性细胞、表皮或真皮 Ki-67 阳性细胞比例大于平均值（分别为 4.7%、14%、13%）时，患者生存期较短。患者年龄 ≥60 岁或表现晚期病变均为负性预后指标。该研究认为 CD30 表达不仅仅限于转化 MF，并且真皮中 CD30 和 Ki-67 高表达是非转化 MF 相关的负性预后独立因素。

第 2 节 Sézary 综合征

1 基本概念

Sézary 综合征（Sézary syndrome，SS）于 1938 年由 Sézary 和 Bouvrain 首次描述，是一种全身性成熟 T 淋巴细胞淋巴瘤，以红皮病、淋巴结肿大和外周血中 Sézary 细胞为特征；或称"皮肤 T 细胞淋巴瘤综合征"、"T 细胞淋巴瘤性红皮病"，是皮肤 T 细胞淋巴瘤的一种类型。

此病传统上被认为是蕈样霉菌病的变异型，但目前 WHO-EORTC（世界卫生组织和欧洲癌症研究与治疗组织）把 Sézary 综合征和蕈样霉菌病看作是两种独立的疾病。

2 流行病学

Sézary 综合征为一罕见的皮肤 T 细胞淋巴瘤。美国年发病数 30~40 例，占新报道皮肤 T 细胞淋巴瘤的 5%[88]，亦有报道占皮肤 T 细胞淋巴瘤的 2.5%[89-90]；新发病例似有逐年上升趋势[91]；日本病理解剖病例年刊于 1958~1987 年间共收集 23 例[92]，但此数字肯定较实际发病数为低。我国发病情况尚缺乏流行病学资料，仅见个案报道。

一般认为 SS 多见于 40~85 岁中老年，无明显性别差异。黄岚等[93] 报道 3 例 Sézary 综合

征，男 2 例，女 1 例，年龄 47~65 岁；起病至确诊时间 2~12 年，平均 6.3 年。林洁等 [94] 复习国内 20 余篇文献，其结果是 Sézary 综合征以老年人多见，其中男性发病率为 88.5%，明显高于女性；另见文献报道，蕈样霉菌病–Sézary 综合征男女发病比率约为 2:1，可见我国男性 Sézary 综合征患者比例明显高于国外报道。

关于该病的发病原因目前不甚清楚，赵忠信 [95] 报道的 1 例 Sézary 综合征患者，有明显免疫功能失调，包括体液免疫和细胞免疫，表现为 IgG 明显降低，而 IgA、IgM 则明显升高。作者认为，这种免疫功能的紊乱对疾病的发生起重要作用。

还有学者发现，在该病中存在有 p53 蛋白异常表达，认为 p53 基因突变可能在该病的发生发展中发挥作用。

另外，某些患者有长期的化学性毒物接触史，至于它们之间是否存在一定联系，有待于进一步研究。

3 组织病理学

SS 中的浸润细胞成分更单一，可无 "嗜表皮现象"。约至 1/3 活检组织学上无特殊改变，累及的淋巴结可特征性地表现出弥漫、单一的 Sézary 细胞浸润，伴有淋巴结正常结构的破坏。骨髓可受累，但浸润分散，多位于间质。

3.1 Sézary 细胞

Sézary 细胞，简称 S 细胞。石晶等 [96] 对 Sézary 细胞经瑞–姬姆萨染色后进行形态观察，指出 Sézary 细胞是 Sézary 综合征病理性淋巴细胞，其胞体大，单个核，核大呈球形，染色质丰富，有明显切迹，呈脑回样改变。

3.1.1 光镜下

S 细胞的胞核大，占整个细胞体积的 80% 以上，大都不规则地凹陷呈分叶状，或有明显皱褶呈典型的脑回状，核染色质深染，可有核仁，胞质少，呈嗜碱性。

3.1.2 电镜下

S 细胞外形不规则，少数细胞突形成短微绒毛，胞质内仅有少量核糖体、线粒体及粗面内质网，胞核呈典型脑回状或有深浅不等的切迹，异染色质聚集在核周。

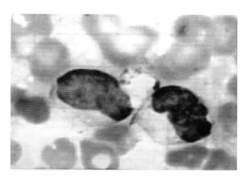

图 34-9　Sézary 细胞形态×1000 [96]

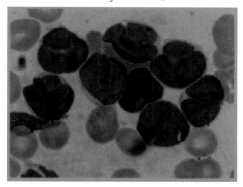

图 34-10　Sézary 细胞形态×1000 [96]

3.1.3 Sézary 细胞分类

Sézary 细胞（SC）可分为 3 类 [97-98]：

1）小型淋巴样细胞：小 SC 超过 80%，直径<12μm；如小淋巴细胞样，但胞核有上述改变。

2）大型单核样细胞：大 SC 超过 20%，大 SC>12μm；胞质中无颗粒，偶有空泡。

3）混合细胞型：介于上述大 SC、小 SC 二者之间。

Sézary 细胞在血液中超过 10%，即可诊断 Sézary 综合征。

3.2 淋巴结与皮肤

淋巴结 S 细胞浸润，伴非特异性淋巴结炎；皮损活检，表皮角化不全，棘层肥厚，真皮上部毛细血管扩张，周围有不等量 S 细胞并侵入表皮内，可见少量巨噬细胞，偶见浆细胞和嗜酸性粒细胞。

4 免疫组化

S 细胞对 LCA、UCHL-1 呈阳性反应；对 L26、κ 链、λ 链 KP-1 呈阴性反应，表明为 T 细胞性。

肿瘤性的 T 细胞呈 CD3+、CD4+、CD8-的表型，在皮肤和周围血中出现明显的 CD3⁺、CD4⁻、CD8⁺的 T 细胞群的病例，应考虑诊断为光化学性的网织细胞增生。

血循环中的 Sézary 细胞常表现出 CD7 和 CD26 的丢失，肿瘤细胞表现为 T 细胞受体基因重排。

在周围血中出现肿瘤 T 细胞是重要的诊断依据，可资鉴别 SS 和 "良性红皮病"。特定的染色体异常尚未在 SS 中发现，但常见复杂的核型。

不典型 Sézary 综合征外周血常能检测到 CD4⁺和 CD7⁺扩增。

马月眉等 [99] 报道 1 例 Sézar 综合征合并败血症，男，61 岁，全身浅表淋巴结肿大、全身皮肤弥漫性潮红，糠状鳞屑；外周血 Sézary 细胞占白细胞总数的 28.3%，淋巴结活检可见

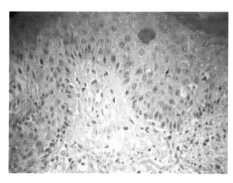

图 34-11　浸润细胞位于真皮浅层血管周围，主要为蓝本细胞和 Sézary 细胞，表皮内有 Pautrier 微脓肿（HE×100）[99]

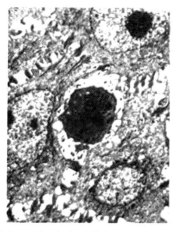

图 34-12　Sézary 细胞胞质内有少量滑面内质网，线粒体数量不等，可见高尔基体，胞核呈脑回状，异染色质聚集在核周，细胞有微绒毛（电镜，×6000）[99]

大量 Sézary 细胞；免疫组化 CD3⁺、CD4⁺、CD8⁺、CD20⁻、CD45RO⁺。

林洁等 [94] 报道 1 例 Sézary 综合征，男，63 岁，全身皮肤发红，伴有瘙痒、皮肤脱屑、局部色素沉着，就诊于多家医院曾诊断为 "脂溢性皮炎、过敏性皮炎、老年性皮肤瘙痒"；该作者所报道的此例 Sézary 综合征患者，有典型的临床表现，主要表现为全身红皮病，伴有瘙痒，浅表淋巴结肿大，指甲营养不良等。实验室检查发现白细胞升高，淋巴细胞比例升高，外周血以及骨髓中均发现有 Sézary 细胞。此种细胞免疫分型提示为 T 淋巴细胞，但是 CD3 阳性细胞中以 CD4 阳性细胞为主，CD4/CD8 比例明显升高，CD5 阳性，CD7 阴性，CD25 阴性，符合 Sézary 细胞的免疫表型，这是一种与成熟辅助-诱导 T 淋巴细胞相关的表型。皮肤活检发现典型的 Sézary 细胞以及 Pautrier 脓肿。因此 Sézary 综合征诊断明确。

5　临床表现

5.1　主要特征

Sézar 综合征是以皮肤损害为原发部位的一种 T 细胞型非霍奇金淋巴瘤，病程缓慢，在临床上没有特异性表现，早期可表现为全身皮肤瘙痒、红皮症、局限性水肿、银屑病、脂溢性皮炎、湿疹、表皮剥脱性皮炎、接触性皮炎或神经性皮炎等。因此，在临床上该病容易误诊。

Sézary 综合征以 "三联症" 为临床病理特征，包括 "红皮病"、淋巴结肿大和在皮肤、淋巴结及血液中出现肿瘤性 T 细胞（Sézary 细胞）。

SS 红皮病，如伴外周血受侵（循环中异常细胞占淋巴细胞比例>5%）即称为 Sezary 综合征。一般认为 SS 是 MF 的特殊类型，临床表现为剥脱性、浸润性红皮病和广泛淋巴结肿大，手、脚掌皮肤过度角化和增厚，常出现龟裂，指、趾甲营养不良和脱发常见。皮肤奇痒是其特征之一，由于抓挠常导致表皮脱落、渗出和结痂。

（1）弥漫性红皮病伴不同程度瘙痒；

（2）掌跖角化过度；

（3）浅表淋巴结肿大；

（4）外周血白细胞数增多，通常（10~30）

×10⁹/L；

（5）血 S 细胞占白细胞总数 10% 以上，或绝对计数>1000×10⁹/L。

其中以红皮病伴瘙痒为最突出表现。

5.2 皮肤损害

表现为红皮病损害，有不同程度的浸润、肥厚、脱屑及色素沉着；或为特殊暗火红色；伴有瘙痒和明显掌、跖角化；或以剧痒为初发表现，易误诊为"神经性皮炎"、"湿疹"、"瘙痒症"等，一般治疗无效。

5.3 肝、脾及浅表淋巴结肿大

多有轻度肝脾肿大及显著浅表淋巴结肿大，尤以腋下、腹股沟区明显，花生米至枣核大小，部分融合成块，不能推动。

5.4 其他

可有面部水肿，眼睑水肿并外翻呈"兔眼"状，指（趾）甲改变，甲板混浊、增厚，甲营养不良、明显脱发等。

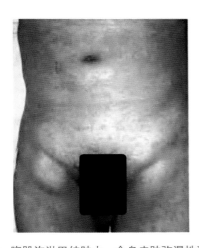

图34-13 腹股沟淋巴结肿大，全身皮肤弥漫性潮红 [99]

国内报道病例症状表现类似，红皮病、皮肤瘙痒最常见，其余还有脱屑、色素沉着等，但由于 Sézary 综合征起病缓慢，从起病至确诊时间长达 3 年，常就诊于皮肤科被误诊为其他疾病[100]，需要门诊皮肤科医生提高警惕。

2011 年，林洁等 [94] 检索国内 20 年来文献报道的 Sézary 综合征病例共 25 例，其中 22 例为男性（88.5%），3 例为女性；年龄 34~80 岁，中位年龄 59.5 岁；病程 1 个月~20 年，中位时间为 3 年 [101-102]。所有病例均有不同程度的皮肤损害，主要表现为全身红皮病，伴有明

显瘙痒。23 例淋巴结肿大（23/24，95.8%），肝脏增大 10 例（10/18，55.6%），脾脏增大 8 例（8/18，44.4%），白细胞范围为（3~259）×10⁹/L，中位数 23×10⁹/L，淋巴细胞比例中位数 54%，所有患者外周血中均发现 Sézary 细胞，比例 4%~90%。10 例进行骨髓检查的患者中，6 例骨髓中出现异常淋巴细胞。进行免疫分型或免疫组织化学的病例不多，无法进行统计分析。全部患者进行了皮肤活检，均发现有 Sézary 细胞，11 例有典型的 Pautrier 脓肿。13 例患者进行了淋巴结活检，除 1 例为非特异性炎症外，其余均发现异型淋巴细胞浸润。

6 常规检查

6.1 外周血

早期血红蛋白正常，晚期可有轻度贫血。有些病例白细胞增加，嗜酸性粒细胞和单核细胞增加，淋巴细胞减少，这在广泛性斑块和肿瘤期患者中尤为常见，提示预后差。

约 20% 患者外周血中可找到异常淋巴细胞，占有核细胞数的 6%~35%，大多在 20% 以下；80% 的患者可有不同程度的血沉增快。

外周血白细胞计数均增高，（13~32）×10⁹/L。外周血涂片，S 细胞占 14%~90%，绝对计数均>1500×10⁹/L，最高达 30000×10⁹/L。

6.2 免疫功能

细胞免疫反应呈阴性或低于正常。荧光检查示血管壁中有 IgG、IgA、IgM 和 IgD 沉积。

6.3 组织病理

皮损组织、淋巴结找到 Sezary 细胞，局限性皮损期骨髓很少受侵，偶见浆细胞增加，但有 SS 患者骨髓受侵率明显增加。

6.4 血细胞分析

Sézary 是一种淋巴细胞增生性疾病，外周血三系中多数只是白细胞总数偏高，淋巴细胞分类增加，其余各系均反应正常。

石晶等 [96] 应用 Sysmex XE2100 全自动血细胞分析仪测定，结果表明，白细胞散射图呈现慢性淋巴细胞白血病的图形变化，Sézary 细胞分布于低荧光，低侧向散射光强度区域，即大多集中于淋巴细胞分布区域；同时细胞的平均 RF 参数低于正常对照。作者认为，该方法虽不能最终直接判断疾病的种类及临床分型，

但对于 Sézary 综合征诊断的提示、防止漏诊以及疗效观察有重要意义。

7 诊断

7.1 诊断标准

Sézary 综合征诊断主要依靠病理确诊，但 MF 斑片和斑块早期皮损的临床和病理特异性不明显，常给诊断带来困难。斑片性皮损与多种炎性皮肤病相似，有些与 MF 关系密切，甚至不可区分。但临床可疑时，应行活检病理检查，密切结合临床，诊断应谨慎。

Sézary 细胞通常 CD2$^+$、CD3$^+$、CD5$^+$、CD7$^{+/-}$，大多数 CD4$^+$，CD8 罕见阳性。Sézary 综合征中还可见到 T 细胞受体基因克隆性重排，未明确有特征性的细胞遗传学改变。

MF 和 SS 的特征是 CD2$^+$、CD3$^+$、CD4$^+$、CD5$^+$、CCR4$^+$、CD45RO$^+$和缺少特定的 T 细胞标志 CD7 和 CD26。

为了 Sézary 综合征的诊断能进一步接近国际诊断标准，因此如果有条件建议能够行流式细胞仪或分子生物学方面的检测。皮肤和淋巴结活检对于诊断本病同样是非常重要的，皮肤病变类似于蕈样霉菌病，表现为表皮和真皮脑回样 T 细胞浸润，淋巴结受累表现为结构破坏和副皮质区弥漫浸润。

SS 是已知多种红皮病性 CTCL 疾病谱中的一种，只有证实 T 细胞为单克隆性，尤其是外周血和皮肤中的肿瘤 T 细胞为同一克隆，并联合一个以上的细胞形态学或免疫表型方面的证据，才是诊断 SS 的可靠标准。

2002 年，国际皮肤淋巴瘤协会（International Society for Cutaneous Lymphomas，ISCL）发表了 SS 诊断标准，要求具备以下一条或多条 [98]：

（1）Sézary 细胞计数的绝对值至少超过 1000/mm^3；

（2）出现免疫表型的异常（CD4$^+$细胞群增多导致的 CD4/CD8 细胞比例高于 10；和/或流式细胞检测显示免疫表型异常，包括 CD7 细胞减少明显（>40%）或 CD26 减少（>30%）；

（3）丢失任一个或所有的 T 细胞抗原（CD2、CD3、CD4 和 CD5 等，或两者都有）；

（4）通过分子学或细胞遗传学方法证实周围血中存在 T 细胞克隆性增生。

2008 年，ISCL 建议，Sézary 综合征的诊断除了红皮病外，应该主要依据克隆性 T 细胞的分子生物学和流式的证据，并且认为这对于诊断Sézary 综合征是必要的 [122]。

7.2 鉴别诊断

7.2.1 皮炎湿疹类皮肤病

皮损中常见表皮细胞间的水肿，伴散在分布或聚集的淋巴样细胞，有时与 MF 斑片中的向表皮性浸润细胞和 Pautrier 微脓肿相似，但这类皮损中常见变性、崩解的角朊细胞，角朊细胞的残留部分呈星状彼此相连，而 MF 往往无明显细胞间水肿，Pautrier 微脓肿内一般无积液，这两点可供鉴别，但需结合临床。

7.2.2 苔藓样皮炎类皮肤病

常见者如扁平苔藓、药物反应和神经性皮炎，组织学上真皮浅层淋巴细胞带状浸润并可呈向表皮性，其形态与早期 MF 细胞相似。因此，见到上述苔藓样组织反应时，应注意与 MF 斑片期的鉴别。

7.2.3 银屑病样皮炎类皮肤病

常见者如银屑病、毛发红糠疹和玫瑰糠疹等。不典型病例的组织学，可与 MF 斑片期相似，需结合临床随访予以区别。

7.2.4 光化性网状细胞增生病

临床和组织学上有时与 MF 难以鉴别，须结合病史、光试验或光斑片贴试验予以区别。

7.2.5 淋巴瘤样丘疹

组织学上，B 型淋巴瘤样丘疹亦可有胞核深染、不规则多形性的不典型细胞，常需结合临床病史与 MF 区分，并应注意 Sézary 综合征少数可转变为 MF。

8 治疗

治疗包括 ECP 和/或联合干扰素 α 等治疗，总体缓解率为 30%~80%，完全缓解率为 14%~25%。ECP 方法相对于传统低剂量化疗方案是否优越，尚未得到证实 [123]。

单独使用干扰素 α 或联合 PUVA 治疗亦有报道，长期治疗可联合使用小剂量瘤可宁（苯丁酸氮芥，2~4mg/d）和泼尼松（10~20mg/d），或使用甲氨蝶呤（5~25mg/周），但完全缓解少见。

皮肤局部治疗，如 PUVA 或大剂量的局部类固醇激素可作为辅助治疗。bexarotrne 和 alemtuzumab（抗 CD52 单抗）的长期疗效仍需观察[124]。

9 预后

SS 预后差、存活期短，治疗极为困难。文献报道以体外光去除法、干扰素、瘤可宁联合强的松疗效最好，但各种治疗均不能改善总的预后。中位生存时间 2~4 年。在荷兰和奥地利登记的 52 例 SS 患者，其 5 年生存率是 24%。5 年生存率一般为 10%~20%，最终可转化为大 T 细胞淋巴瘤。由于国内报道病例无长期预后的报道，因此目前对我国 Sezary 综合征的长期预后尚不明确。多数患者死于由免疫抑制引起的机会性感染。

外周血中的 Sezary 细胞数提示预后和分期[125]。Sézary 细胞明显升高（>1000/μl 或 >20%的 Sézary 细胞）为独立预后因素[25]。

（杨怡萍）

参考文献

[1] Willemze R, Jaffe ES, Burg G, et al . WHO—EORTC classification fox cut aneous lymphomas. Blood, 2005,105 (10) :3768– 3785.

[2] Swerdlow SH,CampoE,Harris NL,et al.WHO classification of Tumours of Haemtopoietic and Lympgoid tissues (4th ed) . Lyon,France:Intemational Agency for Research on Cancer,2008,302–304.

[3] Horiuchi H,Kawamata H.Furihata T.et al. A MEK inhibitor (U0126) makedly inhibits direc liver invasion of orthotopically inoculatedhuman gallbladder cancer cells in nude mice.Exp Clin Cancer Res,2004,23 (4) : 599–606.

[4] Bunn PA Jr Lamberg Sl.Report of the Committee on Staging and Classification of Cutaneous T–Cell Lymphomas.Cancer Treat Rep,1979,63:725–428.

[5] Van Door NR, Van Haselen CW, Van Voorst Vader PC, et al .Mycosis fungoides: disease evolution and prognosis of 309 Dutch patients. Arch Dermat ol , 2000,136 (4) :504–510.

[6] 吴为群，容中生.蕈样肉芽肿3 例报告. 中国实用内科杂志,1995,15 (11) :697.

[7] 邱炳森.蕈样肉芽肿的诊断与治疗.实用肿瘤杂志,

1992,7 (3) :129.

[8] Surarez–Varelam M, Gonzalez AL, Vila AM, et al. Mycosis fungoides: review of epidemiological observations. Dermatol , 2000,201 (1) :21– 28.

[9] 朱梅刚.恶性淋巴瘤病理诊断学. 广州: 广东科学技术出版社,2003:261.

[10] 张继宝，刘玉忠. 蕈样霉菌病19例报告.肿瘤防治杂志，2001，8 (2)：211–212.

[11] Mao X, Orchard G, Lillington DM, et al. Amplification and overexpression of JUNB is associated with primary cutaneous T–cell lymphomas. Blood, 2003, 101: 1513–1519.

[12] 谭凤明，姚海峰，张滨岳.5例早期蕈样肉芽肿诊治回顾. 皮肤性病诊疗学杂志，2011，18 (2)：111–112.

[13] Diamandidou E, Colome–Grimmer M, Fayad L,et al. Transformation of mycosis fungoides/Se′zary syndrome: clinical characteristics and prognosis. Blood. 1998,92:1150–1159.

[14] 陈巨峰，李嘉朋，张良运，等. 颌面颈部蕈样霉菌病：1 例报告及文献复习.中国口腔颌面外科杂志，2006，4 (2)：152–155.

[15] 吴剑琴，杨二杨. 蕈样霉菌病伴嗜酸性细胞增多症一例.中华医学杂志，2007,87 (40)：2879.

[16] 姚尔固.嗜酸粒细胞增多//邓家栋.临床血液学.上海：上海科学技术出版社，200l：934–940.

[17] Tancrede Bohin E, Jonescu MA, de La Salmoniere P, et al. Prognostic value of blood eoonophilia in primary cutaneous T –cell lymphomas. Arch Dermatol, 2004,140:1057–1061.

[18] Van Doorn R, Scheffer E, Willemze R. Follicular mycosis fungoides: a distinct disease entity with or without associated follicular mucinosis. Arch Dermatol,2001,138:191–198.

[19] Haghighi B, Smoller BR, LeBoit PE, et al. Pagetoid reticulosis （Woringer–Kolopp disease）: an immunophenotypic, molecular and clinicopathologic study. Mod Pathol. 2000,13:502–510.

[20] Clarijs M, Poot F, Laka A, et al. Granulomatous slack skin: treatment with extensive surgery and review of the literature. Dermatology,2003,206:393–397.

[21] Ralfkiaer E. Controversies and discussion on early diagnosis of cutaneous T–cell lymphoma: phenotyping. Dermatol Clin,1994,12:329–334.

[22] Horiuchi H,Kawamata H,Furihata T,et al. A MEK inhibitor (U0126) makedly inhibits direc liver invasion of orthotopically inoculatedhuman gallbladder cancer cells in nude mice.Exp Clin Cancer Res,2004,23

(4) :599-606.

[23] Smoller BR, Santucci M, Wood GS, Whittaker SJ. Histopathology and genetics of cutaneous T -cell lymphoma. He matol Oncol Clin North Am,2003,17: 1277-1311.

[24] Zackheim H, Amin S, Kashani-Sabet M, McMillan A. Prognosis in cutaneous T -cell lymphoma by skin stage: long-term survival in 489 patients. J AmAcad Dermatol,1999,40:418-425.

[25] Kim YH, Liu HL, Mraz-Gernhard S, Varghese A, Hoppe RT. Long-term outcome of 525 patients with mycosis fungoides and Sezary syndrome: clinical prognostic factors and risk for disease progression. Arch Dermatol,2003,139:857-866.

[26] 戴文森. 蕈样肉芽肿的病理构型分析. 诊断病理学杂志,1998,5 (4) :196- 198.

[27] 曹发龙, 吴文育, 翁孟武. 蕈样肉芽肿20例临床分析.中国皮肤性病学杂志, 2005, 19 (6) : 351-352.

[28] 杨耀昆, 孙宝杰, 王俭明.蕈样霉菌病7例报告.实用肿瘤学杂志, 2006,19 (6): 480.

[29] 王公明, 耿丽.蕈样肉芽肿六例.血液病·淋巴瘤, 2010,19 (8) :501-502.

[30] 刘文春, 童应强, 杨卫兵, 等. 局限性红斑期蕈样肉芽肿1 例报告. 中国皮肤性病学杂志,2001,6 (15) : 426- 427.

[31] Oyama Y, Guitart J, Kuzel TM, Burt RK, Rosen ST. Highdose therapy and bone marrow transplantation in cutaneous T-cell lymphoma. Hematol Oncol Clin N Am,2003,17:1475-1483.

[32] Kim YH, Duvic M, Obitz E, Gniadecki R, linical efficacy of zanolimumab (HuMax-CD4) : two phase 2 studies in refractory cutaneous T -cell lymphoma. Blood,2007,109 (11) :4655-4662.

[33] Forero A, Bernstein S, Gopal A, et al. Initial phase II results of SGN-30 (Anti-CD30 monoclonal antibody) in patients with refractory or recurrent systemic anaplastic large cell lymphoma (ALCL) . ASCO Proc,2005,23:6601.

[34] Rook AH, Zaki MH, Wysocka M, et al. The role for interleukin -12 therapy of cutaneous T cell lymphoma. Ann N Y Acad Sci,2001,941:177-184.

[35] Piekarz RL, Robey RW, Zhan Z, T-cell lymphoma as a model for the use of histone deacetylase inhibitors in cancer therapy: impact of depsipeptide on molecular markers, therapeutic targets, and mechanisms of resistance. Blood,2004,103 (12) :4636-4643.

[36] Olsen E, Kim Y, Kuzel TM, et al. Verinostat (suberyoylanide hydroxamic acid, SAHA) is Clini-cally active in advanced cutaneous T-cell lymphoma: Results of a phase IIb trial. ASCO Proc,2006,24: 4225.

[37] Querfeld C, Kuzel TM, Guitart J, Rosen ST. Preliminary results of a phase II study of CC -5013 (Lenalidomide, Revlimid™) in patients with cutaneous T -cell lymphoma. Blood, 2005,106:936a - 937a.

[38] Rosen ST, Querfeld C. Primary cutaneous T -cell lymphomas.Hematology Am Soc Hematol Educ Program,2006:323-330.

[39] Boztepe G, Sahin S,Ayhan M, et al. Narrowband ultraviolet B phtotherapy to clear and maintain clearance in patients with mycosis fungoides.J Am Dermatol, 2005,53 (2) :242-246.

[40] Heald P,Mehlmauer M, Martin AG, et al.Topical bexarotene therapy for patients with refractory or persisitent early stage sutaneous T -cell lymphoma: results of the phase III clinical trail. J Am Dermatol, 2003,49 (5) :801-815.

[41] Hoppe RT.Total skin electron beam therapy in the managenment of mucosis fungoides.Front Radiat Ther Oncol,1991, (25) :80-89.

[42] Jones GW,Tadros A ,Hodson DI, et al.Prognosis with newly diagnosed mucosis fungoides after total skin electron radiation of 30 or 35Gy.Int J Radiat Oncol Biol Phys,1994,28 (4) :839-845.

[43] Kim YH, Chow S,Varghese A, et al.Clinical characteristics and long-term outcome of patients with generalized patch and/or plaque (T2) mycosis fungoides .Arch Dermatol,1999,135 (1) ,26-32.

[44] Chinn DM,Chow S, Kim YH,et al.Total skin electron beam therapy with or without adjuvant topical nitrogen mustard or nitrogen mustard lone as initial treatment of T2 and T3 mycosis fungoides. Int J Radiat Oncol Biol Phys,1999,43 (5) :951-958.

[45] Wilson LD,Licata AL,Braverman IM ,et al. Systemic chemotherapy and extracorporeal photochemitherapy for T3 and T4 cutaneous T-cell lymphoma patients who have achieves a complete response to total skin electron beam therapy. Int J Radiat Oncol Biol Phys, 1995,32 (4) :987-995.

[46] Kuzel TM,Roenigk HHJ,Samuelson E, et al.Effectiveness of interferson alfa-2a combined with phototherapy for mycosis fungoides and the Sezary syndrome. J Clin Oncol,1995,13 (1) :257-263.

[47] Quaglino P, Fierro MT, Rossotto GL, et al. Treatment of advanced mucosis fungoides/ the Sezary syndrome

with udarabine and potential adjunctive bene to subsequent extracorporeal photochemotherapy.Br J Dermatol,2004,150（2）:327-336.

[48] Zackheim HS, Epstein EH, Crain WR. Topical carmustine （BCNU） for cutaneous T cell lymphoma: a 15-year experience in 143 patients. J Am Acad Dermatol,1990,22:802-810.

[49] Kim YH. Management with topical nitrogen mustard in mycosis fungoides.Dermatol Ther,2003,16（4）: 288-298.

[50] Vonderheid EC, Tan ET, Kantor AF, Shrager L, et al. Long-term efficacy, curative potential, and carcinogenicity of topical mechlorethamine chemotherapy in cutaneous T-cell lymphoma. J Am Acad Dermatol, 1989,20:416-428.

[51] Zackheim HS, Kashani-Sabet M, Amin S. Topical corticosteroids for mycosis fungoides. Experience in 79 patients. Arch Dermatol,1998,134:949-954.

[52] Duvic M.Systemic monotherapy vs combination therapy for CTCL rationale and future strategies.Oncology Williliston Park,2007,21（2）:33-40.

[53] Duvic M, Martin AG, Kim Y, et al. Phase 2 and 3 clinical trial of oral bexarotene （Targretin capsules） for the treatment of refractory or persistent early-stage cutaneous T-cell lymphoma. Arch Dermatol., 2001,137:581-593.

[54] Querfeld C, Rosen ST, Guitart J, et al. Comparison of selective retinoic acid receptor- and retinoic X receptormediated efficacy, tolerance, and survival in cutaneous T-cell lymphoma. J Am Acad Dermatol, 2004,51:25-32.

[55] Breneman D, Duvic M, Kuzel TM, et al. Phase 1 and 2 trial of bexarotene gel for skindirected treatment of patients with cutaneous T-cell lymphoma. Arch Dermatol,2002,138:325-332.

[56] Papadavid E,Antoniou C,Nikolaou V,et al.Safety and efficacy of low-dose bexarotene and PUVA in the treatment of patients with mycosis fungoides. Am J Clin Dermatol, 2008, 9（3）:169-173.

[57] Jose GW, Rosenthal D, Wilson LD.Total skin electron radiation for patients with erythrodermic cut aneous T-cell lymphoma（mycosis fungoides and Sezary syndrome）. Cancer,1999,85（9）:1985-´1995.

[58] Ysebaert L, Truc G, Dalac S, et al. Ultimate results of radiation therapy for T1-T2 mycosis fungoides （including reirradiation）. Int J Radiat Oncol Biol Phys, 2004,58:1128-1134.

[59] Quiros PA, Jones GW, Kacinski BM, et al. Total skin electron beam therapy followed by adjuvant psoralen/ultraviolet -A light in the management of patients with T1 and T2 cutaneous T-cell lymphoma （mycosis fungoides）. Int J Radiat Oncol Biol Phys,1997,38: 1027-1035.

[60] Ramsay DL, Lish KM, Yalowitz CB, et al. Ultraviolet-B phototherapy for early-stage cutaneous T-cell lymphoma. Arch Dermatol,1992,128:931-933.

[61] Gilchrest BA,Parrish JA,Tanenbaum L,et al.Oral methoxalen photochemotherapy of mycosis fungcides. Cancer,1976,38（2）:683-689.

[62] Querfeld C, Rosen ST, Kuzel TM, et al. Long-term follow-up of patients with early-stage cutaneous T-cell lymphoma who achieved complete remission with psoralen plus UVA monotherapy. Arch Dermatol, 2005,141:305-311.

[63] Gupta AK,Anderdon TF.Psoralen photochemotherapy. J Am Acad Dermatol, 1987,17（5）:703-134.

[64] 江涛，刘念，崔久鬼，等.蕈样霉菌病靶向治疗新进展.中国现代医生，2009，47：43-44.

[65] 乔菊，王宝袋.皮肤T细胞淋巴瘤治疗进展.临床皮肤科杂志，2007，36：739.741.

[66] Olsen EA, Bunn PA. 1995. Interferon in the treatment of cutaneous T-cell lymphoma. Hematol Oncol Clin North Am,1995,9:1089-1107.

[67] Kuzel, TM, Roenigk HH, Jr, Samuelson E, et al. Effectiveness of interferon alfa-2a combined with phototherapy for mycosis fungoides and the Sézary syndrome. J Clin Oncol, 1995,13:257-263.

[68] Rupoli S, Goteri G, Pulini S, Filosa A. Long-term experience with low-dose interferon-alpha and PUVA in the management of early mycosis fungoides.Eur J Haematol,2005,75（2）:136-145.

[69] Olsen E,Duvic M,Frankel A,et al.Pivotal phase Ⅲ trial of two dose levels of denileukin diftitox for the treatment of cutaneous T-cell lymphoma.J Clin Onod,2001,19（2）:376-388.

[70] Gorgun GM,Foss F.Immunomodulatory effets of RXR rexinoids modulation of high-affinity IL-2R expression enhances susceptibility to denileukin diftitox. Blood,2002,100（4）:1399-1403.

[71] Foss FM, Bacha P, Osann KE, et al. Biological correlates of acute hypersensitivity events with DAB （389） IL-2 （denileukin diftitox, ONTAK） in cutaneous T-cell lymphoma: decreased frequency and severity with steroid premedication. Clin Lymphoma, 2001,1:298-302.

[72] Zinzani PL, Alinari L, Tani M, et al.Preliminary ob-

servations of a phaseII study of reduced-dose alemtuzumab treatment in patients with pretreated T-cell lymphoma. Haematologica,2005,90 (5) :702-703.

[73] Dearden CE, Matutes E, Catovsky D. Alemtuzumab in T-cell malignancies. Med Oncol,2002,19 Suppl: S27-32.

[74] Lenihan DJ, Alencar AJ, Yang D, et al. Cardiac toxicity of alemtuzumab in patients with mycosis fungoides/Sezary syndrome. Blood,2004,104 (3) :655-658.

[75] Pier L. Mycosis fungoides.Critical Reviews in Oncology,2008,65:172-182.

[76] Cojo I,iemjit A, Trepel JB, et al. Phase 1 and pharmacologic study of MS-275,a histone deacetylase inhibitor, in adults with refractory and replased acute leukemias. Blood,2007,109 (7) :2781-2790.

[77] Fantin VR, Loboda A,Paweletz CP, et al. Constitutive activation of signal transduces and activators of transcription predicts vorinostat resistance incutaneous T-cell lymphoma. Cancer Res,2008,68 (10) :3785-3794.

[78] Fierro MT, Quaglino P, Savoia P, et al . Systemic polychemotherapy in the treatment of primary cutaneous lymphomas: a clinical follow- up study of 81 patients treated with COP or CHOP.Leuk Lymphoma, 1998,31 (5-6) :583-588.

[79] 高全立, 宋永平, 李玉富, 等. CHOP 方案联合维甲酸与干扰素治疗蕈样霉菌病12 例分析. 实用癌症杂志,2004, 19 (3) :321-322.

[80] Kaye FJ, Bunn PA Jr, Steinberg SM, Stocker JL, A randomized trial comparing combination electron-beam radiation and chemotherapy with topical therapy in the initial treatment of mycosis fungoides.N Engl J Med,1989,321 (26) :1784-1790.

[81] Orenstein A, Haik J, Tamir J, et al . Photodynamic therapy of cuta-neous lymphoma using 5- aminolevulinic acid topical application. Dermatol Surg, 2000, 26 (8) :765- 769.

[82] Zic JA. The treatment of cutaneous T-cell lymphoma with photopheresis. Dermatol Ther, 2003,16:337-346.

[83] Edelson R, Berger C, Gasparro F, et al. Treatment of cutaneous T-cell lymphoma by extracorporeal photochemotherapy. Preliminary results. N Engl J Med, 1987,316:297-303.

[84] Bisaccia E, Gonzalez J, Palangio M, et al . Extracorporeal pho-tochemot herapy alone or with adjuvant therapy in the treatment of cut aneous T- cell lymphoma: 9- year retrospective study at a single institution. J Am Acad Dermatol , 2000,43 (2 pt 1) 263-271.

[85] Diamandidou E , Colome M, Fayad L, et al . Prognostic factor analysis in mycosis fungoi des/Sezary syndrome. J Am Acad Dermatol ,1999 , 40 (6 Pt 1) : 914- 924.

[86] Keehn CA,Belongie IP,Shistik G, et al. The diagnosis, staging, and teeatment options for mycosis fungoides.Cancer Control,2007,14 (2) :102-111.

[87] Edinger JT, ClarkBZ, PucevichBE, et al.CD30 expressionand proliferative fraction in non transformed mycosis fungoides. AmJSurg Pathol , 2009, 33 (12) : 1860-1868.

[88] Wieselthier JS,Koh HK.Sezary syndrome:diagnosis. Prognosis and critical review of treatment options,J Am Acad Dermatol,1990,22:38.

[89] Criscione VD,Weinstock M A. Incidence of cutaneous T-cell lymphoma in the United States,1973-2002. Arch Dermatol,2007,143:954-859.

[90] Weinstock M A,Gardstein B.Twenty-year trends in the reported incidence of mycosis fungoides and associated mortality.Am J Public Health,1999,89:1240-1240.

[91] Gilyon K,Kuzel TM.Cutaneous T-cell lyphoma.Oncol Nurs Forum.1991,18:901.

[92] Arai E, Katayama I, Ishihara K. Mycosis fungoides and Sezary syndrome in Japan. Clinicopathologic study of autopsy case, Pathol Res Pract , 1991,187: 451.

[93] 黄岚、陈明华、冯树芳.Sézary综合征3例.临床皮肤科杂志, 1997, (4)：260-262.

[94] 林洁、康慧媛、朱宏丽、等.Sézary综合征1例并文献复习.临床血液学杂志, 2011,24 (1) :22-24.

[95] 赵忠信.Sézary综合征一例报告.北京医学, 2000, 22 (3)：174.

[96] 石晶,郑军,赵敏.XE-2100血细胞分析仪对Sézary综合征诊断及在治疗监测中的应用.中国医科大学学报, 2007,36 (2)：231-232.

[97] Cyriacm J, Yriacm J, Kurian A.Sézary cell.Indian J Dermatol Venereol Leprol, 2004, 70 (5) :321- 324.

[98] Vonderheide C, Bernengom G, Burg G, et al. Update on erythrodermic cutaneous T cell lymphoma: Report of the international society forcutaneous lymphoma.J Am Acad Dermatol, 2002, 46 (1) : 95-106.

[99] 马月眉, 马烈, 党林, 等.Sézar综合征合并败血症一例. 中华皮肤科杂志, 2007,40(12)：751.

[100] 王玉荣.蕈样霉菌病误诊1例.临床血液杂志,

2002,15（1）：13.

[101] 夏育民，余胜斌，王巧玲，等.Sézary综合征1例报告及文献复习.中国皮肤性病学杂志，2006,20（11）:688-690.

[102] 王鹏，姜昌吉，林松男.Sézary综合征误诊为泛发性神经性皮炎1例分析.吉林医学，1996,17（2）：113-114.

[103] 赵忠信.Sézary综合征1例.诊断病理学杂志，1999,6（3）：165.

[104] 姚贵申，郑金盈.Sézary综合征1例.中国皮肤性病学杂志，1995,9（2）：99.

[105] 张志云，陈涛.Sézary综合征1例.中国冶金工业医学杂志，1995,12（2）：117-118.

[106] 曹庚.Sézary综合征1例报道.中国麻风皮肤病杂志2003,19（5）：495.

[107] 梁雪，孔佩延，曾东风.Sézary综合征1例报告.中国医师杂志，2006,8（3）：402.

[108] 高佩嘉，丁丰盛.Sézary综合征2例.中国皮肤性病学杂志，1995,9（3）：180-181.

[109] 孙胜利.Sézary综合征误诊为系统性红斑狼疮1例.中国误诊学杂志，2001,1（6）：957.

[110] 谈笑.Sézary综合征1例报告.实用肿瘤杂志，1995,10（2）：110.

[111] 郑天林，冯和平，邢宝利，等.1例Sézary细胞白血病的形态学免疫学组织病理学特征的观察.中华血液学杂志，1996,17（12）：655.

[112] 唐曦，潘祖玉，赵云.皮肤T淋巴细胞瘤1例.上海医学，2000,23（7）：422.

[113] 秦恩波，孙恒武.以双酮嗪与强的松联合治疗Sézary综合征1例报告.皮肤病与性病，1992,14（3）：26-27.

[114] 翁孟武，罗燕，郑沛枢，等.Sézary综合征1例报告.上海医学，1989,12（10）:620.

[115] 屠善庆.Sézary综合征1例.上海医学，1994,27（6）:384-385.

[116] 丁琛一，缪文英.1例T细胞淋巴瘤性红皮病患者的护理.中华护理杂志,2008,43（6）:524-525.

[117] 马月眉，马烈，党林等.Sézary综合征合并败血症1例.中华皮肤科杂志，2008,43（6）：524-525.

[118] 陈庆江，赵燕霞，张理涛.Sézary综合征1例.中国中西医结合皮肤性病学杂志，2006,5（1）:52-53.

[119] 宋丽新，赵丽萍，王良明等.Sézary综合征1例.中国麻风皮肤病杂志，2005,21（10）:812-814.

[120] 王弘.Sézary综合征1例.山西医药杂志,2004,33（10）：916-917.

[121] 郑春荣，孙晓红，崔淑芬，等.慢性粒细胞白血病合并Sézary综合征的护理.护理学杂志，1995,10（5）：301.

[122] Hwangs T, Janik J E,Jaffe E S,et al.Mycosis fungoides and sezary syndrom.Lancet,2008,371:945-657.

[123] Russell-Jones R. Extracorporeal photopheresis in cutaneous T-cell lymphoma: inconsistent data underline the need for randomized studies. Br J Dermatol,2000,142:16-21.

[124] Lundin J, Hagberg H, Repp R, et al. Phase II study of alemtuzumab (anti-CD52 monoclonal antibody, CAMPATH-1H) in patients with advanced mycosis fungoides. Blood,2003,101:4267-4272.

[125] Vonderheid E C,Pena J,Nowell P. Sezary cell counts in erythrodermic cutaneous T-cell lymphoma:implication for prognosis and staging.Leuk Lymphoma, 2006,47:1841-1856.

外周 T 细胞淋巴瘤-非特指型

第 1 节　概论

1　命名

在2001年颁布的WHO淋巴肿瘤新分类中，认为外周T细胞淋巴瘤（peripheral T - cell lymphoma，PTCL）是来源于胸腺后不同阶段的T细胞，其生物学行为及临床表现有明显异质性的一类淋巴肿瘤[1]，其中最常见的类型是外周T细胞淋巴瘤-非特指型（peripheral T-cell lymphoma-unspecified，PTCL-U；peripheral T-cell lymphoma，not otherwise specified，PTCL-NOS）。

非特殊性外周T细胞淋巴瘤是指除大细胞间变性淋巴瘤、血管免疫母细胞性T细胞淋巴瘤、NK/T细胞性淋巴瘤、皮肤蕈样霉菌病、皮下脂膜炎样T细胞性淋巴瘤、肝脾及肠病型T细胞淋巴瘤外的一大类异质性成熟T细胞淋巴瘤。

外周T细胞淋巴瘤并附上"无其他特征"（unspecified），旨在以之强调这些病例不属于那些已经明确了的、独立的T细胞淋巴瘤中的任何一种。

既往不同的分类有不同称呼，如Lukes-

Collins "T免疫母淋巴瘤"、Kiel "多种类型：T区淋巴瘤、淋巴上皮样细胞淋巴瘤（lennert）、多形T小、中、大细胞淋巴瘤、T免疫母淋巴瘤"、WF "多种类型：弥漫小裂细胞性、弥漫混合小、大细胞性、弥漫大细胞性、免疫母淋巴瘤"、REAL "外周T淋巴瘤，未定类（暂时的细胞学类型：大细胞、中细胞、混合大、中细胞）"。

2 分类沿革

20世纪70年代，随着单克隆抗体的出现，免疫学的发展，为寻找一种更精确、更科学的淋巴瘤的分类方法提供了可能。

国际上先后出现了6种NHL分类方法，其中较有影响的是 Lukes- Collins 及 Kiel 分类，他们首次在淋巴瘤分类中提出 T细胞、B细胞的概念。1994 年，由 19 位血液病理学专家组成的国际淋巴瘤研究小组，结合临床特征、病理形态学、免疫表型和遗传学提出了 REAL分类，第一次明确定义了 PTCL 及 PTCL-U，在此基础上建立了2001 年的 WHO分类。

3 外周T细胞分化

外周T细胞来源于骨髓多能造血干细胞，在胸腺进一步分化成熟。胸腺对 T细胞的成熟和功能正常是必需的，因而用胸腺（thymus）一词的第一个字母 "T" 来命名 T细胞。

但近年来一些研究提示，T细胞可能存在胸腺外发育途径。在 T细胞分化成熟过程中，细胞表面和胞浆内抗原不断发生改变，可出现增多、减少或消失，这些抗原可作为 T细胞的标志，如CD2、CD3、CD4、CD5、CD7、CD8等抗原。

在 T 细胞发育过程中，其表面标志经历了CD4、CD8 双阴性T细胞，发育成双阳性 T细胞，再发育成单阳性 T细胞的过程。

外周 T细胞不表达末端脱氧核苷酸转移酶（TdT）。T 细胞表面标志可通过流式细胞术（flowcytometry，FCM）或免疫组织化学的方法鉴别[2]。

正常人淋巴结、骨髓内 T细胞约占 75%，B细胞约占 25%。外周 T细胞淋巴瘤可能起源于成熟（外周）T细胞的各个分化阶段。

第 2 节　流行病学

外周T细胞淋巴瘤-非特指型之发病率与地域分布特征的统计结果与淋巴瘤分类方法的改进密切相关。如随着Kiel和WF分类法的临床广泛应用，1994年ILSG结合两者特点，提出了REAL分类法，并依据该分类法于1997年公布了一项关于NHL的多中心研究。该研究发现，PTCL为最常见T细胞淋巴瘤，占NHL7%，而ALCL仅占2.4%。后续研究也证实PTCL占NHL5%~10%，占侵袭性淋巴瘤15%~20%。

PTCL分布具有显著地域特征，如香港发病率占NHL10%，而北美地区仅为5%。NK/T细胞淋巴瘤在香港地区占NHL8%，远高于欧美地区（1%）。

目前研究发现，在欧洲和北美地区，T细胞和NK细胞淋巴瘤占所有非霍奇金淋巴瘤的5%~10%，在亚洲地区该比率提高至24%。

2008年，ILSG依据WHO分类系统，公布了一项关于T和NK细胞淋巴瘤的多中心临床研究，所有22个研究机构分布于北美、欧洲和亚洲国家。该研究入组患者均为T细胞淋巴瘤，包括PTCL-NOS、AILT、NKTCL、间变大T细胞淋巴瘤（ALCL）、成人T淋巴细胞白血病（ATLL）、肠病型T细胞淋巴瘤（enteropathy-type TCL）、肝脾型T细胞淋巴瘤（hepatosplenic TCL）、皮下脂膜炎样T细胞淋巴瘤（SPTCL）等12种T细胞淋巴瘤。

2008年WHO第四版淋巴瘤分类进一步将T细胞淋巴瘤分为22亚型，依据肿瘤播散范围，分为4大类，分别是皮肤型、结内型、结外型和白血病型，新增加了7种亚型，包括EBV⁺系统性儿童T细胞淋巴增殖性疾病、水痘样淋巴瘤两种结外型，间变大细胞淋巴瘤ALK⁺（ALK阳性ALCL患者发病年龄轻，预后优于ALK⁻ALCL患者。Kerry等研究显示，对于系统型ALCL，ALK⁺的ALCL发生于儿童和中青年，中位年龄为34岁，ALK⁻的ALCL的中位年龄是58岁。男女比为（1.5-1.7）:1。进展期患者占58%~65%。其中最常见亚型是PTCL-NOS，占25.9%，AILT占18.5%，NKTCL占10.4%，ALCL占12.1%，其中

ALK⁺占6.6%, ALK⁻占5.5%)、另外新增3种皮肤型：噬表皮性CD8⁺细胞毒性T细胞淋巴瘤、原发皮肤γδT细胞淋巴瘤、原发皮肤小/中CD4⁺T细胞淋巴瘤。

在地域分布特征方面，PTCL-NOS仍是欧洲和北美最常见的T细胞淋巴瘤亚型，而NKTCL和ATLL是亚洲常见类型，其中NKTCL占亚洲地区T细胞淋巴瘤的44%。

非特殊性外周T细胞淋巴瘤存在明显的区域分布特点，在欧美国家发病率较低，占非霍奇金淋巴瘤7%~10%；而在我国及亚洲国家发病率较高，是T细胞淋巴瘤中最常见的一个类型[3-6]。PTCL-U约占T细胞NHL的50%，占NHL的15%~22%[7-8]。PTCL-U常见于成人，中位年龄61岁（18~77岁）；男:女比为2:1[9]。黄春鑫等[10]报道的42例PTCL-U中，年龄3~83岁，平均43.9岁；男27例，女15例，男女比1.8:1。西方国家，成年人居多，儿童亦可发病，男女比为1:1。

该病病因不清，近来一些研究发现EBV可能起了重要作用[11]，Muller等[12]发现与人类T细胞白血病/淋巴瘤病毒-Ⅰ（HTLV-Ⅰ）有关，尤其在日本比较常见。

第3节 组织病理学

该类淋巴瘤细胞可能起源于外周T淋巴细胞的各个不同的分化阶段。

1 形态学表现

（1）PTCL-U多数发生在淋巴结，少数发生在结外器官或组织。

（2）这类淋巴瘤细胞常呈弥散性浸润，淋巴结结构破坏。

（3）瘤细胞的种类多样、变化大，可以是小、中等或大细胞组成，但多数病例的细胞为中至大细胞，胞核多形性、不规则，染色质多或泡状，核仁明显，核分裂相多见。常有透明细胞或R-S样细胞，但不是真正的R-S细胞。少数病例以小淋巴细胞为主，核形不规则。

内皮细胞肥大的小血管多，分支状血管可见。

（4）常伴有炎性多形的背景，小淋巴细胞、

嗜酸粒细胞、浆细胞和灶性上皮样组织细胞。

2 变异型淋巴瘤

在WHO新分类中，PTCL-U在形态学上还有两个变异型，而不作为独立类型。

2.1 淋巴上皮样细胞淋巴瘤

淋巴上皮样细胞淋巴瘤（lymphoepithelioid lymphoma），又称 Lennert淋巴瘤。

淋巴上皮样细胞淋巴瘤是瘤细胞弥散分布或滤泡间浸润，以小淋巴细胞为主，核轻度不规则。有很多上皮样组织细胞呈灶状分布。可见透明细胞，R-S样细胞、嗜酸性粒细胞和浆细胞常见，内皮细胞肥大的小血管不多。

淋巴上皮样淋巴瘤（Lennert淋巴瘤）被认为是一种细胞病理学变型，然而这些组织学亚型其临床特征无差异，不能成为可靠的组织学定型。

2.2 T区变异型淋巴瘤

典型的T区变异型淋巴瘤呈滤泡间区生长类型，可见残留的滤泡，甚至增生的滤泡，肿瘤细胞以滤泡间浸润为特征；亦有呈弥散型的报道，但很难与其他T细胞淋巴瘤鉴别。

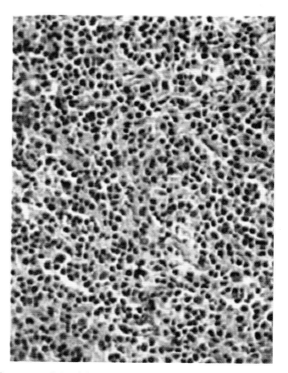

图35-1 小细胞性PTCL-U，瘤细胞类似B小淋巴细胞淋巴瘤的瘤细胞，但核较不规则，深染，未见核仁，易见核分裂相，并可见少数反应性浆细胞[10]

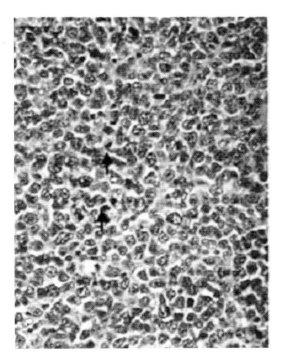

图 35-2　大细胞性 PTCL-U，瘤细胞核大，染色质团块状，可见 1 至数个核仁，易见核分裂相 [10]

以小或中等大的细胞为主，核无明显多形性，呈簇的透明细胞和散在的 R-S 样细胞最常见；内皮细胞肥大的小血管增多，反应性细胞易见，包括嗜酸性粒细胞、浆细胞和上皮样组织细胞 [13-14]。仅靠形态几乎不可能与典型的 T 区增生进行鉴别，需要采用分子遗传学方法才能确认。

第 4 节　免疫组化与遗传学

1　免疫表型

PTCL-U 表达 T 细胞相关抗原，比较可靠的标记是 CD3 阳性，而 CD45RO 及 CD43 不是特异性 T 细胞相关抗原。

大多数发生在淋巴结的病例呈 CD4+、CD8-；绝大多数大细胞类型的肿瘤细胞表达 CD30，应注意与间变大细胞淋巴瘤相鉴别。结内淋巴瘤很少表达细胞毒性颗粒蛋白及 EBV，这与间变性大细胞淋巴瘤正好相反；PTCL-U 的 B 细胞表面抗原阴性。

肿瘤细胞中常不表达 EBV，但 EBV 可见于旁边反应性的 B 细胞及少数 T 细胞。EBV+ 的细胞表现为 R-S 细胞样的特征，类似霍奇金淋巴瘤。

有些病例可呈 CD56+，这种现象多见于结外病例，并常有细胞毒性 T 细胞表型。

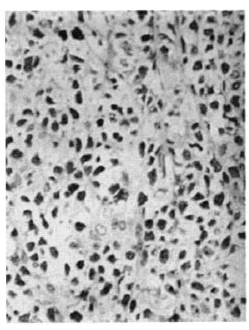

图 35-3　大细胞性 PTCL-U，临床 Ⅲ 级，大多数瘤细胞 p53 阳性，少数瘤细胞凋亡，胞质丰富的组织细胞和血管内皮细胞 p53 阴性 [10]

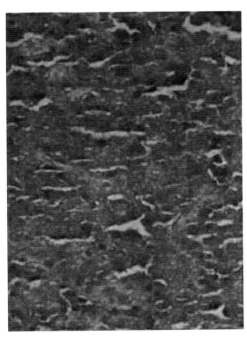

图 35-4　PTCL-U，CD43 膜型阳性 [10]

2　分子遗传学

多数 PTCL-U 病例 TCR 基因呈克隆性重排，克隆性变化的复杂核型常见。各种不同的核型结构和数量异常已有报道。至今仍未证实存在一种普遍的异常改变。第3号染色体的三倍体在Lennert淋巴瘤出现的频率较高。

90% PTCL-U患者具有TCR基因克隆性重排，无论TCR如何表达，γ位点多见重排，因此γ-TCR位点分析可提高诊断率。

检测T细胞基因重排的方法有Southern杂交印迹分析，该方法是检测新鲜组织中的DNA。而现在的PCR技术可用新鲜组织，也可用石蜡包埋的组织检测DNA，该方法简便、易行、敏感性好。

其细胞遗传学异常较常见，70%~90%可见异常中期分裂。Schelegelberger和Feller报道PTCL-U染色体分析将其分为低危和高危组，但两组预后显著性差异尚未看到。

一项日本的研究观察了肾移植后5例外周T细胞淋巴瘤，均发现p53基因突变。25%患者有K-ras突变，33.3%患者有c-kit和β-钙调素基因突变；与p53阴性患者对比，p53阳性患者具有较高的扩增活性，下游的p21（waf）蛋白表达频率降低，Bcl-2表达增加。

对PTCL-U预后研究证实，p53蛋白过度表达和p53突变与治疗失败和总生存率及无病生存率低有关。

第5节　临床表现

PTCL-NOS，临床表现呈侵袭性，60%患者确诊时为进展期，41%患者出现B症状，65%患者出现LDH异常升高，常见淋巴结浸润，部分患者出现肝脏、骨髓、胃肠道和皮肤受侵。淋巴结外受侵占79%。国外报道诊断时多为Ⅲ~Ⅳ期，IPI评分多属中高危组[15]，国内报道不多，部分资料与国外不太相符[16]。

1　全身表现

约半数病人有全身症状，包括发热、盗汗、消瘦及皮肤瘙痒，全身状态差；可出现副瘤综合征，如嗜酸粒细胞增多，或噬血细胞综合征。

2　组织器官受累

可累及淋巴结、结外脏器或组织，但淋巴结受累最常见。

累及淋巴结时，临床表现为淋巴结进行性增大，可有疼痛，可单个或融合成块，在胸腔、腹腔深部的肿大淋巴结，压迫邻近器官引起咳嗽、胸闷及气促。

多数患者淋巴结外部位侵犯更常见，包括鼻腔、鼻咽、口咽、鼻窦、扁桃体、皮肤和皮下软组织、肝、脾、骨髓、胃肠道、肺、甲状腺等[17-18]。累及鼻腔、鼻咽、口咽时,临床表现为鼻塞、流涕、咽痛，鼻腔或口腔黏膜溃疡；累及皮肤及皮下软组织时，表现为皮肤结节、肿块、溃疡；肝脾侵犯致肝脾肿大，骨髓侵犯致白细胞、红细胞及血小板减少；偶见噬血细胞综合征。

实验室检查可发现 IL-2受体、β_2-微球蛋白、乳酸脱氢酶及血沉增高[19]。

黄春鑫等[10]报道的42例PTCL-U中，首发受累部位为结内35例，包括颈部、锁骨下、腋下、腹股沟及纵隔淋巴结受累；结外7例，包括腹腔4例，其中3例未见胃肠道受累，1例肿块大（12cm×12cm），肿瘤累及回盲部；喉部、胸壁及小腿各1例。有B症状者占16.6%，首发症状在浅表部位均为发现肿块就诊，腹腔者以腹胀、腹痛就诊，纵隔2例以咳嗽、气短、胸闷就诊。出现症状至就诊时间为4天至2年，平均5.2个月。

第6节　诊断与鉴别诊断

1　诊断

PTCL-U无特异的形态学表现，亦不具有特征性抗原，但往往存在特征性泛T细胞抗原的丢失。最常见的临床表现，是广泛的淋巴结肿大伴或不伴结外受累。由于其在形态学、免疫学、遗传学和临床表现上都无特异性，因此只有在排除其他独立分型的T细胞淋巴瘤后，方能做出PTCL-U的诊断[20]。

PTCL-U的形态学主要表现为淋巴结结构破坏，瘤细胞弥散分布，瘤细胞形态多样，可为小、中等或大细胞，多为混合存在。

T细胞相关抗原（CD3、CD2、CD5、CD43、CD45RO）阳性，B细胞相关抗原（CD20、CD19、CD79a）阴性，TdT阴性。排除其他特殊类型的外周T细胞淋巴瘤，可诊断。

2 鉴别诊断

2.1 结外T/NK细胞淋巴瘤

当病变累及鼻腔、鼻咽，应与结外 T/NK淋巴瘤鉴别，进一步检查 CD56、EBV、TIA-1或颗粒酶B，如阳性，支持T/NK淋巴瘤的诊断。

2.2 累及皮肤之淋巴瘤

病变累及皮肤，应与蕈样霉菌病（mycosis fungoides，MF）及间变大细胞淋巴瘤（anaplastic large cell lymphoma，ALCL）鉴别。

典型的皮肤损害、脑回状细胞及 Pautrier微脓肿，T细胞除表达CD3、CD45RO外，还表达 CD4 及CD29，支持MF的诊断。

临床上皮肤损害较为局限、CD30 及 ALK阳性，支持 ALCL的诊断。

2.3 前体T母细胞淋巴瘤/白血病

患者年轻，以纵隔淋巴结肿大为主要表现，应与前体T母细胞淋巴瘤/白血病（precursor T lymphoblastic lymphoma /leukemia，T-LBL/ALL）鉴别，该病常有骨髓侵犯，瘤细胞TdT阳性是主要标志，前体淋巴细胞肿瘤是NHL中唯一表达该酶的亚型。

2.4 血管免疫母细胞性淋巴瘤

血管免疫母细胞性淋巴瘤，好发于中老年人，形态上有更加明显的分支状毛细血管后小静脉，血管壁上及淋巴组织中有不定型嗜酸性物质沉着，肿瘤细胞常较少，背景为大量成熟小淋巴细胞及各种炎细胞。

第 7 节　治疗

PTCL-NOS为侵袭性淋巴瘤，化疗为主要治疗手段，目前国际尚无标准一线化疗方案。

1 治疗原则

在NCCN指南（2009）中，对经年龄调整的IPI（age adjust IPI，aaIPI）低危或低中危的Ⅰ、Ⅱ期患者推荐临床试验（首选）或联合化疗6~8个周期加受累区局部放疗 30~40 Gy；对于aaIPI高危或高中危的Ⅰ、Ⅱ期及Ⅲ、Ⅳ期患者推荐临床试验（首选）或联合化疗6~8个周期加或不加局部放疗；对于复发难治的PTCL-U患者，则推荐临床试验或二线治疗方案

或姑息性放疗[21]。

2 化学治疗

PTCL-U目前尚无标准的治疗方案。自从20世纪90年代确立CHOP为大细胞淋巴瘤的标准化疗方案，多数学者认为对于任何亚型的大细胞淋巴瘤，没有优于CHOP的化疗方案，但当时的研究并未区分不同的免疫表型，且PTCL-U又是一组异质性的疾病，其最佳治疗方案一直有争议。对常规CHOP、CHOP样化疗方案疗效不佳，尤其在IPI中高危组；与DLBCL相比，PTCL-U疗效差，生存期短。但至今尚未发现疗效明显优于CHOP的方案[20]，国内外的研究者们正尝试各种新的治疗途径及方法改进 PTCL-U的近期及远期疗效。

Fortumato等[22]回顾性分析了297 例 PTCL-U与496例弥漫性大B细胞淋巴瘤（DLBCL），全部患者以阿霉素为主的化疗方案治疗，DLBCL有更好的疗效，有效率90%，完全缓解率82%，部分缓解率8%，而PTCL-U的RR 76%、CR56%、PR20%。Intragumtornchai 等[3]报道PTCL-U的5年生存率27%，DLBCL49%；Lopez-Guillermo[5]等报告174 例 PTCL-U 以蒽环类药物为主的化疗方案，CR 49%，4 年生存率38%，中位生存期22个月。黄慧强等[16]报道106 例 PTCL-U，初治92例，复治14例，采用标准CHOP方案化疗，部分患者加放疗，中位疗程5周期，全组 RR 81.0%，CR 58.2%，其中单纯化疗RR 69.5%，CR44.1%；1、3、5 年生存率分别为69.9%、42.9%、22.0%，中位生存期24个月。

Karakas 等[23]采用 VACPE 方案（VCR、ADM、CTX、PDN、VP-16）治疗 PTCL（包括PTCL-U），CR为77%，1、3、5年生存率分别为76%、54%及48%。彭玉龙等[24]采用 EPOCH（VP16、EPI /ADM、VCR、CTX、PDN）方案治疗PTCL，RR 85%、CR 50%、PR 35%，中位有效时间6个月（2~26个月）。其疗效高于常规CHOP方案。

21世纪初国际采用以CHOP样方案治疗PTCL，至2008年国际T细胞淋巴瘤临床病理研究组（ITLCPP）公布一项多中心大型临床研究证实，PTCL-NOS一线接受含蒽环类药物方案，

与接受非蒽环类药物方案治疗比较，在OS方面无显著差异[25]。因此，探究新的化疗方案或剂量密集治疗策略是当前热点。常规策略是在CHOP基础上增加新药如依托泊苷或调整剂量密度，如CHOP-14或CHOEP-14等。

德国高度恶性非霍奇金淋巴瘤研究组（DSHNHL）回顾分析了7个关于T细胞淋巴瘤临床试验，并于2010年7月公布该研究结论。该研究共入组343例患者，其中289例属于外周T细胞淋巴瘤，包括ALCL（ALK+）、ALCL（ALK-）、PTCL-NOS、AITL4种常见类型。分别采用CHOP-14或21；CHOEP-14或21方案化疗6~8周期，研究发现ACLC（ALK+）患者，3年EFS和OS分别为75.8%和89.8%。分层分析发现，对于年龄≤60岁、LDH正常值ACLC（ALK+）患者，采用含依托泊苷方案可以显著改善3年EFS（75.4%vs51%，P=0.003）。而PTCL-NOS患者的3年EFS和OS仅为41.1%和53.9%。对于PTCL-NOS年轻（≤60岁）高危（IPI≥2）患者，CHOP、CHOEP和MegaCHOEP方案均不能显著改善患者生存，而对于年龄大于60岁患者，CHOP-14和CHOEP方案均不能显著改善生存，因此，DSHNHL认为，对于PTCL-NOS年轻（≤60岁）高危（IPI≥2）患者，现有CHOP-like regimen不能作为标准治疗方案，需要寻找新的标准化疗方案。而对于PTCL-NOS老年患者（>60岁），6周期CHOP-21仍是标准治疗方案。

M.D. Anderson肿瘤中心于2005年公布该机构治疗PTCL的临床研究。入组135例T细胞淋巴瘤患者，排除ACLC后，50例PTCL分别接受CHOP、剂量强度方案如HyperCHOP、ASHAP、M-BACOS、MINE、HyperCVAD等。结论是两种治疗策略在3年OS方面，无显著差异（43%vs49%），在CR方面无显著差异（58%vs59%）。因此，该研究认为剂量强度化疗方案并未改善PTCL的生存。然而MDACC专家也提出，该研究存在一定缺陷，如该试验不属于随机对照的前瞻性试验，在化疗选择方面，将剂量强度方案多用于高危患者（进展期、LDH异常升高、β-2M升高、结外受侵≥2、大肿块），导致研究偏倚发生。该研究也发现，对于化疗达到CR患者，剂量强度方案组在3年随访死亡率方面，低于CHOP方案组（35%vs42%）。据此，M.D. An-

derson肿瘤中心又设计一项采用Modified-hyper-CVAD用于PTCL治疗的试验，于2007年公布初步结果证实，RR为87%，而CR为59%，PFS和OS仍在随访中。此外，Kim等[26]的研究也证实，CHOP联合依托泊苷和吉西他滨的方案（CHOP-EG）一线治疗PTCL，1年OS为77%，mEFS仅为7个月。因此，对于剂量强度化疗方案在PTCL的应用，仍需要设计合理的随机对照的前瞻性临床试验来证明。

蒽环类药物产生耐药机制多样，如与P糖蛋白过表达相关[27]。因此，选择非交叉耐药药物或非细胞毒类药物，是治疗PTCL的新方向。

法国于2006年公布一项剂量强度化疗（VIP-ABVD）与CHOP-21对比试验研究，88例入组PTCL患者，分别接受VIP-ABVD共6周期化疗或8周期CHOP-21方案化疗，随访2年，在EFS和OS方面均无显著差异。该研究认为，临床分期和病理亚型（间变T淋巴瘤或非间变T淋巴瘤）是主要生存预后因素。

Zinzani等[28]用阿糖胞苷衍生物 Gemcitabine 治疗 PTCL-U，8例患者中1例CR，4例PR，血液毒性是轻微的，无肝肾功能的损害。Sallah等[29]用 Gemcitabine 治疗10例难治及复发T细胞淋巴瘤，获得相同的结果。EM+NVB方案治疗复发PTCL的RR达到70%[30]。

吉西他滨作为胞嘧啶核苷类似物，在实体肿瘤如非小细胞肺癌、膀胱癌、乳腺癌和卵巢癌治疗疗效显著。1998年欧洲开展一项吉西他滨用于难治或复发PTCL治疗的临床研究显示RR为69%，疗效显著[31]。P. L. Zinzani等[31]于2010年再次公布该项研究的随访结论显示，吉西他滨单药治疗复发PTCL的RR为55%，其中CR为30%，CR患者的mOS为34个月，证明吉西他滨可以改善复发PTCL的长期生存[32]。近10年以来，吉西他滨联合化疗的临床研究广泛开展。其中GEM-P方案治疗复发PTCL的RR达到69%[33]。

核苷类似物，如喷托司汀、氟达拉滨和2-CDA在皮肤NHL治疗中进行了评估。在T细胞淋巴瘤的治疗中，近年来Pentostatin受到人们的关注，喷托司汀对于PTCL-U的缓解率15%~100%。Tsimberidou等[34]报道，用Pentostatin治疗难治的T细胞淋巴瘤，44例患者中，6例

CR，17例PR，RR54.8%。

3 造血干细胞移植

3.1 自体干细胞移植

关于自体干细胞移植联合大剂量化疗治疗复发难治PTCL的临床研究陆续展开，多数研究均为小样本量的回顾分析。具有代表性的研究是，2003年由西班牙淋巴瘤组的JOSÉ等公布的GEL-TAMO试验，入组115例PTCL患者，均为一线治疗未获得CR或复发，其中62.6%为PTCL-NOS，21.8%为ALCL（ALK不明），5.2%为AILT，2.6%为Hepatosplenic TCL，0.9%为肠病TCL。预处理方案为BEAM、BEAC。70%患者接受外周血干细胞采集。随访5年，OS和DFS分别为60%和56%。对于动员化疗达到CR患者，5年OS和DFS分别为80%和79%，并且RFS超过2年。应该注意，该研究分层分析，排除ALCL后的PTCL患者5年PFS仅为55%。

2007年英国和澳大利亚BSBMT和ABMTRR研究组公布，入组64例PTCL接受自体干细胞移植，CR为50%，其2年OS和PFS分别为62%和59%。3年OS和PFS分别为53%和50%。

芬兰回顾分析全国1990年至2000年开展的HDC/ASCT在PTCL的治疗研究，发现对于诱导化疗获得CR或PR患者的5年OS和PFS分别为63%和64%。对于诱导化疗未获得缓解或复发进展后接受HDC/ASCT患者，5年OS仅为28%。

上述研究证实，HDC/ASCT治疗复发进展PTCL，可以获得生存益处，尤其对于诱导治疗获得CR患者，OS和PFS可以显著延长。

在PTCL-U尤其在那些高危患者，可考虑大剂量化疗加自体干细胞移植（autologous stem cell transplantation，ASCT）。

PTCL-U患者行大剂量化疗联合自体干细胞移植（higⅡ dose chemotherapy +ASCT，HDC+ASCT）的疗效与弥漫性大B细胞淋巴瘤（DLB-CL）患者相比没有明显差异，HDC+ASCT对那些化疗敏感、移植前达CR的患者疗效较好，但对原发难治患者，尤其是一线化疗获得部分缓解（partial remission，PR）的患者，并不能从HDC+ASCT中获益。

目前病例数最多的报道为GEL/TAMO协作组对123例复发（难治）的PTCL进行ASCT挽救治疗的回顾性分析，其中PTCL-U患者70例（57%）。全组123例患者的5年OS率和无进展生存（progression free survival，PFS）率分别为45%和34%，移植后73%的患者取得CR，这些CR的患者5年PFS可达47%[35]。

Blystad等[36]报道，大剂量化疗加自体干细胞移植治疗20例PTCL-U，所有患者移植前均予含蒽环类药物的方案化疗，达到CR或PR。预处理方案用BEAM、BEAC或CTX加TBI，3年生存率达到58%。Tsuchiyama等[19]对3例肝脾肿大、骨髓侵犯的PTCL-U行自体外周血干细胞移植，其中一例患有噬血细胞综合征，一例于移植后18个月死于脑血管疾病，2例在18个月时仍存活。

Reimer等[37]报道了HDC+ASCT一线治疗PTCL-U的前瞻性临床试验，83例PTCL患者（其中PTCL-U 32例）接受4~6个疗程的CHOP方案化疗，达CR或PR的患者接受ASCT治疗，其中55例患者接受了ASCT治疗，预计移植患者的3年OS和PFS分别为48%、36%，移植达到CR患者的无疾病生存（disease free survival，DFS）率为53%。

关于PTCL初始化疗缓解后，采用HDC/ASCT巩固治疗的临床研究广泛开展。具有代表性的研究如LNH87－2，该研究随访8年，HDC组和常规化疗组的DFS分别为55%和39%，OS分别为64%和49%。这些研究数据采用年龄调整的IPI（AA-IPI）进行分析后发现，对于中高危（AA-IPI≥2）并且诱导治疗获得CR的患者，采用HDC/ASCT作为巩固治疗，可以显著改善OS和DFS[38]。

进一步研究针对采用剂量密集化疗替代缩短常规诱导化疗周期数的方法，试图改善HDC+ASCT的长期生存。代表性研究是LNH93-3试验。该研究设计基于以下依据：尽管CHOP方案作为侵袭性非霍奇金淋巴瘤的标准治疗方案已经存在20年，然而20世纪80年代初期，非CHOP样方案的设计并无G-CSF和自体干细胞移植等治疗手段的支持。因此当时并未采用高剂量密集化疗方案。至1995年Parma研究证实，对于中度恶性复发的非霍奇金淋巴瘤，采用大剂量化疗联合自体骨髓移植，可以显著改善EFS和OS。该研究证实初始诱导化疗获得CR患者，在OS方面可以显著获益。因此进一步的研究着重于新的初始诱导化疗是否可提高CR率。LNH93-3研究证明，缩短周期数的常规剂量诱导化疗，序贯HDC巩固治疗并未显著改善生存。分层分析发现，无论LNH87–2还是LNH93-3试验，针对PTCL患者，采用HDC+ASCT巩固治疗，并未显著改善OS。

多数研究已经证实，HDC+ASCT的疗效与诱导化疗CR相关，现有常规诱导化疗的CR未能超过61%，因此提高诱导化疗CR，从而提高HDC+ASCT的长期生存获益，是当前研究热点。2008年西班牙GELCAB研究采用高强度诱导化疗方案（MegaCHOP3）和常规ESHAP方案各3周期治疗，在第2或3个周期ESHAP方案化疗时，行外周血干细胞采集。研究发现，初始化疗CR为41%，PR为17%。未获缓解患者，占31%，对于这些难治性患者预后极差，mOS仅为8个月。这些患者多数未行ASCT，采用其他解救方案化疗。在诱导化疗获得CR或PR患者中16例随后接受了HDC+ASCT，其中CR患者的4年EFS为59%。该研究证实，采用高强度诱导方案化疗，其CR并未超过既往研究结论。

综上所述，对于复发PTCL采用自体干细胞移植联合大剂量化疗，可以提高5年OS为50%~65%。对于诱导化疗达到CR患者，其DFS和OS可以显著获益。现有研究采用高剂量强度和密集化疗方案替代常规方案诱导治疗，并未显著提高CR。

在PTCL-U的一线治疗中，能够接受HDC+ASCT治疗的患者疗效要好于传统化疗。由于PTCL-U是一种相对较为少见的疾病，因此很多研究者常把PTCL-U放在PTCL或T细胞淋巴瘤大组中讨论，并未单独描述PTCL-U的治疗效果。

尽管PTCL的疗效并不能完全代表PTCL-U的疗效，但仍有一定的提示作用。

3.2 异基因造血干细胞移植

异基因造血干细胞移植（allogeneie hematopoietie stem cell transplantation，allo–SCT）尽管ASCT显示了较好的疗效，但移植后有25%~30%的CR患者最终仍然复发，以及约25%的患者对化疗不敏感，始终处于复发/难治状态，对于这些患者仍可考虑allo-SCT，但高治疗相关死亡（treatment related mortality，

TRM）率限制了它的应用。

Le等[39]回顾性分析allo-SCT治疗77例侵袭性T细胞淋巴瘤，其中PTCL-U27例，全组5年TRM、OS和EFS分别为33%、57%和53%，PTCL-U组的5年OS为63%。Le等认为，清髓性移植和非清髓移植患者间的预后没有区别；但Corradini等[40]则认为，非清髓性allo-SCT有较低的TRM，可以作为复发难治PTCL的挽救治疗。

4 分子靶向治疗

4.1 抗CD52单抗

J R Salisbury等研究发现，在约95%的正常淋巴细胞、低度恶性B细胞淋巴瘤细胞和部分T细胞淋巴瘤细胞膜表达CD52抗原[41]。有研究发现，在部分T细胞淋巴瘤细胞CD52高表达，每个淋巴瘤细胞表面约有50万个CD52分子[42]。alemtuzumab是针对CD52的人源化IgG1单克隆抗体，alemtuzumab在B-CLL、T-PLL和MF/SS治疗取得明显疗效。

Gunilla Enblad等于2004年公布一项研究证实，alemtuzumab治疗复发或难治的PTCL，RR为36%，该研究采用alemtuzumab 30mg，静脉注射，3次/周，主要毒副反应是条件致病菌和巨细胞病毒引起严重感染和血液学毒性。因为该药的强烈的免疫抑制作用，Pier Luigi Zinzani等于2005年公布一项减低剂量的alemtuzumab治疗PTCL和MF的临床试验结果，该研究采用10mg，静脉注射，3次/周，结果发现，RR为50%，CR为33%，疗效显著，该研究认为，低剂量alemtuzumab也是治疗复发难治PTCL的有效方法。

抗CD52的单克隆抗体（阿仑单抗，alemtuzumab，Campath1-H）治疗PTCL尤其是常规化疗失败的患者取得一定疗效。Enblad等[43]报道，阿仑单抗单药治疗14例复发/难治的PTCL患者，其中10例为PTCL-U，阿仑单抗剂量为每次30mg，每周3次，中位治疗时间为6周，PTCL-U组患者3例达CR，1例达PR，总有效率为40%，但由于其对正常免疫细胞也有杀伤作用，研究同时也观察到了较为严重的血液学毒性和感染并发症，包括巨细胞病毒、真菌及EBV感染。仅有1例患者完成了12周的治疗，5例患者死于感染并发症。因此，必须注意血液毒性及感染，更应注意其治疗相关死亡率[44]。一项欧

洲的试验亦表明，对于多次治疗的PTCL-U患者应用alemtuzumab可达36%缓解率，14例中3例完全缓解，缓解期达12个月，但可发生重度血液学毒性和感染。

鉴于标准剂量的阿仑单抗毒副作用较大，Zinzani等[45]探索减剂量的阿仑单抗治疗复发(难治)T细胞淋巴瘤，共10例患者入组，6例为PTCL-U，阿仑单抗的剂量减至每次10mg，每周3次，最多用4周，PTCL-U组患者2例达CR，1例达PR，总有效率为50%，甚至高于Enblad等的报道；且无1例发生3~4级血液学毒性，亦无感染相关死亡。因此，Zinzani等认为，低剂量的阿仑单抗能取得同样的疗效，同时又减轻了不良反应。

除阿仑单抗单药治疗以外，阿仑单抗联合化疗药物的治疗方案亦在探索中。

2007年意大利GITIL研究组公布一项前瞻性多中心的临床研究[46]，该研究采用alemtuzumab联合CHOP方案一线治疗PTCL，包括8例PTCL-U，7例AILD-T，3例ALCL（ALK⁻），1例EATCL。CR为71%，RR为75%，2年OS为53%，FFS为48%；14例PTCL-U患者中7例取得CR，1例取得PR，1例取得微小缓解（minor remission，MR），5例疾病进展，至随访结束，5例患者仍然存活。该研究证实，alemtuzumab联合CHOP治疗PTCL，近期疗效显著，在OS和FFS方面较之CHOP方案并未显示显著获益，而且合并真菌和病毒感染等毒副反应明显。此外，开展EPOCH联合alemtuzumab治疗PTCL的临床研究，尽管近期疗效明显，但是其毒副反应显著，因此仍需要开展多中心大样本量的随机临床研究。

Kim等[47]报道阿仑单抗+CHOP治疗20例初治的PTCL患者，结果10例PTCL-U中8例取得CR，2例取得PR。

4.2 抗CD4单抗

Zanolimumab（HuMax-CD4）是一种人源化的抗CD4单克隆抗体。对CD4⁺的恶性T淋巴细胞有杀伤作用。D'Amore等[48]报道Zanolimumab单药治疗21例复发(难治)性非皮肤型CD4⁺T细胞淋巴瘤患者，Zanolimumab 980 mg，静脉注射，每周1次，连续12周，其中7例PTCL-U患者有1例达到CR，无PR患者。

5 免疫毒素

地尼白介素-毒素连接物（denileukin difi-itox，Ontak）为白喉毒素蛋白片段与IL-2的重组融合蛋白，可与T细胞上的IL-2受体（CD25）结合诱导凋亡。Ⅱ期临床试验证实对于复发/难治的PTCL-U单药的缓解率可达40%。

Foss等[49]报道了41例PTCL患者以地尼白介素联合CHOP方案为一线治疗，其中PTCL-U 20例(疗效可评价的15例)，地尼白介素18μg/d，静脉滴注，CHOP方案第3天开始用，每3周1疗程，最多至6个疗程，PTCL-U的患者有3例CR，5例不确定的完全缓解（complete remission unconfirmed，Cru），4例PR，2例SD，1例PD，总反应率80%，中位反应持续时间13个月，副作用多可耐受。

6 抗血管新生药物

沙立度胺及其衍生物雷利度胺（1enalido-mide，Revlimid）除了具有抗血管新生的作用，还有免疫调节的作用。Reiman等[50]报道了一项口服雷利度胺单药治疗10例复发(难治)或初治的PTCL患者的Ⅱ期临床试验，其中PTCL-U患者4例，雷利度胺每天口服25 mg，连服21天，28天为1疗程，直至疾病进展、死亡或毒性不能耐受，结果4例PTCL-U患者中2例PR。1例SD，1例PD，毒副作用多可耐受。

7 蛋白酶体抑制剂

硼替佐米（bortezomib，Velcade）具有抗多种肿瘤的活性，其抗增殖活性与抑制NF-κB通路有关。多种PTCL，包括PTCL-U，均发现有NF-κB通路的异常，这是硼替佐米在PTCL中应用的理论依据。

目前关于硼替佐米治疗PTCL-U的报道很少，Zinzani等[51]报道硼替佐米单药治疗2例仅有皮肤孤立病灶的复发(难治)性PTCL-U，1例患者达CR，另1例患者无反应，达CR者在治疗完成后第10个月时再次复发。

第8节 预后

1 总预后

目前对PTCL-U的病理形态、免疫学、细胞遗传学及临床治疗的研究有限，认识不一，近年来受到国内外学者的关注。

PTCL-U是一类在亚洲地区常见、临床呈侵袭性的T细胞淋巴瘤，常规CHOP方案疗效不佳，易复发。其IPI 3~5分患者占60%，生存预后差[52]。接受治疗患者5年FFS为20%~30%，OS为30%~35%[53]。化疗联合放疗CR率较单纯化疗高，但两者5年生存率没有差别。患者的主要死亡原因是肿瘤进展或复发。

黄岩等[54]指出PTCL-U是恶性度较高的淋巴瘤，预后较差，其预后介于NK/T细胞性和大细胞间变性淋巴瘤之间。黄春鑫等[10]报道的3年存活率为35.7%，Kojima等[55]报道的2年存活率25%。

Takeshi等研究发现，多数PTCL-NOS表达Th1相关趋化因子受体CXCR3、CCR5，Th2相关ST2，其余PTCL-NOS不表达相关受体，前者的生存优于后者。90%患者出现TCR重排；对于p53基因突变患者，治疗疗效和生存预后差[56]；约30%患者出现EBV+，研究提示与肿瘤高侵袭性相关。约10%患者出现Ki-67高表达（≥80%），预后极差[57]。

2 预后因素

2.1 预后指数

2.1.1 国际预后指数

关于PTCL-U的预后影响因素，一般认为国际预后指数（IPI）能较好地预测其预后[58]，IPI指标主要包括临床分期、年龄、体能状态、结外病灶数及血清LDH值。多数学者认IPI是重要的预后指标。

Savage等[53]的研究讨论了IPI在117例PTCL-U患者中的意义，IPI可将PTCL-U患者分为两个不同的预后组，即低危组（30%，IPI 0~1分）和高危组（70%，IPI >2分），两组患者的5年OS率分别为64%和30%。于燕霞等[59]报道了78例PTCL-U，IPI低危组和高危组所占比例分别为37%、63%，由于早期患者比例较高，患者的5年OS率较其他的研究报道偏高，IPI低危组的5年OS率为68%。

随着免疫学、遗传学的发展，瘤细胞的大小不再成为恶性淋巴瘤的预后指标。有文献报道，与DLBCL相比较，其不良因素包括PTCL-U患者的分期晚、IPI多为中高危、B症状、结外及骨髓侵犯、LDH及SR增高、临床常见巨块（肿块大于10cm）等[60]。

2.1.2 PIT

NCCN还推荐了PTCL-U预后指数（prognostic index for PTCL-U，PIT）来判断患者预后[21]。PIT包括4个预后危险因素，即年龄>60岁、一般状况（performance status，PS）评分≥2分、血清LDH水平高于正常值和骨髓浸润。Gallamini等[61]采用PIT对385例PTCL-U进行评分，PIT因素>3个、2个、1个和无任何危险因素的患者的5年OS率分别为18.3%、32.9%、52.9%、62.3%，10年OS率分别为12.6%、18.0%、38.8%、54.9%，显示这4项指标是PTCL-U生存的独立预测因素。

但亦有文献认为，PTCL-U的危险因素是IPI评分、结外病变数及治疗后是否达到CR，而与骨髓侵犯及巨块无密切关系。最近，Went等[57]又提出了新的预后指数，包括年龄>60岁、PS评分>2分、血清LDH水平高于正常值、Ki-67≥80% 4个危险因素，生存期从63%（无上述预后危险因素）到12%（3个或4个预后危险因素）（P<0.0001），似乎较PIT更有预后指导意义。

2.2 分子预测

2.2.1 细胞毒蛋白

T淋巴细胞嗜天青颗粒中细胞毒分子（cytotoxic molecules，CMs），包括T细胞胞内抗原1（T-cell intracellular antigen-1，TIA-1）、颗粒酶B和穿孔素。Asano等[62]的研究发现，CMs阳性的PTCL-U患者生存率较阴性者低。

Niitus等[63]报道用免疫组化的方法检测了137例PTCL患者的细胞毒蛋白的表达，发现细胞毒蛋白阳性患者的总生存率及无病生存率均较短。

2.2.2 p53蛋白

至于p53蛋白表达强度是否会影响其预后少

有报道，黄春鑫等[10]报道的42例PTCL-U，经多因素分析表明，与预后关系无统计学意义；但对Ⅱ期28例p53蛋白表达级别不同的两组进行单因素分比较，差异有统计学意义，提示p53蛋白低表达的PTCL-U可能预后较好。该作者认为，对p53阴性或低表达的PTCL-U的预后是否好于p53高表达的PTCL-U加以验证。

2.2.3　NF-κB表达

Martlnez等[64]的研究发现，PTCL的发病多涉及NF-KB信号通路的异常，NF-KB表达的降低与生存期短有关，可能是独立的预后因素。

Ballester等[65]利用基因芯片技术将PTCL-U分为U1、U2、U3 3个亚型，Ul型的特点是表达细胞周期蛋白D2，U2型的特点是包括NF-κBl和Bcl-2在内的T细胞激活和凋亡基因的过表达，U3型的特点是干扰素/JAK/STAT通路涉及基因的过表达。Ul型的预后似乎较U2、U3型更差，但差异没有统计学意义。

2.2.4　趋化因子受体

Tsuchiya等[66]报道，检测了趋化因子受体（chemokine receptor）CXCR3、CCR5、ST2（L）和活化T细胞受体（activated T cell receptor）OX40 /CD134在185例结内T细胞淋巴瘤的表达，CXCR3、CCR5、ST2（L）阳性的PTCL-U患者比阴性患者预后好。shida等[67]指出，CCR4阳性的PTCL-U肿瘤组织内可能有过多的T调节细胞，从而导致机体的免疫抑制状态，与预后不良相关。

2.2.5　其他分子标志

Went等[57]利用免疫组化技术和原位杂交技术分析了PTCL-U细胞的19种表面标志的表达情况与预后的关系，结果显示，EBV病毒编码的小RNA阳性、CDl5阳性、Ki-67>80%与不良预后相关。

Rodriguez等[68]发现细胞色素p450 3A4（cytochrome p450 3A4，CYP3A4）高表达者对标准化疗不敏感，完全缓解率低，预后不良。

Kitagawa等[69]报道血清白介素-2受体（interleukin-2 receptor，slL-2）升高是PTCL-U预后不良的因素。

（郭亚焕）

参考文献

[1] Jaffe ES, Harris NL, Stein H, 等.造血与淋巴组织肿瘤病理学和遗传学.周小鸽，陈辉树译.北京：人民卫生出版社，2006:254-258.

[2] 达万明,裴雪淘主编.现代血液病学.北京:人民军医出版社,2003:29-39.

[3] Intragumtornchai T, Rotnakkarin P, Sutcharitchan P, et al. Prognostic significance of the immunophenotype versus the International Prognostic Index in aggressive non-Hodgkin's lymphoma. Clin lymphoma, 2003, 4 (1):52-55.

[4] Arrowsmith ER, Macon WR, Kinney MC, et al. Peripheral T-cell lymphomas:clinical features and prognostic factors of 92 cases defined by the revise European American lymphoma classification. Leuk lymphoma, 2003, 44 (2):241-249.

[5] Lopez-Guillermo A, Cid J, Salar A, et al. Peripheral T-cell lymphomas:initial features, nature history, and prognostic factors in a series of 174 patients diagnosed according to the R.E.A.L classification. Ann Oncol, 1998, 9 (8):849-855.

[6] Huang CL, lin ZZ, Su IJ, et al. Combination of 13-cis retionoicacid and interferonalpha in the treatment of recurrent or refractory Peripheral T-cell lymphoma. Leuk lymphoma, 2002, 43 (7):1415-1420.

[7] K.Kim, Kim WS, Jung CW, et al. Clinical features of peripheralT-cell lymphomas in 78 patients diagnosed according to the Revised European-American lymphoma classification. Eur J Cancer, 2002,38 (1):75-81.

[8] 何松,张建兵,章建国,等.370例恶性淋巴瘤的WHO (1997)分类.中华血液学杂志,2004,23 (8):943-946.

[9] Rudiger T, Weisenburger DD, Anderson JR, et al.Peripheral T-cell lymphoma（excluding anaplastic large-cell lymphoma）: results from the Non-Hodgkin's Lymphoma Classification Project. Ann Oncol, 2002,13:140-149.

[10] 黄春鑫, 苗英.非特殊性外周T细胞性淋巴瘤42例预后分析.中华病理学杂志，2008,37（5）：337-338.

[11] Mitarnun W, Pradutkanchana J, Ishida T. Epstein-Barr virus-associated nodal malignant lymphoma in Thailand. Asian Pac J Cancer Prev, 2004, 5 (3):268-272.

[12] Muller AM, Ihorst G, Mertelsmann R, et al. Epidemi-

ology of non-Hodgkin's lymphoma (NHL) : trends, geographic distribution, and etiology. Ann hematol, 2005, 84 (1) :1-12.

[13] Elaine SJ, Nancy LH, Harald S, et al. Pathology and Genetics of Tumours of Haematopoietic and Lymphoid Tissues (WHO) .IARC Press, 2001, 64- 65.

[14] 沈志祥,朱雄增.恶性淋巴瘤.北京:人民卫生出版社, 2003:656-657.

[15] Zaja F, Russo D, Silvestri F, et al. Retrospective analysis of 23 cases with Peripheral T-cell lymphomas,unspecified: clinical characteristics and outcome.Haematologica,1997, 82 (2) :171-177.

[16] 黄慧强,彭玉龙,林旭滨,等.CHOP方案治疗106例外周T细胞淋巴瘤的临床长期随访结果分析.癌症, 2004,23 (11) :1443-1447.

[17] Bekkenk MW, Vermeer MH, Jansen PM, et al. Peripheral T- cell lymphomas unspecified presenting in the skin: analysis of prognostic factors in a group 82 patients. Blood, 2003, 102 (6) :2213-2219.

[18] Lee HJ, Im JG, Goo JM,et al. Peripheral T-cell lymphomas:spectrum of imaging findings with clinical and pathologic features. Radiographics, 2003, 23 (1) :7-26.

[19] Tsuchiyama J, Imajo K, Yoshino T, et al. High- dose chemotherapy and autologous peripheral blood stem cell transplantation for treatment of unspecified peripheral T-cell lymphoma presented with hepatosplenomegaly and hypercytokinemia syndrome: report of three cases. Ann hematol, 2002, 81 (10) : 588-592.

[20] Rodriguez·Abmu D, Filho VB, Zucca E.Peripheral T-cell lymphomas, unspecified (or not Otherwise specified): a review.Hematol Oncol, 2008, 26 (1): 8-16.

[21] Zelenetz AD, Harris NL, Press O, et al.NCCN clinical practice guide -lines in oncology.Non - hodgkin's lymphoma (2009) .

[22] Fortunato M, Andrea G, Caterina S, et al. Clinical relevance of immunophenotype in a retrospective comparative study of 297 peripheral T-cell lymphomas, unspecified, and 496 diffuse large B-cell lymphomas. Cancer, 2004, 101 (7) :1601-1608.

[23] Karakas T, Bergmann L, Stutte HJ, et al. Peripheral T-cell lymphomas respond well to vincristine, adriamycin, cyclophosphamide, prednisone and etoposide (VACPE) and have a similar outcome as high - grade B-cell lymphoma. Leuk lymphoma,1996, 24 (1- 2) 121-129.

[24] 彭玉龙,黄慧强,林旭滨,等.EPOCH 方案治疗非霍奇金淋巴瘤的临床报告.癌症,2004,23 (8) :943-946.

[25] Julie M. Vose et al. International Peripheral T-Cell and Natural Killer/T-CellLymphoma Study: Pathology Findings and Clinical Outcomes. J Clin Oncol, 2008, 26:4124-4130.

[26] Kim JG, Sohn SK, Chae YS, et al. CHOP plus etoposide and gemcitabine (CHOP-EG) as front-line chemotherapy for patients with peripheral T cell lymphomas. Cancer Chemother Pharmacol,2006,58: 35-39.

[27] Gianni L. Anthracycline resistance: the problem and its current definition. Semin Oncol 1997,24:S10-S17.

[28] Zinzani PL, Magagnoli M, Bendandi M, et al. Therapy with gemcitabine in pretreated peripheral T-cell lymphoma patients.Ann Oncol, 1998, 9 (12) :1351-1353.

[29] Sallah S, Wan JY, Nguyen NP, et al. Treatment of refractory T-cell malignancies using gemcitabine. Br J Haematol, 2001, 113 (1) :185-187.

[30] Spencer A, Reed K, Arthur C. Pilot study of an outpatient-based approach for advanced lymphoma using vinorelbine, gemcitabine and filgrastim. Intern Med J, 2007,37:760-766.

[31] P. L. Zinzani. Therapy with gemcitabine in pretreated peripheral T-cell lymphoma patients. Annals of Oncology,1998, 9: 1351-1353.

[32] P. L. Zinzani. Gemcitabine as Single Agent in Pretreated T-cell Lymphoma Patients: Evaluation of the Long-term Outcome. Annals of Oncology, 2010,21 (4) :860-863.

[33] Arkenau, et al. Gemcitabine, cisplatin and methylprednisolone for the treatment of patients with peripheral T-cell lymphoma: the Royal Marsden Hospital experience. Haematologica,2007,92:271-272.

[34] Tsimberidou AM, Giles F, Duvic M, et al. Phase II study of pentostatin in advanced T- cell Lymphoid malignancies: update of an M.D. Anderson Cancer Center series. Cancer, 2004, 100 (2) :342-349.

[35] Redriguez J, Conde E, Gutierrez A, et al.The adjusted International Prognostic Index and beta-2-microglobulin predict the outcome after autologuus stem cell transplantation in relapsing/refractory periphenT-cell lymphoma.Haematologiea, 2007, 92 (8): 1067-1073.

[36] Blystad AK, Enblad G, Kvaloyn S, et al. High- dose therapy with autologous stem cell transplantation in patients with peripheral T- cell lymphomas. Bone

Marrow, 2001, 27 (7) :711-716.

[37] Reimer P, Rudiger T, Geissinger E, et a1.Auto-loguus stem cell transplantation first-line therapy in peripheral T-cell lymphomas: results of a prospective multicenter study.J Clin Oncol, 2009, 27 (1): 106-112.

[38] Corinne Haioun, Eric Lepage, Christian Gisselbrecht et al. Survival Benefit of High-Dose Therapy in Poor-Risk Aggressive Non-Hodgkin's Lymphoma: Final Analysis of the Prospective LNH87-2 Protocol-A Groupe d'Etude des Lymphomas del' Adult Study. J Clin Oncol,2000,18: 3025-3030.

[39] Le Gouill S, Milpied N, Buzyn A, et a1.Graft-versus-lymphoma effect for aggressive T-cell lymphomas in adults: a study by the Societe Francaise de Greffe de Moelle et de Therepie Cellulaire.J Clin Oncol, 2008, 26 (14): 2264-2272.

[40] Corradini P, Dodero A, Zallio F, et a1.Graft-versus-1ymphoma effect in relasped peripheral T-cell non-Hodgkin's lymphomas after reduced intensity conditioning followed by allogeneic transplantation of hematopoietic cells.J Clin Oneol, 2004, 22 (11): 2172-2184.

[41] J R Salisbury, NT Rapson, J D Codd, et al.Immuno-histochemical analysis of CDw52 antigen expression in non-Hodgkin's lymphomas. JClin Pathol 1994,47: 313-317.

[42] Ginaldi L, De Martinis M, Matutes E, et al. Levels of expression of CD 52 in normal and leukemic B and T cells: correlations with in vivo therapeutic responses to Campath-1H. Leuk Res,1998,22: 185-191.

[43] Enblad G, Hagberg H, Erlanson M, et al. Apilot study of alemtuzumab (anti-CD52 monoclonal antibody) therapy for patients with relapsed or chemotherapy-refractory peripheral T-cell lymphomas. Blood, 2004, 103 (8) :2920-29240.

[44] Zeitlinger MA, Schmidinger M, Zielinski CC, et al. Effective treatment of a peripheral T-cell lymphoma/lymphoepitheloid cell variant (Lennert's lymphoma) refractory to chemotherapy with the CD-52 antibody alemtuzumab. Leuk lymphoma, 2005, 46 (5) :771-774.

[45] Zinzani PL, Alinari L, Tani M, et a1.Preliminary observations of a phase II study of reduced-dose alemtuzumab treatment in patients with pretreated T-cell lymphoma.Haematologica, 2005, 90 (5): 702-711.

[46] Gallamini A, zaja F, Patti C, et a1.Alemtuzumab (Campath-1H) and CHOP chemotherapy as first-line treatment of peripheral T-cell lymphoma: results of a GITIL (Gruppo Italiano Terapie Innovative nei Linfomi) prospective multicenter trial.Blood, 2007,110 (7): 2316-2323.

[47] Kim JG, Sohn SK, Chac YS, et a1.Alemtuzumab plus CHOP as front line chemotherapy for patients with peripheral T-cell lymphomas: a phase II study. Cancer Chemother Pharmacol,2007, 60 (1): 129-134.

[48] D'Amore F,Radford J, Jerkeman M, et a1.Zano-limumab (HuMax-CD4TM0, a fully human monoclonal antibody: efficacy and safety in patients witII reIapsed or treatment-refractory non-cutaneous CD4⁺ T-Cell lymphoma.Blood, 2007 (abstr), 110: 3409.

[49] Foss F, Sjak-Shie N, Coy A, et a1.Denileukin Diftitox (ONTAK) plus CHOP chemotherapy in patients with peripheral T-Cell lymphomas (PTCL), the CONCEPTtrial.Blood, 2007 (abstr), 110: 3449-3456.

[50] Reiman T, Finch D, Chua N, et a1.First report of a phase II clinical trial of lenalidomide oal therapy for peripheral T-Cell lymphoma.Blood, 2007 (abstr), 10: 2579-2563.

[51] Zinzani PL, MusuracaG.TaniM, et al.PhaseIItrial of proteasome in hibitor bortezomib in patients with relapsed or refractory cutaneous T-cell lymphoma.J Clin Oneol, 2007, 25 (27): 4293-4301.

[52] T.Rudiger et al.Peripheral T-cell lymphoma (excluding anaplastic large-cell lymphoma) : result from the Non-Hodgkin's Lymphoma Classification Project. Annals of oncology,2002, 13:140-149.

[53] Savage KJ, Chhanabhai M, Gascoyne RD, Connors JM. Characterization of peripheral T-cell lymphomas in a single North American institution by the WHO classification. Ann Oncol, 2004,15:1467-1475.

[54] 黄岩，林恫榆，吴秋良，等.111例T细胞非霍奇金淋巴瘤的临床预后分析.癌症，2005，24 (4): 470-474.

[55] Kojima H, Hasegawa Y, Suzukawak, et a1.Clinicopathological features and prognostic factors of Japanese Patients with " peripheral T-cell Lymphoma unspecified" diagnosed according to the WHO classification.Leuk Res, 2004, 28 (12): 1287-1292.

[56] Pescarmona E, Pignoloni P, Puopolo M, et al. p53 over-expression identifies a subset of nodal peripheral T-cell lymphomas with a distinctive biological

profile and poor clinical outcome. J Pathol,2001,195: 361–366.

[57] Went P, Agostinelli C, Gallamini A, et al. Marker expression in peripheral T–cell lymphoma: a proposed clinical –pathologic prognostic score. J Clin Oncol, 2006,24（16）:2472–2479.

[58] 彭玉龙，黄慧强，周中梅，等.外周T细胞淋巴瘤–非特异型（PTCL–U）117例长期临床随访结果分析，中国癌症杂志，2006,16（2）：132–135.

[59] 于燕霞，石远凯，何小慧，等.非特异性外周T细胞淋巴瘤的临床特征与治疗结果分析.中华医学杂志，2007，87（38）：2714–2717.

[60] Fortunato M, Andrea G, Caterina S, et al. Clinical relevance of immunophenotype in a retrospective comparative study of 297 peripheral T – cell lymphomas, unspecified, and 496 diffuse large B– cell lymphomas. Cancer, 2004, 101（7）:1601– 1608.

[61] Gallamini A, Stelitano C, Calvi R, et al. Peripheral T – cell lymphoma unspecified（PTCL– U）: a new prognostic model from a retrospective multicentric clinical study. Blood, 2003, 103（7）:2474–2479.

[62] Asano N, Suzuki R, Kagami Y, et a1.Clinicopathologic and prognostic significance of cytotoxic molecule expression in nodal peripheral T–cell lymphoma，unspecified.Am J Surg Pathol，2005，29（10）：1284–1290.

[63] Niitsu N, Nakamine H, Okamoto M, et al. Expression of nm23–H1 is associated with poor prognosis in peripheral T – cell lymphoma. Br J Haematol, 2003,

123（4）:621–630.

[64] Martinez Delgado B，Cuadros M，Honrado E，et a1.Differential expression of NF –kappaB pathway genes among peripheral T·cell lymphomas.Leukemia，2005，19（12）：2254–2261.

[65] Ballester B，Ralnuz O，Gisselbrecht C，et a1.Gene expression profiling identifies molecular subgroups among nodal peripheral T –cell lymphomas.Oncogene，2006，25（10）：1560–1567.

[66] Tsuchiya T, Ohshima K, Karube K, et al. TH1, TH2, and acti–vated T – cell marker and clinical prognosis in peripheral T – cell lymphoma, unspecified comparison with AILD, ALCL, lymphoblastic lymphoma, ATLL. Blood, 2004, 103（1）:236– 241.

[67] Ishida T, lnagaki H, Utsunomiya A, et a1.CXC chemokine receptor 3 and CC ehemokine receptor 4 expression in T–cell and NK–cell lymphomas with special reference to cliniopathological significance for peripheral T–cell lymphoma，unspecified.Clin Cancer Res，2004，l0（16）：5494–5490.

[68] Rodriguez，Antona C，Leskela S，Zajac M，et a1. Expression of CYP3A4 as a predictor of response to chemotherapy in peripheral T –cell lymphomas. Blood，2007，110（9）：3345–3363.

[69] Kitagawa J, Ham T, Tsurumi H, et a1.Serum–soluble interleukin–2 receptor (slL–2R) is an extremely strong prognostic factor for patients with peripheral T –cell lymphoma， unspecified（PTCL –NOS）.J Cancer Res Clin Oncol，2009，135（1）：53–61.

肝脾 T 细胞淋巴瘤

目　录

肝脾T细胞淋巴瘤是原发于淋巴结以外的外周T细胞淋巴瘤亚型。淋巴瘤随着病情发展，在淋巴结浸润的同时可出现肝脏和脾脏的受侵，表现为肝门部和脾脏白髓受侵；而脾脏红髓和肝窦部肿瘤浸润，见于极少数T细胞淋巴瘤和淋巴细胞白血病。

20世纪90年代初，随着单克隆抗体和DNA探针技术的发展，人们发现T细胞受体异源二聚体包括αβ链基因重排以外，还有编码γδ两条链的重排基因，称为TCR-γδ。1990年由Jean-Pierre Farcet等人发现2例T细胞淋巴瘤患者表现为脾脏、肝脏和骨髓的窦区浸润，淋巴瘤细胞免疫表型为CD4$^-$、CD8$^-$、TCRδ1$^+$、βF1$^-$、TCR-γδ重排。现有研究证实，人类大约4%的CD3$^+$细胞表达TCRγδ，TCRγδ细胞主要归巢于脾脏红

髓、肝脏和骨髓的窦区。基于上述发现，提出了肝脾γδT细胞淋巴瘤。

第 1 节　概论

1　T细胞受体

T细胞受体（T cell receptor，TCR）是由两条多肽链组成的异二聚体，组成T细胞受体的多肽链包括α、β、γ和δ，大多数T细胞的TCR是由α和β链组成；γδT淋巴细胞约占循环T淋巴细胞的5%，占脾红髓T淋巴细胞的17%。

2　分类与命名

肝脾T细胞淋巴瘤（hepato splenic T-cell

lymphoma，HSTCL）属外周T细胞淋巴瘤（peripheral T cell lymphoma，PTCL）的一种少见亚型。根据T细胞表面受体蛋白的不同，HSTCL可分为γδ和αβT细胞淋巴瘤两种亚型，二者的区别主要是TCR蛋白的不同，其他如临床表现、病理特点、免疫表型、遗传学特征均相似[1]。因此，统称为肝脾T细胞淋巴瘤。

HSTCL主要起源于外周血中表达γδT细胞受体的T淋巴细胞，1990年，Farcet等[2]和Gaulard等[3]通过仔细分析以前的2例主要浸润肝脏和脾脏的外周γδ细胞淋巴瘤的病例，认定该肿瘤是一种特殊类型淋巴瘤；且根据其独特的临床表现、肿瘤细胞亲窦性浸润和表达γδT细胞受体等特征首次进行了描述。

1994年，REAL分类将其作为PTCL暂定类型，命名为"肝脾γδT细胞淋巴瘤"[4]。其后，逐渐发现该类肿瘤少数情况下不表达γδTCR受体特征，而表达αβTCR受体特征，来自于αβT细胞亚群[5]。

2001年，WHO淋巴造血系肿瘤分类将其正式归入PTCL，命名为"HSTCL"[6-7]，并且指出其TCR受体基因重排多为γδ型，少数为αβ型。2005年，世界血液病理协会和欧洲血液病理协会协同举办的"NK细胞和T细胞肿瘤新进展"研讨会上，对该肿瘤进行了进一步确定和阐述[8]。

值得注意的是，外周T细胞淋巴瘤大多表达αβTCR，只有少数表达γδTCR；且不是所有表达γδTCR的T细胞淋巴瘤均发生在肝脾，亦可存在于皮肤、胃肠道、鼻腔、呼吸道等部位[9-11]。肝脾γδT细胞淋巴瘤（hepatosplenic γδ T-cell lymphoma，HSγδTCL）是γδT细胞克隆性增殖导致的临床过程呈侵袭性的恶性疾病。

第2节　流行病学

1　流行情况

肝脾T细胞淋巴瘤临床较罕见。Farcet等于1990年首先报道该病，至2002年国际文献报道仅46例[12]；截止到2003年，国内文献报道只有4例；至2010年，国内外文献报道的HSTCL病例100余例，而国内尚未见单独系列报道和系统深入的分析[13-14]。

肝脾T细胞淋巴瘤主要发生于青年，通常男性多于女性[15]，男女之比为9:1；中位发病年龄为29~34岁[16]。在儿童非常罕见，国外报道的15岁以下儿童仅6例，其中男孩4例，女孩2例[17-22]；国内竺晓凡等报道1例4岁女孩[23]，郭霞等[24]报道1例12岁男孩。

2　病因学

2.1　EB病毒感染

关于EB病毒在肝脾γδ T细胞淋巴瘤发生过程中所起的作用。各报道结论不一。有人认为，EB病毒感染的存在对肿瘤发生可能起着一种重要的启动作用，Ohshima等[25]采用EBER探针原位杂交技术分析了3例没有免疫缺陷的肝脾γδ T细胞淋巴瘤患者的肿瘤细胞，EBER原位杂交检测到EB病毒RNA有强表达，其中2例还检测到EB病毒末端重复序列克隆带。因为抗原刺激可以影响γδ T细胞的激活和/或细胞因子[26]，推测EB病毒可能通过诱导细胞活化在肝脾γδ T细胞淋巴瘤的发病中发挥作用。

但亦有人持完全相反意见，认为EB病者感染与肿瘤发生无关，Roncella等[27]分析了1例肾移植术后6年发生自发性脾破裂，肝脾病理检查确诊为肝脾γδ T细胞淋巴瘤的病例，脾脏的单核细胞可检测到EB病毒，但EBER-1原位杂交显示仅有少部分恶性淋巴细胞（5%~7%）受EB病毒感染。因此认为EB病毒感染是γδ T细胞发生恶性转化后的晚期事件。

迄今为止，HSTCL未发现与人类T'淋巴胞病毒-1（HTLV-l）、人疱疹病毒8型（HHV-8）和EBV等病毒直接有关。

2.2　免疫抑制

临床观察发现，HSTCL多发生于接受器官移植的患者，提示发病与免疫功能抑制有关[28]。Swerdlow等[29]指出，HSTCL是器官移植后T细胞和NK细胞淋巴增生性疾病的主要类型；Belhadj等[28]报道国际最大病例组21例研究中4例有肾移植病史。Belhadj等[28]报道的21例肝脾γδT细胞淋巴瘤患者，4例分别为肾移植术后4、5、15和27年的患者，1例5年前诊断为系统性红斑狼疮的患者，均长期使用免疫抑制剂如Cs A或硫唑嘌呤。Weidmann等[30]报道1例急性髓细胞系白血病患者化疗无效通过异基因造血干细胞移植后获完全缓解，但13个月继发肝脾T细胞淋巴瘤。

目前发现，约15%肝脾T细胞淋巴瘤是继发于器官移植后的患者[12]，提示肝脾T细胞淋巴瘤发生可能与长期应用免疫抑制剂有关。

2.3 药物因素

2011年4月14日，美国食品与药品管理局发布了一则有关肿瘤坏死因子阻断剂、硫唑嘌呤及巯基嘌呤的用药安全警告，这则警告中所提到的TNF阻断剂包括Remicade（英利昔单抗）、Enbrel（依那西普）、Humira（阿达木单抗）、Cimzia（赛妥珠单抗）以及Simponi（戈利木单抗）。FDA仍不断收到有关一种罕见的白细胞性癌症的报告，即肝脾T细胞淋巴瘤，主要发生于使用上述药品治疗克罗恩病及溃疡性结肠炎的青少年和年轻成人。

第 3 节　组织病理学与免疫组化

组织病理的典型特征是淋巴瘤γδT细胞弥漫性浸润脾脏红髓和肝脏血窦，不形成结节。大约2/3患者出现骨髓受侵，淋巴结受侵罕见。随着脾脏红髓弥漫受侵，脾脏白髓萎缩。

1 肿瘤细胞形态

瘤细胞为γδT细胞，呈小、中等大小，核折叠，核仁不明显。外周血细胞减少同时，部分患者骨髓组织细胞增生出现红细胞吞噬现象。

（1）肿瘤主要由中等大小的细胞组成，胞核圆形、卵圆形或稍不规则，核仁不明显，染色质分散，淡蓝色丰富的细胞质偶可见颗粒，核分裂相可见。

（2）少数终末期的病例可出现母细胞样的肿瘤细胞，具有大而明显的核仁，网状的染色质，中等量丰富的嗜碱性胞质内看不到颗粒。

（3）脾与骨髓中可见红细胞被吞噬现象，25%~50%患者在外周血中可见肿瘤细胞。

2 组织器官受累

肿瘤细胞主要累及肝脏和脾脏，相当一部分病例可累及骨髓，但外周血和淋巴结较少累及。脾和骨髓在该型淋巴瘤诊断时一般已受到累及，表现为与肝相似的窦内浸润。

2.1 脾脏受侵

脾主要病变在红髓，表现为索区及窦内侵犯，可为轻度或重度、弥漫性侵犯，形成实性团样结构；白髓正常、减小或消失[1]。

肿瘤细胞弥漫浸润脾脏红髓，髓窦扩张挤压白髓，导致白髓萎缩。红髓中常可见到明显的组织细胞吞噬红细胞现象，有时还可见到浆细胞增多。

2.2 肝脏受侵

在肝脏中，肿瘤细胞主要浸润肝窦和汇管区，呈明显窦性分布，肝窦呈明显扩张，瘤细胞呈念珠状排列或小灶状聚集浸润肝窦。

以肝窦内大量单一形态的中等大小淋巴细胞浸润为特征，细胞胞质嗜酸性，核圆形或轻度锯齿状，染色质中度分散，可见嗜碱性小核仁。肝内轻度肝窦扩张，偶尔呈现假紫癜样病变。肝窦周纤维化亦可出现，门脉浸润程度不一。

汇管区病变一般不明显，个别可有轻度汇管区浸润。进展较快的病例可累及肝门，肝细胞形态大多正常，少数病例肝窦有轻度的噬血细胞增多，还可出现汇管区纤维化以及肝细胞坏死和萎缩[31]。

2.3 骨髓受侵

骨髓受累是本病固有持续的特征，因此骨髓活检在本病诊断中具有重要价值。骨髓受累程度不等，常需多次取材才能明确诊断。骨髓侵犯多见，可占72%，多以间质及窦内侵犯为主，侵犯程度轻重不等，骨髓腔内大量瘤细胞侵犯时多为疾病晚期。

肿瘤细胞一旦侵犯骨髓，表现为T细胞过度增生并沿窦隙分布。可见到不典型的中等大小的淋巴细胞，核轻度不规则，染色质较松散，有中等量的嗜碱性胞质，见不到嗜苯胺蓝颗粒，骨髓活检示肿瘤细胞在间质和窦隙中呈小丛状浸润，或者为单个散在浸润。

Costes等[32]根据瘤细胞分布特点，将骨髓窦内型侵犯分为完全窦内型、窦内及间质型、窦内及间质型伴非小梁旁聚集灶3种亚型。

肿瘤细胞以骨髓间质浸润为主，骨髓原有造血成分常保存。随着疾病的发展，肿瘤细胞逐渐向间质浸润，肿瘤细胞变大向母细胞分化。

HE切片难以发现，通过免疫组化检测T细胞抗原易于观察[33]。

骨髓受累情况报道不一，有报道较轻微易漏诊，但亦有报道早期即可出现中高度浸润，在骨髓浸润亦呈明显窦性分布[11]。

Vega等[34]报道8例肝脾T细胞淋巴瘤患者发病早期骨髓即可发现幼稚细胞，骨髓涂片检查较骨髓活检更易发现幼稚细胞，随病程进展，骨髓涂片的幼稚细胞比例上升，而骨髓活检窦间幼稚细胞比例亦增加、体积变大。

2.4 胸膜受累

到目前为止，从PubMed检索文献尚无肝脾T细胞淋巴瘤累及胸膜的报道。徐兵等[35]报道的1例肝脾T细胞淋巴瘤转变为淋巴瘤白血病，入院时胸部X线检查正常，在病程中出现胸闷、气促，胸部X线检查示左侧胸腔积液，胸水细胞学检查发现瘤细胞，证实胸膜受累，并经胸腔注射化疗药物后胸水减少，随访2个月胸水未见增加，也未出现胸闷、气促等症状，提示甲氨蝶呤联合地塞米松可能是治疗肝脾T细胞淋巴瘤合并胸膜浸润胸腔积液的有效治疗方法。

Takimoto等[36]曾报道1例皮下组织和小肠的γδT细胞淋巴瘤患者伴毛细血管渗漏综合征而出现胸水和腹水的临床表现，胸水是由于合并毛细血管渗漏综合征所致，而非胸膜受累。

2.5 转化为淋巴瘤白血病

由肝脾T细胞淋巴瘤发展为淋巴瘤白血病国际上仅有数例报道，而国内尚未见文献报道。Garcciasanchez等[37]报道1例儿童肝脾T细胞淋巴瘤患18个月后转化为淋巴瘤白血病，Mastovich等[38]报道1例诊断为肝脾T细胞淋巴瘤中年女性患者2年后转化为淋巴瘤白血病，此2例均为病程终末期才发展为白血病阶段，并预后差，转变后生存期短。

3 免疫组化

肿瘤细胞表达TCRγδ、CD2、CD3，而CD5、CD4阴性，CD7、CD8多为阴性，德国研究组证实肝脾γδT细胞淋巴瘤的典型免疫表型为CD2+、CD3+、CD4-、CD5-、CD7+、CD8-、TCRγδ+。然而部分患者的免疫表型可发生改变，如CD7是NK和T细胞活化因子，部分患者

可阳性，与NK细胞相关抗原如CD16、CD56常阳性，而CD57多阴性。与细胞毒性相关抗原中，TIA-1通常阳性。

1988年，Pardoll等[39]证实存在γδ型TCR受体。此群T细胞为CD4-、CD8-，表达CD2、CD3、LFA-1、CD16、CD25和CD45等表面标志，占正常外周血淋巴细胞的0.5%~10%，分布于皮下、肠道、呼吸道和泌尿生殖系统黏膜中。以MHC非限制性方式识别各类抗原，如HSP、核苷酸衍生物和磷酸化抗原等，发挥细胞毒作用，并分泌多种细胞因子如IL-2、IL-3、IL-6、IFN-γ、TNF-α等调节免疫应答，在抗体抗感染免疫、抗肿瘤免疫和自身免疫性疾病发生中扮演重要角色。免疫表型为成熟T细胞表型，即CD2+、CD3+，TCR基因重排为γδ链阳性。

肝脾T细胞淋巴瘤T细胞受体表达为TCRγδ+，或αβ+；但多数瘤细胞起源于不成熟外周γδ细胞毒性T淋巴细胞，少数为αβ细胞毒性T淋巴细胞[6]。由于二者临床病理和细胞遗传学特征相似，因此认为αβTCR为变型，表达非活化细胞毒表型，即TIA-1阳性，而粒酶B和穿孔素阴性。目前，TCRγδ抗体在石蜡切片的检测尚不可靠，因此，石蜡切片免疫组化不表达αβTCR的病例可被认为协表型。

γδT细胞淋巴瘤细胞多为CD4-、CD8-、CD3+、TCRγδ+；大部分表达CD2和CD7，但CD5-；还可表达NK细胞相关抗原（CD16、CD56）、细胞毒性相关分子（穿孔蛋白、粒酶B、FasL、TIA-1）[25]。

细胞毒性颗粒蛋白（TIA-1）常存在，但通常粒酶B（granzyme B）和穿孔素（perforin）不表达，提示为非活化的细胞毒T细胞表型；常表达多种自然杀伤细胞相关抗原，如CD16+、CD56+，而CD57阴性[31]。

一般不表达CD5；大部分病例CD4阴性/CD8阳性，小部分CD4阴性/CD8阴性，CD4阳性亚型极为少见。所有病例均不表达βF1，但均表达T细胞受体δ。有少数病例，亦可表达CD5、CD7、CD8[40]。

Belhadj等[28]报道的21例肝脾γδT细胞淋巴瘤患者，从免疫表型上看，所有病例均为CD2+、CD3+、CD5-，16例为CD4-/CD8+，CD8+2

例，无 CD4+病例。47%病例 CD7+，83%病例 CD56+，29%病例 CD16+。CD30、CD19 及 CD20 均阴性。TIA-1 全部阳性，粒酶B（granzyme B）几乎均为阴性。在12例检测患者中，9例为γδ1 型，2例为γδ2型，无γδ3型。

4　分子遗传学

染色体改变等臂染色体（7q）和三体形+8 同时出现，提示染色体畸变，Weidmann 等[28] 的研究发现，出现等臂染色体7q患者，均为男性，具一定特异性，常有染色体-Y异常。

已经发现，HSTCL的主要遗传学异常为等臂染色体7q[41]，可作为HSTCL的辅助诊断；其次为8号染色体三体。Weidmann[40] 报道19例肝脾γδT细胞淋巴瘤患者中，68.4%存在i（7q），52.6%存在8号染色体三体；其他少见染色体变化包括t（7；21）、t（7；9）（p15；q13）、t（1；4）和Y染色体丢失[19]。Belhadj等[28] 报道的21例肝脾γδT细胞淋巴瘤患者，11例中10例为TCRγ基因重排；9例进行核型分析，其中4例正常，1例为6号及10号染色体单体，4例为7q

等臂染色体，其中3例又合并了8号染色体三体；5例 FISH检测均发现7q等臂染色体。疾病进展期，γδ型TCR基因重排可以丢失，但是仍然具有CD3+、TIA-1+及granzyme B 阴性的免疫表型。

目前认为，7q等臂染色体可能是肝脾γδT细胞淋巴瘤原发性染色体异常，而8号染色体三体是继发性改变，所有存在8号染色体三体的病例同时均伴有7q等臂染色体。同时出现这两种染色体异常，目前仅见于肝脾γδT细胞淋巴瘤[40]。

HSTCL可能由肝窦和脾红髓的γδT细胞引起，大多数患者证明有克隆性TCRγ基因或δ基因重排；但同时也可发现少数病例存在TCRβ基因重排，表明TCRγδ重排T细胞中并不除外TCRβ基因重排，其机制目前尚不清楚[31]。

根据目前的资料，染色体畸变在肝脾γδT细胞淋巴瘤诊断中的价值尚未确定。

王福旭等[42] 报道1例肝脾γδT细胞淋巴瘤，其骨髓像显示有核细胞增生明显活跃，粒、红比例正常，全片巨核细胞97只，其中幼稚型巨核细胞24%，颗粒型巨核细胞36%，产板型

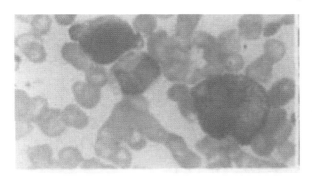

图 36-1　脾脏穿刺物涂片，可见多数淋巴细胞，此淋巴细胞形态均一，体积稍大，核圆，部分细胞可见核仁，胞浆量多，呈浅蓝色，胞浆内无颗粒，胞浆无绒毛状突起[42]

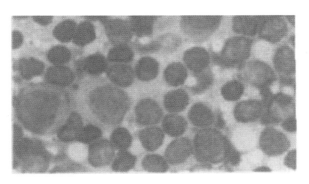

图 36-2　肝细胞正常，肝内淤血[42]

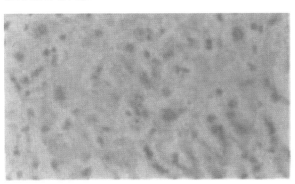

图 36-3　CD2+0 [42]

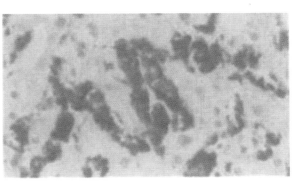

图 36-4　CD3+ [42]

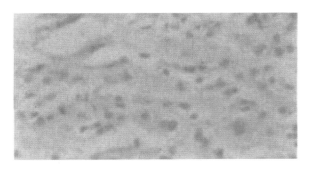

图 36-5　CD45RO（+++）[42]

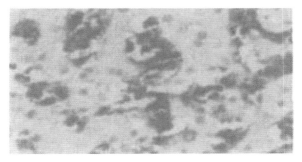

图 36-6　λ链（+++）[42]

巨核细胞35%，裸巨4%。血小板散在可见，未分类原始细胞13%。

Belhadj等[28]报道的21例肝脾γδT细胞淋巴瘤患者，12例行脾脏切除，病理学改变为脾脏弥漫性肿大，无结构破坏，红髓明显增生而白髓萎缩，红髓索及髓囊中浸润着大量异常淋巴细胞；脾窦内淋巴瘤细胞呈集簇状分布，其间可见组织细胞吞噬反应。15例行肝脏活检，病理学改变肝脏肿大，肝窦区肿胀伴有淋巴瘤细胞浸润，汇管区无浸润；19例行骨髓病理检查，结合CD3染色，在肿胀的血窦区，淋巴瘤细胞呈集簇状浸润分布。不同标本的淋巴瘤细胞形态均一，胞核圆形或稍不规则，核仁浅隐，胞浆丰富，无颗粒，边缘无毛状突起。有丝分裂相少见。疾病进展期，病变多局限于原发部位，包括脾脏、肝脏、骨髓和外周血。只有3例出现皮肤、口腔黏膜和肾脏受累。

刘恩彬等[43]对1例HSTCL的肝、脾、骨髓侵犯的病理学特点进行分析，其骨髓活检:增生极度活跃，粒、红、巨核三系细胞增生，各阶段细胞比例大致正常。血窦扩张，窦内充满胞体中等大小，胞质少、核形态稍不规则、染色质较细致、核仁不明显的幼稚淋巴细胞；血窦旁间质内可见少量上述形态瘤细胞浸润；脾基本结构存在，可见初级滤泡，红髓见较多不同程度扩张之脾窦，窦内充有胞体中等大小的淋巴细胞，胞质中等量，核形态规则，染色质较细，核仁不明显；未见明显的噬红细胞现象（见图36-7）。脾窦内细胞CD45RO+，CD20、CD56、粒酶B、穿孔素为阴性（见图36-8、图36-9）。几乎所有肝窦内可见同样形态淋巴细胞簇状浸润（图36-9），未见到汇管区组织，肝窦内细胞CD45RO+、CD20-。

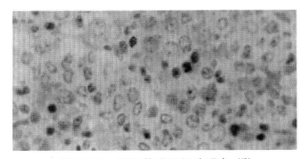

图 36-7　明显的噬红细胞现象[43]

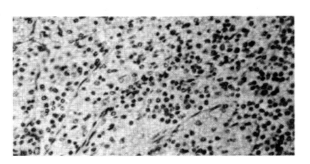

图 36-8　CD20、CD56 阴性[43]

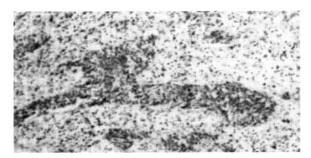

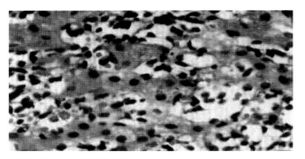

图 36-9　肝窦内可见同样形态淋巴细胞簇状浸润[43]

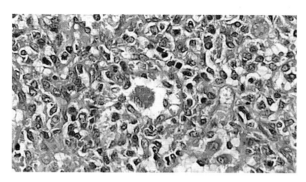

图 36-10　脾脏红髓窦内外小淋巴细胞样细胞浸润，核形不规则。脾脏红髓窦内见噬红细胞现象 [44]

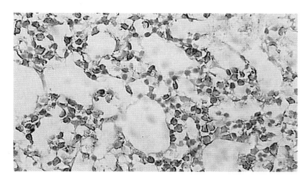

图 36-12　骨髓活检，小淋巴细胞样细胞 CD43 阳性（EnVision 法）[44]

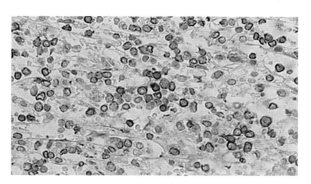

图 36-11　脾脏红髓窦内异型细胞 CD3 阳性（EnVision 法）[44]

第 4 节　临床表现

肝脾 γδT 细胞淋巴瘤表现呈侵袭性过程，发病率低，好发于年轻男性，德国淋巴瘤研究组患者的中位发病年龄为29岁。美国MD Anderson肿瘤中心2009年研究入组患者中位发病年龄为38岁，临床表现为肝脾肿大，淋巴瘤细胞浸润脾脏红髓区和肝脏窦区，不累及浅表和深部淋巴结；部分患者出现疲乏、黄疸（淋巴瘤侵及肝脏）、溶血性贫血、紫癜等。

1　既往史

本病主要见于青壮年男性，平均年龄 35 岁，常有器官移植或慢性免疫抑制病史。

2　全身症状

主要为B症状，如发热（38℃以上，连续3天以上，且无感染等原因）、盗汗和体重减轻；其次为腹痛等。

3　体征

脾脏显著肿大，肝脏肿大；常无淋巴结肿

大。因肿瘤细胞累及肝脏以及溶血性贫血，可表现为黄疸；少数病例可伴有自身免疫性溶血性贫血及噬血细胞综合征。

4　实验室检查

肝脾γδT细胞淋巴瘤的主要实验室阳性检查结果包括，外周血细胞减少、乳酸脱氢酶升高以及肝脏功能的异常。德国研究组发现，在入组的45例肝脾γδT细胞淋巴瘤患者中，肝脏、脾脏肿大患者占80%~97.5%，黄疸占29%，贫血占84%，血小板减少占85%，LDH升高占62%，全血细胞减少和正常骨髓象，提示可能与γδT淋巴细胞分泌的抑制骨髓前驱细胞的细胞因子有关。

血常规检查呈全血细胞减少，以血小板减少最为显著，仅13×10^9 / L。徐兵等[35]报道的1例肝脾T细胞淋巴瘤转变为淋巴瘤白血病，入院时血小板仅13×10^9 / L，出现全身皮肤黏膜出血症状，但脾脏切除术后血小板即恢复正常，提示该病引起全血细胞减少与脾脏功能亢进有关。乳酸脱氢酶升高和肝功能异常。

苗英等[44]报道的2例肝脾T细胞淋巴瘤，均以"低热，脾脏明显肿大，全血细胞减少"入院。2003年，Belhadj等[28]单中心回顾分析了1981~2001年住院的 21 例肝脾γδT细胞淋巴瘤患者，出现B症状14例，腹痛 5例，脾肿大21例（100%），肝肿大15例（71%），无浅表、纵隔和腹膜后淋巴结肿大；血小板减少15例（71%），贫血15例（71%），WBC减少12例（57%），WBC增多2例，5例外周血单核细胞>1×10^9/L，11例LDH升高，8例转氨酶升高。

第5节 诊断与鉴别诊断

肝脾T细胞淋巴瘤主要指γδT细胞淋巴瘤，占80%以上，而一小部分肝脾T细胞淋巴瘤是αβT细胞淋巴瘤，在组织病理方面表现相似，而在流行病学方面存在差异，如肝脾αβT细胞淋巴瘤好发于女性，Jingyu等研究发现在已报道的18例患者中，12例为女性，占67%。在细胞免疫学方面，两者无显著差别，因此认为TCR表达链的不同，不能作为区分肝脾T细胞淋巴瘤的依据。

肝脾γδ T细胞淋巴瘤具有很多非特异的症状，因此在一些病例中的诊断比较困难，在儿童更是由于该病的罕见而很少能做出准确诊断。

由于肿瘤细胞脾浸润、组织细胞增生，常常导致巨脾、脾功能亢进，血细胞破坏过多，引起外周血一系或一系以上细胞减少，因此当脾红髓侵犯不显著，基本结构存在时，易误诊为"充血性脾肿大、脾亢"。王福旭等[42]指出，由于HPγδTCL多表现为肝脾肿大，淋巴瘤细胞浸润脾红髓区和肝窦区，不形成结节，亦不造成肝脾结构破坏，不累及浅表和深部淋巴结，因而容易误诊。

1 诊断要点

（1）发热、肝脾肿大，外周血三系细胞减少；

（2）影像学显示肝影密度减低，脾下极有小片状低密度影；

（3）血清乳酸脱氢酶、铁蛋白进行性增高；

（4）骨髓表现为病态造血和淋巴细胞增殖，骨髓活检示多形性小淋巴细胞浸润基质；

（5）肝脾穿刺病理检查提示单克隆增生；

（6）表达T细胞标记物及活化细胞毒性颗粒，不表达B系标记，支持肝脾γδ T细胞淋巴瘤诊断。

中国医学科学院血液学研究所血液病医院淋巴肿瘤中心邱录贵指出，符合以上特征并经病理组织检查则可诊断肝脾γδT细胞淋巴瘤。但是部分患者诊断仍相对困难，如发病初期仅表现为血小板减少伴肝脾肿大，而随着病情进展血小板恢复，误诊断为特发性血小板减少性

紫癜。肝脾活检是诊断的主要手段。

2 鉴别诊断

在诊断上需要与其他造血系统疾病鉴别，如传染性单核细胞增多症、侵袭性NK细胞白血病／淋巴瘤、淋巴母细胞白血病、毛细胞白血病等。

2.1 恶性组织细胞病

HSTCL的临床表现与恶性组织细胞病十分相似，骨髓涂片形态学检查时幼稚细胞形态又与恶性组织细胞十分相似，鉴别诊断十分困难。

徐兵等[35]报道的1例肝脾T细胞淋巴瘤转变为淋巴瘤白血病，最终是通过脾肝活检及PCR检测TCRγ基因重排阳性而明确诊断。病理检查是确诊该病的最主要依据，因恶性组织细胞病无此基因重排，应用PCR检测TCRγ或δ基因重排，亦可辅助进行鉴别诊断。

2.2 毛细胞白血病

毛细胞白血病亦可有脾大，多无浅表淋巴结大，有贫血、血小板少，脾以红髓侵犯为主，瘤细胞胞质丰富，呈"药片样"排列。电镜、免疫组化（B细胞性）、TPA诱导试验等可与HSTCL鉴别。

2.3 其他类型NK/T细胞淋巴瘤

结合本病特点多见于青少年，侵袭性病程，原发于肝、脾，瘤细胞亲窦性生长，免疫组化T细胞相关抗原阳性，TCR基因重排阳性有助于与侵袭性NK细胞白血病、T颗粒淋巴细胞白血病（T-LGL）、CD8阳性的T-CLL/PLL、S-100阳性的慢性T淋巴细胞增殖性疾病（T-C LPD）、CD8阳性的外周T细胞淋巴瘤等鉴别。

2.4 白血病

HSTL终末期可母细胞转化形成白血病。HSTL为TdT阴性，而T淋巴母细胞淋巴瘤/急性淋巴细胞白血病（T- LBL/ALL）TdT阳性，因而可将二者区分。

2.5 慢性特发性骨髓纤维化

肝、脾窦内可有髓外造血、骨髓有"血窦内造血"，以红系为主，通过免疫组化可加以鉴别。

2.6 伴有骨髓窦内侵犯特征的其他淋巴瘤

除HSTL外，骨髓窦内侵犯还可见于伴有绒毛细胞的脾淋巴瘤（SLVL）、大颗粒淋巴细胞

白血病、血管内大B细胞淋巴瘤（IVBL）、间变性大细胞淋巴瘤（ALCL）等。除ALCL可根据形态特点、免疫表型（CD30、EMA阳性）、骨髓活检确诊外，其余类型淋巴瘤可结合免疫组化、骨髓外原发部位的病理形态加以鉴别。

第 6 节　治疗

　　该病侵袭性强，现有治疗策略包括脾脏切除和化疗。化疗方案包括CHOP或CHOP样方案、增强化疗的二代、三代方案、含嘌呤类似物的化疗、自体和异基因移植等。

　　但至目前，肝脾T细胞淋巴瘤尚无标准或推荐的治疗方案，无论是CHOP或CHOP样方案，还是增强化疗的二代、三代方案均难以取得完全缓解，即使取得缓解，也很容易于短期内复发，即使行移植疗效亦不佳，预后差。

　　2009年MD Anderson肿瘤中心公布研究发现，接受CHOP样方案化疗的CR为33%，而接受HyperCVAD方案患者CR为75%。对于诱导化疗取得CR患者的mOS为13个月，未获得CR患者的mOS仅为7.5个月。有个别报道显示，以顺铂-阿糖胞苷为基础的方案化疗取得缓解后即行异基因造血干细胞移植可获得长期生存。

　　脾切除可使患者的血细胞恢复正常，但并不能阻止疾病的进展[45]。

　　有报道显示，以顺铂+阿糖胞苷为基础的方案化疗取得缓解后即行异基因造血干细胞移植可获得长期生存，如Belhadj等[28]报道的21例肝脾γδT细胞淋巴瘤患者，从治疗结果看，19例以CHOP方案化疗，2例以铂类+阿糖胞苷化疗，auto-BMT或auto-PBSCT 6例，allo-BMT或allo-PBSCT 3例，平均生存期16个月，只有以铂类+阿糖胞苷化疗结合auto-PBSCT的2例患者尚存活，分别为52个月和42个月。

　　Gassas等[20]报道1例10岁男孩经3疗程ICE方案（异环磷酰胺+卡铂+足叶乙甙）和3疗程BEAM方案（卡莫司汀+足叶乙甙+阿糖胞苷+马法兰）化疗后接受异基因造血干细胞移植，移植后无病生存期已超过1年。因此，早期诊断，寻找合适配型，实施在造血干细胞移植支持下的大剂量化疗有望延长生存期。

　　嘌呤类似物喷司他汀（2'2-deoxyco-formycin，2-氯脱氧腺苷）对γδT细胞淋巴瘤细胞具有选择性杀伤作用，但其临床疗效尚待评价。喷司他汀可选择性杀伤γδT细胞淋巴瘤细胞，在自体或异基因造血干细胞移植前后应用，可最大限度地清除体内微小残留病灶，可能进一步提高移植效果。Grigg[46]报道1例呈现惰性临床过程的肝脾γδT细胞淋巴瘤，用喷司他汀治疗后缓解；Iannitto等[47]报道，应用喷司他汀缓解1例肝脾γδT细胞淋巴瘤；Gopcsa等[48]报道，应用2-氯脱氧腺苷缓解1例肝脾γδT细胞淋巴瘤。

　　对于该病，总的治疗策略是高剂量的方案化疗（如HyperCVAD/MA，MegaECHOP），争取取得缓解，立即行异基因造血干细胞移植，可能取得长期缓解。但患者可能一般状况较差，对大剂量的化疗耐受性差而影响治疗[49]。亦有报道一例αβHSTCL患者，采用alemtuzumab治疗后，接着采用非配型的非相关的干细胞移植，患者经21个月随访无复发。

　　总之，因肝脾γδT细胞淋巴瘤发病率低，缺少大样本报道，多为个案介绍，因此其治疗方案有待于进一步探讨。

第 7 节　预后

　　肝脾γδT细胞淋巴瘤是一种高度恶性的外周T细胞淋巴瘤，临床进程为侵袭性，化疗疗效差，生存期短，中位生存时间为8~16个月[50]；仅有少数病例经同种异基因造血干细胞移植后可有较长的生存期[51-52]，多数患者2年内死亡。

　　肝脾γδT细胞淋巴瘤接受常规含蒽环类化疗，其疗效不确定、复发率高、mOS仅为8个月。G. S. Falchook等[49]研究发现，性别是独立预后因素，女性患者的mOS为25个月，而男性为8个月。对于诱导化疗获得CR患者，生存获益明显。

（常柏玲）

参考文献

[1] 魏拴增，刘彤华.肝脾 γδT和αβT细胞淋巴瘤.中华

病理学杂志，2003，32（1）：62-64.

［2］ Farcet JP, Marolleau JP, Le Couedic JP, et al. Hepatosplenic T-cell lymphoma: sinusal ／ sinusoidal localizalion of malignant cells expressing the T-cell receptor gamma delta. Blood, 1990, 75: 2213-2219.

［3］ Gaulard P, Bourquelot P, Kanavaros P, et al. Expression of the alpha/beta and gamma/ delta receptors in 57 cases of peripheral T-cell lymphomas; identification of a subset of gamma/delta T-cell lymphoma. Am J Pathol, 1990, 137: 617-628.

［4］ Harris NL, Jaffe ES, Stein H, et al. A revised European-American classification of lym phoid neoplasms. A proposal from the International Lymphoma Study Groupe.Blood, 1994, 84 (5): 1361-1392.

［5］ Suarez F, Wlodarskal, Rigal-Huguet F, et al. Hepatosplenic αβ T-cell lymphoma: An unusual case with clinical, histologic and cytogenetic features of γδ hepatosplenic T-cell lymphoma. Am J Surg Pathol, 2000, 24: 1027-1032.

［6］ Jaffe ES, RalJkiaer E. Hepatosplenic T-cell lymphoma //Jaffe ES, Harris NL, SLein H, eds. World Health Organization classification of tumors. Pathology and genetics of tumours of haematopoietc and lymphoid tissues. Lyon: Team Rush IARC Press, 2001: 210-211.

［7］ Kluin PM, Feller A, Gaulard P, et al.Peripheral T/NK-cell lymphoma:a report of the Ⅸ th Workshop of the European association for Haematopathology. Histopathology,2001,38 (3):250-270.

［8］ Medeiros W.Progress in T-cell and NK-cell malignancies.Am J Clin Pathol, 2007, 127: 494-495.

［9］ Tsujikawa T,Ttoh A,Bamba M,et al.Aggressive jejunal gamma delta T-cell lymphoma derived from intraepithelial lymphocytes:an autops case report..Gastroenterol,1998,33 (2):280-284.

［10］ Salhany K E,Macon W R,Choi J K,et al.Subcutaneous panniculitis-like T-cell lymphoma: clinicopathologic,immunoph-enotypic,and genotypic analysis of alpha／beta and gamma／delta subtype.Am Surg Pathol,1998,22 (7):881-893.

［11］ Yamaguchi M,Ohno T,Kita K.Gamma／delta T-cell lymphoma of the thyroid gland.N Engl J Med, 1997,336 (19):1391-1392.

［12］ Steurer M, Stauder R, Grunewald K, et al. Hepatosplenic gamma delta-T-lymphoma with leukemic course after renal transplantation.Hum Pathol,2002,33 (2): 253-258.

［13］ 张爽，农林，任亚丽，等.肝脾T细胞淋巴瘤临床病理分析.北京大学学报：医学版，2008，40（4）：387-391.

［14］ 李征，刘卫平，唐源，等.九例脾脏T细胞和NK细胞淋巴瘤临床病理与免疫表型分析.中华血液学杂志，2007，28：217-222.

［15］ Macon WR,Levy NB,Kurtin PJ,et al.αβT cell Lymphomas：a report of 14 cases and comparison with hepatosplenic γδT cell lymphomas.Am J Surg Pathol, 2001,25:285-296.

［16］ Belhadj K, Reyes F, Farcet JP, et al. Hepatosplenic gammadelta T-cell lymphoma is a rare clinicopathologic entity with poor outcome: report on a series of 21 patients. Blood, 2003,102: 4261-4269.

［17］ Garcia-Sanchez F, Menarguez J, Cristobal E, et al. Hepatos-plenic gamma-delta T-cell malignant lymphoma: report of the first case in childhood, including molecular minimal residual disease follow-up. Br J Haematol, 1995,90: 943-946.

［18］ Coventry S, Punnett HH, Tomczak EZ, et al. Consistency of isochromosome 7q and trisomy 8 in hepatosplenic gamma delta T-cell lymphoma: detection by fluorescence in situ hybridization of a splenic touch-preparation from a pediatric patient. Pediatr Dev Pathol,1999, 2: 478-483.

［19］ Rossbach HC, Chamizo W, Dumont DP, et al. Hepatosplenic gamma/delta T-cell lymphoma with isochromosome 7q, translocation t (7;21), and tetrasomy 8 in a 9-year-old girl. J Pediatr Hematol Oncol, 2002,24: 154-157.

［20］ Gassas A, Kirby M, Weitzman S, et al. Hepatosplenic γδ T-cell lymphoma in a 10-year-old boy successfully treated with hematopoietic stem cell transplantation. Am J Hematol, 2004,75: 113-114.

［21］ Chin M, Mugishima H, Takamura M, et al. Hemophagocytic syndrome and hepatosplenic Gammadelta T-cell lymphoma with isochromosome 7q and 8 trisomy. J Pediatr Hematol Oncol, 2004,26: 375-378.

［22］ Domm JA, Thompson M, Kuttesch JF, et al. Allogeneic bone marrow transplantation for chemotherapy-refractory hepatosplenic gammadelta T-cell lymphoma: case report and review of the literature. J Pediatr Hematol Oncol, 2005,27: 607-610.

［23］ 竺晓凡，邹尧，陈玉梅，等.儿童肝脾γδ T细胞淋巴瘤一例报告附文献复习.中华血液学杂志，2003，24：613-614.

［24］ 郭霞，李强，周晨燕.儿童肝、脾T细胞淋巴瘤1例.中华妇幼临床医学杂志，2011,7（2）：164.

［25］ Ohshima K, Haraoka S, Harada N, et al. Hepatosplenic gammadelta T-cell lymphoma: relation to Epstein-Barr virus and activated cytotoxic molecules. Histopathology, 2000,36:127-135.

[26] Hacker G, Kromer S, Falk M, et al. Vdelta1+ subset of human gamma delta T cells responds to ligands expressed by EBV-infected Bu-rkitt lymphoma cells and transformed B lymphocytes. J Immunol, 1992,149: 3984-3989.

[27] Roncella S, Cutrona G, Truini M, et al. Late Epstein-Barr virus infection of a hepatosplenic gamma delta T-cell lymphoma arising in a kidney transplant recipient. Haematologica, 2000, 85: 256-262.

[28] Belhadj K, Reyes F, Farcet JP, et al. Hepatosplenic gammadelta T-cell lymphoma is a rare clinicopathologic entity with poor outcome: report on a series of 21 patients. Blood, 2003,102: 4261-4269.

[29] Swerdlow SH. T-cell and NK-cell posttransplantation lympho-proliferative disorders. Am J Clin Pathol, 2007，127：887－895.

[30] Weidmann E, Hinz T,Klein S, et al. Cytotoxic hepatosplenic gammadelta T-cell lymphoma ffollow acute myeloid leukemia bearing two distinct gamma chains of the T-cell receptor.Biologic and clinical features.Haematologica,2000,85 (10):1024-1031.

[31] Khan WA, YuL,Eisenbrey AB,et al.hepatosplenic gamma delta T cell Lymphoma in immunocompromised patients.Report of two cases and review of literature.Am J Clin Pathol,2001,116:41-50.

[32] Costes V ,Duchayne E ,Taib J , et al . Intrasinusoidal bone marrow in filtration :a common growth pattern for different lymphoma subtypes.Br J Haematol, 2002，119 (9):916- 922.

[33] 沈志祥, 朱雄增.恶性淋巴瘤.北京：人民卫生出版社，2003：597-606.

[34] Vega F,Medeiros L J,et al. Hepatosplenic gammadelta T-cell lymphoma in bone marrow.A sinusoidal neoplasm with blastic cytologic features.Am, J Clinic Pathol,2001,116 (3):410-419.

[35] 徐兵，周淑芸，孟凡义，等.肝脾T细胞淋巴瘤转变为淋巴瘤白血病1例.实用医学杂志，2006，22 (9)：2269-2270.

[36] Takimoto Y,Imanaka F,Sasaki，et al. Gammadelta T-cell lymphoma presentine in the subcutaneous tissue and intestine in a patient with capillary leak syndrome.Int J Hematol,1998,68 (2):183-191.

[37] Garciasanchez F,Menarguez J,Cristobal E,et al. Hepatosplenic gammadelta T-cell malignant lymphoma: report of the case in childhood,including molecular

minimal residual disease follow-up.Br J Haematol, 1995,90 (4):943-946.

[38] Mastovich S,Ratech H,Ware R E, et al. Hepatosplenic T-cell lymphoma: an unusual case of a gamma delta T-cell lymphoma with a blast-like terminal transformation.Hum Pathol,1994,25 (1):102-108.

[39] Pardoll DM, Fowlkes BJ, Lew AM, et al . Thymus dependent and Thymus -independent developmental pathways for peripheral T cell receptor gamma delta bearing lymphocytes. I mmunol, 1988,140:4091 - 4093.

[40] Weidmann E. Hepatosplenic T cell lymphoma. A review on 45 casessince the first report describing the disease as a distinct lymphoma entity in 1990. Leukemia,2000,14 (6):991-997.

[41] Alonsozana EL, Stamberg J, Kumar D, et al. Isochromosome 7q: the primary cytogenetic abnormality in hepatosplenic gammadelta T cell lymphoma. Leukemia, 1997, 11: 1367-1372.

[42] 王福旭, 张学军, 董作仁.肝脾γδT细胞淋巴瘤一例. 中国实验血液学杂志，2005,13 (3): 505-508.

[43] 刘恩彬、陈辉树、杨晴英，等.肝脾T细胞淋巴瘤的脾、肝及骨髓病理形态学观察.诊断病理学杂志，2005，12 (1)：65-67.

[44] 苗英，祁秀敏，黄春鑫，等.肝脾T细胞淋巴瘤2例.临床与实验病理学杂志，2010,26 (5):640-641.

[45] 窦艳，吴晓雄，梁浩.γδ肝脾淋巴瘤1例.中华内科杂志，2000，40 (5)：349.

[46] Grigg AP. 2'2 deoxycoformycin for hepatos plenic gamma delta T-cell lymphoma . Leuk Lymphoma, 2001; 42: 797-799.

[47] Iannitto E, Barbera V, Quintini G, et al . Hepatos plenic gamma delta T-cell lymphoma: comp lete res ponse induced by treatment with pentostatin . Br J Haemat ol, 2002, 117: 995 - 996.

[48] Gopcsa L, Banyai A, Tamaska J, et al . Hepatos plenic gamma delta T-cell lymphoma with leukemic phase successfully treated with 2-chlorodeoxyadenosine . Haematologia (Budap), 2002; 32: 519 -527.

[49] G. S. Falchook. Hepatosplenic gamma-delta T-cell lymphoma: clinicopathological features and treatment. Annals of Oncology,2009,20: 1080-1085.

[50] Cooke CB, Krenacs L, Stetler-Stevenson M, et al. Hepatosplenic T-cell lymphoma: a distinct clinicopathologic entity of cytotoxic gamma delta T-cell origin. Blood, 1996,88: 4265-4274.

［51］ Motta G,Vianello F,Menin C, et al. Hepatosplenic gammadelta T-cell lymphoma presenting with immune-mediated thrombocytopenia and hemolytic anemia (Evans' syndrome) .Am J Hematol,2002,69 (4) :272-276.

［52］ Yamaguchi M,Ohno T,Nakamine H, et al. Gammadelta T-cell lymphoma:a clinicopathologic study of 6 cases including extrahepaosplenic type.Int J Hematol,1999,69 (3) :186-195.

肠病型相关性 T 细胞淋巴瘤

肠病相关性 T 细胞淋巴瘤（enteropathy-associated T-cell lymphoma，EATL）是一种罕见的源自上皮内 T 淋巴细胞的肠道淋巴瘤。

第 1 节　基本概念

1937 年，Faorley 和 Machie 首次报道了肠道淋巴瘤梗阻所引起的吸收不良；1978 年，Isaacson 和 Wright 对 18 例小肠淋巴瘤患者研究时，发现肿瘤四周的小肠黏膜有绒毛萎缩和滤泡增生，当时认为是肠道恶性组织细胞增生症；其后，病变部位发现一些标志 T 细胞的抗原与编码，T 细胞受体 β 链的基因重排，揭示其由 T 细胞衍生而来。

1985 年，Isaacson 等 [1] 首先提出了"肠病相关性 T 细胞淋巴瘤"（EATCL）的概念；

O'Farrell 等[2]提出以"肠病相关性 T 细胞淋巴瘤"来替代"肠道恶性组织细胞增生症"。

2001 年，WHO 对淋巴瘤进行新的分类，将其定义为"肠病型 T 细胞淋巴瘤以及不伴肠病的 T 细胞淋巴瘤"。

第 4 版 WHO 淋巴瘤分类于 2008 年 9 月 20 日问世，将"肠病型 T 细胞淋巴瘤"归为"成熟 T/NK 细胞淋巴瘤"[3]。

这些新的淋巴瘤分类将过去一直被诊断为肠型恶性组织细胞病从恶组中划归为淋巴瘤中的肠道 T 细胞淋巴瘤。

肠病型 T 细胞淋巴瘤（enteropathy type T cell lymphoma，ETCL、ETTCL），在既往文献中有许多不同称呼，如"肠病相关性 T 细胞淋巴瘤"（enteropathy–associated T cell lymphoma，EATCL）、"肠道 T 细胞淋巴瘤"（intestine T cell lymphoma，ITCL）、"原发性肠道 T 细胞淋巴瘤"（primary intestine T cell lymphoma，PIT-CL）、"原发性胃肠道 T 细胞淋巴瘤"等。

原发于胃肠道的 T 细胞淋巴瘤常见类型，包括原发性胃 T 细胞淋巴瘤（primary gastric T cell lymphoma，PGTL）及发生于小肠的肠病相关性 T 细胞淋巴瘤（enteropathy associated T cell lymphoma，EATL）。近年来的文献报道[4-5]，大多数为 EATL。

原发性肠道淋巴瘤 70%以上是恶性程度较低的 B 细胞淋巴瘤，少数为 T 细胞淋巴瘤，而原发性霍奇金淋巴瘤十分罕见。

研究表明，原发性肠道 T 细胞淋巴瘤是一类起源于肠上皮内 T 淋巴细胞的恶性肿瘤，为一组临床病理特征不同的异质性肿瘤性疾病[6]，属于结外淋巴瘤[7]，与 NHL 的 B 细胞黏膜相关淋巴组织淋巴瘤（MALT）不同。

Isaacson[8]对肠道 T 细胞淋巴瘤进行了整理，依据不同的临床、病理形态特征及免疫组化染色在胃肠道淋巴瘤病理分类中将其分为肠病型肠道 T 细胞淋巴瘤及不伴有肠病的肠道 T 细胞淋巴瘤。前者多见于欧美国家，中老年男性患者为多，大多数发生在麦胶性肠病的基础上，以腹痛、慢性腹泻、贫血或体重下降、肠梗阻等症状多见，仅 3%出现便血。多数患者有 6 个月至 10 年的吸收不良病史，病变好发于空肠，肠系膜淋巴结可肿大。

Katoh 等[9]指出，肠病相关 T 细胞淋巴瘤系指原发于肠道、患者伴有吸收不良和小肠黏膜萎缩病史的 T 细胞淋巴瘤。肠病型 T 细胞淋巴瘤在我国罕见，目前我国报道的胃肠道 T 细胞淋巴瘤未见一例有明确长期乳糜泻、吸收不良病史者，故认为我国报道的肠道 T 细胞淋巴瘤皆为不伴肠病的肠道 T 细胞淋巴瘤；因此，原发性肠道 T 细胞淋巴瘤的名称似乎更确切。

第 2 节　流行病学与病因学

原发性胃肠道淋巴瘤约 85%为 B 细胞淋巴瘤[10]，主要病理类型为 MALT 淋巴瘤和弥漫性大 B 细胞淋巴瘤。原发性肠道 T 细胞淋巴瘤是一类发病率低，起源于肠上皮内 T 淋巴细胞的一组异质性肿瘤性疾病，其临床表现无特异，病程凶险，治疗反应差，预后不良，临床和病理均极易误诊、漏诊。

肠道 NHL 的发生率仅为 15%~20%，肠病型 T 细胞淋巴瘤更是一种少见的恶性程度极高的非霍奇金淋巴瘤，约占肠道淋巴瘤的 4.8%[11]。

范钦和等[12]报道的 31 例非 MALT 型胃肠淋巴瘤中，胃肠 T 细胞淋巴瘤 21 例，发生于胃仅有 2 例，发生于肠道有 19 例，有独特临床表现和特殊形态 16 例。徐晓晶等[13]对 6 例原发性肠道 T 细胞淋巴瘤的病史资料进行回顾性分析，年龄 34~73 岁，男女比例为 5:1；他们 10 年来共收治淋巴瘤 189 例，其中位于胃肠道者 56 例，占非霍奇金淋巴瘤的 45.6%[14]，而原发性肠道 T 细胞淋巴瘤只有 6 例，占胃肠道淋巴瘤的 10.7%。可见原发性肠道 T 细胞淋巴瘤是一类较为罕见的疾病。

1　地域

肠病型 T 细胞淋巴瘤的发生存在明显地理差异，多见于中东地区，北欧亦具有高发率。这亦说明了一个观点，ITL 的产生是由于存在相同的乳糜泻易感的遗传背景。我国乳糜泻较为少见，其肠病相关 T 细胞淋巴瘤更是极少见，且大样本报道很少。

2　性别年龄

本病多见于中老年患者，西方国家报道的

肠病型 T 细胞淋巴瘤，男女比无明显不同，中位年龄 56~60.1 岁[15-16]；相比较而言，一小部分墨西哥患者的平均年龄为 24 岁。但我国学者研究结果表明，本病发病高峰为 20~30 岁的年轻人，10~60 岁均可发生，中位年龄为 30 岁；好发年龄东西方相差较大。男性多于女性，男女之比为 1.46:1。中国张文燕等[17]报道 42 例肠道 T 细胞淋巴瘤，男性 33 例，女性 9 例，二者之比为 3.67:1。年龄 10~60 岁不等，高峰在 20~30 岁，中位年龄 28 岁。康喜荣等[18]复习自 1997 年我国医学文献出现 PITCL 诊断名词以来文献报道临床资料较完整的 PITCL65例，结合作者医院 4 例共计 69 例，男性 49 例（占 71%），女性 20 例（占 29%），年龄 14~81岁，中位年龄为 35 岁。

儿童小肠非霍奇金淋巴瘤大多数是小无裂细胞为主，T 细胞来源极其罕见。有关儿童小肠 T 细胞非霍奇金淋巴瘤的临床报道极少，Weiss 等[19]报道 1 例儿童小肠细胞非霍奇金淋巴瘤，类似自然杀伤细胞特点。孙晓非[20]报道 1 例儿童小肠 T 细胞淋巴瘤，男性，7 岁，因腹部包块合并肠梗阻行急诊剖腹探查术，病理诊断"小肠弥漫性非霍奇金淋巴瘤，T 细胞性"。

3 发病部位

据文献报道[21-24]，原发于肠道的淋巴瘤主要发生于空肠和回肠、回盲部结肠，且以 B 细胞淋巴瘤较多见，而肠病型 T 细胞淋巴瘤很少见。

肠病型 T 细胞淋巴瘤，西方国家报道的最常见的病变部位为空肠，而我国好发于回盲部、升结肠和降结肠[17]，但以回肠最多见，约占 50%，空肠占 35%~40%，发生于结肠者罕见。

国外对 119 例小肠淋巴瘤患者的回顾性研究表明[25]，原发于小肠的淋巴瘤占 37%，回肠较空肠更易累及，其中 66% 为 B 细胞淋巴瘤，34% 为 T 细胞淋巴瘤。

4 病因学

目前其发病原因尚不清楚，可能与 EB 病毒感染、麦胶性肠病有关。

4.1 EB病毒感染

大量研究表明，肠病型 T 细胞淋巴瘤与 EB病毒密切相关[26-27]。1993 年，Pan 等[28]应用 Southern 杂交法检测到 EATL 11 例中 4 例有 EBV-DNA/RNA 阳性表达，经原位杂交证实了 EBV 基因组及其早期转录产物 EBER1 的存在，并检测至 LMP-1 的表达，认为 EBV 可能在肠道 T 细胞淋巴瘤的发病学中具有病因学作用。

国外报道[29]，EB 病毒检出率为 10%。有报道[30-31]，墨西哥、韩国、中国台湾 ETCL 中 EB 病毒的检出率分别为 100%、69.2% 和 57.1%，较西方国家的 8%~10% 高，且大多数为多形性中-大细胞性。国内张文燕等[32-33]运用 EBER1/2 原位杂交检测 32 例肠道原发 T 细胞淋巴瘤的 EB 病毒感染，27 例（84.4%）为 EB病毒相关淋巴瘤；燕晓雯等[34]用原位杂交法检测，EB 病毒检出率为 75%。

在我国，肠病型 T 细胞淋巴瘤是一组 EB病毒高度相关的特殊病变实体，其特殊性不仅体现在其好发人群、临床症状、组织学改变、肿瘤细胞免疫表型以及与 EB 病毒的关系方面，而且亦体现于其发展迅猛的临床进程[35-36]。比较而言，在我国，绝大多数 ETCL 为 EB 病毒相关，其肿瘤细胞源自不同 T 细胞亚群（包括细胞毒性 T 细胞）或者 NK 细胞。

EB 病毒与 ETCL 的关系不仅存在地区和人种差异[36]，而且可能与 ETCL 的不同病理形态亦有关。已知 EB 病毒通过与细胞表面的 CD21 受体结合进入 B 细胞和上皮细胞。有研究显示，CD21 的表达见于 HTLV-1 感染的 T 细胞和成人 T 细胞白血病[37]。但 Kim 等[38]、Pan等[28]和张文燕等[33]在 16 例、5 例和 27 例 EB 病毒相关 ETCL 中均未见 CD21 的表达，因此 EB 病毒进入肿瘤性 T 细胞的机制尚不清楚。

在体外实验中 EB 病毒潜伏膜蛋白 LMP-1 是唯一可同时存在于 EB 病毒潜伏性或溶解性感染周期中的 EBV 基因编码蛋白，在促使 EB 病毒由潜伏性感染转为溶解性感染过程中可能具有某些重要作用，LMP-1 核阳性可能就是 EB 病毒由潜伏性感染转为溶解性感染的标志[39]。因此，其阳性模式有助于进一步探讨 EB 病毒在 ETCL 中的感染状态及感染方式。LMP-1 可能是通过诱导 Bcl-2 的表达来保护肿瘤细胞不发生凋亡[40]，但在人上皮细胞株（RHEK-1）中却具有诱导细胞凋亡的作用[41]。

鉴于 ETCL 中 T 细胞胞质内抗原（TIA-1）的高表达和 EBV 的高检出率，果海娜等 [24] 认为，ETCL 临床进程凶猛、预后差的特殊表现可能归因于肿瘤细胞的细胞毒性细胞属性和肿瘤发生、发展过程中病毒病因学的影响。

Kawamoto 等 [42] 分析了 20 例原发性胃 T 细胞淋巴瘤（primary gastric T-cell lymphoma，PGTL）的临床病理特征及其与预后的关系。这些病例不伴有人类嗜 T 淋巴细胞性 I 型病毒（human T lymphotropic virus type 1，HTLV1）感染，血清抗 HTLV1 抗体均呈阴性，并且与腹部疾病无关。

4.2 乳糜泻

ETCL 病变患者常伴发肠道吸收障碍性疾病，是谷蛋白过敏性肠病，故亦称肠病相关性 T 细胞淋巴瘤。研究显示，在肠病的基础上产生并且在抗原谷蛋白的刺激下，由上皮细胞间的淋巴细胞增多症转变为高分化淋巴瘤，最终再转成低分化淋巴瘤。

在西方国家，对控制饮食中麸质成分的疗法无效的乳糜泻患者，并发肠病相关 T 细胞淋巴瘤的情况并不少见 [43]，提示乳糜泻与原发性肠道 T 细胞淋巴瘤的发病有一定相关性。1980 年，Birmingham 对 385 例乳糜泻患者进行长期随访，70% 的患者合并本病。

中国、日本报道患者中未见伴有乳糜泻，提示不伴乳糜泻是亚洲国家黄种人群的发病特点。如日本有文献报道 [44]，18 例原发性肠道 T 细胞淋巴瘤患者中无一例伴有乳糜泻；我国台湾省报道的原发性肠道 T 细胞淋巴瘤患者中也未发现乳糜泻现象 [45]。中国徐晓晶等 [13] 报道的 6 例原发性肠道 T 细胞淋巴瘤患者既往均无进食含麸质食物后的腹泻、消化不良病史，术后病理检查在上下切缘正常的肠黏膜组织中亦未见到乳糜泻的病理表现，提示不伴有乳糜泻是本组原发性肠道 T 细胞淋巴瘤的特点之一。少数患者自儿童期即有肠病病史，大多数患者在成人期发病或在淋巴瘤诊断同时诊断为肠病。果海娜等 [24] 报道了 5 例 ETCL 患者均无肠病史。

第 3 节　组织病理学

1　肿瘤细胞起源

肠病型 T 细胞淋巴瘤亦称肠病相关性淋巴瘤，是原发性肠道的结外型恶性淋巴瘤，恶性程度极高，既往曾称为"肠型恶性组织细胞增生症（肠型恶组）" [46]。

国外文献报道，肠道 T 细胞淋巴瘤与 EB 病毒感染有关 [47]。任兴昌等 [36] 也用 EBER1/2 原位杂交技术检测 24 例肠道 T 细胞淋巴瘤，EBVmRNA 阳性率为 83.3%，而且 24 例除 1 例小细胞低度恶性外，其余 23 例均表达 TLA-1（T 细胞内抗原 1），表明肠道 T 细胞淋巴瘤的肿瘤细胞可能来自细胞毒性 T 淋巴细胞或 NK 细胞系，很可能是继中线恶网之后又一个 EB 病毒相关的淋巴结外原发 NK/ T 细胞淋巴瘤。张文燕等 [32] 报道 EBV 的检出率为 84.4%，认为我国绝大多数的 ITCL 与 EBV 感染相关，其肿瘤细胞源自不同的 T 细胞亚群（包括细胞毒性 T 细胞）或 NK 细胞。

ETCL 起源于各期转化阶段的肠道上皮内 T 细胞，Daum 等 [48] 认为来源于上皮内的毒性 T 细胞，Cellier 等 [49] 认为其前体细胞为上皮内 CD8+γ/ β 细胞毒性 T 细胞。对 ETCL 的基因水平研究已证实单克隆 TCR-γ 和 / 或 TCR-β 基因重排 [50]。目前已明确其来源于 NK/T 细胞，属外周 T 细胞型淋巴瘤。钟博南等 [51] 结合病理组织学、免疫表型以及基因研究，将 ETCL 分为 3 类，即真正的 NK 细胞淋巴瘤、NK 样 T 细胞淋巴瘤和外周 T 细胞淋巴瘤非特殊型；这三组淋巴瘤皆可表达 CD8 分子，亦可表达 T 细胞胞质内抗原（TIA-1）和 Granzyme B 颗粒，若检测到 TCRγ 或 β 基因的克隆性重排，则为后两者；CD56 阳性，则为前两者。在皮肤和胃肠道中，NK 样 T 细胞淋巴瘤更为多见。

2　ETCL 与鼻型-NK/ T 细胞淋巴瘤

在 1998 年世界卫生组织拟订的分类草案中及 2001 年世界卫生组织分类中，结外鼻型-NK/ T 细胞淋巴瘤可原发于肠道 [52-53]。

就临床特征而言，鼻型-NK/T 细胞淋巴瘤多见于中年男性患者，以鼻出血、分泌物增加、黏膜溃疡、局部骨质破坏为主要临床表现[54]。ETCL 多见于青年男性，出现便血、肠穿孔等，是以肠道溃疡形成为特点，伴大片坏死；多为多形性中-大细胞性，65.6% 可见血管中心性浸润，43.8% 可见亲上皮浸润，68.8% 见大量反应性的组织细胞，并有明显的吞噬现象，这些特殊表现与鼻型-NK/ T 细胞淋巴瘤相类似[55]。比较二者的免疫表型、TIA-1 的表达情况，仅仅是 CD8 和 CD56 的阳性率有所不同。ETCL 中 CD8[+]占 12.5%、CD56[+]占 28.1%，而鼻型-NK/ T 细胞淋巴瘤 CD8 均阴性，CD56[+]达 96.3%。提示部分 ETCL 可能和鼻 NK/T 细胞淋巴瘤一样，源于细胞毒性 T 细胞或 NK 细胞[56]。

刘卫平等[52] 报道，鼻型-NK/ T 细胞淋巴瘤中 EBER1/ 2 和 LMP-1 的阳性率分别为 83.78% 和 26.32%；张文燕等[33] 报道 42 例 ETCL 中，EBER1/ 2 和 LMP-1 的阳性率分别为 85.7% 和 38.1%。张文燕等[33] 认为，在我国，ETCL 是一组异质性的结外淋巴瘤，部分原发性 ETCL 与鼻 NK/ T 细胞淋巴瘤可能属同一疾病谱系（spectrum）。

日本学者报道，鼻 NK/ T 细胞淋巴瘤生存期中位数 6 个月[57]；肠道 T 细胞淋巴瘤的预后更差，存活时间中位数 3 个月。

综上分析，肠病型 T 细胞淋巴瘤与鼻 NK/T 细胞淋巴瘤有许多相似之处，如临床病情凶险、预后差，组织形态大量坏死，血管浸润及炎症背景；两者都表达细胞内抗原-1（TLA-1）、CD56、CD30；TCR 基因重排、EB 病毒高检出率等均与鼻 NK/ T 细胞淋巴瘤相似，故目前有人认为[32]，部分肠病型 T 细胞淋巴瘤可能是与 EB 病毒相关的结外原发性 NK/ T 细胞淋巴瘤。

3 大体观察

在绝大部分病例中，大体观察为正常的肠黏膜显示有乳糜泻的特点，即形态正常的上皮内淋巴细胞（IEL）增多，绒毛萎缩以及囊性增生，这些表现提示了 O'Farrelly 及其同事提出"肠病相关性 T 细胞淋巴瘤"这个词。

正常形态 IEL 的增多（十二指肠/空肠，≥40 个/100 个肠细胞；回肠，≥20 个/100 个肠细胞）是提示乳糜泻唯一的最重要特点。这些

肠病的严重程度是高级别可变的，同乳糜泻相似；病变大部分最终证实位于远端，因此低位空肠和回肠可能表现正常。

此外，如果患者饮食中不含谷蛋白，那么肠的病变可能很小或无；或由于病变补丁式的分布导致未能检出。

受累段肠管常扩张和水肿，常表现为多发性环形溃疡、溃疡性斑块和狭窄，不形成大的肿瘤团块。病变之间的完整黏膜可能包含增厚的褶皱或完全正常，肠管可能会互相黏连或与左右结肠黏连，形成可触及的融合性肿瘤。

4 组织学特征

国外报道本病好发部位为空肠，少数发生于结、直肠[58-59]；我国研究结果以回盲部、升、降结肠多见。病变范围广泛，病灶呈斑块状分布，形成单发或多发的环形溃疡，以后者多见；可伴发肠穿孔、肠壁增厚、肠狭窄，因而导致溃疡呈线型、缝隙状特征。

ITCL 组织学改变以溃疡形成、血管中心性浸润、淋巴上皮损害、大片或多灶坏死为特征；瘤细胞可浸润黏膜、肌层或浆膜。在细胞形态上，绝大多数瘤细胞为多形性大细胞；核呈卵圆形、肾形或扭曲不规则形，染色质呈点彩状，核膜薄，常有 1~3 个偏位核仁，核分裂相易见；胞质中等量，空亮或弱嗜碱性。瘤细胞间小血管增生明显，可见不等量的炎性细胞浸润或反应性的浆细胞以及大量组织细胞，并有明显的淋巴细胞、红细胞、组织碎片吞噬现象[17]。相应正常细胞为肠上皮内细胞毒性 T 淋巴细胞。

肿瘤性淋巴细胞散在分布于各类炎性细胞、组织细胞中，可弥漫成片，并伴瘤组织坏死、纤维化等。瘤细胞核不规则，扭曲、鸡爪样，染色质深，并表达 T 细胞免疫表型[17]。

两种组织学形态的边界不明确，甚至在同一肿瘤中存在一种组织向另一种组织移行。

纤维化并伴炎症细胞浸润是多形性中到大细胞淋巴瘤和间变性大细胞淋巴瘤的常见形态；前一类型肿瘤中存在的大量嗜酸性粒细胞可掩盖肿瘤的浸润。对比之下，单一性小到中等大小亚型特征性缺乏纤维化改变及炎症背景。

本病少有包块，且炎细胞较多，若瘤细胞较少时，难与炎性肠病相鉴别，应借助免疫组

化等方法鉴别。

约 1/3 患者出现乳糜泻，肠道溃疡常累及深部及全层，伴显著广泛的纤维化。Shepherd认为，此种大量嗜酸性粒细胞浸润及纤维化显著的 T 细胞淋巴瘤应列为 ETCL 的一种亚型。

贾杭若等[60]报道了 6 例肠病型 T 细胞淋巴瘤，2 例中大细胞型病变组织坏死显著、多个溃疡跳跃式分布，部分溃疡深达全层，1 例并发穿孔。溃疡底部及周围组织中见大量炎细胞弥漫浸润，并见异型淋巴细胞散在分布于其中，后者形态多样，以大中型细胞为主。

4.1　瘤细胞大小与形态

根据组织病理学改变，Chott 等[25]将其分为两种，即大、中型 T 淋巴细胞与小 T 淋巴细胞，目前报道的 ETCL 以多形性中至大细胞型居多（70%~80%）[61]。

大、中型 T 淋巴细胞，体积较大或中等，肿瘤细胞胞质均较丰富，瘤细胞核大，呈泡状，核仁明显，嗜酸性；细胞核呈卵圆形、肾形或扭曲、鸡爪样不规则形，染色质稠密呈点彩状，核膜薄而清，核仁明显，可见核分裂相；中等量胞浆，弱嗜碱性；可有空泡；亦可出现 R-S 细胞样多核巨细胞。

小 T 淋巴细胞，体积较小，形态可无明显异型性，大小较一致。这种瘤细胞在病变早期多沿固有层扩散而不浸润深部，故在光镜下是炎症还是肿瘤往往难以定性。甚至有人认为[17]，原因不明的空肠溃疡，可能即是 ETCL 的早期病变。此时可采用 PCR 技术检测病灶内 T 细胞有无 TCRβ 或 γ 基因重排。

小部分病例瘤细胞似小淋巴细胞，核不规则，具有异型性。

不同患者间 ETCL 的组织学形态不同，同一患者不同部位发生的 ETCL 亦可能不同。最常见的类型由中等到大且具有高级别多形性的细胞组成，并存在淋巴瘤的形态，与间变性大细胞淋巴瘤一致。

大约 20% 的 ETCL 特点是由单一性小到中等大小的细胞致密堆积而成，几乎不存在任何可辨认的间质。

大部分稍一致的细胞包含有不规则的核，伴有小到中等大的核仁，胞质暗淡或透亮。少见的 ETCL 变异型由多形性的小细胞或免疫母细胞组成。

4.2　瘤细胞侵犯范围

瘤细胞可单个或成簇侵入残留的黏膜上皮内；亦可弥漫性地在血管之间浸润或浸润至血管壁、内膜下，形成血管中心性浸润。且伴组织水肿坏死，形成溃疡或穿孔，在无溃疡处可见平滑肌组织和结缔组织。肿瘤细胞间还可见多少不等的炎细胞浸润。

无论 ETCL 的组织学形态如何，瘤细胞常侵犯并破坏上层的上皮。大多数情况下，上部及中部绒毛区的肠细胞或在一些存在严重绒毛萎缩的病例中，伸长的隐窝上部是淋巴瘤细胞最常攻击的区域，这些形态在溃疡性肿瘤的边缘最易见到。然而，肿瘤亦可表现为带状或补丁式的光镜下病变，完全局限于黏膜层。

周萍等[62]总结 2 例 EATL 患者的临床表现、病理表现和分子生物学特征，1 例为回肠多发性溃疡性病变，1 例为空肠肠穿孔。肿瘤细胞为多形性 T 细胞；肠壁有大片坏死、溃疡形成，黏膜层、黏膜下层甚至肌层有数量不等、散在分布的瘤细胞浸润，并形成血管中心性浸润。

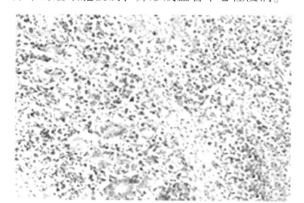

图 37-1　肠病相关 T 细胞淋巴瘤中小多形细胞浸润，腺体、血管增生（HE×125）[62]

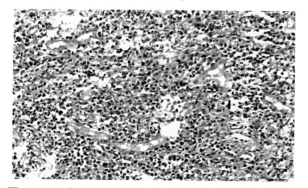

图 37-2　瘤细胞多形性，大小不等，核偏大，不规则，血管中心性浸润及大片坏死[62]

4.3 镜下特征

肠病型 T 细胞淋巴瘤的组织学形态特征主要为肠壁溃疡形成，显著炎症的背景下出现异型淋巴细胞。浸润的炎细胞各类均有，如中性粒细胞、嗜酸性粒细胞、淋巴细胞、浆细胞，伴较多组织细胞增生，吞噬现象明显，可吞噬组织碎片、淋巴细胞及红细胞。早期散在分布的肿瘤性 T 淋巴细胞数量较少，若不仔细观察，极易漏诊。瘤细胞可围绕或浸润血管壁。但在溃疡深部及周围黏膜层和黏膜下层中肿瘤细胞较多，故病变具有带状分布的特点。

范钦和等[12] 报道了肠病相关 T 细胞淋巴瘤（EATL）16 例、胃肠 T 细胞淋巴瘤 5 例。作者指出，EATL 多数发生于小肠，亦有累及结肠和直肠，均未形成明显肿块；肠壁厚薄不一，0.2~1.5cm，肠黏膜水肿、糜烂、出血，有多灶性浅表性溃疡，其中 1 例有 16 个溃疡，并见直径 0.2~2 cm 的溃疡穿孔。光镜以中小多形细胞为主，其中 3/16 例伴透明细胞。溃疡表面为炎性坏死有肉芽形成，血管增生内皮细胞肿胀，血管之间中小扭核细胞浸润。其中 8 例伴有分化好的噬血组织细胞，吞噬红细胞或细胞碎片。胃肠 T 细胞淋巴瘤 5 例，均形成肿块，直径 5~8 cm，其中胃 2 例，为小淋巴细胞性；肠 3 例，其中 1 例为 T 淋巴细胞，细胞较大，胞浆丰富有伊红颗粒，核大圆形或不规则圆，核深染，并见核仁。2 例为大多形 T 细胞性。

发生于结肠的 ETCL 极少，赵雪艳等[63] 报道 1 例结肠肠病型 T 细胞淋巴瘤，女性，37 岁。以乏力、呕吐伴阵发性下腹隐痛，伴发热（体温 38~39℃）。肠镜示升结肠、横结肠、降结肠黏膜面有广泛弥漫性地图样溃疡，行剖腹探查。手术结肠标本，溃疡处肠黏膜坏死渗出，呈窦道样深入黏膜下，穿透肠壁全层致穿孔，

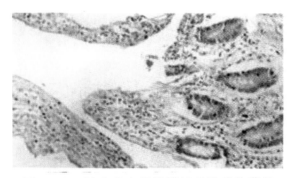

图 37-3　肿瘤旁小肠黏膜绒毛及腺体萎缩（HE×100）[70]

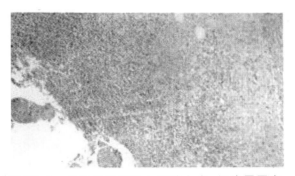

图 37-4　瘤细胞成簇侵入肠腺上皮，细胞周围有一空晕（HE×262）[61]

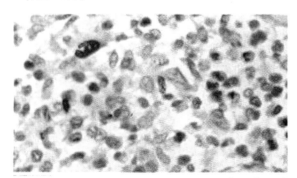

图 37-5　肿瘤细胞由大、中、小 3 种细胞组成，以中小细胞为主，细胞核呈不规则形或椭圆形，核膜薄，染色质细颗粒状，核仁不明显，细胞呈弥漫性排列。间质见散在性中性粒细胞、组织细胞及小淋巴细胞浸润（HE×400）[70]

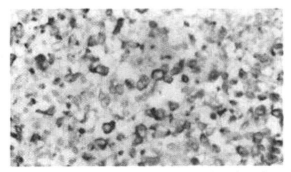

图 37-6　肿瘤细胞由大、中、小 3 种细胞组成，以中、大细胞为主，细胞呈圆形、卵圆形、多边形，核圆形或不规则形，染色质细腻，部分细胞可见核仁，细胞质丰富，淡嗜伊红或透明，细胞呈弥漫性排列，间质血管丰富，管腔扩张，伴散在性中性粒细胞、小淋巴细胞及组织细胞浸润，组织细胞胞浆内可见吞噬核碎片现象[70]

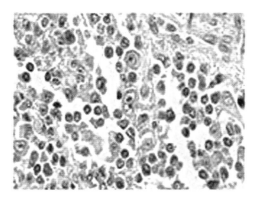

图 37-7 病变区由弥漫中等偏大的肿瘤细胞浸润，细胞有异型，瘤细胞胞浆浅红染，核形不中等大小，并见大细胞，核肾形、胎儿形，规则，核分裂相易见 HE 高倍放大[61]

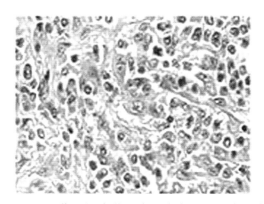

图 37-8 肠道 T 细胞淋巴瘤，病变弥漫，瘤细胞分叶状，或扭曲不规则，核分裂相多见 (HE×700)[61]

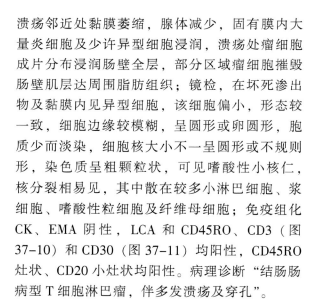

图 37-9 肿瘤细胞偏小，形态较一致，细胞边缘模糊，核不规则，染色质粗，部分见核仁，核分裂相易见，其中散在嗜酸性粒细胞、小淋巴细胞等[63]

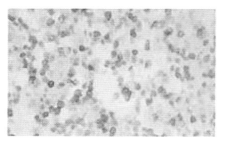

图 37-10 肿瘤细胞 CD3+ [63]

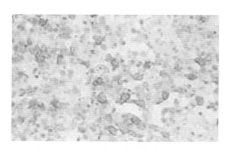

图 37-11 肿瘤细胞 CD3+ [63]

溃疡邻近处黏膜萎缩，腺体减少，固有膜内大量炎细胞及少许异型细胞浸润，溃疡处瘤细胞成片分布浸润肠壁全层，部分区域瘤细胞摧毁肠壁肌层达周围脂肪组织；镜检，在坏死渗出物及黏膜内见异型细胞，该细胞偏小，形态较一致，细胞边缘较模糊，呈圆形或卵圆形，胞质少而淡染，细胞核大小不一呈圆形或不规则形，染色质呈粗颗粒状，可见嗜酸性小核仁，核分裂相易见，其中散在较多小淋巴细胞、浆细胞、嗜酸性粒细胞及纤维母细胞；免疫组化 CK、EMA 阴性，LCA 和 CD45RO、CD3（图37-10）和 CD30（图37-11）均阳性，CD45RO 灶状、CD20 小灶状均阳性。病理诊断"结肠肠病型 T 细胞淋巴瘤，伴多发溃疡及穿孔"。

5 ETCL伴大量嗜酸性粒细胞

肠病型 T 细胞淋巴瘤伴大量嗜酸性粒细胞（EC）反应是一种极其少见的现象，自 Shepherd 等[64]报道胃肠道伴 EC 增多的淋巴瘤以

来，该类型淋巴瘤很少报道，国内仅见少量文献或著作中描述[65-67]。Shepherd 等[64]曾在 250 例肠道淋巴瘤中发现 28 例伴大量 EC 增生，其中 2 例发生在胃，26 例发生在小肠；小肠淋巴瘤中 2 例伴乳糜泻并发生小肠穿孔和瘘形成。其瘤细胞较大，多形性，核不规则形，有显著的核仁。嗜酸性粒细胞是最突出的炎细胞，亦伴有淋巴细胞、浆细胞、上皮样组织细胞和小淋巴细胞。肿瘤形态具 T 细胞淋巴瘤的特征，有大量 EC 弥漫浸润肠壁各层，并因显著纤维化而导致明显肠腔狭窄，病灶深处肠壁广泛纤维化。

何春年等[68]指出，这种大量 EC 反应是

否成为该类型淋巴瘤的诊断要点之一，需要深入讨论和正确认识，但目前尚未对 EC 浸润进行量化研究。据朱梅刚[65]研究，出现 EC 浸润的淋巴组织良、恶性增生性病变常见于嗜酸性淋巴肉芽肿/Kimura 病、血管淋巴组织增生伴 EC 浸润、朗格汉斯细胞组织细胞增生症/组织细胞增生症、霍奇金淋巴瘤以及 T 细胞淋巴瘤（包括间变性大细胞淋巴瘤、成人 T 细胞淋巴瘤/白血病和血管免疫母细胞性 T 细胞淋巴瘤）等。

EC 的渗出可能与 T 淋巴细胞或 R-S 细胞能产生 EC 趋化因子、生成蛋白和瘤细胞分泌 IL-2、IL-6 等细胞因子及 GM-CSF 促进 EC 的生成与浸润有关，这有利于解释 T 细胞淋巴瘤和霍奇金淋巴瘤中多见 EC 反应的现象，但其实际意义还不清楚，EC 在这些疾病中所起的作用需要进一步研究。

Shepherd 等[64]认为可能是肠病型 T 细胞淋巴瘤的一种亚型，贾杭若等[60]认为 EC 浸润提示 T 细胞淋巴瘤；Katoh 等[9]认为，可能如同淋巴结内血管免疫母 T 细胞淋巴瘤常伴多量 EC 一样，T 细胞淋巴瘤易伴 EC 浸润。目前尚无定论。

何春年等[68]报道 1 例伴大量嗜酸性粒细胞反应的肠病型 T 细胞淋巴瘤，患者男性，71 岁，因间断上腹部隐痛伴黑便 1 个月就诊，全消化道造影及 CT 示空肠近侧占位性病变，灌肠造影示约 6cm 肠管狭窄及充盈缺损。术后病理报告为肠病型 T 细胞淋巴瘤；术后 11 个月复发。肿瘤在肠壁弥漫生长，使局部增厚形成肿块。原发瘤细胞稀疏，体积较小，胞质少，核多为圆形，异型性不明显，尤为突出的是大量 EC 浸润在瘤细胞之间，致使瘤细胞松散分布不易辨认。复发后的瘤细胞数量增多或成片，EC 奇迹般地消失。瘤细胞 CD3、CD43、CD45RO 和 CD5 阳性，CD68 散在阳性，CD20、CD79a、TIA-1、颗粒酶 B 和 EBV 均阴性，但程度有变异。病理诊断：（原发性）肠病型 T 细胞淋巴瘤，伴大量 EC 浸润，侵及浆膜层；两断端肠壁未见肿瘤细胞；肠系膜淋巴结 9 枚，未见肿瘤细胞累及。（复发性）肠病型 T 细胞淋巴瘤，浸润肠壁全层，局部表面溃疡；两断端肠壁及原吻合口处均未见肿瘤细胞；肠周淋巴结 4 枚，均未见肿瘤细胞累及。

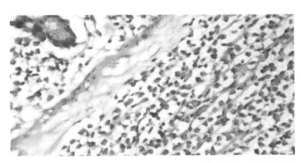

图 37-12 黏膜及黏膜下肿瘤组织有大量嗜酸性粒细胞弥漫浸润，几乎掩盖散在的淋巴性肿瘤细胞[68]

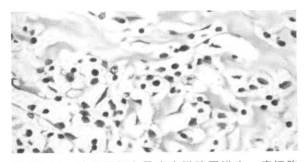

图 37-13 肿瘤局部大量瘢痕样胶原增生，瘤细胞稀少，但仍见多量嗜酸性粒细胞[68]

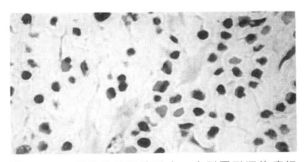

图 37-14 原发肿瘤细胞以中、小型圆形深染瘤细胞为主，核异形性较小，无明显核扭曲，可见多量嗜酸性粒细胞[68]

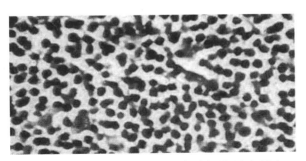

图 37-15 复发后瘤细胞与原发瘤细胞形态基本一致，细胞密度明显增大，嗜酸性粒细胞消失[68]

第4节 免疫组织化学与遗传学

1 免疫组化

1.1 常见表型

不同的免疫表型，常提示其瘤细胞可能源自不同的 T 细胞亚群，或者不同的分化阶段。一般而言，大多数 ETCL 病例的肿瘤细胞表达如下抗原。

典型病例的免疫表型为 CD3+、CD5-、CD7+、CD8-/+、CD4-、CD103+。许多病例会出现 CD30+。

（1）NK 细胞相关抗原表型：CD56、CD57、CD11、CD16；

（2）T 细胞抗原表型：CD3、CD4、CD8、CD45RO（UCHL-1）、LCA、TCRαβ、γδ；

（3）细胞毒性抗原表型：TIA-1（T-cell-restricted intracellular antigen-1，T 细胞限制性细胞内抗原），Granzyme B（颗粒酶 B）和/或 Perforin（穿孔素）；

（4）EBV 相关标记抗原表型：结外鼻型-NK/T 细胞淋巴瘤，LMP-1 约 30%阳性，但 E-BERs 原位杂交大部分为阳性表达，而原发 ET-CL 为阴性。

ETCL 以 CD45RO 和 CD3 阳性为特异性标记[69-70]，部分以间变性大细胞为主要成分的病例 CD30 阳性。勇威本[71] 指出，ETCL 免疫学表型为 CD3+、CD7+、CD56+/-、CD103+（黏膜淋巴细胞抗原）、CD8+/-、CD4+/-、CD20-、CD30+/-、颗粒酶 B+/-、T 细胞胞浆内抗原（TIA）-1+/-。张文燕等[32] 报道，96.9%的瘤细胞表达 TIA-1，与 Daum 等[48] 报道的 95%相近。然而，上皮内淋巴细胞则表达甚少。用原位杂交技术 EBER1/2 检测患者 EB 病毒，阳性率约 85%。肿瘤周围肠黏膜中的 T 细胞亦会表现出异常的免疫表型，如 CD3+、CD5-、CD8-、CD4-[72]。

1.2 不同亚型免疫表型

基于分子生物学、免疫组织学和遗传学，ETCL 可分为Ⅰ型与Ⅱ型两型[73]。Ⅰ型表型为 CD3+、CD5-、CD7+、CD8+/-、CD4-、CD56-、CD103+、TCRβ+/-，部分患者 CD30+；Ⅰ型较为多见，在很大程度上与腹腔疾病有关，多数患者在已被确诊为腹腔疾病后进展为 ETCL。Ⅱ型表型为 CD3+、CD4-、CD8+、CD56+、TCRβ+、CD30-，该型较少见，与腹腔疾病是否相关尚不明确。

1.3 特殊表型

有研究显示，瘤细胞部分表达 CD30[74]，并且认为这种 CD30 抗原的表达可能与淋巴细胞的转化（间变）有关。

ETCL 的形态与表型存在一些相关性，如多形性中等大和大细胞淋巴瘤和间变性大细胞淋巴瘤组织学上常表现为 CD4、CD8 阴性，后者常表达 CD30 阳性，但 ALK-1 阴性；单一形小细胞到中等大的亚型常表现为 CD56 阳性、CD8 阳性表型。

Kawamoto 等[42] 分析了 20 例原发性胃 T 细胞淋巴瘤（primary gastric T-cell lymphoma，PGTL）的免疫表型，免疫组化检测证实 20 例 PGTL 的肿瘤细胞均呈 CD3+和/或 TCRβF1+，并且 CD56-；原位杂交结果显示无 1 例表现 E-BER+。该研究还发现，PGTL 主要包括 3 种表现不同临床病理特征的类型，在 11 例表现 CD4-和 CD8-PGTL 中，9 例由大肿瘤细胞构成（82%），CD30 阳性 7 例（64%），TIA-1 阳性 8 例（73%），颗粒酶 B 阳性 7 例（64%），CD5 和 CD25 阳性 4 例（36%）。该型 PGTL 与同样表现 CD4-和 CD8-的 ETCL 比较相似，区别在于此类 ETCL 常表现 CD25、CD5 阴性，并且表现淋巴瘤细胞上皮内浸润及肠病样黏膜浸润的形态学特征。在 7 例表现 CD4+和 CD8-的 PGTL 中，4 例由中等大小细胞构成（57%），CD30 阳性 1 例（14%），TIA-1 阳性 3 例（43%），CD5 和 CD25 阳性 5 例（71%）。通常 ETCL 不表现 CD4 阳性。2 例表现 CD4-和 CD8+的 PGTL 均表现 TIA1 和颗粒酶 B 阳性以及 CD25 阳性。与 CD8+EATL 相比 CD8+PGTL 可表现不同的免疫表型即 CD56-，而 EATL 通常表现 CD56+。

Murrag 等[75] 报道，23 例 ETCL 有高度恶性的大细胞性，21 例 CD3 和 CD45RO 呈阳性，2 例 CD2 和 CD1 呈阳性。

部分肿瘤细胞还表达 NK 细胞相关抗原 CD56/57、一些细胞毒颗粒相关蛋白如 TIA-1、穿孔素和粒酶 B 等（肿瘤细胞至少应表达其中一种细胞毒颗粒相关蛋白），因而有人认为此类肠病型 T 细胞淋巴瘤可能和鼻 NK/T 细胞淋巴瘤一样，源于细胞毒性 T 细胞或 NK 细胞[32]。

1.4 上皮内淋巴细胞

正常空肠上皮内淋巴细胞（IEL）75% 以上为 TCRα+、TCRβ+、CD3+、CD8+，15% 为 CD56+[76]。正常的或被激活的上皮内淋巴细胞（IEL）与 ETCL 的肿瘤细胞在免疫表型上相似，这为 ET-CL 细胞是 IEL（上皮内淋巴细胞）的肿瘤性相似物提供了部分重要证据。非肿瘤性 IEL 以及 > 50% 的 ETCL 表达限定为 αEβ7（CD103）的 HML-1，但它们在外周血 T 细胞中缺乏表达。

绝大多数正常的 IEL 是休眠性细胞毒性 T 细胞，它们为 CD3 阳性、CD8 阳性、CD4 阴性、CD2 阳性、CD7 阳性、CD5 弱阳性、TIA-1 阳性，作用于 αβT 细胞受体；但亦存在少数亚类，如 CD4、CD8 阴性类或 CD56 阳性类和 CD4、CD8 阴性 γδT 细胞类。

在 ETCL 中，大部分病例肿瘤细胞为 CD3 阳性、CD4 阴性、CD8 阴性、CD7 阳性、CD5 阴性，并且表达蛋白 TIA-1 的细胞毒性颗粒，常伴有活化依赖性细胞毒性分子颗粒酶 B。

细胞学正常的上皮内淋巴细胞大量存在于 ETCL、溃疡性空肠炎以及顽固性乳糜泻中的整个肠病黏膜内，这些细胞与 ETCL 存在相同的异常表型，用 PCR 方法可证实其单克隆性。这些细胞亦因此被认为属于肿瘤细胞群，它们存在时如果无明确的 ETCL 发生，则或许表明目前还是 ETCL 淋巴瘤起源的第一步（"上皮内淋巴瘤"）并且可能持续数年。

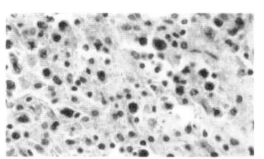

图 37-16 肿瘤细胞 CD3 阳性
(SP 法) CD3×400 [70]

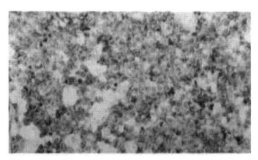

图 37-17 瘤细胞膜 CD4 阳性
(LSAB 法×350) [32]

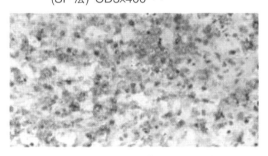

图 37-18 瘤细胞膜 CD56 阳性
(LSAB 法×350) [32]

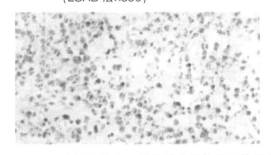

图 37-19 瘤细胞 TIA-1 呈胞质内颗粒状阳性反应
(LSAB 法×315) [32]

图 37-20 瘤细胞 CD8 胞膜阳性
(LSAB 法×350) [32]

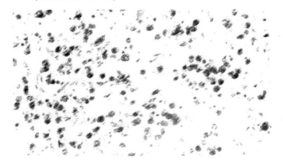

图 37-21 瘤细胞 UCHL-1 胞膜阳性
(LSAB 法×350) [32]

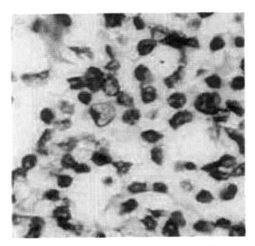

图 37-22　原发瘤 CD3 弱阳性 [68]

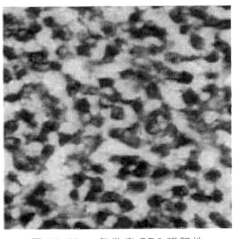

图 37-23　复发瘤 CD3 强阳性
（SP 法） [68]

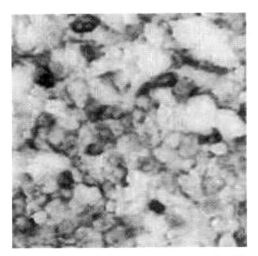

图 37-24　原发瘤 CD45RO 强阳性 [68]

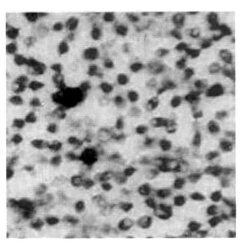

图 37-25　复发瘤 CD45RO极少数阳性
（SP 法） [68]

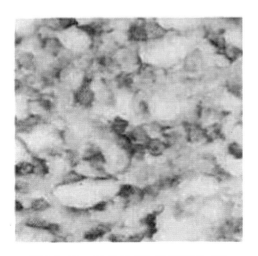

图 37-26　原发瘤 CD43 强阳性 [68]

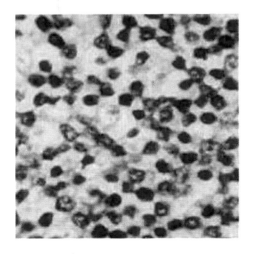

图 37-27　复发瘤 CD43 弱阳性
（SP 法） [68]

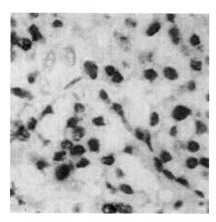

图 37-28 原发瘤 CD56 弱阳性 [68]

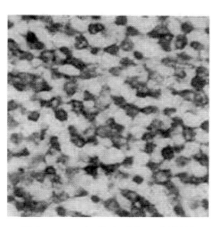

图 37-29 复发瘤 CD56 强阳性
(SP 法) [68]

2 遗传学

对 ETCL 基因水平研究证实，单克隆 T 细胞受体 γ（TCRγ）和/或单克隆 T 细胞受体 β（TCRβ）基因重排。

约 73% 的病例有 TCRγ 基因重排 [17]，Murrag 等 [75] 报道，90% 病例 TCR β 或 γ 基因重排。部分原发性肠道 T 细胞淋巴瘤有特征性的人类白细胞抗原（LCA）阳性、DH.HLA-DRB，HLA-DQA，HLA-DQB 基因表型 [78]，或 IgH、TCR-β 和 γ 基因重排，但这只能为临床诊断提供线索，而不能作为确诊的依据。

仅有极少的资料表明 ETCL 存在染色体异常，在一个表型异常的上皮内 T 细胞人群中，发现了 Y 染色体的缺失和 9 号染色体异常；广泛性 ETCL 相关性肠系膜淋巴结中存在 at（4；16）（q26；p13）易位。

第 5 节 常规检查

ETCL 的常规检查主要包括腹部 CT 及内镜，是 ITCL 目前主要辅助检查手段。腹部 CT 表现为肠道肿块、肠腔狭窄、息肉样改变、胃肠壁增厚和肠系膜淋巴结肿大；内镜表现为多形性、多灶性、弥漫性和不规则性的溃疡，也可发现黏膜增厚、肠腔狭窄，但这些表现均无明显特异性，容易误诊为炎症性肠病、肠结核、肠 Bechet 病等其他肠道疾病。王旦等 [79] 认为 CT 联合内镜检查可提高胃肠道恶性淋巴瘤的诊断价值，提高 ITCL 定性、定位的准确性。

1 影像学检查

肠病型 T 细胞淋巴瘤的影像学表现多样，在消化道钡餐检查或 CT、磁共振成像中，可见肠腔狭窄、息肉样改变、机械性梗阻、肠黏膜皱襞增厚、肠系膜增厚，这些表现与炎症性肠病（IBD）的影像学表现极为相似，因此常被误诊为 IBD。

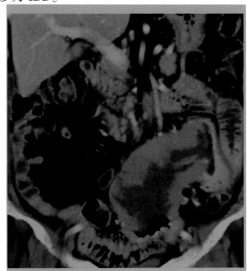

图 37-30 CT 显示 ETCL 患者肠壁局部增厚，部分肠腔狭窄 [94]

消化道钡餐检查中，空回肠黏膜紊乱、龛影形成，或充盈缺损；CT 检查示肠壁局部增厚，部分肠腔狭窄。

2 肠镜检查

肠镜检查常见病变主要在小肠，多位于回肠末端及空回肠交界处，少数可发生于结肠、胃、十二指肠，呈节段性分布。病变呈扁平或补丁状，常以多灶性、不规则形溃疡为特征，可并发肠穿孔及大出血。

内镜下表现为深浅不一的溃疡形成，但疾病初期溃疡形态无特殊表现，多数误诊为克罗恩病或肠结核；但随着病情进展，肠道溃疡可迅速呈穿透性改变，此时行结肠镜检查可发现大而深的溃疡，并可见到穿透性溃疡存在，溃疡之间为完全正常的黏膜，病变未累及的肠段肠壁保持正常的柔软性，肠管蠕动正常。

溃疡部位肠管因肿瘤性淋巴细胞浸润而明显僵硬，肠壁可明显增厚，但一般无肠腔狭窄，溃疡表面高低不平，底部有污苔覆盖，溃疡周边呈虫蚀样，周边黏膜可有轻度隆起，但极少见到充血水肿及渗出等炎症性改变，此点有助于与炎症性肠病相鉴别。

另外，根据刘思德等[80]的经验，本病尚有一点可区别于炎症性肠病与肠结核，ETCL任何阶段的肠道均无炎性息肉形成，这一点与常常见到炎性息肉存在的克罗恩病、溃疡性结肠炎及肠结核有显著不同。因此，如果见到炎性息肉存在，可排除本病。

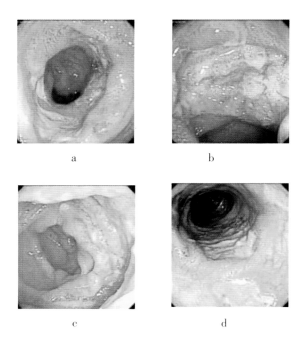

图 37-32　肝曲部，横结肠及乙状结肠的多个大而深的溃疡，溃疡多呈环形，病变肠段显僵硬，溃疡底部不平整，周边黏膜有隆起，溃疡形态介于良恶性之间[80]

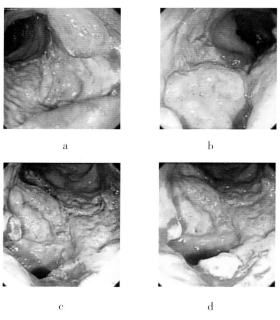

图 37-31　肠镜检查示脾曲部巨大溃疡，大小5.5cm×4.5cm，底部不平，有较厚黄白苔，溃疡深大，中央见一穿透性憩室样窦道，其内有粪液残留。溃疡累及肠管3/4周，病变部肠壁僵硬，质脆硬，蠕动消失，溃疡边缘见黏膜呈堤样隆起，此类溃疡呈显著恶性形态特征，有诊断价值[80]

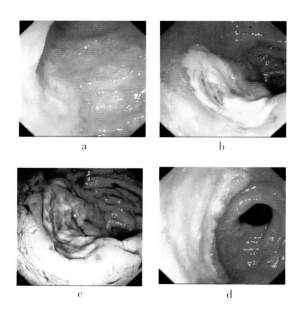

图 37-33　乙状结肠及降结肠见多发溃疡分布。a为乙状结肠多发的浅表溃疡，呈类圆形，该段肠管明显僵硬，肠壁增厚；b及c为乙状结肠另一处大而深的溃疡，溃疡底部覆污苔，周边黏膜有隆起[80]

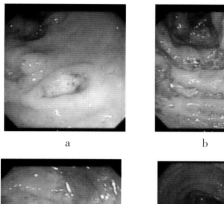

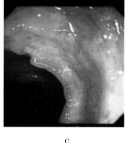 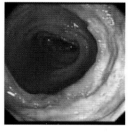

图 37-34　回肠末端多发溃疡。a 及 b 示回肠末端多发小溃疡，形态不规则，有苔，表面有血痕，但肠壁尚柔软，溃疡有环形分布倾向；c 及 d 示回肠末端巨大环形溃疡。术中见回肠广泛病变，肠壁显著增厚、僵硬，回肠部分肠段见溃疡穿透及网膜包裹并形成肠间脓肿，行病变肠段切除，回肠造瘘术，术后 22 天死亡[80]

第 6 节　临床表现

我国 ETCL 以青壮年男性多见，中位年龄为 35 岁，临床主要表现为腹痛、发热、便血、肠穿孔、腹泻、消瘦及肠梗阻等。临床易误诊为炎症性肠病、肠炎、消化道穿孔、肠型恶性组织细胞病、结核性腹膜炎、肠伤寒、结肠癌等。据文献报告，该病临床表现极为复杂，且无特异性，病程进展迅猛，预后极差。

发病部位在空肠和近端回肠，表现为多灶性、圆形溃疡。侵及肠系膜和系膜旁淋巴结。瘤细胞呈小和中等大小。

伴有乳糜泻（celiac disease）患者反复出现腹痛、腹泻、消瘦。随着病情进展出现肠梗阻、肠穿孔和肠道出血症状。20% 患者确诊时已出现肠外播散。

张文燕等[32] 报道的 32 例 ETCL 的临床病理特征，为男性明显多于女性，中位年龄 30 岁；病变好发于回盲部、升结肠和降结肠；以腹痛（75.0%）、便血（68.8%）、发热

（62.5%）、体重下降（56.3%）为主要症状，未见确切免疫抑制表现和肠病历史，中位存活时间 1.7 个月。王利娜等[81] 报道 1 例肠病型 T 细胞淋巴瘤，患者男，54 岁。因胸闷、气短 1 个月、腹胀 20 天、双下肢水肿 10 天入院。胃镜及纤维结肠镜均见消化道黏膜明显水肿，未见黏膜破坏、溃疡及新生物，十二指肠黏膜病理见腺体间大量淋巴细胞，部分腺体破坏，免疫组化 CD43$^+$、CD3$^+$、CD20$^-$、CD79a$^-$。诊断为肠病型 T 细胞淋巴瘤，未进一步治疗，5 个月后因全身衰竭死亡。

根据西方国家报道的 ETCL，男女比例无明显不同，中位年龄 56~60.1 岁，最常见的部位为空肠；以腹痛（43%）、体重下降（23%）、肠梗阻（21%）等症状多见，仅 3% 出现便血；44% 见溃疡形成或黏膜增厚呈斑块样，70%~81% 为多形性中等-大细胞性，49% 以上为肠病相关性；83% 为高度恶性，预后差；63% 为 CD4$^-$、CD8$^-$、CD56$^-$。

张文燕等[61] 指出，在我国，绝大多数 ETCL 为 EB 病毒相关，较 EB 病毒不相关者多见于青年男性，好发于回盲部、升结肠和降结肠，易出现便血、发热症状，少见绒毛萎缩；瘤细胞不同程度丢失 T 细胞分化抗原，可以表达 CD3、CD8、CD56；预后同样差。

康喜荣等[18] 复习自 1997 年至 2006 年我国医学文献出现 ETCL 诊断名词以来 12 篇文献报道[82-87]，共计 69 例。临床症状，腹痛 48 例（69.6%），发热 42 例（60.9%），便血或黑便 32 例（46.4%），急性肠穿孔手术者 25 例（36.2%），腹泻 15 例（21.7%），明显消瘦 11 例（15.9%），肠梗阻 4 例（5.8%）；病变部位，单独大肠（包括多部位）37 例（53.6%），小肠（包括空回肠及回盲部）19 例（27.5%），大肠及小肠 11 例（15.9%），胃小肠大肠 1 例（1.5%）胃及小肠 1 例（1.5%）；病变类型，溃疡性病变 52 例（75.4%），肿块性包括息肉或增生性病变 13 例（18.8%），内镜无明显溃疡或肿块只表现水肿者 4 例（5.8%）；误诊疾病，肠道炎症性疾病 25 例（肠炎、克罗恩病、溃疡性结肠炎、白塞病等）、肠型恶性组织细胞病 5 例、结核性腹膜炎 3 例、结肠癌 2 例、肠伤寒 1 例、结肠息肉 1 例。中位生存期在 3~4 个月。

1 既往史

肠病型 T 细胞淋巴瘤多见于中东地区，常有消化不良或严重乳糜泻既往史，有时被诊断为对谷蛋白常不敏感的成人乳糜泻；但亚洲患者很少出现乳糜泻，仅出现排便规律改变和便秘。伴有持续数年或数十年的乳糜泻的情况少见，且真正有谷物吸收不良、乳糜泻等典型表现者罕见。

2 病变部位

肠病型 T 细胞淋巴瘤病变的症状和体征可能类似于炎性肠病（inflammatory bowel disease，IBD），尤其是 Crohn 病；病变最好发于空肠，但亦见于小肠的其他部位，甚至是胃和结肠。

大约 70% 存在局部肠病的患者伴或不伴邻近部位淋巴结的侵犯；病变可扩散至肝、脾、肺、睾丸和皮肤，但很少扩散至骨髓。

3 常见表现

（1）最常见的表现是明显的吸收不良症状、进行性加重的消瘦和腹痛，可伴有腹泻、便血等症状。

（2）中晚期常出现发热，并随病情进展而加重。常表现为不可控制的高热，常规抗炎治疗及常规的解热镇痛剂均无法控制，但发热初期激素类药物往往可迅速退热，但病程晚期即使大剂量激素冲击亦无法控制高热。

（3）骨髓抑制是其突出表现，随着病情进展，患者往往表现为进行性加重的贫血，多为中至重度贫血，并伴有白细胞及血小板的显著减少，但外周血及骨髓中绝少查到异型细胞。

（4）ETCL 患者存活率相当低，许多患者在确诊时常伴有营养不良，且全身状况相当差，易并发败血症，这亦是导致预后不良的主要原因。

4 并发症

4.1 消化道出血

有时便血为患者就医的首发症状，但多数便血出现在持续发热一定时期后；出血量有时很大并导致失血性休克，大量便血常常继发于激素应用之后，因此使用激素时应警惕下消化道出血的可能。

4.2 肠梗阻与肠穿孔

小肠 ETCL 临床表现上极易误诊为炎症性肠病或肠结核，有 1/4 病例出现急腹症，表现为肠梗阻、肠套叠、肠穿孔。

本病晚期常出现肠穿孔，因肠穿孔急腹症就诊的患者亦不少见，且常为致死原因。即使临床无典型穿孔表现，因肠道穿透性溃疡存在，患者亦往往出现大量腹腔内渗出合并感染，因而出现典型的腹膜炎表现，由于常规内科保守治疗无效，这类患者往往接受外科治疗，其预后与肠穿孔后接受外科治疗的患者相同，一般在手术治疗后 1~2 个月内死亡。刘自光等[90]报道 1 例肠病型 T 细胞淋巴瘤，患者 35 岁，男性，发热、腹泻及腹痛 4 个月，因肠穿孔而入院手术治疗，术后半个月伤口不愈合并出现咽喉肿痛和扁桃体炎，肠道与扁桃体同时受累，确诊后 5 个月因肠道并发症死亡。

5 其他表现

少数患者可出现皮疹、红斑、杵状指等[30]。

部分有免疫功能失调史，如皮肤红斑、风湿性关节炎、杵状指、桥本甲状腺炎等，严重病例可出现腹水和下肢浮肿[90]；偶有全身水肿的报道[58]。

仅以肺部症状首发的肠病型 T 细胞淋巴瘤较为少见，不易诊断。临床表现主要为反复无规律性发热、咳嗽，后期可伴腹部症状（肠出血、肠穿孔）。纤维支气管镜和经皮肺穿刺活检往往难以诊断，确诊需腹部手术探查取活组织行病理学及免疫组化分型。张挪富等[91]报道 2 例以肺部症状为首发的肠病型 T 细胞淋巴瘤，2 例均为男性，分别为 50 岁、16 岁；均行剖腹探查术。术后病理及免疫组化诊断为"非霍奇金淋巴瘤-肠病 T 细胞型"。

第 7 节 诊断与鉴别诊断

1 临床误诊情况

肠道淋巴瘤是起源于胃肠道黏膜下淋巴组织的恶性淋巴瘤，占胃肠道恶性肿瘤的 1%~4%[92]。近年来免疫组化的应用结果表明，肠道恶性淋巴瘤以 B 淋巴细胞来源为多，只有少数是来自 T 淋巴细胞的淋巴瘤。因后者临床表现复杂多样，而组织病理又常伴有组织增生改变，好发部位顺序为回盲部、回肠、胃、结肠、空肠，容易误诊为如肠结核、肠白塞病、溃疡性结肠炎及克罗恩病等。

康喜荣等[18]报道的 4 例肠道 T 细胞淋巴瘤入院后全部误诊。分别误诊为惠普尔（Whipple）病、肠型恶性组织细胞病、肠石症肠穿孔并发急性腹膜炎、肠道恶性组织细胞病、结肠癌，肠穿孔、结核性腹膜炎继发感染。其发病至确诊时间分别为 2~8 周，平均 5.5 周，入院至确诊时间 1~4 周，平均 2 周。徐晓晶等[13]报道了 6 例原发性肠道 T 细胞淋巴瘤，内镜下 3 例患者表现为溃疡病灶，术中见溃疡 5 例，肿块 1 例，1 例患者经术前内镜活检病理检查确诊，5 例均由术后病理检查确诊，4 例曾被误诊为炎症性肠病。作者指出，内镜活检和手术标本的病理学检查是目前确诊原发性肠道 T 细胞淋巴瘤的主要依据。李新辉等[93]报道 1 例以"腹痛、黑便为首发症状"的原发性小肠淋巴瘤，术前诊断不明确，行空肠肿瘤根治术，术后病理、免疫组化为"肠病相关性 T 细胞淋巴瘤"，"CD43（+++）、CD3（++）、CD15、CD79a 瘤细胞均为阴性"。熊小强等[94]回顾性分析了 11 例原发性肠道 T 细胞淋巴瘤，空肠、回肠和结肠均可被累及，以空、回肠多见，临床表现以腹痛、腹泻、发热、消瘦为主，部分患者并发肠穿孔、肠梗阻、消化道出血，4 例曾被误诊为炎症性肠病。

2　误诊原因分析

（1）肠病型 T 细胞淋巴瘤发病率低，临床少见。

（2）某些患者无消化道表现或症状非特异性，导致诊断较为困难，许多患者是在发生梗阻或穿孔行剖腹探查时被诊断的。

（3）目前小肠病变的辅助检查手段不多，如无线可视胶囊内镜、双气囊内镜仍欠缺。影像学征象与癌、溃疡相似，虽然 X 线气钡双重造影及 CT 应用，但对胃肠道淋巴瘤仍缺乏特异性检测手段。

（4）内镜病理活检确诊率低，误诊原因可能是淋巴瘤病变位于黏膜下，直到较晚才侵犯黏膜，甚至已经肠穿孔而黏膜仍正常，故早期活检不易取到肿瘤组织。

对于消化道黏膜无明显病灶只是明显水肿的患者，临床医师常忽视取病理标本，而 ET-CL 的诊断主要依靠病理。

肠道 T 细胞淋巴瘤，内镜下表现与胃肠道其他良恶性肿瘤相似，甚至内镜下活检病理都难以鉴别，且临床医生对其缺乏认识和警惕性，常常漏诊或误诊为消化道其他疾病。

随着免疫组化技术的发展，对富于组织细胞的 T 细胞淋巴瘤与肠型恶组、肠伤寒、溃疡性结肠炎等几种不同临床病理实体有了重新认识，这些病变肠腔检查均未见明显肿块，而是深浅不一的溃疡，圆形、椭圆形、不规则形，单发或多发，并可伴有穿孔，故容易误诊。

3　提高准确诊断方法

李蜀豫等[89]认为，应当重视淋巴瘤溃疡有多形性、多灶性、弥漫性和不规则性等特点，内镜观察到这些征象和非常见病变部位时，及多次活检病理不容易取到有诊断意义的病理组织时，要考虑存在 ETCL 可能。活检取材，应强调同一病例不同部位多次取材，取材应尽量够深、够多，一般应取材 5 块左右，甚至挖掘性活检，以提高本病的术前确诊率。免疫组织化学染色对于诊断 ETCL 有很重要的作用，必要时进行 PCR 检测 TCR-γ 和/或 TCR-β 基因重排，以达到确诊并及时治疗。

（1）儿童、青年以腹泻、腹痛、便血、肠穿孔，及全身症状如发热、消瘦、贫血等发病者应考虑本病[23]。

（2）此病 X 线双重对比造影特点，为弥漫性黏膜皱襞，不规则增厚，有不规则多发性溃疡，溃疡边缘黏膜隆起、增厚，形成大皱襞。淋巴瘤病灶肠壁僵直、狭窄、蠕动受限，单发或多发的圆形或不规则形充盈缺损，呈鹅卵石样改变。X 线对比双重造影检查，发现有上述特点时须充分考虑本病的诊断。

（3）内镜下溃疡表现为地图状、树枝状，所以在内镜检查到上述一些特征表现时要多方位并在同一部位重复取样，直到黏膜下，有望提高本病术前诊断率。

（4）诊断不明应尽早剖腹探查，依靠手术切取标本进行病理组织学检查以明确诊断。

（5）当组织学改变出现以下情况时，应考虑此病。

肠黏膜显著水肿、炎性坏死明显与溃疡形成；多种炎性细胞浸润，包括中性粒细胞、浆细胞、分化良好的组织细胞等，可有吞噬现象。

肿瘤性淋巴细胞浸润，瘤细胞为异型淋巴细胞，包括大小和形状呈一定连续谱系的小、中、大细胞。瘤细胞高度多形性，核形奇异、扭曲，表面凹陷，呈脑回状或海蜇状，染色质颗粒状、点彩状、深染，核分裂易见，胞质水样淡染或弱嗜酸性。

瘤细胞的侵袭现象：组织构像见分支状血管丰富，瘤细胞散在分布，弥漫浸润至肠壁肌纤维之间，并可侵犯血管壁。病变区小肠绒毛萎缩，常见单个异型的大细胞侵入腺体和黏膜上皮细胞中，这种瘤细胞周围可有空晕（称瘤细胞的嗜上皮改变）。

（6）具有肠道淋巴瘤病理组织学改变，结合免疫学表型 CD3$^+$、CD56$^{+/-}$、CD103$^+$、CD20$^-$ 或颗粒酶 B$^{+/-}$、TIA-1$^{+/-}$，应考虑诊断本病[88]。

肿瘤性细胞：LCA、CD45RO、CD43、CD3、CD103（淋巴细胞归巢受体）等 T 细胞标记多呈阳性，细胞毒颗粒相关蛋白（TIA-1）、颗粒酶 B、穿孔素等细胞毒性 T 细胞标记亦阳性，CD8$^{+/-}$、CD4 与 CD5 阴性[95]；在南美和中美洲部分病例 EB$^+$。

4 诊断要点

ETCL 临床表现复杂，病程进展迅猛。发病部位最常见于空肠或回肠，罕见报道发生于十二指肠、胃、结肠及胃肠道外部位，内镜活检及手术标本病理学结合免疫组化检查是诊断肠道 T 细胞淋巴瘤的最终手段[96]。

莫祥兰等[70]提出本病的诊断要点为：

（1）患者常有慢性腹痛、腹泻及过敏病史，常伴营养不良。

（2）受累肠道常见多个溃疡斑，并可伴穿孔或肿块形成。瘤细胞多为小细胞、中细胞及大细胞混合存在，胞浆丰富，透明或淡染，部分呈弱嗜碱性，核呈圆形、类圆形或不规则形，染色质细颗粒状。细胞弥漫性分布，间质可见

程度不等的组织细胞反应及中性粒细胞、成熟的小淋巴细胞、浆细胞浸润。肿瘤旁未受累的肠黏膜有绒毛萎缩，上皮内有多量形态上无异型性的淋巴细胞增生。

（3）肿瘤细胞表达 LCA、CD3、CD45RO、granzme B，部分病例瘤细胞表达 CD8、CD56。

1961 年，Dawson[97]提出的原发性胃肠道淋巴瘤的诊断标准，可做参考。

（1）患者初诊时全身浅表淋巴结不大，或肿大但病理检查不能证实为恶性淋巴瘤；

（2）白细胞计数和分类正常；

（3）X 线胸片未见纵隔淋巴结肿大；

（4）手术时证实病变局限于胃肠道引流区域的淋巴结；

（5）肝脾正常。

5 鉴别诊断

肠病型 T 细胞淋巴瘤为一种罕见的结外 T 细胞淋巴瘤，组织结构较复杂，且具有独特的临床、病理特点，常易误诊。因此，鉴别诊断尤为重要。

5.1 肠克罗恩病

肠克罗恩病（Crohn's）好发于回肠末段，临床表现为腹痛、腹泻等症，临床抗炎治疗有效。病灶多发，呈节段性，呈多个病灶时可被正常肠段分隔开。

见肠壁各层增厚，以黏膜下为著，溃疡间黏膜增生肥厚呈息肉状，肠腔狭窄至阻塞；肠壁高度水肿，黏膜鹅卵石状外观，常有裂隙样溃疡，镜下见非特异性慢性炎症，75%无干酪样坏死的结核样肉芽肿；组织学特点为成熟的炎性细胞浸润，无异型的单克隆增生的肿瘤细胞，间质血管分布有方向性。

5.2 肠型恶性组织细胞增生症

ETCL 既往曾认为是小肠恶性组织细胞增生症的恶性组织细胞病（简称恶组），20 世纪 80 年代后，因细胞免疫表型检测手段的应用，1985 年以来国外不少学者提出恶组的恶性细胞来源于淋巴细胞，有些作者已明确指出恶组不是组织细胞来源，而应称为"T 细胞淋巴瘤"。

肠型恶性组织细胞增生症与 EATL 临床表现及病理学改变十分相似，瘤细胞有吞噬红细胞现象，但很少有噬上皮现象，免疫组化染色

见肿瘤细胞表达 CD68、Mac387 阳性，CD45、CD45RO 阴性。

徐天蓉报道，所谓肠型恶组大多为中线外周 T 细胞淋巴瘤，镜下溃疡似炎性肉芽，有异形扭曲核淋巴细胞浸润，常伴有反应性噬血组织细胞。CD45RO、CD3 或 CD4 呈阳性，未见大细胞或多叶核细胞。

实际上，真正的恶性组织细胞增生症，其异形的组织细胞吞噬红细胞几率并不高，镜下所见不能将组织细胞吞噬红细胞作为主要诊断依据。相反，在病毒性、细菌性感染疾病，各种严重疾病输血后以及淋巴瘤均可伴发系统性组织细胞增生和明显吞噬红细胞现象。

肠型恶性组织细胞增生症，为全身性系统性疾病，具有淋巴结、肝脾等肿大，骨髓及外周血异常组织细胞增生，患者常消瘦、发热、衰竭、全血细胞减少，病程呈进行性侵袭性的特点，预后差。

5.3 肠癌

肠道未分化癌，肿瘤直径 ≥13cm，与 EATCL 多发溃疡性不同。光镜下瘤细胞小或中等大，呈卵圆形或不规则形，弥漫性分布，间质内见纤维组织不同程度的增生；核质比例大，细胞核呈圆形，染色深，粗颗粒状，与 EATCL 难以鉴别，但后者组化染色 PAS 和 AB 阴性，免疫组化 LCA 阳性，CK 和 EMA 阴性。

5.4 肠黏膜相关组织淋巴瘤

黏膜相关性淋巴瘤为 B 细胞来源的淋巴瘤，多发生于回肠，为弥漫的细胞浸润灶，瘤细胞中等偏小，从细胞形态上很难与 EATCL 鉴别。但后者有特殊的临床病史，细胞形态比边缘区来源的细胞更不规则，并伴有明显的嗜酸性粒细胞和血管增生；免疫组化 LCA、CD45RO、CD3 和 CD30 阳性，CD45RB 灶状+、

CD20 小灶+，可证实瘤细胞为 T 细胞。

5.5 肠伤寒

肠伤寒主要是全身单核巨噬细胞系统增生，尤以回肠淋巴组织的改变最为明显，属于急性增生性炎症，很少有中性粒细胞浸润。增生的巨噬细胞胞浆丰富，染色浅淡，核圆形或肾形，常偏于胞体的一侧，胞浆中常吞噬有伤寒杆菌、受损的淋巴细胞、红细胞及坏死细胞碎屑，为伤寒细胞。这些伤寒细胞常聚集成团，形成伤寒小结。CD68、Mac387 阳性，UCHL-1、L26、CD3 均为阴性。

肠伤寒在临床上有慢性高热、神志淡漠，相对缓脉，血中白细胞减少，肥达氏反应阳性，血粪，尿可培养出伤寒杆菌，病理活检可找到典型的伤寒肉芽肿。

5.6 溃疡性结肠炎

顽固性乳糜泻和溃疡性结肠炎这两种病变一般都有较长的腹部病史，患者抵制无谷蛋白饮食，并可能但不必一定进展成为 ETCL。

溃疡性结肠炎患者进展为非特异性炎症性溃疡，无明显淋巴瘤的组织学证据。溃疡多为不规则纵形溃疡，沿结肠轴纵形排列，病变限于黏膜及黏膜下层，偶尔深达肌层。早期肠黏膜隐窝脓肿形成，并逐渐汇合形成溃疡，常为挖掘性。其周围可见充血、出血、水肿及中性粒细胞浸润，深部有淋巴细胞、浆细胞、单核细胞及嗜酸粒细胞浸润，并见富有血管的肉芽组织。溃疡间黏膜充血、水肿而增厚，其下淋巴滤泡增大。多克隆抗体标记为阳性。临床表现为腹痛、腹泻，可出现节段性分布的急性炎性溃疡，光镜下可见坏死及肉芽组织，但不出现异型细胞。

5.7 肠白塞病

肠白塞病，基本病变为纤维素性坏死性小

表 37-1　肠病型 T 细胞淋巴瘤与克罗恩病、白塞病的鉴别

鉴别点	肠病型 T 细胞淋巴瘤	克罗恩病	白塞病
临床	病程短，常有高热、消瘦，多并发肠出血或穿孔	病程长，有便血，穿孔少	病程较长，可有便血、穿孔，可伴口、生殖器顽固性溃疡
镜检	肠多发病灶，深大及穿透性溃疡	多见于回肠末，纵行溃疡及裂隙样溃疡	溃疡较深，90%位于回盲瓣及附近
组织学	异型 T 细胞为主，不见类结核改变	淋巴细胞等炎细胞浸润，可见类结核改变	纤维素坏死性小血管炎，无类结核改变
免疫组化	T 细胞标记（+）	多克隆性淋巴细胞	多克隆性淋巴细胞

血管炎与血栓性静脉及周围炎，引起多发性肠溃疡病，患者常伴有口腔、外生殖器溃疡及虹膜炎。

第8节 治疗

1 治疗原则

对于 ETCL 患者的治疗，由于各相关报道中病例数较少，没有统一的多中心临床试验数据，故目前尚无标准的治疗方案，各方案疗效均不甚理想。一般而言，若肿瘤只局限于肠道的某段，且有梗阻或穿孔的危险，手术切除应作为首选。手术除切除病灶外，还可协助病理诊断，亦相当于防止化疗期间肠穿孔的预处理，因为根据经验在初始化疗期间常会发生肠穿孔[73]。

因此，目前原发性肠道 T 细胞淋巴瘤的治疗原则是以手术为主，术后化疗以非霍奇金淋巴瘤 CHOP 方案为主。

多数患者因肠梗阻或穿孔就诊，故手术和化疗是主要治疗手段，蒽环类为基础的化疗仍是 EATL 治疗的基石。两项大型回顾性研究报告，其 1 年和 5 年的 OS 分别为 31%~39% 和 11%~20%。Gale 等[58]发现，在 24 例接受化疗患者中，不足 50% 接受了完整的化疗周期。主要原因是患者营养不良，需要胃肠外营养支持，化疗期间出现肠道出血和再次穿孔。

2003 年公布一项关于原发肠道的非霍奇金淋巴瘤的前瞻性、多中心研究，在入组 56 例患者中，35 例肠道 T 细胞淋巴瘤，21 例为肠道 B 细胞淋巴瘤，其中 18 例为弥漫性大 B 细胞淋巴瘤、2 例为边缘带淋巴瘤、1 例为滤泡性淋巴瘤。34 例患者（14 例 T 细胞淋巴瘤、20 例为 B 细胞淋巴瘤）为局限期，9 例患者为进展期患者（均为肠道 T 细胞淋巴瘤）。肠道 B 细胞淋巴瘤接受化疗后的 2 年 OS 为 94%，而 T 细胞淋巴瘤组仅为 28%。

因此单纯 CHOP 方案并未带来长期生存获益。2004 年 S.Wohrer 等公布一项研究证实，在 CHOP 基础上增加足叶乙甙毒性增加，而生存并未改善。因此，该研究认为，CHOEP 方案并不优于 CHOP。

2010 年欧洲 SNLG 工作组公布一项研究，

采用 IVE/MTX 方案联合 ASCT 治疗 EATL，入组 54 例患者中 49 例（91%）因急腹症，接受手术治疗而明确诊断。其中 30 例（56%）术后接受化疗。5 例未行手术而只接受单纯化疗。接受化疗的 35 例患者中，17 例接受 CHOP 方案，7 例接受 COMP 方案。7 例接受 BEACOPP 方案。化疗组 RR 为 43%。mPFS 为 3.4 个月，mOS 为 7.1 个月。5 年 PFS 为 18%，OS 为 20%。上述结果证实采用含蒽环类药物的传统化疗并未带来长期生存益处。后续患者采用 CHOP-IVE/MTX 联合 ASCT 治疗。较之 CHOP 的 RR 提高为 69%。5 年 PFS 和 OS 显著改善（52%vs22%；60%vs22%）。该研究证实，对于术后可耐受密集强度化疗的患者，尤其是既往不伴有乳糜泻的继发性 EATL 患者，自体干细胞移植支持下的大剂量化疗可以显著改善 RR 和 OS。

2 手术治疗

过去大部分学者主张手术切除病灶，既减轻肿瘤负荷又可明确病理类型及分期，指导治疗，术后联合化疗。但近期有日本学者 Nakamura 等[98]提出非手术治疗的总体生存率比手术治疗的要高，但无事件生存率无区别，所以他们提出非手术治疗可能是原发性胃肠道淋巴瘤的最佳选择。

ETCL 在无并发症出现的情况下，是否进行手术治疗，目前仍有分歧。手术虽可切除病灶，消除因穿孔或出血引起的死亡，但术后出现并发症和肿瘤复发的几率都非常高，且病变多属晚期，治愈性切除率低；而另一方面，保守治疗又很难获得明确诊断。因此，对于长期保守治疗无效又高度怀疑是小肠病变的患者，有必要剖腹探查，在切除病灶的同时取得明确诊断的依据，早日确定针对性的治疗。

周鸿等[99]指出，值得注意和探讨的是，术后肾上腺皮质激素的使用，因肠道病变术前常常与炎症性肠病相混淆，而接受过肾上腺皮质激素治疗。因此，术后通常短期使用激素。但建议病人术后早期不用肾上腺皮质激素。

3 化学治疗

联合化疗为主要辅助治疗手段，多药联合

化疗、提高药物剂量、缩短周期可预防化疗药物的耐药，提高敏感性。预后差的病人可采用早期大剂量化疗加放疗和自体干细胞移植。

目前化疗以非霍奇金淋巴瘤的 CHOP 方案为主，但黄慧强等[100]的研究表明该方案疗效欠佳。

4 其他治疗

放疗适用于范围较大的、直肠淋巴瘤或手术未切除干净的患者。阿仑单抗或许是一种新的治疗手段[101]。

第 9 节 预后

因 ETCL 缺乏有效的治疗手段，预后极差。西方报道其死亡率高达 84.0%，生存期中位数为 4 个月[58]。国内报道随访 29 例 ITCL 患者，存活时间为 0.3~24.3 个月，中位存活时间 3 个月，1 年生存率和 2 年生存率分别为 30% 和 22%[17]。

1 生存情况

与肠道 B 细胞淋巴瘤相比，ETCL 的预后要差很多，患者常死于营养不良或肿瘤播散。在综合治疗下，ETCL 患者 1 年及 5 年生存率分别为 31%~39% 和 8%~20%[102-104]。在对初始治疗有反应的患者中，79% 在确诊后的 1~60 个月内病情再次恶化，缓解治疗和大剂量化疗的作用仍不明确[58]。

西方国家报道[105]的肠病相关 T 细胞淋巴瘤的死亡率高达 84.0%，中位生存期为 4 个月。Gale 等[58]报道了一组病例，治疗有反应的病例，在诊断后 1 个月至 60 个月内复发，实际 1 年及 5 年生存率分别为 38.7% 及 19.7%；1 年和 5 年无症状生存率，分别为 19.45% 和 3.2%。Hsiao 等[26]报道 7 例 EATL 有 6 例在 3 个月内死亡，认为临床分期、有无穿孔等并发症对预后有影响。

国内作者报道[106] 5 年生存率仅为 13%，中位生存期为 9 个月。刘思德等[80]报道南方医院消化科 1999~2003 年收治肠病型 T 细胞淋巴瘤患者 6 例，5 例患者因并发肠穿孔、下消化道出血及急性腹膜炎行外科全结肠切除治疗，

接受手术治疗的 5 例患者均于术后 7~42 天内死亡；另 1 例患者经肠镜检查并反复活检确诊本病，尚未出现消化道出血、穿孔及腹膜炎表现，住院行 CHOP 方案化疗，于化疗第二疗程结束后并发下消化道大出血并于化疗后第 24 天死亡。果海娜等[24]报道了 5 例 EATL 患者，4 例发病年龄为 24~38 岁，病情进展迅猛，确诊后 4 个月内死亡。张文燕等[17]报道的 29 例 ETCL 中，死亡 23 例，复发 4 例，存活时间 0.3~24.3 个月，存活时间中位数 3 个月，1 年生存率和 2 年生存率分别为 30% 和 22%。彭玉龙等[107]认为死亡的危险性在头 2 年相对较高，随着时间的推移而逐步降低，在第 1、第 2 年死亡数分别占到 32.5% 和 50.3%。

亦有长期存活的报道，但有趣的是，他们中没有任何人曾被诊断过患有乳糜泻。

2 预后因素

确切的影响预后的因素目前尚不明了。一般而言，除了肿瘤本身生长播散迅速、对化疗不够敏感、患者营养吸收障碍、术后并发症或各系统并发症以及滞后的诊断，均是影响 ETCL 预后的重要因素。Hsiao 等[26]认为，对预后的影响以临床分期、出现肠穿孔等并发症为有意义的因素。

有报道显示，小细胞较中大细胞型预后好，有 TCR 基因重排的病例较无 TCR 基因重排者预后好，术后化疗者生存时间较单纯手术者长；EB 病毒阳性的肠病型 T 细胞淋巴瘤侵袭性强，预后更差[27]。

乳糜泻造成的吸收障碍对患者是有害的，尤其是对那些术后正在恢复的患者或正在接受多药化疗的患者。因此，仅有一半的患者能接受化疗，且仅有一部分能完成整个化疗过程。

近期最广泛的统计资料显示，全部的中位生存率仅为 3 个月，5 年生存率为 8%~25%。

张文燕等[32]研究了分层分组比较，病灶单发或多发、发热、便血、肠穿孔、淋巴结转移、CD4、CD8、CD56 及 LMP-1 表达等不同因素与预后的关系，差异不具有统计学意义。仅发现检测到 TCR-γ 基因重排的病例较无 TCR-γ 基因重排者预后好、经手术治疗后合并化疗或放疗等其他方法治疗的患者生存时间较单纯

手术治疗者长。鉴于肠道 T 细胞淋巴瘤中 TIA-1 的高表达及 EB 病毒的高检出率，张文燕等[32]认为肠道 T 细胞淋巴瘤临床进程凶猛、预后差的特殊表现可能归因于其肿瘤细胞的细胞毒性细胞属性以及肿瘤发生发展过程中病毒病因学的影响。

国外文献报道，自体外周血干细胞移植可有效改善预后，延缓病程。还有报道称，国外有人用自体外周血干细胞移植成功地治疗了播散性鼻 NK/T 细胞淋巴瘤患者[59]。

2010 年 Laura R de Baaij 等荷兰肿瘤专家提出了新的预后模型。预后因素包括乳酸脱氢酶、B 症状和继发型。依据是否具有不良预后因素分为两类，无不良预后因素组为原发型且乳酸脱氢酶正常、无 B 症状，2 年和 5 年 OS 分别为 55%、30%。

（赵　征）

参考文献

[1] Isaacson PG, Spencer J, O'Connor NT CE, et al.Malignant histiocytosis of the intestine: a T-cell lymphoma.Lancet,1985.2 (8457) :688-691.

[2] O'Farrelly C, Feighery C, O'Briain DS, et a1. Humoral response to wheat protein in patients with coeliac disease and enteropathy associated T cell lymphoma.Br Med J (Clin Res Ed) ，1986，293：908-910.

[3] Isaacson P, Chott A, Ott G, et a1.Enteropathy-associated T-cell lymphoma/Swerdlow SH.Campo E. Harris NL, et a1.WHO classification of tumours of haematopoietic and lymphoid tissue.Fourth Edition. Lyon，France：IARC Press，2008：289-291.

[4] Murrag A, Cuevas EC, Jones DB et al. Study of the immunohistochemistry and T cell clonality of enteropathy-associated T cell lymphoma. Am J Pathol, 1995,146:509.

[5] Pan L, Diss TC, Peng H et al. Epstein-Barr virus （EBV）in enteropathy-associated T-cell lymphoma (EATL) . J Pathol, 1993,170:137.

[6] DomizioP, Owen RA, Shepherd NA, et al. Primary lymphoma of the small intestine. A clinicopathological study of 119 cases. AmJ Surg Pathol, 1993, 17 (5) : 429-442.

[7] 李秀青, 沈志祥.肠病型 T 细胞淋巴瘤//沈志祥, 朱

雄增.恶性淋巴瘤. 北京：人民卫生出版社，2003. 591-597.

[8] Isaacson PG. Gastrointestinal lymphoma. HumPathol, 1994, 25 (10) : 1020-1029.

[9] Katoh A, Ohshima K, Kanda M, et al. Gastrointestinal T cell lymphoma : predominant cyto-toxic phenotypes, including alpha /beta, gamma /delta T cell and natural killer cells. Leuk Lymphoma , 2000, 39:97-111.

[10] Franssila KO, Jaser N, Sivula A. Gastrointestinal non-Hodgkin's lymphoma. A population-based clinicopathological study of 111 adult cases with a follow-up of 10-15 years. APMIS,1993,101:631-641.

[11] Chuang SS,Li CY.Clinicopathological features of primary intestinal lymphoma in Taiwan:a study of 21 resected cases. Pathol Res practice, 2002,198 (6) :381-388.

[12] 范钦和、徐天蓉、周青、等.原发性胃肠非 MALT 型淋巴瘤的临床与病理分析.临床与实验病理学杂志，1999，15 (2)：135-137.

[13] 徐晓晶、徐华、刘强、等.原发性肠道 T 细胞淋巴瘤临床特点分析.胃肠病学，2005,10 (5)：277-280.

[14] 刘强、朱建善、杨玖生.189 例恶性淋巴瘤病理类型分析.上海第二医科大学学报，2004, 24: 451-453.

[15] Al-Toma A, Verbeek WH, Hadithi M, et a1.Survival in refractory coeliac disease and enteropathy-associated T-cell lymphoma：retrospective evaluation of single-centre experience.Gut，2007，56：1373-1378.

[16] Verbeek WH, Van De Water JM, AI-Toma A, et a1.Incidence of enteropathy-associated T-cell lymphoma：a nation-wide study of a population-based registry in The Netherlands. Seand J Gastroentero1，2008，43：1322-1328.

[17] 张文燕、李甘地、刘卫平、等.肠道 T 细胞淋巴瘤的预后分析.中华病理学杂志，2002,31 (4)：295-299.

[18] 康喜荣、高俊荼、甄承恩.原发性肠道 T 细胞淋巴瘤 4 例报告并文献复习.临床荟萃，2006,21 (20)：1484-1485.

[19] Weiss RL, Lazarus KH, Macon WR, et al.Natural killer-like T-cell lymphoma in the small intestine of a child without evidence of enteropathy. Am J Surg Pathol, 1997,21 (8) :964-969.

[20] 孙晓非、李宇红.进展性儿童小肠 T 细胞非霍奇金氏淋巴瘤 1 例.癌症，2000,19 (12)：1163.

[21] 姚君良、倪醒之.原发性小肠淋巴瘤的临床病理特

征及其诊疗进展.实用医学杂志，2008,24（17）：2921-2923.

[22] 刘诗彬，李晓辉.原发性胃肠道恶性淋巴瘤的诊治体会.岭南现代临床外科，2011,11（2）：121-122.

[23] 刘芳，顾莹莹，陈国勤，等.肠病相关 T 细胞淋巴瘤误诊 2 例及文献复习.中国误诊学杂志，2003,3（4）：212-216.

[24] 果海娜，韩西群，刘旭明，等.肠病型 T 细胞淋巴瘤临床分析（附 5 例报道）.胃肠病学，2005,10（4）：212-216.

[25] Chott A, Vesely M, Simonitsch I, et al. Classification of intestinal T-cell neoplasms and their differential diagnosis. AmJ Clin Pathol , 1999,111（Suppl1）：S68-S74.

[26] Hsiao CH, Lee WI, Chang SI, et al.Angiocentric T-cell lymphoma of the intestine: a distict etiology of ischemic bowel disease. Gastroenterology, 1996, 110（4）:985-990.

[27] 刘淑云，顾依群，李宁，等.肠道淋巴瘤临床病理、免疫表型及与 EB 病毒相关性的研究.诊断病理学杂志，2003, 10（6）：336-338.

[28] Pan L, Diss TC, Peng H, et al. Epstein Barr virus（EBV）in enteropathy associated T-cell lymphoma（EATL）.Pathol, 1993, 170:137-143.

[29] De Bruin PC, Jiwa NM, Oudejans JJ , et al. Epstein-Barr virus in primary gastrointestinal T-cell lymphomas. Association with gluten-sensitive enteropathy, pathological features, and immunophenotype. Am J Pathol , 1995, 146:861-867.

[30] Lee SS, Jang JJ, Cho KJ , et al. Epstein-Barr virus-associated primary gastrointestinal lymphoma in non-immunocompromised patients in Korea. Histopathology, 1997,30（3）：234-242.

[31] Quintanilla Martine L, Lome Maldonado C, Ott G , et al. Primary non-Hodgkin's lymphoma of the intestine: high prevalence of Epstein-Barr virus in Mexican lymphomas as compared with European cases. Blood, 1997, 89: 644-651.

[32] 张文燕，李甘地，刘卫平，等.EB 病毒相关与不相关的肠道 T 细胞淋巴瘤临床病理研究.临床与实验病理学杂志，2001, 17（2）：93-98.

[33] 张文燕，李甘地，刘卫平，等.肠道 T 细胞淋巴瘤中 EB 病毒感染的研究.中华消化杂志，2002，22（7）：391-394.

[34] 燕晓雯，石群立，孟奎，周晓军.肠道淋巴瘤与 EB 病毒相关性研究.临床与实验病理学杂志，2002，18（5）：499-502.

[35] Li G, Ou Yang Q, Liu K, et al. Primary non-Hodgkin's lymphoma of the intestine: a morphological, immuno-histochemical and clinical study of 31 Chinese cases. Histopathology, 1994,25:113-121.

[36] 任兴昌，刘卫平，李甘地，等.肠道 T 细胞淋巴瘤中的 EB 病毒感染和 T 细胞内抗原 1 的表达.中华病理学杂志，1999, 28:348-351.

[37] OhtsuboH, ArimaN, TeiC. Epstein Barr virus involvement in T-cell malignancy: significance in adult T cell leukemia. Leuk Lymphoma, 1999, 33（5~6）：451-458.

[38] KimYS, Paik SR, KimHK, et al. Epstein-Barr virus and CD21 expression in gastrointestinal tumors. Pathol Res Pract, 1998, 164（10）：705-711.

[39] Rowe M, Lear AL, CroomCD, et al. Three pathways of Epstein-Barr virus gene activation from EBNA1 positive latency in B lymphocytes. J Virol, 1992,66（1）：122-131.

[40] Henderson S, Rowe M, Gregory C, et al. Induction of Bcl-2 expression by Epstein-Barr virus latent membrane protein 1 protects infected B cells from programmed cell death. Cell, 1991, 65（7）:1107-1115.

[41] Lu JJ, Chen JY, HsuTY ,et al. Induction of apoptosis in epithelial cells Epstein-Barr virus latent membrane protein 1. J Gen Virol,1996, 77（8）：1883-1892.

[42] Kawamoto K, Nakamura S, Iwashita A, et al. Clinico-pathological characteristics of primary gastric T-cell lymphoma. Histopathology, 2009, 55（6）:641-653.

[43] Bagdi E, Diss TC, Munson P, Isaacson PG. Mucosal intra-epithelial lymphocytes in enteropathy-assoiated T-cell lymphoma , ulcerative jejunitis, and refractory celiac disease constitute a neoplastic population. Blood, 1999,94: 260-264.

[44] Katoh A, Ohshima K, Kanda M, et al. Gastrointestinal T-cell lymphoma : predominant cyto-toxic phenotypes, including alpha/beta, gamma /delta T cell and natural killer cells. Leuk Lymphoma , 2000, 39:97-111.

[45] Chuang SS, Jung YC. Natural killer cell lymphoma of small intestine with features of enteopathy but lack of association with celiac disease. Hum Pa thol, 2004, 35:639-642.

[46] Hodges JR, Isaacson P, Smith CL, et al.Malignant histiocytosis of the intestine.Dis Sci, 1979,24（8）：631-638.

[47] Weiss LM, Chang KL. Association of the Epstein-Barr Virus with hematolymphoid neoplasia. Adv Anat Pathol, 1996, 3（1）：1-15.

［48］DaumS, Foss HD, Anagnostopulos I, et al. Expression of cytotoxic molecules in intestinal T −cell lymphomas. J Pathol, 1997, 182 (3)：311−317.

［49］Cellier C, DelabesseE, Helmer C, et al. Refractory sprue,coeliac disease, and enteropathy −associatedT −cell lymphomas.Lancet, 2000, 356: 203−208.

［50］Carbonnel F, LavergneA, MessingB, et al. Extensivesmall intestinal T−cell lymphoma of low−grade malignancy associated with a new chromosomal translocation. Cancer, 1994, 73 (5)：1286−1291.

［51］钟博南，张晓华，李敏，等.NK/T 细胞淋巴瘤的病理组织学、免疫表型及基因研究.中华血液学杂志，2003，24：505−509.

［52］Jaffe ES, Harris NL, Diebold J, et al. World Health Organization classification of neoplastic diseases of the hematopoietic and lymphoid tissues. A progress report. AmJ Clin Pathol, 1999, 111 (Suppl1)：S8−12.

［53］Jaffe ES, Harris NL, Stein H, et al. World Health Organization classification of tumor. Pathology and genetics of tumors of haematopoietic and lymphoid tissues. International agency for research on cancer (IARC,2001. 274−279)．

［54］Lorenzen J，Liu WP, Li GD, et al. Nasal T/NK cell lymphoma: a clinicopathologic study of 30 west Chinese patients with special reference to proliferation and apoptosis. Leuk Lymphoma, 1996,23,593−602.

［55］刘卫平, Joostvan G, 李甘地，等. 中线恶网中的 EB 病毒感染. 中华肿瘤杂志, 1997,19: 49−52.

［56］刘卫平, Chan ACL, Ho FCS,等. 细胞毒颗粒相关蛋白 TIA−1 在鼻 NK/ T 细胞淋巴瘤及淋巴增生组织中的表达. 中华病理学杂志,1998,27:247−250.

［57］Harabuchi Y, Imai S, Wakashima J, et al. Nasal T−cell lymphoma usually associated with Epstein−Barr virus: clinicopathologic, phenotypic, and genotypic studies.Cancer, 1996,77:2137−2149.

［58］Gale J, Simmonds PD, Mead GM, et al. Enteropathy−type intestinal T−cell lymphoma: clinical features and treatment of 31 patients in a single center. J Clin Oncol, 2000, 18 (5)：795−803.

［59］Kohno S, Ohshima K, Yoneda S, et al. Clinicopathological analysis of 143 primary malignant lymphomas in the small and large intestines based on the new WHO classification. Histopathology, 2003, 43: 135−143.

［60］贾杭若，王爱忠，金夏祥.肠病型 T 细胞淋巴瘤（附 6 例报告）.东南国防医药，2006，8（3）：174−176.

［61］张文燕，李甘地，刘卫平.肠道 T 细胞淋巴瘤的研究进展.诊断病理学杂志，2002，9（1）：51−53.

［62］周萍,王修珍,朱正龙,等.肠病型肠道 T 细胞淋巴瘤临床病理分析.临床与实验病理学杂志，2010,26（4）：495−496.

［63］赵雪艳, 张玉, 马芳萍, 等. 结肠肠病型 T 细胞淋巴瘤 1 例.诊断病理学杂志，2008，（15）2：95，106.

［64］Shepherd NA, Blackshaw AJ, Hall PA, et al. Malignant lymphoma with eosinophilia of the gastrointestinal tract. Histopathology,1987, 11 (2)：115−130.

［65］朱梅刚.嗜酸性粒细胞浸润在淋巴组织增生性病变诊断中的意义. 诊断病理学杂志, 2005, 12 (5)：322−324.

［66］武忠弼, 杨光华. 中华外科病理学. 北京: 人民卫生出版社, 2002：706.

［67］朱梅刚. 恶性淋巴瘤病理组织学. 广州: 科技出版社,2003：173−174.

［68］何春年，石卫东，翟金萍，等.伴大量嗜酸性粒细胞反应的肠病型 T 细胞淋巴瘤复发的临床病理观察.诊断病理学杂志，2006，13（4）：294−296.

［69］莫祥兰，王国刚. 6 例肠道 T 细胞淋巴瘤临床病理分析.广西医学, 2004, 26 (1)：123.

［70］莫祥兰，黄振录，刘时才，等.肠病型 T 细胞淋巴瘤 2 例报告.癌症，2003,22（5）:559−560.

［71］勇威本.非霍奇金淋巴瘤 WHO（1997）分类若干新亚型的生物学与临床特征. 中华血液学杂志，2003, 24: 558−560.

［72］Foss HD, Sc hmitt−Gra ff A, Da um S, Ana gnostopoulos I,Assa f C, Humme l M, Ste in H. Origin of primary gastric T− cell lymphomas from intraepithelia l T− lymphocytes :report of two cases. Histopathology, 1999, 34: 9−15.

［73］Vande Water JM, Cillessen SA, Visser OJ, et al. Enteropathy associated T−cell lymphoma and its precursor lesions. Best Pract Res Clin Gastroenterol, 2010,24：43−56.

［74］杨堤，白春梅，肖雨，等.肠道原发性 T 细胞淋巴瘤 32 例的临床与病理学分析.中华病理学杂志，2004, 33 (5)：445−448.

［75］Murrag A, Cuevas EC, Jones DB，et al. Study of the immunohistochemistry and T cell clonality of enteropathy−associated T−cell lymphoma. Am J Pathol, 1995, 146:509.

［76］Spencer JO, Macdonald TT, Diss TC,et al. Changes in intraepithelial lymphocyte subpopulations in coeliac disease and enteropathy associated T−cell lymphoma (malignant histiocytosis of intestine) .Gut, 1989,30: 339−346.

[77] Andreas Z, GermanO, AngelaM, et al. Chromosomal gains at q9 characterize Enterophathy –Type T –cell lymphoma.America Journal of Pathology, 2002, 161 (5) : 1635–1645.

[78] Howell WM, Leung ST, Jones DB, et al. HLA–DRB,–DQA,and –DQB polymorphism in celiac disease and enteropathy –associated T –cell lymphoma. Common features and additional risk factors for malignancy. Hum Immunol, 1995, 43: 29–37.

[79] 王旦,黄磊,吴建胜,等.CT 联合内镜检查对胃肠道恶性淋巴瘤的诊断价值.中国内镜杂志,2007,13 (2) : 182–185.

[80] 刘思德，姜泊，周殿元.肠病型 T 细胞淋巴瘤内镜典型形态.附 6 例临床分析.现代消化及内镜介入诊疗，2004，9 (2)：114–118.

[81] 王利娜，杨晶，吕晓萍，等.肠病型 T 细胞淋巴瘤一例及文献复习.中华消化杂志，2005，25 (2)：121–122.

[82] 韩慧霞，丁彦青，蔡俊杰，等.肠道相关的 T 细胞淋巴瘤. 中华消化杂志, 1997, 17 (2) : 117–118.

[83] 汤合莲，罗晓青，杨少荣，等. 小肠肠病相关性 T 细胞淋巴瘤 1 例. 病理诊断杂志, 2002, 9 (2) : 90.

[84] 王芸，汤敏，秦海春，等.原发性结肠 T 细胞恶性淋巴瘤 1 例. 中国实用内科杂志, 2002, 22 (3) : 175.

[85] 孟庆勇，王达. 全结肠肠病型肠道 T 细胞淋巴瘤 1 例. 中华消化杂志, 2002, 22 (1) : 10.

[86] 梅金红，黄松，余克涵，等. 原发性肠道 T 细胞淋巴瘤四例报告. 江西医学院学报, 1999, 9 (1) : 107–108.

[87] 任兴昌，李甘地，刘卫平，等. 43 例肠道淋巴瘤临床病理及 TIA–1 的表达. 浙江临床医学, 2004, 6 (12) : 1031–1032.

[88] 刘自光，雷伟华，汪江萍.肠病型 T 细胞淋巴瘤 1 例报告. 华夏医学, 2004, 17 (2) : 279–280.

[89] 李蜀豫，李兆申.肠道 T 细胞淋巴瘤临床分析.第二军医大学学报, 2003, 24 (7) : S10–S11.

[90] Dieter RS,Duque. Enteropathy associated T–cell lymphoma: a case report and literature review.WMJ, 2000,99 (7) :28–31.

[91] 张挪富，别英晖，赖微微，等.肺部症状首发的肠病型 T 细胞淋巴瘤 2 例并文献复习.国际呼吸杂志，2011,31 (14) :1067–1070.

[92] 王淑华，王正琪.原发性胃肠道恶性淋巴瘤 13 例报道.肿瘤防治研究, 1994, 4 (5) : 274.

[93] 李新辉，谭文科，王淑敏，等.肠病相关性 T 细胞淋巴瘤 1 例.中日友好医院学报, 2005, l9 (2)：96.

[94] 熊小强，陈其奎，陈为宪，等.肠道 T 细胞淋巴瘤临床病理及影像学特点（附 11 例报告）.

[95] Bruin PC，ConnollyCE, Oudejans JJ, et al.Enteropathy associated T–cell lymphoma have a cytotoxic T–cell phenotype.His opathology,1997,31 (4) :313–317.

[96] Delabie J，Holte H.Enteropathy –associated T –cell lymphoma：clinical and histological findings from the internation alperipheral T –cell lymphoma project. Blood,2011,118 (1) :145–148.

[97] Dawson IM,Cornes JS，Morson BC,et al.Primary malignant lymphoid tumors of the intestinal tract.Report of 37 cases with a study of factors influencing prognosis.Br J Surg,1961,49:80–89.

[98] Nakamura S,Matsumoto T,Iida M ,et al.Primary gastrointestinal lymphoma in Japan: a clinicopathologic analysis of 455 patients with special reference to its time trends.Cancer, 2003,97 (10) :2462–2473.

[99] 周鸿，季福，李可为. 小肠肠病型 T 细胞淋巴瘤诊治（附 3 例报告）.外科理论与实践，2005,10 (2) :176–177.

[100] 黄慧强,彭玉龙,林旭滨,等.CHOP 方案治疗 106 例外周 T 细胞淋巴瘤的临床长期随访结果分析.癌症,2004,23 (11s)：1443–1447.

[101] Ferreri AJM, Zinzani PI, Govi S, et a1.Enteropathy–associated T–cell lymphoma. Crit Rev Oncol/Hematol (2010) ,2010,6:6.

[102] Daum S,Ullrich R，Heise W,et a1.Intestinal non–Hodgkin's lymphoma：a multicenter Prospective clinical study from the German Study Group on Intestinal non –Hodgkin's Lymphoma.J Clin Oncol, 2003,2l: 2740–2746.

[103] Egan LJ，Walsh SV，Stevens FM.et a1.Celiac–associated lymphoma. A single institution experience of 30 cases in the combination chemotherapy era. J Clin Gastroentero1, 1995, 21: 123–129.

[104] Bishton MJ，Haynes AP.Combination chemotherapy followed by autologous stem cell transplant for enteropathy –associated T –cell 1ymphoma. Br J Haematol，2007,136：111–113.

[105] Sieniawski MK, Lennard AL. enteropathy–Associated T –cell lymphoma:Epidemiology，Clinical Features, and Current treatment Strategies. Curr Hematol Malig Rep, 2011，Sep13.

[106] Zhan J, Xia ZS, Zhong YQ, et al. Clinical analysis of primary small intestinal disease: A report of 309 cases.World J Gastroenterol, 2004,10 (17) :2585–2587.

[107] 彭玉龙，黄慧强，周中梅，等.外周 T 细胞淋巴瘤–非特异型（PTCL–U）117 例长期临床随访结果分析.中国癌症杂志，2006, 16 (2) :132–135.

原发性中枢神经系统淋巴瘤

目　录

原发性中枢神经系统淋巴瘤（primary central nervous system lymphoma，PCNSL）是一种仅发生于脑和脊髓，而没有全身其他淋巴结或淋巴组织浸润的淋巴瘤；它不同于全身性淋巴瘤的中枢神经浸润，病变仅限于中枢神经系统，即脑和脊髓；主要侵犯脑实质，少数可侵及脊髓、脑膜、眼和神经根。

PCNSL，最早于 1929 年由 Bailey 以 "血管周

围肉瘤"首次报道，曾有多种命名，如被称为"网状细胞肉瘤"、"小神经胶质细胞瘤""血管旁肉瘤""淋巴肉瘤""血管外皮肉瘤""恶性网织细胞增生症"[1]，这是由于对这种肿瘤的细胞起源一直有很大的争议，其原因是既往一直认为PCNSL发病率低而罕见。直到20世纪70年代才由Yuile首次确认其细胞来源是恶性淋巴细胞[2]，起源于脑内血管周围多潜能分化的间叶细胞。

第 1 节　流行病学

1　流行情况

原发性中枢神经系统淋巴瘤是一种仅局限于中枢神经系统的结外淋巴瘤类型，本病极其罕见，占颅内肿瘤的0.5%~1.2%[3-4]，占结外淋巴瘤的1%~2%[5]，占全部NHL的0.3%~3.8%。Kernohan等统计脑肿瘤8070例，淋巴瘤40例，占0.49%；Francis等[6]统计89例颅内淋巴瘤，占同期颅内肿瘤1.89%。中国报告占同期颅内肿瘤总数的0.74%；于书卿等[7]报道，北京天坛医院神经外科1984~1995年收治颅内肿瘤12 340例，颅内淋巴瘤73例，发病率0.59%；但1990~1995年发病率明显增加，73例中近5年共56例，占77%。

研究表明[8-15]，近30年来本病发病率增长迅速，尤以男性为著，已超过神经胶质瘤，其增长速度无论在任何年龄组都居颅内各肿瘤之首，甚至超过NHL的总体发病率。1981~1986年，患病人数增长了3~17倍。近20年来，原发性中枢神经系统淋巴瘤发病率在免疫功能正常人群及免疫功能缺陷人群中均明显上升，增加了2~4倍[16]，1992年国际癌协、1997年Koele分别报告占颅内肿瘤8%、6.6%~15.4%，速度令人惊讶；占所有淋巴瘤的1%[17]。其发病率的增加，可能与器官移植等情况使用免疫抑制剂有所增加以及艾滋病（AIDS）的发病率增多有关，原发性淋巴瘤占2%AIDS病例。

2　性别年龄

滕梁红[18]统计了近10年来样本量较大的几组研究[19-23]，结果显示原发性中枢神经系统淋巴瘤可发生于任何年龄，但老年人中发病率最高，常见于50岁以上人群[24]，发病高峰年龄为45~70岁，亦有报道为40~50岁。大宗病例报道其中位发病年龄61~66岁，男性发病率略高于女性，男女患者比例为（1.1~1.7）:1[25-26]。有报道，发病年龄在免疫功能正常人群中约为55岁；有免疫功能缺陷的患者发病年龄较早，如在AIDS患者中约为31岁，儿童期感染AIDS者发病高峰在10岁左右，男女之比为3:2，而在AIDS中几乎均为男性患者，这可能与AIDS男性的发病率远高于女性有关。

美国的一项调查显示，同既往的文献报告相比，老年人中PCNSL的发病正在逐年增多，相比之下转移瘤的比例却有下降的趋势[27]。

许为人等[28]报道了17例经手术病理证实的颅内原发性淋巴瘤，发病年龄40~65岁，平均年龄52岁。于书卿等[7]报道，北京天坛医院神经外科自1984~1995年收治原发性颅内淋巴瘤73例，年龄最小2.8岁，最大75岁，平均年龄36.5岁；年龄<10岁18例，>50岁27例，两者共占60%。李明洙等[29]综合国内1999~2003年文献报道的101例原发性中枢神经系统淋巴瘤，男69例，女32例，男:女为2.16:1；年龄2~75岁。中年以上发病较高，最多一组42例，其中41岁以上26例（62%），20~40岁及20岁以下各有8例（各占19%）。王金屏[30]报道了50例PCNSL，其中男性30例，女性20例；患者年龄在19~84岁不等，平均年龄47.5岁。侯鲁强等[31]报道了13例经病理证实的原发中枢神经系统淋巴瘤，年龄23~68岁，平均53岁。

3　发病部位

原发性中枢神经系统淋巴瘤可发生于中枢神经系统的任何部位，但大多数发生在幕上，大约50%的淋巴瘤发生在大脑半球，后颅窝占10%~30%，幕上、下同时受累占18%。

病变好发于基底神经节、胼胝体、脑室周围白质和小脑蚓部，软脑膜、脉络丛和透明隔亦常受累；但肿瘤仅限于脑膜者极少见，文献报道在原发性中枢神经系统淋巴瘤的病例中，仅累及脑膜者为6.5%~7.6%。于书卿等[7]报道，北京天坛医院神经外科自1984~1995年收治原发性颅内淋巴瘤73例，肿瘤位于幕上65例，幕下8例，其中12例为多发病灶。

淋巴瘤局限于硬膜外间隙少见，约占所有淋巴瘤的0.1%~3.3%、脊柱硬膜外肿瘤9%[32]，而原发性脊柱硬膜外淋巴瘤（primary spinal epidural lymphoma，PSEL）是非常少见的结外淋巴瘤，其发病率占非霍金淋巴瘤病人总数的0.1%~6.5%，术前误诊率高。

第2节　病因学

原发性中枢神经系统淋巴瘤的病因目前尚不十分清楚。流行病学调查发现，三类人有易感性，即器官移植接受者、艾滋病患者及先天性免疫缺陷者（如系统性红斑狼疮、EB病毒感染、类风湿等）[33]。先天性免疫缺陷者与后天获得性免疫缺陷综合征患者及器官移植接受者、特殊病毒感染（尤以免疫缺陷病毒HTLV–Ⅲ/LAV、HIV）、长期使用免疫抑制药治疗者，研究证实与PCNSL高发有密切关系，被视为发病危险人群。

近年来，其发病率有增加趋势，原因可能与AIDS患者的增加、器官移植的广泛开展及免疫抑制剂的长期使用、化疗药物应用增多有关[34]；但亦有文献报道，免疫功能正常的人群的发病率亦增加了3倍[35]，如许为人等[28]报道的17例颅内原发性淋巴瘤患者中，均为免疫功能正常的颅内原发性B细胞型非霍奇金淋巴瘤。

1　器官移植

据国外报道，PCNSL好发于器官移植患者和免疫缺陷患者，如Penn等[36]报道，肾移植者发生淋巴瘤较一般人高350倍；Weintraub等[37]报道，182例心脏移植者有3例发生原发性中枢神经系统淋巴瘤，高于肾移植者。

目前尚无确切机制解释器官移植者PCNSL高发的原因，动物实验证明免疫抑制剂，尤其抗淋巴细胞球蛋白和硫唑嘌呤（azathioprine），可引发小鼠淋巴瘤。临床观察发现，非器官移植者进行免疫抑制剂治疗的淋巴瘤发病率较一般人群高，且有显著差异，表明免疫抑制剂与人群淋巴瘤发病密切相关，但只能说免疫抑制剂单一因素起作用，而器官移植者PCNSL发病率超高则不是单一因素作用。目前的推测是同

种移植的抗原刺激可导致肿瘤发生，免疫抑制剂可能抑制了体内抗淋巴瘤的正常防卫功能，破坏了免疫监视机制，从而导致肿瘤病毒的再现；免疫抑制剂可能引起染色体的裂变，导致细胞的恶性变。几种因素可能是单独亦可能是综合诱发高发病率。

在国内，PCNSL多发生于免疫功能正常者，可能的原因是国外AIDS患者和器官移植患者多于国内所致[38]。刘玲等[39]报道了16例原发性中枢神经系统淋巴瘤，患者均无免疫缺陷及使用免疫抑制剂所致的免疫低下病史；李明洙等[29]回顾了101例PCNSL，均未发现有诱发PCNSL的免疫抑制危险因素。

2　艾滋病

有报道，艾滋病患者的淋巴瘤发病率明显高于非艾滋病患者，但PCNSL仅占应用免疫抑制剂患者的0.24%，与正常人群发病率相似。

通常认为，PCNSL是HIV感染者致死的一个重要原因之一，据WHO（2000）统计，HIV感染者患PCNSL的危险性要比免疫功能正常人群高3600倍[18]。

3　EB病毒感染

研究证实，AIDS患者、患脑巨细胞病毒脑病或EB病毒脑感染者，同时可患PCNSL，用重组DNA技术在AIDS患者脑淋巴瘤内发现EB病毒[40]。国外文献报道，PCNSL与EB病毒感染有较密切的关系[41]，但国外的PCNSL病例多有HIV感染，提示EB病毒感染可能与HIV感染引起的免疫功能缺失有一定关系。国内文献报道6例EBER1原位杂交均为阴性，均无HIV感染病史，提示不伴有HIV感染的PCNSL的发生可能与EB病毒感染缺乏相关性[42]。

在免疫系统功能缺陷的PCNSL患者中，病毒感染学说较受重视，主要是EBV，亦有疱疹病毒等。在很多免疫受限的原发性中枢神经系统淋巴瘤患者中，可发现较高的EBV的DNA滴度。EBV目前被认为能引起B淋巴细胞的增殖。同时，在流行病的调查中，EBV的发生与Burkitt淋巴瘤有很大的相关性。

有学者提出，EBV感染某种B淋巴细胞，引起克隆增殖，而在免疫功能正常人中，将受到

免疫机制的限制，主要是细胞免疫系统的限制。免疫功能缺陷的患者均有不同程度的T细胞异常（功能受损或数量减少），从而使得EBV引起B细胞无限增殖产生肿瘤。同时，中枢神经系统功能的受损加重了免疫缺陷PCNSL患者的疾病进展。在PCNSL的病因和发病机制的研究中，免疫系统缺陷患者的EBV病毒学说受到了较多的肯定；而免疫功能正常患者的各种学说都有其不完善的方面，有待于进一步的研究和探讨。

4 免疫缺陷

随着器官移植的开展，化疗患者及艾滋病感染者增多，PCNSL发病率呈上升趋势[43]。

流行病学调查发现，免疫缺陷人群发病率明显较免疫正常人群高，发病年龄亦偏早[44]。本病可单发或多发，免疫功能正常者常单发，而免疫缺陷者常多发。

1920年，Murphy和Sturm实验证明了鼠肉瘤可以在鼠脑中存活，而鼠脾脏的自身移植和鼠肉瘤的移植同时进行，则能抑制鼠肉瘤的生长，这表明免疫细胞若能接触外来抗原，即能摧毁异体移植。同时，某些慢病毒进入中枢神经系统后，能削弱免疫反应亦证明了这一点。

除此之外，有学者认为，血-脑脊液屏障亦能限制免疫效应细胞进入中枢神经系统发挥作用，虽然这方面的研究很少，但在某些疾病中，如在实验性变态反应性脑炎（experimental allergic encephalitis）和多发性硬化中可以得到证明。因此，一旦淋巴瘤细胞进入中枢神经系统后，它即能在蛛网膜下隙中播散，而不显著地影响整个免疫系统。

但近20年来，PCNSL的发病率不仅在AIDS患者中逐步增加，而且在免疫功能正常的人群中亦有明显增加的趋势[45-46]；尤其是对老年人，PCNSL占所有颅内肿瘤的比例有了明显的增加[47]。也就是说，在免疫功能正常和有免疫缺陷的病人中均可出现[48]。在我国PCNSL主要是发生在免疫功能正常人群中。

免疫功能正常的PCNSL的发病机制目前尚不清楚，PCNSL可能起源于播散在多个器官的系统性淋巴瘤，包括脑，免疫系统能够发现并清除其他部位的瘤细胞，但是脑是一个免疫特许的位置，因此允许其肿瘤发生；但在其他免

疫特许的器官，如睾丸，则极少有相应淋巴瘤的迹象。在损伤性或感染性过程中，可能吸引外周血的淋巴细胞，刺激其在原位增殖，经历克隆性选择，而发展为肿瘤。然而尚没有找到相关的外源性或内源性抗原刺激因子。而且，炎症性疾病一般吸引T淋巴细胞，而PCNSL通常为B细胞来源。另外，在脑的炎症性疾病患者中，PCNSL并未明显增加。在其他组织转化的淋巴细胞产生黏附分子，使其和脑组织内皮产生亲和力。然而，未发现PCNSL和系统性非霍奇金淋巴瘤的黏附分子有明显的差异。

5 PCNSL发生机制

目前，关于中枢神经系统淋巴瘤的发生机制存在不同看法，且仅仅是推测。因病变早期瘤细胞围绕血管排列，多数学者认为PCNSL可能来自血管周围未分化多能细胞。

（1）PCNSL是中枢神经系统内的原位淋巴细胞恶性克隆增生所致。但是，到目前为止，研究并未发现原发性中枢神经系统淋巴瘤与继发性中枢神经系统淋巴瘤的肿瘤细胞表型有所不同。因此，这种学说尚无确切依据。

（2）中枢神经系统淋巴瘤细胞来源于全身系统中的淋巴细胞。在中枢神经系统外的其他淋巴组织中产生的肿瘤细胞可能获得了一种脑组织血管内皮的特异性"归巢受体"，这种淋巴细胞有嗜中枢性，它通过特殊细胞表面的黏附分子的表达，从而产生这种嗜中枢性，并在中枢内异常增生。但一些研究对照了PCNSL和系统性淋巴瘤的黏附分子和表面抗原，并未发现有显著异常，大部分中枢神经系统淋巴瘤细胞的B细胞活化标志，如B5、Blast2、BB1均为阴性，而这恰恰与全身系统性淋巴瘤细胞相反，这显然不支持上述假说[49]。

（3）中枢神经系统是一个"免疫禁区"（immunological sanctuary），亦就是说在其正常组织结构内不存在淋巴组织，且血脑屏障的存在使得外周血的淋巴细胞亦不能进入；当发生感染或者外伤时可能会吸引外周血的淋巴细胞聚集、局灶增生并进行克隆选择，而中枢神经系统中缺乏一些在外周正常淋巴组织中存在的增生调控机制，从而导致肿瘤的发生。但众所周知，血-脑脊液屏障是由毛细血管内皮细

的紧密、连续的连接所形成，它限制了大分子物质的进出。同时，它亦限制了中枢神经系统的外来抗原与细胞和体液免疫系统的接触。

第3节 组织病理学

1 发生部位

中枢神经系统淋巴瘤多起自血管周围间隙内的单核吞噬细胞系统，因为脑内靠近脑表面及脑室旁血管周围间隙较明显，故肿瘤发生在近中线深部脑组织，其一侧常与脑室室管膜相连，或肿瘤靠近脑表面。淋巴瘤亦可呈弥漫性浸润性生长，此种类型常发生于大脑深部或脑底部，肿瘤从中线部向双侧呈广泛浸润累及双侧半球。

PCNSL可发生于脑内任何部位，但其好发部位依次为大脑半球、胼胝体、基底节及丘脑，其次为小脑、脑干，仅发生于脑室内者罕见[50]，幕上半球约占87%。从理论上讲，肿瘤细胞更易于沿脑脊液播散；但事实上，通过脑脊液检查发现肿瘤细胞的阳性率并不高。

从生长方式上来看，单发病灶要多于多发病灶，部分病例在初诊时影像学检查显示为单发，但病变发展到晚期则形成多灶，可能和脑内的播散有关。文献报道单发脑淋巴瘤占60%、多发占40%。可双侧同时发病，亦可一侧受累，现在的观点倾向于一侧发病，另一侧系侵犯。

许晓琴等[51]报道的40例原发性颅内淋巴瘤中，25例位于幕上深部白质，6例位于近皮质及皮质下幕上脑表面，4例位于幕下小脑半球，幕上、下同时发生1例，单发27例，多发13例，其中弥漫性病变3例；周志毅等[52]报道了39例PCNSL，17例累及脑深部结构（脑室旁区域、

基底节、小脑和胼胝体），占43.6%；温玉栓[53]报道了25例原发性脑淋巴瘤，共计35个病灶，其中10例患者见多发病灶（47%），35个病灶分别位于大脑半球（16个）、基底节区（12个）和小脑（7个）；刘玲等[54]报道的23例PCNSL，发生于大脑半球的最多，其次是胼胝体和脑室周围白质。除发生于小脑的2个病灶位于幕下以外，其余39个病灶均位于幕上；免疫正常的患者单发多见，最大的病灶位于胼胝体，单发病灶中位于大脑半球的8例，额叶最多，可位于大脑的深部或邻近脑膜的较浅部位；多发的病例呈多中心浸润的特点，可位于半球的一侧或两侧，病灶大小不一，较小的病灶呈结节状。值得注意的是，多发病灶的PCNSL临床表现和影像学检查使其极易被误诊为脱髓鞘疾病[55]。

原发性脑淋巴瘤易于侵及室管膜及邻近软脑膜，文献报道发生率为58%~75%[56-57]，温玉栓[53]报道的25例原发性脑淋巴瘤中，有8例累及邻近室管膜或软脑膜。有研究对照尸检和影像学资料发现，PCNSL可广泛地浸润脑组织，甚至在一些肉眼看似正常的部位，镜下亦发现了微小的肿瘤细胞浸润，而这在CT或MRI上是显示不出来的。因此，目前的影像学检查可能会低估肿瘤的范围[58]。闫建平等[59]报道的15颅经脑淋巴瘤中，6例位于脑深部，2例位于脑表面，其他深部及表面均受累，双侧受累者2例。

在国外的文献报道中，PCNSL累及眶内的现象比较常见，大约15%~20%的病例可出现，但国内这种情况的报道较少，这可能亦是地域差别的一种体现。

李明洙等[29]总结了经手术病理证实的101例PCNSL，统计分析了发病部位、单发灶、多发灶等情况（见表38-1）。

表38-1 101例PLB的CT、MR影像颅内分布

部　　位	单发灶 n（%）	多发灶 n（%）	总计 n（%）
大脑半球浅部皮质下	55（54.46）	4（3.96）	59（58.42）
大脑半球深部（中线、侧脑室壁、基底核节）	25（24.75）	11（10.89）	36（35.64）
颅后窝（小脑、脑干、CPA）	3（2.97）		3（2.97）
弥散于幕上下（脑表面、脑实质散发）		3（2.97）	3（2.97）
合计	83（82.18）	18（17.82）	101（100）

2 淋巴瘤细胞起源

关于中枢神经系统（CNS）淋巴瘤的起源尚无定论，多数学者认为CNS没有淋巴组织，其组织来源可能为脑组织血管周围未分化的多潜能间叶细胞，即继发的淋巴组织[43]。

早期有学者认为[60]，中枢神经系统淋巴瘤起源于软脑膜血管的膜周细胞，后侵入邻近脑组织，并扩展到穿支血管周围间隙，最终侵犯半球深部结构。

后期有学者认为，淋巴瘤是非肿瘤性淋巴细胞在中枢神经系统反应性集聚所致。因脑组织缺乏淋巴系统，单核炎症细胞数相对为低，脑组织的免疫功能相对较薄弱，在慢性抗原的刺激下，免疫系统以多克隆形式反应，当抗原进一步刺激而淋巴细胞增生时，可能发生特异性的基因突变，形成单克隆增殖而发展成淋巴瘤。

还有学者认为，淋巴结或淋巴结以外的B淋巴细胞间变成肿瘤，肿瘤细胞随血循环迁移，因其细胞表面携带中枢神经系统特异性吸附标记物，故仅聚集于中枢神经系统，而真正的原发部位却不清楚，此学说可解释颅内多发淋巴瘤的现象。

研究发现，该肿瘤具有肿瘤细胞的"嗜血管现象"病理特点，形成具有诊断意义的肿瘤细胞在小血管鞘内生长的特有结构。此可能因为脑内靠近脑表面或靠近中线区的血管周围间隙较明显，因而该肿瘤常好发于上述部位[61]。

3 细胞类型

根据细胞起源，原发性中枢神经系统淋巴瘤分为B淋巴细胞型、T淋巴细胞型及非B非T淋巴细胞型。病理证实，绝大多数为B淋巴源性非霍奇金淋巴瘤（83.3%~98%）[62-63]，免疫组化染色显示CD20阳性，70%~80%是中度恶性；只有1%~7%来源于T淋巴细胞[64-65]。

李明洙等[29]总结了手术病理证实的101例原发性中枢神经系统淋巴瘤，B淋巴细胞型淋巴瘤（CD20阳性）91例（90.1%），T淋巴细胞型淋巴瘤（CD43阳性）1例，未定型只诊为弥漫性淋巴母细胞病9例。温玉栓[53]报道了25例原发性脑淋巴瘤，弥漫性大B细胞15例，弥漫性小B细胞3例，富含T细胞的大B细胞2例，弥漫性混合细胞2例，淋巴母细胞2例。刘玲等[39]报道了16例原发性中枢神经系统淋巴瘤，均为弥漫性大B细胞性淋巴瘤。组织学上，其典型表现为以血管为中心，在血管周围呈袖套状生长，病变区淋巴样肿瘤细胞主要围绕静脉血管弥漫分布，瘤细胞浸润血管壁，脑实质中亦有少量瘤细胞弥漫浸润；2011年该作者又报道了23例PCNSL，23例均为B细胞来源的非霍奇金淋巴瘤，其中22例为弥漫性大B细胞淋巴瘤，1例为散发的Burkitt淋巴瘤[54]。

另外，复旦大学附属中山医院神经外科和病理科于2010年4月9日发布了世界上首例原发于脑室内的多发Burkitt淋巴瘤，该病例为一位老年女性患者，因感觉全身乏力、伴有精神症状而入院，影像检查显示患者大脑第三脑室和左侧侧脑室有两个肿瘤，行第三脑室内肿瘤切除，术后病理诊断为Burkitt淋巴瘤。文献检索显示，全球此前仅有16例原发性神经系统Burkitt淋巴瘤，但均位于脑实质或者椎管内。

目前对原发性脊柱硬膜外淋巴瘤（primary spinal epidural lymphoma，PSEL）的概念和来源存在着争议，Monnard等[66]认为PSEL常指原发于硬膜外间隙的淋巴瘤，无其他先前检出的淋巴瘤病灶。徐胜生等[67]报道了5例PSEL，皆属于弥漫性大B细胞类型，亦有报道少数PSEL为霍奇金淋巴瘤。Tomlinson等[68]研究指出，脊柱硬膜外弥漫性大B细胞淋巴瘤的组织学特征与结内弥漫大B细胞淋巴瘤无显著差异，但前者的生发中心B细胞样型更高，4%肿瘤细胞EB病毒阳性。

4 组织学分类

病理组织学原有"四类"及"六类"分类法，目前统一采用的是WHO2001年"国际工作分类标准"。根据形态特征与临床诊断治疗相关，可分低、中、高级3个阶段：

（1）低级阶段：分为小淋巴细胞型、滤泡性小核裂细胞型、滤泡型混合细胞型；

（2）中级阶段：分为滤泡性大细胞型、弥漫性小核裂细胞型、弥漫性混合细胞型、弥漫性大细胞型；

（3）高级阶段：分为免疫母细胞型、淋巴

母细胞型、小非核裂细胞型。

临床最多见是弥漫性大细胞型（62%～72%），其次为免疫母细胞型（15%）[69]。有作者报道了35例中枢神经系统淋巴瘤细胞，弥漫性大B细胞淋巴瘤32例、淋巴浆细胞性淋巴瘤2例、弥漫性大T细胞淋巴瘤1例。

国内外报道的T细胞源性比例较小[70]。

5 大体形态

PCNSL可为局灶性占位病变或弥散性浸润生长，肿瘤无包膜，切面质软而嫩，部分呈灰黄或灰白、灰红色的坏死和出血区。

手术中，瘤组织灰红色，有的和周围组织有分界，有的是弥漫侵犯，很像胶质瘤，AIDS病例并发的淋巴瘤常有明显的坏死。

局灶性占位可多发，常位于脑室旁，为实体性病变，边界不清，周围水肿明显，质地可软、可硬，血运丰富，呈灰白色或紫红色。很少出血、坏死囊变。弥散性生长的肿瘤大体观可正常，可有蛛网膜下腔扩张，致使其膜增厚呈灰白色。刘玲等[54]报道了23例PCNSL，术中见肿瘤呈灰红色或灰白色，鱼肉样，质地软，没有包膜，血运不丰富。

免疫低下或免疫缺陷尤其合并HIV感染者，多发较为常见，且容易囊变、坏死、出血，部分可见钙化，其发生的部位多位于脑组织的深部[71]。

6 镜下观

PCNSL的组织形态特点是瘤细胞聚集在血管周围呈袖套状排列，瘤细胞弥漫分布，但无滤泡形成，瘤细胞间散在多数吞噬细胞，呈"满天星"图像。

肿瘤无论单发还是多发，大多位于大脑半球的深部，易侵及血管周围的脑组织。大多数PCNSL病理类型为高度恶性，细胞分裂活跃。

PCNSL以弥漫性大B细胞淋巴瘤为最常见，镜下显示弥散性的肿瘤细胞浸润，远超出大体边界，细胞致密，胞质少，多呈圆形或卵圆形，细胞核明显，变长或扭曲，染色质多而分散，核分裂相多见；常见瘤细胞聚集在Virchow-Robin间隙内，并可侵犯大脑血管壁或形成"袖套"结构；有时亦可见肿瘤周围脑组织内呈巢

灶状分布的肿瘤细胞，甚至远离肿瘤的脑组织内亦可见到散在或簇状分布的肿瘤细胞，这可能构成肿瘤多中心性或复发的基础。

肿瘤血运丰富，多属中等以下之小血管。软脑膜受累在尸检中发生率约为12%。

闫建平等[59]报道了15例经手术或穿刺病理证实的脑淋巴瘤，光镜下见异型性的淋巴样肿瘤细胞呈弥漫密集、片状分布，瘤细胞大小较一致，胞质少，核大、深染，并可见特征性的瘤细胞围绕血管呈袖套样浸润征象。肿瘤组织中间质成分相对较少，均未见明显的出血及片状坏死，亦未见钙化。

周志毅等[52]报道的39例PCNSL，组织学分类均为DLBCL，瘤细胞弥漫成片分布，形态较单一，胞质少，核类圆形，染色质分布不均，核分裂多见。

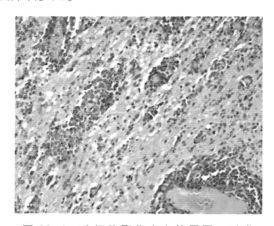

图38-1 瘤细胞聚集在血管周围，形成"袖套"结构[52]

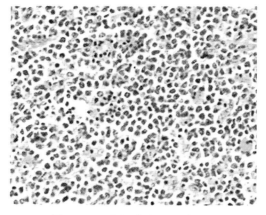

图38-2 瘤细胞弥漫分布[52]

刘玲等[54]报道了四川大学华西医院2006～2009年经病理证实的23例PCNSL，除一例儿童为Burkitt's淋巴瘤，其余22例均为弥漫大B细

胞型淋巴瘤。大体病理上呈一种柔软的、结节状的边界不清的病变，实质性，均无包膜、肿瘤质地为中等或软，多数肿瘤呈鱼肉样外观，颜色为灰白色或灰红色。作者还总结了PCNSL的病理特点：①肿瘤细胞弥漫性密集排列、呈片状分布，无明显边界，瘤细胞大小比较一致，细胞质少，细胞核大，染色质呈粗颗粒状；②肿瘤细胞在血管周围间隙聚集形成"袖套状"结构，即肿瘤细胞的围管现象；③部分瘤组织中散在分布吞噬细胞，即"星空现象"；④免疫组化显示白细胞共同抗原（LCA）阳性，绝大多数B细胞标记阳性。

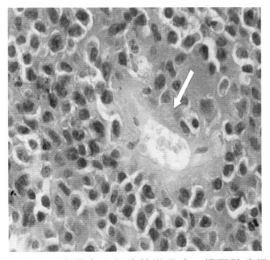

图 38-3　弥漫大 B 细胞性淋巴瘤，镜下肿瘤细胞弥漫密集，大小较一致，胞质少，核大，染色质呈粗颗粒状，可见肿瘤细胞围绕血管（白箭头）呈袖套样浸润 [54]

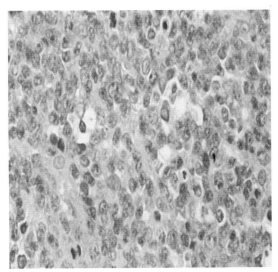

图 38-4　Burkitt 淋巴瘤，镜下肿瘤细胞密集，有明显的核分裂相，并可见较多的"星空现象" [54]

绝大多数PCNSL细胞表面CD19、CD20、CD79a表达阳性，提示为B细胞来源。周志毅等[52] 报道了39例PCNSL，均为DLBCL型，有3例表达CDl0（7.7%）、22例表达Bcl-6、Bcl-2（56.4%）、35例表达MUM-1（89.4%），CDl38均无表达。

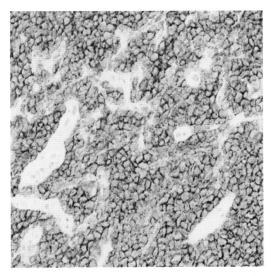

图 38-5　弥漫大 B 细胞型淋巴瘤，CD20 阳性，并可见"围管"现象 [54]

7　分子遗传学

目前，对系统性淋巴瘤的分子遗传学研究越来越深入，这些研究的结论甚至已经成为指导肿瘤分类的有力证据。相比之下，对于PCNSL分子水平的研究还很有限，而这与肿瘤的生长部位有很大的关系，由于中枢神经系统的特殊性，通常病变的病理诊断依赖于立体定向活检的标本，取材都非常小，而且一旦确诊主要是进行放、化疗而不是手术切除，所以难以获得足够量的标本成为阻碍其分子遗传学研究的重要因素。

但是就目前一些有限的研究结论亦已初步看出PCNSL和系统性淋巴瘤之间存在一些明显不同。系统性淋巴瘤中的染色体异常是其重要的分子生物学特点，不同亚型的肿瘤有其相应特征性的改变，如60%~90%的滤泡性淋巴瘤中出现t（14；16）（q32；q21）染色体易位，成为诊断的有力依据；而在PCNSL中还未发现这种特征性的改变。

目前，在PCNSL中已经发现的一些染色体异常包括1q、6q、6p、7q、17p、18q等，这些改变在中枢神经系统外的系统性淋巴瘤中亦都存在。

7.1 6q缺失

6q的缺失存在于20%~40%的系统性淋巴瘤中，几个热点区域，包括6q25-27，被认为和中度恶性NHL有关；6q21被认为与高度恶性NHL有关，6q23被认为与低度恶性NHL有关[72]。6q缺失和预后关系的初步研究显示存在6q缺失的患者生存期相对较短。

在对中枢神经系统淋巴瘤的研究中，Nakamura等[73]发现6q的缺失率是66%。Boonstra等[74]人研究了8例中枢神经系统弥漫性大B细胞型淋巴瘤，6q的缺失率达到75%，均高于在中枢外淋巴瘤中的缺失比例，表明在6q上可能存在一个或多个与PCNSLs相关的基因，其表达的异常或缺失可能帮助肿瘤细胞逃避机体内的抗瘤反应，从而参与了免疫功能正常人群中的"免疫禁区"淋巴瘤的发病。同时他还指出，同是"免疫禁区"的睾丸组织淋巴瘤中6q的缺失率亦较高（58%）；而在"免疫禁区"的淋巴瘤中6号染色体短臂上的HLA区域的遗传学改变亦非常频繁。因此认为，HLA表达的异常或缺乏可能帮助肿瘤细胞逃避机体内的抗瘤反应，而HLA表达的缺失和6q上的某个抑瘤基因缺失的共同作用，参与了免疫功能正常人群中的"免疫禁区"淋巴瘤的发病。

7.2 Bcl-6、LMP-1、Bcl-2

1998年，Larocca等[75]对比研究了49例AIDS相关和非AIDS相关性PCNSL的分子生物学表型，结果显示，AIDS相关性PCNSL通常表达EBV编码的LMP-1（latent membrance protein-1）抗原，而后者可上调Bcl-2的表达，通过抗凋亡参与肿瘤的发生；而在非AIDS相关性PCNSL中，100%表达Bcl-6蛋白，而且检测到了Bcl-6基因5'非编码区的突变，这种突变被看作是B细胞的分化经过生发中心的标志，从而提示大部分PCNSL在组织学上起源于生发中心B细胞。最后该作者总结出，PCNSL的两种分子生物学表型和形态学的关系，分别为Bcl-6⁺、PLMP-1⁻、Pbcl-2⁻，肿瘤细胞趋向于生发中心的大无核裂细胞形态；Bcl-6⁻、PLMP-1⁺、PBcl-2⁺，肿瘤细胞显示出免疫母细胞的形态。

PCNSL不同于系统性淋巴瘤的突出特点，是绝大多数肿瘤在形态学上属于DLBCL，而一些在系统性淋巴瘤中常见的肿瘤类型，如滤泡性淋巴瘤、MALT淋巴瘤等仅是偶有报道。在中枢神经系统的淋巴瘤中最多见的是生发中心B细胞的DLBCL，这已经在多宗研究中得到证实。

2000年，一项通过基因芯片进行的大规模基因表达谱分析显示，根据肿瘤细胞不同的基因表达特征，弥漫性大B细胞型淋巴瘤主要分为两个亚型，即生发中心B细胞样（germinal center B-cell like）DLBCL和活性B细胞样（activated B-cell like）DLBCL，前者表达生发中心B细胞分化相关的一些基因，如Bcl-6、CD10、CD38等；而后者表达IRF4、FLIP和Bcl-2等。两种不同亚型患者的总体存活率显示明显的不同，前者的存活率明显高于后者，提示这可能是两个独立的临床亚型[76]。Boonstra等[74]研究了8例免疫功能正常人群的中枢神经系统DLBCL，发现有5例（62.5%）均表达Bcl-6、CD10，表明其生发中心的来源；2例Bcl-6、CD10无表达，而且肿瘤细胞呈现免疫母细胞的形态，提示与活性B细胞有关。

Braaten等[77]曾经对33个中枢神经系统DLBCL患者使用大剂量的甲氨蝶呤治疗，同时检测了一组相关的标记物，结果显示，Bcl-6的阳性表达和较长的总体生存率之间显著相关；但同时亦有Bcl-6表达与较差预后相关的报道[78]。

第4节 常规检查

原发性中枢神经系统淋巴瘤的常规检查包括体检、行为状态（PS）、B症状、国际预后指数（IPI）、眼科裂隙灯检查、腰穿、MRI、胸片、血常规、肝肾功能，胸部、腹部、盆腔CT、骨髓穿刺或活检、老年患者睾丸超声检查、HIV检测。

近年来报道，运用MR弥散加权成像（diffusion weighted imaging，DWI）、MR波谱成像（MR spectroscopy，MRS）等技术探讨淋巴瘤的扩散及代谢情况，为诊断、鉴别诊断、治疗及预后提供依据[79-81]。李明洙等[29]总结了经手术病理证实的101例PCNSL，CT扫描73例，MRI检查77例，DSA检查3例。CT表现，平扫见稍高或等密度、边缘模糊不规则肿物，周围轻或中度水肿带，有占位效应占95.8%；注射对比剂后，表现边缘清楚的肿瘤强化影，仅3例弥散幕上下脑实质、脑表面及并发脑干内病灶，平扫呈低密度、多发灶，增强后为弥散强化未能确定肿物。MRI表现，T1WI显示低信号边界模糊肿物，T2WI显有界限、高或不均匀高信号，周边中或轻度水肿及不同程度占位效应的单发或多发性肿物；给对比剂后均呈强化，显示"圆形"或"握拳"状、"不整形"界清的多具轻或中度占位效应的肿瘤影像。CT及MR平扫未显现的沿脑室壁及脑膜生长的分散多发灶，均可于增强后显示。肿瘤囊变11例（10.9%）及6例伴发出血（5.94%）。DSA只见占位效应而无明显病理循环。

1　实验室检查

外周血白细胞中淋巴细胞可增高，但淋巴细胞增高无特异性，其原因尚不十分清楚，但这一特征可作为诊断此病的重要参考。于书卿等[7]报道，北京天坛医院神经外科自1984~1995年收治了73例原发性颅内淋巴瘤，42例患者（58%）末梢血白细胞分类中淋巴细胞比例有不同程度增高。

几乎所有患者脑脊液的蛋白含量增高明显，细胞计数亦增高，而糖含量常降低，半数患者的脑脊液中能检出肿瘤细胞和淋巴细胞计数增高。5%~30%的PCNSLs患者脑脊液细胞学检查有诊断价值，这一度被认为是术前确诊的唯一办法。

李明洙等[29]总结了经手术病理证实的101例PCNSL，CSF检查16例，压力>200mmH$_2$O 9例，7例<180mmH$_2$O，白细胞（10~30）×10^6/L，蛋白（500~3000）mg/L，糖正常或偏低，氯化物正常；其中8例筛查瘤细胞均阴性。

2　CT检查

PCNSL其CT扫描显示常为孤立或多发的高密度或等密度块影，弥漫侵犯或环状增强；无钙化、囊变、坏死，周边绕以轻至中度水肿带；其病灶多呈类圆形、椭圆形，不规则块状形相对较少。虽有与胶质瘤极相似的影像学上的改变，但淋巴瘤的边界多数较清楚，应用增

强剂后肿瘤呈"团块"样或"握拳"样均匀强化。

在肿瘤与正常脑组织间有明显的水肿带，且水肿区大小与肿瘤大小不成比例，而以轻中度水肿常见，水肿的显示以MR T2WI最明显[82-84]。有时病变为多发，亦可沿室管膜下播散。Jiddane等[85]发现颅内淋巴瘤进行CT增强扫描时全脑出现普遍增强效应，其与淋巴细胞由血管内游出和血脑屏障损坏有关。

有研究对照尸检和影像学资料发现，PCNSL可广泛地浸润脑组织，甚至在一些肉眼看似正常的部位，镜下亦发现了微小的肿瘤细胞浸润，而这在CT或MRI上是显示不出来的，因此，目前的影像学检查可能会低估肿瘤的范围[58]。

许晓琴等[51]总结了40例原发性颅内淋巴瘤，CT主要表现为脑内等高或稍高密度肿块（见图38-6），其病理学基础主要是因为淋巴瘤富于细胞成分，肿瘤组织中间质成分相对较少，电镜下证实淋巴瘤细胞排列密集，细胞间质水分少，细胞核大，染色质数量多，核浆比例高，此种病理组织学基础决定了其瘤体组织能吸收较多的X射线，因而在CT上可呈密度较高且均匀的颅内占位病变[44]。作者指出，原发颅内淋巴瘤的CT和MR表现特征是"三高一低"，三高指CT平扫呈稍高密度、DWI呈高信号、增强后明显强化，一低指T2WI上信号不高。

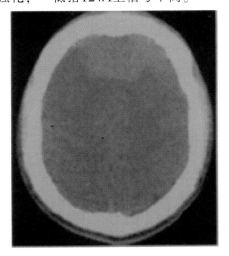

图38-6　脑膜淋巴瘤横断位CT，双额部颅骨内板下肿瘤显示略高密度，与内板呈宽基底相连接，边缘不规则[51]

刘玲等[39]报道了76例原发性中枢神经系统淋巴瘤，7例CT平扫中，5例病变CT平扫表现

为相等或略高于脑组织密度影（图38-7），密度均匀，无出血和钙化，2例病变密度不均匀，中心区可见稍低密度区。

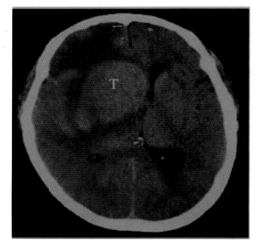

图38-7　右侧基底节及丘脑PCNSL，CT平扫显示类圆形高密度占位病变，密度均匀，有中度水肿[39]

3　MRI检查

MRI检查由于具有可进行矢冠轴多方位扫描，分辨率高于CT的优点，在了解颅内淋巴瘤的形态与邻近组织关系方面有一定的优势。

3.1　表现特征

（1）肿瘤易多中心性生长，发病部位以幕上占多数，少数幕上及幕下同时受累；病变位于幕上脑深部白质脑室旁最多，如脑室周围及幕上中线结构，易累及基底节、胼胝体等，累及中线胼胝体时呈"蝴蝶"形、"镜像"形态特征；其次脑表面，病灶邻近脑膜、蛛网膜下腔[86-88]，可能与这些部位血管进出脑较多，肿瘤细胞围绕血管浸润而好发有关。

（2）大部分PCNSL之CT平扫表现为等、高密度，MRI呈T1WI等低、T2WI等稍低信号，类似"脑膜瘤"信号，均未见血管流空征象，DWI扫描显示高信号，这与病理上淋巴瘤内有丰富的网状纤维、肿瘤富细胞成分、高的核浆比、间质少、含水量相对较少有关[89]。较小的病灶均出现在多发的患者中，呈稍长T1、稍长T2信号，可能与肿瘤小容易受周围水肿的影响，或可能与淋巴瘤早期浸润时瘤细胞形成较少有关。胡高军[90]报道了9例颅内原发性淋巴瘤，均通过手术病理证实，其MR表现为局灶性

肿块，在T1WI上11枚病灶呈低信号，3枚病灶呈等信号；在T2WI上12枚病灶呈高信号；周围伴小片状水肿，增强后病灶呈中至重度强化。

Lai等[91]通过尸检发现在MRI上脑室旁局灶高T2信号或正常表现区域有淋巴瘤细胞浸润，认为淋巴瘤是弥漫浸润全脑的疾病；也有报道认为，多灶病灶呈区域性分布与肿瘤细胞具有"趋血管现象"呈"袖套"样浸润有关[86]，诊断时需与脑室旁软化灶、脑白质病变鉴别。

（3）肿瘤密度及信号多较均匀，少有囊变、坏死，增强后囊变区周围呈"硬环征"，但不具特异性。

（4）增强病灶大部分呈实性团块状或结节状均匀强化，少数呈环状强化，放、化疗后再发的淋巴瘤呈不均匀强化，软脑膜及室管膜受累时呈"线"状强化；累及胼胝体者可呈"蝴蝶"状，发生在大脑半球的患者多靠近蛛网膜下腔，典型的出现"缺口征""尖角征"，病理上与瘤细胞围绕血管呈"袖套状"浸润有关[87]。有研究[93]认为，PCNSL并非富血供肿瘤，肿瘤起源于软脑膜血管外周细胞，以血管为中心"袖套状"生长，侵及邻近脑组织，延伸到穿支小动脉Virchow-Robin间隙，进而侵及半球深部结构，致血脑屏障破坏，对比剂渗透到细胞外间隙引起组织明显强化，进一步的组织病理学证实PCNSL血管无明显的内皮细胞增生、缺乏新生血管生成，而是一种乏血管肿瘤[93]。

MRI灌注成像病灶呈低灌注[94]，MRI波谱成像出现高耸的脂质峰[92]，磁共振弥散加权成像（DW.MRI）表观弥散系数（ADC）图表现为等信号至低信号有助于PCNSL的诊断。

（5）多数病灶周围呈轻-中度水肿，小的病灶无明显水肿及占位效应。

（6）可侵及室管膜、软脑膜，并可沿脑脊液通路播散，容易误诊为高级别的胶质瘤。

（7）^{1}H-MRS表现为Cho峰显著升高，出现高大Lip峰等特征，根据这些特征有助于诊断及鉴别诊断。

原发性脊柱硬膜外淋巴瘤（primary spinal epidural lymphoma，PSEL）是非常少见的结外淋巴瘤，文献报道[95-96]PSEL的典型表现为均匀中等T1、T2信号，病变范围超过1个椎体多节段及向椎旁系数扩展。Plank等[97]通过弥

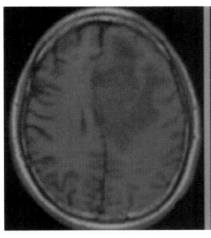
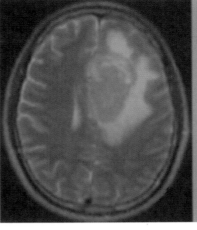
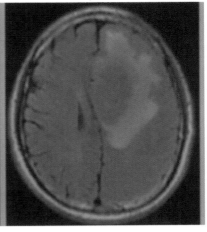

图 38-8　T1WI 左额叶肿块呈稍低信号 [51]　　图 38-9　T2WI 左额叶肿块呈稍高信号 [51]　　图 38-10　Flair 左额叶肿块呈等信号 [51]

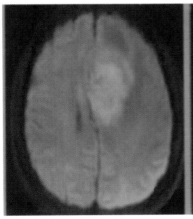
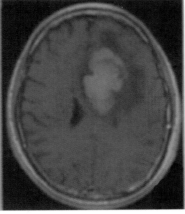
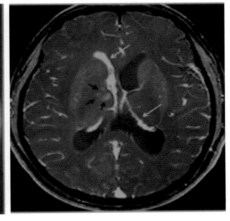

图 38-11　DWI 左额叶肿块呈高信号 [51]　　图 38-12　增强 MR 左额叶肿块均匀明显 [51]　　图 38-13　胼胝体及右侧丘脑 PCNSL，室管膜呈线状异常强化 [39]

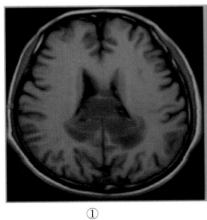
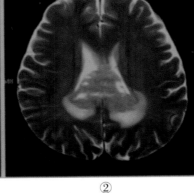
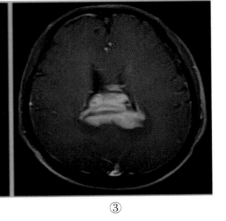

① ② ③

图 38-14　胼胝体 PCNSL，男，51 岁。①MRI 平扫病灶呈 T1WI 等低信号；②T2WI 等稍低信号，类似"脑膜瘤"信号，病灶较大，未见血管流空征象；③增强显示病灶跨中线，表现为典型的"蝴蝶"状 [39]

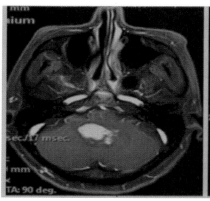

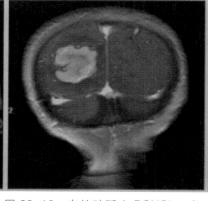

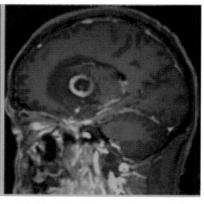

图 38-15 小脑蚓部 PCNSL, 男 68 岁。小脑蚓部凸向四脑室占位病灶, 增强呈团块状及结节状明显均匀强化 [39]

图 38-16 右枕叶孤立 PCNSL, 女 69 岁。增强病灶可见多个 "尖角", 呈 "握拳" 样改变, 病灶凹陷部分均可见小血管的断面, 提示病灶邻近蛛网膜下腔, 围绕血管浸润 [39]

图 38-17 男, 38 岁。左侧基底节 PCNSL。病灶后缘部分见囊变, 周围强化明显, 呈 "硬环征" [39]

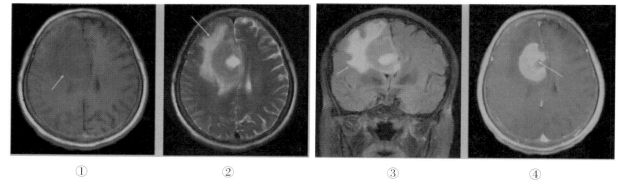

① ② ③ ④

图 38-18 男, 58 岁。右侧额叶 (①中箭头) 见一不规则形肿块, 边界清晰, T1WI 稍低信号、T2WI 稍高信号, 肿块周围绒毛状水肿 (②③中箭头); 增强扫描强化明显、均匀, 边缘不整, 呈 "抱球样" (④中箭头) [59]

散加权成像 (Diffusion weight imaging, DWI) 发现, 硬膜外淋巴瘤的表观弥散系数 (Apparent diffuse coefficent, ADC) 值低于肉瘤、转移瘤, 淋巴瘤细胞平均核/浆比显著高于后两者, 增强后病灶呈轻中度强化系由于淋巴瘤是少血供肿瘤, Ho 等 [32] 报道PSEL在正电子发射计算机断层显像 (positrone emission tomography, PET) 上呈显著高代谢表现。

徐胜生等 [67] 报道了5例经确诊的PSEL, 男3例, 女2例; 年龄32~58岁, 平均为47.4岁; 临床症状及体征有腰痛及双下肢疼痛3例, 双下肢麻木或抖动3例, 双下肢肌力减弱、脐或髋平面以下感觉减退4例, 躯体前面T6水平以下痛觉减退, 背侧胸4水平以下痛觉减退, 腱反射活跃1例等, 病史长约20天至3个月。其PSEL的MRI表现为所有病灶均显示硬膜外征, 即肿块与脊髓之间见稍低信号线状硬膜相分隔, 病变侧蛛网膜下腔受压狭窄。病变部位, 分别位于C7~T2、T5~6、T8~9、L1~2及L2~3椎体水平硬膜外间隙, 2例位于椎管内左后侧、2例位于后侧, 1例位于椎管内前侧, 脊髓及硬膜囊明显受压移位。病变数目皆为单发。病变形态为在矢状位上呈长条形、梭形软组织肿块影5例, 主要沿脊髓纵轴生长达2~3个椎体高度; 在横断位上3例通过椎间孔向椎旁生长呈哑铃型表现, 椎间孔扩大; 病变呈包鞘状围绕脊髓3例。MRI信号及增强特点: 与脊髓信号相比较, 在T1WI、T2WI上呈等信号4例, 另1例在T1WI上呈稍低信号, 在T2WI上呈稍高信号, 4例增强者呈轻中度均匀强化。邻近结构改变: 本组2例中T2、L1椎体呈楔形改变并见许莫氏结节形成, 在T1WI、T2WI上椎体内见高低混杂信号, 1例T1

左侧椎板及棘突在T1WI和T2WI上呈低信号；1例L1椎体内见片状稍长T1稍长T2信号。1例通过左侧椎间孔侵犯左侧椎旁腰大肌、竖脊肌，并形成较椎管内病变明显增大的肿块，邻近左肾及左肾血管明显受推移。

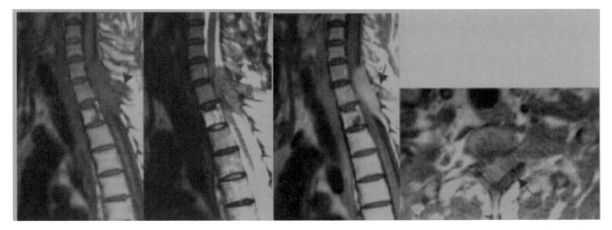

图 38-19　C7~T2 PSEL MRI 图：肿瘤平扫呈等信号，增强均匀强化，通过椎间孔呈哑铃形，伴 T1 左侧椎板及棘突低信号（↑），T2 椎体许莫氏结节 [67]

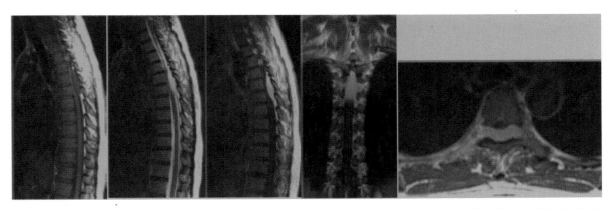

图 38-20　T5~6 PSEL MRI 图：肿瘤呈稍长 T1 稍长 T2 信号，增强呈显著均匀强化，通过椎间孔向外浸润生长 [67]

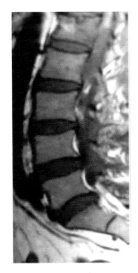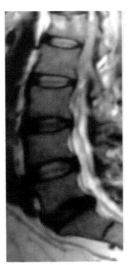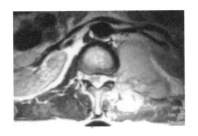

图 38-21　L1~2 PSEL MRI 图：L1~2 段原发性脊髓硬膜外淋巴瘤肿瘤呈等信号，呈包鞘状并向椎旁侵犯，伴 L1 椎体许莫氏结节及异常信号，组织学切片镜下（HE×400）[67]

3.2 MRI平扫

PCNSL起自脑膜或脑实质，病变常以单发多见，亦可多发；以幕上分布为主，多在颞叶、额叶、基底节、胼胝体及脑室周围白质，可侵及室管膜、软脑膜，并可沿之播散；囊变、坏死、钙化较少见。

瘤周水肿及占位效应一般较轻，占位效应与肿瘤大小常不成比例，尤其是弥漫性浸润性生长者病变范围广泛，而占位效应相对很轻[98]。

MRI信号具有一定特征，如T1WI绝大多数呈等或稍低信号[57]，T2WI肿瘤实质多接近灰质信号，与周围水肿的高信号形成鲜明对比。

原发性脑膜及室管膜淋巴瘤少见，多与脑内淋巴瘤并存，亦可以单独发生，于脑表面或室管膜处呈局限性结节状影，其信号同脑实质内淋巴瘤信号相似，瘤周水肿一般较轻。耿承军等[44]认为，其原因与淋巴瘤内丰富的网状纤维分布及瘤体富细胞成分相关；网状纤维纤细、分支较多，互相连接成网，其主要成分为胶原蛋白，含水量相对较少，加之肿瘤一般不伴有坏死囊变，故含水量较少，T1WI呈均匀稍低信号，T2WI多数呈等或稍低信号。

3.3 增强扫描

PCNSL虽属乏血管肿瘤，但以Virchow-Robin间隙为中心向外浸润生长，侵入邻近脑实质，乃至浸润血管壁进入血管腔内，进而破坏血脑屏障，故常有明显均匀强化，强化时相较靠后，并且强化边缘欠锐利[92]。

PCNSL增强扫描大部分病灶均匀增强，增强后边缘毛糙，可见分叶，有毛刺样、线条样增强影向邻近脑组织深入。

淋巴瘤的血供并不很丰富，病理上病灶内血管增生并不显著，其强化的主要原因是淋巴瘤细胞沿血管壁周围浸润，导致血脑屏障破坏，因此文献中亦提到脑淋巴瘤在应用激素治疗后其增强程度可减轻或消失[57]。

免疫状态正常的原发性脑淋巴瘤的密度或信号一般比较均匀[56-57]，而在AIDS患者中则容易出现出血坏死，且以环形强化较常见[27]。许晓琴等[51]报道，发生于免疫缺陷患者的淋巴瘤可呈现环形强化，弥漫浸润性淋巴瘤可以呈不均质强化或部分强化。

脑内原发淋巴瘤血供通常不丰富，肿瘤区出现低灌注现象，但由于肿瘤以血管周围间隙（V-R间隙）为中心向外呈浸润性生长，破坏血-脑屏障致造影剂漏出而致。

当肿瘤中心出现坏死时，特征性均匀强化消失，代之以周围存活的肿瘤包绕中心坏死区而产生的边缘性环形强化。

高培毅等[82]对淋巴瘤组与非淋巴瘤组的研究表明，肿瘤的增强形态和占位程度在两组间的差异有统计学意义。"握拳"样强化均发生在淋巴瘤组，"团块"样强化以淋巴瘤组多见，环形强化以非淋巴瘤组最为常见。淋巴瘤的占位程度相对较轻，而非淋巴瘤则相对明显。当"握拳"样增强和/或"团块"样增强与肿瘤占位程度相对较轻的征象同时存在时，高度提示为淋巴瘤；但增强MRI虽可反映血脑屏障的破坏程度，却不能反映肿瘤血管生成的程度。

于书卿等[7]报道，北京天坛医院神经外科自1984~1995年收治了73例原发性颅内淋巴瘤，CT平扫呈圆形或卵圆形等密度或高密度实性占位，边界相对清楚，周围常有水肿带，使用增强剂后明显均匀一致增强。MRI，T1-WI常为低信号，T2-WI为等或高信号，注药后明显均匀一致增强。侯鲁强等[31]报道了13例病理证实的原发中枢神经系统淋巴瘤，MRI增强显示仅1例呈不均匀强化，其余12例呈显著均匀强化，分别表现为结节状和团块状强化，出现"凹陷"征和"缺口"征，表现为在一个强化的断面像上，团块状实质病灶的边缘有1~2个脐样、尖角形或方形缺损。

3.4 MR灌注成像

MR灌注成像（perfusion-weighted MR imaging，PWI）可以准确反映肿瘤血管生成的程度。PCNSL的显著病理特征是以血管为中心生长，形成多层环形结节并使血管周围间隙扩大，虽然肿瘤细胞可侵犯血管内皮甚至侵入血管腔内，但新生血管却不明显，因此其rCBV较低。MR灌注成像病灶呈低灌注[99]及MR波谱成像出现高耸的脂质峰有助于PCNSL的诊断[92]。

郝妮娜等[81]利用PWI对PCNSL进行研究，显示PCNSL为低灌注结节，即脑血容量（cerebral blood volume，CBV）、脑血流量（cerebral blood flow，CBF）下降，平均通过时间（mean

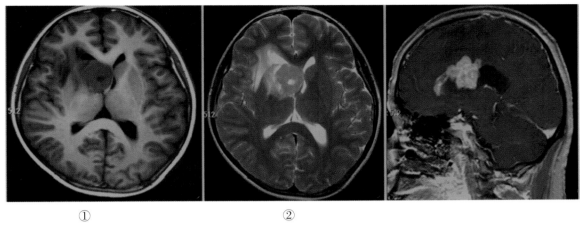

① ②

图 38-22 右侧侧脑室 PCNSL（男，14 岁，①②为同一患者），病变呈 T1WI 等或稍低，T2WI 等或稍低信号，类似"脑膜瘤"样的信号特点 [54]

图 38-23 胼胝体膝部及体部 PCNSL（男，55 岁），增强病灶呈不规则团块状明显均匀强化，边缘可见分叶 [54]

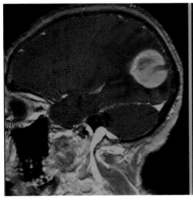
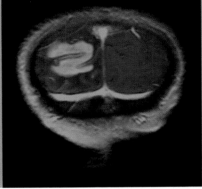
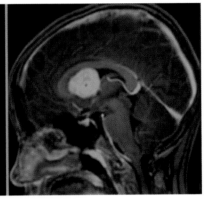

图 38-24 右枕叶 PCNSL（女性，69 岁），矢状位病灶后缘可见典型的"缺口征" [54]

图 38-25 右枕叶 PCNSL（女性，69 岁），冠状位显示病灶多个尖角，呈现"握拳状"，病灶靠近蛛网膜下腔，沿血管浸润生长，病灶周围软脑膜异常线状强化 [54]

图 38-26 右侧侧脑室 PCNSL 中心小囊变区，强化相对明显，呈现"硬环征" [54]

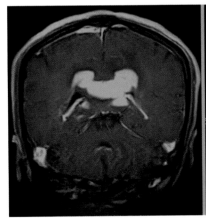
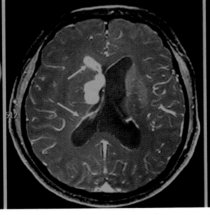
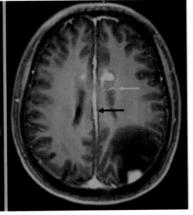

图 38-27 胼胝体体部后份及压部 PCNSL，病灶跨越中线，呈典型的"蝴蝶状"，病灶强化均匀，未见坏死，下方双侧基底节区亦可见小的结节状病灶 [54]

图 38-28 右侧基底节 PCNSL，临近右侧侧脑室室管膜异常强化 [54]

图 38-29 男，50 岁，左枕顶，胼胝体及右尾核头部多个结节影，穿刺活检证实为 PCNSL，可见大脑镰硬脑膜异常强化（黑箭头），病灶临近髓质静脉走形区线状软脑膜异常强化（白箭头）[54]

transit time，MTT）延长，表明PIL具有乏血管肿瘤的特性，可为其与胶质瘤的鉴别提供依据。

3.5 MR弥散加权成像

弥散成像对原发性脑淋巴瘤有一定诊断和鉴别诊断价值，据报道，该病的DWI及ADC图分别明显高于和低于其他常见的脑肿瘤。许为人等[28] 17例颅内原发性淋巴瘤患者中仅2例做弥散加权成像检查，并均发现DWI信号高于正常脑组织，ADC图上低于正常脑组织，表明弥散受限。

PCNSL的MR弥散加权成像（diffusion weighted MR imaging，DWI）表现多为高信号，ADC值降低，可能与肿瘤细胞结构紧密、细胞外间隙小以及肿瘤细胞的核质比高使得瘤体内水分子扩散受限有关[100]，同时胞质少、核大、染色质呈颗粒状、细胞器缺乏、核浆比例增高，进一步导致水分子弥散受限，DWI信号增高，而水分子的扩散直接影响脑肿瘤的表观弥散系数（apparent diffusion coefficient，ADC），使ADC值减低，在ADC图上表现为低信号，而DWI图表现为高信号[89]。

研究发现，淋巴瘤的表观扩散系数值显著低于高级别胶质瘤，且与瘤细胞密度呈负相关，可根据DWI及ADC值以资鉴别淋巴瘤与高级别胶质瘤[101-102]。

3.6 磁共振波谱

PCNSL的氢质子磁共振波谱（proton magnetic resonance spectroscopy，¹H-MRS）常表现为胆碱（Cho）峰升高，肌酸（Cr）降低，N-乙酰天门冬氨酸（NAA）缺失，并出现高耸的脂质（Lip）峰，而在实性肿瘤中出现明显升高的Lip峰对诊断PCNSL具有高度特异性，结合Cho/Cr明显升高，可将其与胶质瘤区分开来[92]。

PCNSL是富细胞肿瘤，肿瘤的细胞密度较高，主要由淋巴细胞和大的巨噬细胞组成。MRS能无创检测活体组织器官能量代谢、生化特征及部分化合物定量分析，¹H-MRS可反映出肿瘤代谢及病理变化方面的信息，Cho峰显著升高反映淋巴瘤细胞增生和浓密的细胞密度，细胞膜生物合成及磷脂Cho更新加快，导致Cho峰升高。NAA峰降低是由于肿瘤细胞浸润，单位体积内神经元减少。Cho峰升高及NAA峰降低亦是多数神经上皮组织脑肿瘤的共有表现。

Lip来源于细胞膜的三酰甘油酯，显著升高的Lip峰是淋巴瘤的特征。Lip峰可能是由微观水平的坏死或淋巴瘤细胞含高Lip引起的，也有学者认为是细胞在更新或分化引起Lip释放或合成，另外特别是在淋巴细胞和白细胞被激活或转化时有较高的Lip信号。Bizzi等[103]认为，出现高耸的Lip峰与肿瘤内大量巨噬细胞吞噬游离脂肪有关，Cho峰升高可能是由于细胞膜成分更新加快所致；Cho/Cr、Cho/NAA比值普遍升高可能与Cho浓度的增加和/或Cr浓度的降低有关[104]。研究发现，淋巴瘤的Cho峰显著升高，其Cho/Cr比星形细胞瘤更高[105]。因此，根据MRS有助于鉴别淋巴瘤与星形细胞瘤。

Lac峰增高是由于淋巴瘤为乏血供，肿瘤血液供应不充足导致低氧缺血，无氧代谢及糖酵解明显增加的结果。

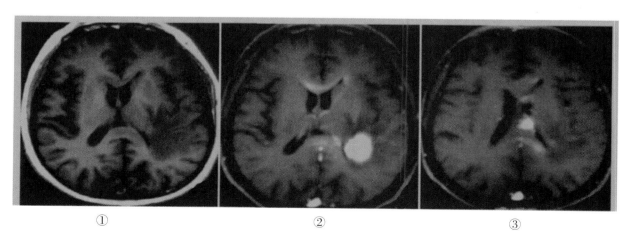

① ② ③

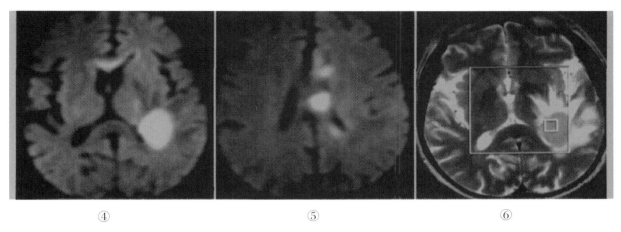

图 38-30　左侧脑室旁及胼胝体脑原发性弥漫大 B 细胞淋巴瘤。①~③：T1WI 上呈稍低信号，在 T2WI 上呈高低信号，增强扫描呈显著均匀强化；④、⑤：DWI 呈均匀一致高信号；⑥：¹H-MRS 见 NAA、Cr 显著降低，Cho 显著升高，见 Lac、Lip [67]

4　PET/CT

刘羽等 [106] 观察了 3 例颅内原发性淋巴瘤 ¹⁸F-FDG PET/CT 显像，病灶对 ¹⁸F-FDG 的摄取明显高于正常脑皮质，其 SUV 最大值是正常脑皮质区的 1.5~3 倍；高代谢灶周围皮质因脑水肿呈现代谢减低，考虑为全脑水肿伴有脑白质弥漫性脱髓鞘改变。该作者还观察到病灶周围是否水肿与发病的部位有关系，位于基底节、丘脑区域的淋巴瘤病灶的周围组织未见明显水肿，而位于皮质区病灶周围可出现脑水肿，呈现轻度或中度代谢减低。

李德鹏等 [107] 指出，原发性中枢神经系统淋巴瘤病灶对 ¹⁸F-FDG 摄取程度明显高于胶质母细胞瘤和脑转移瘤，但同时病灶周围皮质脑水肿范围及代谢减低程度低于胶质母细胞瘤和脑转移瘤。

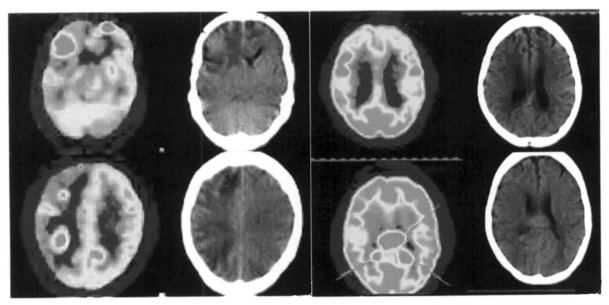

图 38-31　男，60 岁，颅内原发性淋巴瘤，PET/CT 显示双侧额叶、右侧顶颞叶多发大小不等结节、团块状放射性摄取异常增高影，CT 于上述部位见稍高密度结节影，边缘可见明显水肿带，右侧侧脑室受压移位，中线结构左移 [106]

图 38-32　女，64 岁，颅内原发性淋巴瘤，PET/CT 显示胼胝体压部及双侧枕叶侧脑室旁见多个结节及团块状放射性摄取增高影 [106]

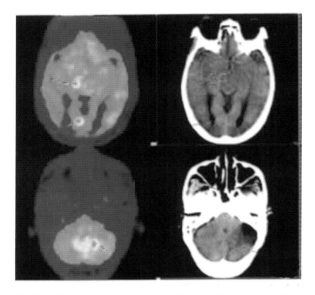

图38-33 女，73岁，颅内原发性淋巴瘤，右侧大脑脚、右侧枕叶及左侧小脑半球各见一结节状放射性摄取增高影[106]

5 立体定向活检术

立体定向活检术是明确病变性质最简单有效的方法，且损伤小，可对患者的诊断和治疗起决定性的作用。

第5节 临床表现

PCNSL无特异性临床表现，其病程短且进展快，多见于男性，以中老年人多见。目前认为，在很多PCNSL患者确诊时，瘤细胞已在中枢神经系统内播散。约有25%的免疫功能正常患者和50%的免疫缺陷患者在诊断为原发性中枢性淋巴瘤时，已有多叶的浸润。

原发性中枢神经系统淋巴瘤的临床表现很不一致，常表现为各种非特异性的中枢神经系统的症状，这主要与肿瘤的生长部位和范围有关；大部分患者皆有脑内病变的症状和体征。发生在脑实质内的淋巴瘤临床症状以颅内高压为主，多表现为头痛、头晕、恶心、呕吐等，无特征性；PCNSL蔓延到软脑膜较为常见，但原发性软脑膜淋巴瘤却较少见，表现为经常出现眩晕，常通过排除法进行诊断，临床表现常提示脑膜脑炎或颅内压升高，但脑脊液检查并不总能找到恶性肿瘤细胞。

1 一般表现

原发中枢神经系统淋巴瘤多无特定的症状和体征，主要表现为占位病变或弥漫性脑水肿引起的头痛、呕吐等颅内高压症状；可伴有精神方面的改变，如性格改变、智力降低、行为异常或嗜睡等，可能与病变多位于额叶、额-胼胝体区或颞叶有关。

局限性体征取决于肿瘤的部位和范围，可出现肢体麻木、瘫痪、失语和共济失调等，但癫痫少见；部分患者有脑炎、脑卒中、颅神经麻痹等表现，少数有脱髓鞘疾病表现。

癫痫发作较胶质瘤、脑膜瘤及脑内转移瘤的发生率低，这可能在明确诊断PCNSL时，病变较少累及易发生癫痫的脑皮质区有关。

免疫缺陷患者的临床表现与免疫功能正常患者有所不同，如AIDS患者多有精神智力方面的改变、多系统缺损的改变，多并发其他疾病，如病毒性脑炎、弓形虫病，进行性多叶脑白质病等。

李明洙等[29]总结了经手术病理证实的101例PCNSL，以急性及亚急性起病；高颅压症状者>50%，癫痫15例（14.9%），均有精神、智能障碍和局灶性体征。于书卿等[7]报道，北京天坛医院神经外科自1984~1995年收治了73例原发性颅内淋巴瘤，其病程短，绝大多数在半年以内。早期表现为头痛、呕吐等颅内压增高症状；局限性体征取决于肿瘤的部位及范围，无癫痫发作；病变部位多位于幕上，占89%；大脑半球（深部）38例，基底节11例，侧脑室及第四脑室8例，胼胝体5例，颅内外沟通并侵及眼眶5例，小脑蚓部及小脑脑桥（CPA）各3例，其中12例为多发病灶，占16%。

2 单个或散在病灶表现

PCNSL单个或散在的颅内结节最为常见，多位于幕上；约15%的患者在出现神经症状之前有发热、上呼吸道感染或胃肠道症状。

主要的神经症状为局部神经功能缺失（占73%），其他有精神症状（28%）、抽搐（9%）、颅内压增高（3%）、性格改变、小脑体征等。

性格改变包括情感淡漠或思维缓慢、无责任感的行为或精神错乱、精神或情感分裂性疾病、幻视等，表明肿瘤浸润至脑室周围白质或胼胝体，随后可出现运动困难、轻偏瘫、语言障碍；如有头痛，可能系累及脑膜或颅内压增高所致；出现共济失调可能因幕下病变位于小脑内或从第四脑室侵犯脑干和小脑。

3 弥漫的脑膜或脑室周围病灶表现

约24%的患者为弥漫的脑膜病灶或脑室周围病灶，另有少数可表现为胼胝体或接近室管膜的丘脑肿瘤。

脑膜受累最初表现为头痛，亦可伴有类似脑膜炎的症状；如接近或累及小脑可出现上肢运动共济失调或共济失调步态；病灶位于脑室周围、丘脑或胼胝体，常可表现为个性变化；幻觉、幻视、幻听等精神症状，亦可表现为健忘、智力减退。症状的持续时间为几周至几个月，这与PCNSL的预后差有关。

4 眼部浸润

PCNSL50%的病变位于额叶，且累及多叶，PCNSL的多叶播散的特性亦表现在淋巴瘤的眼部浸润。临床上10%~20%患者诊断时有眼部受累，16%~41%脑脊膜受累[108]。

在全身性系统性淋巴瘤中，球后为最常见的浸润区域；而在PCNSL中，肿瘤细胞常浸润玻璃体、视网膜，或脉络膜。

淋巴瘤累及眼后部，包括玻璃体、脉络膜和视网膜时，可出现眼部症状，如暗视、雾视或视力模糊等，可发生在临床上出现脑实质或蛛网膜下腔沉积表现之前，经眼部裂隙灯检查可见两侧前房角膜沉积，约82%的患者与炎症难以区分；但房水中淋巴细胞增多可确诊。

PCNSL患者在眼部的病变，首先表现为非特异性单侧性葡萄膜炎，这种葡萄膜炎多对常规治疗无效，并发展为双侧性，80%的眼部淋巴瘤患者可发展为原发性中枢神经系统淋巴瘤。因此，对于眼淋巴瘤患者应进行脑部CT或MRI，以明确有无PCNSL的发生。

在原发性中枢神经系统淋巴瘤确诊时，眼部多有浸润的原因并不清楚。有报道竟高达20%左右。虽然有些患者有视力模糊、玻璃体浑浊的症状，很多患者并无眼部症状。因此，在PCNSL患者治疗前，应进行全面而细致的眼部检查。

5 软脑膜和脊髓病变

仅发生于软脑膜和脊髓的原发性中枢神经系统淋巴瘤较少见，脊髓性PCNSL临床上表现为双侧性下肢肌力减退，不伴有背部疼痛。随着疾病的发展，逐渐出现下肢的感觉障碍和疼痛。但是，脑脊液多为正常。

软脑膜性PCNSL，多表现为淋巴性脑膜炎、脑性神经病，进行性腰骶综合征，及颅内压升高的症状和体征，这与PCNSL的普遍表现有所不同。在通常情况下，PCNSL并不表现为软脑膜症状（如脑性神经病，脑积水，颈腰骶神经根痛），除非患者有相对较高的脑脊液恶性淋巴细胞增多情况。因此，这对于诊断造成一定困难。这种患者可表现为恶性脑积水，而无脑实质病变；软脑膜性PCNSL的预后极差。

6 原发性脊柱硬膜外淋巴瘤

原发性脊柱硬膜外淋巴瘤（primary spinal epidural lymphoma，PSEL），临床上0.1%~10.2%的患者在疾病晚期发生脊髓压迫且具有侵袭性，引起肢体无力、感觉异常、坐骨神经痛、背痛等症状，目前多数观点认为脊髓压迫是由于从椎旁淋巴结累及开始，接着向硬膜外间隙蔓延而压迫脊髓，引起运动和感觉缺失症状。

徐胜生等[67]报道了5例PSEL，发病部位以胸段为主，其中2例分别同时累及颈段、腰段，其次是腰段，颈段少见累及，可能与胸段椎管更长或淋巴引流有关，也有认为与胸段椎管有丰富的静脉丛，淋巴前体细胞易在此处硬膜外间隙有关。病变多位于椎管后外侧及后侧，由于硬膜外腔的侧后间隙向外与椎旁间隙相通，病变经椎间孔向椎管外生长形成哑铃状改变。

第 6 节 诊断与鉴别诊断

1 诊断

1.1 误诊原因分析

PCNSL，临床无典型性表现，影像表现呈多样性，且与其他部位淋巴瘤不同，实验室检查无特异性；若无细胞学和组织学资料，术前定性诊断十分困难，有时甚至术中亦无法确定[109]；尤其是使用激素治疗的患者其影像学往往失去特征性，加之糖皮质激素具有抗淋巴细胞增殖的作用，常常造成病理诊断困难[110]。临床上常被误诊为胶质瘤、转移瘤等，甚至错诊为多发性硬化。高培毅等[82]报道的42例PCNSL，手术前后病理诊断符合者仅8例（19%），绝大多数诊为胶质瘤、转移瘤或不定性肿瘤，个别诊为脑膜瘤、多发性硬化，有3例为尸检后证实。刘玲等[39]报道了6例原发性中枢神经系统淋巴瘤，术前多误诊为胶质瘤、转移瘤及脑膜瘤及室管膜瘤，仅3例考虑为淋巴瘤。

PCNSL，确诊前需排除全身淋巴瘤侵入中枢神经系统的继发性淋巴瘤。术前确诊的可靠方法是脑脊液中找到淋巴瘤细胞或利用立体定向技术穿刺肿瘤做活检[111]。

1.2 术前必要检查

术前高度怀疑本病时，可行以下检查以助于进一步诊断：①立体定向穿刺瘤组织活检，该方法最可靠；②腰椎穿刺CSF检查，若发现瘤细胞即可确诊，但其阳性率较低；③因PCNSL对激素敏感，若应用激素治疗后患者症状短期内有明显改善者，有参考意义；④因PCNSL对放疗十分敏感，若非手术治疗者放疗后肿瘤明显缩小或临床症状明显好转者有参考意义。

1.3 诊断要点

（1）PCNSL多发于中老年男性和儿童；

（2）PCNSL病程短、病情发展迅速；

（3）PCNSL临床上，可表现为所有颅内肿瘤所表现的颅内压增高和局灶性体征，无其他特异性表现；

（4）肿瘤单发多见，亦可多发；多位于幕上，幕下和椎管内亦有发病，幕上多位于深部脑白质、基底节、丘脑区及胼胝体；

（5）辅助检查：

1）末梢血淋巴细胞显示不同程度的增高（0.30>），可作为本病诊断的重要参考；

2）头CT扫描瘤体形状呈不规则形、类圆形或分叶状，一般无出血、钙化、囊变，增强扫描出现"团块样"或"握拳样"瘤组织均匀强化，周边有轻至中度水肿带，占位效应相对较轻时，应高度怀疑本病；

3）MRI对本病的显示优于CT，但亦无特征性；

4）脑血管造影多数患者显示异常，少数可见到肿瘤染色；

5）立体定向活检术，可明确病变性质，损伤小，对该病的诊断和治疗起决定性的作用。

根据以上资料，可做出初步诊断。对于高危人群，如器官移植受者、艾滋病患者、先天性免疫缺陷者（如系统性红斑狼疮、EB病毒感染及类风湿等）患中枢神经系统疾病时要考虑到本病的可能性。

若患者有颅内压增高症状，又合并轻瘫或精神障碍，外周血象白细胞分类中淋巴细胞比例增高，头颅CT与MRI显示中线结构、脑室周围多发或弥漫性生长的病灶，则诊断基本成立。

徐胜生等[67]指出，当出现下列MRI表现时，并且患者胸腹CT扫描及骨髓穿刺阴性时，要考虑原发性脊柱硬膜外淋巴瘤（primary spinal epidural lymphoma，PSEL）诊断：

（1）胸段椎管硬膜外占位，在矢状位呈长条状、梭形，达2~3个椎体高度，横断位呈包鞘状围绕脊髓硬膜囊；

（2）肿瘤呈中等T1、中等T2信号，信号均匀，增强后轻中度强化；

（3）可通过椎间孔侵犯椎旁结构；

（4）病变节段处椎骨斑片状稍长T1稍长T2或短T2信号改变。

2 鉴别诊断

原发性中枢神经系统淋巴瘤术前诊断十分困难、极易误诊。常常需与胶质母细胞瘤、脑膜瘤等鉴别，可腰穿收集脑脊液行细胞学或立体定向活检等其他辅助检查，以明确诊断。

2.1 脑膜瘤

PCNSL单发的、均匀强化的、与脑表面接触的淋巴瘤可酷似脑膜瘤，两者CT与MRI所见相似。

（1）脑膜瘤起源于脑膜蛛网膜细胞，属于颅内脑外病变，以广基底与脑膜相连，多位于脑表面或颅底近脑膜处，有皮质受压，出现脑白质移位征和脑膜尾征[50]，相邻颅板增厚，肿瘤有假包膜征。

但应指出的是，脑膜"尾征"并非脑膜瘤

所特有，任何病变侵及脑膜，均有出现"尾征"可能。

（2）脑膜瘤，形态规则，呈类圆形，边界清楚，有周围灰质推挤征象；而PCNSL则呈相对不规则形改变。典型脑膜瘤的MRI表现为等T1、等T2信号，脑膜瘤血管造影可见肿瘤染色，而淋巴瘤侵及脑膜时也可出现脑膜尾征，但无脑皮质受压征，血管造影多表现为乏血管特征；良性脑膜瘤对^{18}F-FDG基本无或仅轻度摄取，而淋巴瘤则呈明显高代谢。

（3）脑膜瘤，瘤内出血与囊性变亦少见，病变水肿轻。脑膜瘤内可有钙化，而PCNSL一般不伴有钙化。

（4）二者血管造影表现不同，脑膜瘤染色均匀呈雪团状，而淋巴瘤与此相反。

（5）在rCBV图像上，脑膜瘤由于富血供，内含有大量新生血管呈显著高灌注结节，而PCNSL是富细胞肿瘤，新生血管并不明显而表现为低灌注结节。

（6）脑膜瘤是脑外肿瘤，一般检测不到NAA波；PCNSL也常常表现为NAA波的缺失，但脑膜瘤Cho波显著升高，而出现明显的丙氨酸（Ala）波（$1.47×10^{-6}$）是脑膜瘤的特征，但出现高耸的Lip波常对诊断PCNSL具有高度特异性。

（7）良性脑膜瘤呈白质凹陷征和脑膜尾征，邻近骨质增生改变，有时会出现针状骨膜反应，可有钙化，而原发淋巴瘤一般无钙化，脑膜瘤强化比淋巴瘤显著，边界常常较光整；而淋巴瘤靠近脑实质内侧缘常常很不规则，可向脑实质浸润，邻近的颅骨可有破坏，但破坏不明显，以浸润为主，肿块较大，可向颅内外生长。

2.2　脑胶质瘤

（1）胶质瘤起源于脑胶质细胞，好发于额颞叶深部白质区；密度多不均匀，肿瘤常见坏死囊变，囊变区通常较大，不规则，肿瘤边界不清，呈分叶状非均质性，占位征象多较严重，瘤周水肿明显。

（2）胶质瘤MRI信号多不均匀，呈长T1、长T2信号，增强多呈不规则环形强化，较具特征性；而淋巴瘤多呈均匀强化，轮廓光整。

（3）某些类型胶质瘤，如少支胶质细胞瘤可有钙化斑，胶质母细胞瘤强化多不规则；而

淋巴瘤密度多均匀致密，囊变坏死及钙化少见，且瘤周水肿及占位效应较轻，强化多较均匀，而且易侵犯室管膜，对^{18}F-FDG摄取程度明显高于恶性胶质瘤。

（4）PCNSL常有较明显强化，此时常需与高级别星形细胞瘤相鉴别。星形细胞瘤血供较丰富，强化明显而不均匀，多呈环状或花边样强化，囊变、坏死多见，周围水肿区较大，占位效应明显；而淋巴瘤出血坏死较少，T1WI常呈等或略低信号，T2WI可呈等或略低信号，尽管血供不丰富，但其周围血管生长，常破坏血脑屏障，增强后呈明显均匀强化，且有"握拳"样或周围血管强化特征。

在DWI上，星形细胞瘤多以低信号和混杂信号为多；而淋巴瘤则以高信号为主，ADC值低于星形细胞瘤。

（5）毛细胞型星形细胞瘤在儿童或青年多发生于幕下，发生在幕上的毛细胞型星形细胞瘤年龄稍大，以实性为多，好发于视交叉和下丘脑，较少发生于大脑半球；病灶边缘光滑规则，周围不伴水肿或仅见轻微水肿，增强扫描后见病灶明显均匀强化。MRI图像T1WI上呈低信号，T2WI上呈高信号。

毛细胞型星形细胞瘤的好发年龄、部位及病灶边缘光滑规则等可资与脑原发性淋巴瘤鉴别。

（6）对于累及胼胝体而侵犯对侧半球的原发性淋巴瘤，需要与胶质母细胞瘤相鉴别。胶质母细胞瘤虽常跨叶生长，但其MRI信号不均；PCNSL常呈均质显著强化，而胶质母细胞瘤通常呈不均质、不规则环形强化；PCNSL与胶质母细胞瘤鉴别困难时，MRS可能提供重要的信息，肿瘤实质部分出现明显的Lip波，提示可能为PCNSL[98]。Toh等[112]对10例PCNSL患者和10例胶质母细胞瘤患者的肿瘤实质部分进行弥散张量成像（diffusion tensor imaging，DTI），分别测量部分各向异性（fraction anisotropy，FA）值及ADC值，发现PCNSL的ADC及FA值都显著低于胶质母细胞瘤，认为DTI可以据此区分两者。

（7）室管膜瘤多发于脑室壁，常突到脑室内，囊变多见，可有钙化；而脑淋巴瘤脑室或室管膜浸润常呈弥漫性增厚强化。

（8）髓母细胞瘤为小圆形细胞肿瘤，多发生于儿童，常位于小脑蚓部，T1WI呈低等信号，T2WI呈高信号，增强后明显强化，可见特征性Homer Wright菊形团。脑淋巴瘤发病年龄大，强化特征明显。

（9）原始神经外胚叶肿瘤（PNET）亦为小圆形细胞肿瘤，多见于儿童，多于深部脑组织或脑室周围呈灶状分布，但不围绕血管。免疫组化S100、NSE、突触素、NF阳性有助于其诊断。

2.3 生殖细胞瘤

发生在丘脑及基底节区的生殖细胞瘤早期在T1WI呈等或低信号，T2WI呈等或稍高信号，占位效应不明显，且瘤周水肿较轻，该型生殖细胞瘤信号特点与PCNSL相似，在临床工作中需要进行鉴别。

PCNSL多发生在中老年患者及免疫力低下者，而生殖细胞瘤常以儿童和青少年发病为主，尤以男性多见，肿瘤累及纤维束引起华勒变性进而导致同侧大脑半球萎缩是该型生殖细胞瘤的一个重要特征，有助于鉴别诊断。

2.4 脑转移瘤

PCNSL生长形式特点为多中心生长，即使是单发病灶亦常是多中心生长病灶的融合，导致与脑转移病灶在诊断上鉴别困难[113-114]。

（1）转移瘤多有原发肿瘤病史，肿瘤通常为血行转移，常发生于皮质下大脑前、中、后动脉皮质的远端，而淋巴瘤则以深部和大脑皮质的大脑前、中、后动脉皮质入脑后的近端最为常见。

（2）转移瘤病变多好发于皮髓质交界区，肿瘤易出血、坏死、囊变；典型特征是小病灶大水肿。

（3）转移瘤CT非增强扫描多为低密度，MRI显像为长T1、长T2异常信号，而淋巴瘤多为低或等T1等T2信号。注射造影剂后，转移瘤病灶呈结节状明显强化，病灶较大者，往往有中心坏死，而在淋巴瘤相对少见。

（4）在DWI上，转移瘤以低信号为主，而PCNSL则以高信号为主，转移瘤ADC值明显高于PCNSL。

2.5 神经鞘瘤与脊膜瘤

神经鞘瘤易发生囊变、出血或坏死，信号不均匀；当累及硬膜内外时呈哑铃形表现，但很少侵入椎旁肌肉等软组织内。

脊膜瘤常位于髓外硬膜下，女性多见，呈圆形卵圆形，很少超过2个节段，"硬膜尾征"具有一定特征。

2.6 脑结核瘤

常规MR扫描时，脑结核瘤在T1WI呈等或略高信号，在T2WI呈等或略低信号，且可在MRS上出现较为明显的Lip波，有时易与PCNSL的影像表现相混淆。

但脑结核瘤在增强扫描时常呈不规则环形强化，且其在MRS上反映脑组织正常代谢的物质（包括NAA波、Cr波、Cho波和MI波）明显降低或缺乏；而PCNSL增强扫描时多表现为均匀强化，MRS除出现高耸的Lip波外，尚可见Cho峰升高，这些表现有助于区分两者。

2.7 多发性硬化

多发性硬化好发于成年女性，临床症状和体征多样，常有缓解和复发交替出现，病灶多位于侧脑室周围、深部白质区，呈长T1长T2信号，急性期病灶可完全强化。矢状面可见病灶垂直于侧脑室，即"直角脱髓鞘征"，较具有特征性。CT平扫加MRI增强扫描对该类病变与PCNSL的鉴别诊断价值较高[115]。

2.8 炎性病变

PCNSL散在絮状强化而未形成明显团块的病灶需与炎性病变鉴别，若无明确的感染病史，两者鉴别困难，可先行抗炎治疗，经治疗病变增大或短期内又复发者应考虑淋巴瘤的可能[116]。

感染性病变，一般发病年龄相对年轻，部分有发热病史。细菌性感染病变增强扫描多为环状强化，多发硬化等多为斑片状强化。

反应性淋巴细胞增生（慢性炎症性浸润），其淋巴细胞无显著的细胞非典型性，缺乏单克隆性，在免疫缺陷的患者需考虑进行性多灶性白质脑炎和弓形虫病。

脑脓肿患者年轻，多有感染症状，以发热、头痛、脑膜刺激症状为主、血白细胞通常很高，抗炎治疗有效。病灶可单发或多发，病灶呈长T1长T2信号，增强后呈明显强化，其特征性表现可显示脓肿腔、脓肿壁和水肿带3个部分，而淋巴瘤无此特征，可以鉴别。

弥漫性浸润性淋巴瘤主要应与病毒性脑炎

区别，鉴别要点包括病毒性脑炎呈弥漫性分布时，T2WI呈弥漫性脑回样信号，在CT平扫呈低密度，增强扫描一般不强化，或病灶周围仅有轻度线状强化；而淋巴瘤T2WI不会出现脑回样高信号，CT平扫多呈等或稍高密度，增强扫描显著强化。

硬膜外脓肿常位于椎管硬膜外正中，与病变椎间盘炎或椎体骨髓炎相关连，病变边缘强化，而不是实性强化。

脊柱结核椎体骨质破坏，脓肿呈梭形稍长T1稍长T2信号，增强后脓肿壁强化，椎间隙狭窄。

第 7 节 治疗

对于原发性中枢神经系统淋巴瘤的治疗手段，主要有放射治疗、化学治疗、手术治疗，但目前具体的多学科治疗联合方案仍存在争议。

1 治疗原则

PCNSL恶性程度高，病程短，手术并不能显著提高患者的生存率，单独化疗及放疗的疗效远不及放化疗联合治疗的疗效[117]。目前治疗提倡手术解除颅高压症状，采取化疗+放疗的综合治疗方法，可明显延长患者生存期，改善生存质量[118]。因此，对于PCNSL多采用综合治疗的方法，即手术切除、放疗和化疗。处理原则是，对于单发病例，肿瘤位于非重要功能区者，手术切除辅以放、化疗，位于重要功能区者，一经确诊，在尽最大可能保留神经功能前提下行综合治疗。对于多发病例，若颅内压增高明显者，先行肿瘤切除加内外减压术后，再行放、化疗；若颅压增高不明显者，直接行放、化疗。

（1）KPS≥40，肾功能正常（肌酐清除率≥50ml/min）：

采取大剂量MTX方案化疗±全脑放疗（WBRT）；若腰穿结果阳性或脊髓MRI检查阳性，考虑鞘内化疗；若眼科裂隙灯检查阳性，给予眼眶放疗。

（2）KPS≤40，肾功能中度或重度损害（肌酐清除率≤50ml/min）：

给予全脑放疗；若眼科裂隙灯检查阳性，给予眼眶放疗；若腰穿结果阳性或脊髓MRI阳性，考虑鞘内化疗+局部脊髓放疗，或化疗。

（3）疾病进展病例，根据不同情况处理：

1）既往曾行WBRT者，考虑给予化疗±鞘内化疗±脊髓放疗，或最佳支持治疗。

2）既往曾行大剂量MTX为基础方案治疗，未行WBRT者，有效且缓解时间长者，重新给予大剂量MTX为基础的方案化疗。

3）既往曾行大剂量MTX为基础方案治疗，未行WBRT者，无效或缓解时间短者，给予WBRT，或者受累野放疗±化疗。

对颅内单发或多发灶疑是PCNSL以及需排除PCNSL者，特别应提倡立体定向或"导航手术"活检确诊，之后制定综合治疗方案。在施行放疗中，已证实行γ刀、X刀治疗较传统放疗为优选。

为更好掌握选择手术、联合治疗方案，李明洙等[29]依据MR、CT影像病灶分布结合临床，提出了5个分型，供临床制定联合治疗方案参考（见表38-2）。

表 38-2 据 MR、CT 影像分型结合临床选择治疗原则

类型	部位	治疗选择
Ⅰ型	大脑半球浅部单发型（皮质下）	手术切除+放疗（包括 γ 刀、X 刀治疗）、化疗
Ⅱ型	大脑半球深部单发型（中线、侧脑室壁、基底核区）	定向活检/酌情手术+放疗（包括 γ 刀、X 刀治疗）、化疗
Ⅲ型	小脑单发型	手术切除+放疗（包括 γ 刀、X 刀治疗）、化疗
Ⅳ型	大脑半球多发型	定向活检+放疗、化疗
Ⅴ型	小脑幕上下弥散型（含脑表面、脑干）	定向活检、CSF 瘤细胞检查+放疗、化疗

2　一般治疗

PCNSL对激素、放化疗敏感，使用激素和脱水等药物，可在短时间内改善症状。约40%的患者接受皮质类固醇（如地塞米松）治疗后可抑制肿瘤生长，甚至使其消退，但疗效不能持久，常于数周或数月后复发，易被误诊为多发性硬化脱髓鞘疾病。

3　AIDS的PCNSL治疗

对于免疫缺陷的患者，特别是AIDS患者，主要是治疗原发疾病。大部分AIDS患者在确诊患有PCNSL时，一般情况极差，免疫功能低下，对放疗的敏感性差，且放疗的剂量不能太大，这些都使AIDS的PCNSL患者对放疗的疗效明显低于免疫功能正常的患者。

多项研究表明，AIDS的PCNSL患者应用放疗后并不能延长他们的生存期。但这并不是说这些患者不需要对PCNSL进行任何治疗，有部分AIDS的PCNSL患者（10%）诊断为PCNSL时才发现AIDS，这些患者的AIDS发展相对较慢，预后较其他的AIDS的PCNSL患者好，对于这些患者应采取积极的放疗。同时，放疗能显著地改善AIDS的PCNSL患者的神经症状，因此，放射治疗能作为一种姑息治疗（30Gy，10级的脑部放疗）；化疗对于并发AIDS的PCNSL患者的疗效目前并不明确。

4　手术治疗

对PCNSL进行手术治疗一直存在争议，主要分歧在于不主张手术与主张手术。

不主张手术者认为，单纯手术平均生存率只有3~5月，无助于延长生存，并可带来严重术后并发症。如Beroryt和Simpson认为手术切除肿瘤或仅做活检，与之后进行放疗、化疗的生存率无显著差异，若考虑是PCNSL最好避免手术，只做活检明确诊断后放疗、化疗[119]。

Henry等报告单灶生长占17%~25%[40]，影像增强扫描及术中所见似界限清楚，单发者易完全切除；但实际大多数肿瘤与周围是弥漫浸润生长。

据调查分析，对于PCNSL患者只进行手术治疗，预后和生存率并没有改善，故目前仅限于定向性诊断和顽固性脑水肿的姑息治疗。应用广泛的治疗手段为皮质激素、放疗和化疗。

主张手术者认为，手术不仅可明确诊断，而且可有效减低颅内压，特别是有高颅压危象单以高渗脱水剂及激素难以缓解危机，手术可给联合治疗提供时机，减轻或解除脑神经功能的进一步损害，有效延长生存时间。

手术对获取组织病理学及免疫组化检查结果十分重要，因其他手段几乎无法替代。胡高军[90]报道了9例颅内原发性淋巴瘤，均通过手术病理证实，大体表现为孤立或多发圆形病灶，亦可为境界不清的浸润或弥漫性分布的病灶，全部为B细胞型淋巴瘤。徐胜生等[67]报道了11例脑内原发性淋巴瘤，所有病例均行外科手术，单发者完全切除肿瘤，多发者切除重要功能区且占位显著的病灶，术后经病理学证实，病理类型均为非霍奇金淋巴瘤（弥漫性大B细胞型）。许晓琴等[51]报道的40例原发性颅内淋巴瘤，均经过手术病理证实，全为B细胞型淋巴瘤，免疫组化瘤细胞L26[+]、CD79a[+]、UCHL1[-]、GFAP[-]、MIB-1 80%~90%。

另外，对同属中枢神经系统的原发硬脊膜外淋巴瘤手术效果满意，主张积极手术，之后进行放疗和化疗。徐胜生等[67]报道了5例原发性脊柱硬膜外淋巴瘤（primary spinal epidural lymphoma，PSEL）4例病灶行椎板切除减压，肿瘤全切除；1例椎旁肌肉内肿块切除及椎管内病灶范围广，与硬脊膜粘连，行次全切除。手术后病理结果皆为非霍奇金淋巴瘤，弥漫性大B细胞型，高度恶性，其中1例为WHO侵袭性，镜下所见瘤细胞弥漫成片状分布，形态单一，核类圆形，胞质少，染色质分布不均，核分裂多见。本组病例术前MRI误诊断为：椎旁神经源性肿瘤、脊膜瘤、转移瘤及结核等，未能作出正确诊断。

一般而言，若肿瘤体积大、位于非功能区，周围水肿严重，中线结构移位明显，随时有脑疝发生可能者，开颅手术切除病变仍是缓解病情最直接的方法，放疗、化疗可作为重要辅助治疗手段。

目前，较一致的观点是，单纯手术切除虽不可取，但手术后放疗、化疗联合行之有效。有学者对不同的治疗方案及生存时间进行了比较，发现单纯次全切除的患者平均生存时间为5.5个月，次全切除加放疗为13.5个月，次全切除加化疗为24个月，次全切除加放疗、加化疗为38个月。因此，认为淋巴瘤最佳治疗方案为手术、放疗、化疗综合治疗。于书卿等[7]报道，北京天坛医院神经外科自1984~1995年收治了73例原发性颅内淋巴瘤，73例中近全部和大部切除58例（79%），部分切除15例（21%），术后辅以放射治疗，14例联合化学疗法，58例患者临床症状得到缓解，15例症状加重，其中死亡5例，死亡率6.8%。有效随访46例，存活时间最短6个月，最长2年3个月，平均生存时间18.5个月。李明洙等[29]认为，PCNSL术前难以准确诊断，即使术前考虑是PCNSL时，亦不能一律避讳手术；并强调术前定向活检，提高诊断率决定手术选择，若是Ⅱ型一部分、Ⅳ型、Ⅴ型，主张定向活检避免手术切除，明确诊断，施以联合放疗、化疗方案。该作者总结的101例PCNSL，其中95例手术，术后多数放疗加化疗。术后单纯化疗13例，存活最长15个月；36例术后放疗加化疗，其中34例生存4~41个月，2例存活5年以上；先放疗后化疗9例，生存26~39个月；先化疗后放疗8例生存4~19个月。

5 放射治疗

目前，术后放疗是原发性中枢神经系统淋巴瘤患者的常规治疗方法之一，平均生存时间为8~18个月。曾有研究报道，单独手术治疗的生存时间与手术后放疗相比为4.6个月∶15.2个月。

PCNSL对放射治疗敏感，可较快改善临床症状。因此，术后经病理证实为原发性颅内淋巴瘤，无论手术是否切除干净，均需要做放射治疗，放疗一般建议在术后2周进行。

放疗初期大约90%的患者有反应，但总的疗效仍较差。国外研究者对41例脑原发淋巴瘤患者采用全颅照射40Gy[120]，再缩野至病灶及水肿区达60Gy，结果62%完全缓解，19%接近完全缓解，另外19%部分缓解，但平均生存期仅12.2个月。

5.1 放疗与化疗的时间顺序

PCNSL患者对放、化疗均较敏感，在治疗中是二者择一，还是二者联合，在二者联合治疗中，是放疗优先还是化疗优先，至今意见不一。且有作者认为，放、化疗的先后时间顺序对患者的预后有重要的影响。

一是主张术后首先选择放射治疗，即一旦确定诊断后，先行全脑放疗40~50Gy，随后病灶及水肿区局部加量到60Gy左右，再联合全身化疗。

张斌等[121]报道，13例术后采用单纯化疗者均于4~15个月内死亡，而术后放疗加化疗17例，生存期为4~41个月；并比较了先放疗后化疗及先化疗后放疗的患者的生存期，结果是先放疗后化疗组患者生存期较先化疗后放疗组明显延长。Reni等[122]分析亦认为先放疗后化疗较先化疗后放疗组有更长的生存期，其理由是放疗可破坏血脑屏障（BBB），先放疗后化疗药物更易进入靶区，提高对病灶的有效浓度。Ferreri等报道7例淋巴瘤接受放、化疗联合治疗，结果4例先放疗、后化疗的患者中，3例分别存活34个月、42个月、45个月，第4例只存活11个月；另3例先化疗再放疗，生存期均不超过15个月。Univariate报道亦表明，先放疗后化疗的患者比接受相反顺序治疗的患者生存期长。

二是主张术后首先选择化疗，认为放射线的神经毒性作用及对多发灶和弥散型（Ⅳ、Ⅴ型）难以对抗病灶广泛浸润发展，故以先化疗后加放疗联合治疗。

PCNSL通过增强CT提示病灶区血脑屏障已受破坏，化疗药可通过破坏的BBB进入病灶区；另外，通过静脉及颅内动脉给予高渗性物（如甘露醇等）暂时开放BBB，再给化疗药，可提高脑内药物浓度5~40倍。Kraemer报道[123]，利用渗透性BBB开放的动脉内化疗与静脉化疗相比，到达肿瘤的药物浓度可增加2~5倍，到达肿瘤周围脑组织的药物浓度可增加10~100倍。MqAllister报道[124]，用该疗法治疗PCNSL，5年生存率较一般化疗和放疗提高4倍，中位生存期为40.7月。

王劲[125]报道，在美国一组18例非艾滋病PCNSL，以甘露醇开放BBB后用甲氨蝶呤/环磷酰胺化疗，除1例脑疝早期死亡，其他患者5年生存率达35%。治疗后2~3年行神经心理学检查，患者无明显记忆、性格及语言缺陷，认为开放BBB后化疗，优于传统放疗加化疗，并可避免放疗副作用。

5.2 脊髓是否需同步放疗

PCNSL很少侵及脊髓，对原发性中枢神经系统淋巴瘤的患者是否同时进行脑和脊髓的放疗，目前仍有一定的争议。虽然，软脑膜性PCNSL的发病率在上升，但是，目前并没有确切的研究证明此种放疗优于脑部放疗；且同时进行脑和全身脊髓的大规模放疗，亦损伤了脊椎和骨盆的大量骨髓储备，这对随后的全身化疗有一定的影响。因此，除非有确切的脊髓内PCNSL证据（脑脊液细胞学阳性），一般不采取脊髓的放疗。

5.3 照射野与剂量

（1）全脑照射野的前、上、后界均应扩至骨板外1~2cm，前下界应包含筛板，此是肿瘤易于复发部位，下界应置于颅底线下0.5~1cm。

（2）全脑、全脊髓常规外照射技术，采用俯卧位；全脑及上颈段脊髓水平照射，采用高能X线或^{60}Co线，余脊髓采用适当能量的高能电子线或高能X线（6MV）或^{60}Co γ线与高能电子线混合线束，垂直照射。尽量保护甲状腺、喉，避免受照射。

（3）脊髓野下界达腰2~腰4，宽度要含整个椎体并包括脊神经孔，女性要注意保护卵巢。

（4）每两个相邻野可采用机架成角、间距或移动接野（每周1~2次）等方法，避免两野交界处剂量重叠或剂量不足。

（5）全脑放疗DT45Gy，肿瘤局部追加剂量至DT55~60Gy，剂量分割1.8~2Gy/次。如果是多发病灶或脊髓种植，全脑+全脊髓剂量DT30Gy，后全脑推量至DT50Gy，脊髓肿瘤区追加剂量至DT45~50Gy。分割剂量为DT1.5~1.8Gy。

多个研究证实，PCNSL患者的生存率与放疗剂量有一定的关系。1967年，Sagerman研究表明，放疗剂量低于30Gy的治疗全部失败，而部分患者的治疗剂量较大，却得到缓解。Murray调查198例患者，54例剂量大于50Gy，其余患者小于50Gy，5年生存率前者为42.3%，后者为12.8%。RTOG在1983~1987年调查表明，有41例免疫功能正常的患者进行了脑部放疗，其中脑和脑膜的放疗剂量为40Gy，瘤体的剂量为60Gy，并在瘤体周围增加了2cm的放疗范围，治疗结果为平均生存时间为11.6个月，48%的

患者生存期为1年，28%为2年。

5.4 立体定向放疗

虽然大剂量放疗对PCNSL患者有一定的疗效，但仍有部分患者对放疗无效或复发。有研究显示，在放疗治疗的患者中，92%未能完全缓解，其中83%有脑内复发，9%有脑内和脑外的复发，而大部分脑内复发的部位多不是原来的病变部位。因此，目前有学者提出利用定向性手术放疗技术，对病变进行局部，更准确，更高剂量的放疗，以增加放疗对肿瘤细胞的杀伤力。1988年，Howard和Loeffer对7例PCNSL患者的11处病变进行了定向性手术放疗，其中8处病变在6个月后完全缓解，但所有患者都产生了脑部和脊髓的新病变。因此，定向性手术治疗对于复发的PCNSL患者有一定的姑息疗效，基于PCNSL高度浸润性，这种治疗并不作为一种常规治疗方案。

5.5 注意事项

（1）有下列情况之一者，原则上不做放射治疗：严重心、肝、肾功能不全；患者一般情况差、恶病质；手术切口未愈或伴有颅内感染；骨髓抑制，药物治疗无法改善；严重颅压增高未得到控制；术后颅内活动性出血。

（2）注意正常脑组织及其相邻放射敏感组织器官的防护，如视网膜、晶体、内耳、外耳道等；被照射的重要组织结构接受的照射剂量不超出耐受量。

（3）预防并及时治疗急性脑放射反应，避免放射性脑损伤。

（4）每周检测血常规1~2次，注意监测白细胞与血小板的变化，如有下降趋势应及时治疗。

6 化学治疗

6.1 化疗的利与弊

单纯放疗，即使仅使用高剂量的放疗（大于60Gy）对于PCNSL并没有显著的疗效，且大部分患者可复发。有学者认为，这可能是因为脑内的微循环改变了PCNSL对放射线的敏感性，亦有人认为PCNSL事实上是一种系统性疾病，使得局部治疗无效。大量的事实表明，仅使用放疗和手术治疗并不能显著地根除PCNSL，化疗在系统性淋巴瘤的治疗中占有举足轻重的地位，但对于PCNSL患者，因中枢神经系统存在

血-脑脊液屏障，使得化疗疗效的提高产生很大的困难。

血-脑脊液屏障是由紧密的血管内皮细胞连接所构成，它限制了水溶性物质进入中枢神经系统，而且内皮细胞的胞质空泡较少，不易通过细胞吞噬作用运送物质，再者，血-脑脊液屏障中的内皮细胞存在大量的线粒体，具有很高的代谢活性，能不断地将中枢神经系统内的有毒物质排泄出去。最后，大脑内皮细胞能表达很高的耐药糖蛋白，亦阻碍了细胞毒性药物进入中枢神经系统。

但仍有部分脂溶性或小分子药物可进入脑内，如亚硝基脲（nitrosourcil）、甲氨蝶呤、阿糖胞苷、甲基苄肼和5-氟脲嘧啶。此外，某些非脂溶性、非小分子药物，如环磷酰胺、长春新碱，对于PCNSL的治疗亦有一定的疗效。这可能由于在肿瘤存在的区域，血-脑脊液屏障可逆性的断裂，使得药物进入脑部。这种断裂不是绝对的，而是可逆的，即使在较大肿瘤的中期，这种化疗药物的治疗效果仍不如系统性淋巴瘤的治疗效果显著。而且，随着有效的治疗后，这种血-脑脊液屏障可得到修复，原来可进入脑内的非脂溶性、非小分子药物而再次无法通过血-脑脊液屏障，这使得治疗效果降低。

化疗药物对PCNSL的治疗还有一个严重的副作用为神经毒性，在过去的小儿白血病的治疗中，放疗的同时应用甲氨蝶呤治疗易产生远期的神经毒性。因此，在放疗的同时，应用化疗是导致这种远期治疗并发症的一个重要因素。

多项研究表明，在放疗前使用化疗的疗效优于在放疗后化疗。在波士顿的儿童中心的实验显示，在放疗前使用顺铂化疗所产生的神经性耳聋明显少于放疗后应用者。因此，为了提高化疗药物的脑内通透性和减少药物副作用，治疗措施中化疗应先于放疗。

6.2　化疗药物或方案的选择

常用的化疗药物有甲氨蝶呤、环磷酰胺、长春新碱、多柔比星等；化疗方案首选CHOP方案，其次可选VENP或VEMP方案（长春新碱、环磷酰胺、6-MP、泼尼松龙）。

除静脉给药外，部分水溶性化疗药物可直接鞘内注射，以提高脑脊液药物浓度，常用甲氨蝶呤或阿糖胞苷鞘内注射。

为减少药物不良反应，可先从颈内动脉或椎动脉注入高渗性物质，如25%甘露醇，暂时开放血-脑脊液屏障，再给予化疗药物，可大幅度提高脑实质的药物浓度，尤其是脂溶性药物，其脑实质浓度可提高5~40倍。

首例PCNSL化疗是由Gabbai等学者应用甲氨蝶呤（3.5g/m²），同时使用亚叶酸钙解毒，3个疗程后，13例患者中，9例完全缓解，4例部分缓解，继之放疗（30Gy），平均生存期为27个月。

Nerwelt等报道，运用环磷酰胺15~30mg/kg静脉推注，甲氨蝶呤1.5g颈动脉内注射，并使用甘露醇造成高渗使血-脑脊液屏障破坏，同时辅以甲基苄肼100~150mg/d和地塞米松24mg/d，治疗共14天。16例患者中有13例完全缓解，3例部分缓解；后有6例复发，共9例患者进行放疗（50Gy），平均生存期为44.5个月。化疗药物的神经毒副作用很少。

正常情况下，甲氨蝶呤可通过血-脑脊液屏障，而血-脑脊液屏障的破裂可增加甲氨蝶呤的脑内剂量，亦增加了甲氨蝶呤对正常脑组织的破坏。因此，这种治疗方法有一定的危险性，如果药物能发挥作用，一般不采纳。

Deangelis等使用静脉注射甲氨蝶呤1.0g/m²，共2次，6次甲氨蝶呤鞘内注射（12mg），及大剂量Ara-C治疗22例PCNSL患者，其中无一例完全缓解，17例部分缓解，后给予40Gy+14.4Gy的放疗，平均生存期为42.5个月，无一例完全缓解，可能是因为甲氨蝶呤的剂量较小。

另有报道，对51例患者进行CHOP方案化疗，并辅以41.4Gy+18Gy的放疗，平均生存期仅为12.8个月。这种化疗的失败可能与化疗方案的选择有关，虽然CHOP方案对于系统性高度恶性的淋巴瘤治疗有效，但是，阿霉素是一种水溶性、大分子物质，很难通过血-脑脊液屏障，即使血-脑脊液屏障有一定的破坏。而且，蒽环类药物的毒性大，并能引起骨髓抑制使得环磷酰胺的疗效降低。

6.3　常用方案

一线方案常采用大剂量MTX 3.5g/m²联合化疗，或更高剂量的单药治疗。

（1）方案1

MTX：3g/m²，ivd，d1、15（大剂量MTX

后，常规亚叶酸钙解救，并进行MTX血药浓度监测）；

VM-26：100mg/m²，ivd，d2、3；BCNU 100mg/m²，iv，d4；甲强龙：60mg/m²，iv，d1~4；MTX 15mg鞘注，Ara-C 40mg鞘注。

（2）方案2

BCNU：80mg/m²，iv，d1；

MTX：1.5g/m²，iv，24h，d2（大剂量MTX后，常规亚叶酸钙解救，并进行MTX血药浓度监测）；

PCB：100mg/m²，po，d1~8；DXM：7.5mg，po，tid，d1~14（第1周期）。

（3）方案3

MTX：3~8g/m²，iv，持续4h、6h或24h；每7天，或14天，或21天为1周期（大剂量MTX后，常规亚叶酸钙解救，并进行MTX血药浓度监测）。

复发或进展者的治疗可选择大剂量MTX（方案同上），或美罗华联合替莫唑胺（美罗华375mg/m²，d1；替莫唑胺每日150mg/m²，d1~5。4周重复），或美罗华（375mg/m²，3周重复），或拓扑替康（1.5mg/m²，d1~5，3周重复），或铂类+高剂量阿糖胞苷+地塞米松（顺铂25mg/m²，d1~4；阿糖胞苷2000mg/m²，d5；地塞米松40mg，d1~5；3~4周重复），或替莫唑胺（每日150mg/m²，d1~5，4周重复）。

第8节 预后

近年来，对PCNSL诊断治疗研究虽取得很大进展，但像其他恶性肿瘤一样，并无突破性进展，故此病的预后仍然很差，5年生存率仍低于10%[126]。但Jeninger等[127]发现，未治者平均生存仅1.5个月，经系统治疗者可存活数月至数年。周志毅等[52]复习了39例PCNSL，34例PCNSL患者的3年生存率为46.4%，5年生存率为27.1%，年龄≥60岁及病变部位深对预后不利。

颅内淋巴瘤的预后与年龄、一般情况、治疗方法、放疗野及剂量、全身及鞘内化疗和放、化疗的治疗顺序等因素有关，有人认为年龄<60岁、治疗前KPS≥70分、放疗剂量≥55Gy、脑脊液中没有肿瘤细胞等为预后良好指标。

大多数患者都会复发，最常见的死亡原因是局部复发位于脑内或沿神经轴分布；全身性的复发见于10%的患者。

（梁秦龙）

参考文献

[1] Zimerman RA.Central nervous system lymphma.Radiologic Clinic of North America, 1990, 28: 697-721.

[2] Nakamura M, Shimada K, Ishida E, et al. Histopathology pathogenesis and molecular genetics in primary central nervous system lymphomas. Histol Histopathol, 2004, 19 (1) : 211-219.

[3] 黄波，陈宇，汪寅，等.71例原发性中枢神经系统淋巴瘤的临床、影像学与病理学特征.中国癌症杂志，2007，17（8）：637-639.

[4] Bataille B, Delwail V, Menet E, et al . Primary in traceral alignant lymphoma: report of 248 cases. J Neurosurg, 2000, 92 (2) : 261- 266.

[5] Buhring U, Herrlinger U, Krings T, et al. MRI Features of Primary Central Nervous System Lymphomas at Presentation. Neurology, 2001, 57:393-396.

[6] Francis H, Tomlismon D, Paul JJ, et al. Primary intracerebral malignant lymphoma: a clinicopathological study of 89 patients. J Nerou Surg, 1995, 82: 558.

[7] 于书卿，陆峥.原发性颅内淋巴瘤73例临床分析.中华医学杂志，1999，79（2）:119-120.

[8] Koeler KK. Smirniotopoulos JG, Tones RV, et al. Primary central nervous system lymphoma: radiologic - pathologic correlation. Radio graphics, 1997, 17: 1497-1526.

[9] Lanfermann H, Heindel W, Schaper J, et al. CT and MRI imagingin primary non-Hodlgkin's lymphoma. Acta Radiol, 1997, 38 (2) : 259-267.

[10] Olson JE, Janney CA, Rao RD, et al. The continuing increase in the incidence of primary central nervous system non-Hoolgkin lymphoma a surveillance, epidemiology, and end results analysis. Cancer, 2002, 95 (7) : 1504-1510.

[11] Slone HW, Blake JJ, Shah R, et al. CT and MRI findings of intracranial lymphoma. AJR Am J Roent genol, 2005, 184 (5) : 1679-1685.

[12] Pels H, Deckert-Schluter M, Glasmacher A, et al. Primary central nervous system lymphoma: a clinic opathological study of 28 cases. Hematol Oncol, 2000, 18 (1) : 21-32.

[13] Wilhelm K, Thomas N, Agnieska K, et al. Pri-

mary central nervous system lymphoma （PCNSL）：MRI features at presentation in 100 patients. J Neuro-Oncology, 2005, 72（2）：169–177.

[14] Guo AC, Cummings TJ, Dash RC, et al. Lymphomas and high grade astocytom as: comparison of water diffusibility and histologic characteristics. J Radiology, 2002, 224（1）：177–183.

[15] 康庄，邹艳，唐文杰.免疫正常人原发性脑淋巴瘤的MRI表现.中华神经医学杂志，2009，8（7）：712–714.

[16] 王奇璐.恶性淋巴瘤的诊断与治疗.北京:北京医科大学、中国协和医科大学联合出版社，1997:308–309.

[17] Coulon A, Lafitte F, Hoang.Xuan K, etal.Radiographic findings in 37 cases of primary CNS lymphoma in immuno competent patients. Eu r Radiol, 2002, 12（2）：329–340.

[18] 滕梁红.原发性中枢神经系统淋巴瘤研究新进展.诊断病理学杂志，2005，12（4）：305–307.

[19] Hayabuchi N, Shibamoto Y, Onizuka Y. Primary central nervoussystem lymphoma in Japan: a nationwide survey. Int J Radiat Oncol Biol Phys, 1999, 44（2）：265–272.

[20] Ferreri AJ, Reni M, Pasini F, et al. A multicenter study oftreatment of primary CNS lymphoma. Neurology, 2002, 58（10）：1513–1520.

[21] Blay JY, Conroy T, Chevreau C, et al. Highdose methotrexate for the treatment of primary cerebal lymphomas: analysis of survival and late neurologic toxicity in a retrospective series. J Clin Oncol, 1998, 16（3）：864–871.

[22] 张福林，陈宏，潘力，等.原发性中枢神经系统淋巴瘤107例临床病理观察.临床与实验病理学杂志，2002，18（1）：13–16.

[23] Choi JS, Nam DH, Ko YH, et al. Primary central nervous system lymphoma in Korea: comparison of B and T cell lymphomas. Am J Surg Pathol, 2003, 27（7）：919–928.

[24] Halliday T, Baxter G. Lymphoma: pictorial review. Eur Radiol, 2003, 13: 1224–1234.

[25] Kker W, N.gele T, Korfel A, et al. Primary central nervous system lymphomas（PCNSL）：MRI features at presenta tion in 100 patients. J Neurooncol, 2005, 72（2）：169–177.

[26] Thurnher MM, Rieger A, Kleibl-Popov C, et al. Primary central nervous system lymphoma in AIDS: a wider spectrum of CT and MRI findings. Neuroradiology, 2001, 43（1）：29.

[27] KleinschmidtDeMastersBK, Lillehei KO, Breeze RE. Neoplasmsinvolving the central nervous systermin the older old. Hum Pathol, 2003, 34（11）：1137–1147.

[28] 许为人，余日胜.脑内原发性淋巴瘤MRI表现.医学影像学杂志，2010，20（6）：791–793.

[29] 李明洙，罗力，富春雨，等.原发性脑淋巴瘤治疗回顾.内蒙古医学院学报，2006，28（5）：417–421.

[30] 王金屏.原发性中枢神经系统淋巴瘤的MRI诊断与鉴别.中国医药指南，2011，9（24）：249–250.

[31] 侯鲁强，王建平，刘军伟，等.原发性中枢神经系统淋巴瘤MRI表现与鉴别诊断.实用医药杂志，2011，28（5）：422–423.

[32] Ho L, Valenzuela D, Negahban A, et al. Primary spinal epidural non-Hodgkin lymphoma demonstrated by FDG PET/CT. Clin Nucl Med, 2010, 35（7）：487–489.

[33] 陆虹，马林，蔡幼铨，等.原发性中枢神经系统淋巴瘤的MRI表现.中国医学计算机成像杂志，2006，12（2）：73–76.

[34] Hochberg FH, Miller DC. Primary central nervous system lymphoma. J Nearosulg, 1988, 68:835.

[35] From the archives of the AFIP: Primary central nervous system lymphoma. Radiographics, 1997, 17: 1497.

[36] Penn I. Development of cancer as a complication of clinical transplantation. Transplant Proc, 1977; 9（1）：1121–1127.

[37] Weintraub J. Wamke RA. Lymphoma in cardiac allotransplant recipients clinical and histological feature'sand immunological phenotype. Transplantation, 1982; 33（4）：347–351.

[38] 陈长青，陈晨，陈常勇，等.原发性脑内恶性淋巴瘤的CT、MRI诊断.临床放射学杂志，2004，23（4）：283–286.

[39] 刘玲，邓开鸿，宁刚.原发性中枢神经系统淋巴瘤的CT及MRI表现.华西医学，2010，25（3）：560–563.

[40] 黄文清.神经肿瘤病理学.2版.北京:军事医学科学出版社，2000:593–598.

[41] MacMahon EM, Glass ID, Hayward D. Epstein Barr virus in AIDS related primary central nervous system lymphoma.Lancet, 1991, 338（8773）：969–973.

[42] 杜俊，王征，杨丽.原发性中枢神经系统淋巴瘤的临床病理及与EB病毒的关系.诊断病理学杂志，2005，12（1）：37–39.

[43] 石群立，张泰和，钱源澄，等.原发性中枢神经

系统淋巴瘤蛋白的表达.中华病理学杂志，1996，25:171.

[44] 耿承军，陈君坤，卢光明，等.原发性中枢神经系统淋巴瘤的CT、MRI表现与病理对照研究.中华放射学杂志，2003，37: 246–250.

[45] Corn BW, Marcus SM, Tophan A, et al. Will primary central nervous system lymphoma be the most frequent brain tumor diagnosed in the year 2000?Cancer，1997，79（12）: 2049– 2413.

[46] Eby NL, Grufferman S, Flannelly CM, et al. Increasing incidence of primary brain lymphoma in the US. Cancer，1988，62（11）:2461– 2465.

[47] Kleinschmidt De, Masters BK, Lillehei KO, et al. Neoplasmsinvolving the central nervous systermin the older old. Hum Pathol，2003，34（11）: 1137–1147.

[48] Batchelor T, Loefller J S. Primary CNS Imphonla. J Clin Oncol, 2006, 24（8）: 1281–1288.

[49] Jellinger KA, Paulus W. Primary central nervous system lymphoma:new pathological developments. J Neurooncol，1995，24（1）:33–36.

[50] 杨天和，林建中，王月琴.颅内原发恶性淋巴瘤的MRI诊断（附12例报告）.实用放射学杂志，2004，20（11）: 972–975.

[51] 许晓琴，周林江，姚振威，等.原发性脑内淋巴瘤的影像学表现.医学影像学杂志，2010，20（4）: 580–582.

[52] 周志毅，程静，石群立，等.原发性中枢神经系统淋巴瘤临床病理及病因学分析.临床与实验病理学杂志，2008，24（2）: 211–218.

[53] 温玉栓.原发性脑淋巴瘤的CT和MRI观察.现代医用影像学，2010，19（5）: 291–293.

[54] 刘玲，肖家和，魏懿，等.原发性中枢神经系统淋巴瘤的MRI影像诊断及病理特点.中国医学影像学杂志，2011，19（1）:43–47.

[55] 孙燕妮，卢德宏.酷似脱髓鞘病的原发于中枢神经系统的淋巴瘤研究.中国误诊学杂志，2002，2（4）: 485– 487.

[56] 余永强，余长亮，刘斌，等.免疫状态正常人脑原发淋巴瘤的CT、MRI特征（附9例报告）.中华放射学杂志，1999; 33（8）:520.

[57] Johnson BA, Fram EK, Johnson PC, et al. The variable MR appearance of primary lymphoma of the central nervous system: comparison with histopathologic features.Am J Neuroradiol，1997，18（3）: 563–572.

[58] Lai R, RosenblumMK, DeAngelis LM. Primary CNS lymphoma: awhole brain disease？Neurology，2002，59（10）: 1557– 1562.

[59] 闫建平，沈长青.脑内原发淋巴瘤的MRI诊断.海南医学，2010，21（3）: 86–87.

[60] 杨凌，袁葛.原发颅内淋巴瘤40例.中华外科杂志，1996，34（2）:102–103.

[61] 唐东喜.原发性脑内淋巴瘤CT、MRI诊断. 中国CT和MRI杂志，2006，（3）.

[62] 朴京虎，张建宁，杨树原.原发性颅内恶性淋巴瘤.实用医学杂志，1999，15：423–424.

[63] 成克伦.脑原发性恶性淋巴瘤临床病理分析.肿瘤研究与临床，2004，16：163–165.

[64] DeAngelis LM. Current management of primary central nervous system lymphoma. Oncology，1995，9: 63–71.

[65] DeAngelisL. M. Primary central nervous system lymphoma: treatment with combined chemotherapy and radiotherapy. JNeurooncol，1999，43: 249–257.

[66] Monnard V, Sun A, Epelbaum R, et al. Primary spinal epidural lymphoma: patients' profile, outcome, and prognostic factors: a multicenterrare cancer network study. Int J Radiat Oncol Biol Phys，2006，65（3）:817–823.

[67] 徐胜生，罗天友，欧阳羽，等.原发性脊柱硬膜外淋巴瘤MRI诊断.重庆医科大学学报，2011，36（6）: 748–750.

[68] Tomlinson FH, Kurtin RT, Suman VJ, et al. Primary intracerebral malignant lymphoma: a clinico-pathological study of 89 patients. JNeurosurg，1995，82（4）:558– 566.

[69] Bataile B, Delwail V, Menel E, et al. Prmary intra cerebral malignant lymphoma: report of 248 cases. J Neuroswrg, 2000, 92（2）: 261–266.

[70] 庞青松，王晶.原发性中枢神经系统淋巴瘤研究进展.中国肿瘤临床，2007，34（15）: 892 –895.

[71] Haque S, Law M, Abrey LE, et al. Imaging of lymphoma of the centra l nervous system, spine, and orbit. Radio Clin North Am，2008，46（2）: 339–361.

[72] Zhang Y, Weber MK, Siebert R, et al. Frequent deletionsof 6q23–24 in B–cell non–Hodgkin's lymphomas detected by fluorescence in situ hybridization. Genes Chromosomes Cancer，1997，18（4）:310.

[73] Nakamura M, Kishi M, Sakaki T. Novel tumor suppressor location 6q22–23 in primary central nervous system lymphomas. Cancer Res，2003，63（4）: 737–741.

[74] Boonstra R, Koning A, Mastik M.Ananlysis of chro-

mosomal copy number changes and oncoprotein expression in primary central nervous system lymphomas: frequent loss of chromosome arm 6q.Virchows Arch, 2003, 443 (2): 164–169.

[75] Larocca LM, Capello D, Rinelli A, et al. The molecular and phenotypic profile of primary nervous system lymphoma identifies distinct categories of the disease and is consistent with histogenetic derivation from germinal center related B cells. Blood, 1998, 92 (3):1011–1019.

[76] Alizadeh A, Eisen MB, Davis RE, et al. Distinct types of diffuse large B–cell lymphoma identified by gene expression profiling. Nature, 2000, 403 (6769):503–511.

[77] Braaten KM, Betensky RA, de Leval L, et al. BCL –6 expression predicts improved survival in patients with primary central nervous system lymphoma. ClinCancer Res, 2003, 9 (3): 1063–1069.

[78] Chang CC, Kampalath B, Schultz C, et al. Expression of p53, c–myc, or Bcl–6 suggests a poor prognosis in primary central nervous system diffuse large B –cell lymphoma among immuno competent individuals. Arch Pathol Lab Med, 2003, 127 (2):208–212.

[79] Zacharia TT, Law M, Naidich TP, et al. Central nervous system lymphoma a characterization by diffusion–weighted in aging and MR spectroscopy. J Neuro in aging 2008, 18:11.

[80] Barajas RF, Rubenstein JL, Chang JS, et al. Diffusion–weighted MR imaging derived apparent diffusion coefficient is predictive of clinical outcome in primary central nervous system lymphoma. AJNR, 2010, 31: 60.

[81] 郝妮娜, 韩彤, 白旭, 等. 原发性中枢神经系统淋巴瘤磁共振及功能性成像特点. 华中科技大学学报, 2009, 38 (3):394–397.

[82] 高培毅, 林燕, 孙波, 等. 原发性脑内恶性淋巴瘤的MRI研究.中华放射学杂志, 1999, 33 (11): 749–753.

[83] 宴颖, 张雪林, 邱士军. 原发性脑内淋巴瘤的MRI诊断.临床放射学杂志, 2008, 27: 10–13.

[84] 黄日升, 王金林, 陶晓峰, 等. 脑内原发性淋巴瘤CT、MRI表现.中国医学影像技术, 2006, 22: 1805–1807.

[85] Jiddane M, Nicdi F, Diazp, et al. Intracranial malignant lymp homa. Report of 30 cases and review of fliteature. J Neurosurg, 1986, 65:592.

[86] 张海捷, 张雪林. 原发性中枢神经系统淋巴瘤的MRI表现与病理学对照研究.临床放射学杂志, 2010, 29: 148.

[87] Kuker W, Nagele T, Korfel A, et al. Primary central nervous system lymphomas (PCNSL): MRI features at presentation in 100 patients Journal of Neuro–Oncology, 2005, 72 (2):169–177.

[88] Haldorsen IS, Krakenes J, Krossnes BK, et al. CT and MR imaging features of primary central nervous system lymphoma in Norway1989–2003.AJNR, 2009, 30:744.

[89] 李滢, 隋庆兰. 颅内原发性中枢神经系统淋巴瘤的MRI研究.临床放射学杂志, 2007, 26 (3):223–226.

[90] 胡高军. 颅内原发性淋巴瘤的M R诊断与鉴别诊断（附9例报告）.淮海医药, 2010, 28 (5): 432–433.

[91] Lai R, Rosenblum MK, DeAngelis LM. Primary CNS lymphoma a whole brain disease? Neurology, 2002, 59:1557.

[92] 于同刚, 戴嘉中, 冯晓源. 原发性中枢神经系统淋巴瘤的MRI及1H–MRS 特点.临床放射学杂志, 2005, 24 (8): 668–672.

[93] Sugahara T, Komgi Y, Shiaenatsu Y, et al. Perfusion–sensitive MRI of cerebral lymphom as: a preliminary report . J Com put Assist Tomogr, 1999, 23 (2): 232–237.

[94] 黄飚, 梁长江, 刘红军. 中枢神经系统淋巴瘤和高级别星形细胞瘤MR灌注成像的对比研究.中华放射学杂志, 2008, 42 (3):276–280.

[95] Szekely G, Miltenyi Z, Mezey G, et al. Epidural malignant lymphomas of the spine: collected experiences with epidural malignant lymphomas of the spinal canal and their treatment. Spinal Cord, 2008, 46 (4): 278–281.

[96] Haque S, Law M, Abrey L E, et al. Imaging of lymphoma of thecentral nervous system, spine, and orbit. Radiol Clin North Am, 2008, 46 (2): 339–361.

[97] Plank C, Koller A, Mueller–Mang C, et al. Diffusion–weighted MR imaging (DWI) in the evaluation of epidural spinal lesions. Neuroradiology, 2007, 49 (12): 977–985.

[98] 鱼博浪, 张明, 梁星原, 等.中枢神经系统CT和MR鉴别诊断.西安:陕西科学技术出版社, 2005: 111–182.

[99] Liao W, Liu Y, Wang X, et al. Differentiation of primary central nervous system lymphoma and high.

grade glioma with dynamic susceptibility contrast enhanced perfusion Magnetic resonance imaging. Acta Radiol, 2009, 50 (2): 217-225.

[100] Wang J, Takashima S, Takayama F, et al. Head and neck lesions: characterization with diffusion weighted echoplanar MR imaging. Radiology, 2001, 220: 621- 630.

[101] Calli C, Kitis O, Yunten N, et al. Perfusion and diffusion MR imaging in enhancing malignant cerebral tumors Eur JR adio, 2006, 58:394.

[102] Horger M, Fenchel M, Nagele T, et al. Water diffusivity comparison of primary CNS lymphoma and astrocytic tumor infiltrating the corpus callosum. Am J Roentgenol, 2009, 193:1384.

[103] Bizzi A, Movasas B, Tedschi G, et al. Response of non -Hodgkin lymphoma to radiation therapy: early and long-term assessment with H-1MR spect roscopic imaging. Radiology, 1995, 194 (1): 271-276.

[104] Harting I, Hartmann M, Jost G, et al. Differentiating primary central nervous system lymphoma from glioma in humans using localised proton magnetic resonances pectroscopy. Neurosci Lett, 2003, 342 (3): 163-166.

[105] Raizer JJ, Koutcher JA, Abrey LE, et al. Proton magnetic resonance spectroscopy in immunocom petent patients with primary central nervous system lymphoma. JN eurooncol, 2005, 71:173.

[106] 刘羽, 尹吉林, 王欣璐, 等. 颅内原发性恶性淋巴瘤18F-FDG PET/CT显像3例.中国临床医学影像杂志, 2010, 21 (6); 452-454.

[107] 李德鹏, 马云川, 苏玉盛, 等.10例颅内原发性恶性淋巴瘤18F-FDG PET显像及与MRI比较.中华核医学杂志, 2007, 27; 257-259.

[108] Shenkier T N, Voss N, Chhanabhai M, et al. The treatment of primary central nervous system lymphoma in 122 immunocompetent patient. Cancer, 2005, 103 (5): 1008-1017.

[109] Williams D, Lyons MK, Yanagihara T, et al. Cerebral angiotropic large cell lymphoma: therapeutic considerations. Journal of the Neurological Sciences, 1991, 103 (1):16-21.

[110] Jahnke K, Schilling A, Heidenreich J, et al. Radiologic morphology of low-grade primary central nervous system lymphoma in immunocompetent patients .AJNR Am JNeuroradiol, 2005, 26 (10): 2446-2454.

[111] Abdulkader I, Cameselle-Ueijeiro J, Fraga M, et al. Primary anaplastic large cell lymphoma of the central nervous system. Human Pathology, 1999, 30 (8):978-981.

[112] Toh CH, Castillo M, Wong AM, et al. Primary cerebral lymphoma and glioblastoma multiforme: differences in diffusion characteristics evaluated with diffusion tensor imaging. AJNR Am J Neuroradiol, 2008, 29 (3): 471-475.

[113] 刘一平, 易自生, 郭文彬.原发性颅内淋巴瘤的MRI诊断.东南国防医学, 2006, 8: 93-94.

[114] 李明洙, 罗力, 高乃康, 等.原发性颅内淋巴瘤分型及治疗.中华神经外科杂志, 2006, 22: 259-260.

[115] Kim DS, Na DG, Kim KH, et al. Distinguish ing demyelinating lesions from glioma or central nervous system lymphoma: added value of unenhanced CT compared with conventional cont rast enhanced MR Imagin g.Radiology, 2009, 251 (2): 467-475.

[116] 李志建, 陈忠, 龙晚生, 等.淋巴瘤脑脊膜侵犯的MRI表现.中国CT和MRI杂志, 2006, (2).

[117] 徐卫, 李建勇, 程月新.34例原发性中枢神经系统恶性淋巴瘤临床分析.中国肿瘤临床, 2007, 34 (16):924-927.

[118] 周卫东, 岗之, 赵凤丽, 等.原发性中枢神经系统恶性淋巴瘤.中华神经科杂志, 2000, 33 (6): 361-363.

[119] 沈依.原发性中枢神经系统淋巴瘤的诊治进展.国外医学.神经外科学分册, 2002, 29 (4): 331-334.

[120] Berry MP, Simpson WJ. Radiation therapy in the management of primary malignant lymphoma of the brain.Int J Radiat Oncol Biol Phys, 1981, 7: 55-59.

[121] 张斌, 毛庆. 中枢神经系统原发性淋巴瘤32例临床分析.中国临床神经外科杂志, 2002, 7 (4): 215- 216.

[122] Reni M, Gruber ML, Cher L, et al. Preirradiation methotrexate chemotherapy of primary malignant non -Hodgkin's lymphoma of the central nervous system: Preliminarydata. Annoncol, 1997, 8 (2): 227-234.

[123] Kraemer DE, Fortin D, Doolittle ND, et al. Association of total dose intensity of chemotherapy in primary central nervous system lymphoma and survival. Neurosurgery, 2001, 48 (5): 1033- 1041.

[124] McAllisterLD,DoolittleND, Guastadisegni PE, et al. long -term follow -u p results after enhanced

chemotherapy delivery for primary central nervous system lymphoma. Neurosurgery，2000；46（1）：51-61.

［125］王劲.颅内原发性淋巴瘤开放血脑屏障后化疗.中华神经外科杂志，2004；20（2）：135

［126］Miller DC, Hochberg FH,Harris NL, et al. Pathology with clinical correlations of primary nervous system non -Hodgkin's lymphoma. Cancer, 1994; 74（4）: 1383-1394.

［127］Jeninger K，Nioka H，Miyata M，et al. Primary malignant lymphoma of the central nervous system in man. J Neurosurg，1975，42:95.

第39章

原发性头颈部淋巴瘤总论

头颈部解剖结构复杂，几乎所有部位均可发生原发性淋巴瘤；其种类众多，如结内淋巴瘤与结外淋巴瘤，霍奇金淋巴瘤与非霍奇金淋巴瘤。

原发性头颈部淋巴瘤主要包括除原发性中枢神经系统淋巴瘤之外的原发性眼眶附属器淋巴瘤、鼻咽部淋巴瘤及口腔淋巴瘤。

第 1 节 头颈部淋巴结的解剖生理

全身淋巴结 50~600 个，集合成 50 余群。淋巴结是机体重要的免疫器官，是接受抗原刺激产生免疫应答反应的场所，有过滤、增殖和免疫作用。正常人体浅表淋巴结很小，直径多在 0.5cm 以内，表面光滑、柔软，与周围组织无黏连，亦无压痛。当机体受到致病因素侵袭后，信息传递给淋巴结，淋巴细胞产生淋巴因子和抗体，可有效地杀伤致病因子。

颈部淋巴结群主要指颏下、颌下、颈前、颈浅和颈深五大淋巴结群；Waldeyer's 环由内环和外环组成，内环前为舌扁桃体，外侧为腭扁桃体，顶部为咽扁桃体（即腺样体、咽鼓管扁桃体），其余为沿咽弓在软腭后面到咽隐窝淋巴组织组成的侧束。

1 头部淋巴结

头部淋巴结多位于头颈交界处，由后向前依次有枕淋巴结、乳突淋巴结、腮腺淋巴结、下颌下淋巴结和颏下淋巴结等，收纳头面部浅层的淋巴，直接或间接汇入颈外侧深淋巴结。

1.1 枕淋巴结

枕淋巴结（occipital lymph nodes）位于枕部皮下、斜方肌起点的表面，收纳枕部、顶部的淋巴管。

1.2 乳突淋巴结

乳突淋巴结（mastoid lymph nodes）位于耳后、胸锁乳突肌上端表面，亦称耳后淋巴结，收纳颅顶及耳郭后面的浅淋巴管。

1.3 腮腺淋巴结

腮腺淋巴结（parotid lymph nodes）分浅、深两组，分别位于腮腺表面和腮腺实质内，收纳额、颞区、耳郭和外耳道、颊部及腮腺等处的淋巴管。

1.4 下颌下淋巴结

下颌下淋巴结（submandibular lymph nodes）位于下颌下腺附近，收纳面部、鼻部和口腔器官的淋巴管。

1.5 颏下淋巴结

颏下淋巴结（submental lymph nodes）位于颏下部，收纳颏部、下唇内侧部和舌尖部的淋巴管。

2 颈部淋巴结

颈部的淋巴结分为颈前和颈外侧两组。

2.1 颈前淋巴结

颈前淋巴结（anterior cervical lymph nodesl）分浅、深两群，位于舌骨下方及喉、甲状腺、气管等器官的前方，收纳上述器官的淋巴管，其输出管注入颈外侧深淋巴结。

2.2 颈外侧淋巴结

颈外侧淋巴结（lateral cervical lymph nodes）包括沿浅静脉排列的颈外侧浅淋巴结及沿深静脉排列的颈外侧深淋巴结。

2.2.1 颈外侧浅淋巴结

颈外侧浅淋巴结（superficial lateral cervical lymph nodes）位于胸锁乳突肌表面及其后缘处，沿颈外静脉排列，收纳颈部浅层的淋巴管，并汇集乳突淋巴结、枕淋巴结及部分下颌下淋巴结的输出管，其输出管注入颈外侧深淋巴结。

2.2.2 颈外侧深淋巴结

颈外侧深淋巴结（deep lateral cervical lpoph nodes）数目多达 10~15 个，沿颈内静脉周围排列，上始于颅底，下至颈根部，少数淋巴结位于副神经周围，在颈根部的淋巴结常沿锁骨下动脉及臂丛排列。

颈外侧深淋巴结直接或通过头颈部浅淋巴结收纳头颈部、胸壁上部、乳房上部和舌、咽、腭扁桃体、喉、气管、甲状腺等器官的淋巴管，其输出管汇合成颈干。

左颈干注入胸导管，右颈干注入右淋巴导管，在汇入部位常缺少瓣膜。

颈外侧深淋巴结群中较重要的淋巴结有：

（1）咽后淋巴结，位于鼻咽部后方，收纳鼻、鼻窦、鼻咽部等处的淋巴，鼻咽癌时先转移至此群；

（2）颈内静脉二腹肌淋巴结，又称角淋巴结，位于二腹肌后腹与颈内静脉交角处，收纳舌后及腭扁桃体的淋巴管；

（3）颈内静脉肩胛舌骨肌淋巴结，位于肩胛舌骨肌中间腱与颈内静脉交叉处附近，收纳颌下和舌尖部的淋巴管，舌癌时，首先转移至此群；

（4）锁骨上淋巴结（supraclavicular lymph nodes），位于锁骨下动脉和臂丛附近，食管癌

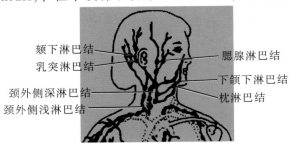

图 39-1 头颈部等淋巴结分布

和胃癌后期，癌细胞可沿胸导管或颈干逆流转移至左锁骨上淋巴结。

第2节 头颈部淋巴结肿大的病因病理

头颈部淋巴瘤属于血液系统疾病，亦是头颈部常见的恶性肿瘤之一，常侵及颈部及颌下淋巴结、鼻腔、咽喉部、扁桃体、鼻窦、眼眶、颅底等部位；其侵及部位结构复杂，病理类型多样。

众所周知，颈部淋巴结肿大是临床各科最常见的病症，亦是病理科最常检查、诊断的病变之一。颈部淋巴结肿大的原因十分复杂，有良性病变，有恶性病变；有原发性病变，有转移性病变。有时即使行组织切片检查，亦难以获得明确诊断。

根据临床及病理所见，引起颈部淋巴结肿大的原因可分为感染、肿瘤及其他因素三大类。

1 感染因素

细菌性感染，如牙、扁桃体、面部或头皮细菌感染，结核、梅毒、猫抓病、莱姆病等；病毒性感染，如疱疹性口炎、传染性单核细胞增多症、HIV 感染（AIDS病）；寄生虫感染，如弓形虫病；原因不明的感染，如皮肤黏膜淋巴结综合征（川崎病）、亚急性坏死性淋巴结炎（菊池病）。

2 肿瘤因素

原发性肿瘤，如霍奇金淋巴瘤、非霍奇金淋巴瘤；白血病，尤其是淋巴细胞型白血病；继发性肿瘤多为癌的淋巴结转移或软组织恶性肿瘤的淋巴结转移，如鼻咽癌、甲状腺癌、各种口腔癌、乳腺癌、肺癌、食管癌、胃癌、肝癌、大肠癌、肾癌、宫颈癌、卵巢癌等上皮性恶性肿瘤，以及软组织恶性肿瘤、恶性黑色素瘤等。

据报道，36%~45%的鼻咽癌首发症状为颈淋巴结肿大，初诊时60%~90%有淋巴结转移，其中双侧者为20%~30%。李恒国等[1]报道的254例鼻咽癌中，单侧颈淋巴结转移率为78.35%，双侧为21.65%。口腔鳞癌是头颈部常见的恶性肿瘤，约占颌面部恶性肿瘤的90%；淋巴转移是口腔鳞癌转移的主要方式，其颈淋巴结转移率在50%~59%之间[2]；口腔鳞癌颈淋巴结隐匿性转移率可达27.8%~45.0%[3]。叶真等[4]对156例甲状腺乳头状癌切除标本中4720个淋巴结进行了病理分析，其中1185个有癌转移，占25.1%，气管区及颈内静脉区转移率最高，分别为58.9%、57.1%；颌下区最低，为0.7%，颏下区无一淋巴结受累。李德锐等[5]报道的143例食管癌患者中，颈部转移89例。

3 其他疾病因素

如结节病、窦性组织细胞增多症、血管滤泡增生（包括 Castleman 病、伴嗜酸粒细胞的血管淋巴样增生即木村病及相关疾病）等。

第3节 淋巴结肿大的初步判断

淋巴结遍布全身，只有比较表浅的部位才可触及，位于颈部、下颌下、锁骨上窝、腋窝、腹股沟等处的淋巴结最易触到。当淋巴结肿大时，可触到皮肤下有圆形、椭圆形或条索状的结节。

判断淋巴结肿大的性质，对于疾病的初步诊断具有重要指导意义。

1 感染性淋巴结增生

一般而言，急、慢性炎症之淋巴结质地柔软、能活动，与周围组织和皮肤无黏连，有游离感，急性期有红、肿、热、痛等典型症状。淋巴结炎患者多较年轻，平均病程短，淋巴结较小。

淋巴结核以女性多见，病程长；其早期淋巴结与皮肤和周围组织无粘连，病情加重后淋巴结可继续肿大，但一般不超过核桃大小，以后可粘连融合成片，发生液化，破溃，流出棕黄色脓液或干酪样物质。

下颌下淋巴结肿大，多提示口腔有病变，如扁桃体炎、牙周炎、牙髓炎或根尖周炎等。

另外，组织细胞坏死性淋巴结炎（菊池病）发病年龄小，伴高热，淋巴结肿痛明显。

2 淋巴结反应性增生

近年来，诊断为颈部淋巴结反应性增生

(reactive proliferation of the lymph node) 的病例越来越多,常是不明原因的多部位淋巴结肿大,无或轻度不适。

可引起淋巴结反应性增生的因素有多种,如病毒、某些化学药物、代谢的毒性产物、变性的组织及异物等。

组织学上,淋巴结反应性增生的表现十分复杂,是介于良性与恶性之间的淋巴组织交界性病变;如伴有淋巴组织不典型增生,则需注意恶变倾向,予以严密观察。

3 恶性肿瘤

恶性肿瘤所致的淋巴结肿大,多呈石头样的坚硬感,表面凹凸不平,与皮肤可粘连在一起,无疼痛或压痛。如淋巴性白血病,肿大的淋巴结一般能活动、不粘连、光滑、不硬、不痛,亦不化脓破溃。

一般而言,淋巴结转移癌的就诊年龄较大,无性别差异,病程较长,淋巴结较大。

淋巴瘤男多于女,淋巴结肿大明显,常伴发热;淋巴结反应性增生为多部位性,常有发热,平均病程较短。

颈部肿块,恶性肿瘤中 20% 为颈部原发肿瘤,80% 为转移性肿瘤。转移性肿瘤中,20% 来源于胸腹部脏器,80% 来源于头颈部恶性肿瘤;20% 原发灶不明,80% 可找到原发灶。左锁骨上淋巴结肿大,多提示腹腔内有癌细胞沿胸导管向上转移,如肝癌、胃癌、结肠癌等。

右锁骨上淋巴结肿大,提示胸腔内有癌细胞沿右淋巴导管向上转移,如肺癌、食管癌等;鼻咽癌患者往往在颈部深处出现肿大的淋巴结。

第 4 节　流行病学与病因学

1 流行情况

已有资料表明[7],目前淋巴瘤在全世界各地发病率都在明显增加,据统计在美国儿童恶性肿瘤中淋巴瘤名列第三位。发生在鼻咽、喉、头颈部的淋巴瘤是头颈部除鳞癌以外的最常见的恶性肿瘤,以非霍奇金淋巴瘤多见,可以原发仅局限于颈部,亦可以是全身淋巴瘤在颈部的一部分[8]。

任何年龄都可以发病,但发病高峰在 21~40 岁,其次为 41~60 岁,最小者 7 岁,最大者 70 岁,男女之比约为 2:1。邱元等[9]报道了 170 例头颈部淋巴瘤,男 98 例、女性 72 例,男女比例为 1.36:1;年龄 11 个月至 77 岁,平均 41.5 岁,病程 1 个月至 2 年,4 个月以上者 40 例;谭业农等[10]报道了 51 例原发于头颈部的非霍奇金淋巴瘤,男 34 例,女 17 例,发病年龄 2~79 岁,平均 40.5 岁,中位年龄 51 岁;苏颖颖等[11]报道了 25 例头颈部弥漫性大 B 细胞淋巴瘤,年龄 8~83 岁,平均年龄 58.8 岁,男 14 例、女 11 例;李清明等[12]报道了 116 例头颈部淋巴瘤,男 74 例,女 42 例;男:女为 1.76,年龄 9~86 岁,平均 52.5 岁。

2 病理类型

霍奇金淋巴瘤主要发生于淋巴结内,结外组织侵犯罕见,发生率约 1%。1987 年,Baden 等回顾分析了 500 例 HL,累及颈部多为颈淋巴结肿大,仅 0.8% 原发于口咽部。非霍奇金淋巴瘤多源于结外的网状内皮组织,发生率为 24%~48%[13],发生于头颈部结外器官的淋巴瘤几乎全部为 NHL。首发于淋巴结外的非霍奇金淋巴瘤仅占全身淋巴瘤的 10%~15%。

1990 年,Benasso 报道头颈部淋巴瘤约占头颈部恶性肿瘤的 3%;但结外淋巴瘤中约有 20%~25% 发生于头颈部,占结外淋巴瘤的第二位,仅次于胃肠道淋巴瘤;但亦有报道显示,原发于全身淋巴结外的淋巴瘤中,发生在鼻腔和咽环淋巴组织者最多,占 38.6%,其次是消化道,其他部位少见[14]。

头颈部淋巴瘤中半数以上累及咽淋巴环,其次为鼻腔、鼻窦、唾液腺、口腔及喉等处[15];大多数为非霍奇金淋巴瘤[16]。国外报道,头颈部 NHL 占头颈部 ML 的 75.6%[17];我国一组 3366 例全身 ML 统计表明[18],HL 仅占 10.9%,NHL 占 89.1%。

在口腔颌面部恶性肿瘤中,淋巴瘤的发生率居第 3 位[19],多发生于结外淋巴组织中,以弥漫性大 B 细胞淋巴瘤 (diffuse large B-cell lymphoma,DLBCL) 为主;发生于鼻咽喉头颈部的淋巴瘤绝大多数是非霍奇金淋巴瘤,其中亦以弥漫性大 B 细胞型最为常见。苏颖颖等[11]

报道了 25 例头颈部弥漫性大 B 细胞淋巴瘤（DLBCL）原发于淋巴结 4 例，发生于结外淋巴组织有 21 例。

B 细胞淋巴瘤多位于咽喉部及鼻窦，在西方国家 B 细胞淋巴瘤占 55%~85%，略占优势；T/NK 淋巴瘤最常见于亚洲和南美，多位于鼻腔及鼻咽部。资料显示，亚洲人口中 90% 为 T 细胞性淋巴瘤；而来自墨西哥的资料表明，63% 鼻腔鼻窦淋巴瘤为 B 细胞性淋巴瘤。徐艳红等[20] 报道了 28 例头颈部结外 NHL，T 细胞型 8 例，以鼻腔、鼻窦为主；B 细胞型 9 例，以韦氏环为主。

3 好发部位

淋巴瘤在头颈部多发生于颈部淋巴结、Waldeyer 环、鼻腔鼻窦、鼻咽部、扁桃体、咽后壁、上颌窦、颌下腺、舌等，而眼眶、甲状腺、软腭、喉、气管及食管等部位少见。

实际上，其好发部位东西方国家有很大差异，西方国家报道中，Waldeyer's 环是最常见的发病部位，其次是鼻腔[21]；1985 年，Jacobs 等报道 156 例。头颈部 NHL，累及 Waldeyer 环的 66%，累及颌下腺、鼻窦、口腔及喉约 34%；但据 Hanna 等[22] 报道，头颈 NHL 最常发生在鼻和鼻窦，其次为韦氏环。在亚洲（尤其中国、日本和东南亚），颈部淋巴结群和鼻腔鼻窦是主要的发病部位，占 25%，其次才是 Waldeyer's 环、扁桃体和舌底，如徐艳红等[20] 报道，鼻、鼻窦占 53.6%，韦氏环占 39.3%；谭业农等[10] 报道 51 例原发于头颈部的非霍奇金淋巴瘤，原发于鼻腔、鼻窦 37.3%，腭扁桃体 27.5%，颈淋巴结 15.7%，鼻咽部 11.8%；姜凤娥等[23] 报道，始发于扁桃体占 60%~70%，始发于鼻腔、鼻窦的患者占 10%~75%，鼻咽部次之，舌根部少见。

国内报道的好发部位亦有差异，如李清明等[12] 报道了 116 例头颈部淋巴瘤，发病部位以颈部最多，为 46 例（占 39.7%），其次是腭及扁桃体 27 例（占 23.3%）；陈阿梅等[24] 报道了 68 例鼻咽喉头颈部淋巴瘤，颈部淋巴结群 33 例（48.5%），鼻腔鼻窦 14 例（20.6%），韦氏淋巴环 13 例（19.1%），咽旁间隙 8 例（11.8%）。古庆家等[25] 报道，扁桃体 NHL 占

头颈部的第一位；徐志文等[26] 报道 115 例头颈部结外型 NHL 中，扁桃体 NHL24 例，占 20.1%，居第 3 位，扁桃体 NHL 以 B 细胞型淋巴瘤为主。

4 发病因素

淋巴瘤的发病与多种因素有关，目前趋向于免疫功能紊乱与长期抗原刺激使淋巴细胞异常增殖导致发病，其次病毒（如 EB 病毒、人体嗜 T 淋巴细胞病毒等）感染与淋巴瘤发病也密切相关，长期使用抗癌药物、接受电离辐射等均可诱发此病。

有资料证明，NHL 与 EB 病毒（EBV）感染有关，特别是鼻腔鼻窦 T/NK 淋巴瘤几乎全部与 EBV 相关，而 EBV 与 T/NK 淋巴瘤之间的关系在其他部位则远不明显，如 1% 皮肤、13%~16% 胃肠道和 18% 淋巴结 T/NK 淋巴瘤 EBV$^+$，其中鼻 T/NK 细胞淋巴瘤是与 EBV 关系极其密切的一种特殊的淋巴瘤。

目前认为，颌面部 MALT 淋巴瘤的发生可能与自身免疫性疾病和局部反复慢性感染有关，尤其是自身免疫性疾病包括 Sjgren 综合征（Sjgren's syndrome，SS）、桥本甲状腺炎等。据文献报道，21%~50% 涎腺淋巴瘤发生于有自身免疫性疾病患者[27]。孙晓峰等[28] 报道了 12 例颌面部黏膜相关淋巴组织淋巴瘤中，有 6 例既往有 SS 病史，占 50%；而 SS 患者发生 NHL 的危险较正常人高 44 倍，其中 MALT 淋巴瘤占大多数，约 85%[29]。另外，对于 MALT 淋巴瘤的发生，有研究显示 HCV、人类 T 细胞白血病病毒（HTLV-1）、HIV 感染与 MALT 淋巴瘤发生亦有一定关系。

第 5 节　病理组织学与免疫组织化学

组织切除病理学检查对淋巴瘤的诊断起着关键性作用，是目前最可靠最常用的方法。但对于淋巴瘤与反应性淋巴结增生的区别介于淋巴瘤和反应性增生之间的不典型病例及早期淋巴瘤的诊断，常规病理学检查有时诊断较困难，存在一定的局限性。

随着免疫及分子生物学的发展，分子病理

学诊断已成为淋巴瘤诊断的重要方法，免疫组织化学染色和流式细胞计数不仅能确诊疑难病例，还能对淋巴瘤进行详细分类；应用免疫球蛋白与 T 细胞受体基因重排分析可区别淋巴瘤和反应增生性淋巴结。

另外，切取组织质量的好坏直接影响病理学诊断。对于结内型，尽可能切取完整的淋巴结；有多个淋巴结肿大，应切取最早肿大者；肿块较大不能完整切取的，可做部分切取活检。所切取的组织尽可能包括包膜，因淋巴细胞包膜浸润是淋巴瘤重要的标志。对于结外型，切取组织的范围尽可能大和深，应包括周围正常的组织，有时活检常常需要反复多次多部位切取[30]。

活检时，若钳取组织过浅，报告多为慢性炎症，应及时重取，对溃疡坏死型应先清除坏死物，再在正常组织边缘钳取新鲜肉芽组织。

病理诊断错误时有发生，可能与取材表浅，未取到真正肿瘤组织或病理判断过程的失误有关，尤其是重度炎症者，往往需反复取材送检及免疫组织染色才能最终确诊。当原发部位黏膜糜烂坏死，反复发热（低热或高热），经一般抗炎治疗经久不愈，并且病理检查多次提示坏死炎症者，应高度怀疑 NHL。必要时反复取材送病检和免疫组化帮助确诊。

1 组织病理学

原发性头颈部淋巴瘤的细胞类型，根据免疫组化分为 T、B 和 NK 细胞淋巴瘤。据有关的文献报道，除少数病例外，既往已诊断为头颈部中线恶性网织细胞增生症、多形性网织细胞增生症以及一些良性炎性病变现均已明确，实际上大部分是 T 细胞性淋巴瘤[31]。

一般而言，发生于腭扁桃体者为 B 细胞性淋巴瘤，属中度、高度恶性淋巴瘤；发生于鼻腔、鼻窦者多为 T 细胞性淋巴瘤，其中少部分为 T/NK 细胞性淋巴瘤，属于一种高度恶性的特殊类型；发生于鼻咽部者 T、B 细胞性淋巴瘤约各占一半[25]。邱元等报道了 170 例头颈部淋巴瘤，其中 HL9 例、NHL161 例，NHL 中 T 细胞性淋巴瘤占 60.9%，B 细胞性淋巴瘤占 36.0%，混合型占 2.5%。170 例患者中 57.6% 源于 T 细胞，首发于鼻腔、鼻腔鼻窦、喉部者多源于 T 细胞；首发于扁桃体、鼻咽、腮腺、外鼻者多源于 B 细胞。陈阿梅等[24] 报道了 68 例鼻咽喉头颈部淋巴瘤，非霍奇金淋巴瘤 62 例（91.2%），B 细胞型 41 例（60.3%），其中以弥漫性大 B 细胞型 27 例（39.7%）最为常见，其次为滤泡性淋巴瘤 6 例（8.8%）；T 细胞型 21 例（30.9%），其中结外 NK/T 细胞淋巴瘤 16 例（23.5%）。原发于鼻腔鼻窦的 14 例中，均为非霍奇金淋巴瘤，最常见的类型为 NK/T 细胞淋巴瘤 12 例（85.7%），其次为弥漫性大 B 细胞型淋巴瘤 2 例（14.3%）。原发于颈部淋巴结的 33 例中，非霍奇金淋巴瘤 29 例（42.6%），最常见的类型为弥漫性大 B 细胞型淋巴瘤 17 例（25%），其次为滤泡性淋巴瘤 4 例（5.9%）。

DLBCL 占西方成人非霍奇金淋巴瘤的 30%~40%，头颈部 DLBCL 大部分发生在结外淋巴组织，且均为原发。头颈部 DLBCL 的镜下特点与身体其他部位的 DLBCL 特点相似，肿瘤细胞弥漫分布，取代淋巴组织和结外组织的正常结构；肿瘤细胞的胞核等于或大于正常巨噬细胞的胞核，或是正常淋巴细胞大小的 2 倍以上。事实上，DLBCL 通过形态学和 CD20 阳性即可诊断。罕见病例 CD20 阴性时，CD79a 阳性有助于确诊[32]。

苏颖颖等[11] 报道了 25 例头颈部弥漫性大 B 细胞型淋巴瘤，中心母细胞型（centroblastic，CB）18 例，占 72%；肿瘤由中到大的圆形、椭圆形淋巴细胞组成，泡状核，染色质细腻，2~4 个近核膜分布的核仁，胞浆少，嗜双色或嗜碱性（见图 39-2）。GCB 型 7 例，占 28%。非 GCB 型 18 例，占 72%。免疫母细胞型（immunoblastic，IB）3 例，占 12%；大部分细胞有一个明显的核仁位于核中央，胞浆稍丰富，嗜碱性，可有浆细胞样分化的细胞（见图 39-2）。间变型（anaplastic，ALCL）1 例，男性，19 岁。肿瘤细胞非常大，圆形、卵圆形或多角形，常互相粘连，可成片分布，胞核多形性明显，有的似 R-S 细胞（见图 39-3）。ALK 阳性的 DLBCL 3 例，肿瘤细胞大，类似免疫母细胞，圆形泡状核，中央大核仁，胞浆丰富，嗜中性，有时有浆母细胞样分化，可见 R-S 样细胞；瘤细胞表达 CD20、CD79a、ALK 和 CD138（见图 39-4）。

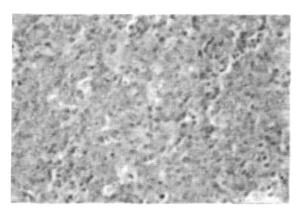

图 39-2　中心母细胞型 DLBCL [11]

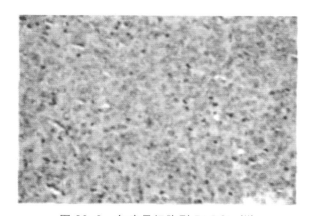

图 39-3　免疫母细胞型 DLBCL [11]

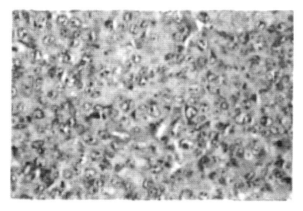

图 39-4　ALCL 型 DLCL [11]

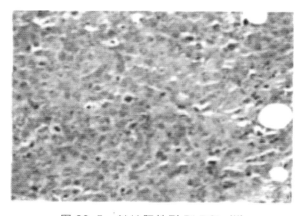

图 39-5　ALK 阳性型 DLBCL [11]

头颈部 DLBCL 中 Ki-67 指数介于 30%~100%，表明肿瘤细胞增殖活性较高。多数 DL-BCL 有 Bcl-2 的表达。有研究显示，在 DLBCL 中，Bcl-2 高表达（阳性肿瘤细胞>50%）的患者预后明显差 [33]。

黏膜相关淋巴组织淋巴瘤，是一种少见的惰性 B 细胞系淋巴瘤，最多发生在胃肠道黏膜，发生于口腔颌面部相对较少。

MALT 淋巴瘤的确诊主要依赖于术后的组织病理学特征及免疫组织化学检测。目前认为具有较高诊断价值的病理特征有侵袭性瘤细胞侵犯腺泡上皮，形成淋巴上皮样病变，肿瘤内常存在反应性滤泡；肿瘤由中心细胞样细胞、单核细胞样 B 细胞、小淋巴细胞和浆细胞组成；此外，还可有一些体积较大的中心母细胞、免疫母细胞。

孙晓峰等 [28] 报道了 12 例颌面部黏膜相关淋巴组织淋巴瘤，分别来源于大小唾液腺和泪腺，其病理表现稍有不同。大唾液腺 MALT 淋巴瘤的病理特征为腺体结构破坏，大片瘤细胞侵犯腺泡上皮，瘤细胞稍小，呈中心细胞样

（centrocyte-like，CCL）细胞，与剩余腺泡上皮形成淋巴上皮样病变结构；泪腺 MALT 淋巴瘤病理特征为瘤细胞以 CCL 细胞为主，胞质丰富、透明，核分裂相少见，瘤细胞呈弥漫性或结节状排列，可见淋巴上皮病变；舌根及磨牙后区小唾液腺 MALT 淋巴瘤的病理特征为肿瘤大体呈淋巴上皮病变图像，黏膜下可见小淋巴细胞弥漫浸润于横纹肌、唾液腺组织，部分类似于 CCL 细胞（图 39-6 至图 39-9）。

朱婧等 [34] 报道了 45 例眼附属器 MALT 淋巴瘤，术后病理检查，均为 MALT 结外边缘带小 B 细胞淋巴瘤，瘤细胞以边缘带 B 细胞为主，细胞呈弥漫性或结节状排列，形态较一致，染色质粗颗粒状，核仁不明显，核分裂相少见，少数瘤细胞向母细胞转化及浆细胞分化。肿瘤内小血管增生不明显，仅 3 例可见小血管轻度增生，血管内皮细胞不增生；肿瘤内坏死少见，仅 1 例在肿瘤内可见少量斑片状的坏死区。位于泪腺及结膜者可见淋巴上皮病变及生发中心植入现象。

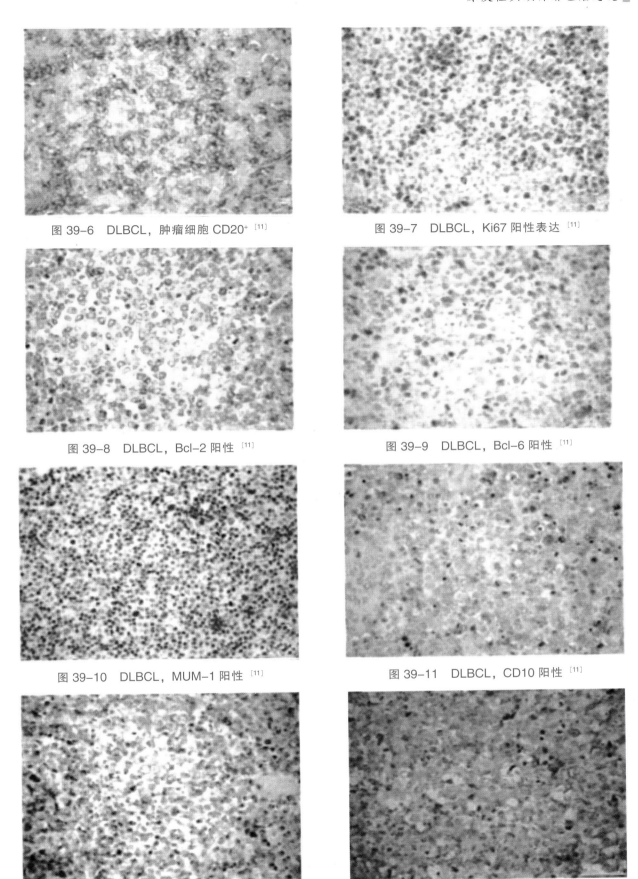

图 39-6　DLBCL，肿瘤细胞 CD20⁺ [11]

图 39-7　DLBCL，Ki67 阳性表达 [11]

图 39-8　DLBCL，Bcl-2 阳性 [11]

图 39-9　DLBCL，Bcl-6 阳性 [11]

图 39-10　DLBCL，MUM-1 阳性 [11]

图 39-11　DLBCL，CD10 阳性 [11]

①

②

图 39-12　DLBCL，ALK 阳性，同时表达 CD138 [11]

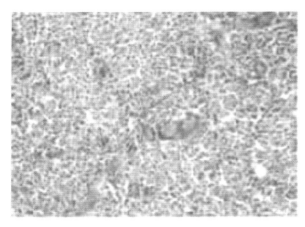

图 39-13　淋巴上皮样病变结构，小淋巴细胞弥漫浸润（HE×400）[28]

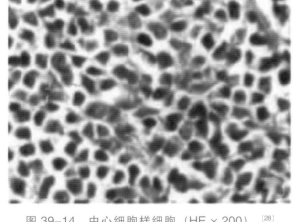

图 39-14　中心细胞样细胞（HE×200）[28]

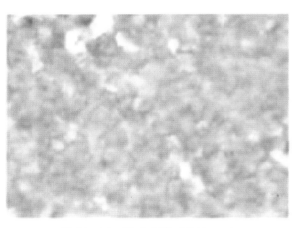

图 39-15　肿瘤细胞 CD20（+）（EnVision×200）[28]

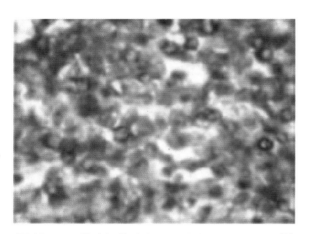

图 39-16　肿瘤细胞 CD79a（EnVision×200）[28]

2　免疫组化

谭业农等[10]报道了51例原发于头颈部的非霍奇金淋巴瘤，26例 T 细胞性及 T/NK 细胞性淋巴瘤 CD3+、CD45RD+、LCA+、CD20-、CD45RA-；19例 B 细胞性淋巴瘤 CD20+、CD45RA+、CD45RD-。

朱婧等[34]报道45例眼附属器 MALT 淋巴瘤，30例瘤细胞表达 CD45、CD20、Bcl-2，5例 CD74 阳性，8例 CD79 阳性，8例 CD43 阳性；所有病例瘤细胞 CD5、CD3、CD10、cyclinD1、CK 均阴性。

第 6 节　CT、MRI 检查

头颈部淋巴瘤常规检查、组织病理学、免疫组化检查与其他部位淋巴瘤相同，本节重点介绍 CT、MRI 表现特点。淋巴瘤颈部淋巴结受累相当常见，但国内外对其 CT 表现很少研究分析[35]。国内对头颈部淋巴瘤 CT、MRI 表现特点分析以陈阿梅、李静等较为细致、深入。

CT 和 MRI 能清楚显示鼻咽喉头颈部淋巴瘤的部位、形态、范围，并对组织学类型有一定提示作用，对临床诊断和治疗有重要价值。病变 CT 平扫密度多为等密度，密度均匀，极少坏死及钙化，呈较均匀轻度强化；MR 上表现为等 T1、等 T2 信号，信号均匀，增强呈均匀轻度强化，病灶对周围组织一般无侵犯。

陈阿梅等[24]总结了68例鼻咽喉头颈部淋巴瘤 CT 和 MRI 表现特点，将其病变形态分为5型，并提出了相应上皮癌的鉴别要点，具体如下。

（1）弥漫肿胀型：表现为黏膜软组织肿胀增厚，与周围正常组织无明显界限，病变多位于韦氏淋巴环，病理上以弥漫性大 B 细胞型及滤泡性淋巴瘤较多见（图 39-17）。

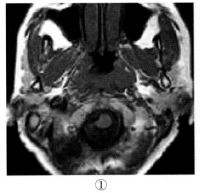
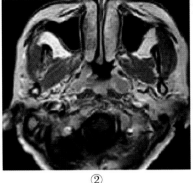

图 39-17　（①、②为同一患者）T1W 及 T1 增强图像（弥漫肿胀型），示鼻咽各壁增厚，呈弥漫性肿胀改变，T1W 呈较低信号，增强扫描呈中等强化[24]

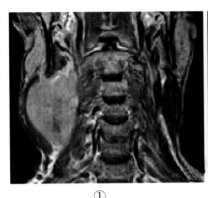
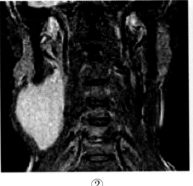
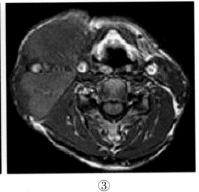

图 39-18　（①、②、③为同一患者）T1W、T2W 压脂冠状位及增强横断位图像（单一肿块型），示右侧颈部一巨大团块影，大小约为 4.6cm×8.6cm×6.7cm，T1WI 呈等信号，STIR 呈高信号，增强呈轻度较均匀强化[24]

（3）多发淋巴结肿大型：此型最为常见，表现多发淋巴结肿大，大小不等，部分有融合趋势，此型亦以 B 细胞型多见。

此型需与淋巴结转移癌、淋巴结结核鉴别，

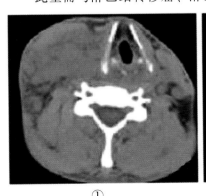
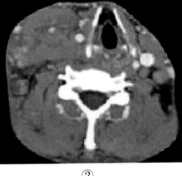

图 39-19　（①、②为同一患者）CT 平扫及增强图像（多发淋巴结肿大型），示右侧颈动脉鞘区见多发肿大淋巴结，呈融合趋势，平扫呈均匀等低密度，增强呈轻度均匀强化[24]

病变位于鼻咽部时须与鼻咽癌鉴别，淋巴瘤黏膜肿胀较鼻咽癌更弥漫、对称，多侵犯双侧咽隐窝及鼻咽后壁，病变 CT 密度更均匀，MRI 上 T2 信号及强化程度略低于鼻咽癌；发生于腭扁桃体、舌扁桃体等时，需与炎症鉴别，炎症病变范围更弥漫，与周围组织界限不清，MRI 上 T2 信号更高。

（2）单一肿块型：单一肿块型最少见，表现为单发团块影，边界清楚，对周围正常组织无侵犯，此型以 B 细胞型多见。此型亦极易误诊为特异性反应性淋巴结肿大，需活检明确诊断。

癌转移淋巴结较少融合，且坏死少见，有原发灶病史可以鉴别；淋巴结结核 CT 平扫密度不均匀，中央密度较低，MRI 呈稍短 T1、短 T2 信号，增强扫描一般呈厚壁环状强化[37-38]。

（4）溃疡型：此型多发生于鼻腔鼻窦，表现为软组织表面不光整，多发溃疡面，此型以结外 NK/T 细胞淋巴瘤多见，镜下表现为肿瘤组织坏死。此型极易误诊为炎症，病史非常重要，久治不愈的鼻腔鼻窦溃疡应想到淋巴瘤的可能性。

（5）混合型：混合型为上述表现组合，最常见为同时具备（2）与（3）两种表现。

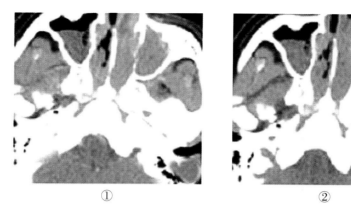

图 39-20　(①、②为同一患者) ＣＴ平扫及增强图像 (溃疡型)，示双侧上颌窦、中鼻道内大量软组织密度影，表面不光整，可见少许气体影，平扫呈等密度，增强呈轻度均匀强化 [24]

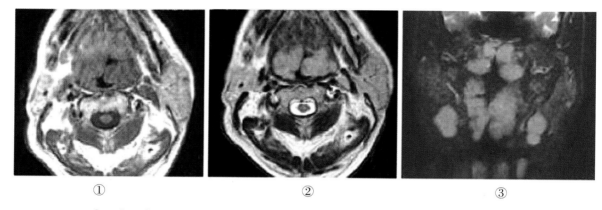

图 39-21　(①、②、③为同一患者) T1W、T2W 横断位及 T2 压脂冠状位图像 (混合型)，示双侧鼻咽壁明显增厚，表面凹凸不平，咽淋巴环亦呈结节状增厚，双侧颈动脉鞘区及颈根部见多发肿大淋巴结，有融合趋势，T1W 呈稍低信号，T2W 呈稍高信号，信号较均匀 [24]

　　鼻咽喉头颈部淋巴瘤以多发大小不等结节肿块及弥漫肿胀最为多见，病变 CT 平扫密度多为等密度，密度均匀，极少坏死及钙化，强化呈较均匀轻度强化，在 MR 上表现为等 T1 等 T2 信号，信号均匀，增强呈均匀轻度强化，病灶对周围组织一般无侵犯 [39-40]。陈阿梅等 [24] 报道了 68 例鼻咽喉头颈部淋巴瘤，其中多发淋巴结肿大 27 例 (占 39.7%)，混合型 16 例 (占 23.5%)，弥漫肿胀型 15 例 (占 22.1%)，溃疡型 7 例 (10.3%)，单一肿块型 3 例 (4.4%)。

　　李静等 [41] 回顾性分析了经组织学诊断的淋巴瘤累及颈淋巴结者 56 例和鳞癌颈部淋巴结转移者 66 例的增强 CT 所见，将 CT 表现分为 4 型。

　　Ⅰ 型为密度均匀，强化程度接近等于肌肉；Ⅱ 型为不均匀强化结节，明显高于肌肉；Ⅲ 型为边缘强化，中央低密度 (明显低于肌肉)；Ⅳ 型为薄环状强化，中央相对低密度 (近于或略低于肌肉)。56 例淋巴瘤中，多种表现并存最多，占 48.2%。

　　Ⅰ 型、Ⅳ 型几乎仅见于淋巴瘤，出现率分别为 83.9%、26.8%，鳞癌仅为 3.0%、1.5%；而 Ⅱ 型多见于鳞癌转移，出现率为 47.0%，淋巴瘤仅为 14.3%；Ⅲ 型二者均常见，淋巴瘤为 37.5%，鳞癌为 78.8%，更多见于鳞癌转移。

　　作者指出，淋巴瘤颈部淋巴结增强 CT 表现多种多样，多为双侧、多发、密度均匀近等于肌肉的淋巴结肿大，有或无强化的薄环状包膜；淋巴结呈厚薄不一的周边强化、中央低密度在未行治疗的淋巴瘤中亦非少见，应注意与转移性鳞癌相鉴别。

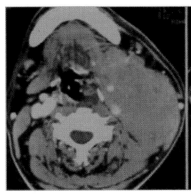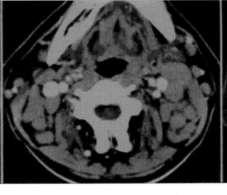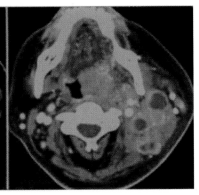

图 39-22　男，52 岁。非霍奇金淋巴瘤侵犯左颈淋巴结。增强 CT 示左颈部大肿物，约 9.0cm×5.0cm，强化程度（CT 值 80 HU）与邻近肌肉相仿（72HU），密度较均匀，其内仅见小点状（直径 0.3cm）低密度区，肿物包绕颈鞘血管，并侵犯胸锁乳突肌 [41]

图 39-23　男，51 岁。非霍奇金淋巴瘤，小淋巴细胞为主型，侵犯双侧颈淋巴结。增强 CT 扫描示双侧颈静脉链区多个淋巴结肿大，直径为 0.3~2.8cm 不等，界线清楚密度均匀（CT 值 94HU），与邻近肌肉相仿 [41]

图 39-24　女，53 岁。非霍奇金淋巴瘤侵犯口咽及颈部淋巴结。增强 CT 示左颈部淋巴结肿大直径为 1.0~2.0cm，呈不规则环形强化，环壁厚薄不均，伴中央低密度区，CT 值 26~100HU，肿大淋巴结与胸锁乳突肌界线不清，可见口咽左侧壁 2.5cm×2.0cm 肿物 [41]

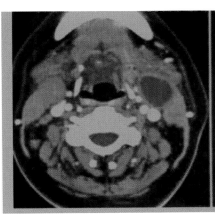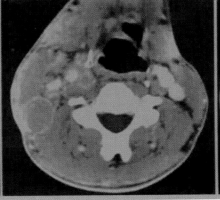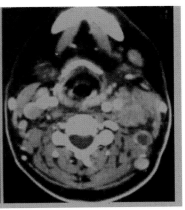

图 39-25　女，40 岁。非霍奇金淋巴瘤侵犯双侧颈淋巴结。增强 CT 示左颈部淋巴结肿大，为 2.4cm×1.8cm 大小，呈薄环状强化，中央为均匀低密度（Ⅲ B 型）；右颈肿大淋巴结的强化程度与肌肉相仿（Ⅰ型）[41]

图 39-26　男，40 岁。非霍奇金淋巴瘤，弥漫 T 细胞型，侵犯鼻咽及右颈部。增强 CT 示右颈部多个淋巴结肿大，大者位于颈后三角区，直径约 2.2cm。呈薄环状强化，中央密度与肌肉近似（Ⅳ型）[41]

图 39-27　女，42 岁。非霍奇金淋巴瘤，弥漫性大无裂细胞型，B 细胞来源，侵犯双侧颈淋巴结。增强 CT 示双侧颈静脉链及左侧颈后三角区多个淋巴结肿大，直径为 0.6~1.8cm 不等；增强形式多样，大部分呈均匀密度，与肌肉相似或高于肌肉（Ⅰ型＋Ⅱ型），1 个表现为环形强化，伴中央低密度（Ⅲ A 型）[41]

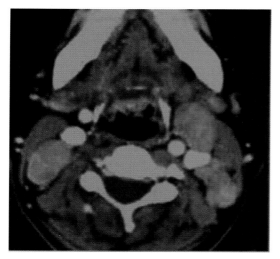

图 39-28　女，47 岁。鼻咽低分化鳞癌，双颈淋巴结转移。增强 CT 示双颈多个肿大淋巴结，大者约 2.5cm×1.8cm，有不均匀强化（CT 值 120~130HU），明显高于肌肉（CT 值 72 HU）（Ⅱ型）[41]

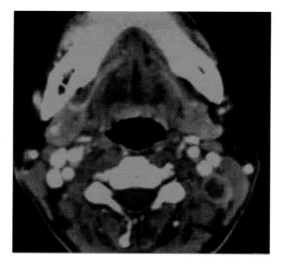

图 39-29　女，41 岁。鼻咽低分化鳞癌，双颈淋巴结转移。增强 CT 扫描示左侧颈静脉链区淋巴结肿大，直径约 1.2cm，边缘呈不规则强化，壁厚薄不均，伴中央不均匀低密度（ⅢA型）[41]

第 7 节　临床表现

根据淋巴瘤原发部位，可将其分为 4 组，分别为鼻腔鼻窦、韦氏淋巴环（包含腭扁桃体、舌扁桃体、鼻咽、咽侧壁）、咽旁间隙、颈部淋巴结群（包含颈部 5 大淋巴结群：颏下、颌下、颈前、颈浅、颈深）。

头颈部淋巴瘤临床表现常以病变部位不同而呈多样性，多以包块、局部肿大、溃疡等就诊；无特异性，有时与原发部位其他疾病表现十分类似，临床误诊常见。全身表现多为发热、消瘦，以晚期多见。

结内型淋巴瘤早期主要表现为颈部淋巴结肿大，常和颈部转移癌及颈部淋巴结结核相混淆。

症状出现至确诊时间为 1~12 个月，通常为 8 周或更短。儿童最常见的症状是颈部肿胀和喉痛，呼吸困难或张口呼吸，咽喉部痛；因上呼吸道梗阻而行气管切开，待呼吸困难缓解后，再取活检。

1　眼眶淋巴瘤

眼眶淋巴瘤表现为眼球突出、复视、视力减退、视野缺损。

2　鼻腔鼻窦 NHL

发生在鼻腔鼻窦的 NHL 常表现为鼻塞、血涕、鼻腔肿物或鼻腔黏膜溃烂坏死，临床上与鼻腔癌很难鉴别。部分患者单侧面颊或鼻部肿胀、发热，多见于局部坏死、溃烂者。检查可见鼻腔黏膜肿胀，息肉样新生物，部分表面伴有坏死组织、污秽分泌物及痂皮。鼻咽部黏膜隆起，表面光滑或溃烂不等。许多情况下，T/NK 淋巴瘤侵犯上皮，故有广泛溃疡和表浅坏死。B 细胞性淋巴瘤很少引起坏死和溃疡，更可能是一个完整的黏膜下肿块，还可表现为出血倾向。

一些患者有慢性过敏性鼻窦炎或鼻炎史。

3　鼻咽部 NHL

鼻咽部 NHL 有抽吸性血痰、鼻塞头痛和鼻咽部肿物或溃烂，耳鸣、听力下降，症状和体征与鼻咽癌难以鉴别。

4　扁桃体 NHL

表现为单侧扁桃体肿大、溃疡、吞咽困难等，均因咽部痛、扁桃体肿大、充血或出血、溃烂而与普通炎症或溃疡相当类似。

5　喉部、舌底 NHL

常有言语含糊不清，呼吸困难，张口呼吸，与喉乳头状瘤和晚期喉癌难以鉴别；舌底 NHL 可表现为疼痛、吞咽梗阻等。

苏颖颖等 [11] 报道了 25 例头颈部弥漫性大 B 细胞淋巴瘤，发生在上颌和下颌软组织和骨较多见，分别占 20% 和 24%，亦有发生在面颈部、上颌窦、舌、腮腺、咽旁、口底、颌下腺等处者。大部分患者表现为发生部位肿胀、膨隆，肿物突破黏膜时有溃烂，发生在下颌的患者有麻木、疼痛感，发生在咽旁者有吞咽困难；发生在淋巴结者可触及单个或多个肿大淋巴结。

邱元等 [9] 对 170 例头颈部淋巴瘤的临床特征进行了分析，首发于颈部淋巴结者 51.6% 源于 B 细胞，首发于鼻腔、鼻腔鼻窦者多源于 T 细胞，首发于扁桃体、鼻咽、腮腺多源于 B 细胞。肿瘤的首发部位好发于在头颈部淋巴结外的组织和器官，以鼻腔鼻窦为最多，占 48.8%；其次分别是颈部 18.2%、扁桃体 9.4% 和鼻咽 5.9%，口咽、咽喉和喉较少。同时作者将其表现分为溃疡坏死型、增生肿块型、弥漫肿胀型 3 种类型，原发瘤以肿块型为多，占 57.6%，其次为溃疡坏死型。溃疡坏死型以局部溃烂坏死，脱落后形成组织缺损或穿孔为主，晚期常波及邻近解剖部位；增生肿块型，表现为唾液腺肿块、扁桃体单侧快速增大、鼻腔鼻咽及后鼻孔息肉样肿物、喉部淡红色新生物等，可伴有多发性淋巴结肿大；弥漫肿胀型，表现为眶下及颌面部软组织弥漫性肿胀、渗出但无明确界限且长期无脓液形成，常误诊为蜂窝织炎。症状依原发部位不同而不同，发生于鼻腔及鼻窦的主要表现为鼻塞（80.3%）、流脓涕（33.8%）及涕中带血（33.3%）、局部肿痛（22.5%），发生于鼻咽部的表现为鼻塞（80%）、头痛（50%），发生于口咽部及扁桃体表现为咽痛（50%）、咽喉不适（75%）及吞咽困难（25%），发生于喉部者表现为声嘶（100%）、喉痛（50%）、呼吸困难（50%）；在病程晚期患者出现短期内体重明显减轻（60%）、不明原因发热（85%）等全身症状。发生于颈部，表现为淋巴结肿大，随后迅速增大固定并相互融合；发生于鼻腔及鼻窦的主要表现为鼻塞、流

脓涕及涕中带血，发生于鼻咽部的主要表现为鼻塞、头痛，发生于口咽部及扁桃体的主要表现为咽痛及咽喉不适，发生于喉部的主要表现为声嘶等。

第 8 节　诊断与鉴别诊断

1　误诊情况

原发于头颈部的 NHL 发病部位广泛，临床表现多样，无特异性，早期确诊常较困难，如对此病认识不足，临床上极易误诊、漏诊，误诊率达 5%~20% [14]；周晓等 [42] 报道误诊率达 35.8%。

头颈部淋巴瘤最易误诊为鼻息肉、鼻窦炎、鼻咽癌、鼻咽血管纤维瘤、扁桃体炎、慢性咽炎等常见病。常英展等 [43] 对 34 例头颈部淋巴瘤临床误诊进行了分析，因鼻塞、流涕、鼻出血、头痛而误诊为鼻息肉、鼻窦炎 14 例，鼻咽癌 3 例，鼻咽血管纤维血管瘤 2 例，慢性鼻前庭炎 1 例；以咽喉部不适、咽异物感、发热、咽痛、头颈部淋巴结肿大为主要症状而误诊为扁桃体炎 9 例，慢性咽炎、咽部异感症 5 例。首诊至确诊时间 3 个月至 3 年 6 个月，平均确诊时间为 7 个月。谭业农等 [10] 报道了 51 例原发于头颈部的非霍奇金淋巴瘤，误诊为炎症 7 例，其中 5 例误诊为鼻及鼻窦炎，给予抗炎治疗无好转，1 例误诊为扁桃体炎，1 例误诊为颈淋巴结炎，2 例误诊为鼻咽癌，总误诊率 17.6%。

邱元等 [9] 报道了 170 例头颈部淋巴瘤，170 例颈部肿块中，临床诊断与病理诊断符合者 100 例，不符合者 70 例，70 例临床误诊病例中，诊断为相应各部位急性或慢性炎症者 31 例，诊断为肿瘤样病变 4 例，诊断为良、恶性肿瘤者 35 例。徐艳红等 [20] 对 28 例头颈部结外 NHL 进行了分析，首诊时误诊率高达 60%。其中有 7 例因误诊行手术，5 例术后病检确诊，2 例术后很快复发，再次活检方确诊；另有 3 例误诊为下鼻甲肥大行微波或激光治疗，创面久治不愈，行病检和免疫组织化学检查后确诊为鼻腔 NHL。

发生于鼻及鼻窦的淋巴瘤，早期多以鼻塞、

流涕为主诉，一般检查鼻腔常见鼻黏膜充血、肿胀，甚至呈息肉样改变，鼻腔有坏死状分泌物，易误诊为鼻及鼻窦炎、鼻息肉；发生于鼻咽部的淋巴瘤，多表现为鼻塞、涕中带血、耳鸣、头痛、颈部淋巴结肿大等，与鼻咽癌的临床特征基本一致，易误诊为鼻咽癌；鼻咽部位置深在，周围毗邻关系复杂，病变隐蔽，早期症状体征不明显，如青少年出现鼻塞、鼻出血、鼻咽部肿块，临床医生往往首先考虑为血管纤维瘤，而忽略淋巴瘤的可能性，只能依靠病理确诊。

咽淋巴环淋巴瘤范围较大，包括鼻咽、软腭、扁桃体及舌根部在内的环状淋巴组织的淋巴瘤。有时淋巴瘤的发生与急慢性炎症并存，或以咽部异物感症状出现，易误诊为扁桃体炎、急慢性咽炎。

发生于颌面颈部的 MALT 淋巴瘤，极少有低热、消瘦、乏力等淋巴瘤典型全身症状（B 症状），临床表现缺少特异性而极易误诊；发生于唾液腺及口腔内的病变多表现为无痛性肿块，极少累及神经，发生于眼部可有眼睑肿胀、上睑下垂、眼球突出等症状，易被误诊为眶内炎性假瘤；病程长，生长缓慢，病变倾向于长期局限；极少累及骨髓，很少远处侵犯，CT 等影像检查肿瘤多形态不规则，密度不均匀，边界不清，需通过手术后病理结合免疫组化指标才能明确诊断。孙晓峰等[28]报道了12例颌面部黏膜相关淋巴组织淋巴瘤，所有病例中，1例颌下腺 MALT 淋巴瘤累及双侧腺体，伴有颈部及腹腔淋巴结肿大，术前考虑为淋巴瘤可能，经右侧颌下腺病灶切除活检后病理诊断为MALT 淋巴瘤；其余11例均由于术前仅有局部病灶，未伴有全身淋巴结肿大，考虑为唾液腺或泪腺来源的肿瘤而行肿瘤扩大切除手术，术后经病理和免疫组化诊断为 MALT 淋巴瘤。

淋巴瘤的播散方式有从原发部位向邻近依次侵犯，如 HL；也有越过邻近而向远处淋巴结侵犯者，常见于 NHL，引起多系统、多器官的损害。因此对可疑病例，尤其是这些部位的进行性增殖淋巴结或溃疡性疾病应提高警惕，除应进行耳鼻咽喉头颈部的仔细检查外，还应进行腋下、腹股沟处淋巴结检查，胸片、颈部腹部 B 超等检查，了解淋巴结肿大情况，以协助

诊断。CT 和 MRI 检查虽无明显特异性，但有助于诊断[44-45]。若认真总结和吸取经验教训，提高对本病的认识水平，有助于降低误诊率。

2 诊断

头颈部淋巴瘤临床表现有时很不典型，医生对该病认识不足，局部病灶不及时活检，手术标本不做病理检查，是造成误诊的主要原因。

（1）对于单侧扁桃体肥大，鼻咽、咽部淋巴组织增生伴头痛，中、下鼻甲肥大，行微波或激光治疗后经久不愈，慢性鼻窦炎伴涕血，颈部多个淋巴结肿大的病例，临床症状与体征不相符合，抗生素治疗无效，应考虑到本病的可能。

（2）在检查患者的过程中要认真仔细，详细询问病史，以便综合分析，鉴别诊断。

（3）进行切实可行的辅助检查，如鼻内窥镜、电子喉镜、CT、MRI 等；全身系统的如血液学及生化、B 超等检查对诊断也很有帮助。

（4）对临床上高度怀疑淋巴瘤的病例应及早行病理检查，特别是免疫组织化学检查，活检取材需反复、深部。一两次活检阴性，决不能放弃观察、随访，应反复活检，取材应准确，并请经验丰富的病理科医生会诊，必要时进行免疫组化检查以达到早期诊断和治疗的目的。

对于青少年鼻咽部肿瘤的诊断思路应广一些，在未明确诊断之前，决不能贸然手术，以免给患者带来不必要的手术创伤，术前尽可能活检诊断，为防止活检出血，可在鼻内窥镜下经鼻腔进行[23]。

3 转移癌的鉴别

淋巴瘤累及颈部淋巴结时，患者常以颈部包块就诊，最常见者为继发于头颈部其他器官淋巴瘤，也可原发于颈部淋巴结，或为全身病变的一部分，与头颈部鳞癌转移淋巴结有时在临床及影像学表现上难以鉴别。

（1）淋巴瘤颈淋巴结病变大小及分布：淋巴瘤颈部淋巴结 CT 的典型表现，为双侧、多发、密度均匀的肿大淋巴结，直径在 1~10cm 不等，可侵犯颈部任何区域淋巴结[35-36]；与转移性鳞癌相比，颈后三角及浅表淋巴结受侵更多见于淋巴瘤。

（2）淋巴瘤的增强形态特征：李静等[41]观察到，鳞癌转移淋巴结主要表现为Ⅱ型和Ⅲ型；相比之下，淋巴瘤累及颈部淋巴结的增强CT表现更多样，其中Ⅰ型最多见，占83.9%，密度均匀，强化程度与肌肉相仿；Ⅲ型在鳞癌转移淋巴结中最为常见。文献报道，鳞癌转移淋巴结最典型的CT表现为不规则环形强化伴中央低密度区（明显低于肌肉）[46]，此征象诊断淋巴结转移的特异度为100%[47-48]，在转移性淋巴结中出现率为32%~78%[49]。其病理基础为肿瘤转移至颈部淋巴结，瘤细胞首先侵犯皮质的边缘窦，然后向髓质浸润，导致淋巴回流受阻，随后髓质区开始出现坏死。

CT图像所见中心低密度区为肿瘤坏死、角蛋白、纤维组织、间质积液或水肿及存活的瘤细胞共同构成[50]。但Ⅲ型表现并非鳞癌转移所特有。早期文献认为，淋巴瘤治疗前的颈部淋巴结很少见中央低密度，但可在放、化疗后的病例中出现，近期日本有学者报道淋巴瘤在治疗前、后均可见淋巴结中央低密度。Saito等[51]报道60例非霍奇金淋巴瘤淋巴结增强CT中有25%见到此种征象，与组织学所见对照，认为当淋巴道通畅而单纯血供受阻时并不一定导致淋巴结的广泛中央坏死，当肿瘤侵犯淋巴窦导致淋巴回流受阻，同时肿瘤压迫或侵犯淋巴门供应血管，导致淋巴结的双重循环均被阻断时，可出现淋巴结的广泛中央坏死。在显微镜下有3层结构，最外层为纤维包膜和肿瘤细胞，中间为均质的、液化坏死的肿瘤细胞，最内层为坏死但仍保留细胞结构的肿瘤细胞。

（3）包膜外侵犯：李静等[41]报道的56例淋巴瘤中，28.6%的病变边缘不规则，周围脂肪间隙消失，或病变直接与邻近组织粘连，没有分界，符合包膜外侵犯的诊断指标；而鳞癌转移性淋巴结的包膜外侵犯为43.9%，两者并无显著性差异；罗德红等[52]报道，颈部淋巴结转移癌其淋巴结的包膜外侵犯率为57.43%。

李静等[41]指出，淋巴瘤颈部淋巴结的增强CT表现，对提高颈部肿物的诊断准确性有一定价值。最常见表现为密度与肌肉相仿、质地均匀的肿大淋巴结；边缘强化、中央低密度并非鳞癌转移淋巴结特有，强化的边缘可光整、规则，呈均匀厚度的薄环状，也可表现为边缘不光整，与鳞癌转移淋巴结相似；薄环状强化、中央呈均匀软组织密度，考虑为包膜强化所致，在淋巴瘤中出现率为26.8%，在鳞癌转移淋巴结中少见，仅为1.5%；发现颈部大肿物，密度近似于肌肉，其内仅有小的低密度区时，应考虑淋巴瘤的可能性。在鉴别诊断中，还应注意与神经源性肿瘤、炎性包块等进行鉴别。淋巴瘤可有包膜外侵犯，较鳞癌转移淋巴结少见，但无统计学意义。

第 9 节　治疗

头颈部NHL的治疗方法包括放疗、化疗和手术。治疗前应根据患者的全身情况、病理类型、临床分期、原发病变部位、肿瘤发展趋势、免疫功能等情况，制定一个局部及全身肿瘤杀伤与骨髓免疫功能重建有机配合的综合治疗方案。

目前许多学者主张综合治疗[53-54]，对Ⅰ、Ⅱ期患者应以放疗为主，辅以化疗；对Ⅳ期患者应以化疗为主，对化疗5~6个周期后仍未消退的局限性病变可辅以放疗，对Ⅰ期和Ⅱ期的局限性肿块可结合手术切除的方法。王虎等[55]指出，通过联合化疗和放疗的综合治疗措施，可改善5年生存率；对于ⅠA期患者，可做单纯放疗，对于ⅡB期以上有全身症状或颈淋巴结肿大者，应联合化疗加放疗。

手术切除仅起活体组织病理检查，协助明确诊断的作用，或解决某些阻碍呼吸和影响进食的肿瘤，不作为常规治疗。正确的病理诊断和准确的临床分期是制定成功治疗策略的基础。邱元等报道了170例头颈部淋巴瘤，所有患者均经活检或术后病理检查确诊，手术包括扁桃体摘除术、颈部肿块切除术、鼻外径路鼻窦探查术、鼻内镜下活检术等，术后确诊后再根据组织学类型和临床分期决定治疗方法。单纯放疗仅适合于早期局限性病变，特别是低度恶性淋巴瘤。有研究表明[56]，鼻腔鼻窦NHL对化疗不敏感，放疗应作为首选。

谭业农等[10]报道了51例原发于头颈部的非霍奇金淋巴瘤，手术包括扁桃体切除术、颈部肿瘤切除及鼻腔、鼻窦肿瘤切除手术；术后Ⅰ期者先放疗，后化疗4~6个周期，Ⅱ期以上者先化疗 4~6 个周期再放疗。化疗采用 CHOP 方案、COP 方案；放疗采用 ^{60}Co 外照射（50Gy，淋巴结肿大加照 45Gy）。

李清明等[12] 报道了 116 例头颈部淋巴瘤，11 例 HL 中，Ⅰ、Ⅱ 期 7 例，其中 4 例予全淋巴结照射或次全淋巴结照射，每 4~5 周 40~50Gy，余 3 例联合 MOPP 方案；Ⅲ 期 3 例，其中 1 例予全淋巴结照射，余 2 例行 MOPP 方案，辅以次全淋巴结照射；Ⅳ 期 1 例，予 MOPP 方案，治疗 1 个周期后患者放弃治疗。105 例 NHL 中，Ⅰ、Ⅱ 期单纯淋巴区照射 4~5 周 40~50Gy 5 例；单纯化疗 49 例，其中 COP 方案 18 例，CHOP 方案 31 例；淋巴区照射或根治性照射辅加 COP 方案或 CHOP 方案 37 例；Ⅲ 期 6 例予 CHOP 方案；Ⅳ 期 8 例，其中 5 例予 CHOP 方案，3 例予 COPP 并干扰素治疗。存活时间超过 1 年者 51 例，超过 3 年者 24 例，超过 5 年者 12 例；Ⅲ、Ⅳ 期 18 例中，15 例半年后均死亡。

徐艳红等[20] 对 28 例头颈部结外 NHL 例进行了分析，低度恶性者主要为单纯放疗，尽可能推迟化疗；中高度恶性患者以化疗为主，局部受侵部位给予补充放疗。化疗采用 CHOP 方案，一般 6 个周期后行放疗。放疗采用 ^{60}Co 治疗机常规照射，放疗剂量 45~50Gy。完全缓解 21 例，部分缓解 5 例，总有效率 93%。22 例随访 3 年，死亡 1 例，3 年生存率 95.5%。

Tsang 等[57] 研究提示各种治疗对 MALT 淋巴瘤的总有效率为 100%，病情完全缓解率可达 95% 以上；5 年无瘤生存率为 76%，5 年生存率为 96%。对于临床 Ⅰ、Ⅱ 期的局限 MALT 淋巴瘤进行区域中等剂量放疗（25~35Gy），总疾病控制率为 97%。

第 10 节　预后

头颈部淋巴瘤治疗的疗效和预后不仅取决于病期，还取决于组织学类型和治疗方法。近年来研究发现，对所有分期病变，尤其是 ⅡE 辅助化疗可明显改善 5 年无病生存率。

既往这些淋巴瘤放疗效果很好，常使肿瘤全部消退，但远处侵犯率和局部复发率则较高，可达 49%。目前应用联合化疗尤其是 CHOP 加

局部放疗，复发率和转移率都下降，总的生存率得到改善。谭业农等[10] 报道了 51 例原发于头颈部的非霍奇金淋巴瘤，随访半年至 10 年，生存 1 年以上者 45 例，生存 3 年以上者 20 例，3 年生存率 66.6%，生存 5 年以上者 3 例，其中最长达 9 年；死亡 18 例，3 例死于脑侵犯，9 例死于全身衰竭，2 例死于肺部感染，4 例失访。

非霍奇金恶性淋巴瘤的病理分类对疾病预后有极大的影响，比如头颈部 T/NK 细胞性淋巴瘤，恶性程度高，预后差，对化疗不敏感[58]。患者的预后与临床分期、早期诊断及组织学分级等有密切关系。Epstein 等[59] 报道，Ⅰ 期 5 年生存率为 83%，而 Ⅱ 期则降至 49%。

（郭亚焕）

参考文献

[1] 李恒国，李启权. 中国肿瘤临床，1995，22（9）：648-650.

[2] Tankere F, Camproux A, Barry B, et al. Prognostic value of lymph node involvement in oral cancers: a study of 137 cases. Laryngoscope, 2000, 110 (12):2061-2065.

[3] Brazilian Head Neck Cancer Study Group. Results of a prospective trial on elective modified radical classical versus supraomohyoid neck dissection in the management of oral squamous carcinoma. Am J Surg, 1998, 176 (5):422-427.

[4] 叶真，余树观，马安民，等. 甲状腺乳头状癌颈淋巴结转移部位及几率的研究. 中国肿瘤临床，1997，24（8）：627-628.

[5] 李德锐，陈志坚，林志雄，等. 食管癌术后颈部和纵隔淋巴结转移放射治疗的意义. 中国肿瘤临床，1997，24（10）:753-755.

[6] Zanation AM, Ebert CS, Coffey CS, et al. Precursor B-cell lymphoblastic lymphoma presenting as an isolated external ears welling in a two-year-old child. Otorhinolaryngol, 2005, 69:695-699.

[7] Ban hawy OA, Desoky I. Low-grade primary mucosa-associated lymphoid tissue lymphoma of the nasopharynx:clinic pathological study. Am J Rhinol, 2005, 19 (8):411-417.

[8] Hart S, Horsman JM, Radstone CR, et al. Lo-

calized extra-nodal lymphoma of the head and neck: the shef field lymphoma group experience（1971-2000）. Clin Oncol，2004，16（5）:186-192.

［9］邱元，田勇泉，艾文彬，等.170 例头颈部淋巴瘤的临床分析.中南大学学报.医学版，2006，31（6）：921-924.

［10］谭业农，牟忠林，赵质彬，等.原发性头颈部非霍奇金淋巴瘤临床分析.中国耳鼻咽喉头颈外科，2007，14（12）：695-697.

［11］苏颖颖，马卫东，高岩，等.头颈部弥漫性大 B 细胞淋巴瘤临床病理研究.口腔医学研究，2010，26（1）：78-80.

［12］李清明，李湘平，何英.头颈部恶性淋巴瘤的临床特征及治疗.临床耳鼻咽喉头颈外科杂志，2010，24（12）：551-553.

［13］Boulaadas M，Benazzou S，Sefiani S，et al. Primary extranodal non-Hodgkin lymphoma of the oral cavity.J Craniofac Surg，2008，19:1183-1185.

［14］汪审清，周水洪，鲁裕玉，等.鼻腔、咽部非霍奇金氏淋巴瘤.耳鼻咽喉头颈外科，2000，7（2）：73-74.

［15］李树玲.新编头颈肿瘤学.北京：科学技术文献出版社.2002，915-916.

［16］周玖，胡亦农，印洪林，等.头面部非霍奇金淋巴瘤 17 例报告.临床耳鼻咽喉科杂志，1994，6: 345-347.

［17］Urquhart A，Berg R. Hodgkin's and non-Hodgkin's lymphoma of the head and neck. Laryngoscope，2001，111（9）：1565-1569.

［18］黎均耀，杨侃.我国 3366 例恶性淋巴瘤病理学类型及其地理分布.中华肿瘤杂志，1984，6（3）：185.

［19］Pecorari P，Melato M. Non-Hodgkin's lymphoma（NHL）of the oral cavity. Anticancer Res，1998，18（2）：1299-1302.

［20］徐艳红，李自康.头颈部结外非霍奇金淋巴瘤 28 例临床分析.实用医院临床杂志，2006，3（4）：71-72.

［21］King AD，Lei KI，Richards PS，et al.Non-Hodgkin lymphoma of the nasopharynx: CT and MR imaging.Clin Radiol，2003，58（4）:621-628.

［22］HannaE，Wanamaker J，AdelsteinD，et al. Extranodal lymphomas of the head and neck. A 20-year experience.Arch Otolaryngol Head Neck Surg，1997，123（12）：1318-1323.

［23］姜凤娥，常英展，周晓娟，等.头颈部恶性淋巴瘤临床分析.临床耳鼻咽喉科杂志，1999，3：130-131.

［24］陈阿梅，夏建东，江新青，等.鼻咽喉头颈部淋巴瘤的影像与病理对照分析.中国 CT 和 MRI 杂志，2011，9（3）：17-19.

［25］古庆家，崔晓波，刘亚峰.头颈部非霍奇金淋巴瘤临床特征及误诊原因分析.中国耳鼻咽喉颅底外科杂志，2005，11（3）：199-200.

［26］徐志文.头颈部原发性淋巴瘤结外非霍奇金氏淋巴瘤临床和细胞免疫学表型分析.耳鼻咽喉-头颈外科，2001，8: 80.

［27］Barnes L，Myers EN，Prokopakis EP，et al. Primary malignant lymphoma of the parotid gland.Arch Otolaryngol Head NeckSurg，1998，124（5）：573-577.

［28］孙晓峰，邹荣海，张亦农，等.颌面部黏膜相关淋巴组织淋巴瘤 12 例的临床分析.口腔医学，2010，30（11）：684-686.

［29］Barns L，Everson JW，Reichart P，et al. Pathology and genetics ofhead and neck tumors.Lyon: IARC Press，2005: 251-252.

［30］韦永豪，肖红俊.头颈部结外淋巴瘤.临床耳鼻咽喉头颈外科杂志，2009，23（6）：285-288.

［31］刘领波，韩德民，王景礼.原发性鼻腔和鼻咽 NHL 临床特征分析.耳鼻咽喉头颈外科，1999，6（6）：341.

［32］Hunt KE，Reichard KK. Diffuse Large B-Cell Lymphoma. Arch Pathol Lab Med，2008，132（1）：118-124.

［33］Rant anen S，Monni O，Joensuu H，et al. Causes and consequences of Bcl-2 over-expression in diffuse large B-cell lymphoma. Leuk Lymphoma，2001，42（5）：1089-1098.

［34］朱婧，魏锐利.45 例眼附属器 MALT 淋巴瘤的临床分析.第二军医大学学报，2006，27（8）:919-921.

［35］Harnsberger HR，Bragg DG，Osborn AG，et al. Non-Hodgkin's lymphoma of the head and neck: CT evaluation of nodal and extranodalsites. AJR，1987，149:785-791.

［36］Lee YY，VanTassel P，Nauert C，et al. Lymphomas of the head and neck: CT findings at initial presentation. AJR，1987，149: 575-581.

［37］庄奇新，朱莉莉，李文彬，等.Waldeyer 环淋巴瘤的 CT 和 MRI 表现.中华放射学杂志，2005，39（8）:822-825.

［38］Sumi M，Van Cauteren M，Nakamura T. MR Microimaging of Benign and Malignant Nodes in the Neck. AmJ Roentgenol，2006，186（3）:749-757.

[39] Ou CH, Chen CC, Lingjc, et a1.Nasal NK/T-cell lymphoma: computed tomography and magnetic resonance imaging findings. Chin Med Assoc, 2007, 70 (5):207-212.

[40] Ashley H, Aiken MD, Christine Glastonbury, et a1. Imaging Hodgkinand Non-Hodgkin lymphoma in the headand neck. Radiol Clin North Am, 2008, 46 (2):363-378.

[41] 李静, 石木兰, 王爽. 恶性淋巴瘤和头颈部鳞癌颈部受累淋巴结的CT与病理比较. 中华放射学杂志, 2002, 36 (8):737-740.

[42] 周晓, 王伟, 邱元正. 鼻咽恶性淋巴瘤43例误诊分析. 中国耳鼻咽喉颅底外科杂志, 2004, 10 (1):31-32.

[43] 常英展, 苏开明, 张岚, 等. 头颈部恶性淋巴瘤误诊分析. 临床肿瘤学杂志, 2002, 7 (6):437-438.

[44] Asaumi J, Yanagi Y, Hisatomi M, et al. The value of dynamie contrast enhanced MRI in diagnosis of malignant lymphoma in the head and neck. Fur J Radiol, 2003, 48 (2):183-187.

[45] 王平仲, 余强, 石慧敏. 头颈部非霍奇金淋巴瘤的CT表现. 中华口腔医学杂志, 1999, 34 (4):208-211.

[46] Som PM. Detectionof metastasis incervical lymphnodes: CT and MR criteria and differential diagnosis. AJR, 1992, 158:961-969.

[47] Steinkamp HJ, Hosten N, Richter C, et al. Enlarged cervical lymphnodes at helical CT. Radiology, 1994, 191:795-798.

[48] 罗德红, 石木兰, 徐震刚, 等. 颈部转移淋巴结的CT、B超扫描与病理对照研究 (转移淋巴结的诊断标准). 中华放射学杂志, 1997, 31:608-613.

[49] Vandenbrekel MW, Stel HV, Castelijns JA, et al. Cervical Lymphnodemetastasis: assessment of radiology criteria. Radiology, 1990, 177:379-384.

[50] Sakai O, Curtin HD, RonaLV, et al. Lymph nodepathology: benign proliferative, lymphoma, and metastatic disease (Review). Radiol Clini-NorthAm, 2000, 38: 979-998.

[51] Saito A, Takashima S, Takayama F, et al. Spontaneous extensivenecrosis in non-Hodgkin lymphoma: prevalence and clinical significance.J Comput Assist Tomogr, 2001, 25: 482-486.

[52] 罗德红, 石木兰, 徐震刚, 等. 颈部转移淋巴结的CT、B超扫描与病理对照研究 (包膜外侵犯的诊断). 中华放射学杂志, 1997, 31:758-761.

[53] Ha C S, Shadle KM, Medeiros L J, et al. Localized non-Hodgkin lymphoma involving the thyroid gland. Cancer, 2001, 91 (4): 629-635.

[54] Boussen H, SethomA, Beddouihech N, et al. Lymphome sprimitifs nasosinusiens: Apropos de 25 case. Cancer Radiother, 2001, 5 (2): 150-154.

[55] 王虎, 于淑珍, 杨洁. 原发于鼻腔恶性T/NK细胞淋巴瘤临床分析 (附20例报告: 耳鼻咽喉, 头颈外科) 2001, 8 (3): 146-149.

[56] HattaC, OgasawaraH, OkitaJ, etal.Non-Hodgkin's malignant lymphoma of the sinonasal tracttreatment outcome for 53 patients according to REAL classification. Auris Nasus Larynx, 2001, 28 (1): 55-60.

[57] Tsang RW, Gospodarowicz MK, Pintilie M, et al. Stage I and II MALT lymphoma: results of treatment with radiotherapy. Int JRadiat Oncol Biol Phys, 2001, 50 (5): 1258-1264.

[58] Tham IW, Lee KM, Yap SP, et al.Outcome of patients with nasal natural killer (NK) / T- cell lymphoma treated with radiother apy, with or without chemotherapy.Head Neck, 2006, 28: 126-134.

[59] Epstein JB, Epstein JD, LE ND, et al.Characteristics of oral and paraoral malignant lymphoma.a population-based review of 361 cases.Oral Surg Oral Med Oral Pathol Oral Radiol Endod, 2001, 92:519-525.

原发性眼附属器淋巴瘤

目 录

眼附属器主要包括眼眶、眼外肌、结膜、眼睑、泪器。

眼眶是由额骨、蝶骨、筛骨、腭骨、泪骨、上颌骨和颧骨7块颅骨构成，呈稍向内，向上倾斜，四边锥形的骨窝，其口向前，尖朝后，有上下内外四壁；眶内除眼球、眼外肌、血管、神经、泪腺和筋膜外，各组织之间充满脂肪，起软垫作用。

眼外肌共有6条，司眼球的运动。结膜是一层薄而透明的黏膜，覆盖在眼睑后面和眼球前面。按解剖部位可分为睑结膜、球结膜和穹隆结膜3部分。

眼睑分上睑和下睑，居眼眶前口，覆盖眼球前面。上睑以眉为界，下睑与颜面皮肤相连。上下睑间的裂隙称睑裂。两睑相连接处，分别称为内眦及外眦。内眦处有肉状隆起称为泪阜。上下睑缘的内侧各有一有孔的乳头状突起，称泪点，为泪小管的开口。其生理功能主要是保护眼球，由于经常瞬目，故可使泪液润湿整个眼球表面，使角膜保持光泽，并可清洁结膜囊内灰尘及细菌。

泪器，包括分泌泪液的泪腺和排泄泪液的泪道。

眼附属器淋巴瘤可发生于眼眶软组织、眼睑、泪腺、结膜等部位[1]，该病可原发于眼附属器，亦可继发于全身其他部位淋巴瘤的累及，本章主要讨论原发性眼附属器淋巴瘤。

眼附属器淋巴瘤属于结外淋巴瘤，既往多采用 Isaacson 等建议的结外淋巴瘤分类方案对其进行分类[2]；2001 年世界卫生组织在修正的欧美淋巴瘤分类（revised European-American classification of lymphoid neoplasms，REAL）方案基础上提出了新的分类方案[3]，国外文献依据这一分类方案进行统计，结果表明在眼附属器淋巴瘤中 B 细胞来源的非霍奇金淋巴瘤居多，占前三位的类型依次为黏膜相关组织边缘带 B 细胞淋巴瘤（extranodal marginal zone B-cell lymphoma of mucosa-associated lymphoid tissue，MALT-EMZL）、弥漫性大 B 细胞淋巴瘤及滤泡性淋巴瘤[4]，霍奇金淋巴瘤与其他非霍奇金淋巴瘤极少见。

第 1 节　流行病学

眼部淋巴瘤主要发生于眼眶，其他部位很少见，且绝大多数为非霍奇金淋巴瘤。结外非霍奇金淋巴瘤发生于眼眶者约为 1%，约占眼眶肿瘤的 10%[5-7]，为最常见的眼眶恶性肿瘤，其中 70%~75% 是系统淋巴瘤的蔓延，即全身淋巴瘤累及眼部，作为系统淋巴瘤的局部表现。

全身淋巴瘤的患者中眼眶受累的发病率并不高，据报告 1269 例全身淋巴瘤尸检病例中，仅 16 例（1.3%）有眼眶受累的证据，在一组 250 例儿童肿瘤眼眶活检组织学检查中仅有 5 例反应性淋巴细胞增生，没有一例淋巴瘤，表明眼眶淋巴性肿瘤显著性发生在成人，多发生在 45~60 岁[8-9]。

近年来，发病率有上升趋势，其临床表现与眼眶多种疾病相似，病理诊断亦有复杂分型。

在 MALT 结外边缘带非霍奇金淋巴瘤中，最常见于胃（约 50%），其次为肺及唾液腺（均 14%），眼附属器（12%）等[10-11]。

眼附属器淋巴瘤中最常见的类型是 MALT 淋巴瘤，在欧美国家，占眼附属器淋巴瘤 50%~78%，在韩国和日本高达 80%~90%[12]。近年来，眼附属器 MALT 淋巴瘤发病率有增长趋势，年发病增长率大于 6%。

眼附属器非霍奇金淋巴瘤可发生于任何年龄，但主要见于 60 岁以上的老年人，20 岁以下非常少见。王亚楼等[13]报道了 24 例眼附属器 MALT 淋巴瘤，其中有 1 例为 9 个月患儿。女性发病略多于男性[14-15]。易文殊等[16]报道了 18 例原发的眼附属器非霍奇金淋巴瘤，其中男 7 例，女 11 例，年龄范围 17~75 岁（平均 65 岁），病程 1 个月至 3 年。朱婧等[17]报道了 45 例眼附属器 MALT 淋巴瘤，男 28 例，女 17 例；年龄 24~89 岁，平均年龄（65±1.5）岁。病史最短 20 余天，最长 12 年；右眼 23 例、左眼 18 例，双眼受累 4 例；原发于眼眶 23 例，眼睑 10 例，泪腺 8 例，结膜 4 例，眼眶占位有 23 例（51.1%）。

第 2 节　组织病理学

1　病理类型

目前，临床医师和病理学家对眼眶淋巴瘤最常采用的分类方法是"修正的欧美淋巴瘤分类"（REAL），共分 5 类，其恶性程度由低至高依次为眼眶黏膜相关淋巴样组织淋巴瘤或淋巴边缘带淋巴瘤、淋巴浆细胞样淋巴瘤、滤泡性淋巴瘤、弥漫性大 B 细胞淋巴瘤、其他组织类型淋巴瘤，眼眶 MALT 淋巴瘤是最常见的眼部原发性淋巴瘤，占 35%~80%[18]；少见的病理类型有弥漫性大 B 细胞淋巴瘤、滤泡性淋巴瘤、淋巴浆细胞样淋巴瘤、套细胞淋巴瘤等[19]，来源于 T 细胞、伯基特淋巴瘤和霍奇金淋巴瘤者罕见，非 B 细胞型淋巴瘤占该部位所有淋巴瘤的 1%~3%[20]。T 细胞淋巴瘤起源于自然杀伤细胞和细胞毒性 T 淋巴细胞，多发生于鼻腔和鼻窦，累及眼附属器者少见，且多伴有全身其他部位的非霍奇金淋巴瘤。

赵蕾等[21]报道了 58 例眼部淋巴瘤，56 例为 B 细胞来源淋巴瘤，其中包括 51 例 MALT 淋巴瘤、2 例淋巴浆细胞样淋巴瘤、2 例弥漫性大 B 细胞淋巴瘤、1 例滤泡性淋巴瘤，仅 2 例为 T 细胞来源。易文殊等[16]报道了 18 例原发于眼附属器的非霍奇金淋巴瘤，16 例（88.9%）患者为黏膜相关淋巴组织型的结外边缘带 B 细胞淋巴瘤，未发现其他类型的 B 细胞淋巴瘤。朱婧等[17]报道了 45 例眼附属器 MALT 淋巴瘤，术后病理检查均为 MALT 结外边缘区小 B 细胞淋巴瘤。游启生等[22]报道了112例眼附属器淋巴增生性病变，91例患者为B细胞来源的非霍奇金淋巴瘤，居前3位的病变类型依次为MALT-EMZL、浆细胞瘤及弥漫性大B细胞淋巴瘤。王立等[23]报道，MALT-EMZL患者占眼附属器淋巴瘤患者的62%；何为民等[24]报道，MALT-EMZL患者占眼附属器淋巴瘤患者的89.19%；Coupland等[25]回顾性分析了112例眼附属器淋巴细胞增生性病变患者资料，发现MALT-EMZL占眼附属器淋巴瘤的64%。

2 病理机制

目前眼部淋巴增生性病变的组织病理学分类尚无统一方案，有眼科病理学家根据病理学特征将眼眶淋巴组织增生病分为炎性假瘤、反应性淋巴增生、不典型淋巴细胞增生及淋巴瘤四类；Knowles等[26]将这一疾病谱系分成反应性淋巴细胞增生、非典型淋巴细胞增生及淋巴瘤3类。据统计，眼附属器淋巴增生性病变以黏膜相关组织边缘带B细胞淋巴瘤最为多见。

在生理情况下，眼眶内软组织无淋巴组织（眼附属器仅在结膜基质内和泪腺腺泡与导管之间存在正常淋巴组织），但淋巴细胞增生性病变在眼部最常发生于眼眶，仅部分发生于泪腺。多数学者认为淋巴瘤一般先发生于上述部位，然后再向眶内侵犯，因而眼眶NHL好发生于肌锥外区，眼眶前上部，且常累及眼睑[27]。

有关眶内原发性淋巴瘤的发生学研究临床一直存在争议，推测眼附属器原发性淋巴瘤可能存在前驱非特异性炎性病变，炎性病变引起淋巴细胞浸润，浸润的淋巴细胞可形成典型的反应性滤泡，病理学即表现为反应性增生；处于某一分化阶段的淋巴细胞由于基因突变等原因停止分化，恶性增生，病理学和临床即表现为淋巴瘤。Isaacson等认为自身免疫性疾病或感染导致的"获得性黏膜相关组织"是MALT-EMZL发生的基础。且从临床报道看，在确诊为淋巴细胞增生性病变之前曾有明确的炎性反应史和病灶。

近年来，眼附属器淋巴细胞增生性病变患者有增长趋势，其可能原因为工农业生产飞速发展，污染增加，环境恶化，导致眼附属器非特异性炎性反应增加，从而为淋巴细胞增生性病变的发生奠定了基础；既往社会经济条件较差，由于眼附属器淋巴细胞增生性病变多不影响视力，故患者的就诊率较低，随着我国社会经济生活水平的提高，患者的眼保健意识增强，就诊率增加；另外，随着眼科医师，尤其眼科病理专业医师对眼附属器淋巴瘤认识的提高，确诊率上升。

3 病理特征

2005年，游启生等[22]对首都医科大学北京同仁眼科中心1985年至2004年112例眼附属器淋巴增生性病变的组织病理学特点进行了总结，并对反应性淋巴细胞增生、非典型性淋巴细胞增生、淋巴瘤的病理特征进行了深入分析，具有重要指导意义。该作者指出，病理组织学上良性反应性淋巴增生显示具有淋巴滤泡伴有反应性生发中心及包括淋巴细胞、组织细胞和浆细胞的多种细胞组成为特点；而淋巴瘤则以淋巴样浸润性病变，细胞学上为单形性、非典型性细胞组成为特征。

在鉴别良、恶性病变及组织形态学上难以分辨的患者时，可采用免疫组织化学染色法检测轻链的限制性，或采用聚合酶链反应（polymerase chain reaction，PCR）检测IgH或T细胞表面受体的基因重排，从而证明病变组织细胞的单一性（克隆性）。徐青等[28]对29例眼附属器MALT淋巴瘤患者和8例反应性增生患者进行免疫组织化学和PCR检测，认为免疫组织化学和PCR有助于明确形态学上难以诊断的病例。

目前国外专家认为，发生在眼附属器的结外淋巴瘤更具有侵袭性。

眼眶MALT多单眼发病，病变包绕眼部环绕生长，呈不规则的黏膜样组织，无明显边界，切面灰白色、质脆，呈鱼肉状。

3.1 反应性淋巴细胞增生

病变由弥漫增生的淋巴细胞组成，与炎性假瘤相比，淋巴增生更显著、淋巴样滤泡更常见，有一原始纤维基质伴有数个嗜酸性粒细胞和内皮细胞增生。

病变以小而圆的成熟淋巴细胞为主，多见淋巴滤泡形成，滤泡之间散在小淋巴细胞、组织细胞及浆细胞；滤泡内可见典型的生发中心和套区结构；生发中心内细胞多见核分裂相；但套区及滤泡间区细胞少或无核分裂相。

3.2 非典型性淋巴细胞增生

此代表介于反应性淋巴细胞增生和淋巴瘤的中间过渡性病变，以淋巴细胞组成为特征，淋巴细胞多呈弥漫性增生，淋巴样滤泡较少。

病变主要由成熟细胞组成，亦可见一定数量不成熟的淋巴细胞；与反应性淋巴增生不同之处是不成熟的淋巴细胞数量较多，并可见生发中心外有核分裂相存在。

随着免疫病理及分子病理学的兴起和发展，大大提高了淋巴瘤诊断的准确率，使非典型增生的诊断率由原来的≥10%下降至≤5%[28]。有学者指出，非典型性增生实为病理学诊断中的灰色区域，不利于进一步选择治疗方案和判断预后，应尽量避免出现这一诊断。

3.3 淋巴瘤

淋巴瘤由形态学上较单一的、不成熟的淋巴细胞或明显异形性的淋巴细胞组成，以有较多较大核分裂相的退行发育细胞、较多的多形核和常常并存核仁为特征，淋巴滤泡缺乏或不明显，内皮细胞增生也不明显。

3.4 MALT 淋巴瘤

黏膜相关淋巴组织 B 细胞淋巴瘤是原发于眼附属器的非霍奇金淋巴瘤中最常见的病理类型，发生于眼睑、结膜及眼眶的 MALT 淋巴瘤与其他 MALT 来源的淋巴瘤相似；其可长期不发生远处侵犯，并通常有一个明显的反应性炎症的初始阶段；通常由分化良好的小淋巴细胞组成，孤立发生或伴有系统性淋巴瘤，通常由单克隆 B 淋巴细胞组成[29-30]，滤泡性或结节性不到15%。

典型的 MALT 淋巴瘤的形态为各种不同类型的细胞群增生，以边缘带 B 细胞为主，伴有不同程度的浆细胞分化及母细胞转化，表现为中心细胞样细胞围绕残存的生发中心生长并浸润滤泡，侵犯上皮或腺体，形成淋巴上皮病损。

肿瘤性的边缘带 B 淋巴细胞细胞核不规则，比小淋巴细胞的稍大，染色深，染色质呈凝块状，胞质丰富，类似滤泡中心细胞。有时核中等大，染色质稍分散，胞质更多且染色空淡，呈单核细胞样形态。在 MALT 淋巴瘤中，浆细胞分化、淋巴上皮病变和滤泡植入是具有诊断价值的特征形态。

4 其他类型

在游启生等[22]报道的 112 例眼附属器淋巴增生性病变中，有 5 例弥漫性大 B 细胞淋巴瘤患者。肿瘤由弥漫性增生的大细胞组成，细胞直径为小淋巴细胞 2 倍或 2 倍以上；细胞圆形或椭圆形，泡状核，染色质较细，核仁单个或多个，居中或靠近核膜；胞质中等（见图40-1），嗜碱性。另有 2 例淋巴母细胞性淋巴瘤患者，肿瘤由弥漫增生的大细胞组成，瘤细胞核圆形或椭圆形，核膜不同程度卷曲。染色质细，核仁通常不明显，核分裂相多见；胞质中等，呈浅蓝至蓝灰色，偶有空泡形成（见图40-2）。

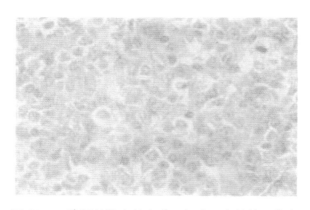

图 40-1 弥漫性增生的大淋巴细胞，泡状核，染色质较细；核仁单个或多个，居中或靠近核膜；胞质中等，嗜碱性（HE 染色×400）[22]

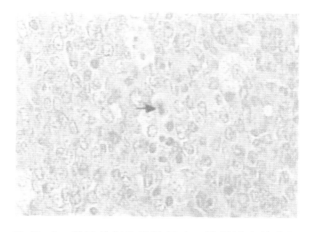

图 40-2 淋巴母细胞性淋巴瘤，弥漫增生的大细胞，瘤细胞核圆形或椭圆形，核膜不同程度卷曲，染色质细，胞质中等；可见核分裂相（箭头）（HE 染色×400）[22]

第 3 节　免疫组织化学与遗传学

1　免疫组织化学

原发性眼附属器淋巴瘤的细胞类型不同，其免疫表型亦各不相同。单克隆抗体免疫表型检查则可识别淋巴瘤细胞的细胞谱系及分化水平，CD45（白细胞共同抗原）用于鉴定其白细胞来源；CD19、CD20、CD22、CD45RA、CD5、CD10、CD23、免疫球蛋白轻链 κ 及 λ 等用于鉴定 B 淋巴细胞表型；CD2、CD3、CD5、CD7、CD45RO、CD4、CD8 等鉴定 T 淋巴细胞表型；CD30 和 CD56 分别用于识别间变性大细胞淋巴瘤及 NK 细胞淋巴瘤；CD34 及 TdT 常见于淋巴母细胞淋巴瘤表型。

MALT-EMZL 的诊断不是以是否累及黏膜为标准，而应在组织形态学的基础上结合免疫组织化学染色的结果进行判断。

MALT 淋巴瘤瘤细胞通常表达 CD45、CD20 和 CD79a，不表达 CD45RO、CD3、CD68、CD56。MALT 淋巴瘤的免疫表型特征有助于其与小 B 细胞淋巴瘤相区别，MALT 淋巴瘤通常不表达 CD5，这可将其与套细胞淋巴瘤和慢性 B 淋巴细胞白血病区分开来；而且，MALT 淋巴瘤通常也不表达 CD10 和 Bcl-6，而在滤泡性淋巴瘤中 CD10 和 Bcl-6 均有表达。

王亚楼等 [13] 报道了 24 例眼附属器 MALT 淋巴瘤，免疫组化显示 CD45、CD20、CD45RA、CD79a 均阳性，CD3、CD43、CD45RO、CK、EMA、NSE、PLAP 均阴性。朱婧等 [17] 报道了 45 例眼附属器 MALT 淋巴瘤，30 例瘤细胞表达 CD45、CD20、Bcl-2，5 例 CD74 阳性，8 例 CD79 阳性，8 例 CD43 阳性。所有病例瘤细胞 CD5、CD3、CD10、cyclinD1、CK 均阴性。

易文殊等 [16] 报道了 18 例原发于眼附属器非霍奇金淋巴瘤，其中 16 例为黏膜相关淋巴组织型的结外边缘带 B 细胞淋巴瘤，瘤细胞均表达 CD45RB、CD20、CD79a 和 LCA（见图 40-3、图 40-4）；15 例患者瘤细胞不表达 CD45RO、CD3 和 CD56；2 例诊断为 NK/T 细胞性非霍奇金淋巴瘤，瘤细胞呈中等大小，形状不规则，弥漫浸润，胞浆苍白，免疫组化检测 CD3+、CD56+、LCA+、VCHL+、CD20-。

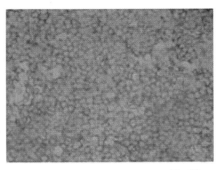

图 40-3　MALT，CD20 阳性 [16]

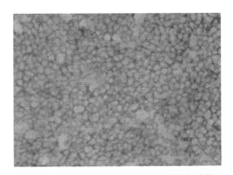

图 40-4　MALT，CD79a 阳性 [16]

2　遗传学

90% 的非霍奇金淋巴瘤存在非随机性染色体核型异常，常见为染色体易位、部分缺失和扩增等；不同类型的非霍奇金淋巴瘤多有各自的细胞遗传学特征。

非霍奇金淋巴瘤是发生于单一亲本细胞的单克隆恶性增殖，瘤细胞的基因重排高度一致。IgH 基因重排常作为 B 细胞淋巴瘤的基因标志；TCRγ 或 β 基因重排常作为 T 细胞淋巴瘤的基因标志，阳性率均可达 70%~80%。

近年来，国外对眼部 MALT 淋巴瘤的分子遗传学异常在分子水平上进行了深入研究，关于突变基因对促进或抑制细胞凋亡信号转导通路上的功能方面的研究有了许多发现，可为临床选择合适的治疗方案提供帮助。目前已确认主要有 3 种染色体易位与 MALT 发生发展有密切关系，即 t（11；18）（q21；q21）/API2-MALT1，t（1；14）（p22；q32）/Bcl-10-IGH，t（14；18）（q32；q21）/IGH-MALT1，它们最终影响到同一个信号转导通路 NF-κB，引起基因转录的改变。

有研究表明[31]，伴有染色体易位 t（11；18）（q21；q21），凋亡抑制基因 API2-MALT1 融合，以及 Bcl-10 蛋白阳性表达等特点的淋巴瘤在生物学行为上具有侵袭性；促凋亡基因 Fas 失活也与 MALT 淋巴瘤发生有关。

目前认为，促凋亡基因的失活能使细胞逃逸凋亡分子介导的凋亡从而使细胞永生化，这可能是 MALT 淋巴瘤发生的中心环节。Adachi 等[32]在 62 例眼附属器淋巴组织增生病例中发现，51 例为 MALT 型淋巴瘤，其中 58%有 Bcl-10 的核表达，但并没有发现 Bcl-10 的表达和临床参数有相关性。Isaacson 等[33]指出，Bcl-10 是 MALT 淋巴瘤的特征性蛋白，其基因突变后虽然可以激活 NF-κB 通路，但丧失了促进凋亡的功能，转而获得细胞恶变的能力，形成 MALT 淋巴瘤细胞的残存和增殖，导致了 MALT 淋巴瘤的发生。

2.1 t（11；18）（q21；q21）/API2-MALT1

t（11；18）（q21；q21）染色体易位涉及凋亡抑制基因 API2 与 MALT1 融合，其蛋白产物 API2-MALT1 与肿瘤发生有关。API2-MALT1 融合基因的结构包括 API2 的 N 端的 BIR 域和 MALT1 的 C 端的 caspase 样域。API2 基因抑制 caspases3、7、9 的生物活性被认为是凋亡抑制蛋白编码基因，而 MALT1 则与抗原受体调节的核转录因子 NF-κB 通路激活有关。

有报道[34]，API2-MALT1 融合基因通过 API2 的 BIR 结构域的自身寡聚化作用和 MALT1 的 caspase 结构域触发激活 NF-κB 通路。全长 API2 蛋白或全长 MALT1 蛋白都不能有效活化 NF-κB，但 API2-MALT1 融合蛋白可显著增强 NF-κB 活性，融合蛋白切断状态不能活化 NF-κB，意味着 BIR 结构域和 caspase 样结构域对活化 NF-κB 是必需的。

t（11；18）（q21；q21）是 MALT 淋巴瘤中最常见的染色体结构异常，多见于低度恶性 MALT 淋巴瘤。Chuang 等[35]研究结果显示，60%MALT 淋巴瘤出现此易位，其中包括 1 例向高度恶性转化者。

2.2 t（1；14）（p22；q32）/Bcl-10-IGH

t（1；14）（p22；q32）染色体易位最早由 Wotherspoon 等[36]于 1990 年描述，此种易位在结外边缘带眼 MALT 淋巴瘤中较常见，且

多为高度恶性。

Bcl-10 是胞内蛋白，为Ⅱ型马疱疹病毒 E10 的同源基因，编码有 233 个氨基酸的蛋白。生理情况下能够促进凋亡，其 N 端包含一个 CARD 结构域，由 6 个紧密排列的反向平行的螺旋构成区，类似于"死亡结构域"，C 端有丰富的丝氨酸和苏氨酸。在正常的淋巴滤泡中，Bcl-10 只表达于淋巴细胞的胞质，生发中心的 B 细胞呈现高表达，边缘带 B 细胞中等强度表达，而套区 B 细胞仅微弱表达或不表达。

t（1；14）（p22；q32）易位时，位于 1p22 上的 Bcl-10 基因拼接至 14q32 上的 IgH 增强子附近，导致被认为是 MALT 淋巴瘤特征性蛋白的 Bcl-10 基因异常表达。Ye 等[37]研究表明，伴有此易位的 MALT 淋巴瘤对抗生素治疗 Hp 菌无效，生物学行为上更具有侵袭性。在 MALT 中，免疫染色见 Bcl-10 蛋白不仅在胞质中表达阳性，在胞核中亦呈阳性。Vejabhuti 等[38]报道，在 48 例眼附属器淋巴瘤中，30.3%为 MALT 型者检测出 Bcl-10 的异常表达，胞核中等强染。

用 Bcl-10 基因敲除的小鼠实验证明[39]，Bcl-10 在抗原受体接受刺激后能激活 NF-κB 信号通路，对 B 细胞和 T 细胞的发育有重要的作用。有研究指出[40]，野生型 Bcl-10 基因对细胞生长起着促凋亡的作用，发生突变后有单个核苷酸的插入、删除、替换，或一段基因的缺失，Bcl-10 发生移码改变，引起 CARD 域 C 端终止区的截断。Bcl-10 基因的完整全长为保持凋亡功能所必需，但其截短并不影响 NF-κB 通路的激活，而使促进凋亡的功能丧失，转而获得使细胞恶变的能力。文献报道[41]，t（11；18）（q21；q21）和 Bcl-10 核表达之间存在强烈的相关性，在有淋巴结或远处转移的病例中，t（11；18）（q21；q21）和 Bcl-10 核表达的阳性率大大高于局限发病者，提示 MALT 淋巴瘤的这两种易位均存在 Bcl-10 核表达，产生了效应联系，在 MALT 淋巴瘤的发病机制中 Bcl-10 核表达可能扮演着重要角色。

2.3 t（14；18）（q32；q21）/IGH-MALT1

t（14；18）（q32；q21）/IGH-MALT1 这一类染色体易位最多见于滤泡性淋巴瘤，多见于非胃肠道 MALT 淋巴瘤，包括眼、皮肤、唾

液腺。2003 年，Streubel 等[42] 证明了此易位导致 MALT1 基因在 IgH 重链增强子控制下过量表达。有研究报道[43]，MALT1 不能单独激活 NF-κB 通路，MALT1 的寡聚化作用是依赖于上游 Bcl-10 的自身寡聚化作用协同激发的。因此，在 t（14；18）（q32；q21）染色体易位的 MALT 淋巴瘤细胞中，可见高水平的 Bcl-10 和 MALT1 同时表达在细胞质中。

Bcl-10 通过一小段 19~107 个氨基酸连接于 MALT1 的 Ig 样域，其 N 端 CARD 结构域发生寡聚化而不需要信号通路上游因子的调节，介导 MALT1caspase 结构域寡聚化，其后触发分子事件使 IKK-泛素化激活 NF-κB 通路。

2.4 CARMA1、Bcl-10 和 MALT1 复合物

Lucas 等[44] 研究细胞内部两种蛋白的表达，指出 CARMA1（MAGUK）是 Bcl-10 的上游启动子，通过 CARD-CARD 之间的相互作用连接 Bcl-10 和 MALT1 形成一个三维复合体，激活 IKK 复合物，导致 NF-κB 通路的激活。

CARMA1 是膜相关鸟苷酸激酶 MAGUK 家族成员 Bimp1 分子，可看作是一个脂质相关蛋白连接 T 细胞表面受体复合物，起着征募下游信号分子的作用[45]。CARMA1 包括 N 端的 CARD 域、连接 CC 域、PDZ 域、SH3 域和 C 端的 GUK 结构域，其中 PDZ-SH3-GUK 复合物是 MAGUK 蛋白的象征性结构，对调节膜成分和细胞骨架有重要作用，CARMA1 包含的所有结构域对 CD3、CD28 刺激导致 NF-κB 通路的激活是必不可少的。

CARMA1 结合 Bcl-10-MALT1 形成三元复合物，充当 PKC 与 Bcl-10-MALT1 的连接物。Bcl-10 的 CRAD 域是连接 CARMA1 和激活 NF-κB 通路的关键部分，Bcl-10 的磷酸化很可能是激活 NF-κB 通路的关键环节。

研究表明[46]，在眼 MALT 淋巴瘤的发生机制中，发生突变或过量表达的 Bcl-10 通过自身的 CARD 域发生寡聚化作用使 MALT1 寡聚化，激活异常的 NF-κB 通路促使 NEMO，即 NF-κB 通路的中心调节因子 IκB 激酶（IKK-γ）发生泛素化。K63 连接的 IKK-γ 泛素化和 UBC13 依赖的酶泛素化作用，提示 IKK-γ 的泛素化可能与抗原受体介导的 IKK 和 NF-κB 通路的激活有关。

有学者认为[47]，Bcl-10 引发 MALT1 寡聚化，使下游的 TRAF6 和 E2 酶复合物通过尚不清楚的机制发生广泛的泛素化级联反应，IKKα 和 IKKβ 的激活发生磷酸化导致 IκB 的降解，释放出 NF-κB 转入核内使细胞发生增生，凋亡信号受到抑制从而使细胞永生化。

突变的 Bcl-10 在 C 端至 CARD 域截断，在激活 NF-κB 通路中不能促进细胞的凋亡，在发生上述细胞内级联反应后，释放出 NF-κB 转入核内抑制细胞凋亡，所以促凋亡基因的失活是 MALT 淋巴瘤发病的中心环节，NF-κB 活性显著增高可能是促进淋巴瘤进展的关键因素。

2.5 其他遗传异常

Wotherspoon 等[36] 报道在 55 例 MALT 淋巴瘤中 3 号染色体三倍染色体异常发生率很高，但 Ott 等[48] 采用 FISH 等高敏感度的方法在大规模的 MALT 淋巴瘤研究中仅检出不超过 20% 的 3 号染色体三倍体异常，这一差异提示 3 号染色体可能由于自身遗传物质的高拷贝，引起致瘤基因发生量变，较强的剂量效应影响了淋巴细胞的分化增生。

Fas 基因的突变在 MALT 淋巴瘤中检出较高，与淋巴瘤显示低水平的凋亡及逃逸 fas 介导的凋亡相吻合。

文献报道，60% 的 t（11；18）阴性的 MALT 淋巴瘤存在 18、3、7 和／或 11 号染色体三倍体异常，提示 t（11；18）（q21；q21）和非整倍体是相互排斥事件，它们可能在 MALT 淋巴瘤的发生发展过程中致病机制不同。

c-myc 基因的点突变可能作为早期的分子事件参与 MALT 淋巴瘤的发生。此外，MALT 淋巴瘤发生恶性转化时，尚存在 p53 基因的失活和 p16 基因纯合性缺失的改变[49]。

第 4 节　常规检查

1　实验室检查

早期患者血象多正常；继发自身免疫性溶血或肿瘤累及骨髓者，可发生贫血、血小板减少及出血。9%~16% 的患者可出现白血病转化，常见于弥漫性小淋巴细胞性淋巴瘤、滤泡性淋巴瘤、淋巴母细胞性淋巴瘤及弥漫性大细胞型

淋巴瘤等。

可有血沉、血清乳酸脱氢酶、β₂-微球蛋白及碱性磷酸酶升高，单克隆或多克隆免疫球蛋白升高。

2 影像学检查

眼眶部解剖复杂，发生在此处的病变不易观察且与邻近组织关系密切，因此定位及诊断困难。

影像学检查以其无创、简便等优势在眼眶疾病的诊断中发挥着越来越重要的作用。传统的B超检查操作简便、经济，但受操作者技术因素的影响较大；X线平片对本病的诊断价值不大；CT检查可以清楚显示病变的位置、形态、眶壁骨质改变，但软组织分辨率较MRI低，对肿瘤与眶内邻近组织关系的判断远不如MRI，且具有放射线损伤。MRI具有灵敏性高、软组织对比好、可任意方位成像等特点，配合使用脂肪抑制技术的增强检查，可显著提高图像质量，目前被认为是对眼部疾病最有价值的影像学检查方法。

眼眶CT和MRI是术前诊断眼眶非霍奇金淋巴瘤的重要依据，可以了解肿瘤的大小、数量及病变组织浸润程度。多数眼眶非霍奇金淋巴瘤CT表现为单一的、均质的中高密度肿块，大多沿眶内组织塑型生长，包绕周围组织呈"铸造"状，很少出现骨质破坏。MRI多表现为T1和T2加权像呈中等信号、边界不清的单一肿块。眼部B超对眼眶非霍奇金淋巴瘤也有一定的意义，主要表现为不规则低回声病灶，内回声少。尽管如此，目前仅凭影像学和临床检查仍难以定性诊断。

2.1 B超检查

B超能较好地显示病变内部结构和形态，眼部淋巴瘤B超多表现为形状不规则的占位病变，多环绕眼球生长，边界不甚清楚，内回声少，透声性中等，不可压缩；一般CDI常发现病变内有较丰富的血流。

朱婧等[17]报道了45例眼附属器MALT淋巴瘤，其中28例B超探查定位于眶肌锥外的15例，眶外上方泪腺部的8例，定位诊断率为80%。

2.2 CT检查

CT对眶骨结构和肿瘤侵犯范围与周围组织的关系显示良好，具有较好的定性、定位诊断作用。对于眼附属器MALT淋巴瘤，CT多表现为单一的、均质的中高密度肿块，大多沿眶内组织塑型生长，包绕周围组织呈特征性的"铸造样外观"。多数肿瘤位于眼眶前部并累及包绕眼球、眼外肌或视神经，边界不清楚，形状不规则，增强明显；很少出现骨破坏，但可充满眼眶。

原发性眼眶淋巴瘤与全身淋巴瘤累及眼部的CT表现基本一致，其区别主要表现在临床上。眼眶淋巴瘤根据病变侵及范围可分为局限型（局限于1个区域内）和弥漫性（病变累及2个区域以上）[50]。

由于眼部真正的淋巴样组织的分布特点，病灶多位于眼眶前上部（眶隔前区）或起自此区域向眶内蔓延。

局限性眼眶淋巴瘤病变局限于眼球周围或眶隔前区，CT表现肿块与眼球壁分界欠清晰，周边组织不同程度受压推移。

弥漫性眼眶淋巴瘤CT表现为肌锥内外弥漫软组织密度影，病变与眼外肌、视神经分界不清。

眼眶原发淋巴瘤的形态学亦具有一定的特征性，其形态不规则，呈铸形生长，是由于非霍奇金淋巴瘤无包膜，以浸润性生长为主，机械性推移占位效应不明显，因此常累及肌锥内外间隙，与眼环、眼外肌及视神经界限不清，但眼球壁与肿物接触面无压迹或凹陷，眼环多无明显增厚[50]。

病灶密度在增强前后均较均匀，增强后为轻、中度强化，其中无明显坏死及钙化。眼眶内脂肪间隙表现清晰，此点是与眼眶炎性假瘤鉴别时的重要依据之一。

位于眼眶前部的病变容易沿眼睑及周围皮下组织蔓延，与邻近正常皮下组织分界不清，类似于炎症改变。

表现为眼眶原发淋巴瘤引起邻近骨质破坏比较少见，可能与眼眶原发淋巴瘤绝大多数属于B细胞淋巴瘤，其恶性程度较低有关[51]。原发眼眶淋巴瘤若发生骨质破坏，则主要表现为骨质明显吸收变薄，而无眼眶其他恶性肿瘤溶骨性骨质破坏表现，此改变与眼眶内其他恶性肿瘤如转移瘤、泪腺癌等容易侵犯、破坏邻近骨质不同。

朱婧等 [17] 报道了 45 例眼附属器 MALT 淋巴瘤，CT 扫描 30 例，位于眶内呈包绕眼环生长的 20 例，CT 检查诊断率为 85.7%，并由术后病理诊断证实。

泮旭铭等 [52] 报道了 6 例原发性眼眶淋巴瘤，6 例均为单侧，右侧 4 例，左侧 2 例。病灶密度均较均匀，其中无明显坏死及钙化。位于肌锥内外呈弥漫性生长 3 例，并见其包绕眼球生长呈铸型改变，与周围眼外肌、眼环分界不清，但眼环完整无局限性增厚（图 40-5），其中 1 例侵犯邻近额骨眶突，受累骨质呈受压吸收改变，边缘锐利；位于肌锥外泪腺区呈孤立状结节 2 例，病灶边界清晰，泪腺窝无明显扩大，病灶沿眼睑及周围皮下组织蔓延，与邻近正常皮下组织分界不清（图 40-6）；位于结膜沿眼睑蔓延 1 例。眼眶内脂肪间隙均清晰。增强后均呈轻、中等度均匀强化。6 例均经 CT 检查并经手术或活检后病理证实，均为非霍奇金淋巴瘤，B 细胞型。

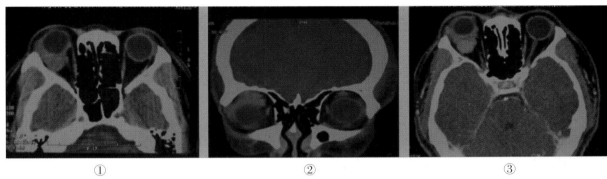

图 40-5　右侧眼眶淋巴瘤。①右侧眼眶外后方见软组织肿块影，密度均匀，围绕眼球生长呈铸形改变，与眼环间界限模糊，眼环无明显增厚，肌锥内脂肪间隙清晰；②冠状位显示病灶位于眼球上方，围绕眼球生长呈铸形改变；③增强后病灶呈轻度强化 [52]

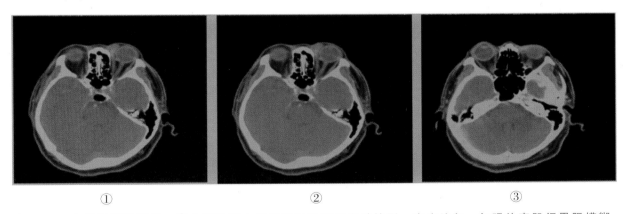

图 40-6　左侧眼眶淋巴瘤。①左侧眼眶内侧泪腺区见软组织肿块影，密度均匀，与眼外直肌间界限模糊；②增强后病灶呈均匀强化；③为图①下方层面，内侧皮下软组织增厚，并见异常强化，与正常皮下组织分界不清 [52]

易文殊等 [16] 报道了 18 例原发于眼附属器非霍奇金淋巴瘤，13 例行眼眶 CT 检查者，病灶主要表现为边界不清的软组织密度影，增强后中等强化，发生于眶内者病变包绕眼球呈"铸造"状，视神经和眼外肌受压移位，但无 1 例出现骨质破坏（见图 40-7 至图 40-9）。

2.3　MRI 检查

MRI 具有多方位、多层面、多参数的成像能力，对软组织的分辨力强；其能多方位成像，更能准确判断软组织肿块延伸范围及与邻近结构关系，可以根据成像参数的不同信号强度提示病变的内部结构。

对于眼附属器 MALT 淋巴瘤，MRI 对软组织的分辨能力强，能更准确判断肿块侵及范围，表现多为 T1 和 T2 加权像呈中等信号、边界不清的单一肿块。

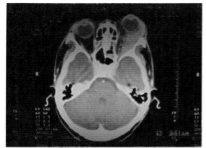

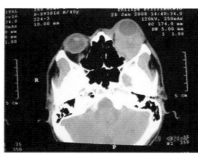

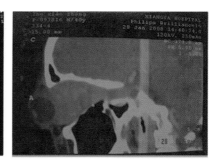

图 40-7　眼淋巴瘤，CT 平扫，病灶呈边界不清的软组织密度影[16]

图 40-8　眼淋巴瘤，CT 平扫，病灶包绕眼球呈"铸造状"[16]

图 40-9　眼淋巴瘤，CT 矢状位，病灶包绕眼球呈"铸造状"[16]

淋巴瘤多位于泪腺、眼睑，也可弥漫侵及眶内软组织在 MRI 上 T1WI 多为中信号，T2WI 为高信号或中高异质信号，增强明显。由于病变呈浸润性增生可显示包绕眼眶正常结构，甚至充满眼眶。

朱婧等[17] 报道了 45 例眼附属器 MALT 淋巴瘤，12 例做磁共振检查，表现为 T1WI 呈中等信号，T2WI 呈中等高信号，均沿眼环生长，边界欠清，部分与周围组织粘连，增强后病灶一致性明显强化。

近年来，国内外已有部分研究者使用磁共振扩散加权成像（diffusion-weighted imaging，DWI）对眼部淋巴瘤进行研究[53]。郭健等[54] 研究发现，眼眶淋巴造血系统肿瘤的表观扩散系数（apparent diffusion coefficient，ADC）显著低于癌、良性实性肿块、脉管性肿块、囊性肿块，DWI 和 ADC 值可提供一些辅助诊断信息。

赵蕾等[21] 报道了 58 例眼部淋巴瘤，MRI 显示 31 例局限性病变均累及眶隔前间隙和/或肌锥外间隙，27 例弥漫性病变单独或同时累及肌锥内、外间隙；淋巴瘤沿肌锥内外间隙塑形生长，可侵犯邻近组织，与眼球、泪腺、视神经、眼外肌、眶隔等结构界限不清，但眼球壁与肿物接触面无压迹或凹陷，眼环亦无增厚。文献报道，除少数弥漫性大 B 细胞淋巴瘤外，眼眶淋巴增生性病变一般无骨质破坏[55]。

游启生等[22] 指出，眼附属器淋巴增生性病变 MRI 的表现具有特征性，T1WI、T2WI 等信号或略低信号，欠均匀，增强后中等或明显均匀强化。肿物与周围软组织分界不清，常包绕眼球壁生长，压迫眼外肌、眼球、视神经等，使之移位。

3　活检

若全身检查不能显示全身淋巴瘤，应做眼眶肿物活检，以确定病变性质。通常切除性活检应尽量切除足够的肿瘤组织。如有必要，可行适当的免疫组织化学和电子显微镜检查。

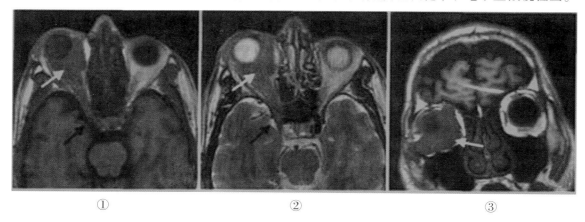

① ② ③

图 40-10　右侧眼眶淋巴瘤。①②横断面 T1WI、T2WI 示右眶内不规则肿块（白箭），T1WI 及 T2WI 上均呈等信号（与眼外肌信号相比），信号均匀，病灶边界不清楚，包绕眼球，与眼外肌及视神经分界不清，眶尖脂肪间隙消失，病变向颅内蔓延累及海绵窦（黑箭头）；③冠状面 T1WI 示病变累及肌锥内外间隙，与眼外肌分界不清（白箭头）[21]

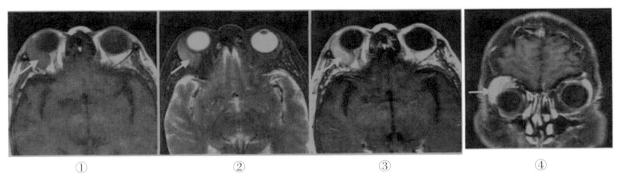

图 40-11　右眶淋巴瘤。①横断面 T1WI 示右侧泪腺区扁圆形肿块（白箭头），呈均匀等信号（与眼外肌信号相比），边界清楚；②横断面 T2WI+脂肪抑制示右侧泪腺区扁圆形肿块（白箭头），呈均匀等信号（与眼外肌信号相比）；③采用脂肪抑制技术增强后横断面 T1WI 示病变均匀强化（白箭头）；④采用脂肪抑制技术增强后冠状面 T1WI 示病变均匀强化（白箭头），位于右眶外上方 [21]

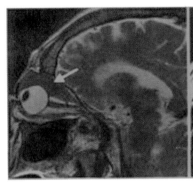

图 40-12　左眶淋巴瘤。矢状面 T2WI 示不规则长条状肿块（白箭），呈均匀等信号（与眼外肌相比），边缘清晰，并跨越眶隔前后部包绕眼球呈铸形生长 [21]

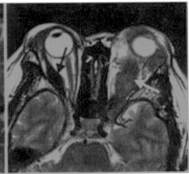

图 40-13　双眶炎性假瘤。横断面 T2WI 示左侧肌锥内、外间隙不规则肿块（白箭），呈等信号（与眼外肌信号相比），信号欠均匀，边界不清楚；右侧外直肌增粗，呈明显低信号（黑箭）[21]

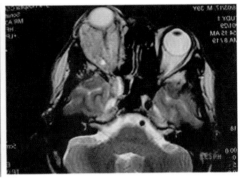

图 40-14　右眼淋巴瘤，MRI 图像，病灶 T2 加权像呈中等信号 [16]

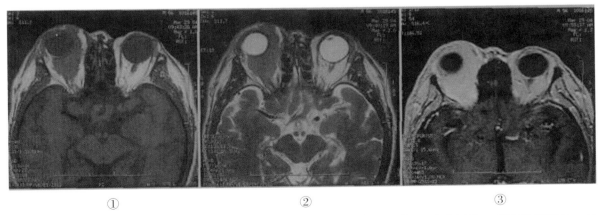

图 40-15　眼附属器淋巴细胞增生性病变患者 MRI 检查特征性表现。①T1WI 水平位，病变呈等信号，且绕眼球壁生长；②T2WI 水平位，病变呈等信号；③T1 相加强后均匀强化 [22]

手术者应与病理学者密切配合，切下的组织分为新鲜状态和浸泡甲醇两部分，新鲜标本送做细胞标记研究，甲醇固定之标本做永久切片。若病变能完全切除而不损害重要结构时，可作完全切除而不是切除性活检。

若临床检查发现有眼眶外肿瘤的证据应决定适当的活检位置，如眼眶肿瘤于前方结膜下可见或通过眼睑可扪及，为活检部位最佳选择，越易接近之部位，越适合做活检。若眼眶肿瘤患者有已知活检证实的淋巴瘤病史，细针活检或穿吸活检显示与已知的全身淋巴瘤相一致，宜制定非手术方案。

第5节　临床表现

眼眶非霍奇金恶性淋巴肿瘤的分类虽然复杂，临床表现却较为一致。且多见于泪腺区，这是因正常泪腺内有淋巴组织存在的缘故。

患者多见于50~70岁中老年男性，可伴有全身淋巴结肿大或仅表现为占位性眼球突出。一般表现为一侧或两侧眼睑肿胀、下垂，扪及无痛性硬性肿物；眼球突出，并向一侧移位，或运动障碍；球结膜水肿，因病变浸润性增生，波及视神经和眼外肌，视力减退经常发生，眼球运动受限，甚者眼球固定；结膜下侵犯，可透过结膜看到粉色鱼肉样肿物；恶性程度较高的肿瘤发展较快，眼睑浸润变硬，遮住眼球，与眶内肿物连为一体。

眼附属器 MALT 淋巴瘤起病隐匿，可见于眼睑、结膜、眼眶、泪腺等多个部位，临床表现视病变部位不同而异，发生于眼睑、泪腺和结膜者，可表现为眼睑肿胀、上睑下垂、结膜水肿，并可扪及无痛性肿块；发生于眼眶球后占位者表现为眼球突出，视力减退，眼球运动受限或固定。因肿块多位于眶上方，故表现为眼球向下移位。

发生于眶内者可累及泪腺、眼外肌和眶内软组织，病变组织倾向于包绕周围组织呈"铸造"状，而很少侵犯周围组织，所以患者视力下降不明显[18]；发生于结膜者常表现为典型的"鲑肉斑"样病变。

尽管典型的眼附属器非霍奇金淋巴瘤一般不伴有局部的红肿疼痛等炎性症状，但也有少数病人可出现局部的红肿及疼痛等症状，因而容易误诊为"炎性假瘤"。

王亚楼等[13]报道了24例眼附属器 MALT 淋巴瘤，原发于眼睑15例、眼眶6例、泪腺2例、结膜1例。18例无诱因出现眼部肿物、眼睑肿胀、15例结膜充血水肿、眼球突出6例、6例出现眼球运动受限。

游启生等[22]报道了112例眼附属器淋巴增生性病变，在112例患者中淋巴瘤患者91例，既往有眼部炎性假瘤病史者7例，既往有全身淋巴瘤病史者2例；69例患者表现为眼球突出或限局性肿块，为最常见表现；36例患者病变发生于结膜或结膜下，表现为粉红色肉样扁平隆起；双眼患病者16例（14.3%）；临床常见表现为眼球突出、局限性肿块（69例，占61.6%）。

易文殊等[16]报道了18例原发于眼附属器的非霍奇金淋巴瘤，全部患者均表现为眼部占位性病变，其中发生于眼眶者12例（含泪腺3例），占66.7%；发生于结膜者3例，占16.7%；发生于下睑者3例，占16.7%。发生于结膜者均表现为红色肉芽样肿物，其余部位表现为局限性肿块，质较硬，边界不清，活动差。眼球突出的9例，与健眼比较，突出度相差5~9mm。伴有眼睑肿胀、局部红肿、结膜充血水肿、局部疼痛者8例。伴有眼球运动轻至中度受限者7例。除7例患者因瘤体巨大致眶压升

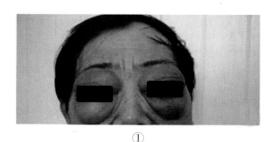

①

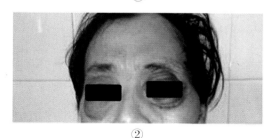

②

图40-16　眼附属器非霍奇金淋巴瘤。①治疗前；②经手术和放疗后[16]

高，压迫视神经致视力下降外（图 40-15），其余患者视力均无明显下降。有 8 例患者反复出现局部红肿、结膜充血水肿伴局部疼痛，曾在门诊诊断为"炎性假瘤"，予以激素治疗后症状消失，停药后再次出现类似症状，反复发作，而且复发后症状较前一次加重。

第 6 节　诊断与鉴别诊断

1　诊断

原发于眼附属器的非霍奇金淋巴瘤主要表现为无痛性肿块，多发生于眼眶，临床和影像学确诊难度大，大多数糖皮质激素治疗有效，容易被误诊为"炎性假瘤"。易文殊等 [16] 报道的 18 例原发于眼附属器非霍奇金淋巴瘤中，8 例患者被临床和影像学检查误诊为"炎性假瘤"，8 例被诊为眼部占位性病变性质待查。经病理学检查，16 例（88.9%）诊断为黏膜相关淋巴组织型的结外边缘带 B 细胞淋巴瘤，2 例诊断为 NK/T 细胞性非霍奇金淋巴瘤。

因此，原发性眼附属器淋巴瘤的诊断主要依赖影像学、组织病理学及免疫组化。

2　鉴别诊断

眼部淋巴瘤临床表现及 MRI 信号变化均缺乏特异性，因此有时需要与其他眶内肿块进行鉴别，如炎性假瘤、良性淋巴组织增生、泪腺肿瘤和眼眶转移瘤等，其中与炎性假瘤及良性淋巴组织增生的鉴别尤为重要。

2.1　炎性假瘤

炎性假瘤是慢性炎症刺激的结果，临床上发病急、疼痛明显，激素治疗有效；亦可有眼球突出，眼眶部疼痛，眼睑结膜充血水肿，复视及眼球运动障碍等表现。其 MRI 表现为 T1WI 上呈低信号，T2WI 上淋巴细胞浸润型呈稍高信号，混合型和纤维硬化型呈等或低信号，增强扫描多呈明显均匀强化，纤维硬化型呈轻度强化，并可伴有眼肌增粗，泪腺肿大，眼环增厚等。

病理检查常以淋巴细胞、浆细胞浸润为主，常伴有毛细血管与纤维结缔组织的反应性增生。病变中除淋巴样滤泡的生发中心外，通常无未成熟的淋巴细胞存在，这与淋巴瘤明显不同。

对病程长、迁延不愈，口服糖皮质激素和免疫抑制剂可缓解突眼症状，但易反复发作的炎性假瘤患者和应用足量、强力的广谱抗生素和糖皮质激素治疗无效者，应及时行眼眶肿物切除术或活检术以明确诊断。炎性假瘤为多克隆性，淋巴瘤均为单克隆性。

目前已有许多研究证实，良性淋巴组织增生与淋巴瘤之间存在着渐进性演变过程，某些病变已被认为是淋巴瘤的前期，二者之间在病理上密切相关且存在交叉 [56]。因此对于 MRI 检查诊断困难者，应长期随访并进行免疫学检查。

2.2　淋巴组织反应性增生

淋巴组织反应性增生的淋巴细胞形态较为多样，可见小淋巴细胞、淋巴浆细胞样细胞、浆细胞及组织细胞等，分布相对稀疏，无明显的异形性及核分裂相，组织内一般无坏死现象。

单纯根据病理学形态常不能区分眼眶淋巴组织增生病的良、恶性，因此免疫组化染色对鉴别诊断具有重要意义。

2.3　泪腺肿瘤

泪腺多形性腺瘤多呈类圆形，边界清楚，泪腺窝处可见骨质受压变形。泪腺恶性肿瘤虽边缘欠清，但 MRI 信号多不均匀且常伴邻近骨质吸收破坏，可累及眶尖并向颅内蔓延。必要时需活检证实诊断。

2.4　眼眶转移瘤

眼眶转移瘤多伴眶骨破坏，有时可伴眼球内转移，且临床具有原发肿瘤病史。眼部淋巴瘤多不伴骨质破坏，且罕有侵犯眼球内部者，MRI 检查较容易进行鉴别。

第 7 节　治疗

1　治疗原则

（1）大部分良性反应性淋巴细胞增生病例，肿物局限眼前部浅表，常可手术完全切除；亦可采用保护眼球的眼眶局部放射治疗，一般应用 15~20Gy 剂量，可致此种肿瘤明显缓解。

（2）局限于眼眶的非典型性淋巴细胞增生病例若全身检查正常，可对患侧眼眶局部放疗

25~30Gy。

（3）对明确诊断的眼眶淋巴瘤病例，若全身详细检查没有发现淋巴瘤，局部应给予放射治疗 25~30Gy 剂量。

（4）如有证据表明全身性淋巴瘤与眼眶淋巴瘤相关，则最好给患者选择适当的化学治疗，而不做放射治疗。如眼眶病变对全身化疗无反应，则做眼眶放射治疗是合适的，治疗后 2~3 个月应复查，再做眼眶 CT 扫描以明确其对放射治疗的反应。

（5）眼附属器 MALT 淋巴瘤是一种无痛的、致死率很低的恶性肿瘤，因此，对于一部分病人，仅观察即可；另一部分患者需要及时治疗，治疗主要包括手术切除、术后放射治疗、化疗。

（6）目前，眼附属器 MALT 淋巴瘤的治疗方式主要有单一的手术切除或手术切除后联合放疗、化疗、根除 Hp 的抗生素治疗、免疫治疗等，可根据肿瘤的分期选择恰当的治疗方法，其中手术切除联合放疗是较为经典的治疗方式。与其他类型的眼附属器淋巴瘤相比，MALT 淋巴瘤预后较好，大多局限于眶内，全身症状较少见。

2 抗生素治疗

Meta 分析证明，抗生素治疗眼附属器 MALT 淋巴瘤（OAML）有一定疗效，42 例患者（意大利、澳大利亚、中国台湾和美国）48%（24 例）有效（完全有效 8 名患者，部分有效 8 人，轻微有效 4 人，20 例患者病情稳定，2 例在进行抗生素治疗后病情进展），但 42 例患者中只有 3 例的客观指标（X 片和裂隙灯照片）提示有效，抗生素疗效有很大差异。迄今为止报道的文献中，尚缺乏客观指标判定抗生素治疗的有效性，缺乏组织学不同亚型的 OAL 治疗的有效率；此外，短时间的随访皆认为目前没有确切的证据。因此，今后的前瞻性研究需要明确客观评价治疗指标，也需要更长时间的随访。

3 手术治疗

手术治疗是 OAML 的主要方法，手术是确定诊断必需的一步；亦是某些患者综合治疗的一部分。肿瘤位于眼睑者，行经皮切瘤术；肿瘤位于眼眶内，行开眶取瘤术。

泪腺部、结膜、眶前部病变可完全切除；眶深部、眼外肌、视神经周围病变不需完全切除，主要依据在于减少并发症，且并不影响生存率，有资料证明部分切除和完全切除在 I 期患者结果相似。

对于肿瘤位于眼睑结膜和泪腺者，一般行前路经皮或经结膜切口取瘤术；若肿瘤位于眶内较深部或球后，与眼外肌有粘连者，可行标准外侧开眶取瘤术。

术后可出现眼球固定、眼球运动障碍、上睑下垂等并发症，可能是由于肿瘤压迫浸润引起眼外肌功能障碍，手术创伤影响提上睑肌的功能、局部放射治疗后所引起的眶组织粘连纤维化等，可做对症处理。

4 放射治疗

放射治疗是 OAML 治疗的重要措施，目前认为，局限性病变对放射疗法敏感，剂量一般为 25~30Gy。

5 化学治疗

如为弥漫性病变则辅以化学治疗，以提高疗效、降低复发。可选 CHOP、ESHAP 等方案。

6 分子靶向治疗

利妥昔单抗作为抗 B 淋巴细胞 CD20 抗原的嵌合单克隆抗体，已经证明此药对 MALT 淋巴瘤有效，主要用于新诊断出的 OAML 病人，但易复发，可在其他治疗方法有禁忌时暂时缓解症状，局部病灶注射已成功用于结膜淋巴瘤，但这种方法的疗效仍然有待于定论，用于 OAML 的病人也缺乏对照。

7 多学科综合治疗

术后辅以化疗和/或放疗，可提高疗效、降低复发。观察发现，多数患者为临床 I 期，目前被认为有明显疗效的是放射疗法，文献[57]报道，放疗后 100% 患者可得到控制；但为弥漫性病变者，则加上化学治疗。

Charlotte 等[58]对 23 例眼附属器 MALT 淋巴瘤进行研究发现，在平均 39 个月的随访中，临床结局良好，但复发率达 26.1%，若结合放疗和化疗同时治疗要比单独使用化疗更能提高疗效。王亚楼等[13]报道了 24 例眼附属器 MALT 淋巴瘤，24 例眼附属器 MALT 淋巴瘤患者经影像学检查后均行手术治疗，术后其中 16 例辅以放疗，2 例辅以化疗。1 例患者曾因胃 MALT 淋巴瘤术后多次放疗，术后 5 年伴发眼睑及泪腺淋巴瘤，20 例随访 3 个月至 7 年后均存活。

朱婧等[17]报道了 45 例眼附属器 MALT 淋巴瘤，经皮肤前路开眶 15 例，经结膜前路开眶 8 例，标准外侧开眶取瘤术 22 例，术后全部病例均无眼球突出，眼球运动无受限，术后上睑下垂 2 例。22 例手术后结合放疗，10 例手术后辅以化疗。45 例患者中 42 例随访 4~135 个月，随访率为 88.8%，复发 3 例，1 例于手术切除后 25 个月转移至肺死亡，存活 41 例，总生存率为 97.7%，复发率为 6.6%。随访 3 个月者 5 例，生存率为 100%；1~5 年者 31 例，生存率为 100%；5~10 年者 6 例，1 例死亡，生存率为 83.3%。

第 8 节　预后

眼部淋巴瘤预后可因不同的病例而有相当大的差异，如 Charlotte 等[59]报道在 23 例眼附属器 MALT 淋巴瘤中，复发率为 26.1%；Kinyh 报道 5 年生存率为 75%、8 年生存率为 50%。王亚楼等[13]报道了 24 例眼附属器 MALT 淋巴瘤，20 例随访 3 个月至 7 年后均存活。

影响眼附属器淋巴瘤预后的主要指标，包括患者的年龄、肿瘤发生的部位、临床分期、血清乳酸脱氢酶水平和淋巴瘤细胞的类型等[60]。现已知眼附属器结外边缘带 MALT 型 B 细胞淋巴瘤的预后与临床分期相关[61]，一般属低度恶性的惰性发病过程,病灶限于眶内，及时确诊、综合治疗者预后较好。朱婧等[17]报道，42 例随访 4~135 个月，1~5 生存率为 100%，5~10 年生存率为 83.3%，证实眼眶原发性 MALT 淋巴瘤比淋巴结内和淋巴结外其他处 NHL 的预后为好。

有研究显示，免疫组化与预后有密切联系。Medeiros 等[62]研究发现，Ki-67 阳性率>20%、突变型 p53 阳性者是预后差的标志；其研究最重要的结论，不论是单克隆还是多克隆性，眼

组织小淋巴细胞增生患者只要稍加治疗，大多数临床经过良好，生存期较长。

大多数眼眶非霍奇金淋巴瘤患者经治疗后，除了一些放射治疗后发生的放射性视网膜病变之外，一般视力预后良好。

另外，有资料显示，那些被诊为眼眶良性淋巴细胞反应性增生的患者 5 年内有 15%~20% 的机会同时发生或最终发展为全身性病变；那些被诊为非典型淋巴增生性病变有 29%~40% 的机会发展为全身性淋巴瘤；那些诊为淋巴瘤的病变，5 年内有 60% 以上的机会与全身性疾病相关有全身淋巴瘤的患者；结膜的淋巴组织浸润伴有眼外淋巴瘤的几率（20%）较眼眶（35%）和眼睑（67%）要低[29]。

（颜光红）

参考文献

[1] Sharara N，Holden JT，Wojno TH，et al.Ocular adnexal lymphoid proliferations: clinical，histologic，flowcytometric，and molecular analysis of forty-three cases.Ophthalmology，2003，10: 1245.

[2] Isaacson P G，Spencer J，Wright OH.Classifying primary gut lymphomas .Lancet，1988，2: 1148-1149.

[3] Isaacson PG，Berger F，Hermelink HK, et al .Extranodal marginal zone B-cell lymphoma of mucosa -associated lymphoid tissue （MALT lymphoma）. In: Jaffe ES，H arrisNL，Stein H，et al .World health Organization classification of tumors : pathology and genetics tumors of haematopoietic and lymphoid tissues.Lyon : Thomas，2001,157-160.

[4] Coupland SE, Hummel M, Stein H.Ocular adnexal lymphomas :five case presentations and a review of the literature.Surv Ophthalmol ,2002, 47: 470-490.

[5] Vaivassori G E，Sabnis S S，Maafee R F，et al. Imaging of orbit lymphop roliferative disorders.Radiol Clin North Am，1999，37（1）: 135-149.

[6] Stafford SL，Kozelsky TF，Garrity JA，et al. Orbital lymphoma: radio therapy outcome and complications. Radiother Oncol，2001，59: 139.

[7] Le QT，Eulau SM，George TI，et al. Primary radiotherapy for localized orbital MALT lymphoma. Int J Radiat Oncol Biol Phys，2002，52: 657.

[8] 温大勇，郭庆.眼眶、鼻窦、鼻腔非何杰金淋巴瘤的 CT 表现.实用放射学杂志，2004，20（2）: 121-

123.

［9］ Ye H、Liu H、AttygalleA,et al. Variable frequencies of t（11;18）（p21;q21）in MALT lymphomas of different sites: significant association with CagA strains of Hpylori in gastric MALT lymphoma. Blood ,2003,102: 1021-1028.

［10］ Thieblemont C, Bastion Y, Berger F, et al. Mucosa-associated lymphoid tissuegastrointestinal and non gastrointestinal lymphoma behavior. Analysis of 108 patients. J Clin Oncol, 1997,15:1624-1630.

［11］ Addis BJ, Hyje kE, Isaacson PG, et al.Primary pulmonary lymphoma: areappraisal of its histogenesis and its relationship to pseudolymphoma and lymphoid interstitial pneumonia. Histopathology, 1988, 13：1-17.

［12］ Restrepo A, Raez LE, Byme GE JR, et al. Is central nervous system prophylaxis necessary in ocular adnexal lymphgma? Crit Rev Oncog,1998, 9:269-273.

［13］ 王亚楼.眼附属器 MALT 淋巴瘤的临床与病理学特征分析.国际眼科杂志，2007，7（5）：1454-1455.

［14］ Ahmed S,Shahid R,Sison C,et al. Orbital lymphomas: A clinicopathologic study of a rare disease.Am J Med Sci,2006,331（2）:79-83.

［15］ Charlotte F,Doghmi K,Cassoux N, et al.Ocularad nexal marginal zone B cell lymphoma: a clinical and pathologic study of 23 cases.Virchows Arch,2006,448（4）:506-516.

［16］ 易文殊、许雪亮、向前、等.原发性眼附属器非霍奇金淋巴瘤的特征.中南大学学报：医学版，2008，33（9）：826-830.

［17］ 朱婧、魏锐利.45 例眼附属器 MALT 淋巴瘤的临床分析.第二军医大学学报，2006，27（8）:919-921.

［18］ Ferry JA、Fung CY、Zukerberg L、et al.Lymphoma of the ocular adnexa:a study of 353 cases.Am J Surg Pathol，2007，31（2）:170-184.

［19］ Sullivan TJ,Whitehead K,Williamson R,et al.Lymphoproliferative disease of the ocularad nexa:a clinical and pathologic study with statistic calanalysis of 69 patients.Ophthal Plast Reconstr Surg,2005,21（3）:177-188.

［20］ Coupland SE,Foss HD,Assaf C,et al.Tcell and T/nature killer cell lymphomas in volving ocular and ocularad nexal tissues:a clinicopathologic,immunohistochemical,and moleculars study of seven cases.Ophthalmology,1999,106（11）:2109-2120.

［21］ 赵蕾、张雪宁、关祥祯、等.MRI 对眼部淋巴瘤的诊断价值.临床放射学杂志，2011，30（7）：957-960.

［22］ 游启生、李彬、周小鸽、等.112 例眼附属器淋巴增生性病变临床组织病理学初步分析.中华眼科杂志，2005，41（10）：871-876.

［23］ 王立、夏瑞南、李甘地.原发性眼附属器恶性淋巴瘤 38 例的免疫组织化学研究.华西医科大学学报，1995，26：224.

［24］ 何为民、罗清礼、夏瑞南.114 例眼附属器淋巴增生性病变的病理分析.中华眼科杂志,2001, 19：68-70.

［25］ Coupland SE、K rause L、Delecluse HJ、et al .Lymphoproliferative lesions of the ocular adnexa analysis of 112 cases .Ophthalmology,1998，105: 1430-1441.

［26］ Knowles DM、Jakobiec FA.Malignant lymphomas and lymphoid hyper plasias that occur in the ocular adnexa（orbit, conjunctiva, and eyelids）.In: Knowles DM, ed.Neop lastichem at opathol ogy.Balti more：William & Wilkines, 1992，1009-1046.

［27］ Flanders AE、Espinosa GA、Markiewiz DA、et al. Orbital lymphoma role of CT and MRI.Radio Clin North Am，1987，25: 601.

［28］ 徐青、肖利华、何彦津、等.眼附属器黏膜相关淋巴组织型淋巴瘤和反应性淋巴组织增生的鉴别诊断研究.中华眼科杂志,2004, 40: 795-799.

［29］ Konwles DM.Jackobiec FA.McNally L.Burke JS.Lymphoid hyperplasia and malignant lymphoma occurring in the ocular adnexa（orbit,conjunctive and eyelids）:A prospective multiparametic analusis of 108 cases during 1977-1987.Hum Pathol,1990,21:959-973.

［30］ Li JJ,Zhang JJ.Intraocular lymphoma.Int J Ophthalmol（Guo ji Yan ke Za zhi），2005,5（6）：1235-1238.

［31］ Liu H、Ye H、DoganA、et al. T（11；18）（q21；q21）is associated with advanced mucosa-associated lymphoid tissue lymphoma that expresses nuclear Bcl-10. Blood, 2001, 98:1182-1187.

［32］ Adachi A、TamaruJI、Kaneko K、et al. No evidence of a correlation between Bcl-10 expressionand API2-MALT1 gene rearrangement in ocular adnexal MALT lymphoma. PatholInt，2004,54:16-25.

［33］ Isaacson PG、Du MQ. MALT lymphoma: from morphology to molecules.Nat Rev Cancer,2004,4:644-653.

［34］ McAllister LucasLM、InoharaN、Lucas PC、et al. Bimp1, a MAGUK family member linking protein kinase Cactivation to Bcl-10 mediated NF-kappaB induction. J Biol Chem, 2001, 276：30589-30597.

［35］Chuang SS, Lee C, Hamoudi RA, et a.lHigh frequency of t（11；18） in gastric mucosa-associated lymphoid tissue lymphomas in Taiwan,including one patient with high-grade transformation. Br J Haematol, 2003, 120（1）：97-100.

［36］Wotherspoon AC, Soosay GN, Diss TC, et al. Low-grade primary B-cell lymphoma of the lung. An immunohistochemical molecular, and cytogenetic study of a single case. Am J Clin Patho,l 1990, 94：655-660.

［37］Ye H, Dogan A, Karran L, et al. Bcl-10 expression in normal and neoplastic lymphoid tissue: nuclear localization in MALT lymphoma.Am J Pathol, 2000, 157（4）：1147-1154.

［38］Vejabhuti C, Harris GJ, Erickson BA, et al. Bcl-10 expression in ocularad nexal lymphomas. Am J Ophthalmol, 2005, 140（5）：836-843.

［39］Ruland J, Duncan GS, EliaA, et a.l Bcl-10 is a positive regulator o antigen receptor induced activation of NF-kappa B and neural tubeclosure. Cell, 2001, 104：33-42.

［40］Willis TG, Jadayel DM, Du MQ, et al. Bcl-10 is involved in t（1；14）（p22；q32）of MALT B-cell lymphoma and mutated in multiple tumor types. Cell, 1999, 96：35-45.

［41］Ye H, Liu H, DoganA, et al. MALT lymphoma with t（11；18）（q21；q21）expresses nuclear Bcl-10. Blood, 2000, 96（2）：468-472.

［42］Streubel B, Lamprecht A, Dierlamm J, et al.T（14；18）（q32；q21）involving IGH and MALT1 is a frequent chromosomal aberration in MALT lymphoma. Blood, 2003, 101：2335-2339.

［43］Ye H, Gong L, Liu H, et al. MALT lymphomawith t（14；18）（q32；q21）/IGH-MALT1 is characterized by strong cytoplasmicMALT1 and BCL-10 expression. J Pathol,2005, 205（3）：293-301.

［44］Lucas PC, Yonezumi M, Inohara N, et al. Bcl-10 and MALT1, independent targets of chromosomal translocation in MALT lymphoma, cooperate in a novel NF-kappaB signaling pathway. J of Biol Chem, 2001, 276：19012-19019.

［45］GaideO, Favier B, Legler DF, et a.l CARMA1 is a critical lipid raft-associated regulator of TCR-induced NF-kappa B activation. Nat Immunol, 2002, 3：836.

［46］Zhou H, Wertz I, O RourkeK, et al. Bcl-10 activates the NF-B pathway through ubiquitination of NEMO. Nature, 2004, 427：167-171.

［47］Sun L, Deng L, Ea CK, et a.l The TRAF6 ubiquitin ligase and TAK1 kinase mediate IKK activation by Bcl-10 and MALT1 in T lymphocytes. Mol Cell, 2004, 14：289-301.

［48］Ott G, Katzenberger T, Greiner A, et al.The t（11；18）（q21；q21）chromosome translocation is a frequent and specific aberration in low-grade but not high-grade malignant non-Hodgkin's lymphomas of the mucosa-associated lymphoid tissue（MALT）type. Cancer Res, 1997,57：3944-3948.

［49］Du M, Peng H, Singh N, et al. The accumulation of p53 abnomalities isassociated with progression of mucosa-associated lymphoid tissue lymphoma. Blood, 1995, 86（12）：4587-4593.

［50］吉六舟，李洪涛，孙国运，等.眼眶淋巴瘤的CT诊断.中国临床医学影像杂志，2006，17（12）：673-675.

［51］王向明，黄文鑫.眼眶原发淋巴瘤CT、MRI表现及文献复习：附7例报告.中国临床医学影像杂志，2006，17（9）：484-487.

［52］泮旭铭，田萍，祝跃明，等.原发性眼眶淋巴瘤的CT表现特点.实用医学杂志，2010，26（7）：1209-1210.

［53］Politi LS, Forghani R, Godi C, et al.Ocular adnexal lymphoma: diffusion-weighted mrimaging for differential diagnosis and therapeutic monitoring.Radiology, 2010, 256: 565.

［54］郭健，王振常，鲜军舫，等.MR扩散加权成像在眼眶良恶性肿块鉴别诊断中的应用.中华放射学杂志，2007，41: 1326.

［55］Demirci H, Shields CL, Karatza EC, et al.Orbital LymphoproliferativeTumors: Analysis of Clinical Features and Systemic Involvement in 160 Cases.Ophthalmology, 2008, 115: 1626.

［56］Flanders AE, Espinosa GA, Markiewiz DA, et al. Orbital lymphoma role of CT and MRI.Radio Clin North Am, 1987, 25: 601.

［57］Austin Seymour MM, Donaldson SS, Egbert PR, et al. Radiotherapyof lymphoiddiseases of theorbit. Int J Radiat Oncol Biol Phys,1985,11:371-379.

［58］Charlotte F, Doghmi K, Cassoux N, et al. Ocular adnexal marginal zone Bcell lymphoma: aclinical and pathologic study of 23cases. Virchows Arch ,2006 , 448:506-516.

［59］Charlotte F, Doghmi K, Cassoux N, et al. Ocular adnexal marginal zone B cell lymphoma: a clinical and pathologic study of 23 cases. Virchows Arch ,2005, 2:1-11.

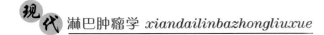
［60］Coupland SE. Lymphoproliferative Lasionen deroku-laren Adnexe. Differenzial diagnos tische Leitlinien. Lymphoproliferative lesions of the ocular adnexa. Differential diagnostic guidelines. Ophthalmologe, 2004,101:197-215.

［61］White WL, FerryJA, Harris NL, et al. Ocular adnexal lymphoma. A clinicopathologic study with identification of lymphomas of mucosa -associated lymphoid tissue type . Ophthalmology ,1995,102:1994-2006.

［62］Medeiros LJ,Harris NL.Immunohistologic analysis of small lymphocytic infiltrates of the orbit and conjunctiva. Hum Pathol,1990,21:1126-1131.

第 *41* 章

原发性鼻咽部淋巴瘤

第 1 节　解剖生理

鼻咽部上起颅底，下至软腭平面，是鼻腔后部的直接延续，向前经鼻后孔通向鼻腔，咽顶呈拱状，称咽穹；后部黏膜内有丰富的淋巴组织，称咽扁桃体，在婴幼儿较发达，10 岁后完全退化，有时婴儿可出现异常增大，叫增殖腺。

约在下鼻甲后方 1cm 处，咽侧壁上有咽鼓管咽口，经咽鼓管通向中耳鼓室；在咽鼓管口的前、上、后方，明显隆起，称咽鼓管圆枕。圆枕后方与咽后壁之间有一纵行的隐窝，为咽隐窝，是鼻咽癌的好发部位之一；咽隐窝向上距破裂孔约 1cm，鼻咽癌的癌细胞可经破裂孔向颅内转移。位于咽鼓管口周围的淋巴组织称为咽鼓管扁桃体。

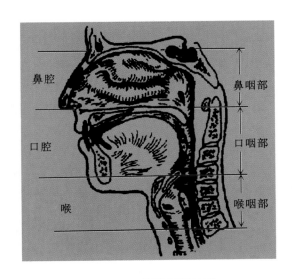

图 41-1　鼻咽部解剖图

第2节　流行病学

1　流行情况

文献报道的头颈部 NHL 病例，既有发生于鼻腔的，亦有 Waldeyer 环的，很难得到鼻咽部 NHL 的真实详细情况；有些病例在除外其他原发部位后，可确定同时累及鼻咽和鼻腔。

原发性鼻咽部淋巴瘤属于结外淋巴瘤的一种，在结外淋巴瘤和鼻咽部恶性肿瘤中发病率均居第二位，分别位于胃肠道淋巴瘤和鼻咽癌之后 [1]。

NHL 占全部结外 NHL 的 2.5%。在西方国家少见 Ferry 等 [2] 报道在 1467 例 NHL 中只有 33 例（2.2%），国内有人报道占 NHL 的 7% [3]。在西方几乎所有的鼻咽部 NHL 为 B 细胞来源（大部分是弥漫性大 B 细胞淋巴瘤，DLBCL）；亚洲则不同，B 细胞淋巴瘤仅占 50%~60%，结外 NK/T 细胞淋巴瘤及外周 T 细胞淋巴瘤的发病率更高。

在我国，鼻咽部淋巴瘤的发病年龄平均为 52 岁，男性为主。DLBCL 细胞淋巴瘤患者通常晚 10 年发病（中位年龄为 63 岁），且男女比例仅 1.2:1；伯基特淋巴瘤则常见于儿童和青少年。

2　病因学

目前研究认为，鼻咽部淋巴瘤的发生与 EB 病毒感染、DNA 的甲基化和基因突变等密切相关。

除鼻咽部结外 NK/T 细胞淋巴瘤无种族差异、95% 以上与 EB 病毒密切相关外，其余病理类型病因不明。

研究证实，在西方国家霍奇金淋巴瘤的 R-S 细胞中 50% 的病例 EBV 阳性 [4]，在我国成人检出率约 40%，而在儿童将近 100% [5-6]。在地方性 Burkitt 淋巴瘤的发病中 100% 病例 EBV 阳性，在非地方性 Burkitt 淋巴瘤中 EBV 的表达仅为 5%~20%；NK/T 型淋巴瘤与 EBV 有很高的相关性，几乎达 100% [7-9]。

但鼻咽 DLBCL 与 EBV 关系不明确 [10]，Weiss 等 [11] 报道的鼻窦 B 细胞淋巴瘤 EBV 40% 阳性；高子芬等 [12] 的研究发现，原发性

鼻咽 B 细胞淋巴瘤 8 例中有 3 例 EBER（EB 病毒编码的 RNA）阳性，而继发性者 EBER 均阴性，表明原发性鼻咽 B 细胞淋巴瘤与 EB 病毒有关，但不如鼻咽 NK/T 细胞淋巴瘤与 EB 病毒相关性强，而继发性鼻咽 B 细胞淋巴瘤与 EB 病毒无相关性。田秀娟等 [13] 探讨了山西省雁同地区 30 例鼻咽部淋巴瘤的特点及其与 EB 病毒相关性，27 例为 T 细胞性淋巴瘤（90%），3 例为 B 细胞性淋巴瘤（10%），EBV-EBER 原位杂交，T 细胞性淋巴瘤均为阳性，B 细胞性淋巴瘤均为阴性。

第3节　组织病理学

1　病理类型

鼻咽部淋巴瘤以非霍奇金淋巴瘤为主，根据肿瘤细胞的来源不同分为 B 细胞、T 细胞和自然杀伤（NK）/T 细胞 3 种，在亚洲国家中，多为 T、NK 细胞来源 [14]。NK/T 细胞淋巴瘤-鼻型见《第32章　结外 NK/T 细胞淋巴瘤-鼻型》，不在本章讨论之列。

原发性鼻咽部淋巴瘤绝大多数为 NHL，极少数为霍奇金淋巴瘤 [15-17]，陈开平等 [18] 报道的 17 例鼻咽部淋巴瘤均为 NHL。

根据肿瘤细胞的来源不同，鼻咽部 NHL 分为 B、T、NK/T 细胞 3 种类型。张嵘等 [19] 分析了 41 例经病理证实的鼻咽 NHL，以 B 细胞肿瘤为主，占 63.4%，以 DLBCL 最为常见。其他类型的 NHL，如伯基特淋巴瘤、滤泡性淋巴瘤、套细胞淋巴瘤、MALT 型结外边缘带 B 细胞淋巴瘤以及非特异性外周 T 细胞淋巴瘤都可能会波及鼻咽，但概率很低。

2　病理特征

鼻咽部淋巴瘤主要发生于鼻咽顶壁、咽扁桃体和咽鼓管扁桃体附近黏膜内集聚的淋巴小结，并可沿鼻咽腔的表面蔓延，向口咽、鼻腔延伸生长，但一般不向黏膜下深层侵犯，与周围组织界限依然可见 [16-17]。

在我国，鼻咽部淋巴瘤发病部位多以面中线为主，为一侵袭性的临床过程，以鼻腔及面中线部位进行性毁损性病变为特征，具有以血

管为中心、瘤细胞浸润破坏血管继而引起坏死等特点。

发生于鼻咽部的 DLBCL 和鼻型结外 NK/T 细胞淋巴瘤在形态学和免疫表型上与鼻腔的肿瘤相似。

2.1 鼻咽部 NK/T 细胞淋巴瘤

鼻咽部 NK/T 细胞淋巴瘤，标本中可见到大、中、小多形性异型瘤细胞，25%~65%病例可见到不同程度的凝固性坏死，肿瘤细胞的血管中心性浸润并导致血管管腔狭窄，继而栓塞致区域性梗死[20]。

由于鼻咽及鼻腔部位活检取材少又常伴有坏死，因此从组织形态学上诊断比较困难，需要辅以免疫组化。

一般认为，典型的鼻型 NK/T 淋巴瘤免疫表型为 CD2+、CD56+、膜 CD3-、胞浆 CD3+。文献报道，大多数病例细胞毒性颗粒蛋白（如颗粒酶 B 和 TIA-1）的阳性率明显高于其他的标记物，可达 90%以上，表明细胞毒性颗粒蛋白是诊断鼻 NK/T 细胞淋巴瘤的可靠且敏感的依据[21]。

鼻 NK/T 淋巴瘤的 T 细胞表面受体没有重排现象发生，因此基本还是属于 NK 细胞的表型[22]。染色体 6q 的缺失在病例中的检出率很高[23]。在鼻 NK/T 细胞淋巴瘤的病变组织中通过原位杂交方式检测 EBER 和 LMP-1 能够检测到 EB 病毒的存在，EBER 的表达阳性率接近 100%[24]。

2.2 鼻咽部 MALT 淋巴瘤

发生于鼻咽部的 MALT 淋巴瘤文献报道极少，而且鼻咽部 MALT 淋巴瘤亦常被误诊为鼻咽部黏膜淋巴组织增生或腺样体肥大。

鼻咽部 MALT 淋巴瘤具有 MALT 淋巴瘤的镜下观[25-29]，滤泡区周边单核样 B 细胞克隆性增生；肿瘤细胞滤泡内、外浸润生长，甚至呈滤泡植入；瘤细胞侵犯上皮样结构、形成特征性的淋巴上皮病变；瘤细胞浆样分化，甚至可向高度恶性的大 B 细胞淋巴瘤转化；瘤细胞表达 B 细胞相关抗原，如 CD19、CD20 以及 CD103 回归受体阳性；无 Bcl-1 和 Bcl-2 基因重排，而有 IgH/L 基因重排。刘强和等[30]报道了 4 例鼻咽部黏膜相关淋巴组织淋巴瘤，均

经鼻内镜行肿块部分切除活检术，镜下见小淋巴瘤细胞广泛弥漫分布，浸润腺上皮组织。

第 4 节　影像学检查

鼻咽部淋巴瘤发生率并非很低，但由于鼻咽部淋巴瘤的早期临床表现缺乏特异性，临床上往往误诊为鼻咽部炎症而未行影像学检查；同时鼻咽部病变的诊断虽然经过病理穿刺活检，但由于组织坏死，并发感染等原因，导致取材部位多为坏死组织覆盖，在光镜下多表现为炎症性变化，常漏诊为慢性炎症。因此影像检查及诊断就显得尤为重要。

1　影像学特征

（1）鼻咽部淋巴瘤影像学表现，通常为鼻咽壁增厚或不规则软组织肿块，密度多较均匀，可向鼻腔蔓延或浸润扁桃体、口咽及舌根等部位。

（2）淋巴瘤为乏血供肿瘤，肿瘤内血管数量少且细胞排列紧密，因此增强扫描肿块通常呈轻度强化，部分肿块浸润破坏血管引起组织坏死。

（3）病变组织大多与咽后壁头长肌分界清楚，多无颅底及相邻骨质破坏，分析原因可能是由于淋巴瘤内细胞紧密，并沿血管周围生长，因此肿瘤少向黏膜下深层组织侵犯。文献亦报道，本病有沿其固有结构生长的特点，往往弥漫性浸润周围组织，MRI 能更准确显示病变的范围,有利于临床分期[31]。

（4）颈部淋巴结肿大常见，由于鼻咽部淋巴组织通过淋巴管网与颈部淋巴结群相连通，肿瘤细胞很容易向颈部淋巴结转移或浸润[32]，肿大淋巴结的密度、信号多均匀，增强扫描淋巴结呈均匀强化，强化较明显，与其他恶性肿瘤淋巴结转移强化特点相似，是由于转移淋巴结内新生血管的内皮细胞连接松散、基底膜不完整导致淋巴结强化，出现坏死者呈环形强化。

2　CT 检查

CT 扫描能清楚显示鼻咽部淋巴瘤的部位、形态、范围，有无颈部淋巴结转移和周围组织的侵犯情况，有助于与鼻咽癌、鼻咽腺样体增

生的鉴别。

CT 扫描，鼻咽部淋巴瘤表现为鼻咽壁增厚，可见不规则软组织肿块，病变范围较大时，可向四周弥漫性生长，密度多较均匀，增强扫描肿块轻度强化，坏死、液化少见，相邻结构受累较少见，增强扫描大多与咽后壁头长肌等分界清楚，多无颅底及相邻骨质破坏。

鼻咽淋巴瘤发生于鼻咽顶后壁、咽扁桃体和咽鼓管扁桃体附近黏膜内淋巴组织，沿鼻咽壁表面弥漫生长，甚至向口咽、鼻腔、鼻窦蔓延，但一般不向黏膜下深层侵犯，与周围组织界限依然可见[33]。

由于鼻咽部淋巴组织通过淋巴管网与颈部淋巴结群相连通，肿瘤细胞很容易向颈部淋巴结转移或浸润。多数可发现颈深部淋巴结转移，肿大淋巴结的密度、信号多均匀，增强扫描淋巴结呈均匀强化，坏死液化少见。

淋巴瘤颈部淋巴结转移以肿大淋巴结呈密度均匀，轻度强化最多见；而颈部转移性鳞癌以肿大淋巴结呈边缘强化，中央低密度最多见。

陈开平等[18]总结了 17 例鼻咽部淋巴瘤病例的 CT 表现，表现为鼻咽顶后壁及侧壁不规则软组织肿块，其中 6 例病灶局限，境界清楚，11 例呈浸润生长，病变范围较大；CT 见病灶密度相对均匀，增强扫描病灶轻度强化，相邻咽后壁头长肌及颅底骨质受侵少，多伴有多发淋巴结肿大，肿大淋巴结密度、信号均匀，中心坏死少。贺小平等[34]总结了 18 例鼻咽部淋巴瘤的影像资料，病变表现为单侧或双侧肿块 12 例，软组织增厚 6 例，淋巴结肿大 13 例，12 例鼻咽部肿块轻中度强化。病变可浸润鼻腔、口咽、舌根及扁桃体，与头长肌可分界。认为鼻咽部淋巴瘤的影像表现有一定特征，CT 及 MRI 能够显示病变的范围和浸润的程度，并与鼻咽部炎症及鼻咽癌相鉴别。

3 MRI

鼻咽部淋巴瘤，在既往文献中多认为其 MRI 表现为沿鼻咽腔生长的软组织肿块，信号均匀，T1WI 肿块呈等、低信号，T2WI 呈均匀高信号，可向周围弥漫，少有颅底和相邻骨质破坏，周围结构无侵犯，病灶不发生钙化、坏死、囊变[16]。张嵘等[19]分析了 41 例经病理

证实的鼻咽 NHL 的 MRI 表现，成熟 B 淋巴细胞肿瘤 26 例，成熟 T 淋巴细胞肿瘤 2 例，NK/T 细胞瘤 13 例。病灶以鼻咽黏膜增厚或形成软组织肿块为主要表现，在 T2WI 上呈稍高信号，T1WI 呈等信号，增强后均匀轻到中度强化。鼻咽 NHL 在 MRI 上表现具有一些特点，鼻咽各壁均匀增厚多见，常累及鼻腔或扁桃体，当肿瘤体积较大但没有或仅有少许深度侵犯时要考虑 NHL。不同病理类型鼻咽 NHL 其 MRI 表现有一定差异。

第 5 节 临床表现

鼻咽部淋巴瘤患者常表现为鼻塞、鼻出血、听力损害、吞咽困难、头痛或颈部肿块，与鼻咽癌的症状相似。Ikeda 等[24]报道，日本 15 例鼻咽部淋巴瘤，4 例首发部位在鼻腔，3 例发生在鼻中隔，局部弥漫侵犯到上颌窦和（或）上腭 8 例，10 例患者合并有 B 症状。鼻咽部淋巴瘤体格检查，常见病变局部黏膜糜烂或溃疡、肉芽样新生物形成，如合并感染则有臭味。部分患者按照鼻窦炎或鼻炎治疗症状可有部分改善，但停药后复发。符红普[35]分析了 89 例咽淋巴环淋巴瘤患者，首发于鼻咽者主要为涕血 44 例，鼻塞 13 例，耳鸣及同侧或双侧颈部肿块各 12 例，其他如听力减退、头痛等症状亦较多见。

（1）鼻咽部淋巴瘤起病隐蔽，早期症状少，多无发热、消瘦等全身症状，发病年龄多在 40 岁以上，男多于女，发病部位多见于鼻咽部的咽隐窝。

（2）鼻咽部淋巴瘤主要症状有鼻塞、流涕（包括脓涕、血涕）、鼻衄、面部肿胀、头痛、嗅觉障碍等，部分可引起鼻中隔穿孔，如侵犯其他器官则引起听力障碍、视力障碍。

（3）约 80% 的患者表现为局限性病变（E-Ⅰ/Ⅱ期）；少部分患者同时存在颈淋巴结侵犯，甚至以此为首发症状,这在 DLBCL 比 NK/T 淋巴瘤更常见。

（4）可累及多个部位，Cheung 等[36]认为，皮肤是最常见的受累部位；有研究显示，NK/T 细胞淋巴瘤有噬血细胞综合征形成的趋势[37]。

（5）结外 NK/T 细胞淋巴瘤在疾病发展过程中更有可能扩散到其他部位，如皮肤、胃肠道、肝、淋巴结以及睾丸。

（6）欧美国家文献报道，鼻咽部淋巴瘤中很少出现发热、盗汗、消瘦等 B 症状；亚洲地区文献对 B 症状出现率报道不一。Hart 等[38]报道，英国 190 例结外头颈部淋巴瘤中仅 17 例出现 B 症状。

（7）鼻咽部 MALT 淋巴瘤在临床上呈惰性经过，症状不典型，易误诊或漏诊，其临床表现主要有：当肿瘤引起后鼻孔堵塞时，可出现鼻塞和说话时带有闭塞性鼻音症状以及睡时发出鼾声和伴张口呼吸现象；当咽鼓管咽口被堵塞后，可并发分泌性中耳炎而出现轻度的传导性耳聋。间接鼻咽镜和鼻内镜检查可以观察到鼻咽部块状隆起，触诊鼻咽部顶后壁有局限性团块，鼻咽部 CT 扫描可以显示出鼻咽部局限性肿块影。所有以上描述的临床表现均无特征性，与鼻咽部黏膜淋巴组织增生以及腺样体肥大的症状相似，故而临床上鼻咽部 MALT 淋巴瘤常需与鼻咽部黏膜淋巴组织增生和腺样体肥大相鉴别。

第 6 节　诊断与鉴别诊断

1　诊断注意事项

（1）鼻咽部 NHL 的临床表现多无特异性，早期诊断困难，要求临床医生对该病应有充分的认识和重视。

（2）NHL 病理诊断的干扰因素较多，首先，由于原发于鼻腔、鼻窦及鼻咽部等中线部位的淋巴瘤多为 NK/T 细胞型，病理上表现为血管受累，出现大片坏死，取材表浅时多为炎性坏死组织，或由于标本过少、标本挤压破碎导致病理诊断困难，有时需经过多次取材活检，对黏膜的取材应于正常组织与异常组织交界处，淋巴结组织应连同包膜送检，对局限性无黏连的肿块可全部切除送检。

（3）鼻咽部 MALT 淋巴瘤在临床上呈惰性经过，常首诊于耳鼻咽喉-头颈外科，由于症状不典型，易误诊或漏诊，耳鼻咽喉-头颈外科医生应重视，发现可疑患者均应尽早切除送病理检查；其典型的组织学特征是单核样细胞弥漫性浸润，伴特征性淋巴上皮病变，结合免疫组化可以确诊。

2　诊断要点

（1）病理组织学及免疫表型是其主要诊断依据，并结合发病部位等临床表现特征，可做出正确诊断。弥漫性异型淋巴细胞浸润，伴有血管中心浸润性生长和显著的坏死病变是重要的组织学特征。

（2）结合免疫表型表达 CD56$^+$、CD36$^+$、CD45RO$^+$、TIA-1$^+$或粒酶 B$^+$，B 细胞抗原（如 CD20）和髓细胞抗原阴性，常可做出诊断[39]。

（3）EB 病毒检测 EBER$^+$亦可作为重要的辅助诊断依据。

（4）小细胞为主的结外 NK/T 细胞淋巴瘤很难被证实为恶性肿瘤，可提示诊断的组织学特征包括广泛性的结构破坏、显著的凝固性坏死、血管中心性生长以及广泛的黏膜腺体分离。证实 CD56$^+$、CD3ε$^+$、EBER$^+$细胞的存在是诊断的依据。

3　鉴别诊断

鼻咽部淋巴瘤是鼻咽部仅次于鼻咽癌的第二高发肿瘤，由于两者在临床上均可出现回缩性血涕、鼻塞、耳闷、颈部淋巴结肿大及局部新生物，首先在临床上就难以鉴别，在病理诊断上，部分病例形态上易与鼻咽部低分化癌相混淆。

淋巴瘤与低分化癌难以鉴别，虽然两者都归属于恶性肿瘤，但是两者的治疗原则不同，直接影响到患者的预后和生存期。另外，当肿瘤的异形性不大时，尚需与鼻咽部反应性淋巴组织增生相鉴别。因此，需借助于免疫组化方法对这部分难以鉴别的病例做出正确的诊断。

3.1　鼻咽癌

鼻咽部淋巴瘤与鼻咽癌均为鼻咽部常见肿瘤，在早期临床症状上无明显差别，常需鉴别。

鼻咽癌的发病率远高于鼻咽淋巴瘤，常常侵犯周围组织，与之分界不清，可侵犯破坏蝶骨、岩锥、斜坡等颅底骨结构，可沿海绵窦、破裂孔侵入颅内，淋巴结转移多表现为中央低密度的环形强化。

鼻咽癌影像学表现为鼻咽部黏膜增厚或形成软组织肿块影，引起鼻咽腔的形态和结构的不对称，增强扫描软组织密度影不均匀强化。鼻咽癌呈外生性和浸润性生长，常引起鼻咽黏膜下和深层软组织改变，咽隐窝变窄、闭塞、轮廓改变。咽旁间隙易受累，表现为缩小或变窄，咽旁三角脂肪间隙移位、变形；鼻咽后壁的增厚与头长肌界限模糊，两侧颈动脉鞘周围淋巴结肿大常见，易侵犯颅底骨质[40]。

鼻咽癌颈部淋巴结转移早，确诊时 70%~80%的患者已有颈部淋巴结转移，其中 11.5%以颈部肿块作为首发症状[39]。李静等[33]总结了 56 例头颈部淋巴瘤病例和 66 例鳞癌颈部淋巴结转移病例，发现淋巴瘤颈部淋巴结病变多为双侧、多发、密度均匀，大小在 1~10cm 不等，平均 3.3cm，可侵犯颈部任何区域淋巴结；在增强 CT 下，淋巴结密度均匀，强化程度近于肌肉。鳞癌转移淋巴结均有颈静脉淋巴结链受累，亦为多发，病变淋巴结直径在 0.3~6cm，平均 2.6cm；在增强 CT 下表现为不均匀强化，明显高于肌肉，或淋巴结边缘强化，中央密度低（明显低于肌肉），此种征象诊断淋巴结转移的特异性为 100%[41]。

部分鼻咽部淋巴瘤需与鼻咽部低分化癌鉴别，因为两者临床表现及病理形态极难区分。王纤宜等[42]应用免疫组化方法对 11 例鼻咽部淋巴瘤、10 例鼻咽部低分化癌、8 例鼻咽部反应性淋巴组织增生进行了上皮性标记（Keratin、EMA）、淋巴组织标记（LCA、L26、UCHL1）及免疫球蛋白（κ 轻链、λ 轻链）标记。结果发现，淋巴瘤 LCA91%阳性，Keratin、EMA 阴性；低分化癌 LCA 阴性，Keratin、EMA 阳性。B 细胞性淋巴瘤，κ 轻链阳性或 λ 轻链阳性占 82%，呈单克隆表型；而反应性增生，κ 轻链、λ 轻链均阳性，呈多克隆表型；淋巴瘤的分型，L26 阳性 6 例，提示 B 细胞性淋巴瘤；UCHL1 阳性 4 例，提示为 T 细胞性淋巴瘤，T:B 为 1:1.5。

鼻咽癌与 DLBCL 之间的区别有时是不明显的，由于癌细胞在鼻咽部深埋于致密的淋巴及浆细胞中，可表现为无黏附性生长，而 DLBCL 有时亦可形成紧密的细胞丛。通常用细胞角蛋白免疫染色来支持前一诊断，淋巴标记物（包括 CD200 表达支持后一诊断）。

3.2 单纯疱疹病毒感染

在鼻咽部感染疱疹病毒的罕见病例中，会出现大量的 CD56 阳性的淋巴细胞浸润，使得其与结外 NK/T 细胞淋巴瘤混淆。与 NK/T 细胞淋巴瘤相比，这些 CD56+的细胞同时表达 CD4 和 CD5，且与 EBV 无关。确诊通过确认单纯疱疹病毒感染的多核巨细胞，这些多核巨细胞含有毛玻璃样的核，核内有或无包涵体，单纯疱疹病毒免疫染色可进一步确定。

3.3 传染性单核细胞增多症

累及到鼻咽部的传染性单核细胞增多症可与 DLBCL 相似，但前者年龄较小可供鉴别，此外其大细胞为成熟的浆母细胞和浆细胞，缺乏明显的细胞异型性，免疫球蛋白染色为多克隆性。

3.4 鼻咽炎症及增生

位于鼻咽顶后壁的鼻咽炎，多表现为均匀增厚的对称性软组织影，表面光滑，鼻咽侧壁对称，增强扫描软组织密度影无强化；鼻咽炎增生的黏膜可使咽隐窝闭塞，但对周围组织无浸润，很少有淋巴结肿大。

鼻咽部淋巴组织较为丰富，遇到炎症刺激，其增生更显著，有时与异形性不大的淋巴瘤难以鉴别。由于肿瘤性 B 细胞呈单克隆表型，而反应性淋巴组织增生呈多克隆表型，因而利用免疫球蛋白（κ 轻链与 λ 轻链）标记，有助于两者的区分。反应性淋巴组织增生，κ 轻链 λ 轻链均呈阳性反应，为多克隆表型；而 B 细胞性淋巴瘤，呈单克隆表型，即 κ 轻链阳性或 λ 轻链阳性。

3.5 鼻咽腺样体增生

鼻咽腺样体增生多见于青少年，往往是由于慢性炎症的刺激引起的淋巴组织肥厚、增生，CT 表现为鼻咽顶壁及后壁对称性增厚，表面可不光滑，双侧咽隐窝可被挤压狭窄，咽后壁肌间脂肪间隙完好，颅底骨质无破坏，颈部无肿大淋巴结。

第 7 节　治疗

因国内外文献中针对结外鼻咽部淋巴瘤的治疗报道较少，且结论不尽相同。因此，目前《NCCN 指南》中并没有标准的治疗模式。国内有学者认为，Ⅰ、Ⅱ期患者以放疗为主、辅以化疗，Ⅳ期患者以化疗为主、辅以放疗；Ⅰ期的局部病变可采用手术切除后辅助放疗。化疗方案一般采用 CHOP 方案或在此基础上加用博来霉素的 BACOP 方案；放疗剂量 33~76Gy，照射野为肿瘤局部，如有淋巴结受累，则附加照射颈部和锁骨上区域[43]。

王奇璐等[44]对 126 例原发于头颈部结外Ⅰ、Ⅱ期 NHL 患者进行前瞻性研究，依据病理分期和临床分期将高度恶性或病变广泛的病例采用化疗+放疗的综合治疗，低中度恶性或病变局限的采用放疗后化疗或单纯放疗；结果显示，近期有效率 97.5%，远期生存率 1 年83.3%，2 年 70.6%，5 年 58.3%。进一步分析表明，近期疗效中完全缓解病例的生存率明显高于部分缓解及无效病例，先化疗再放疗的生存率略高于其他方式治疗，综合治疗的生存率较单一放疗或化疗效果好，且近期复发转移率均降低，有统计学差异。

第 8 节　预后

原发鼻咽部淋巴瘤是常见的结外淋巴瘤，常因病变局限而被疏忽，就诊时分期已较晚，故其总体预后较差。

其预后较差的主要因素有疾病晚期、身体状况较差、B 症状及肿物体积大，鼻咽部 NHL 的生存期与治疗模式、分期、病理类型、IPI 等均相关。

研究认为，肿瘤分期是鼻咽部淋巴瘤预后的一项独立因素，Ⅲ/Ⅳ期患者生存率明显低于Ⅰ/Ⅱ期患者（25%:42%），治疗上应采用更为积极的手段。

B 细胞淋巴瘤的预后比 NK/T 细胞淋巴瘤要好，5 年无病生存率 76%，总体生存率 82%。黄岩等[45]报道，111 例 T 细胞 NHL，所有病理亚型中 NK/T 细胞淋巴瘤预后最差，3 年生存率只有 25%。

IPI 国际预后指数是预测生存期的一个重要因素，最早用于评价中、高度恶性 NHL 的预后，将 IPI 用于原发于鼻咽的 NHL 中，结果表明，IPI 是鼻咽 NHL 重要的预后影响因素[46]。同时，对 IPI>0 分，伴有其他预后不良因素的

患者，综合治疗较单纯治疗能明显改善生存期，因此对鼻咽部 NHL 患者的治疗亦具有指导意义。

Takahashi 等[47]报道，患者发生噬血综合征后中位生存期仅 1~2 月，均于 300 天内死亡。Yoshino 等[48]研究发现，皮肤淋巴细胞抗原可作为鼻咽部 NK/T 细胞淋巴瘤预后的独立危险因素，不管其发病部位和最初分期如何，皮肤淋巴细胞抗原阳性组预后更差。Lei 等[49]研究认为，鼻咽部 NK/T 细胞淋巴瘤患者血浆 EB 病毒 DNA 水平在治疗前和治疗中、治疗后有显著不同，对治疗反应好的患者血浆 EB 病毒 DNA 水平在治疗中有明显下降，而治疗无效病例则该 DNA 反有上升趋势。更重要的是，基础 EB病毒 DNA 水平>600 拷贝/mL 者生存期明显缩短。

（杨怡萍）

参考文献

[1] Harbo G, Grau C, Bundgaard T, et al. Cancer of the nasal cavity and paranasal sinuses: A clinico-pathological study of 277 patients. Acta Oncol, 1997, 36 (1): 45-50.

[2] Ferry J A, Nasal lymphoma: A clinicopathologic study with immunophenotypic and genotypic analyais. Am J Sury Pathol, 1991, 15: 268.

[3] 王奇璐. 恶性淋巴瘤的诊断与治疗. 北京: 北京医科大学中国协和医科大学联合出版社, 1997: 308-313.

[4] Armstrong AA, Weiss LM, Gallagher A, et al. Criterira for the definition of Epstein-Barr virus association in Hodgkin,s disease. Leukemia, 1992, 6: 869-874.

[5] Zhou XG, Hamilton-Dutoit S J, Yan QH, et al. The association between Epstein-Barr virus and Chinese Hodgkin's disease. Int J Cancer, 1993, 55 (3): 359-363.

[6] 李佩娟, 周小鸽, 刘淑荣, 等. 82 例小儿霍奇金病与 EB 病毒相关的研究. 中华病理学杂志, 1994, 23 (4): 224-226.

[7] Tao Q, Ho FCS, Loke SL, et al. Epstein-Barr virus is located in the tumor cells of nasal lymphomas of NK, Tor B cell type. Int J Cancer, 1995, 60: 315-320.

[8] Arber DA, Weiss LM, Albujar PF, et al. Nasal lymphomas in Peru. High incidence of T-cell immunophenotype and Epstein-Barr virus infection. AM J Surg Pathol, 1993, 17 (4): 392-399.

［9］ Zhou XG, Hamilton-Dutoit SJ，Yan QH, et al．High frequency of Epstein-Barr virus in Chinese peripheral T-cell lymphoma.Histopathol, 1994, 24: 115-122.

［10］ Chan JKC, Yip TTC, Tsang WYW, et al. Detection of Epstein-Barr virus RNA in malignant lymphomas of the upper aero digestive tract. AM J Surg Pathol, 1994, 18（90）: 938-946.

［11］ Weiss LM, Jaffe ES，Liu XF, et al．Detection and localization of Epstein-Barr virus genomes in angioimmunoblastic lymphadenopathy and angioimmunoblastic lymphadenopathy -like lymphoma. Blood,1992, 79: 1789-1795.

［12］ 高子芬，王洪梅，潘增刚，等．上呼吸道淋巴瘤的病理、免疫表型及其与 EB 病毒相关性的研究．中华病理学杂志,1998,27（4）:251-254.

［13］ 田秀娟，安燕，高子芬．山西省雁同地区鼻咽部淋巴瘤的特点及与 EB 病毒相关性．白血病·淋巴瘤，2004，13（5）：291-292.

［14］ Lien HC，Lin CW，Huang ML，et al.Expression of cyclindependent kinase 6（cdk6）and frequent loss of CD44 in nasalnasopharyngeal NK／Tcell lymphoma：comparison with CD56 negative peripheral T-cell lymphomas. Lab Invest，2000，80（6）：893-900.

［15］ 李月敏,张伟京．咽淋巴环淋巴瘤临床研究进展．白血病,2002 ,11（1）：48-50.

［16］ 庄奇新,朱莉莉,李文彬,等．Waldeyer 环淋巴瘤的 CT 和 MRI 表现．中华放射学杂志,2005,39（8）：822-825.

［17］ Ezzat AA,I brahim EM,El WishiAN, et al．Localized non-Hodgkin's lymphoma of Waldeyer's ring：clinical features, manage ment, andprognos is of 130 adult patients. Head Neck, 2001, 23: 547-558.

［18］ 陈开平，颜勇，杨文，等．鼻咽部淋巴瘤的 CT 诊断．滨州医学院学报，2007，30（5）：351-352.

［19］ 张嵘，谢传森，莫运仙，等．鼻咽非霍奇金淋巴瘤的 MRI 表现与侵犯特点．中华放射学杂志，2011，45（2）：170-173.

［20］ Jaffe ES.Classification of natural killer（NK）-cell and NK-like T-cell malignancies.Blood，1996，87（4）：1207-1210.

［21］ 盛伟琪，陆洪芬，李小秋，等．鼻 NK／T 细胞淋巴瘤的免疫表型和细胞毒颗粒蛋白的表达及其意义．中国癌症杂志，2004，14（2）：135-138.

［22］ Emile JF，Boulland ML，Haioun C，et al.CD5-CD56+ T-cell receptor ailenTperipheral T-cell lymphomas are natural killer cell lymphomas.Blood，1996，87（4）：1466-1473.

［23］ Sun HS，Su IJ，Lin YC，et al.A 2.6 Mb interval on chromo some 6q25.2-q25.3 is commonly deleted in human nasal naturalkiller/T -cell lymphoma.Br J Haematol，2003，122（4）：590-599.

［24］ Ikeda T，Kanaya T，Matsuda A，et al.Clinico-patholodic study of non -hodgkin lymphoma in sinonasal and hard palateregions in 15 japanese cases. ORL J Otorhinolaryngol RelaTSpec，2005，67（1）：23-29.

［25］ GascoyneRD. Molecular pathogenesis of mucosal-associated lymphoid tissue（MALT）lymphoma. Leuk Lymphoma, 2003,44（Suppl3）:S13- 20.

［26］ Nuckel H，Meller D，Steuhl KP, et al. Anti- CD20 monoclonal antibody therapy in relapsed MALT lymphoma of the conjunctiva. Eur J Haematol, 2004,73（4）:258- 262.

［27］ Hu C, Yi C, Dai X. Clinical study of 31 patients with primary gastric mucosa- associated lymphoid tissue lymphoma. J Gastroenterol Hepatol, 2006,21（4）：722- 726.

［28］ Thiblemont C, Berger F, Dumontet C, et al. Mucosa-associated lymphoid tissue lymphoma is a disseminated disease in one third of 158 patients analysed. Blood, 2000,95:802-806.

［29］ Nathwani BN, Drachenberg MR, Hernadez AM.Primary nodal marginal zone lymphoma of splenic and MALT type. Am J Surg Pathol, 2000, 24（2）：317-318.

［30］ 刘强和，雷迅，耿宛平．鼻咽部黏膜相关淋巴瘤 4 例研究报告．中国现代医学杂志，2006，16（22）：3474-3476.

［31］ 杨本涛，王振常．鼻腔鼻窦淋巴瘤的 CT 和 MRI 诊断．头颈部放射学，2006，25：520-521.

［32］ 王正敏，陆书吕．现代耳鼻咽喉科学．北京:人民军医出版社，2001. 76-78.

［33］ 李静，石木兰，王爽．恶性淋巴瘤和头颅部鳞癌颈部受累淋巴结的 CT 与病理比较．中华放射学杂志,2002,36（8）:737-740.

［34］ 贺小平，苗重昌．鼻咽部淋巴瘤的影像诊断及鉴别诊断．河北医学，2009,15（9）:1046-1048.

［35］ 符红普．咽淋巴环淋巴瘤治疗方法及其预后因素的分析．白血病淋巴瘤，2002，11（2）：106-108.

［36］ Cheung MM，Chan JK，Lau WH，et al.Primary non -Hodgkin's lymphoma of the nose and nasopharynx：clinical features, tumor immunophenotype，and treatmenToutcome in 113 patients.J Clin Oncol, 1998, 16（1）：70-77.

［37］ Soler J，Bordes R，Ortuno.F, et al.Aggressive natural killer cell leukaemia/lymphoma in two patients with lethal midline granuloma.Br J Haematol, 1994, 86 (3): 659-662.

[38] HarTS, Horsman JM, Radstone CR, et al.Localised extranodal lymphoma of the head and neck: the Sheffield Lymphoma Group experience (1971 - 2000) .Clin Oncol, 2004, 16 (3): 186-192.

[39] 钟博南，张晓华，李敏，等.NK／T细胞淋巴瘤的病理组织学、免疫表型及基因研究.中华血液学杂志，2003, 24 (10):505-509.

[40] 伍启刚，戴熙善.鼻咽炎与早期鼻咽癌临床鉴别诊断.实用诊断与治疗杂志,2008, 22-33.

[41] 罗德红，石木兰，徐振刚，等.颈部转移淋巴结的CT、B超扫描与病理对照研究（I转移淋巴结的诊断标准）.中华放射学杂志，1997, 31 (9): 608-613.

[42] 王纤宜，王薇，施达仁.鼻咽部恶性淋巴瘤的诊断与免疫组化.上海医科大学学报，1994,21 (6):434-436.

[43] Liang R, Todd D, Chan TK, et al.TreatmenToutcome and prognostic factors for primary nasal lymphoma.J Clin Oncol, 1995, 13 (3):666-670.

[44] 王奇璐，周立强，张频，等.原发于头颈部结外 I、II期非何杰金淋巴瘤126例临床分析.中华肿瘤杂志，1994, 16 (4): 295-298.

[45] 黄岩，林桐榆，吴秋良，等.111例T细胞非霍奇金淋巴瘤的临床预后分析.癌症，2005, 24 (4): 470-474.

[46] 袁智勇，李晔雄，赵路军，等.鼻咽非霍奇金淋巴瘤的临床与预后分析.中华肿瘤杂志，2004, 26 (7):425-429.

[47] Takahashi N, Miura I, Chubachi A. A clinicopathological study of 20 patients with T/natural killer (NK)-cell lymphomaassociated hemophagocytic syndrome with special reference tonasal and nasal-type NK/T -cell lymphoma.Int J Hematol, 2001, 74 (3):303-308.

[48] Yoshino T, Nakamura S, Suzumiya J.Expression of cutaneous lymphocyte antigen is associated with a poor outcome of nasal-type natural killer-cell lymphoma.Br J Haematol, 2002, 118 (2):482-487.

[49] Lei KI, Chan, LY, Chan WY, et al.Diagnostic and prognostic implications of circu lating cell-free epstein -barr virus DNAin natural killer ／ T-cell lymphoma.Clin Cancer Res, 2002, 8 (1): 29-34.

第42章

原发性韦氏环淋巴瘤

韦氏环即 Waldeyer 环，又称咽淋巴环，是位于上呼吸道和消化道起始部呈环形分布的淋巴样组织结构的总称，它主要包括鼻咽部的腺样体、咽鼓管开口处淋巴样组织和口咽部的扁桃体、软腭淋巴样组织和舌根后 1/3 [1]。

咽黏膜下淋巴组织丰富，较大的淋巴组织团块呈环状排列，主要由咽扁桃体、咽鼓管扁桃体、腭扁桃体、咽侧索、咽后壁淋巴滤泡及舌扁桃体构成内环；内环淋巴结流向颈部淋巴结，后者又互相交通，自成一环，称外环，主要由咽后淋巴结、下颌下淋巴结、颏下淋巴结等组成 [2]。

原发于头颈部的淋巴瘤绝大部分起源于韦氏环，且结内型非霍奇金淋巴瘤又常侵犯咽淋巴环。

咽淋巴环是全身结外淋巴瘤好发部位之一，其原发性淋巴瘤类型以非霍奇金淋巴瘤最为常见；发病部位以鼻咽部、扁桃体发生率最高，

舌根较少见。

另外需注意，目前有学者对于韦氏环属于结内还是结外尚有争议 [3]，如第 6 版美国癌症协会（American Joint Committee on Cancer, AJCC）癌症分期手册对 Ann Arbor 分期的修改意见中，建议将韦氏环病变作为淋巴结内病变对待。

第 1 节　总论

1　流行病学

原发于头颈部的结外淋巴瘤中，约有一半以上发生于韦氏环 [4]。咽淋巴环淋巴瘤发病具有明显的地区差异性，在亚洲和拉丁美洲国家发生率较高；而在欧美国家较少见，在美国所有淋巴瘤中，发生于韦氏环的占 5%~10% [5-6]，占所有结外淋巴瘤的 1/3；咽淋巴环的 NHL 在

日本占全部 NHL 的 10%~20%；鼻部（包括鼻腔、鼻窦、硬腭）的 NHL 在中国香港占全部 NHL 的 7%，在西方国家占 22%。中国医学科学院，1983 年 1 月至 1997 年 12 月共收治原发于韦氏环的 NHL542 例，占同期所有 NHL 的 23.5%[7-11]。

上呼吸道由于富含淋巴样组织，是结外淋巴瘤的好发部位之一。在原发于韦氏环的 NHL 中，发生于腭扁桃体的占 40%~79%，是最常见的原发部位，鼻咽部次之，舌根和软腭则较少见[12]。韦永豪等[13]对 2793 例结外淋巴瘤的分析结果显示，发生于头颈部 953 例，占结外淋巴瘤的比例为 34.1%，其中咽部 452 例（47.4%）、鼻部 387 例（40.6%）。

在韦氏环 NHL 中 80% 为弥漫性大 B 细胞型，韦氏环 DLBCL（DLBCL of Waldeyer's ring，WR-DLBCL）常发生于老年人群，中位发病年龄在 55~65 岁之间，男性稍多；原发韦氏环鼻型 NK/T 细胞淋巴瘤以男性多见（男:女 = 2.6:1）。汤忠祝等[14]对 107 例 I、II 期韦氏环恶性淋巴瘤进行回顾性分析，女性 50 例，男性 57 例，年龄 12~84 岁，中位年龄 48 岁。

2 组织病理学

淋巴瘤各种病理类型在鼻、咽部均可见到，但原发于咽淋巴组织的霍奇金淋巴瘤极为罕见。韦氏环是结外非霍奇金淋巴瘤最好发的部位，占全部 NHL 的 19%[15]，以中度恶性的弥漫性小细胞和大细胞混合型以及弥漫性大细胞为主，占 60% 左右。分期以早期（I、II 期）为主（占 67%），而其中又以 I 期为主，占 12%~42%。

鼻咽、口咽（不包括扁桃体）的 NHL，B、T 细胞型各占一半。鼻腔、鼻窦部，在西方国家 B 细胞型占多数，而在远东地区如日本、中国香港及我国南部 45.1% 表达 NK/T 细胞表型 CD56、23.1% 表达 T 细胞表型、33.6% 表达 B 细胞表型。

大部分（56.8%）NK/T 细胞型和（70.9%）T 细胞型淋巴瘤病理类型为弥漫性小细胞型或弥漫性混合细胞型，大部分（73.2%）B 细胞型淋巴瘤病理类型为弥漫性大细胞型。

韦氏环非霍奇金淋巴瘤在中国和其他亚洲国家较常见，弥漫性大 B 细胞淋巴瘤（diffuse large B-cell lymphoma，DLBCL）是其最多见的病理类型[16]；其他病理类型，如小淋巴细胞型、滤泡性大细胞型、淋巴母细胞型、伯基特淋巴瘤、外周 T 细胞型等均较少见。按照 WHO 的淋巴瘤分类标准，弥漫性大 B 细胞型占 66%~75%、外周 T/NK 细胞型占 6%~19%、滤泡型占 6%~9%、伯基特淋巴瘤 3%~5%、套细胞型占 3%~4%。

Harabuchi 等[17]报道 71 例韦氏环 NHL，B 细胞 63 例，占 89%；T 细胞 8 例，占 11%；低度恶性 3 例，高度恶性 9 例，中度恶性 59 例（占 83%）。查文武等[18]报道了 I 期韦氏环 NHL 62 例，除未分类的 15 例外，B 细胞型 38 例（81%），T 细胞型 9 例（19%）；低度恶性 3 例，高度恶性 4 例，中度恶性 40 例（85.1%）。陈刚等[19]报道了 15 例咽淋巴环淋巴瘤，病理分类均为 NHL，B 细胞来源 10 例，以弥漫性大 B 细胞为主，NK 细胞或 T 细胞来源 5 例。

结外鼻型-NK/T 细胞淋巴瘤是我国较常见的非霍奇金淋巴瘤，主要原发于鼻腔，但也可原发于韦氏环（鼻咽、口咽、扁桃体和口咽）、皮肤、软组织和胃肠道等结外器官，上呼吸道是最常见的原发部位。但韦氏环非霍奇金淋巴瘤常见的病理类型为弥漫性大 B 细胞淋巴瘤，鼻型 NK/T 细胞淋巴瘤少见。1987 年 1 月至 2005 年 12 月在中国医学科学院肿瘤医院收治的韦氏环非霍奇金淋巴瘤共 785 例，91 例（11.6%）经免疫组化证实为原发韦氏环鼻型 NK/T 细胞淋巴瘤（未包括原发鼻腔 NK/T 细胞淋巴瘤）。

为研究方便，现有研究常将韦氏环 DLBCL（DLBCL of Waldeyer's ring，WR-DLBCL）和淋巴结内 DLBCL（nodal DLBCL，N-DLBCL）合并研究[20-22]。

DLBCL 是一种具有明显分子异质性的疾病，依照基因表达谱的特征，Alizadeh 等[23]于 2000 年将 DLBCL 分为两种类型，即活化 B 细胞样型（non-GCB）和生发中心 B 细胞样型（GCB）。

具有正常生发中心 B 细胞基因表达特征的生发中心细胞型（germinal center B-cell like，GCB），表达 CD10、Bcl-6、Lmo-2、A-myB、

JAW1 等，致病机制涉及 Bcl-2 癌基因 t（14；18）染色体的移位；具有活化 B 细胞基因表达模式的活化细胞型（activated B-cell-like，ABC）或称非生发中心型（non-germinal center B-cell like，non-GCB），表达 MUM-1/IRF-4、FOXP1、cyclinD2、Flip 等，发病机制涉及 NF-B 的活化。两种类型具有不同的预后，其中 5 年生存率 GCB 型为 60%，高于 ABC 型的 35%。

2003 年，Rosenwald 等[24] 鉴定出第 3 个亚型，其预后与 GCB 相似，归入 GCB 型。

国外最初对于 DLBCL 的分型研究是采用 cDNA 微阵列技术在基因水平上的研究[25]，cDNA 微阵列技术要求新鲜或冰冻标本以提取足够的 RNA，所使用芯片的价格比较昂贵，临床上难以推广应用。近年来，人们把研究的方向转向蛋白的表达上，Hans 等[26] 发现利用一些蛋白表达的差异同样亦可将 DLBCL 分为 GCB 与 non-GCB，这些蛋白包括 CD10、Bcl-6、MUM-1。

CD10 是急性淋巴母细胞性白血病的共同抗原，为膜相关的中性肽链内切酶，在淋巴细胞的分化过程中，它表达于前 B 细胞和生发中心 B 细胞，大约 75% 的前 B 淋巴母细胞性白血病及大部分滤泡性淋巴瘤均表达 CD10，可作为 GCB 的标记物。

Bcl-6 是一种具有转化抑制功能的锌指蛋白，它参与调节淋巴细胞分化、免疫反应、细胞周期发育调控等重要的功能。在正常淋巴滤泡生发中心的形成和淋巴细胞的分化中起重要作用，主要表达于生发中心细胞，是生发中心细胞的另一个标记物[27]。

MUM-1/IRF-4 是一种骨髓瘤相关的癌基因。有研究表明，MUM-1 缺陷鼠不能形成生发中心细胞，同时血清免疫球蛋白水平大幅度下降，活化的淋巴细胞和浆细胞数量明显减少，提示 MUM-1 在 B 细胞分化的终末阶段起重要作用，可作为后生发中心来源细胞的标记物[29]。

Hans 等[26] 以 cDNA 微阵列为参照标准，应用免疫组化标记 CD10、Bcl-6 和 MUM-1 3 种抗体对 DLBCL 进行分型。首先标记 CD10 和 Bcl-6，CD10 阳性或 CD10 和 Bcl-6 同时阳性者为 GCB 型；CD10 和 Bcl-6 均阴性为非 GCB 型；若 CD10 阴性，而 Bcl-6 阳性，则再用 MUM1 标记，MUM1 阳性为非 GCB 型，MUM1 阴性为 GCB 型。

Muris 等[29]、Colomo 等[30] 研究发现，Bcl-2 对预测临床预后亦具有十分重要的意义，Bcl-2 是一种抗凋亡蛋白，其在淋巴瘤中的过度表达可能预示肿瘤具有高的侵袭力和较差的预后，在对 DLBCL 亚型分类时亦显得特别重要。

杨华等[31] 对 16 例韦氏环原发弥漫性大 B 细胞淋巴瘤，采用免疫组化方法，探讨了 CD10、Bcl-2、Bcl-6 及 MUM-1 表达在韦氏环原发 DLBCL GCB 与 non-GCB 分型中的意义。16 例韦氏环原发 DLBCL 中，GCB 型 5 例（31.2%），非 GCB 型 11 例（68.8%）。11 例非 GCB 型的增殖指数为 50%~80%，平均 68.2%；5 例 GCB 型的增殖指数为 30%~90%，平均 55.0%，统计学差异无显著性（P=0.368）。

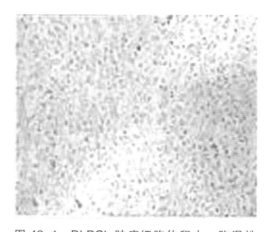

图 42-1 DLBCL 肿瘤细胞体积大，弥漫性分布，细胞核是正常淋巴细胞胞核的 2 倍（HE×400）[31]

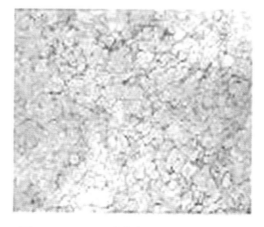

图 42-2 GCB 型肿瘤细胞膜 CD10 阳性（EnVision 法×400）[31]

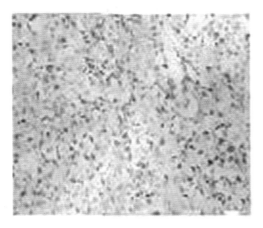

图 42-3　肿瘤细胞核 Bcl-6 阳性
（EnVision 法×400）[31]

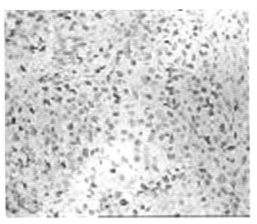

图 42-4　肿瘤细胞核 MUM1 阳性
（EnVision 法×400）[31]

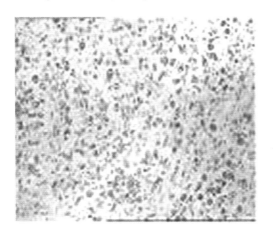

图 42-5　肿瘤显示高的 Ki-67 增殖活性 [31]

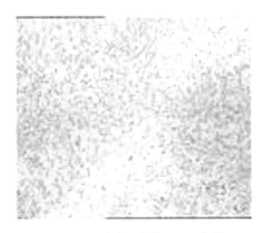

图 42-6　肿瘤细胞浆 Bcl-2 阳性
（EnVision 法×400）[31]

3　常规检查

3.1　实验室检查

实验室检查，有血沉增快，血清铜锌比值升高，乳酸脱氢酶升高等。骨髓受累时可见淋巴瘤细胞浸润。

3.2　影像学检查

影像学检查主要为局部 X 线、CT 和 MRI检查，不同原发部位的淋巴瘤，其影像学表现有所差异。

腭扁桃体淋巴瘤影像学的特征为咽腭弓与舌腭弓之间的深窝（扁桃体窝）内边界清楚、大小不定、密度均匀的结节状或团块状病灶，向外凸向口咽腔生长。CT 典型表现为肿块密度均匀，边界光整，轻至中度强化，肿块前份边缘部或中央区见小圆形气体影，无咽旁间隙受侵 [32]。

李晓阳等 [33] 总结了 50 例原发韦氏环NHL CT 表现特点，CT 表现为腭扁桃体双侧或一侧肿大，边缘欠光滑，呈凹凸不平样改变，密度均一，增强扫描呈中等程度强化，双侧或单侧口咽旁间隙受压变窄密，度无改变；其中41 例在口咽旁间隙和双侧颈深上可见肿大淋巴结，肿大淋巴结断面横径大于 5mm，最大者25mm，淋巴结密度均一，未见液化坏死改变，增强扫描延时期增大的淋巴结呈持续中等程度的强化。术前 CT 诊断正确率 100%。

鼻腔鼻窦淋巴瘤常发生鼻腔及鼻窦阻塞，表现为鼻腔内弥漫性生长的较大的软组织肿块，形态不规则，易沿鼻腔铸型生长，多向鼻咽部蔓延，有时侵犯鼻腔、鼻窦，可累及邻近鼻甲及鼻窦骨质骨，颅底骨质受侵少见。CT 可见增厚的咽壁密度不均、管腔面凹凸不平，鼻面部皮肤改变及邻近骨质轻微破坏 [34]。

MRI软组织分辨率高，可清楚显示病变范围，有利于鉴别鼻窦是直接受侵还是阻塞性积液、黏膜炎症性改变；且能显示病变多发性的特征性表现，利于诊断及指导手术。MRI上，T1WI呈与邻近肌肉组织相似的等密度，T2WI及DWI呈稍高密度，信号均匀，增强后可见轻度边缘强化，无坏死和囊变，一般无相邻结构受侵。研究显示[35-37]，鼻咽部淋巴瘤的MRI表现为T1WI与肌肉等信号，T2WI信号强度略高于肌肉、低于鼻及鼻窦黏膜信号，肿瘤均呈中等程度强化，强化低于鼻窦黏膜但高于肌肉。

陈刚等[19]总结、分析了15例咽淋巴环淋巴瘤CT及MRI表现，淋巴瘤发生于腭扁桃体者7例，表现为扁桃体窝内边界清楚的类圆形软组织肿块，向咽腔内突出生长，5例为双侧受累。CT平扫见扁桃体体积明显增大，密度均匀，边界清楚，增强后呈轻度强化，未见坏死、囊变、钙化；MRI上T1WI呈与邻近肌肉组织相似的等密度，T2WI呈稍高密度，信号均匀，增强后呈轻中度强化（图42-7至图42-9，同一病例，右侧扁桃体淋巴瘤）。发生于鼻咽及鼻腔者8例，均表现为鼻咽腔内弥漫性生长的软组织肿块，病变范围较大，向周围呈弥漫性生长，可累及邻近鼻甲及鼻窦骨质，无颅底受侵；CT显示肿瘤呈软组织密度充填鼻腔，沿鼻黏膜蔓延，增强后轻到中度不均匀强化（图41-10，同一病例，左侧鼻腔及鼻窦淋巴瘤）；MRI上T1WI肿瘤呈等信号，信号强度类似或稍低于肌肉；T2WI呈均匀稍高密度信号，信号强度高于肌肉但低于鼻黏膜，增强后轻到中度强化（图42-11至图42-13，同一病例，右侧鼻腔及鼻咽部淋巴瘤）。15例淋巴瘤中有10例同时可见双侧颈部淋巴结肿大。

由于Waldeyer环各结构之间以及内环、外

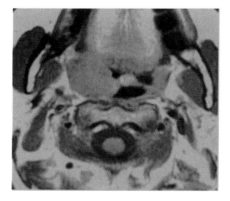

图42-7 轴位T1WI肿瘤呈边界清楚的软组织肿块，信号强度与邻近肌肉组织相似[19]

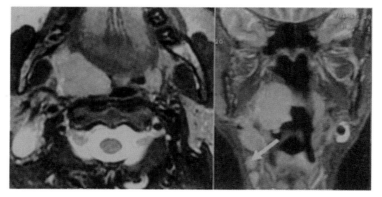

图42-8 轴位和冠状位T2WI，肿瘤呈稍高密度，右侧颈部可见多发肿大淋巴结影（白箭头）[19]

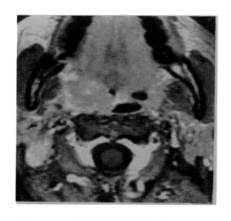

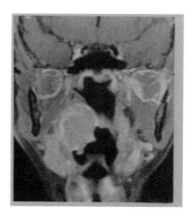

图42-9 轴位及冠状位增强T1WI，肿瘤呈轻中度均匀强化，未见坏死囊变[19]

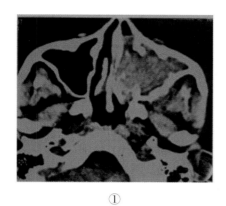 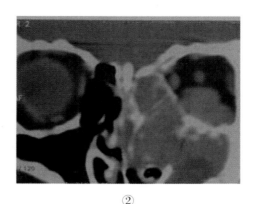

①　　　　　　　　　　　　　　②

图 42-10　轴扫 CT 示左侧上颌窦及左侧鼻腔内可见大量软组织密度影充填，密度不均，左上颌窦内壁及中鼻甲骨质破坏；冠状位 CT 可见左侧鼻腔、筛窦及上颌窦内充满软组织密度影，左侧上颌窦内壁破坏，上颌窦入口扩大，左侧眼眶下壁及内侧壁骨质吸收变薄不连续，部分肿瘤组织突入左侧眼眶下缘，与下直肌分界不清 [19]

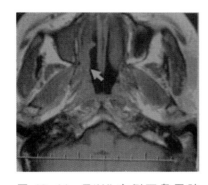 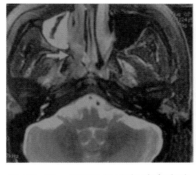 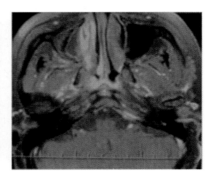

图 42-11　T1WI 右侧下鼻甲肿大不光整，并向后累及右侧鼻咽部圆枕，呈等信号，信号强度类似或稍低于肌肉（白箭头）[19]

图 42-12　T1WI 呈均匀稍高密度信号，信号强度高于肌肉但低于鼻黏膜（白箭头），右侧上颌窦炎症呈明显高信号 [19]

图 42-13　增强后呈轻到中度强化 [19]

环之间均有诸多的淋巴管网相通，并通过淋巴管道与颈部 5 大群淋巴结相通（颏下、颌下、颈前、颈浅和颈深淋巴结群）[38]，咽淋巴环淋巴瘤生长在淋巴组织或淋巴管网之间，颈部淋巴结受侵的发生率明显增高，文献报道达 50% 以上 [39]，其信号与原发病灶相似，信号均匀、边界清楚，中心坏死少见。

4　临床表现

4.1　局部表现

韦氏环淋巴瘤临床表现与原发部位、受侵部位及受侵数目和病变进展速度等因素相关。原发于鼻咽者主要临床表现为鼻塞、涕中带血、均可伴有发热，颈部淋巴结肿大；多数以扁桃体区域肿物或颈部淋巴结肿大为首发症状，可

有咽痛、咽部异物感、吞咽困难、涕血、鼻塞、头痛等表现，甚至因口咽部肿物巨大出现呼吸困难。李晓阳等 [33] 报道原发于韦氏环 NHL 病例 50 例，男性 18 例，女性 32 例，发病年龄 14 至 78 岁，45 例以腭扁桃体区域肿物或肿大为首发症状，有咽痛、咽部异物感、吞咽困难、涕血、鼻塞、头痛等表现，4 例患者口咽部肿物巨大而呼吸困难，有发热、盗汗和体重减轻等症状 37 例。

4.2　淋巴结受侵

韦氏环各个部位邻近，淋巴组织相互延伸，血流、淋巴引流相互沟通，病变常累及邻近部位，且容易发生颈淋巴结和/或远处器官受侵。李晔雄等 [11] 报道 542 例原发于韦氏环的患者中仅 15% 的病例局限于韦氏环（Ⅰ期），85% 的

病例合并区域淋巴结和/或远处器官受侵。

WR-DLBCL具有两个显著临床特点，一是其固有的疾病播散方式，另一是相对较低的肿瘤负荷；与霍奇金病类似，"跳跃性转移"少见，疾病常按照淋巴组织引流方向连续性播散。WR-DLBCL最常见临床表现为韦氏环和区域淋巴结同时受累,颈部淋巴结的高受累率是由韦氏环结构丰富的淋巴引流特点所决定；同样在韦氏环鳞癌中，颈部淋巴结转移率也很高，扁桃体癌颈淋巴结转移率高达50%以上，鼻咽癌高达80%以上[40-42]。

4.3 全身症状

初期常表现为"感冒"或"鼻窦炎"的症状，如咽痛、鼻阻、流涕、腭垂、鼻痛、恶臭等。邻近结构受侵症状，如头痛、耳鸣、声嘶、视物模糊、听力下降、咽下困难、颈部包块、眼球突出、面部麻木等。部分患者合并发热、盗汗、乏力和体重减轻等全身"B症状"。

主要体征有咽和鼻黏膜充血、扁桃体肿大、分泌物增多、出血，逐渐发展成为鼻或/和咽部的溃疡，鼻中隔坏死、穿孔，鼻甲脱落，腭垂坏死脱落，甚至骨质破坏等。息肉或结节样新生物的形成是其局部病损特征。

实验室检查，可有血清乳酸脱氢酶升高，血清蛋白、外周血淋巴细胞计数和细胞免疫功能的下降等。

5 诊断与鉴别诊断

5.1 诊断

其诊断依靠病理组织学和免疫组化标记，但因咽淋巴环淋巴瘤发生部位隐蔽、临床表现多样且多无特异性，早期不易被发现，常导致漏诊或误诊；且因取材困难或不足，肿瘤病变常与炎症病变混杂存在，亦使诊断变得困难。

有学者尝试用PCR检查B细胞重链基因重排（IgH）和T细胞TCR基因重排来协助诊断，取得一定效果。PCR方法具有取材小、简单和快速、准确率高的优点，它可以检出82%的IgH基因和90%的TCR基因重排；但由于交叉污染所致假阳性和PCR本身条件限制，PCR方法还不能单独用于诊断淋巴瘤，它与组织学和免疫组化结合应用可提高检出率和准确率。

5.2 鉴别诊断

鉴别诊断包括"中线肉芽肿综合征"或"坏死性肉芽肿综合征"（包括恶性网状细胞增生症，Wegener's肉芽肿、特发性中线破坏性疾病等）及发生于鼻咽部的其他恶性肿瘤（肉瘤、鼻咽癌等）。

5.2.1 鼻咽癌

鼻咽癌多位于咽隐窝区、鼻咽侧壁及顶后壁，以咽隐窝为中心，侵及范围深，可伴有翼腭窝、咽旁间隙受累及淋巴结肿大，与淋巴瘤相似[43]。鼻咽癌CT上表现为鼻咽部黏膜增厚、软组织结节或肿块，咽旁或咽后间隙或更深部的组织结构受侵、容易破坏颅底结构并经颅底孔道侵入颅内等[44-45]。

鼻咽癌往往仅累及单侧鼻咽以及相对应咽旁间隙，往往合并颅底骨质，如枕骨斜坡和颞骨岩尖的骨质破坏。

但鼻咽部淋巴瘤在临床上较鼻咽癌少见，淋巴瘤病变较广泛，影像表现为不规则软组织肿块，向周围呈弥漫性生长，颅底骨质破坏并不明显；但是原发于单侧鼻咽侧壁的淋巴瘤与鼻咽癌影像上鉴别十分困难，确诊仍需要病理学诊断。

5.2.2 扁桃体癌

扁桃体癌绝大部分为单发病变，多呈浸润性生长，易伴发感染和坏死，形态多不规则，边界常不清楚，侵犯范围广，易侵犯咽旁间隙，增强后呈明显强化；而扁桃体淋巴瘤双侧病变多见，形态多规则，边界常清楚，少有深部侵犯，可同时伴有其他部位淋巴结病变。

5.2.3 淋巴结结核

颈部淋巴结结核以中下颈及颈后三角区受累最常见，淋巴结可以表现为周围炎性肉芽肿和中心干酪样坏死，淋巴结结核增强后呈厚环状或多房样强化[46]。

淋巴瘤常致双侧颈部淋巴结增大，非引流部位或多部位发生，淋巴结常较大且均质，仅轻至中度强化，即使淋巴结很大也无坏死[47]。

5.2.4 腺样体增殖症

儿童多见，表现为后壁或顶后壁中线软组织弥漫性对称性增厚，病变较浅，侧隐窝不受累，咽旁间隙清楚；同时患儿双侧颈深上下伴有密集多发淋巴结肿大，肿大淋巴结0.5~3.5cm

不等，大者往往合并液化坏死，而淋巴瘤颈部肿大淋巴结坏死者少见。

6 治疗

6.1 治疗原则

（1）有资料表明颈部淋巴瘤手术、化疗和综合治疗的近期疗效相似，而远期疗效以放疗最佳，主张首选放疗，其次综合治疗，不主张单用手术或化疗。

（2）对早期病例多采用单一放疗或联合化疗加放疗，进展期用联合化疗加或不加放疗。

（3）单纯放射治疗能够治愈大多数低度恶性患者，而中、高度恶性常出现复发，故目前中、高度恶性 NHL 采用综合治疗的模式已被大多数学者所接受。

（4）自体骨髓移植（ABMT）可作为补救方法之一。

6.2 放化疗综合治疗

原发于韦氏环的非霍奇金淋巴瘤，病理以中、高度恶性为主，易出现远处转移。其治疗最主要的失败原因为淋巴结和远处结外器官受侵，若换成不做放疗，则有较高的局部区域失败率，而不做化疗则有较高的远处结外器官失败[11]。因此，近年来广泛主张综合治疗[12]。

Miller[48]认为 3 个疗程化疗后放疗与 8 个疗程单纯化疗相比具有更好疗效；顾仲义等[49]指出，Ⅱ期患者放疗前化疗宜用 3 周期以上，化疗和放疗结合与单纯放疗或单纯化疗相比具有较好疗效，并有统计学意义；Ezzat 等统计分析了 130 例韦氏环淋巴瘤，认为联合放化疗对提高生存率具有显著意义，被认为是最好的治疗方式。汤忠祝等[14]认为，化疗在韦氏环淋巴瘤治疗中与放疗具有同等重要地位，因淋巴瘤是一种全身性疾病，化疗对于全身其他部位的微小病灶更具有重要性，可弥补放疗局部治疗的缺陷，因此更有可能治愈韦氏环伴其他尚未发现部位的肿瘤，但放疗时间太迟同样可造成化疗耐药细胞生长[50]，故该作者认为中高度恶性淋巴瘤放疗前予 3~4 个周期化疗，化疗总周期数以 6~8 个周期为宜（最好完全缓解后再行 2 个周期以上化疗）。

但亦有少数学者指出，单纯放射治疗是Ⅰ期韦氏环 NHL 的主要治疗方式。Harabuchi 等[51]

报道，Ⅰ、Ⅱ期患者综合治疗及放射治疗疗效无显著差别。李晔雄等[11]报道Ⅰ、Ⅱ期韦氏环 NHL 中，综合治疗和单纯放射治疗均可取得好的疗效，5 年相关生存率分别为 93% 和 90%。王绿化等[52]报道 187 例Ⅰ期 NHL，单纯放射治疗与综合治疗的疗效相比，不同治疗方法和不同病理类型之间差异无显著意义。查文武等[53]报道 62 例Ⅰ期韦氏环非霍奇金淋巴瘤，单纯放射治疗和综合治疗的 5 年生存率分别为 96.8% 和 93.3%，差异无显著意义（P=0.42）；5 年无复发生存率分别为 87.1% 和 95.7%，差异有显著意义（P=0.007），提示单纯放射治疗和综合治疗皆为Ⅰ期韦氏环 NHL 有效的治疗方式，但 5 年无复发生存率，综合治疗优于单纯放射治疗。

就淋巴瘤的生物学行为而言，笔者认为，韦氏环非霍奇金淋巴瘤的最佳治疗方案应是"化疗+放疗+化疗"的"夹心"治疗，且从有关该治疗方法的报道可以明确看出，其近远期疗效均较满意。

由于在放疗中或放疗后较短时间内出现野外复发或转移，近几年文献[54-55]报道指出，对早期中、高度恶性 NHL 应采用综合治疗，建议以化疗+放疗或再加化疗，即在化疗 4 个周期后加用放疗，放疗后酌情进行巩固性化疗。Aviles 等[12]对 316 例Ⅰ期韦氏环 NHL 随机研究结果，综合治疗组疗效明显优于单纯化疗组或单纯放疗组；李晔雄等[11]对 507 例韦氏环 NHL 回顾性分析，结果表明综合治疗尤其能明显改善Ⅱ期患者的 DFS，建议对早期韦氏环 NHL 进行综合治疗，即放疗前常规化疗 3~4 个周期。顾仲义等[49]对 132 例Ⅱ期韦氏环 NHL 患者进行综合治疗认为，化疗达 CR 者，5 年 OS 显著提高，化疗周期应在 3~4 个以上，以 CHOP 方案较好，放疗总剂量不高于 50Gy，建议应该首选以化疗为主的综合治疗。

在一项前瞻性随机临床试验中，316 例韦氏环Ⅰ期侵袭性淋巴瘤患者随机分成单纯放疗组、单纯化疗组（CHOP 或类似方案）和化放疗综合治疗组；结果显示，综合治疗组 5 年无病生存率和总生存率显著优于单纯放疗组和单纯化疗组[12]。另外，局限期侵袭性非霍奇金淋巴瘤的多项前瞻性随机研究结果皆证实，综合治疗优于单纯化疗[56]。

1993 年，Yahalon 等 [57] 报道了 44 例 I 期低、中度恶性 NHL，随机研究结果表明，中度恶性 NHL 照射 30~50Gy 后行 6 周期 CHOP 方案化疗优于单纯放射治疗，7 年无复发生存率分别为 86% 和 26%（*P*=0.004），认为辅助性化疗显著地改善了 I 期中度恶性 NHL 的无复发生存率。同年，Tondini 等 [58] 报道了 183 例 I、II 期进展型 NHL 行 4~6 周期 CHOP 方案化疗后，87% 达 CR。

1996 年，Aviles 等 [12] 报道了 316 例 I 期韦氏环 NHL 随机研究结果，显示单纯放疗、单纯化疗和综合治疗 3 种治疗模式，完全缓解均大于 85%，5 年生存率分别为 56%、58% 和 95%，5 年无复发生存率分别为 48%、45% 和 83%，差异有显著意义；作者指出，综合治疗局部复发少见，毒副作用最轻。

1998 年，Miller 等 [48] 报道了 401 例 I、II 期中、高度恶性 NHL 的治疗结果，3 周期 CHOP 方案化疗后行放射治疗，总的 5 年生存率为 82%，优于对照组单纯化疗的 72%。

2001 年，王维虎等 [55] 采用"化疗+放疗+化疗"方法治疗韦氏环 NHL，即于放疗前后分别化疗 2~3 个周期；结果表明患者耐受性良好，对 II 期中、高度恶性 NHL 不仅复发率低，且生存率较高，尤其对高度恶性患者疗效更好，与单放、放化、化放组比较有非常显著性差异，该方法是理想的治疗选择。同年，蒋卫等 [59] 对 38 例韦氏环 NHL 采用三明治法，即"化疗+放疗+化疗"，3 年和 5 年 OS 分别为 81.6% 和 68.4%。

2002 年，汤忠祝等 [14] 对 107 例 I、II 期韦氏环淋巴瘤进行回顾性分析，化疗采用 CHOP 方案 6 个周期，放疗前、中、后使用化疗，放疗常规使用面颈联合野及下颈锁骨野，照射包括韦氏环和颈部淋巴区，总量 40~70Gy/4~7 周。治疗后，全组总完全缓解率 90.5%，部分缓解率 6.5%，总 5 年生存率 59.8%；单纯放疗组 5 年生存率 36.4%，1~2 个周期化疗后放疗组 57.7%，3 个周期以上化疗后放疗组 69.8%，单纯化疗组 37.5%（3/8）；单纯放疗组及单纯化疗组生存率均较 1~2 个周期和 3 个周期以上化疗后放疗组低，具有统计学意义。3 个周期以上化疗后放疗组生存率最高，1~2 个

周期化疗后放疗组生存略逊于 3 个周期以上化疗后放疗组，但两者之间生存率在统计学意义上无明显差别。

2004 年，聂大红等 [60] 报道了 55 例 I~IV 期韦氏环 NHL 患者，分别采用 4 种治疗方法，即"化疗+放疗"（化放组，17 例）、"化疗+放疗+化疗"（化放化组，10 例）、"单纯化疗"（单化组，17 例）、"单纯放疗"（单放组，11 例），化疗采用 CHOP 方案；化放化组中，一般在 3~4 个周期化疗后进行放疗，再补充化疗 2~3 个周期。放疗采用直线加速器高能 X 射线（6MV）或 ^{60}Co γ 射线，设野方法根据肿瘤侵犯范围，采用面颈联合野，中位剂量 50Gy（36~60Gy）；下颈部锁骨上预防照射，中位剂量 44Gy（36~55Gy）。全组 1、3、5 年总生存率（OS）分别为 90.9%、63.6% 和 61.7%；1、3、5 年无瘤生存率（DFS）分别为 83.6%、59.5% 和 53.2%；不同分期的 5 年 OS 为 Ia 期 72.0%、IIa 期 55.8%、IIIa 期 50.0%，但差别无显著性（X^2=0.90，*P*=0.6385）；四组的 1、3、5 年 OS 分别为化放组 94.1%、67.5% 和 63.6%，化放化组 90.0%、80.0% 和 80.0%，单化组 94.1%、63.6% 和 58.9%，单放组 72.7%、44.5% 和 44.5%。化放化组与化放组、单化组分别比较差别无显著性（*P*>0.05），而与单放组比较差别有显著性（X^2=4.36，*P*=0.0367）。

2009 年，亓妹楠等 [61] 对 181 例病理确诊韦氏环 DLBCL（DLBCL of Waldeyer's ring，WR-DLBCL）（80 例）和淋巴结内 DLBCL（nodal DLBCL，N-DLBCL）（101 例）的治疗进行分析，局限期病变（I~II 期）化疗（中位 5.5 周期，范围 I~II 周期）后加受累野照射（中位剂量 55Gy，范围 16~70Gy），播散期病变（III~IV 期）以化疗为主（中位 6 周期，范围 1~16 周期）；对化疗前存在大肿块（≥5cm）或化疗后残存病灶给予局部区域放疗（中位 45Gy，范围 8~50Gy）；化疗方案为 CHOP 或类似方案。I~II 期 WR-DLBCL、N-DLBCL 的完全缓解率分别为 80%、75%，部分缓解率为 12%、16%，稳定为 0、1 例，进展皆为 9%；III~IV 期的分别为 CR64%、40%，PR 为 0%、37%，SD 皆为 0%，PD 为 36%、23%。全组 WR-DLBCL 和 N-DLBCL 的 5 年总生存率分别为 76%、56%，

其中 Ⅰ~Ⅱ期的分别为 78%、58%，Ⅱ期的分别为 77%、67%。结内与结外 DLBCL 的治疗结果无明显差异。

韦氏环 NK/T 细胞淋巴瘤对放疗敏感，对常规化疗相对抗拒。李晔雄等 [11] 对 91 例原发韦氏环鼻型 NK/T 细胞淋巴瘤的治疗进行了分析，放疗后的完全缓解率为 77%，部分缓解率为 19%，病变稳定和进展率为 3%；而化疗后完全缓解率 30%，显著低于放疗的完全缓解率（P=0.001），化疗的部分缓解率 62%，病变稳定和进展率为 8%。71 例早期病人的放疗和化疗的近期疗效和全组病人相似，放疗后的完全缓解率为 77%，显著高于 23% 的化疗完全缓解率（P=0.001）。全组病人治疗后达到完全缓解的 5 年总生存率为 73%，而治疗后未达到完全缓解者没有一例病人生存超过 5 年。早期韦氏环 NK/T 细胞淋巴瘤通过放疗和化疗综合治疗可以取得较好的疗效。全组病人 5 年总生存率和无进展生存率分别为 65% 和 51%。

必须注意，头面部、口腔部位的放疗应在保证疗效的前提下最大限度地降低副作用。就放射治疗剂量而言，一般韦氏环 NHL 的照射剂量为 50Gy 左右，大唾液腺包括在照射野内。Mirza 等 [62] 的研究提示，非巨块型Ⅰ期中、高度恶性淋巴瘤化疗达 CR 后照射 30Gy 已够，巨块性则需 35Gy。Olmos 等 [63] 明确指出，照射剂量超过 45Gy，对唾液腺几乎是不可逆的损害，唾液腺的损害可导致患者口干、味觉丧失、吞咽困难，同时由于唾液腺的缺失及其成分的改变导致龋齿的产生，严重影响患者生存质量，而综合治疗为减少韦氏环 NHL 治疗后遗症发生提供了极大可能。Krol 等 [64] 回顾性研究表明，Ⅰ期患者 CHOP 方案化疗 4 周期获 CR 后病灶区剂量可低于 40Gy，提示大部分患者化疗后达 CR，而照射剂量可低于唾液腺的耐受剂量达到治愈，而且有较好生存质量的目的。

7 预后

韦氏环 NHL 以 DLBCL 为最常见，因此韦氏环 NHL 的预后因素与其他部位 DLBCL 的预后无明显差异，主要与组织学类型、年龄、一般状况评分、有无全身症状、是否为大肿块、Arm Arbor 分期、乳酸脱氢酶、β_2 微球蛋白值、国际预后指数评分等因素相关。

病理学分级被认为是一个重要的预后因素，国际淋巴瘤研究组认为，组织学分级相同的外周 T 细胞和 B 细胞病变相比，前者具有更明显的进展性。

NK/T 细胞型比 T 细胞型和 B 细胞型缓解率低和复发率高，其原因可能与 NK/T 细胞具有高侵袭性和易产生多药耐药有关，CD56 阳性细胞可能使肿瘤细胞更易转移和扩散。

因韦氏环淋巴瘤 B 细胞型占多数，而鼻腔鼻窦淋巴瘤 NK/T 细胞型占多数，故前者预后明显好于后者。

单变量分析显示，中晚期和弥漫性大细胞型无病生存率低，年龄 >60 岁、中晚期、B 症状患者总生存率低，而多变量分析显示只有期别和免疫表型对生存期最有意义。

WR-DLBCL 肿瘤负荷低，表现为乳酸脱氢酶异常、β_2 微球蛋白异常和全身症状的比例较低，这些指标可影响到 ECOG 的评分偏低及国际预后指数评分偏低。这些临床特征决定了其治疗疗效和预后优于 N-DLBCL。WR-DLBCL 和 N-DLBCL 接受规范治疗后，两者近期疗效基本相同，大部分患者治疗后达完全缓解，稳定和进展病变少见。

Lŏpez-Guillermo 等 [65] 报道，年龄 <60 岁、一般状况评分（PS）<2、无全身症状、无大肿块、Arm Arbor 分期早、乳酸脱氢酶正常、β_2 微球蛋白值正常、国际预后指数评分低等因素决定了 WR-DLBCL 较高的完全缓解率；并指出，WR-DLBCL 在各分期中的总生存率较结内病变为好，且单因素分析证实乳酸脱氢酶、国际预后指数、分期、大肿块等为预后的重要影响因素，多因素分析发现国际预后指数、大肿块和 β_2 微球蛋白是最重要的预后因素，淋巴瘤原发部位对预后无影响。

Al-Abbadi [66] 对睾丸原发性 DLBCL 的分析、Yoshida 等 [67] 对 15 例乳腺原发性 DLBCL 的研究及张丽华等 [68] 对胃肠道原发性 DLBCL 的分型研究均显示，结外发生的弥漫性大 B 细胞淋巴瘤的分子分型均以非 GCB 型多见，预后差。杨华等 [31] 对 16 例韦氏环原发弥漫性大 B 细胞淋巴瘤进行分析，结果亦显示韦氏环发生的弥漫性大 B 细胞淋巴瘤亦是以非 GCB 型为主，预后均较结内发生的 DCBCL 差。

第 2 节 原发性扁桃体淋巴瘤

（腭）扁桃体位于口咽两侧腭舌弓与腭咽弓围成的三角形扁桃体窝内，是一对呈扁卵圆形的淋巴上皮器官，可分为内侧面（游离面）、外侧面（深面）、上极和下极，腭扁桃体与舌根、软腭咽后壁共同组成口咽[69]。

扁桃体为淋巴组织构成，内含许多结缔组织网、淋巴滤泡组织，为咽淋巴组织中最大者。咽黏膜下淋巴组织丰富，较大淋巴组织团块呈环形排列，称为咽淋巴环（Waldeyer 淋巴环），主要由咽扁桃体、咽鼓管扁桃体、腭扁桃体、咽侧索、咽后壁淋巴滤泡及舌扁桃体构成内环，内环淋巴流向颈部淋巴结，后者又互相交通，自成一环，称为外环，主要由咽后淋巴结、下颌淋巴结、颌下、颏下淋巴结组成。

1 流行病学

扁桃体淋巴瘤是我国较常见的恶性肿瘤，分霍奇金淋巴瘤与非霍奇金淋巴瘤。霍奇金淋巴瘤原发于扁桃体者十分罕见；大多为非霍奇金淋巴瘤，约占全身非霍奇金淋巴瘤的 10%~20%，占咽淋巴环淋巴瘤的 50%~70%。一般占据同期放射治疗收治恶性肿瘤数的 1.6%，相当于同期头颈部恶性肿瘤收治数的 7.6%。癌的比率（53.3%）略高于扁桃体淋巴瘤的比率（46.7%）。国内对于原发扁桃体 NHL 的报道不多。杨侃等[70]报道 209 例淋巴瘤中，发生于颌面部的占 3.3%；顾晓明等[71]报道，颌面部淋巴瘤占全身发病的 10.7%~23.6%。

病例男女之比为 1.2:1，高发年龄组为 40~49 岁。秦燕等[72]报道了 89 例原发扁桃体非霍奇金淋巴瘤，男性 53 例，女性 36 例，89 例患者中男女比例为 1.5:1；患者的发病年龄从 6 岁到 76 岁，中位年龄 48 岁，在 89 例患者中有 3 例患者小于 20 岁。

2 组织病理学

原发于扁桃体的 HL 罕有报道[73-74]，易被误诊[75-77]。

夏阳等[78]报道 1 例女性扁桃体霍奇金淋巴瘤患者，55 岁，因咽部异物感、吞咽困难及咽部疼痛就诊。因扁桃体肥大而行双侧扁桃体剥离术，术中见双侧扁桃体 II 度肿大，双上极近中线，表面凹凸不平，质较脆，分离暴露扁桃体、切断并取出。显微镜下，扁桃体正常组织结构破坏，在富于正常小淋巴细胞的背景中可见散在有较多的大肿瘤细胞，肿瘤细胞核大，核膜厚，轮廓清晰，有强嗜酸性核仁，周围环绕有透明晕，可见有双核及多核瘤巨细胞，胞浆轻度嗜酸性至嗜双色性；可见少量嗜中性粒细胞，无嗜酸性粒细胞及纤维化；免疫组织化学，大肿瘤细胞 CD30 呈强阳性、PAX-5 呈弱阳性，CD20 呈强弱不等阳性及阴性、Ki-67 大部分肿瘤细胞呈阳性，CD15、LCA、CD3、EMA、EBV、EBER 均阴性，CD21 残留淋巴滤泡树突状细胞网阳性，大肿瘤细胞散布在残留滤泡间。病理诊断"（左侧）扁桃体淋巴细胞丰富型经典型霍奇金淋巴瘤"。

原发于扁桃体的淋巴瘤以非霍奇金淋巴瘤为最常见，在颈部结外 NHL 中约占半数，可以为 B、T 细胞来源，但以 B 细胞来源为主。秦燕等[72]报道了 89 例原发扁桃体非霍奇金淋巴瘤，在 89 例患者中，弥漫性大 B 细胞型 60 例（67%）、非特异性外周 T 细胞型（peripheral T-cell lymphoma，PTCL）11 例（12%）、惰性淋巴瘤 5 例（6%）、T 淋巴母细胞型 1 例、间变性大 T 细胞型 1 例、未明确分类者 11 例（12%）；5 例惰性来源中包括滤泡型 3 例、边缘带和小淋巴细胞型各 1 例。黄永础等[79]报道了 21 例原发性腭扁桃体淋巴瘤，大 B 细胞型淋巴瘤 15 例、T 细胞淋巴瘤 6 例。

3 CT 检查

CT 是扁桃体淋巴瘤最常用的检查方法，能清楚显示扁桃体淋巴瘤的大小、形态、范围、周围组织是否受侵犯及有无颈部淋巴结肿大，确定获取病理组织的部位。临床上扁桃体淋巴瘤往往呈外生性生长，发生于黏膜下，瘤体大而光滑，无溃疡，呈结节状或充血状[80]，当确诊为淋巴瘤后，需要借助影像学资料明确病变范围，作出临床分期。因此，扁桃体淋巴瘤 CT 检查对临床诊断和治疗有重要的意义。

扁桃体淋巴瘤 CT 扫描的特征性表现为，

边界清楚的类圆形软组织肿块，位于舌腭弓与咽腭弓之间的深窝（扁桃体窝）内，向外凸向口咽腔生长[80]，密度均匀，无钙化、囊变或坏死，均为单侧发病，病灶直径 23~37mm，CT 平扫肿块与咽壁肌肉呈等密度，CT 值为 42~56HU，增强扫描病灶轻度强化，CT 值为 54~75HU；肿块与周围组织或相邻结构界限均较清楚，一般无咽旁间隙及相邻结构侵犯。

黄永础等[79]报道了 21 例原发性腭扁桃体淋巴瘤，右侧 18 例，左侧 3 例，CT 表现为类圆形软组织肿块影，位于舌腭弓与咽腭弓之间的深窝（扁桃体窝）内，向外凸向口咽腔生长，均为单侧发病。15 例（占 71%）发现同侧颈深部淋巴结肿大，双侧淋巴结肿大 2 例，其形态、密度与腭扁体的肿块相同（见图 41-14）；3 例（占 14%）同时侵犯咽侧壁，表现为咽侧壁增厚，呈不规则软组织影，病变范围较广泛，但无相邻骨质破坏（图 41-15）。

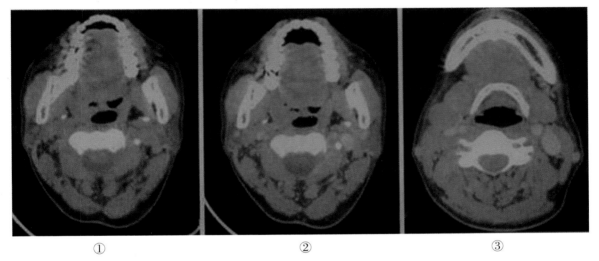

图 42-14 （①②③为同一患者）右侧扁桃体淋巴瘤。①平扫示右侧扁桃体增大，呈类圆形，略向口咽腔突出，边界清，CT 值为 51~56HU；②病灶轻度强化，CT 值为 60~75HU；③右侧颈部淋巴结大[79]

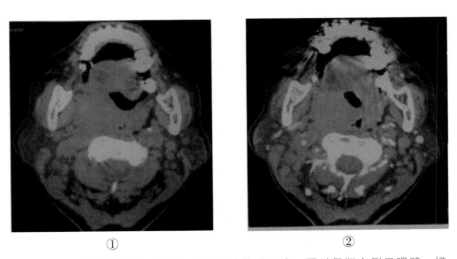

图 42-15 （①②为同一患者）右侧扁桃体淋巴瘤，同时侵犯右侧口咽壁，增扫 CT 值为 42~48HU，增强扫描轻度强化，CT 值为 54~63HU[79]

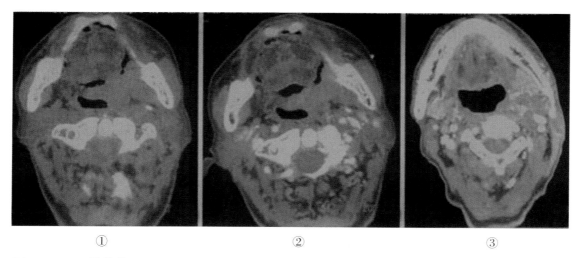

| ① | ② | ③ |

图 42-16　（①②③为同一患者）左侧扁桃体鳞癌，可见病变向周围组织侵犯，增强扫描呈不规则明显的强化及左侧颈部淋巴结肿大 [79]

CT 在扁桃体淋巴瘤与扁桃体癌鉴别方面具有重要价值，CT 扫描可清楚显示扁桃体淋巴瘤与扁桃体癌病变的形态、范围、密度、血供情况及与周围结构的关系，并能反映颈部淋巴结转移或受侵情况。前者双侧病变相对多见，边界清，密度均匀，强化不明显；后者绝大部分为单发病变，形态不规则，外侵明显，病灶常有明显不均匀强化。两者淋巴结转移、受侵的 CT 表现与原发灶相似。

4　临床表现

扁桃体淋巴瘤临床表现有如下特点。

（1）扁桃体淋巴瘤是扁桃体最常见的恶性肿瘤，主要发病年龄以中青年为主。

（2）多数患者以咽痛或无痛性咽部不适，伴有吞咽不适感或吞咽困难起病；有相当部分患者可能并无明显症状。

（3）少数患者首先发现颈部淋巴结肿大，而后体检发现扁桃体肿物。发病初期易误诊为扁桃体炎，部分患者抗菌治疗可有短期缓解。

（4）多为单侧发病，两侧同时发病者少见。

（5）主要临床表现为进行性单侧扁桃体肥大、咽痛、咽喉有异物感、发热、吞咽困难、颈部出现包块等。

（6）扁桃体肿物伴有溃疡形成者，可以伴有血痰、口腔异味；肿物在短时间内生长迅速者可发生急性阻塞性呼吸困难；侵及喉返神经可出现声嘶。

（7）扁桃体淋巴瘤除侵犯至颈部淋巴结外，亦可以向腹腔、纵隔、骨髓等处侵犯，其中以腹腔侵犯最为常见。

黄永础等 [79] 报道了 21 例原发性腭扁桃体淋巴瘤，有 15 例伴颈部淋巴结肿大，约占 71%。秦燕等 [72] 报道了 89 例原发扁桃体非霍奇金淋巴瘤，9 例患者有 B 症状，5 例有结外受侵，受侵部位多为韦氏环周围组织，如鼻腔、喉、颅内以及面神经等。远处结外受侵仅 1 例，表现为皮肤受侵。5 例有大于 10cm 的巨块病灶；单侧扁桃体受累 72 例，双侧受累 17 例。

5　诊断

5.1　误诊原因

扁桃体淋巴瘤确定诊断主要以组织病理学检查为依据。然而，扁桃体淋巴瘤属结外型淋巴瘤，早期常无表浅淋巴结肿大，故病理诊断前多被诊为炎症、结核、恶性肉芽肿、扁桃体癌等而延误治疗；且扁桃体淋巴瘤常表现为表面光滑的单侧性增生而被医生忽视不做活检，从而延误诊断；再者早期表现为咽痛或单侧扁桃体肿大，双侧肿大者少见，黏膜表面光滑无糜烂，易误诊为慢性扁桃体炎；随着病情进展瘤体增大，可出现咽异物感、吞咽不畅甚至呼吸困难，晚期扁桃体表面出现溃烂坏死，可伴有颈部淋巴结肿大，临床上易误诊为扁桃体癌。

舒继红等 [82] 报道了 20 例扁桃体淋巴瘤，误诊 12 例，以颈部淋巴结肿大为主要表现，误诊为慢性淋巴结炎 3 例，淋巴结结核 2 例；以咽痛、咽部异物感伴发热为主要表现，误诊为扁桃体炎及扁桃体周围脓肿 6 例；以鼻出血、耳鸣伴颈部肿块为主要表现，误诊为鼻咽癌转移 1 例。

（1）临床表现与扁桃体炎相似：咽部黏膜下血管、淋巴组织极为丰富，当受到炎症或肿瘤刺激后，其周围组织常出现不同程度的炎性细胞浸润或反应性增生，表现为黏膜充血、水肿。

当淋巴瘤侵袭扁桃体时，易伴发咽部及扁桃体炎症，早期肿瘤组织主要在黏膜下淋巴组织内增殖，扁桃体充血肿大，外观与扁桃体炎极相似。若临床医师对扁桃体淋巴瘤警觉不够，易误诊为扁桃体炎及扁桃体周围炎。

（2）活检病理检查取材不当：扁桃体淋巴瘤表面常覆盖正常黏膜，若取材过浅容易漏诊。由于扁桃体肥大，进食吞咽时易损伤，再加上肿瘤侵犯造成组织坏死，如取材部位为坏死组织、细胞形态缺乏特异性、病理诊断多提示慢性炎症。舒继红等[82]报道 2 例因呼吸道梗阻症状就诊，检查时见单侧扁桃体肥大，两次活检病理检查均因取材不当报告为慢性炎症。

（3）组织学鉴别诊断困难：扁桃体癌与扁桃体淋巴瘤在临床上难以鉴别，需要借助于手术病理和免疫组化检查加以区别。某些病例表现为颈部肿块，伴单侧扁桃体肿大，初诊为扁桃体癌并颈部淋巴结转移，颈部淋巴结穿刺细胞学检查报告为反应性增生，行扁桃体切除术，手术病理初检报告为恶性肿瘤，最后行免疫组化检查方确诊为 NHL。

5.2 提高诊断水平

（1）扁桃体淋巴瘤极易发生临床和病理误诊。熟悉扁桃体淋巴瘤的临床特点，重视扁桃体的检查和活检，结合影像学检查、实验室检查及免疫组化等是减少扁桃体淋巴瘤误诊的有效措施。

（2）慢性淋巴结炎及淋巴结结核多为无痛性肿块，生长缓慢，边界清楚，而扁桃体淋巴瘤早期就可有颈部淋巴结侵犯。

患者提供的结核病史及医生检查不仔细是误诊的主要原因。因此，对颈部无痛性淋巴结肿大，应常规检查鼻咽、口咽和喉咽各部位，仔细查看有无原发病灶，或进一步行鼻咽纤维喉镜检查。对无原发病灶的肿大淋巴结，应严密观察，必要时行颈部淋巴结活检。

（3）对疑为慢性扁桃体炎经正规抗感染治疗症状无好转者，特别是一侧扁桃体肿大或两侧不等大者，应行扁桃体切除做病理检查以免误诊。

（4）扁桃体淋巴瘤患者，鼻腔黏膜充血可出现鼻衄，咽鼓管咽口水肿可出现耳鸣，早期常有颈淋巴结转移，临床上酷似鼻咽癌。因此，对颈部淋巴结转移癌者，在寻找原发病灶时，对可疑的部位均应活检，必要时重复活检，以便及时做出诊断。

（5）对怀疑扁桃体淋巴瘤者局部活检若无法切取深层组织，可行患侧扁桃体切除术，有利于病理检查[83]。扁桃体切除术后常规行病理检查及免疫组化检查对治疗有重要指导意义。

确诊后，应进一步根据临床资料、影像学检查、各项检查结果明确病变累及部位及范围、估计临床分期，便于指导治疗和判断预后。

6 鉴别诊断

因扁桃体淋巴瘤早期极易误诊，因此其相似疾病的诊断极为重要。

6.1 扁桃体炎

扁桃体之炎症，多见于青少年，多为双侧，有反复感染史，扁桃体腺窝有脓栓，临床上有高热，扁桃体红肿、吞咽痛，外周血白细胞增多、中性粒细胞增高。

由于扁桃体淋巴瘤表面常覆以正常炎性黏膜，若活检过浅，病理常报告为黏膜慢性炎症。因此，活检应取足够大组织，多部位取材，若多次活检不能确诊，可进行扁桃体摘除送病理，以得到明确诊断。

6.2 扁桃体癌

扁桃体原发性恶性肿瘤以非霍奇金淋巴瘤最为常见，其次为鳞癌及少见的血管肉瘤。扁桃体肉瘤患者多较年轻，多为 20~30 岁，男性多于女性。

（1）扁桃体癌的特点：扁桃体癌是头颈部常见的恶性肿瘤之一，约占全身恶性肿瘤的 1.3%~5%，占头颈部恶性肿瘤的 3%~10%。以男性多见，发病年龄多在 40 岁以上，以 50~69

岁为高峰，约占各年龄组的 60%~90%。发病原因与吸烟、过量饮酒等因素对其黏膜的刺激有关。此外，扁桃体黏膜角化症、白斑以及由各种原因所致的局部瘢痕等亦可能诱发癌变。多发生于扁桃体上极，常有浅表溃疡，亦可有浸润，经扁桃体上窝及舌腭弓向软腭侵犯，进而向下侵及舌根，并常有颈淋巴结转移。扁桃体癌绝大多数为鳞癌，其余有罕见的腺样囊性癌、未分化癌。

（2）扁桃体淋巴瘤的特点：扁桃体淋巴瘤早期多以结节型增生，呈外生性生长肿块为常见，边缘较清，密度较均匀，硬度比癌低，但较坚韧，很少破溃，常伴有颈淋巴结肿大，不易向邻近深部间隙浸润。其临床有特征性表现，主要为咽肿痛、颈部肿块、吞咽困难。

（3）鉴别要点：夏淦林等[45]对扁桃体淋巴瘤与扁桃体癌之鉴别进行了分析，值得临床借鉴，现介绍如下。

1）扁桃体淋巴瘤与扁桃体癌均可双侧发病，但扁桃体淋巴瘤的双侧发病率明显高于扁桃体癌。

扁桃体淋巴瘤形态多较规则，呈类圆形，边界常清楚，少有深部侵犯，但可同时伴有头颈部其他部位或头颈部以外淋巴结或结外病变，且病变不连续呈跳跃性生长，这可能与 NHL 常为多中心起源，早期即可全身播散有关。

由于扁桃体癌多呈浸润性生长，易伴发感染和坏死，所以形态多不规则，边界常不清楚，常有深部侵犯，侵犯范围广，且易于侵犯咽旁间隙。向前可侵犯腭舌沟，并进一步侵犯舌根、口底，向前上累及软腭、悬雍垂，向上延及鼻咽，向外侵犯翼内肌，向下侵犯会厌、喉等，有两个或两个以上口咽亚解剖区受累。

2）当病灶较大时，扁桃体淋巴瘤和扁桃体癌均可累及腭舌沟，并将腭舌沟向前推移，两者之间差异并无统计学意义。

3）扁桃体淋巴瘤多呈均匀等密度软组织肿块，无囊变或坏死，轻中度强化，密度与肌肉相仿或略高，少数强化不均匀，呈边缘薄环状强化或内部小片状低密度影。

扁桃体癌血供丰富，增强后呈明显强化，且内部密度不均匀，有时可见中心不规则低密度区。这与肿瘤坏死、间质积液或水肿有关。

经统计学分析，扁桃体淋巴瘤与扁桃体癌的病变密度在增强前后差异有统计学意义。

4）咽淋巴环各结构之间以及内环、外环之间均有诸多的淋巴管网相通，并通过淋巴管道与颈部 5 大群淋巴结相连，扁桃体淋巴瘤生长在淋巴组织或淋巴管网之间，使颈部淋巴结受侵的发生率明显增高，文献报道达 50% 以上[83]，夏淦林等[45]报道为 56.25%。

5）扁桃体淋巴瘤颈部淋巴结受侵的 CT 增强表现多种多样，有时是多种异常表现并存，但以密度均匀与肌肉相近的肿大淋巴结最常见，亦可见边缘薄环状强化，内部均匀低密度改变，有作者认为这是由于淋巴结包膜的强化，导致与其内肿瘤成分密度差增大，而非中央坏死所致[81]。

扁桃体癌分化程度较差、侵袭性强，早期即有淋巴结转移，是一种预后较差的肿瘤；其颈部淋巴结转移最典型的 CT 表现为不规则强化伴中央低密度区，如有原发肿瘤，此征象的特异性为 100%[84]。

由于颈静脉二腹肌组淋巴结位于二腹肌后腹与颈静脉交叉处，收纳舌后及腭扁桃体的淋巴结[87]。夏淦林等[45]报道了 16 例扁桃体淋巴瘤及 14 例扁桃体癌，扁桃体淋巴瘤与扁桃体癌中所有淋巴结转移或受侵的病例都累及颈静脉二腹肌组淋巴结。

夏淦林等[45]对 16 例扁桃体淋巴瘤及 14 例扁桃体癌的 CT 表现进行了对比分析，16 例淋巴瘤中，5 例为双侧病变，14 例边界清楚，15 例密度均匀，行增强扫描的 13 例均呈轻、中度强化；14 例扁桃体癌中，13 例为单侧病变，11 例边界不清楚，8 例密度不均匀，增强后 5 例明显不均匀强化，8 例侵犯 2 个或以上咽亚解剖区。扁桃体淋巴瘤与扁桃体癌在边界、形态、密度及强化程度、周围侵犯等方面差异有统计学意义。

7 治疗与预后

目前，原发扁桃体 NHL 的治疗尚无标准方案。一般来说，能手术的尽可能手术；病灶弥散的以化疗为主，病灶较大又不能手术的，可加放疗。

目前，国内报道样本量较大的原发扁桃体

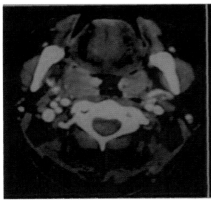 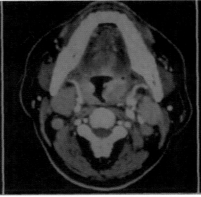 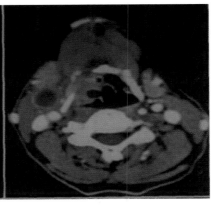

图 42-17　NHL 侵犯双侧扁桃体。CT 增强扫描示双侧扁桃体类圆形肿块，密度均匀，边界清楚[45]

图 42-18　NHL 侵犯双侧扁桃体。CT 增强扫描示双侧体增大，双颈静脉链区多个淋巴结肿大，界限清楚，密度均匀，与邻近肌肉相仿[45]

图 42-19　NHL 侵犯右侧扁桃体。右颈部淋巴结肿大，边缘薄环状强化，中心呈均匀低密度[45]

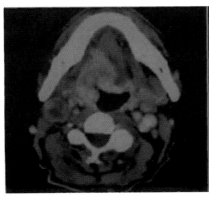 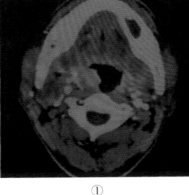 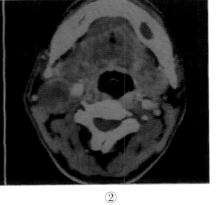

① ②

图 42-20　右侧扁桃体鳞癌。向前致右侧腭舌沟变浅并前移，并向前侵犯舌根及口底[45]

图 42-21　（①②为同一患者）扁桃体鳞癌。① CT 增强扫描示右侧扁桃体增大，呈中度强化，右侧腭舌沟变浅；②右颈部淋巴结肿大，呈不均匀强间见不规则低密度坏死[45]

NHL 是中国医学科学院肿瘤医院秦燕等[72]，他们报道了 89 例原发扁桃体非霍奇金淋巴瘤（Ⅰ期和Ⅱ期患者共 81 例，Ⅲ、Ⅳ期 9 例），Ⅰ期和Ⅱ期患者主要采用化放疗联合治疗，Ⅲ期和Ⅳ期患者以化疗为主；化放疗联合方式有"化疗+放疗"、"放疗+化疗"和"化疗+放疗+化疗夹心方式"。58 例（72%）行放化疗联合治疗、19 例（23%）单纯放疗、3 例单纯化疗；放疗采用 6MV 或 8MV 直线加速器，面颈联合野加下颈切线野照射，面颈联合野照射范围包括韦氏环和上颈部，当原发病变侵及临近器官或结构时，照射野相应扩大以充分包括受侵部位；大部分原发肿瘤的照射剂量为 50Gy；所有治疗均为常规分割，每次照射 2Gy，每周 5 次。初治化疗方案多为 CHOP 方案或类似方案（BACOP、CHEP、ProMACE-CytaBOM）。在早期患者中，放化疗联合和单纯放疗患者的 CR 率分别为 84.5% 和 94.7%，复发率分别为 8.1% 和 6.7%，5 年生存率分别为 84.5% 和 89.5%。全组的 5 年总生存率和无病生存率均为 80%，Ⅰ期和Ⅱ期患者的 5 年生存率为 84%，Ⅰ期和Ⅱ期患者的生存率无显著性差异。Ⅲ期和Ⅳ期患者的 2 年总生存率为 25%。72 例侵袭性淋巴瘤患者（包括 DLBCL 和 PTCL）的 5 年总生存率和无病生存率分别为 78% 和 74%。89 例患者中，无复发者 64 例、原发耐药者 17 例和复发者 8 例，5 年总生存率分别为 98%、42% 和 17%，三者之间生存率具有显著性差异。

由于原发于扁桃体的 NHL 患者在起病时多表现为单侧扁桃体肿大，疼痛或吞咽不适等，往往发现较早，约80%左右为早期，故预后较好，多数患者可长期生存。

现认为，临床分期是影响咽淋巴环淋巴瘤预后最重要因素之一。Ⅰ期NHL5年全部存活，Ⅱ期5年生存率80%，这80%的患者经过化疗、放疗，继续随访5年仍存活，表明扁桃体恶性淋巴瘤患者早期经规范治疗后预后良好。秦燕等[72]报道了89例原发扁桃体非霍奇金淋巴瘤，多数的病理类型为侵袭性，以DLBCL为主，其次为PTCL。5年的总生存率为80%，侵袭性淋巴瘤患者的5年生存率为78%。

（张淑群）

参考文献

[1] Li YX, Yao B, Jin J, et al.Radiotherapy primary treatment for stage IE and II E nasal natural killer/T cell lymphonla.J Clin Oncol, 2008, 24: 181-189.

[2] 田勇泉.耳鼻咽喉头颈外科学.7版.北京：人民卫生出版社，2008：129.

[3] 石远凯，刘尚梅，吴宁，等.淋巴瘤.北京：北京大学医学出版社，2007：305-311.

[4] Jacobs C, Hoope RT.Non-hodgkin's of the head and neckextranodal sites. Int J Radiat Oncol Biol Phys, 1985, 11: 357-364.

[5] Jacobs C, Weiss L, Hoope RT. The managmengt of extranodalhead and neck lymphomas.Arch Otolaryngol Head Neck Surg, 1986, 112: 654-658.

[6] Hoope RT, Burke JS, Glastein E, et al. Non-hodgkin's lymphoma: involvemengt of the Waldeyer s ring. Cancer, 1978, 42: 1096-1104.

[7] Yuen A, Jacobes C. Lymphomas of the head and neck. SeminOncol, 1999, 26: 338-345.

[8] Saul SH, Kapadia SB.Primary lymphoma of Waldeyer s ring.Clinicopathologic study of 68 cases. Cancer, 1985, 56:157-166.

[9] Ezzat AA, Ibrahim EM, EI Weshi AN, et al. Localized non-Hodgkin's lymphoma of Waldeyer's ring: clinical features,management, and prognosis of 130 adult patients. Head Neck,2001, 23 (7): 547-558.

[10] Aviles A, Diaz-Maqueo JC, Rodriguez L, et al. Group-risk Non-hodgkin's lymphoma.Arch Invest Med, 1990, 22:11-16.

[11] 李晔雄，高远红，袁智勇，等.国际预后指数在韦氏环NHL的预后意义.中华放射肿瘤杂志，2002，11（2）：105-110.

[12] Aviles A, Delgado S, Ruiz H, et al.Trentment of Non-hodgkin's lymphoma of Waldeyer's ring: radiotherapy versus chemotherapy versus combined therapy. Oral Oncol, Eur J Cancer, 1996, 32B: 19-32.

[13] 韦永豪，肖红俊.头颈部结外淋巴瘤.临床耳鼻咽喉头颈外科杂志，2009，23（6）：285-286.

[14] 汤忠祝，马胜林，朱远，等.韦氏环恶性淋巴瘤不同放化疗疗效分析.肿瘤学杂志，2002，8（6）：360-361.

[15] MokTS, SteinbergT, ChanAT, et al.Application of the international prognostic indexina study of Chinese patients with non-Hodgkin's lymphoma and a high incidence of primary extranodal lymphoma. Cancer, 1998,82: 2439-2448.

[16] Zucca E, Roggero E, Bertoni F, et al.Primary extranodal non-Hodgkin's lymphomas.Part 2: head and neck.central nervous system and other less confflon sites.Ann Oneol, 1999, 10: 1023-1033.

[17] HarabuchiY, OginoT, Hayashi T, et al.Prognostic factors and treatment outcome in non-Hodgkin's lymphoma of Waldeyer's ring. Acta Oncologica, 1997, 36: 413-420.

[18] 查文武，顾仲，陆进成，等.Ⅰ期韦氏环非霍奇金淋巴瘤治疗结果分析.河南肿瘤学杂志，2003，16（5）：336-338.

[19] 陈刚，尹家保，徐峰，等.咽淋巴环淋巴瘤的影像学诊断及鉴别.中国临床医学影像杂志，2011，22（10）：693-696.

[20] Hoppe BT, Burke JS, Glatstein E. et al. Non-Hodgkin's lymphoma: involvement of Waldeyer's ring. Cancer,1978, 42: 1096-1104.

[21] Møller MB, Pedersen NT.Christensen BE.Diffuse large B-cell lymphoma: clinical implications of extranodal versus nodal presentation -a population-based study of 1575 cases.Br J Haenmtol, 2004, 124: 151-159.

[22] Tan LH.Lymphomas involving Waldeyer's ring: placement, paradignM, peculiarities, pitfalls.patterns and postulates.Ann Acad Med Singapore, 2004, 33 (Suppl4): 15-26.

[23] Alizadeh AA, Eisen MB, Davis RE, et al. Distinct types of diffuse large B-cell lymphoma identified by gene expression profiling. Nature,2000, 403(6769): 503-511.

[24] Rosenwald A, Wright G, Leroy K, et al. Molecular diagnosis of primary mediastinal B-cell lymphoma

identifies a clinically favorable subgroup of diffuse large B cell lymphoma related to Hodgkin's lymphoma. J Exp Med, 2003, 198 (6) :851–862.

[25] Wright G,Tan B,Rosenwald A,et al. A gene expression based method to diagnose clinically distinct subgroups of diffuse large B cell lymphoma. Proc Natl Acad Sci USA, 2003, 100 (17):9991.

[26] Hans CP,Weisenburger DD,Greiner TC,et al.Confirmation of the molecular classification of diffuse large B–cell lymphoma by immunohistochemistry using a tissue microarray. Blood, 2004,103 (1) : 275–282.

[27] 陈愉、宋兰英、蒋会勇、等.弥漫性大B细胞淋巴瘤CD10,Bcl-6,MUM1蛋白表达与分子分型.中华血液学杂志,2005,26 (10) :623–624.

[28] Tsuboi K, Iida S, Inagaki H, et al. MUM1/IRF4 expression as a frequent event in mature lymphoid malignancies. Leukemia,2000,14 (3) :449–456.

[29] Muris JJ,Meijer C,VosW,et al. Immunohistochemical profiling based on Bcl-2,CD10 and MUM1 expression improves risks tratification in patients with primary nodal diffuse large B–cell lymphoma. J Pathol, 2006,208 (5) :714.

[30] Colomo L,Lopez-guillermo A. Clinical impact of the differentiation profile assessed by im-munophenotyping in patients with diffuse large B–cell lymphoma . Blood,2003,101 (1) :78.

[31] 杨华、侯文、冉丰丰、等.韦氏环原发弥漫性大B细胞淋巴瘤分子分型的研究.遵义医学院学报,2011,34 (4) : 348–350.

[32] 丁莹莹、李鹍、谭静、等.扁桃体非霍奇金淋巴瘤的CT表现.放射学实践,2008,23 (10): 1083.

[33] 李晓阳、李会菊.原发韦氏环非霍奇金淋巴瘤的CT诊断.重庆医科大学学报,2008,33 (10): 1278–1279.

[34] 齐丽萍、单军、唐磊、等.鼻及鼻咽部NK/T细胞淋巴瘤的CT表现.中国医学影像技术,2010,26 (5): 850.

[35] 罗昭阳、张宽.鼻腔NK/T细胞淋巴瘤的CT及MRI表现.中国临床医学影像杂志,2008,19 (10): 685–687.

[36] King AD, Lei KI, Ahuja AT, et al. MR imaging of nasal T-cell/natural killer cell lymphoma.AJR, 2000, 174 (1) : 209–211.

[37] Ou CH, Chen CC, Ling JC, et al.Nasal NK/T-cell lymphoma:computed tomography and magnetic resonance imaging findings.J Chin Med Assoc, 2007, 70 (5) : 207–212.

[38] 陈星荣、沈天真、段承祥、等.全身CT和MRI.上海：上海医科大学出版社，1994，332–334.

[39] 李月敏、张伟京.咽淋巴环淋巴瘤临床研究进展.白血病·淋巴瘤，2002，11：48.

[40] Layl MK, Semiong DG, Lenox J.The influence of lymph node metastasis in the treatment of squamous cell carcinoma of the oral cavity, ompharynx, lary Ⅱ, and hypopharynx：No versus N+.Laryngoscope, 2005，115：629–639.

[41] Yi JL, Gao Li, Huang XD, et a1.Nesopharyngeai carcinoma treated by radical radiotherapy alone：ten year experience of a single institution.Int J Radiat Oncol Biol Phys,2006,65：161–168.

[42] 潘建基、张瑜、林少俊、等.1706例鼻咽癌放疗远期疗效分析.中华放射肿瘤学杂志，2008，17：247–251.

[43] 李晓阳、苑杰、钟洪波、等.MRI对鼻咽癌颅底骨转移以及放疗中后改变的诊断与评价.CT理论与应用研究杂志，2005，14 (1)：48–51.

[44] 罗德红、周纯武、李琳、等.1100例鼻咽癌的CT表现.医学影像学杂志，2008，18 (12)：1368.

[45] 夏淦林、冯烽.扁桃体淋巴瘤与扁桃体癌的CT表现.临床放射学杂志，2008，27 (7)：886–887.

[46] 胡海菁、黄飚、李春芳、等.颈部淋巴结病变的MRI诊断分析.中国临床医学影像杂志，2006，17 (1)：11.

[47] 刘妍、夏黎明.颈部淋巴结病变的MRI检查及临床意义.放射学实践，2006，21 (5)：534.

[48] Miller CM,Dahlberg S ,Cassady JR ,et al . Chemotherapy alone compary with chemotherapy plus radiotherapy for localized intermediate and high grade non–Hodgkin's lymphoma . New Eng J Med ,1998,339：21–26.

[49] 顾仲义、顾本惠、姚玉珍、等.Ⅱ期咽淋巴环非何杰金淋巴瘤治疗探讨.中华放射肿瘤学杂志,1998，7 (3) :138–141.

[50] Kobayashi Y, Oging T. Prognostic factors in non–Hodgkin's lymphoma of Waldeyer's ring and the lymph nodes of theneck. Nippon Jibiinkoka Gakkai Kaiho, 2000, 103 (6) :761–768.

[51] HarabuchiY, OginoT, Hayashi T, et al.Prognostic factors and treatment outcome in non–Hodgkin's lymphoma ofWaldeyer's ring. Acta Oncologica, 1997, 36: 413–420.

[52] 王绿化、王维虎、黄一容、等.Ⅰ期非霍金淋巴瘤的治疗及预后分析.中华放射肿瘤学杂志,2000,9 (1)：14–16.

[53] 查文武、顾仲、陆进成、等.Ⅰ期韦氏环非霍奇

金淋巴瘤治疗结果分析 . 河南肿瘤学杂志，2003，16（5）：336-338.

[54] 黄一容,顾大中,王奇璐,等 . 恶性淋巴瘤的综合治疗.中华放射肿瘤学杂志,1997,6（2）:77-79.

[55] 王维虎,王绿化,黄一容，等 . Ⅱ期非霍奇金淋巴瘤治疗方法的选择 . 中华肿瘤杂志,2001,23（4）：335-337.

[56] Homing SJ, Weller E, KyungMaan K, et al. Chemotherapy with or without radiotherapy in limited stage diffuse aggressive non-Hodgkin's lymphoma： eastern Cooperative Oneology Group study1484.J Clin Oncol, 2004.22：3032-3038.

[57] Yahalon R, VarsosG, Fuks Z, et al.Adjuvant cyclophophamide doxorubicin vincristine and prednisone chemotherapy after radiation therapy instage Ⅰ low-grade and intermediate gradenon Hodgkin's lymphoma.Cancer, 1993, 71: 2342-2350.

[58] Tondini C, Zanini M, Lombardi F, et alCombined modality treatment with primary CHOP chemotherapy followed by locoregional irradiation instage Ⅰ or Ⅱ histologically aggressivenon Hodgkin's lymphomas. JClin Oncol, 1993, 11: 720-725.

[59] 蒋卫，艾工文,张燕香，等 . 咽淋巴环非霍奇金淋巴瘤 38 例分析 . 临床肿瘤学杂志,2001,6（3）：219-220.

[60] 聂大红，谢芳云，胡伟汉，等 . 韦氏环非霍奇金淋巴瘤化疗及放疗的选择 . 中国肿瘤临床，2004,31（14）：827-828.

[61] 亓妹楠，李晔雄，刘清峰，等 . 韦氏环和结内弥漫性大 B 细胞淋巴瘤的临床特征与预后 . 中国放射肿瘤学杂志，2009，18（1）：7-9.

[62] Mirza M, Brincker H, Specht L.Theintegration of radio therapy into the primary treatment of non-Hodgkin's lymphoma. Crit Rev Oncol Hematol, 1992, 217-229.

[63] Olmos RAV, Keus RB, Takes RP.Sc intigraphic assessment of salivary function and excretion response in radiation induced in jury of the major salivary glands. Cancer, 1994, 73: 2886-2893.

[64] Krol AD, Berenschot HW, Doekharan D, et al.Cyclophophamide doxorubicin vincritine and predinosone chemotherapy and radiotherapy for stage Ⅰ intermediate or high grade non-Hodgkin's lymphomas: results of a strategy that adapts radiothweapy dose to the response after chemotherapy. Radiother Oncol, 2001, 58: 251-255.

[65] Ldpoz-Guillermo A， Colomo L, JimSnez M, et al. Diffuse large B-cell lymphoma：clinical and biologi-cal characterization and outcome according to the nodal or extranodal primary origin.J Clin Oncol, 2005，23：2797-2804.

[66] Al-Abbadi MA, Hattab EM, Tarawneh MS, et al .Primary testicular diffuse large B-cell lymphoma belongs to the non-germinal center B-cell-like subgroup:a study of 18 cases. Mod Pathol, 2006,19 (12):1521-1527.

[67] Yoshida S, NakamuraN, Sasaki Y, et al. Primary breast diffuse large B-cell lymphoma shows a non-germinal center B-cell phenotype. Mod Pathol, 2005,18（3）:398-405.

[68] 张丽华,周强,郭京,等 . 胃肠道原发性弥漫性大 B 细胞淋巴瘤的分型研究 . 诊断病理学杂志, 2008,15（6）:479-481.

[69] 田勇泉主编.耳鼻咽喉-头颈外科学.北京：人民卫生出版社，2006，141.

[70] 杨侃,刘艳辉,薛新华,等 . 苏州、南京、青岛与沈阳地区恶性淋巴瘤的病理组织学与免疫学类型研究 . 中华肿瘤杂志,1993,15（2）:86-88.

[71] 顾晓明,张皖清,希杨,等 . 颌面颈部恶性淋巴瘤（附 88 例病例报告）. 口腔颌面外科杂志,1998,8（3）:157-159.

[72] 秦燕，石远凯，何小慧，等 . 原发扁桃体非霍奇金淋巴瘤 89 例临床分析 . 癌症，2006，25（4）：481-485.

[73] 徐科平，杜会芳 . 左侧扁桃体何杰金氏淋巴瘤 1 例. 中国社区医师，2004，23（6）：57.

[74] 沈雄，王挥戈，林彬，等 . 咽淋巴环非何杰金淋巴瘤（附 37 例临床分析）. 中国中西医结合耳鼻咽喉科杂志，2005，13（3）:155.

[75] 周吉成、邓东红、蔡正文，等 . 扁桃体恶性淋巴瘤的临床分析 . 临床医学 . 2003，8（23）：16.

[76] 成伟，陈健智，梁中敏 . 扁桃体霍奇金淋巴瘤误诊 1 例分析并文献复习 . 中国误诊学杂志，2010，6（10）：1389.

[77] 郗彦凤、王晋芬 . 霍奇金淋巴瘤病理误诊原因分析 . 白血病 . 淋巴瘤，2003，12（4）：227.

[78] 夏阳、许传杰、姚敏、等 . 扁桃体霍奇金淋巴瘤 1 例报告并文献复习 . 中国实验诊断学，2010，14（8）：1326-1327.

[79] 黄永础、汪林、杨子江 . 原发性腭扁桃体淋巴瘤 CT 诊断 . 医学影像学杂志，2007，17（3）：250-252.

[80] 戚建伟、樊贤超、王长宽、等 . 单侧扁桃体肿大与非霍杰金淋巴瘤 . 临床耳鼻咽喉科杂志，2002，9：469-470.

[81] 庄奇新、朱丽丽、李文彬、等 . Waldeyer 淋巴瘤的

CT 和 MRI 表现. 中华放射杂志, 2005, 8: 822-825.

[82] 舒继红. 扁桃体恶性淋巴瘤 12 例误诊分析. 临床误诊误治, 1996, 9（1）: 8.

[83] WilliamsMD, BrownHM. The adequacy of gross pathological examination of routine tonsiland adenoids in patients 21years old and younger. HumPathol, 2003, 34: 1053-1057.

[84] 李月敏，张伟京. 咽淋巴环淋巴瘤临床研究进展. 白血病·淋巴瘤, 2002, 11: 48.

[85] Hamsberger HR, Bragg DG, Oshorn AG, et al. Non-Hodgkin's lymphoma of the head and neck: CT evaluation of modal and extranodal sites. MR, 1987, 149: 785.

[86] 罗德红，石木兰，徐震纲，等. 颈部转移淋巴结的 CT、B 超扫描与病理对照研究. 中华放射学杂志, 1997, 31: 608.

[87] 胡雨田主编. 耳鼻咽喉科学全书——咽科学. 2 版. 上海：上海科学技术出版社, 2000: 425.

原发性口腔淋巴瘤

口腔组织器官较复杂，主要有唾液腺、牙龈、腭部、口底舌根部、颊部、唇沟等，而鼻咽、软腭、扁桃体、口咽以及舌根归属于咽淋巴环。

原发于咽淋巴环的淋巴瘤见第 42 章"原发性韦氏环淋巴瘤"，腮腺腺淋巴瘤见第 44 章"腺淋巴瘤"，本章主要讨论口腔其他原发性淋巴瘤。

第 1 节　概论

1　流行病学

关于单独报道口腔淋巴瘤的统计资料很少，大多数以原发性头面部淋巴瘤报道。因此，口腔淋巴瘤的流行病学数据很难统计，且数据相差较大。

有报道，发生在口腔颌面部的淋巴瘤占全身淋巴瘤总数的 8%~27%[1]。近年来，颌面部淋巴瘤发病率有上升趋势[2]。口腔淋巴瘤发病年龄跨度较大，从小儿到老年人各个年龄段均可发生，30 岁以下占 38.5%。李忠[3]报道了 21 例口腔颌面部淋巴瘤，年龄 3~76 岁，中位年龄 46.5 岁；符攀峰[4]报道了 23 例口腔淋巴瘤患者，年龄 5~71 岁，平均（47.5±14.8）岁。根据现有报道，其性别差异不大。

2　组织病理学

根据文献报道，各种组织学类型的淋巴瘤均可发生于口，但以非霍奇金 B 细胞淋巴瘤最常见，霍奇金淋巴瘤少见，且以结外型多见。吴文乔等[5]报道了 26 例原发口腔淋巴瘤，EMA 均阴性，LCA 均阳性，均为非霍奇金淋巴瘤，16 例 CD20 阳性、CD45RO 阴性、CD3 阴性，为 B 细胞来源；符攀峰[4]报道了 23 例口腔淋巴瘤，其中霍奇金淋巴瘤 2 例（8.6%）。

非霍奇金淋巴瘤 21 例 (91.4%), 其中 B 细胞淋巴瘤 14 例, 占非霍奇金淋巴瘤的 66.7%; T 细胞来源淋巴瘤为 7 例, 占非霍奇金淋巴瘤的 33.3%。

吴文乔等[5]报道了 26 例原发口腔淋巴瘤, 其病变的肉眼形态可见肿块型 17 例, 大部分长在牙龈, 溃疡型 6 例均发生在中线腭部、口底, 浸润型 3 例发生于颊部。7 例黏膜鳞状上皮下瘤细胞弥漫性浸润, 瘤细胞较小, 核小, 不规则形, 有核裂, 未见明显核仁, 似中心细胞样细胞 (见图 43-1、图 43-2), 符合黏膜相关组织型结外边缘带 B 细胞淋巴瘤诊断; 9 例瘤细胞较大, 胞质较丰富, 核大或中等大, 不规则形或者圆形, 核膜厚, 核仁清楚, 居中或靠近核膜, 符合弥漫性大 B 细胞淋巴瘤诊断。26 例淋巴瘤中有 10 例 CD45RO 阳性、CD3 阳性、CD20 阴性, Ig 和轻链 κ、λ 均阴性, 为 T 细胞来源淋巴瘤; 其中 6 例肉眼见为溃疡型, 位于腭部或口底部, 镜下观察见病变表面大片状凝固性坏死, 炎性渗出, 有的血管壁呈纤维素样坏死, 管腔中有透明血栓, 坏死层下面见大、中、小不等的淋巴样细胞弥漫性浸润, 胞核不规则形、圆形, 胞质较丰富透亮, 有的瘤细胞浸润血管壁, 符合中线 NK/T 细胞淋巴瘤诊断。

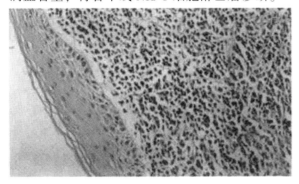

图 43-1　上皮下中心细胞样淋巴瘤细胞弥漫性浸润, 其细胞核较小、不规则形 (HE ×200)[5]

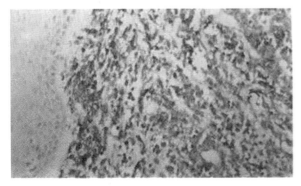

图 43-2　瘤细胞 CD20 阳性 (SP 法×200)[5]

发生于口腔的弥漫性大 B 细胞、T 细胞淋巴瘤的病理形态、免疫表型和淋巴结的淋巴瘤一样, 恶性度较高, 预后差, 不宜统称为口腔黏膜相关淋巴组织淋巴瘤。口腔的腭部和口底为面部中线结构, 系鼻外 NK/T 细胞淋巴瘤的好发部位[6-7], 其肉眼、镜下、免疫表型都具有特征性, 是口腔淋巴瘤相对常见的一种病理类型, 它的预后较发生于鼻腔的差。

3　临床表现

口腔颌面部淋巴瘤临床表现复杂多样, 早期症状常不典型, 主要以包块、局部肿大或者溃疡就诊, 可伴疼痛, 也可无任何症状, 常被误诊为淋巴结炎、淋巴结核、口腔溃疡或其他口腔疾病。

口腔淋巴瘤的临床表现与发生的部位有关, 不同部位表现各异, 如肿瘤出现在牙龈的患者有牙齿松动、牙龈出血、患处有疼痛等。口腔各部位均可发生淋巴瘤, 吴文乔等[5]报道了 26 例原发口腔淋巴瘤, 病变部位: 牙龈 11 例、腭部 6 例、口底舌根部 5 例、颊部 3 例、唇沟 1 例。症状有肿块形成、感觉局部肿胀、病变处牙龈疼痛、牙齿松动、反复溃疡不愈、不明原因发热、开口吞咽困难、说话言语不清等。李忠[3]报道了 21 例口腔颌面部淋巴瘤, 颌颈下区 6 例、腭部 5 例、腮腺 3 例、扁桃体 2 例、舌根 1 例、牙龈 1 例、下颌骨 1 例、颊面部 1 例、咽部 1 例。符攀峰[4]报道了 23 例口腔淋巴瘤患者, 18 例表现为原发部位肿块, 5 例原发部位出现反复溃疡不愈。

4　诊断

本病确诊需依靠病理组织切除活检, 根据病情选择适当部位的淋巴结, 通常选择最先出现、最大和增长最快的淋巴结, 可得到最具侵蚀性的组织学表现, 有利于做出正确的诊断; 有时需多部位、多次活检方能得出准确的诊断。

发生于口腔黏膜的淋巴瘤多出现在牙龈、颊部、腭部, 对于这些部位, 口腔医师可能会很少考虑淋巴瘤而误诊。在最初治疗中, 临床医师往往当作炎性改变治疗, 当反复治疗而无效时, 才会考虑做病理检查, 由此可能延误淋巴瘤的最佳治疗时机。姚兆友等[8]研究报道,临床首诊误诊率为 62.1%，病理误诊率为 6.9%。

发生于牙龈的淋巴瘤，多数向腔面空间发展隆起，形成肿块型，临床常误诊为癌；而发生于口腔颊部黏膜下，肌肉间的淋巴瘤，呈弥漫浸润型，临床易误诊为"蜂窝织炎"。

在临床诊断中，还需重视牙龈、颊部等部位的鉴别诊断，要与牙周炎、炎性息肉、牙龈瘤等区别，尽早做病理检查。对于发生在腭部的溃疡，要与癌性溃疡相区别 [9]。

5　治疗

口腔淋巴瘤的治疗亦以综合治疗为主，即手术、放疗、化疗等。李忠 [3] 报道了 21 例口腔颌面部淋巴瘤，霍奇金淋巴瘤 3 例，非霍奇金淋巴瘤 18 例，单纯化疗 8 例，NHL 采用 COP、COMP、COPP、CEOP、CHOP、COBP 方案，HL 采用 MOPP、ABVD 方案交替使用，一般化疗 3~6 个周期；单纯放疗 3 例，采用 ^{60}Co 或直线加速器照射，照射剂量为 40~60Gy；手术治疗 4 例，放疗+化疗 2 例，手术+化疗 1 例，化疗+免疫治疗 1 例，放疗+化疗+免疫治疗 1 例，放疗+化疗+手术治疗 1 例。21 例患者 1、3、5 年生存率分别为 71.4%、52.4%、42.9%；综合治疗 5 年生存率达 50.0%。

第 2 节　原发性唾液腺淋巴瘤

1　流行病学

原发于唾液腺的 NHL 较为少见，占唾液腺恶性肿瘤的 1.7% 左右，为 NHL 的 0.1%~4%，占头颈部结外 NHL 的 4.7% [10]。

MALT 淋巴瘤以消化道为最常见发病部位，其他部位除唾液腺外，还包括肺、眶周软组织及泪腺、皮肤、甲状腺等。Markus 等 [11] 报道了 50 例消化道外 MALT 淋巴瘤，19 例为唾液腺黏膜相关淋巴组织淋巴瘤（salivaryglands mucosa‑associated lymphoid tissue lymphoma，SGML）；Zinzani 等 [12] 报道了 75 例消化道以外的 MALT 淋巴瘤，6 例发生于唾液腺。

唾液腺黏膜相关淋巴组织淋巴瘤（salivaryglands mucosa‑associated lymphoid tissue lymphoma，SGML）属于胃肠外型，好发于中老年，平均年龄一般均超过 50 岁，女性多于男性；但亦有报道，男女之间的发病率无明显差异 [13-14]，亦有发生在 HIV 感染的青少年患者的报道，年龄在 28 个月至 23 岁之间 [15]。

2　病因学

研究报道，原发唾液腺的 NHL 病例与 MESA（肌上皮唾液腺炎）以及自身免疫性疾病、口鼻舍格伦综合征（SS）、类风湿性关节炎等密切相关。Kassan 等 [16] 分析 SS 患者唾液腺 NHL 的发生率是正常人群的 40 倍。此外，亦有报道大多数唾液腺原发性黏膜相关淋巴瘤与丙型肝炎感染密切相关 [17]。

文献报道，许多唾液腺黏膜相关淋巴组织型淋巴瘤患者合并舍格伦综合征（Sjögren's syndrome，SS）[18-21] 或良性淋巴上皮病损（benign lymphoepithelial lesion，BLEL）等 [22-23] 自身免疫性疾病，如 Ambrosetti 等 [24] 报道的 33 例 SGML 中，15 例合并 SS；张智弘等 [25] 报道的 17 例 SGML 标本中，均见 BLEL 的病理改变。

SGML 患者可能合并多年明确的 SS 病史 [26]，SS 患者恶变为淋巴瘤的危险程度约为正常人的 44 倍，6% 以上的 SS 可能发展为淋巴瘤，但缺乏反映 SS 向淋巴瘤转化的有价值的临床或病理指标 [27]，Van Mallo 等 [19] 利用颊部小唾液腺活检，诊断出 3 例无其他症状的 SS 患者为 SGML。

自身免疫性疾病引起 SGML 的发病机制尚不清楚，一般认为唾液腺组织中本身没有淋巴细胞参与，发生自身免疫性疾病时，唾液腺导管周围出现 B 淋巴细胞浸润、积聚，在唾液腺内形成 MALT，合并组织细胞增生形成上皮岛，病变中淋巴细胞和组织细胞异常增生可形成淋巴瘤。

淋巴上皮病损又名自身免疫性唾液腺病（autoimmune sialoadenopathy）、肌上皮唾液腺炎（myoepithelial sialoadenitis，MESA）等，可伴随或不伴随 SS。Diss 等在研究中将 LEL 分为 4 级，认为 IV 级 LEL 即为 SGML。此外，SS 特征性自身抗体、风湿因子慢性刺激 B 细胞及导致染色体异常都可导致淋巴瘤的发生。

Mariette 等报道 LEL 或 SS 发展成淋巴瘤的可能性是正常人群的 44 倍，其中约 80% 是 SGML。

免疫紊乱或免疫抑制状态下也可能发生 SGML。Harris 报道 1 例人类免疫缺陷病毒（human immunodeficiencyvirus，HIV）血清反应阳性并排除爱泼斯坦-巴尔（Epstein-Barr，EB）病毒感染的青少年发生 SGML；Mo 等报道了 2 例移植术后排除 EB 病毒感染的患者发生 SGML。这些报道中病例数较少，还需要更多研究证实。

流行病学、组织形态学及临床前瞻性研究结果证明，幽门螺旋杆菌感染对胃肠型 MALT 淋巴瘤的发生发展起着决定性作用；尽管有发生在慢性腮腺炎（唾液腺结石）和慢性下颌下腺炎（Kuttner 瘤）基础上的 SGML 各 1 例的报道[28]，但 SGML 与唾液腺慢性感染之间的关系远不如胃 MALT 淋巴瘤与 Hp 感染一样明确。

尽管 SGML 与微生物感染关系不如胃肠型 MALT 淋巴瘤那么明确。然而许多研究发现 SGML 的发生与感染有一定关系。

Sutton 等报道 1 例 62 岁有幽门螺旋杆菌相关胃炎的亚洲妇女患 SGML，单纯抗幽门螺旋杆菌治疗后，SGML 肿块消失，22 个月未见复发；Ambrosetti 等报道 33 例 SGML 中有 7 例与自身免疫性疾病无关，但皆有 HCV 感染，认为 SGML 的发病可能和 HCV 感染亦有关；Alkan 等在研究中发现 1 例有 2 年 SS 病史并排除了 HIV 感染的 SGML 患者的血清中检测出人疱疹病毒 8 型（human herpes virus-8，HHV-8）抗体，认为 HHV-8 可能是 SS 向 SGML 转变过程中的触发器。由此推测微生物本身或其编码表达的细胞因子作为外来抗原刺激唾液腺淋巴上皮增生导致 SGML 的发生，这一推测仍需进一步研究证实。

3 组织病理学

原发唾液腺的 NHL 的主要病理特点，为绝大多数来源于 B 细胞。研究表明，唾液腺的 NHL 多数为淋巴瘤黏膜相关型，因此以低度恶性淋巴瘤为多见[29]。

唾液腺黏膜相关淋巴组织淋巴瘤（SGML）属于边缘带 B 细胞型非霍奇金淋巴瘤中的一种独立亚型。

光镜观测下，弥漫性中心细胞样细胞（centro-cyte like cell，CCL）为 MALT 淋巴瘤特征性细胞。CCL 细胞为小淋巴细胞的 1.5~2.0 倍，核形不规则或有切迹，染色质致密，核仁不明显。

CCL 细胞形态一般发生 3 种变化，即胞浆红染，核偏位似浆细胞；胞浆空淡透明似透明细胞；胞浆丰富淡染，胞核如中心细胞，形似单核样细胞。3 种形态胞核周围均有一淡染的空晕，目前对空晕的生物学意义存在争议。

Diss 等发现，CCL 细胞包绕或侵犯肌上皮岛形成类似生发中心样结构和反应性滤泡，导管内可见瘤栓样结构，他们认为以上两种滤泡样结构和导管内瘤栓具有重要的诊断价值。

此外，Takahashi 等认为瘤细胞侵犯腺泡上皮，形成淋巴上皮样病变亦是诊断 SGML 的病理特征。

当 SGML 播散到淋巴结时，病理上难以与单核细胞样 B 细胞型淋巴瘤区分，因此 SGML 在唾液腺淋巴瘤中的比例可能被低估了。

4 免疫组织化学及分子遗传学

至今，尚未发现 SGML 有特异免疫学标记物。SGML 的免疫组织化学显示瘤细胞表达 B 细胞标记，即 CD19、CD20 阳性，CD5、CD10、CD45 阴性。

大量研究支持唾液腺瘤细胞 Ig 基因克隆性重排是 SGML 的重要特征，具有诊断价值。

Diss 等在研究中将检测出 Ig 基因克隆性重排 LEL 定义为 Ⅳ 级 LEL，其病理改变与 SGML 高度相似，认为可以诊断为 SGML；他们报道的 45 例 SGML 中有 35 例（约 80%）检测出 Ig 基因克隆性重排。

但有研究发现，LEL 中超过 50% 有 Ig 基因克隆性重排，认为光镜下形态特征结合免疫组织化学限制性 Ig 轻链表达对诊断 MALT 淋巴瘤更有意义。因此，以 Ig 基因克隆性重排为诊断 SGML 的必要条件还是充分条件，还需进一步探讨。

目前检测 Ig 基因克隆性重排主要通过免疫组织化学和分子生物技术，其敏感性达到 90% 左右，出现假阴性的原因可能是 DNA 的质量不佳或引物没有与靶基因有效结合。

Klussmann 等报道染色体三体性异常在 SS 或 LEL 很少出现，而 SGML 出现异常的频率较高，其主要是 3、12、18 号染色体三体性，尤其是 18 号染色体三体性。推测染色体数量异常导致自身遗传物质高拷贝，致瘤基因发生量变从而影响了淋巴细胞分化增殖。Streubel 等报道分子生物学检查常发现，MALT 淋巴瘤中染色体易位，t（11；18）（q21；q21）易位多见胃肠型 MALT 淋巴瘤，t（14；18）（q32；q21）常见于 SGML。发病机制可能是 SGML 肿瘤细胞 t（14；18）基因的 14 号染色体上的免疫球蛋白（immunoglobulins，Ig）重链基因和 18 号染色体上的抗凋亡蛋白 Bcl-2 基因拼接形成新的融合基因，导致 Bcl-2 基因高表达，而 Bcl-2 基因作用于 fas 系统，使淋巴细胞逃避 fas 系统介导的凋亡过程而永生化。

研究发现，Bcl-2 基因在 SGML 几乎为 100% 阳性，亦支持了这种假设。但亦有研究显示，大部分 SGML 病例不表达 Bcl-2 基因。

5 临床表现

SGML 的发病部位以腮腺为最常见，其次是下颌下腺和颊或腭部的小唾液腺，可为双侧腺体、2 个或以上腺体同时受累。Ambrosetti 等[30] 报道的 33 例 SGML 中，29 例位于腮腺，其中 12 例发生在双侧腮腺或多个腺体。

SGML 发病比较隐匿，病史长短不一，短者数天，长者数年，有报道双侧腮腺相隔 13 年相继发生 SGML[22]，这可能与 SGML 的病因和发展过程有关。

临床表现以唾液腺的无痛性肿块或弥漫性肿大为主要表现，发生在腭、颊等部位小唾液腺的 SGML 可表现为无痛性溃疡和浸润性硬结[31-33]，肿块偏软，活动度稍差，在腺体内的位置不恒定，可见到区域淋巴结的反应性增生。除部分来自 SS 等免疫性疾病而有口干、眼干等症状外，大多数无特异性阳性体征，偶有低热、消瘦及乏力等淋巴瘤的典型 "B 症状。肿块一般生长缓慢，有长期局限的倾向。

唾液腺 NHL 就诊时的主要临床表现为唾液腺内逐渐增大的无痛性肿块，在诊断时合并 B 症状的病例较为少见[34]。

6 诊断与鉴别诊断

6.1 诊断

Hyman 等[35] 对于原发于唾液腺的淋巴瘤的诊断标准为具有原发于唾液腺的肿块，并有确切的 NHL 的病理诊断结果，而在确诊之前无全身其他部位的 NHL 被诊断。

6.2 鉴别诊断

发生于腮腺区的淋巴瘤易误诊为腮腺肿瘤、腮腺淋巴结炎或淋巴结核。腮腺淋巴瘤较腮腺混合瘤生长迅速，有时为多发肿块，而腮腺混合瘤常见为单发肿块，表面呈结节状；腮腺淋巴结炎一般均有原发感染病灶，经抗炎对症治疗效果显著；腮腺淋巴结结核有结核接触史或患病史，PPD 试验阳性，有的病例胸片检查可发现肺门淋巴结结核等。

SGML 与 LEL 在临床表现及病理形态方面均有一定的相似性，免疫组织化学染色和分子生物学技术检测瘤细胞时均有一定比例的 Ig 基因克隆性重排，其鉴别诊断尤为困难。

SGML 以 CCL 细胞弥漫性增生为主，CCL 细胞植入滤泡内形成滤泡克隆化后形似单核样细胞；CCL 细胞积聚构成两种滤泡样结构，SGML 中导管上皮增生不明显，导管内可形成瘤栓样结构；腺体结构完全破坏消失。

LEL 以淋巴细胞增生为主，伴有浆细胞、中性粒细胞及组织细胞等各种反应性细胞，呈灶性或片状分布；可见大量的真性滤泡，有明确的生发中心和外套层，未发现 SGML 所特有的两种滤泡样结构、滤泡克隆化及单核样细胞；导管上皮增生形成大量实性上皮岛；腺泡可萎缩消失，但腺小叶结构存在。

7 治疗

对于少数中度或高度的 NHL 类型应采用放射治疗配合化疗的综合治疗手段，但对大多数的唾液腺 NHL，临床多为低度恶性淋巴瘤，就诊时多为期别较早的 IE 期和 ⅡE 期病例[36]。一般认为应以放射治疗为主，而对于早期结外的头颈部 NHL 也有人认为可以 "观察和等待（watch and wait）"，即待病变进一步发展再采取措施。Dhara 等[29] 观察腮腺 NHL 行腮腺摘除术或浅叶切除加肿瘤摘除术后，放疗组和观察组局部控制率差异无统计学意义。

SGML 的治疗手段有手术、放疗、化疗以及 Rituximab（利妥昔）单抗药物治疗等。手术治疗应进行包括肿瘤在内的腺体部分切除术，放疗剂量在 40~60Gy，化疗方案为 CHOP 等。SGML 治疗方案有单纯手术切除和/或放化疗，也有单纯放疗或药物治疗者。对于早期或局限在腺体内的 SGML，单纯手术或放化疗都可以取得满意的效果，但对于播散性或累及多灶性的 SGML，常常需要采用多种手段的联合治疗[38]。对不同治疗手段和方案的远期效果，有人认为在获得局部完全消退的基础上，不同的治疗手段和方案与复发或远处转移与否无关[39]。

李红卫等[40] 报道了 18 例原发于唾液腺的非霍奇金淋巴瘤，均行手术，术后放射治疗 15 例，单纯放疗 10 例，放疗加化疗 5 例，单纯化疗 2 例，未治疗 1 例。放射治疗剂量为 40~55Gy，化疗采用 CHOP 方案 1~4 周期。结果 5 年生存率 76.0%，10 年生存率 60.2%，2 例患者死于远处转移。

7.1 手术治疗

对于口腔淋巴瘤手术治疗而言，一般认为仅为取得病理结果，不作为首选治疗。

7.2 放射治疗

放射治疗的设野宜采用局部瘤床照射加或不加单侧颈部淋巴结的预防照射，在照射过程中需注意保护对侧腮腺的功能，可采用了 $^{60}Co\gamma$ 线或 6MVX 线加 914MeVβ 线的混合束照射，使对侧腮腺功能得到保护。对于腮腺 NHL 的照射剂量文献报道宜给予 30~35Gy[41]。

7.3 化学治疗

化疗在早期低度唾液腺 NHL 中，一般不推荐使用，Hitchock 等[42] 对 35 例唾液腺 NHL 随机分组，采用放疗及放疗加化疗的手段治疗，5 年生存率和 10 年生存率差异无统计学意义。但对于少数高度恶性的唾液腺 NHL，放疗加以 CHOP 方案的化疗的综合治疗仍然是必要的[37]。

8 预后

影响腮腺 NHL 的预后因素主要为病理类型、临床分期以及患者年龄等[43]。Mo 等[44] 报道 1 例发生在 12 岁儿童小唾液腺的 SGML，并回顾分析了 24 例儿童 SGML，认为儿童

SGML 的治疗效果好，预后佳。

一般认为，MALT 淋巴瘤属于惰性肿瘤，发展缓慢，MALT 淋巴瘤的预后良好，即使不治疗，也可较长时间局限于局部，经过手术或放化疗后，局部病灶可完全消退，但部分患者可能复发或发生远处侵犯。

Zucca 等[45] 报道 MALT 淋巴瘤的 5 年生存率高达 90%，Wolvius 等[46] 在对 22 例唾液腺非霍奇金淋巴瘤的追踪观察后，认为 SGML 的预后明显好于其他类型的淋巴瘤。Achille 等追踪了 33 例 SGML 的预后，5 年生存率为 85%±8%，但是值得注意的是，该组有 3 例分别在 60、82、137 个月后因病程进展而死亡，而另一组数据[13] 也显示 27 例 SGML 中有 6 例在 1 年内死亡。Tonami 等[47] 报道 1 例发生明确的胃和直肠侵犯，2 年后死亡。SGML 的死亡原因主要是远处播散。

Ochoa 等[28] 对发生在消化道（36 例）和消化道以外（50 例）的 86 例 MALT 淋巴瘤患者进行了 30~315 个月的随访，复发率为 37%，复发时间在 14~307 个月，平均为 47 个月，其中消化道 MALT 淋巴瘤复发 8 例，而消化道外者复发 24 例。在该组病例中，21.9% 的 SGML 病例 SGML 在 14~81 个月内复发，提示 SGML 等消化道外 MALT 淋巴瘤的复发率更高；也有报道复发率为 36%，复发主要累及肺、胃、颈部及腹部淋巴结等[39]。

SGML 在病程发展过程中，还有向恶性程度更高类型淋巴瘤转化的可能，主要是向弥漫性大细胞型淋巴瘤转化，Ambrosetti 等[24] 和 Markus 等[39] 分别报道了 4 例和 1 例此类患者；同时也有少数自发性消退，但很少见，新近报道了 1 例 70 岁女患者的腭部小唾液腺 SGML 自行消退的病例[18]。

（郭亚焕）

参考文献

[1] Eisenbucl M. Oral Presentation in non-Hodjkin's lymphoma; a review of thirty one cases.Oral Surg,1983, 56 (2)：152-l53.

[2] 杨侃，刘艳辉，薛新花，等．苏州、南京、青岛与沈阳四地区恶性淋巴瘤的病理组织学与免疫学类型研

究.中华肿瘤杂志,1993,15（2）：86-90.

［3］李忠.口腔颌面部恶性淋巴瘤21例临床分析.实用医院临床杂志,2006,3（5）：65.

［4］符攀峰.口腔淋巴瘤23例临床特点和病理分析.中国医药导报,2010,7（3）：187,190.

［5］吴文乔,沈洪武,陈县城.口腔淋巴瘤的临床病理、免疫表型与分型的研究.中华病理学杂志,2002,31（3）：255-256.

［6］刘卫平,李甘地,刘永惠,等.鼻NK/T细胞淋巴瘤-15年研究报道.临床与实验病理学杂志,2000,16:89-92.

［7］刘保安.口腔原发恶性淋巴瘤的临床和病理特征分析.中国肿瘤临床,1999,26:426-428.

［8］姚兆友,王安训,丁学强.口腔颌面部淋巴瘤的临床特征及诊断.中华口腔医学研究杂志,2008,2（6）：603-605.

［9］周雪颖,徐艳娟,杨亦萍.口腔颌面颈部淋巴瘤临床特点与病理分型.广西医科大学学报,2009,26（1）：136-138.

［10］Gieeson M J, Bennet M H, Cawson R A.Lymphomas of salivary glands. Cancer,1986, 58（3）: 699-704.

［11］Markus R, Berthold S, Stefan W, et al. High relapse rate in patients with MALT lymphoma warrants life long follow-up. Clin Cancer Res, 2005,11（9）: 3349-3352.

［12］Zinzani PL, Maqaqnoli M, Galieni P, et al. Nongastrointestinal low-grade mucosa- associated lymphoid tissue lymphoma: analysis of 75 patients. J Clin Oncol, 1999,17（4）: 1254-1258.

［13］石群立,张泰和,严小娟,等.唾液腺黏膜相关淋巴瘤临床和病理研究.中华病理学杂志,1999,28（2）:119-121.

［14］Shi Q, Zhang T, Xue Q, et al. Clinicopathologic study of mucosa-associated lymphoid tissue lymphoma of the salivary gland. ClinMed J（Engl）, 2001,114（1）:44-47.

［15］Joshi VV, Gaqnon GA, Chadwick EG, et al. The spectrum of mucosa- associated lymphoid tissue lesions in pediatric patients infected with HIV: A clinicopathologic study of six cases. Am J Clin Pathol, 1997,107（5）:592-600.

［16］Kassan S S, Thoma T L, Moutsoplus H M, et al. Increased risk of lymphoma in sicca sydrome. Ann Inten Med, 1978, 89（3）:888-892.

［17］Luppi M, Longo G, Ferrari M G, et al. Additional neoplasms and HCV infection in low grade lymophoma of MAIL type. Br J Haematol, 1996, 94（2）: 373-375.

［18］Sakuma H, Okabe M, Yokoi M, et al. Spont aneous regression of intraoral mucosa-associated lymphoid tissue lymphoma: molecular study of a case. Pat holInt, 2006,56（6）:331-335.

［19］Van Mello NM, Pillemer SR, Tak PP, et al. B cell lymphoma diagnosed by labial minor salivary gland biopsy in patients screened for Sjögren's syndrome. Ann Rheum Dis, 2005, 64（3）:471-473.

［20］崔全才,周炜洵,李倩,等.涎腺黏膜相关淋巴组织淋巴瘤临床病理分析及治疗.中国医学科学院学报, 2003, 25（2）:214-217.

［21］温伟生,胡敏,徐元伦,等.唾液腺黏膜相关淋巴瘤的临床特点.中华医学杂志,2001,81（4）:243-244.

［22］Dunphy CH, Grosso LE, Rodriquez JJ, et al. Bilateral mucosa-associated lymphoid tissue lymphomas of parotid glands: a 13-year interval. Mod Pathol, 1996,9（5）:560-565.

［23］Dunn P, Kuo TT, Shi h LY, et al. Primary salivary gland lymphoma: a clinicopathologic study of 23 cases in Taiwan. Acta Haematol, 2004,112（4）:203-208.

［24］Ambrosetti A, Zanott R, Pattaro C, et al. Most cases of primary salivary mucosa-associated lymphoid tissue lymphoma are associated either with Sjögren's syndrome or hepatitis C virus infection.Br J Haematol,2004,126（1）:43-49.

［25］张智弘,徐天蓉,范钦和,等.唾液腺黏膜相关型淋巴瘤与良性淋巴上皮病变的临床病理学.临床与实验病理学杂志, 2000,16（6）:450-453.

［26］Wickramasinghe A, Howarth A, Drage NA. Multiple bilateral parotid sialoliths in a patient with mucosa-associated l mphoid tissue lymphomas（MALT lymphoma）of the salivary glands. Oral Surg Oral Med Oral Pathol Oral Radiol Endod, 2005,99（4）:496-498.

［27］Stewart A, Blenkinsopp PT, Henry K. Bilateral parotid MALT lymphoma and Sjögren's syndrome. Br J Oral Maxillofac Surg,1994,32:318-322.

［28］Ochoa ER, Harris NL, Palch BZ. Marginal zone B-cell lymphoma of the salivary gland arising in chronic sclerosing sialadenitis（Kuttner tumor）. Am J Surg Pathol,2001,25（12）:1546-1550.

［29］Dhara M, Lisa T, Tracy I G, et al. Extranodal nonoraital indolent lymphomas of the head and neck; relationship between tumor control and radiotherapy. Int J Radioat Oncol Biol Phys, 2004, 59（3）: 788-795.

［30］ Ambrosetti A, Zanott R, Pattaro C, et al . Most cases of primary salivary mucosa－associated lymphoid tissue lymphoma are associated either with Sjðgren's syndrome or hepatitis C virus infection .BrJ Haematol ,2004,126（1）:43－49.

［31］ Mo JQ, Di mashkieh H, Mallery SR, et al . MALT lymphoma in children: case report and review of the literature. Pediatr Dev Pathol,2004,7（4）:407－413.

［32］ Kojima M, Sugihara S, Iijima M, et al . Margi nal zone B－ cell lymphoma of minor salivary gland representing tumor － forming amyloidosis of the oral cavity,A case report. J Oral Pat hol Med,2006,35（5）:314－316.

［33］ Pijpe J, Van Imhoff GW, Vissink A, et al. Changes in salivary gland immunohistology and function after ritumab monotherapy in a patient with Sjðgren's syndrome and associated MALT lymphoma. Ann Rheum Dis, 2005,64（6）:958－960.

［34］ Po Dunn, Tseng Tong Kuo, Lee Yung Shih,et al. Primary salivary gland lymphoma. A clinical copathoogic study of 23 cases inTai －wan. Acta Haematol, 2004, 112（4）: 204－208.

［35］ Hyman G A, Wolff M. Malignant lymphomasof the salivary gland, reviews of the literature and report of 33 new cases including four cases associated with the lymophoepithelial lesion. Am J Clin Pathol, 1976, 65（4）: 421－438.

［36］ Oliver K R, Brown P D, Stafford R L, et al. Efficcacy and treatment related toxicity of radiotherapy for early stage primary non －Hodgkin's lymphoma of the parotid gland.Int J Radoat Oncol Biol Phys, 2004, 60（5）:1510－1514.

［37］ Macodermed D, Thurber L, Geoge T I, et al. Extranodal nonorbital indolent lymophoma of the head and neck relationship between tumour control and radiotherapy. Int J Radioat Oncol Biol Phys, 2004, 54（3）:788－795.

［38］ Balm AJ, Delaere P,Hilqer FJ, et al. Primary lymphoma of mucos －aassociated lymphoid tissue （MALT） in the parotid gland.Clin Otolarynqol Allied Sci,1993,18（6）:528－532.

［39］ Markus R, Berthold S, Stefan W, et al . High relapse rate in patients with MALT lymphoma warrants life long follow－ up. Clin Cancer Res, 2005,11（9）: 3349－ 3352.

［40］ 李红卫，张美静，张霞琴，等 . 原发于涎腺非霍奇金淋巴瘤的临床、病理特点 . 白血病·淋巴瘤，2005，14（6）: 369－370.

［41］ Tsang R W, Gospodarowz M K, Pintilie M, et al. Localized mucosa associated lymphoid tissue lymphoma treated with radioation therapy has excellent clinical outcomes.J Clin Oncol, 2003, 21（22）: 4175－4184.

［42］ Hitchock S, Ng A K, Fisher D C, et al. Treatment outcome of mucosa associated lymphoid tissue/margial zone non －Hodgkin's lymphoma. Int J Radio Oncol Biol Phys, 2002, 54（4）: 1058－1066.

［43］ Ariles A, Delgado K, Huerta Guzman J,Marginal zone B cell lymphoma of the parotid glands: results of randomised trial comparing radiotherapy to combined therapy. Eur J Cancer B Orol Oncol, 1996, 32B（6）: 420－422.

［44］ Mo JQ, Di mashkieh H, Mallery SR, et al . MALT lymphoma in children: case report and review of the literature. Pediatr Dev Pathol,2004,7（4）:407－413.

［45］ Zucca E, Conconi A, Pedrinis E, et al . Non gastric marginal zone B－cell lymphoma of mucosa － associated tissue. Blood,2003,101（7）: 2489－ 2495.

［46］ Wolvius EB, vander Valk P, vander Wal JE, et al, Primary non －hodgkin's lymphoma of the salivary glands. Ananalysis of 22 cases. J Oral Pathol Med, 1996, 25（4）:177－181.

［47］ Tonami H, Matoba M, Yokota H, et al. Mucosa－associated lymphoid tissue lymphoma in Sjðgren's syndrome: initial and follow－up fea tures. Am J Roentgenol, 2002,179（2）:485－489.

腮腺腺淋巴瘤

目 录

腺淋巴瘤 (adenolymphoma) 为一种良性肿瘤。1910 年，首先由 Albrecht 和 Arzt 报道本病，并称之为"乳头状淋巴囊腺瘤"，或 Warthin 瘤（沃辛瘤）；1929 年，Warthin 报告了 2 例，并做了详细描述。该肿瘤 95% 以上发生于腮腺，极少数见于颌下腺。

第 1 节　流行病学与病因学

1　流行病学

唾液腺腺淋巴瘤约占所有上皮性唾液腺肿瘤的 15%[1]，为大唾液腺肿瘤的 8.4%~20.7%。

腺淋巴瘤 95% 以上发生在腮腺，这是腺淋巴瘤所特有的。腮腺腺淋巴瘤是发病率仅次于腮腺混合瘤的一种腮腺良性肿瘤，前者占腮腺肿瘤的 20.6%，后者占腮腺肿瘤的 63.3%[2]。腺淋巴瘤还少见于颌下腺[3]。近年来腮腺腺淋巴瘤的发病率有不断上升趋势[5]。据报道，腺淋巴瘤在国内以广东省的发病率最高[6-7]。

腺淋巴瘤主要发生于单侧腮腺，约有 12% 患者为双侧，或见一侧腮腺有多个肿瘤的病例，偶有家族性发病的报道。

腺淋巴瘤可发生于任何年龄，但以 40~70 岁为好发年龄，儿童极少见。主要罹患于男性，占 85%~90%；男与女之比为 1.6:1~10:1[8]。王建华等[9] 报道的 52 例腮腺腺淋巴瘤中，男性 46 例，女性 6 例，男女比例为 7.7:1；发病年龄 25~72 岁，平均 57 岁，其中 45 岁以上 49 例，占 94.2%。

另外，唾液腺淋巴瘤 (lymphoma of the salivary glands) 亦很少见，约占唾液腺肿瘤 1.7%~

5%，但有逐年增多趋势 [10-11]，其发病部位亦以腮腺最易受累，其余依次为颌下腺、小唾液腺、舌下腺。王燕飞等 [12] 报道的 166 例淋巴瘤中，原发头颈部的结外型非霍奇金淋巴瘤 28 例，占 16.9%，腮腺淋巴瘤 6 例，占 3.6%，按作者医院病理科的统计资料，占同期唾液腺肿瘤的 2.1%，腮腺肿瘤的 3.3%。

2 病因学

2.1 吸烟与腺淋巴瘤

有文献报道，85%的腺淋巴瘤患者有长期吸烟病史。俞光岩等对 128 例腮腺腺淋巴瘤吸烟情况进行了调查，并与 136 例腮腺混合瘤作对照，结果发现腺淋巴瘤患者吸烟比例（96.9%）明显高于混合瘤（24.3%），对男女患者分别进行对照分析，结果相同，故认为吸烟与腮腺腺淋巴瘤的发生有关。

关于吸烟诱发腺淋巴瘤的机制，俞光岩等认为，烟焦油中含有苯并芘、砷等有害刺激物，这些物质长期作用于淋巴中迷走唾液腺组织，导致这些组织导管上皮增殖，发生瘤变，并推测这些刺激物可能是通过作用于口腔或口腔黏膜后经过淋巴引流到腮腺淋巴结中的迷走唾液腺组织中的，这种推测亦解释了为何烟的有害刺激物并非作用于腮腺实质中的组织而仅作用于异位于淋巴结的唾液腺组织的原因。

2.2 病毒感染与腺淋巴瘤

腺淋巴瘤的发病是否与病毒感染相关，目前仍有很多争议。Takezawa 报道在 95%的腺淋巴瘤内可检测到 EB 病毒 DNA。

有文献报道，在多发腺淋巴瘤组织中有 30%~69%EB 病毒整合，而正常腮腺组织中 EB 病毒整合阳性率仅为 15%，因此认为 EB 病毒感染与多发的腺淋巴瘤有显著相关性。Tornoczky 等发现鼻咽癌中 EBER-RNA-ISH 的免疫组化反应明显强于 LMP-1（latent membrane protein-1），而在腺淋巴瘤中仅有 LMP-1 蛋白表达。

Ogata 对 18 例腺淋巴瘤进行原位杂交及免疫组化检查，结果有 61.9%的样本 EB 病毒阳性，但所有标本的 EB 病毒 RNA 阴性，而且没有发现单克隆增殖的 EB 病毒阳性肿瘤上皮细胞。因此，该作者指出该病毒与腺淋巴瘤的发病无关。

EB 病毒是与人类肿瘤关系密切的病毒之一，但是否与腺淋巴瘤的发病相关仍有待进一步研究。

第 2 节　组织病理学

1 腮腺腺淋巴瘤

1.1 组织起源

目前，腺淋巴瘤的组织发生来源观点仍不一致。目前有两种说法，一是由胚胎发育时期存在于腮腺导管内的淋巴结内的腮腺组织发生而来，另一种说法是由于腺管上皮的增生与炎症或免疫反应发展而形成。

大多数学者认为，发生于残存在邻近淋巴结内的异位涎腺组织。经观察在胚胎的腮腺区淋巴结内和典型的腺淋巴瘤附近的淋巴结内，均查见类似的腺管。

Maiorano 等 [13] 认为，腮腺腺淋巴瘤来源于腮腺上皮及腮腺内和腮腺周围淋巴结；桂平等 [14] 认为，腮腺腺淋巴瘤起源于腮腺内淋巴结，且位置常在腮腺后下方。

有学者认为，腮腺腺淋巴瘤起源于腮腺内淋巴结，是由结内异位起源的上皮及淋巴组织发生 [15]，由于腮腺内淋巴结位置常在浅叶后下方，故腺淋巴瘤亦好发于此部位。

一般认为，腺淋巴瘤的组织发生与淋巴结有关，在胚胎发育时期，腮腺周围或腮腺内的淋巴组织可以迷走到腮腺组织内或腮腺包膜外，这种迷走的淋巴组织发生瘤变即为腺淋巴瘤。

免疫学研究证明，腮腺腺淋巴瘤组织中的淋巴组织，主要由 T 淋巴细胞及少数 B 淋巴细胞组成；超微结构观察，提示这些淋巴组织是细胞介导免疫反应的结果。因此，认为本病瘤组织内的淋巴样成分，来源于腮腺区正常或反应性淋巴结组织，不参与肿瘤的形成和生长。

Allegra 根据电镜观察发现，此瘤颇似一种迟发性过敏性疾病，与桥本甲状腺炎相似，并用免疫荧光素证明此瘤囊内及细胞间隙中有 IgG，因此推论腺淋巴瘤不是一种肿瘤而是一种自身免疫性疾病。

1.2 大体形态

腺淋巴瘤体积一般不大，直径一般在 3~4cm。肿瘤表面光滑，常呈轻度分叶，有完整纤薄的包膜，呈圆形或卵圆形，较软，可压扁，有时呈囊性感。

切面大部分呈实性，可见似干酪样、灰白色，质地均匀。部分呈囊性，常见棕色较清的黏液样、胶冻样或乳汁样物质由囊内流出。

1.3 镜检

该肿瘤由上皮和淋巴样组织组成；上皮成分形成不规则的大腺管或囊腔，并有乳头突入管腔，腺腔内含红染色物质，有时见有胆固醇结晶裂隙或少量炎性细胞。

上皮细胞排列成双层，内层为高柱状细胞，具有颗粒状、嗜伊红的胞浆，外层细胞呈立方、多角或圆形，核空泡状，淡染，可见核仁。

腺管上皮细胞无异型性，有时可见上皮细胞呈鳞状化生，偶见黏液细胞、皮脂腺细胞和纤毛柱状上皮细胞。

腺管和囊腔内通常含有嗜酸性分泌物或无定形物，可有胆固醇结晶的裂隙、少量的炎细胞、巨噬细胞，伴有少量浆细胞浸润，含有许多生发中心。

淋巴样组织中出现轻度或局灶性纤维变性，可完全由纤维组织代替，有的可伴有炎性细胞浸润和局灶性坏死。

1.4 免疫组化

细胞角蛋白（keratin）反应强阳性，浆内充满棕黄色颗粒。叶间导管和瘤间质内呈中性反应，Myoglubin 无反应。

2 腮腺淋巴瘤

通常认为，黏膜相关淋巴组织淋巴瘤较多的发生于本身不含有正常黏膜相关性淋巴组织的器官，如胃、腮腺、甲状腺及肺等。目前认为，它常起源于因感染或自身免疫性疾病引起的继发性黏膜相关性淋巴组织，如胃常与幽门螺旋杆菌感染有关，甲状腺常与慢性淋巴细胞性甲状腺炎有关，而腮腺常与干燥综合征或肌上皮唾液腺炎有关。

另有资料表明，腮腺在正常情况下，亦含有黏膜相关淋巴样组织。腮腺 MALT 淋巴瘤的组织学观察可以发现淋巴上皮病同时存在[16-17]，

提示腮腺黏膜相关淋巴组织淋巴瘤是由舍格仑综合征发展而来的理论。因此，临床上对腮腺区肿块同时存在舍格仑综合征特征的患者要高度怀疑腮腺黏膜相关淋巴组织淋巴瘤。

顾文栋等[16] 报告的 29 例原发腮腺的淋巴瘤中，黏膜相关淋巴组织淋巴瘤 7 例，占腮腺淋巴瘤中的 24%；陆东辉等[17] 报道 11 例腮腺黏膜相关淋巴组织淋巴瘤，并且认为原发腮腺的淋巴瘤多属黏膜相关淋巴组织淋巴瘤。

第 3 节 常规检查

1 影像学检查

影像学检查一般须明确病灶位于腮腺浅叶或深叶，腺体内还是腺体外，其定位标志分别为下颌后静脉和咽旁间隙透明带。

1.1 腮腺造影

腮腺造影表现为良性占位性病变，主导管屈曲或无改变，分支导管排列紊乱、扭曲，不规则扩张或狭窄，腺泡充盈缺损较规则。

1.2 同位素扫描

同位素 ^{99m}Tc 锝扫描对腺淋巴瘤的诊断和鉴别诊断具有特异性。由于腺淋巴瘤是由上皮细胞和淋巴样组织组成，高分化的上皮细胞形成管腔样结构，可能保留其正常的聚集机制。

上皮细胞内含有大量线粒体；肿瘤可摄取过量锝酸盐，其水平高于正常腮腺组织，扫描表现为"热"结节。

1.3 CT 扫描

腺淋巴瘤的 CT 表现，主要为多位于腮腺浅叶的后部（尾叶），边缘光滑清晰的圆形、类圆形或分叶、哑铃形肿块，包膜完整或不完整（稍低密度的薄环），显示为稍低密度改变。

类圆形或分叶状，边界清楚、光整，包膜完整或不完整（稍低密度的薄环）；病灶最大径>2cm 时，密度不均匀，表现为无强化的小片状稍低密度区；增强扫描早期强化明显，延迟后密度逐渐降低。

刘畅等[18] 分析了 12 例腮腺腺淋巴瘤患者的 CT 影像学特征，包括病灶数目、部位、大小、形态、密度、增强表现等，以同期腮腺多形性腺瘤患者 29 例作为对照组。12 例腮腺腺淋巴瘤患者共 17 个病灶，位于腮腺后下象限

14 个，占 82.35%，与对照组比较，发病部位有显著性差异（P<0.05）。腮腺腺淋巴瘤增强后动脉期 CT 值增幅的平均值为 50Hu，而腮腺多形性腺瘤增强后动脉期 CT 值增幅的平均值为 14Hu，两者比较有统计学意义（P<0.05）。作者指出，50 岁以上的男性患者，CT 发现腮腺后下象限病灶，其边界光整，内部密度均匀或不均匀，实性部分有明显强化，诊断时应首先考虑腮腺淋巴瘤之可能。

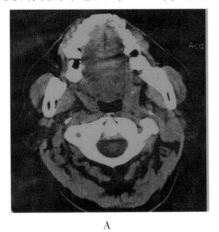
A

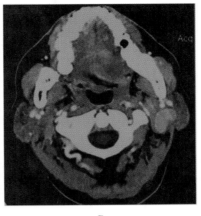
B

图 44-1　左侧腮腺腺淋巴瘤。A:CT 平扫；B:CT 增强。左侧腮腺内见一分叶状软组织肿块，边缘光滑清晰，密度均匀，增强扫描病灶呈中度均匀强化，边缘清楚[18]

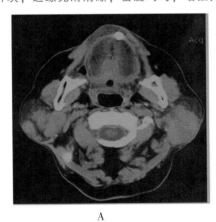
A

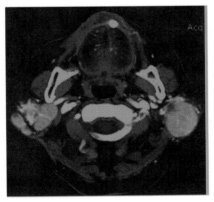
B

图 44-2　双侧腮腺腺淋巴瘤。A：CT 平扫；B：CT 增强。CT 平扫显示双侧多发肿块，右侧肿块周边见卫星灶，密度均匀，边缘清楚，增强扫描病灶明显强化，囊变或坏死区无明显强化[18]

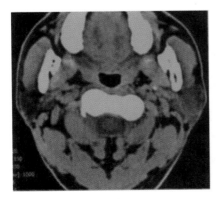
A

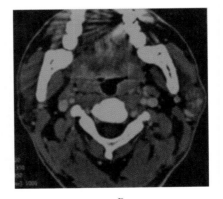
B

图 44-3　A：CT 平扫，左侧腮腺中下极区腺淋巴瘤，大小约 3.0cm×3.5cm；B：CT 增强，左侧腮腺腺淋巴瘤明显强化[23]

1.4 B超检查

腮腺淋巴瘤声像图具有腮腺良性肿瘤的许多共有特征，如边界清晰、后方回声增强等[19]。赵莉莉等[20]报道25例超声多普勒，发现腮腺腺淋巴瘤比腮腺内其他良性肿瘤血液供应明显增多。王建华等[21]对7例腮腺腺淋巴瘤进行了B超检查，指出其特点是肿瘤位于腮腺下极，呈良性肿瘤表现，界限清楚，包膜光整。内部呈低回声并有细网状和细小的均质光点回声，后方回声无明显改变。

杨云燕等[22]对手术后病理证实的18个类实性腮腺腺淋巴瘤和12个腮腺混合瘤的内部回声进行半定量分析，比较其回声特征和差别。结果显示类实性腮腺腺淋巴瘤内部为不均质的低回声，而腮腺混合瘤的内部为较均质的低回声；内部回声平均灰阶值，前者明显高于后者。因此认为，内部回声半定量分析有助于显示类实性腮腺腺淋巴瘤的内部回声特征，对其诊断有较大价值。

2 病理学检查

腺淋巴瘤体积一般不大，直径2~4cm，肿瘤表面光滑，常呈轻度分叶，有较薄的包膜，切面大部分呈实性，可见似干酪样，灰白色，质地均匀，部分呈囊性，常有棕色较清的黏液样、胶冻样或乳叶样物质由囊内流出；镜下肿瘤有上皮及淋巴样组织。

第4节 临床表现

临床上大多数患者以生长缓慢的无痛性肿块为主诉，肿块呈圆形或椭圆形，表面光滑，多数病例肿瘤质地比较软，部分为囊性，边界清晰，可活动，与皮肤无粘连，一般瘤体很少超过5.5cm。

1 局限性肿块

大多数患者以生长缓慢的无痛性肿块为主诉。腺淋巴瘤生长缓慢，瘤体一般不大，极少有直径超过10cm者。王建华等[21]报道的52例腮腺腺淋巴瘤中，肿瘤最大直径1~3cm者27例（51.9%），3.1~5cm者20例（38.5%），大于5cm者5例（9.6%），其中最大者为9cm×7cm×6cm。

肿块呈圆形、椭圆形，表面光滑；多数病例肿瘤质地软，有柔性，少数为囊性。边界清楚，可活动，与皮肤无粘连。

术中一般可见瘤体包膜菲薄，质脆，虽易剥离，但易穿破而溢出黄色或棕色液体。少数病例肿块有波动感或压痛。一般无功能障碍。

2 局部复发

文献报道，局部复发率为5.5%~12.2%，但Evans等认为，所谓复发，并不是原来的病变可再生长，而是具有多灶性的特点，在同一腮腺内可有一个以上的肿瘤，亦有双侧同时发生者。但肿瘤癌变者极少。

3 临床特点

（1）本病发病率因性别而有显著差异，男性明显多于女性；

（2）老年人好发，文献报道40~70岁为好发年龄；

（3）肿瘤多发生在腮腺浅叶，位于腮腺后下极；

（4）双侧腮腺同时发生腺淋巴瘤或同侧多灶性肿瘤甚为常见；

（5）腮腺腺淋巴瘤常有消长史，这与其结构中的淋巴样组织继发感染有关；

（6）肿瘤呈畸形或椭圆形，表面光滑，质地柔软，富有弹性。外科标本具有显著特点，如包膜完整，剖面呈灰色或暗红色，有大小不等的囊腔，腔内有乳头状突起，含有胶冻状黏稠物质。

第5节 诊断与鉴别诊断

根据所查阅的文献，腮腺淋巴瘤很少能在术前作出诊断。因在临床上，唾液腺恶性淋巴瘤大多表现为无痛性肿块，一般不伴有面瘫。早期病例全身症状不明显。B超检查腮腺淋巴瘤的声像图表现为占位性病变，呈圆形或类圆形低回声灶，境界清楚，难以与其他腮腺肿瘤鉴别，细针穿刺抽吸细胞学检查虽能提示淋巴瘤诊断，但至今尚无较大量的病例可供评价其准确度。

1　诊断要点

（1）生长缓慢，无症状；多为 50 岁以上男性。

（2）多出现在腮腺后表面及下极，一般较小（直径 4cm 以内），圆形或卵圆形，界限清楚，质地较软，活动，与周围组织无粘连，无压痛，可有双侧发病。

（3）唾液腺造影示唾液腺内良性占位性病变。

（4）B 超显示为边界光滑的反射图像，内部回声波分布光点均匀。

（5）病变区放射性核素扫描显示瘤体内核素 ^{99m}Tc 浓聚。

（6）冰冻切片活组织检查证实。

徐忠飞等 [23] 指出，对于年龄 >50 岁的男性患者，腮腺后下极出现单发或多发无痛性肿块，边界清晰，内部密度均匀或不均匀，增强后实性部分早期明显强化，可考虑为腮腺腺淋巴瘤可能。

2　鉴别诊断

腮腺肿瘤的鉴别主要是良恶性肿瘤的鉴别。腮腺良性肿瘤，最常见的是混合瘤，其次为腺淋巴瘤；腮腺恶性肿瘤种类繁多，最常见为黏液表皮样癌，约占 1/3，其余依次为腺癌、腺泡细胞癌、多形性低度恶性腺癌、腺样囊性癌及恶性混合瘤。

肿瘤边缘规则、清晰与否亦为良、恶性肿瘤的主要鉴别要点。一般而言，良性肿瘤呈类圆形，边缘光滑，与周围结构分界清楚；而肿块界限不清、呈弥漫性浸润、肿瘤中心坏死、显示低密度区或浓淡不均、肿瘤外形不规则、呈分叶状及伴有颈部淋巴结肿大等特征，常提示恶性肿瘤。

2.1　腮腺混合瘤与腺淋巴瘤

腮腺良性肿瘤中以腮腺混合瘤最常见，约占 75%，其次为腺淋巴瘤占 5%~10%，两者均表现为无痛性耳前肿块。

（1）临床特征：腮腺混合瘤亦称腮腺多形性腺瘤，多见于 30~50 岁女性，常为单发，表面光滑或呈结节状，质地较硬；腺淋巴瘤以 50 岁以上男性多见，常多发或双侧发病，表面光滑，质地较软。

腮腺混合瘤以中心区常见；腺淋巴瘤多位于腮腺浅叶下极，因分布于该部位的淋巴结较多所致的缘故。

（2）影像学表现：腺淋巴瘤若来源于腮腺旁组织者，肿块与腺体之间无低密度带存在。腺淋巴瘤易产生蛋白质含量高的囊腔，T1WI、T2WI 及质子密度加权均呈高信号，颇具特征；腮腺混合瘤发生坏死囊变时，瘤体内出现纤维间隔和条索、钙化时，T2WI 表现低信号、极低信号，此征象常提示混合瘤。

Choi 等 [24] 报道，多形性腺瘤 CT 延时扫描为延迟逐步强化，而腮腺腺淋巴瘤早期强化，晚期（120s）密度下降者占多数。

江惠强等 [25] 对 30 例多形性腺瘤和 35 例腺淋巴瘤进行了 CT 对比分析，指出腮腺多形性腺瘤与腺淋巴瘤的共同点是位于浅叶，多呈边界清楚，密度均匀一致的类圆形、椭圆形肿块，增强后大部分均匀强化。不同点是腺淋巴瘤 92% 位于后下极，较大的腮腺多形性腺瘤往往密度不均匀，有时可见斑点状或较大钙化，瘤体中可见低密度坏死，当混合瘤内部出血、坏死时与较多囊性成分之腺淋巴瘤 CT 表现相似。但腺淋巴瘤的低密度灶往往呈裂隙样、囊腔样改变，尤其增强后薄层重建，即使平扫时表现为均匀密度，但增强后大部分非均匀强化，可见裂隙样低密度灶改变，其密度相比对于多形性腺瘤的坏死灶更低，但边界相对清楚；主要由于腺淋巴瘤组织中的腺体分泌物淤积，腺腔逐渐扩大并互相融合成囊，切面可见较大的囊腔，有黄色黏稠性的液体溢出。而多形性腺瘤密度不均是由于出血坏死组织夹杂于黏液样组织和肌上皮组织之中，从而坏死灶相对边界不清。

腺淋巴瘤的增强 CT 值上升平均值（31.23±13.10）大于多形性腺瘤（16.42±11.10）HU，有文献报道，腺淋巴瘤 CT 扫描早期呈明显强化，延迟扫描强化减退，呈"快进快退"特点 [26]。腺淋巴瘤的病理结构特点，是由双层柱状上皮和淋巴样间质两种成分构成，在淋巴间质中有大小不等的血管形成，并且淋巴间质越多其血供就越为丰富 [27-29]。

陈祖华等[30]回顾性分析了经手术及穿刺活检病理证实的 12 例腮腺腺淋巴瘤的 CT 表现，认为仔细明确腮腺腺淋巴瘤的发病性别、年龄、部位及影像学表现，将有助于诊断和鉴别诊断。

2.2 腮腺恶性肿瘤

腮腺恶性肿瘤为形态不规则肿块，肿块内极易发生出血、坏死、囊变，致密度不均，肿块呈浸润性生长，边界不清，多易侵犯翼内外肌、咽旁间隙、颌骨及周围的神经、血管，常伴颈部淋巴结转移，通常较容易鉴别。

2.3 腮腺多形性腺瘤

腮腺多形性腺瘤，发病年龄相对较轻，常为 40 多岁，且女性多于男性，肿块一般较大，密度不均，为延时逐步强化，腺淋巴瘤延时扫描强化减退，没有延时强化特点。

2.4 腮腺感染性病变

腮腺感染性病变，如腮腺淋巴结炎，与腺淋巴瘤继发感染相似，以抗感染治疗无效时，应考虑腺淋巴瘤可能。由于腺淋巴细胞的上皮细胞具有摄取 ^{99m}Tc 的功能，行 ^{99m}Tc 显像时，肿瘤所在区摄取 ^{99m}Tc 高于周围正常腮腺组织即表现为"热"结节，其他腮腺肿瘤无此特性。

第 6 节　治疗

1　治疗原则

腮腺腺淋巴瘤为一良性肿瘤，单纯手术切除即可，无须放化疗。因此，手术切除是其治疗的基本原则和主要方法。

尽管恶性腮腺腺淋巴瘤术前不易明确诊断，但马大权等[10]认为它的处理原则与腮腺的上皮性肿瘤一样，是采用手术切除，而不是切取活检，通常的术式是腮腺浅叶切除术。

2　手术治疗

2.1 原则

腮腺腺淋巴瘤作为一种良性肿瘤，有时可多发，术中常常发现肿瘤周围有肿大的淋巴结，资料显示在显微镜下发现这些淋巴结已部分或全部变成肿瘤。

因此，腮腺腺淋巴瘤的治疗方法应是肿瘤加周围腺体部分切除；同时亦要仔细检查病变周围的情况，若有肿大的淋巴结应一并切除。其基本原则是减轻面神经损伤、减轻面部凹陷畸形、有效预防味觉出汗综合征，并保存患侧腮腺功能。术式包括单纯肿瘤摘除术（剜除术）、腮腺部分切除术、腮腺浅叶及全叶切除术，但保留面神经的腮腺浅叶切除或腺叶大部切除是最好的手术方法，术中应将腺体内的淋巴结尽量摘除，以防以后发生新的病变。王建华等认为，鉴于腺淋巴瘤多位于腮腺后下极，加之肿瘤体积不大，切除腮腺后下部能保证有足够安全缘，即存在于主瘤周围的多灶性肿瘤亦包括在切除之中，这种腮腺区域性切除可保留腮腺主导管及剩余腮腺的功能；对于复发性腺淋巴瘤，则主张行腮腺浅叶切除为妥，以增大安全缘，避免再次复发。

2.2 并发症

一般而言，多灶性或极大腮腺腺淋巴瘤宜行腮腺肿物加腮腺区域性切除，方能彻底治愈；然而，其创伤较大，易伤及面神经。

面神经损伤可致患侧表情动作丧失，额纹消失，不能皱眉、闭眼，鼻唇沟变浅，口角下垂并偏向健侧，发笑、说话时尤为明显，鼓腮时漏气，进食时液体易从口角外流，固体易嵌塞于齿颊间隙。

面神经出茎突孔后分出耳后神经和二腹肌支，进入腮腺，在腮腺内先分为 2 支，即升支和降支，以后进一步分为 5 支（颞支、颧支、颊支、下颌缘支、颈支），呈扁形分布于同侧面部表情肌[31]。

黄春姐[32]报道的 23 例腮腺肿瘤中，有 3 例为多灶性、巨大腮腺腺淋巴瘤，行肿瘤加部分腮腺切除术。作者指出，本组患者均行肿瘤加部分腮腺切除治疗，术中肿瘤位置深，与面神经关系复杂，解剖分离面神经时，操作难度大，组织暴露多，分离困难，若视野不清很容易伤及面神经，特别是降支。因此，作者认为，行腮腺腺淋巴瘤加腮腺区域性切除手术时，手术动作要轻柔，视野清晰，最好准备好显微镜和显微手术器械，误断面神经后可行面神经外膜-束膜吻合术，同时应用营养药物辅助治疗，尽量减少面神经永久性麻痹的发生。

第 7 节　预后

腮腺腺淋巴瘤生长缓慢，一般体积不大，周界清楚，与皮肤无粘连，面神经不受累，因此手术易于剥离，很少复发；恶性变者，极罕见。

（李丽娜）

参考文献

[1] Stephen S, Sernberg. 外科病理学. 回允中，主译.3版. 北京：北京大学医学出版社，2003，861-862.

[2] 温玉明. 口腔颌面部肿瘤学. 北京:人民卫生出版社. 2002:392-394.

[3] Kukreja HK, Jain HK. Adenolymphoma of submandibular salivary gland. J Laryngol Otol ,1971,85:1201-1203.

[4] 后军，颜雨春，曾贺.722 例口腔颌面部涎腺肿瘤构成比分析. 安徽医科大学学报, 2006, 41（2）: 229-230.

[5] 俞光岩,邹兆菊,马大权,等. 腮腺沃辛瘤的综合研究. 中华口腔医学杂志, 1999, 34（3）: 187-189.

[6] 李果珍. 临床 CT 诊断学. 北京:中国科学技术出版社,1994, 219.

[7] 俞光岩,柳晓冰,彭歆,等. 腮腺沃辛瘤发病情况分析. 口腔颌面外科杂志, 1997, 7: 88-91.

[8] Yoo GH, Eisele DW, Askin FB, et al.Warthin's tumour: a 40-year experience at The Johns Hopkins Hospital.Laryngoscope , 1994, 104（7）:799-803.

[9] 王建华，谭颖徽，张纲. 腮腺腺淋巴瘤 52 例临床分析. 第三军医大学学报，2004，26（1）: 4-7.

[10] 马大权. 涎腺疾病. 北京:人民卫生出版社，2002，377.

[11] Mark E，Mehle ME，Kraus DH，et al.Lymphoma of the parotid gland.Laryngoscope，1993，103:17-21.

[12] 王燕飞，殷之平. 腮腺恶性淋巴瘤. 中华中西医杂志，2004，5（13）: 52-53.

[13] Maiorano E, Lo-Muzio L, Favio G,et al.Warthin's tumour: a study of 78 cases with emphasis on bilaterality multifocality and association with other malignancies.Oral Oncol, 2002 ,38（1）:35-40.

[14] 桂平，张兵，黄宇文. 沃辛瘤 38 例临床分析. 实用医学杂志, 2006, 22（5）: 571-572.

[15] 沈山,张国志. 腺淋巴瘤发病因素与机制研究的新进展（综述）. 口腔颌面外科杂志, 2002, 12: 226-228.

[16] 顾文栋，冯炎.29 例原发腮腺非霍奇金淋巴瘤的治疗结果分析. 中华放射肿瘤学杂志，2003，12（3）:172-174.

[17] 陆东辉，汪说之，陈菲，等. 腮腺黏膜相关淋巴组织淋巴瘤临床及病理研究. 临床口腔医学杂志，2003，19（12）:716-718.

[18] 刘畅,刘斌,李小虎,等. 腮腺腺淋巴瘤的 CT 诊断. 安徽医科大学学报,2011，46（2）:199-200.

[19] Ito FA,Ito K,Vargas PA,et al. Salivary gland tumours in a Brazilian population:a retrospective study of 46 cases. J Oral Maxillofac Surg,2005,34（5）:533-536.

[20] 赵莉莉,史无例,董绍忠,等. 腮腺腺淋巴瘤声像图特征及其病理学基础. 中国超声医学杂志, 1997, 13（4）: 15-18.

[21] 王建华，李振玉，张艳萍. 腮腺腺淋巴瘤的 B 超诊断（附 7 例报告）. 临床口腔医学杂志，2000，16（3）: 190.

[22] 杨云燕，张华斌，谭石，等. 类实性腮腺腺淋巴瘤的内部回声特征分析. 临床超声医学杂志，2008,10（1）: 25-27.

[23] 徐忠飞，张燕，陈再智. 腮腺腺淋巴瘤的 CT 表现（附 13 例报告）. 医学影像学杂志，2009，19（5）: 516-518.

[24] Choi D S,Na D G, Byun H S , et al. Salivary gland tumors: evaluation with two phase helical CT.Radiology, 2000, 214（1）:231-236.

[25] 江惠强，欧鸿儒，莫家彬，等. 腮腺多形性腺瘤与腺淋巴瘤的 CT 表现对比分析. 中国 CT 和 MRI 杂志，2010，8（1）:22-24.

[26] Keda M,Motoori K,Hanazawa T,et al. Warthin tumor of the parotid gland: diagnostic value of MR imaging with histopathologic correlation.Am J Neuroradiol, 2004,25（7）:1256-1262.

[27] 郑麒蕃,吴奇光. 口腔病理学. 上海:上海科学技术出版社,1992，326.

[28] 杨文雅. 腮腺肿瘤的 CT 诊断价值. 中国CT 和 MRI 杂志.2009, 2: 20-23.

[29] 邱喜雄，夏军，雷益，等. 腮腺病变的 MRI 诊断和鉴别诊断. 中国 CT 和 MRI 杂志.2009,4: 34-36.

[30] 陈祖华，郑永明，周任务. 腮腺腺淋巴瘤的 CT 诊断. 中国临床医学影像杂志, 2006（12）: 676-678.

[31] 黄选兆，汪吉宝. 实用耳鼻咽喉科学. 北京：人民卫生出版社，2000：943.

[32] 黄春姐. 腮腺腺淋巴瘤加部分腮腺切除对面神经影响体会（附 3 例报告）. 中华现代耳鼻喉杂志，2007，4（1）: 95-96.

第 45 章 原发性甲状腺淋巴瘤

第 1 节　流行病学

原发性甲状腺淋巴瘤（primary thyroid lymphoma，PTL）是起源于甲状腺内淋巴细胞的恶性肿瘤，是指以甲状腺肿瘤为首发表现的淋巴瘤，既往有他处淋巴瘤病史的病例不包括在内[1]。

1　流行情况

原发性甲状腺淋巴瘤是一种极其少见的疾病，占甲状腺恶性肿瘤的 1%~5%[2-3]，占全部淋巴瘤的 1%~2.5%[4-5]。累计国外较大宗病例约近 800 例（Ⅰ~Ⅱ期），20 世纪 90 年代以后报道的病例占 80%[6]；国内多为散发病例的报道，共约 100 例（根据 1978~2004 年中国生物医学文献数据库检索的结果）。近年来 PTL 的发生率明显增加[7]，可能与免疫组化广泛开展所致的诊断率提高有关。

PTL 最常见于中老年女性，平均年龄 60 岁，女性占 58%，男女比例为 1.2:3，国外报道中位年龄为 60 岁左右，国内报道为 54~60 岁[8]。王南鹏等[9] 报道了 7 例原发性甲状腺非霍奇金淋巴瘤，男性 1 例，女性 6 例，男女比例 1:6，平均年龄 63.5（51~77 岁）；逄仁柱等[10] 报道了 2 例原发性甲状腺淋巴瘤，均为女性，年龄均在 50 岁以上；李明等[11] 分析了国内 1996~2005 年 127 例原发性甲状腺非霍奇金淋巴瘤的报告，男 37 例，女 90 例。男女比例 1:2.43，年龄 16~85 岁。

2 病因学

PTL 的病因目前尚不清楚，病理分类亦仍存在争议，可能与病毒感染、免疫缺陷等因素有关。

目前，多数学者认为原发性甲状腺淋巴瘤来源于慢性淋巴细胞性甲状腺炎，慢性淋巴细胞性甲状腺炎患者发生 PLT 的概率是一般人群的 40~80 倍。国内外文献报道，原发性甲状腺淋巴瘤合并淋巴细胞性甲状腺炎的发生率为 29.6%~94%[12-14]。其机制可能是慢性淋巴细胞性甲状腺炎激活 B 细胞分泌自身抗体，导致甲状腺的淋巴细胞组织增生，继而发生恶变，因而认为慢性淋巴细胞性甲状腺炎是原发性甲状腺恶性淋巴瘤的前期病变[15-16]，逢仁柱等[10]报道的 2 例原发性甲状腺淋巴瘤患者均为 PLT 合并慢性淋巴细胞性甲状腺炎；尤其在黏膜相关淋巴组织 B 细胞淋巴瘤中，可能由于抗原的长期、慢性刺激导致 B 细胞克隆增生而发生淋巴瘤[17-18]。

有学者认为，所有 PTL 均是在淋巴细胞性甲状腺炎时发生的，有不同分型的黏膜相关淋巴组织淋巴瘤[19]。但另有学者认为 PTL 是一种异质性疾病[20]，DLBCL 为最常见的类型（包括 MALT 伴大细胞转化者），MALT 型次之，两者约占 70% 以上，其他类型包括滤泡性淋巴瘤、霍奇金淋巴瘤、Burkitt's 淋巴瘤、T 细胞性淋巴瘤等[18]。MALT 型、滤泡性淋巴瘤恶性度低，DLBCL（包括 MALT 伴大细胞转化者）恶性度高。

有研究表明，PTL 可能与桥本甲状腺炎关系密切，因二者临床表现相似，均好发于老年女性，而且部分甲状腺原发淋巴瘤患者甲状腺球蛋白和甲状腺微粒体抗体（TM）滴度升高，说明其与甲状腺炎有关，甚至有学者认为"桥本氏甲状腺炎"→"低度恶性甲状腺淋巴瘤"→高度恶性甲状腺淋巴瘤"可以作为一个发展谱系来看待。PTL 合并桥本病或慢性淋巴细胞性甲状腺炎（hashimoto's thyroiditis，HT）是肯定、常见的现象，发生率为 95%~100%[20]。王南鹏等报道的 7 例原发性甲状腺非霍奇金淋巴瘤病例中，有 3 例合并桥本甲状腺炎，其发生率为 42.8%。关于桥本甲状腺炎发展成淋巴瘤的机制，目前研究认为系桥本甲状腺炎的活跃淋巴细胞，受自身抗原的刺激导致恶性克隆，继而发展成淋巴瘤。

此外，放射性损伤和 EB 病毒感染也可能是原发性甲状腺恶性淋巴瘤致病因素之一[21]。

第 2 节　组织病理学

1 原发性甲状腺淋巴瘤与淋巴细胞性甲状腺炎的关系

多数学者认为，原发性甲状腺淋巴瘤（PTL）的组织发生与淋巴细胞性甲状腺炎（LT）有关，PTL 可能来源于淋巴细胞性甲状腺炎的活跃淋巴细胞，因而认为 LT 是 PLT 的前期病变[22]；Ljungberg[23] 认为，至少 75% 以上的 TL 可看到慢性 LT，尤其是 LT 的背景；Sirota 报道的 LT 患者，经过随访，1.4% 发生了 PTL。研究发现，大多数 PTL 患者血中甲状腺自身抗体阳性，推测慢性甲状腺炎时自身抗原的刺激可导致恶性克隆产生，继而发展成 PTL。

任国平等[24] 分析了 10 例原发性甲状腺恶性淋巴瘤（PTL）及 86 例淋巴细胞性甲状腺炎（LT）的临床病理特征。观察到淋巴细胞性甲状腺炎多呈弥漫性肿大，质韧或硬，与周围组织无明显粘连；镜下示甲状腺滤泡萎缩，上皮不同程度嗜酸性变，间质广泛淋巴细胞浸润，可见生发中心形成；甲状腺滤泡周围有网状纤维围绕，基底膜反应呈弱阳性。重度 LT 的滤泡小而不规则，上皮广泛嗜酸性变，细胞核轻度异型，有的滤泡上皮明显增生，突向腔内形成假乳头状结构；间质大量淋巴、浆细胞浸润，并有纤维组织增生，滤泡周围网状纤维杂乱不整，反应减弱或为阴性。滤泡上皮间可见淋巴细胞"陷入"，免疫组化示陷入的淋巴细胞主要为呈多克隆性的 B 细胞及少量 T 细胞。

PTL 中肿物多呈结节状，结节直径 3~10cm，结节无包膜，与周围甲状腺组织分界不清，切面匀质性有光泽，有的质坚实如橡皮样，可与周围横纹肌、气管等组织粘连，形成大的块状肿物。镜下示病灶处甲状腺组织大部破坏，代之未成熟淋巴样瘤细胞，瘤细胞浸润甲状腺滤泡上皮，有的滤泡腔被瘤细胞填塞，形成淋巴上皮病损，可见瘤细胞全层浸润肌性血管壁，但不破坏血管腔。在报告的 10 例中，有 5 例在肿物旁及对侧甲状腺中见到 LT 样改变，有的见明显嗜酸性变及淋巴滤泡形成；有 3 例见瘤细胞异型明显，形成多灶坏死，瘤细胞严重破坏甲状腺组织并浸润周围软组织；有 2 例瘤细胞以滤泡外生长为特征，瘤细胞中等大小，几乎不见胞浆，核大小较一致，稍不规则，染色质深，但较成熟淋巴细胞稀疏，核仁不明显，核分裂相少见，即所谓中心细胞样细胞（centrocyte-like cell，CCL）。CCL 既围绕淋巴滤泡生长，又可浸润于两淋巴滤泡之间，且有明显淋巴上皮病损，此类为结外边缘带 B 细胞淋巴瘤。

PTL 与 LT 的鉴别主要在于，PTL 必有异型之淋巴细胞破坏甲状腺滤泡结构，常见甲状腺包膜、血管及甲状腺外组织的侵犯，有时可见明显的淋巴上皮病损，免疫组化标记示轻链单克隆性，而 LT 只有淋巴细胞"内陷"于甲状腺滤泡上皮间[25]，无真性浸润，且免疫组化示淋巴细胞为多克隆性。

2 细胞类型

PTL 是一非单一性疾病，组织类型有多种，但临床上以 B 细胞来源的缓慢进展型淋巴瘤（MALT、FCL）及进展型淋巴瘤 DLBCL 多见[26]，T 细胞非常少见；既往的甲状腺小细胞癌目前已统一归为 PTL。

DLBCL 为原发性甲状腺淋巴瘤最常见的类型（包括 MALT 伴大细胞转化者），MALT 型次之，两者约占 70% 以上，其他类型包括滤泡性淋巴瘤、霍奇金淋巴瘤、Burkitt's 淋巴瘤、T 细胞型淋巴瘤等。

PTL 通常为中度恶性的弥漫性大细胞淋巴瘤，已证实其中 69% 主要为黏膜相关性淋巴样组织来源的淋巴瘤。康恭礼[27]对 28 例甲状腺非霍奇金淋巴瘤进行回顾性分析，28 例均经病理或免疫组化诊断，滤泡性淋巴瘤 5 例，弥漫性大 B 细胞淋巴瘤 15 例，黏膜相关淋巴组织结外边缘带淋巴瘤 8 例。谢树贤[28]报道的 2 例原发性甲状腺淋巴瘤，一例为弥漫性大小细胞混合性 B 细胞淋巴瘤，一例为弥漫性大 B 细胞型。

3 病理特点

PTL 病理表现常常为弥漫性，亦可为结节性，小细胞到中等大小，并可见浆细胞样分化。

PTL 的病理特点之一为甲状腺滤泡上皮有异型淋巴细胞环状浸润，部分滤泡腔内淋巴细胞呈瘤栓样填塞。Isaacson 等[29]将这一现象称之为"淋巴上皮病损"，并将发生于胃肠道、肺、唾液腺等具有这一现象的淋巴瘤，统称为 MALT-ML；PTL 的另一病理特点为肌性小血管壁的全层异型淋巴细胞浸润，瘤细胞紧位于血管内膜下，不破坏血管腔，与此相反甲状腺癌侵犯血管常破坏血管腔且可在腔内形成瘤栓。另外 PTL 还有侵犯甲状腺包膜及甲状腺外组织的特点。

原发性甲状腺恶性淋巴瘤在病理上与甲状腺未分化癌难鉴别，甲状腺癌一般发生于老年患者，肿瘤内若出现流产型滤泡及上皮细胞实性巢，主间质分界清楚，且间质较多则为未分化癌，而淋巴瘤往往是弥漫浸润，纤维间质少[30]。

PTL 组织学上主要由 CCL 细胞构成，可呈淋巴滤泡旁、间及弥漫浸润明显的淋巴上皮病损。免疫表型为全 B+，sIg+（IgM、IgA、IgG）；基因型为 Bcl-1、Bcl-2。朱建国等[31]报道 1 例，女性，63 岁，黏膜相关淋巴组织淋巴瘤，免疫组化为 LCA++、CD79a+、CD20++、CD3 散在少数+、CD68+。

第 3 节 常规检查

血常规、骨髓穿刺、全身骨扫描等检查可排除血液疾病；细针穿刺抽吸细胞学检查（FNAC）、活组织病理检查可明确诊断；X 线检查、CT 扫描、B 超等，有助于发现远处侵犯。多数 PLT 患者的甲状腺功能降低，但亦有甲状腺功能正常的。

PLT 在影像学检查（B 超、CT、MRI）、核素扫描等方面无特异性表现，CT 可发现外侵表现；B 超在多数 PTL 与甲状腺癌诊断上缺乏特异表现，但 B 超提示淋巴细胞性甲状腺炎基础上的单发低回声结节应引起高度重视[32]。但近年来随着影像技术及诊断技术的进步，术前诊断率有较大的提高。

细针穿刺抽吸细胞学检查，可同时进行免疫学指标检测和 DNA 流式细胞学检查，进一步明确诊断。如免疫组织化学染色显示 CD20 阳性，提示 B 细胞来源淋巴瘤；有时可见免疫球蛋白升高，特别是 λ、κ 轻链过度表达，免疫球蛋白基因重排检测提示克隆聚集性。

1 影像学检查

PTL 的 B 超表现可归纳为弥漫性和局限性两类，前者 B 超表现为双侧或单叶腺体增大，回声减低、欠均，核素多提示腺体增大、多发凉或冷结节；后者 B 超表现相对特异，为炎症腺体内边界清楚的低回声结节，回声可不均匀、呈蜂窝状改变。

CT 检查在其诊断中有一定的参考价值，其 CT 表现分为单个结节型、巨块型和渗透型，其中巨块型最多见，而渗透型最有特点，以出现渗透征象为其特征性表现。但早期甲状腺 NHL 的 CT 表现和桥本甲状腺炎常无法鉴别，临床上 CT 检查常用于确定病变范围、侵犯情况，便于临床分期[33]。

虽然 CT、MRI 在诊断 PTL 时并无特别的帮助，但在确定局部病变的范围、协助分期时是有意义的。MRI 在明确甲状腺周围组织是否受到甲状腺淋巴瘤的侵犯方面优于超声及 CT，故可通过 MRI 检查确定甲状腺淋巴瘤的侵犯范围及临床分期；甲状腺核素扫描检查常提示为冷结节，对该病的诊断有一定的提示。

PTL 的 CT 平扫表现为甲状腺局限性或弥漫性肿大，内见单发或多发的结节，呈等、低密度，钙化及囊变少见，增强后强化不均匀，部分病灶呈环形强化。

PTL 的 MRI 表现为甲状腺内单发或多发的异常信号，T1WI 为等、稍高信号，T2WI 高信号，信号较均匀，增强后可明显强化。

CT 和 MRI 较超声能更为清晰地显示颈部及上纵隔的淋巴结情况，而 MRI 在显示肿块与正常甲状腺、周围组织之间界限时较 CT 更加优越。

PTL 需要与甲状腺癌相鉴别，后者常表现为不均匀低密度灶、钙化、坏死多见，钙化灶多且大，增强后多呈不均匀明显强化，甲状腺包膜不完整，邻近结构常受侵犯。

朱建国等[31] 报道 1 例，女性，63 岁，黏膜相关淋巴组织淋巴瘤。CT 平扫示甲状腺肿胀，并伸入胸廓内，密度不均，CT 值 30~55HU，气管受压（图 45-1）；增强后可见肿块呈不均匀环状强化（图 45-2），CT 值 50~90HU。MRI 平扫示双侧甲状腺体积增大，内见多发类圆形等 T1、等 T2 异常信号，并见纤维分隔，甲状腺包膜完整，气管及食管受压，未见侵犯征象，双侧颈部见多发肿大淋巴结（图 45-3、图 45-4）；增强后呈中等程度强化，强化欠均匀，周围淋巴结呈环状强化（图 45-5）。

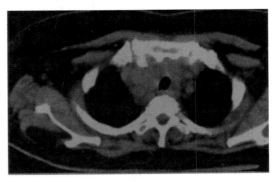

图 45-1　原发性甲状腺淋巴瘤。CT 平扫示甲状腺肿胀，并进入胸廓内，密度不均，气管受压[31]

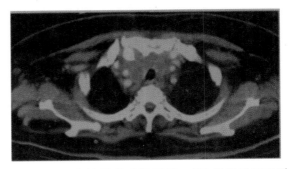

图 45-2　原发性甲状腺淋巴瘤。CT 增强后可见肿块呈不均匀强化[31]

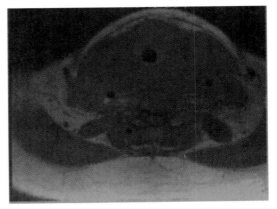

图 45-3　T1WI 示甲状腺弥漫性肿大，呈等 T1 信号，食管受压[31]

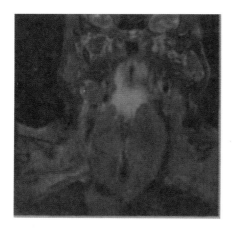

图 45-4　T2WI 示甲状腺包膜完整，甲状腺肿块呈等 T2 信号，内见低信号的纤维分隔，气管明显受压变扁 [31]

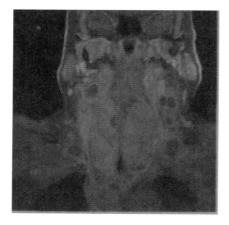

图 45-5　MRI 增强扫描示甲状腺中等程度强化，强化欠均匀，周围淋巴结呈环状强化 [31]

2　细针穿刺活检

随着流式细胞仪和免疫组化技术的发展，细针穿刺细胞学检查（FNA）作为目前最有参考价值的术前检查，已成为 PTL 初诊的主要方法。其优点在于与手术活检比较，FNA 简便、安全、迅速，患者痛苦小、花费少。

虽然细针穿刺活检较简单、易行，但 FNA 只是一种诊断方法，并不能完全替代手术活检。FNA 易误诊，且不易于明确病理类型，若穿刺抽吸组织量少可致误诊；且多数 PTL 合并淋巴细胞性甲状腺炎，可给诊断带来相当难度。

在很多情况下，细针穿刺活检的诊断仅能够起提示作用，因此手术（活检）应该是较好的选择 [34]。文献报道，细针穿刺诊断甲状腺淋巴瘤是非常困难的，特别是对小细胞低度恶性

的淋巴瘤 [35]。因肿瘤细胞与正常小淋巴细胞形态很相似，而且淋巴瘤的诊断不仅要靠瘤细胞形态的改变，还需结合组织结构的改变才能准确诊断。

本病 FNAC 易与桥本甲状腺炎、小细胞未分化甲状腺癌相混淆，而组织病理的准确性为 90%，并且能提供足够的组织进行病理分型。通过免疫组化可以区分甲状腺癌与甲状腺恶性淋巴瘤，免疫组化表型提示甲状腺癌表现为 CK^+、LCA^-，而淋巴瘤表现为 CK^-、LCA^+ [36]。因此，不管是否做 FNA，均应行手术活检明确其病理类型，以便于后续治疗。

因此，为提高诊断准确性，可采用多次、多点行 FNA 检测，还须抽取足量活体组织。细针多点多次穿刺可提高阳性率，有文献报道其阳性率可高达 93% [37]；但术后病理切片检查是明确该病诊断的金标准，而 HE 染色联合免疫组化则是避免误诊的关键。

3　手术活检

虽然术中冰冻对甲状腺疾病的诊断有重要价值，但在 PTL 的术中冰冻仍时有错误。因此，术中手术方式的确定亦往往有困难。若在术前外科医生对诊断有所预料，再综合冰冻病理结果，则有利于术中手术方式的确定。

手术活检时应注意切取标本的部位和大小，避免病理的假阴性结果。

第 4 节　临床表现

原发性甲状腺淋巴瘤好发于老年女性，病程多较短；临床表现主要为生长较快的颈前肿块，同时可伴有呼吸不畅、咽部哽咽、饮水呛咳及声嘶等气管、神经压迫症状 [16]，亦可伴颈部局部不适症状 [7,34]；约 1/3 的病例可出现声音嘶哑，1/2 的病例可出现气管受压的表现。多数病例病变局限于甲状腺，病情进展出现同侧颈淋巴结转移，对侧淋巴结转移少见。李明等 [11] 分析了国内 1996~2005 年 127 例原发性甲状腺非霍奇金淋巴瘤的报告，127 例均以颈部肿块为首发症状，其中出现呼吸困难 14 例，声音嘶哑 11 例，吞咽困难 7 例。王南鹏等 [9] 报道了 7 例原发性甲状腺非霍奇金淋巴瘤，全部病例

均以颈部无痛性肿块为首发症状,病程 1 周至 2 年,肿块近期均生长迅速,其中 2 例伴有颈部不适感,1 例平卧时呼吸不畅,1 例伴有发热(体温波动于 38~39℃之间)。

个别有 Horner 综合征,查体发现甲状腺无痛性结节,边界欠清,活动度差,颈部淋巴结可无明显肿大,甲状腺功能正常或低于正常,甲状腺自身抗体多明显增高。因此,发现颈前区迅速增大的甲状腺肿块应考虑原发性甲状腺淋巴瘤的可能。

一般而言,甲状腺淋巴瘤患者的临床表现有以下特点:

(1)常发生于中老年人,其中约 23% 亦可发生于小于 40 岁的年轻人,患者群平均年龄约 59 岁;

(2)女性患者多于男性患者,男女比例为 1:2.7;

(3)患者常表现为甲状腺短期内迅速增大,并可出现气管、喉部受压症状。文献报道,甚少有发热盗汗、体重明显减轻等所谓 "B 症状";

(4)多数患者就诊时可触及甲状腺肿块,肿块大小不等、质地硬实,常固定,活动度差。可累及局部淋巴结及邻近软组织,40% 可出现颈部淋巴结肿大;

(5)30% 的患者伴有言语不清,20% 患者出现声嘶,10% 出现呼吸困难,7% 伴有甲状腺功能低下表现。远处转移多见于纵隔,可见骨髓、脾脏侵犯;

(6)部分患者可合并桥本甲状腺炎(HT),伴有结节性甲状腺肿约 30%。起病至出现症状的时间约为 4 个月,最长可达 3 年。

第 5 节 诊断与鉴别诊断

1 诊断要点

原发性甲状腺淋巴瘤,临床少见,其症状特异性不强,术前诊断十分困难,误诊率较高[40]。

临床上不易与甲状腺癌鉴别,甲状腺 B 超、CT、MRI 及核素扫描亦不能很好地区分两者[40],仅可协助确定病变范围以及浸润情况,便于临床分期。

PLT 的确诊必须依靠病理,细针穿刺是原发性甲状腺恶性淋巴瘤初诊的重要方法,细针吸取细胞学检查对高度恶性大细胞淋巴瘤确诊率高,但对分辨低中度恶性淋巴瘤仍是困难的,术中应常规行快速冰冻切片检查,但确诊需靠术后石蜡切片和免疫组织化学检查。

李明等[11]分析了国内 1996~2005 年 127 例原发性甲状腺非霍奇金淋巴瘤的报告,127 例 PTL 仅 4 例经 FNA 获得确诊,诊断技术上的难度及本病多合并桥本病亦是 FNA 应用较少的原因;逄仁柱等[10]报道了 2 例原发性甲状腺淋巴瘤,年龄均在 50 岁以上,一例为黏膜相关淋巴组织淋巴瘤,一例为弥漫性大 B 细胞淋巴瘤,均为术后病理诊断,术前分别诊断为结节性甲状腺肿与慢性淋巴细胞性甲状腺炎;谢树贤[30]报道的 2 例原发性甲状腺淋巴瘤,术中冰冻切片均示恶性肿瘤,术后石蜡病理一为小细胞恶性肿瘤,另一为未分化癌,免疫组化方法均诊断为淋巴瘤;王南鹏等报道了 7 例原发性甲状腺非霍奇金淋巴瘤,全部病例均做了针吸活检,其中 4 例报告桥本甲状腺炎,3 例报告甲状腺恶性肿瘤(淋巴瘤可能)。

在临床上,当中老年患者尤其女性患者,短期内出现迅速增大的甲状腺肿块,超声检查提示甲状腺弥漫或局限性低回声病变,核素扫描提示为冷结节时,应考虑原发性甲状腺淋巴瘤的可能。其诊断要点如下:

(1)老年女性多见;

(2)迅速增大的颈部肿块或原发甲状腺弥漫性肿大,短期内生长迅速;

(3)可伴有颈部压迫症状,如吞咽困难、声音嘶哑或气管压迫症状。

(4)否认既往有淋巴系统疾病,无全身浅表淋巴结肿大;

(5)核素扫描示 "冷结节";

(6)大多甲状腺功能正常或低于正常范围;

(7)组织学显示甲状腺的正常结构基本消失,为弥漫浸润的淋巴样瘤细胞所代替,瘤细胞不仅侵入甲状腺实质而且侵犯被膜,侵入甲状腺滤泡的瘤细胞可取代滤泡,并能除外不典型淋巴性甲状腺肿或小细胞甲状腺癌。

任国平等[24]认为,PTL 的诊断,无单独的病理诊断指标,应根据组织学特点及免疫组化标记综合考虑。诊断 PTL 必有：①甲状腺正常结构破坏；②浸润于甲状腺实质的淋巴细胞有异型性；③免疫组化标记 LCA 阳性，角蛋白阴性，且 Ig 呈轻链单克隆性。此外，明显淋巴上皮病损、淋巴样细胞全层浸润肌性小血管壁及甲状腺外组织的侵犯给诊断 TL 以有力支持。

2 临床分期

根据临床检查、病理结果，按照 Musshoff 改良的 Ann Arbor 结外淋巴瘤分期方案，PTL 分期定义如下。

ⅠE 期：伴有或不伴有扩散到甲状腺周边软组织；

ⅡE 期：累及纵隔同侧淋巴结；

ⅢE 期：累及纵隔两侧和/或脾；

ⅣE 期：播散到其他结外部位。

3 鉴别诊断

本病术前诊断困难，极易误诊为慢性淋巴细胞性甲状腺炎或甲状腺癌，且慢性淋巴细胞性甲状腺炎或桥本甲状腺炎的发病较普通人群 PTL 的发病率高 40~80 倍[12]。因此，治疗前必须排除甲状腺良性结节，如腺瘤、结节性甲状腺肿、常见类型的甲状腺癌以及甲状腺炎，必要时采取 FNA 及相关的免疫学指标检测，可基本上予以排除。

甲状腺低度恶性淋巴瘤在常规光镜诊断中与甲状腺未分化癌和淋巴细胞甲状腺炎亦较难鉴别，需行免疫组化检查方能明确诊断[40]。

第 6 节　治疗

1 治疗原则

关于 PTL 的治疗原则至今仍有争议，在 1950~1960 年放射治疗兴起的年代，多数学者主张实行单一的放射治疗方案。随着 20 世纪 80 年代化疗药物的兴起，许多学者又主张化疗。但近年来，多个前瞻性研究指出，手术、化疗、放疗结合的多学科综合治疗应是原发性甲状腺恶性淋巴瘤的最佳方案。

原发性甲状腺淋巴瘤普遍采用化疗和放疗的综合治疗，化疗以 CHOP 方案为主的全身化疗，辅以甲状腺区及颈部局部放疗，化疗为主要治疗。

目前，关于 PTL 的治疗有比较统一的认识，一般多主张先行手术切除或切取活检以获得足够的肿瘤组织，便于术后根据病理分型、临床分期等决定放疗、化疗方案。具体治疗原则如下。

（1）ⅠE、ⅡE 期，原则上采取外科手术切除，方案为甲状腺切除或加颈淋巴清扫，不主张扩大根治术，术后辅以放疗或化疗；

（2）ⅢE、ⅣE 期，原则上采取放疗联合化疗方案。当甲状腺肿块明显增大，有压迫症状时，可采用姑息性手术切除，以解除压迫，必要时气管切开；

（3）当 FNA 无法证实诊断而必须开放活检时，可进行手术切除。术后根据分期，辅以放疗或联合放疗、化疗；

（4）放疗剂量：一般为 30~50Gy，放射部位主要采取区域淋巴结区和纵隔区；

（5）化疗方案：一般选用 CHOP 方案，加博莱霉素，或甲氨蝶呤，或多柔比星，平均 6 个周期。

2 手术治疗

原发性甲状腺恶性淋巴瘤的治疗原则主要取决于病理类型，手术治疗在 PLT 的治疗中并不占有主导地位，单纯的手术治疗术后复发率达到 82%[41]。

对于 PTL 而言，外科手术是获取病理诊断的主要途径，但其主要作用仅限于诊断[42]。这是因为单纯手术治疗容易出现局部复发，并且手术范围与预后无相关性；接受甲状腺次全切除以上治疗性手术的患者，其预后与仅接受甲状腺 FNA、颈部淋巴结活检或甲状腺肿切除活检的患者预后无差别[43]；扩大手术对于患者创伤增大，增加术后出血及甲状旁腺、喉返神经损伤和食管瘘的机会[44]，从而影响患者生存质量；另一项对 PTL 生物特点的研究也表明扩大手术无助于改善预后[45]。

但手术治疗是一种姑息疗法，能减轻肿瘤负荷，缓解瘤体恶性生长引起的压迫症状，并为化疗、放疗赢得时间。若术中病理提示为 PLT，此时不应行根治术，应行单纯的肿瘤切除术或姑息性手术，以减轻术后并发症，增加化疗、放疗的耐受性，减轻化疗、放疗的副反应，提升患者生存质量。

手术范围取决于病变范围，主张对腺内型NHL行患侧甲状腺叶切除加术后放疗；对于病变浸润至腺体组织者，应尽可能多地切除病变组织，以解除对周围器官的压迫；对于未能确诊的原发性甲状腺恶性淋巴瘤，当出现呼吸困难等并发症，术中应行快速冰冻切片检查，如确诊可行甲状腺病变切除或姑息性切除，勿盲目扩大手术切除范围，手术目的是解决肿瘤对气管的压迫，不强求肿瘤的完全切除[46]。

Pyke 等[47]对 62 例原发性甲状腺淋巴瘤患者的手术疗效表明，手术组与甲状腺活检组5 年及 10 年总生存率差异无显著性。因此近年来手术目的基本趋向于明确组织病理类型，对ⅠE、ⅡE 期，原则上采取外科手术切除，方案为甲状腺切除或加颈淋巴清扫，主张行扩大根治术，术后辅以放疗或化疗；对ⅢE、ⅣE 期，原则上采取放疗联合化疗方案，当甲状腺肿块明显增大，有压迫症状时，可采用手术姑息性切除，以解除压迫。

李明等[11]认为，对于以颈部肿物为首发症状且肿物生长较快合并桥本甲状腺炎病史的老年患者，应考虑 PTL 可能；对疑诊患者，首先行 FNA，若 FNA 未能获得确诊需行手术探查者，术前制定合理手术方案，术中行肿块切除送冷冻病理学检查，术中冷冻病理学检查有助于明确诊断，从而避免大范围手术切除。对于肿块较大，有压迫表现或浸润周围器官者，估计手术切除困难，可行姑息性切除，以解除压迫为手术目的，减少手术副损伤。该作者分析了国内 1996~2005 年 127 例原发性甲状腺非霍奇金淋巴瘤的报告，仅 4 例经细针穿刺细胞学检查、5 例经颈淋巴结活检，其余 118 例术前均未获明确诊断而行手术治疗，行甲状腺肿块切除 18 例（22.5%）、甲状腺腺叶切除或甲状腺次全切除 44 例（55.0%）、甲状腺全切除术包括颈淋巴结清扫术 18 例（22.5%）。118 例中单纯手术治疗者，4 例于术后 10 个月内死亡，9 例出现术后局部复发，其余均联合放疗和/或化疗，最短生存期 13 个月。

一般而言，外科手术治疗原则如下。

（1）PTL 既是一个局部病变，又是一个全身性疾病，扩大手术切除并不能提高生存率，因此，手术主要目的是协助明确诊断，术式应以切取活检为主。

（2）对有明显呼吸困难、气道受压梗阻者应同时解除压迫，必要时应行气管切开。尤其对于高度怀疑 PTL，且甲状腺病变巨大、广泛的病例，应避免扩大手术带来的并发症。

（3）对病变局限在腺体内、恶性度低的Ⅰ~Ⅱ期病例，可彻底切除局部病变。

3 化疗与放疗

原发性甲状腺淋巴瘤对放疗和化疗敏感，故全身化疗及局部放疗是明确诊断后的甲状腺淋巴瘤的主要治疗方法，根据不同的分期、分型采取化疗和/或放疗，能较好地控制全身及局部病变，减少复发[48]；对明确诊断的 PLT 行放、化疗可取得较高的完全缓解率。

放疗剂量一般为 30~50Gy，放射部位主要为区域淋巴结和纵隔区，整个颈部、锁骨上窝、上纵隔的放疗对控制局部病变的有效率可达85%，单独局部放疗的 5 年生存率可达 90%[32]。

化疗方案一般选用经典、有效的 CHOP，平均周期为 6 个疗程。

研究表明[42]，明确诊断后行化疗、放疗可取得较高的完全缓解率。扩大手术切除范围并不能延长患者生存期，Doria 等分析 11 个系列共 211 例Ⅰ、Ⅱ期患者，发现总的复发率约30%，接受联合放疗、化疗者则降至 5.1%~7.7%，而局部复发率则由 12.6%降至 2.6%。因此指出，联合治疗明显有助于降低复发率、提高总生存率。

Pyke 等[47]对 62 例原发性甲状腺淋巴瘤患者的手术疗效研究表明，行甲状腺活检明确诊断后予以放疗、化疗组，完全缓解率为88%；而行甲状腺病变切除联合放疗、化疗组，完全缓解率为 85%，两者差异无显著性。

康恭礼[27]指出，术后的治疗通常是以放疗为主的综合治疗，放射野还常包括全颈部和/或上纵隔；根据不同的病理类型决定是否给予化疗；对缓慢进展型淋巴瘤且肿瘤未侵出甲状腺外者，可行单纯放疗，放疗剂量 40~46Gy；若肿瘤较大，可局部加量 5~10Gy，若肿瘤已侵出甲状腺外,放疗后应辅以 4~6 周期的化疗；对进展型淋巴瘤且肿瘤未侵出甲状腺外者,应选用放疗为主,辅以 4~6 周期化疗；若肿瘤已侵出甲状腺外,则应先给予全身化疗 4~6 周期再给予放疗。

第 7 节　预后

据报道,PTL 治疗后总的 5 年生存率为 50%~70%,临床各期的 5 年生存率分别为 Ⅰ 期 80%、Ⅱ 期 50%、Ⅲ 期和 Ⅳ 期低于 36%。治疗后大多数在 4 年内复发,死因多为淋巴瘤进展性急变以及腹腔实质脏器侵犯。

有些文献报道甲状腺淋巴瘤预后差,绝大部分病例在 1 年内复发死亡[51]。但目前资料表明,甲状腺淋巴瘤预后尚令人满意。

影响其预后的因素尚有争论,肿瘤的分期、病理类型、肿瘤生长迅速、血管侵犯、病变超出甲状腺等被认为与预后有关；亦有学者认为,Ⅰ、Ⅱ 期病例间最终预后无差别。

Ⅲ、Ⅳ 期、纵隔有转移者预后差,而年龄、性别、乳酸脱氢酶、肿瘤大小和呼吸道受压等情况,以及有无 "B" 症状对预后影响不明显,但患者的病理分期、免疫状态及肿瘤生物行为状态、治疗方案和纵隔受累等是影响 PTL 预后的重要因素。有人认为,MALT-ML 型 B 细胞低度恶性 ML（即边缘带 B 细胞淋巴瘤）预后较好[50],T 细胞起源的预后差[51]。康恭礼[27]指出,PTL 肿瘤发展时,首先侵犯甲状腺周围的淋巴结,无 "跳跃" 表现,作为缓慢进展型淋巴瘤预后较好,发展为高度恶性的机会较少。一些作者对 PTL 的预后进行了研究,病理为低度恶性有较好的预后,B 症状、有淋巴结转移、病理为高度恶性者有较差的预后[52-53]。

低度恶性的 PLT,其预后相对较好,放疗或化疗均可获得长期生存；但对于恶性度较高的淋巴瘤,单纯化疗,即使采用强力化疗方案,亦达不到满意效果,结合放疗,一般可达到长期生存。

（郭亚焕）

参考文献

[1] Derringer GA，Thompson LD，Frommelt RA，et al. Malignant lymphoma of the thyroid gland：a clinico-pathologic study of 108 cases. Am J Surg Pathol，2000，24：623-639.

[2] Belal AA，Allam A，Kandil A，et al. Primary thyroid lymphoma：a retrospective analysis of prognostic factors and treatment outcome for localized intermediate and high grade lymphoma.Am J Clin Oncol，2001，24：299-305.

[3] Stephen M，Ansell SM，Grant CS，et al. Primary thyroid lymphoma. Semin Oncol，1999，26：316-323.

[4] Freeman C，Berg J，Culter S. Occurrence and prognosis of extranodal lymphoma. Pathologic project 1982 National Cancer Institute sponsored study of classifications of non-Hodgkin's lymphomas. Summary and description of a Working Formulation for a clinical usage. Cancer，1997，49：2112-2135.

[5] 侯秀玉，李高峰，顾子普.原发于甲状腺的恶性淋巴瘤.中国医学工程，2006；14（1）：43-45.

[6] Meusers P，Elo B，Wittig A，et al. Diagnosis and treatment of primary malignant lymphoma of the thyroid gland. Chin-Germ J Clin Oncol，2003，2：219-223.

[7] Aozzasa K，Inouc A，Tajima K，et al.Malignant lymphomas of the thyroid gland：Ananlysis of 79 patients with emphasis on histologic prognostic factors.Cancer，1986,58:100.

[8] 金锐,刘经祖,李亦工,等.27 例原发性甲状腺淋巴瘤的临床分析.天津医科大学学报,2002,8（4）：481-484.

[9] 王南鹏，叶晖，周彦，等.原发性甲状腺非霍奇金淋巴瘤 7 例报告.贵州医药，2010，34（3）：257-258.

[10] 逄仁柱，孟宪瑛，张强，等.老年原发性甲状腺淋巴瘤 2 例临床分析.中国老年学杂志，2011,31（15）：2967-2968.

[11] 李明，荣永婴，吴凤霞，等.原发性甲状腺非霍奇金淋巴瘤的外科处理.中华现代临床医学杂志，2006，4（15）：1374-1375.

[12] Pedersen PK, Pedersen NT. Primary Non-Hodgkin's lymphomas of the thyroid gland: a population based study. Histopatholog y, 1996, 28（1）：25-32.

[13] Grego ry A, Derr inger MD, Lester DR, et al. Malignant lymphoma of the thyroid gland. A cliniocopatho-

logic study of 108 cases. Am J Sur g Pathol, 2000,24
(5)：623–639.

[14] 王亚秋, 胡少南 . 原发性甲状腺恶性淋巴瘤 6 例分析 . 肿瘤防治研究, 2004, 31 (4)：653–654.

[15] Malloy KM, Cunnane MF. Pathoiogy and cytologic features of thyroid neoplasms. Surg oncol clin N Am, 2008，17 (1)：57–70.

[16] Feller AC，Diebold J. Malignant lymphoma of the thyroid gland. In: FellerAC, Diebold J, ed. Histopathology of nodal and extra nodal non – Hodgkin's lymphomas. 3rd, ed. Verlag Berlin Heidelberg: Springer，2004: 289–292.

[17] Thieblemont C，Mayer A，Dumontet C，et al. Primary thyroid lymphoma is a heterogeneous disease. J Clin Endocrinol Metab，2002，87：105–111.

[18] Alfred C Feller，Diebold J. Malignant lymphoma of the thyroid gland. In：Feller AC，Diebold J，et al. Histopathology of nodal and extranodal non – Hodgkin's lymphomas.3rd，ed.Verlag Berlin Heidelberg：Springer，2004，289–292.

[19] Su ZS，Liu BA，Liu J. The correlation of histological types and clinicopathological findings of primary thyroid lymphoma. J Leukemia Lymphoma, 2003，12：275–277.

[20] Rasbach DA, Mondschein MS, Harris NL, et al. Malignant lymphoma of the thyroid gl and: aclinical and pathologic study of twenty cases.Surgery, 1985, 98: 1166–1170.

[21] Takakuma T, Dong I, Takayama H, et al. Frequent mutations of Fasgene in thyroid lymphoma.Cancer Res, 2001, 61 (4)：1382– 1385.

[22] Hadzic B.Budakov P.Stajnic S, et al. Evalution of chronic lymphocytic thyroids in primary malignant lymphoma in an extranodal location.Med prog, 1989,42:355.

[23] Ljungberg Otto.Biopsy pathology of the thyroid and parathyroid.London:Chapman and Hall.Non –epithelial thyroid tumors,1992：270–279.

[24] 任国平, 余心如, 许亮文, 等 . 甲状腺恶性淋巴瘤与淋巴细胞性甲状腺炎的临床病理与免疫表型分析 . 诊断病理学杂志, 1996, 3 (2)：85–87.

[25] Papadaki L, Wotherspoon AC,Isaacson PG,et al.The lymphoepithelia lesion of gastric low –grade B –cell mucosa –associated lymphoid tissue (MALT)：an ultrastructural study.Histopathology,1992,21:415.

[26] 周生余, 黄鼎智, 石远凯, 等 . 原发性甲状腺恶性淋巴瘤的临床病理特点 . 癌症, 2005, 1：96–99.

[27] 康恭礼 .8 例甲状腺非霍奇金淋巴瘤治疗的临床分析 . 江西医药, 2010, 45 (6)：555–556.

[28] 谢树贤 . 原发性甲状腺恶性淋巴瘤 2 例 . 中国煤炭工业医学杂志, 2010, 13 (10)：1602–1603.

[29] Isaacson PG,Wright DH.Malignant lymphoma of mucosa–associated lymphoid tissue：A distinctive type of B–cell lymphoma.Cancer, 1983,52:1410.

[30] 孙文勇, 吕盖新, 张谷, 等 . 原发性甲状腺淋巴瘤诊治分析 . 中华病理杂志, 2002, 31 (2)：155–156.

[31] 朱建国, 杨亚芳 . 原发性甲状腺淋巴瘤一例 . 放射学实践, 2010, 25 (5)：583.

[32] Meusers P，Elo B，Wittig A，et al. Diagnosis and treatment of primary malignant lymphoma of the thyroid gland. Chin Germ J Clin Oncol，2003; 2: 219–223.

[33] 沙炎, 王佩华, 陈忠伟, 等 . 原发性甲状腺恶性淋巴瘤的 CT 表现 . 放射学实践, 2004, 19 (11)：803–805.

[34] Li ZJ，Tang ZP，Hang YZ，et al. The role of surgery in the management of thyroid lymphoma. Chin J Oncol，1999，21：464–466.

[35] 顾立新, 桂律 . 针吸细胞学诊断原发性甲状腺淋巴瘤 1 例 . 中华肿瘤杂志, 2000, 22 (5)：400.

[36] 杜晓辉, 李荣, 宋少柏 . 原发性甲状腺恶性淋巴瘤 9 例 . 人民军医, 2003,46 (12)：708– 709.

[37] Michels JJ，Delcambre C，Marnay J，et al.Primary thyroid lymphomas:clinicopathologic study of 30 cases and review of the literature.Ann Pathol, 2002, 22 (1)：10–17.

[38] 戴为信, 崔全才, 沈悌 . 原发性甲状腺淋巴瘤误诊为甲状腺炎临床分析 . 中华医学杂志, 2000, 80 (10)：762–763.

[39] Wirtzfeld DA，Winston JS，Hicks WL Jr，et al. Clinical presentation and treatment of non–Hodgkin's lymphoma of the thyroid gland. Ann SurgOncol, 2001; 8 (4)：338–341.

[40] 万义增, 杨京京, 李慧芳 . 甲状腺淋巴瘤与淋巴细胞性甲状腺炎的鉴别诊断 . 锦州医学院学报, 1997, 18 (6):7.

[41] 边聪, 刘辉, 黄加兴, 等 . 原发性甲状腺淋巴瘤 8 例的诊断与治疗 . 现代中西医结合杂志, 2007, 16 (32)：4769–4770.

[42] 李正江, 唐屏章, 黄一荣, 等 . 外科手术在甲状腺淋巴瘤处理中的作用 . 中华肿瘤杂志, 1999, 6: 464–466.

[43] 王卓颖, 王弘士, 吴毅, 等 . 甲状腺非何杰金淋巴瘤的诊治 . 耳鼻咽喉–头颈外科, 2003, 1：36–39.

[44] 徐曙光, 殷志强, 殷晓璐 . 原发性甲状腺淋巴瘤 2

例报告 . 现代肿瘤学杂志, 2004, 12 (6) ：582－583.

[45] 杨焕军, 陈忠伟, 稽庆海, 等 . 原发性甲状腺非何杰金淋巴瘤生物特点及其意义 . 中华临床医学实践杂志, 2005, 4: 289－292.

[46] 宋少伟, 陆还涛, 郭克建, 等 . 原发性甲状腺恶性淋巴瘤 5 例临床分析 . 中国实用外科杂志, 2008, 28 (5) ：368－ 369.

[47] Pyke CM , Gr ant CS, Habermmin T M , et al. Non－Hodgkin's. Lymphoma of the thy roid: Is more than biopsy necessary? World J Surg , 1992, 16 (4) ：604－609.

[48] Briggs JH, Miller TP.Combined chemotherapy plus radiotherapy for trcatment of early－stage intermediate-and high-grade non-Hodgkin's lymphoma.Curr Oncol Rep, 2000, 2 (2) :176－181.

[49] 刘经组, 李亦工, 黄宗堂 .27 例原发性甲状腺淋巴瘤的临床分析 . 天津医科大学学报, 2002, 8 (4) :481－484.

[50] Paulsen J,Lennert K. Low－graed B－cell lymphoma of mucosa－associated lymphoid tisuue type in Waldeyer's ring.Histopathology,1994,24:1.

[51] Hylek E,Isaacson PG.Primary B－cell lymphoma of the thyroid and its relationship to Hashimoto's thyroiditis.Hum Pathol,1988,19:1315.

[52] 沈淑蓉, 沈贤 . 原发性甲状腺恶性淋巴瘤 22 例预后因素分析 . 第二军医大学学报, 2006 27 (5) ：560－563.

[53] 杨焕军, 王达飞, 陈忠伟, 等 . 原发性甲状腺非何杰金氏淋巴瘤临床预后分析 . 实用肿瘤学杂志, 2004,18 (6) :406－408.

第 **46** 章

原发性乳腺淋巴瘤

乳腺淋巴瘤，临床上可分原发性乳腺淋巴瘤与继发性乳腺淋巴瘤，本章主要讨论原发性乳腺淋巴瘤（primary breast lymphoma，PBL）。

第 1 节 流行病学

原发性乳腺淋巴瘤是一种少见的结外原发性淋巴瘤，最早在 1966 年由美国学者 Eufemio 报告，以后为各国学者逐渐重视，陆续开始报道，但总的病例数较少。

据有限的资料统计，原发性乳腺淋巴瘤占乳腺恶性肿瘤 0.04%~0.53% [1-5]；占所有淋巴瘤的 0.38%~0.7% [6-7]，占所有结外原发性非霍奇金淋巴瘤的 1.7%~2.2% [8-9]。Ganjoo 等 [10] 报道，1981~2005 年其收集的 10 125 例淋巴瘤病人中仅有 51 例为乳腺淋巴瘤。但近年来发病率有增加趋势 [11]，到 1992 年为止国外报道 PBL 仅约 350 例，但至 1995 年国内报道约 80 余例 [12-14]。

PBL 以 NHL 为主，而 NHL 又以 B 细胞淋巴瘤为多见 [15-18]，T 细胞淋巴瘤罕见，年轻患者双侧乳腺均有原发性 T 细胞淋巴瘤则更为罕见 [19]。

西方国家与亚洲国家发病率稍有不同，原发于乳腺的 NHL 在日本占结外 NHL 的 0.3%，而在西方国家为 1.7%~2.3%。国内吴小红等[20]报道的 15 例原发性乳腺淋巴瘤中，PBL 占同期收治的乳腺恶性肿瘤的 0.21%。邱立华等[21]总结了 1960 年 1 月至 2007 年 8 月天津肿瘤医院 47 年间收治的 49 例 PBL 患者的资料，其发病率为 59/1000 万，高发年龄 30~59 岁；自 1960 年至 2007 年每 10 年间该病的发病率分别为 2/1000 万、3/1000 万、0、13/1000 万和 32/1000 万，非霍奇金淋巴瘤占绝大部分（48 例）。

原发性乳腺淋巴瘤绝大多数为女性，冯绍等[22]报道了 17 例原发性乳腺淋巴瘤，均为女性；Jennings 等[23]报告 PBL，尤其是 Burkitt's 淋巴瘤，一般发生于妊娠或哺乳期的女性。年轻女性的 PBL 多为 Burkitt's 淋巴瘤或类 Burkitt's 淋巴瘤，多双侧发病，妊娠或哺乳期多见。

男性罕见，仅有男性 PMLB 的散在病例报道[24-25]。在已有报道中男性不超过 10 例，Hugh 等报道 257 例中仅 2 例为男性；王蕾等[26]报道了 9 例经病理确诊的乳腺原发性淋巴瘤，年龄 29~72 岁，中位年龄 55 岁；8 例为女性，1 例为老年男性；宣立学等[27]报告了 1 例男性病人，Sashiyama 等[28]认为发病原因与男性雌激素水平升高有关。

PBL 发病年龄范围广（13~90 岁）[29]，有两个发病年龄高峰，30 岁和 60 岁左右，平均年龄为 55 岁[30]；国外中位年龄 54~55.6 岁[31]，国内中位年龄 39 岁。Jennings 等[23]收集了 1972~2005 年文献发表的 465 例 PBL，其中年龄 17~95 岁，平均 54 岁；有的文献报告发病年龄更大[15-16]。

PBL 病变单侧多见，以右侧为主，文献报道左右侧发病率之比约 2:3，双侧发病约 10%，左侧发病者在疾病过程中可逐渐累及右侧乳腺[32-33]。Baker 等[34]报道 1 例罕见的多灶性 PBL。

目前，原发性乳腺淋巴瘤病因尚不明确，可能与雌、孕激素作用于淋巴细胞或作用于乳腺组织内小静脉上的特异性受体，导致功能性淋巴细胞聚集，乳腺导管树与外界相通，病原微生物侵入导致慢性非特异性炎症[35]，以及机体过度免疫反应等多种因素综合作用有关。有

学者认为，年轻妇女发生的高度恶性 PBL 可能与病毒感染有关，妊娠及哺乳可能是局部的激活因子，而老年妇女 PBL 可能是在淋巴细胞性乳腺炎的基础上转化而来[36]。

第 2 节　组织病理学

1　组织起源

正常乳腺中有淋巴细胞，基本分布于：①散在分布于乳腺小叶特殊的间质及腺泡上皮内，为 B 淋巴细胞、T 淋巴细胞及浆细胞；②在较大的小叶外导管周围可有淋巴集结，多为 T 细胞；③淋巴细胞在小叶特殊间质内，围绕在小静脉周围[37]。

关于 PBL 的起源，目前仍未完全明了，且对其认识尚不一致。多数学者认为，原发性乳腺淋巴瘤是一种黏膜相关淋巴组织肿瘤，与乳腺导管周围和乳腺小叶内淋巴组织恶变呈瘤样增生有关。

有学者[12]认为，因乳腺小叶间有淋巴小结存在，小叶内有淋巴细胞浸润，淋巴瘤的发生与乳腺导管周围和小叶内淋巴组织瘤性增生恶变关系密切。

Janea 等报道 8 例本病，其中 6 例导管上皮或小叶上皮有淋巴细胞浸润，这种上皮淋巴侵犯现象显示了与胃肠道和呼吸道等各种黏膜相关淋巴组织相似的一个重要特征。Pattil 等[31]亦认为，本病是一种相关淋巴组织淋巴肿瘤，在拥有黏膜相关淋巴组织中发生，而且组织细胞学起源绝大多数是 B 细胞。

然而，另一些学者认为并不是所有病例都具有 MALT 淋巴瘤的病理和临床特征。尽管如此，由于 MALT 淋巴瘤属惰性淋巴瘤的一种，而乳腺淋巴瘤很少出现骨髓受累等现象，故仍有人猜测此淋巴瘤与 MALT 淋巴瘤有关。

亦有人认为来源于血管外皮幼稚未分化的间叶细胞[38-39]，如果它们在抗原刺激下，基因发生突变，就有可能形成 MALT 淋巴瘤[40]。

2　病理类型

PBL 病理类型大部分为弥漫性大 B 细胞淋巴瘤（primary diffuse large B-cell lymphoma of the breast，DLBCL），其次为黏膜相关淋巴组织型边缘带 B 细胞淋巴瘤（mucosa –associated lymphoid tissue lymphoma，MALT）[41]，少数为 T 细胞淋巴瘤、霍奇金淋巴瘤、滤泡性淋巴瘤、Burkitt's 淋巴瘤、套细胞型淋巴瘤 [42-43]。弥漫性大 B 细胞型淋巴瘤最常见 [44]，占乳腺原发淋巴瘤的 40%~70%，其次为 MALT，占 8.5%~35% [45-46]。易善永等 [47] 报道的 28 例乳腺原发性非霍奇金淋巴瘤中，DLBCL 占 67.9%，MALT 占 32.1%。Daniel 等报道 [48] 中、高度恶性占 PBL 的 77%，但 Mattic 等报道 [30] 9 例中有 8 例为低度恶性，并认为具有黏膜相关组织淋巴瘤的特征。

Bobrow 等 [49-50] 指出，PBL 有一种临床病理类型，发生于妊娠、哺乳期妇女，常侵犯双乳，预后极差，病理上属 Brukitts's 淋巴瘤，此型亦少见；宣立学等 [27] 报告了 1 例 Burkitt's 淋巴瘤病人 29 岁，生产后 1 年左侧乳腺红肿，被当地医院误诊为乳腺炎，抗炎无效，后经活检证实为 Burkitt's 淋巴瘤。

T 细胞来源的乳腺原发性非霍奇金淋巴瘤更为少见 [51-52]，仅占乳腺淋巴瘤的不足 10% [53-55]。冯绍等 [22] 报道了 17 例原发性乳腺淋巴瘤，其中 10 例为弥漫性大 B 细胞淋巴瘤，6 例为黏膜相关淋巴组织型边缘区淋巴瘤，1 例为 T 细胞性淋巴瘤；王蕾等 [26] 报道的 9 例原发乳腺淋巴瘤中，7 例为非霍奇金弥漫性 B 细胞型淋巴瘤，1 例结外黏膜相关淋巴组织淋巴瘤，1 例 34 岁患者为 T 细胞型淋巴瘤。

原发性乳腺 HL 罕见。

3 大体形态与病理形态

PBL 的大体主要表现为肿块大小不一，最大直径可达 20cm，无明显包膜，与周围组织分界尚清，切面常呈灰白色，质脆、嫩，可呈鱼肉样改变；可见有出血和坏死。

原发性乳腺淋巴瘤绝大部分为非霍奇金淋巴瘤，镜下见乳腺淋巴瘤具有其他部位淋巴瘤的共同点。

一般病理形态，表现为乳腺组织可见异型淋巴样细胞弥漫性浸润，瘤细胞有弥漫浸润小叶的倾向，乳腺正常结构消失，或瘤细胞围绕腺泡和导管浸润，构成淋巴上皮损害，瘤细胞

均匀一致，胞浆少，细胞核近似圆形或椭圆形，核膜厚，染色质呈团块状，偶见核仁，核分裂相多见。PBL 细胞来源不同，其组织学特点亦不同。

乳腺原发性淋巴瘤多数为 NHL 中的弥漫性大 B 细胞淋巴瘤，瘤细胞大小较一致，细胞间不黏附，弥散浸润乳腺实质及脂肪组织，病变与周围乳腺组织有时界限清晰，呈结节团块样改变，但肿瘤细胞可围绕小叶及导管排列，甚至可破坏小叶导管结构呈弥漫性生长，影像上表现为结节肿块性和弥漫性。

3.1 乳腺 T 细胞型淋巴瘤的组织学特点

瘤细胞呈片状及条索状排列，常沿血管分布，有明显嗜血管现象，瘤细胞胞质少，部分胞质透亮，核大、深染、有异形，部分核扭曲，染色质细，见大片坏死，无淋巴上皮病变。瘤细胞免疫表型 CD45、CD45RO、CD3、CD43 均为阳性，而 CD20 和 CD74 阴性。

李健等 [19] 报道 1 例原发性双侧乳腺 T 细胞淋巴瘤，女，24 岁，左、右侧乳房外象限分别可触及一约 7.0cm×6.0cm 及 6.0cm×5.0cm 肿物，质硬、无压痛，边界清楚，表面光滑，活动度尚可，与周围组织无粘连、无橘皮征，无乳头溢液；双侧腋窝可触及多枚质韧淋巴结，可推动，压痛。行双侧乳房大区段切除术，病理检查结果为双侧乳房及淋巴结非霍奇金 T 细胞淋巴瘤（考虑前驱 T 淋巴细胞瘤）；免疫组织化学检查显示，CK-、末端脱氧核苷酸转移酶（TdT）-、CD3+、CD20-、转录因子 Pax5-，少数 CD5+细胞、CD23-。

3.2 乳腺 B 细胞型淋巴瘤的组织学特点

乳腺 B 细胞型淋巴瘤瘤细胞较单一，大小较一致，呈弥漫性分布；细胞核多呈圆形、卵圆形；染色质粗，彩点状，分布不均匀；核膜及核仁尚清晰，其多形性不如 T 细胞型恶性淋巴瘤明显。瘤细胞免疫表型 LCA、CD20、CD45RA 呈阳性，CD45RO 呈阴性。

乳腺原发性 NHL 与继发性 NHL 两者病理改变相似，在形态上难以区别，主要结合临床上既往有无 NHL 的病史区分。

4 免疫组化

组织学分型除瘤细胞的形态和分布形式外，

主要依赖免疫组化标记[56-57]。冯绍等[22]报道了 17 例原发性乳腺淋巴瘤，17 例患者瘤细胞均表达 LCA，10 例 DLBCL 和 6 例 MALT 淋巴瘤的瘤细胞均不同程度地表达 CD20 或 CD79a，1 例表达 CD3 和 CD45RO。

第 3 节　常规检查

PBL 一般无全身症状，没有特异性的实验室或影像学改变，乳房钼靶对 PBL 的确诊帮助亦不大，术前无法与乳腺癌鉴别，诊断相当困难[58]，即使术中冰冻切片亦难以确诊，大多数患者是在术后病理切片和免疫组化染色后才确诊。

因此，本病术前需进行全面系统的检查，包括胸部 X 线或 CT 检查、全腹部 B 超或 CT 检查、消化道钡餐检查、外周血象和骨髓检查，以排除其他原发部位淋巴瘤浸润乳腺的可能性及明确分期情况。

有条件者，可行放射性核素扫描检查或正电子发射断层显像（PET），对确诊原发灶的病变范围及有无远处转移有较大帮助。

但确诊仍需依靠病理和免疫组化，最有诊断价值的是免疫组化染色表现，是缺乏上皮细胞的阳性标记如 CK、EMA，而 LCA、CD20 等标记阳性。

1　一般影像表现

PBL 的主要影像学检查手段有乳腺 X 线检查、超声检查、MRI 和 PET/CT，影像学检查主要通过对病灶数目、大小、形态、边界、密度、信号或回声差异，以及病灶周围皮肤、软组织改变，腋窝淋巴结，乳腺结构扭曲等继发性改变的观察，依据乳腺影像学报告及数据系统（breast reporting and data system –ultrasound, BI-RADS）对病灶进行评价和分级。

关于原发乳腺 NHL 的影像表现大宗病例文献报道不多[60-61]，但多数学者将乳腺原发性非霍奇金淋巴瘤的影像表现分为两种类型，一为结节性，呈现为一圆形或其他形状的肿块影；另一为弥漫性，病变较弥散，常累及乳房体积的 1/4 以上。有人再将结节性的影像表现归纳为：①单侧发病；②肿块边界清晰，可分叶；

③肿块呈中等或略高密度，无簇状细沙样钙化灶；④肿块可较大且位于乳房表浅时，均无局部皮肤增厚及乳头回缩现象；⑤B 超示乳腺内肿物多为界限清晰、轮廓规则或分叶、可单发或多发、较均质的低回声结节，后方回声增强或部分增强，可有完整包膜，无钙化，边缘无"蟹足状"改变。

2　X 线检查

X 线检查由于操作方便、价格低廉、检出病变敏感，仍可作为 PBL 的常规检查方法。乳腺 X 线检查常规采用侧斜位（MLO）和横断位（CC），必要时加照侧位、放大摄片或切线位。

乳腺淋巴瘤，乳腺 X 线检查一般显示肿瘤界限清楚，无钙化、毛刺。其主要 X 线表现有两种，一是轮廓清楚但欠锐利的结节，孤立或多发，直径一般为 3cm，无毛刺，无成簇微小钙化或局部皮肤增厚、乳头回缩、大导管增粗等乳腺癌的典型表现；二是乳腺大片密度均匀增高，侵犯一个象限以上或全乳，两侧乳腺结构密度不对称，弥漫性皮肤增厚，皮下组织网状改变[62-63]。Lyou 等[54]对 11 例 PBL 病人的影像学研究发现，11 个肿块均无钙化，或病变周围乳腺结构扭曲等乳腺癌常见的 X 线表现，此结论与其他研究者研究结果一致[64]。

Meyer 等[61]认为，PBL 病理分型与 X 线表现有一定相关性，结节性病灶 X 线多表现为结节或肿块，弥漫性病灶 X 线片多表现为片状致密影伴皮肤增厚，刘佩芳等[60]对 14 例 PBL 病人的研究支持此观点；但 Liberman 等[62]报道了 33 例 PBL，认为无论病理类型为结节性或弥漫性，多数（22/33 例）患者在钼靶 X 线片上表现为结节性或肿块性。

储东辉等[65]报道 1 例乳腺原发非霍奇金淋巴瘤，女，68 岁，钼靶 X 线摄片显示右乳外上象限见一大小 4.2cm×7.3cm 高密度肿块，边界清晰，有分叶，不伴钙化（见图 46-1）。李健等[19]报道 1 例罕见原发性双侧乳腺 T 细胞淋巴瘤，其 X 线表现为双侧乳腺内多发团块影（见图 46-2）。

3　超声检查

PBL 的声像图表现依据不同病理阶段而复

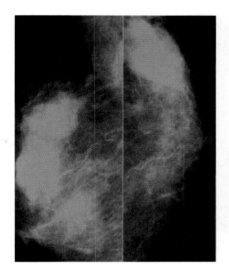

图 46-1　右乳外上象限见一大小 4.2cm×7.3cm 高密度肿块，边界清晰，有分叶，不伴钙化 [65]

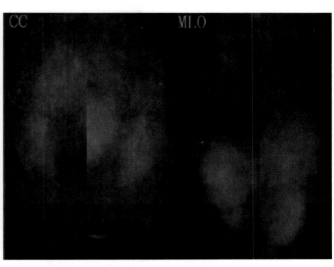

图 46-2　头足位（CC）及内外侧斜位（MLO）可见双侧乳腺内多发团块影，最大约 3.8cm×4.5cm，病灶边缘略模糊，未见确切肿块及增粗血管，乳头、乳晕及皮肤未见异常，腋下可见多个肿大淋巴结 [65]

杂多变，典型表现为轮廓不规则低回声结节，其内回声均匀或不均，后方回声增强或无改变[54]；但不同文献中 PBL 超声表现的差异性较大，如边界模糊或清晰，病灶呈高、等、低回声，病灶可呈肿块型及弥散型表现等。郑蓉等 [66] 报道，PBL 超声检查可见肿瘤体积较大，形状不规则，呈结节状，肿瘤弥漫时，可呈全乳弥漫低回声，中间可见强回声光点。

原发性乳腺淋巴瘤的超声表现，主要为单发或多发的规则类圆形结节或弥漫肿块，呈类囊肿样低回声，有时内部可见丝网状结构，乳腺外上象限多见，肿物伴后方回声增强或无改变，内部血流较丰富，多为高阻动脉血流 [33]；而乳腺癌的超声表现多呈低回声，内部回声不均匀，可见微钙化，边界毛刺及有强回声晕，常见"蟹足样"改变[67-68]，与其病理特点中实质向周围组织浸润及伴有不同程度的间质成纤维反应性增多、肿瘤间质的胶原纤维成分增多、排列紊乱密切相关，超声表现为肿物后方回声衰减或有声影[54]。

PBL 声像图上因无毛刺、成角、钙化或声衰减等典型恶性特征，故与乳腺癌鉴别不难，可作为乳腺癌和乳腺原发淋巴瘤主要的鉴别点[70]。尤其是 PBL 后方回声增强或不变的特点，可作为与浸润型导管癌鉴别的主要依据。但髓样癌声像图后方表现亦有回声增强，难以鉴别。

唐元东等 [70] 报道 1 例乳腺原发非霍奇金淋巴瘤，超声表现为肿块体积大，形态欠规则，边界欠清楚，周边没有锯齿状或蟹足状浸润，边缘未见明显包膜回声，肿块后方回声没有衰减反而略有增强，内部实质回声无点状及砂粒样钙化，肿块与胸壁及皮肤无粘连；该作者还总结了原发性乳腺淋巴瘤与乳腺癌的差异，具有一定指导意义：①一般两者肿块体积较大，大多接近椭圆形；②乳腺淋巴瘤前后径较小，而乳腺癌则往往前后径大于上下径或左右径；③乳腺淋巴瘤肿块后方回声无明显衰减，甚至有的后方回声增强，而乳腺癌多数后方回声衰减；④乳腺淋巴瘤的阻力指数一般不高，多数低于 0.7，而乳腺癌的阻力指数多数大于 0.7。

王蕾等 [26] 分析了 9 例经病理确诊的乳腺原发性淋巴瘤患者超声特征，9 例均为低回声，其中 5 例为极低回声，4 例内部回声不均；6 例形态不规则，3 例为弥漫病变；4 例边界清晰，5 例边界模糊；3 例表现为后方回声增强；6 例血流丰富；3 例肿块较小，未见明确血流（见图 46-3：①、②）。李健等 [19] 报道 1 例原发性双侧乳腺 T 细胞淋巴瘤，十分罕见；右侧乳腺外象限见实性低回声区，左侧乳腺外下象限亦见实性低回声区（见图 46-4）。

张丹等 [72] 综合相关文献，总结了 PBL 声像图特点及与乳腺癌鉴别点。

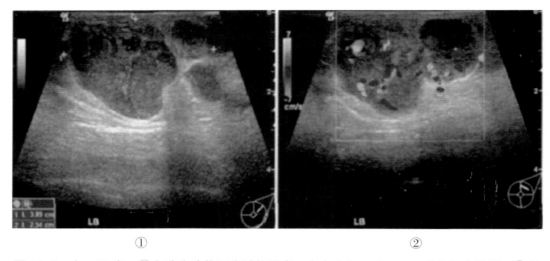

图 46-3 女，53 岁。①左乳分叶状不均质低回声，大小 3.9cm×2.5cm，后方回声增强；②彩色超声内见丰富的血流信号[26]

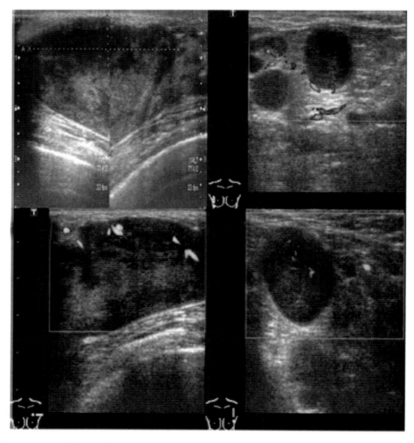

图 46-4 双乳 T 细胞淋巴瘤，女，24 岁。右侧乳腺外象限可见约 5.17cm×2.8cm×6.0cm 的实性低回声区，似有轮廓，界限清晰，内见血流，阻力指数(RI) 为 0.6，其旁偏内侧还可见约 1.5cm×1.15cm 的同样回声。右侧腋窝见多个实性低回声，最大约 1.61cm×1.51cm，血流丰富，以静脉频谱为主。左侧乳腺超声检查：外下象限可见约 5.3cm×3.4cm×4.8cm 的实性低回声区，RI 为 0.68，外上象限还可见约 3.8cm×2.3cm 的同样回声，似有轮廓，界限清晰，其内见血流，RI 为 0.79。左侧腋窝见多个实性低回声，最大约 1.8cm×1.7cm，血流丰富，以静脉频谱为主[19]

（1）PBL 多为分叶状生长，体积较大，大多接近椭圆形，前后径较小，而乳腺癌则往往前后径大于上下径或左右径，呈球形及不规则形。

（2）PBL 边界清晰，无蟹足样淋巴管浸润表现，有完整包膜。乳腺癌均无包膜样回声，除微小病灶外，边缘均呈蟹足样改变。

（3）PBL 与乳腺癌内部回声均不均质，但 PBL 内部回声低，大部分区域接近无回声。

（4）乳腺癌癌肿内可有细小钙化点，PBL 则无此改变。

（5）大多数乳腺癌有后方回声衰减，而 PBL 则为后方回声明显增强。

（6）乳腺癌较早出现同侧腋下淋巴结转移。PBL 体积一般较大，却多无此现象。

（7）PBL 多位置表浅，位于皮下，肿物前缘（浅层）多无乳腺腺体回声。乳腺癌则多位于腺体层内，周边均可见腺体回声环绕。

（8）彩色多普勒血流显像：PBL 与多数乳腺癌均有丰富营养血管，但 PBL 血流更丰富。二者动脉血峰值流速均增快，但绝大多数乳腺癌动脉血阻力指数增高>0.75，而 PBL 阻力指数无明显增高。

4 MRI 检查

1996 年，Naganawa 等 [72] 首次使用 MRI 技术对 1 例 PBL 患者进行扫描。研究表明，MRI 能更精确地反映病灶大小及范围，更明显地表现动态增强过程及邻近皮肤增厚 [17]，在确认多中心发生的乳腺肿瘤上较乳房 X 射线片和超声检查更具有优势 [41]，并能客观评估治疗效果及指导临床治疗，因而其已被越来越多地应用到 PBL 的相关研究及临床应用中。

常规扫描包括 MR 平扫和三维动态增强技术，MR DWI、背景信号抑制扩散加权成像序列（DWIBS）、MRS 等 MR 新技术亦被应用于乳腺疾病的诊断中。

4.1 MR 平扫

MR 平扫，PBL 表现为类圆形、分叶状或不规则形肿块，轮廓可清晰也可模糊，大部分边缘光滑 [73-74]，少数可出现"毛刺征"。Yang 等报道了 27 例 PBL 患者的 32 个病灶，肿块平均直径为 29mm；Rizzo 等 [75] 对 7 例单侧单发乳腺弥漫性大 B 细胞淋巴瘤行 MR 扫描发现，平均直径为 44mm。有研究者认为，PBL 一般比乳腺癌肿块更大，但目前尚无充分依据。病灶信号无特征性，在 T1WI 上可呈低信号、等信号、高信号或混杂信号，T2WI 上多呈团块状高信号，也可为混杂信号。

4.2 动态增强扫描

动态增强技术能满意显示 PBL 的形态学特征和血流动力学变化，病变的早期增强率、时间-信号强度曲线（time-signal intensity curve）对 PBL 的诊断有较大意义。

DLBCL 动态增强后病灶多呈迅速、明显、均匀的团块状强化，并且在病灶周边强化更为显著，病灶周围软组织也有轻度强化 [76]，微血管在病灶边缘区域的密集是动态增强边缘强化的主要原因，Demirkazik 等 [17] 认为，MRI 获得肿块及周围皮肤的增强影像表现比其他影像手段更加明显。

Espinosa 等 [41] 发现，MALT 早期强化较轻，但总体强化方式仍与非 MALT 类似。时间-信号强度曲线是病灶血流灌注和流出等因素的综合反映。

PBL 病灶的时间-信号强度曲线表现为早期信号强度迅速增加>80% [77]。Yang 等 [33] 报道了 27 例 PBL 患者，时间-信号强度曲线均倾向于 Ⅲ 型曲线表现（流出型），但 Rizzo 等 [75] 认为，PBL 主要表现为 Ⅱ 型（平台型）曲线，邵婉仪等 [78] 的研究支持后者的观点。

4.3 DWI 和 MRS

DWI 是一种基于活体不同组织中水分子扩散程度有差异的成像技术，在常规扫描序列中加入对称的扩散敏感梯度脉冲，使得在施加梯度场方向上的水分子的相位离散加剧，信号减低，采用单次激发回波成像（EPI）技术采集。

近年来越来越多研究者使用 DWI 技术鉴别乳腺良恶性疾病，并认为与普通 MR 动态增强扫描技术相比，DWI 具有扫描时间短、无需对比剂、敏感性较高等优势 [79]。扩散快慢用表观弥散系数（apparent diffusioncoefficient，ADC）来描述，多数乳腺恶性病变由于细胞致密、扩散受限，ADC 值降低。

MRS 是目前唯一能检测体内生化代谢的无创性检查手段，它利用不同化合物中的 ^1H、^{31}P

等原子在强磁场下 Larmour 共振频率的差异，定量或半定量地反映一些生化物质在体内不同区域的含量。过去对 MRS 的研究主要集中在 ^{31}P-MRS，近年来由于 ^{1}HMRS 的高敏感性，被越来越多地应用到乳腺肿瘤诊断中 [80-81]。

作为 MR 新技术，DWI 及 MRS 在乳腺肿瘤研究中的价值日益被重视，但目前尚无上述技术在 PBL 中的应用研究。

MRI 技术在评估 PBL 的多中心性和多灶性病变中具有极为重要的作用，Kiresi 等 [18] 认为，只有 MRI 能够诊断多中心性病灶，Espinosa 等 [41] 认为，MRI 在多灶性乳腺淋巴瘤的诊断和分期中比钼靶和超声更加准确。另外，MRI 在发现腋窝淋巴结方面比超声和乳腺 X 线检查更加敏感 [83]，在评估 PBL 治疗效果方面比其他影像学方法更加客观。

储东辉等 [65] 报道 1 例乳腺原发非霍奇金淋巴瘤，女，45 岁，左乳内下象限扪及一大小约 4.1cm×3.2cm 的肿块。MRI 检查示左乳内 2 个病灶，一个位于左乳内下象限，大小约 3.5cm×2.5cm，另一个位于左乳内侧，大小约 3.0cm×4.0cm，两病灶形态不规则，信号均匀，T1WI 呈低信号，T2WI 呈稍高或等信号，增强扫描呈中等均匀强化，有延迟强化趋势，动态增强曲线为平台型。

5 PET/CT

^{18}FDG 是一种葡萄糖类似物，绝大多数恶性肿瘤细胞具有摄取和聚集 ^{18}FDG 的特点，且霍奇金淋巴瘤（HL）与非霍奇金淋巴瘤（NHL）对 ^{18}FDG 摄取程度无明显差异。当 FDG 中的 ^{18}F 衰变时，经过 PET/CT 符合探测与重建，能够从不同方位清晰显示 FDG 摄取增多部位，从而从功能代谢水平清晰地显示和定位肿瘤。

PBL 病灶在 PET/CT 中表现为 ^{18}FDG 弥漫性均匀高摄取，中央坏死型病灶表现为病灶边缘 ^{18}FDG 高摄取而中央坏死区呈代谢稀疏缺损 [84-85]，并且能够根据 ^{18}FDG 摄取程度的不同区分惰性与非惰性淋巴瘤。

Nguyen 等 [86] 首次报道 1 例左侧乳腺 PBL 并发宫颈癌病人 FDG 高摄取范围几乎达全部左侧乳腺，摄取标准化值（SUV）最大为 21（通

常认为 SUV>10 时病灶为恶性的可能性较大）。Kim 等 [87] 对 1 例 PBL 病人治疗前及 1 个周期化疗后 PET/CT 表现进行对比，发现治疗后 PBL 病灶对 ^{18}FDG 呈弥漫性中等程度摄取，摄取程度较治疗前减低，表明 PET/CT 对 PBL 疗效评估具有一定的作用。PET/CT 对淋巴瘤的临床诊断和分期、指导治疗、疗效评估等方面的价值已得到证实，其作用与增强 CT 相比具有明显优势 [88]，但 ^{18}FDG-PET 主要反映肿瘤葡萄糖代谢程度，恶性肿瘤的分化程度高或肿瘤细胞增殖速率低均会影响病灶对 FDG 的摄取程度，影响病灶检出率，同时部分容积效应也会使微小病灶检出率减低，因此 PBL 的确诊仍依靠组织病理。

6 细针穿刺活检

细针穿刺活检为原发性乳腺淋巴瘤的确诊手段，Jeon 等复习了 152 例原发性乳腺 NHL，无 1 例在术前作出正确诊断，针吸细胞学检查的阳性率可达 70%，因其有较高的阳性诊断符合率，可作为术前诊断中的一项常规技术应用，且细针穿刺联合流式细胞术在诊断乳腺肿瘤时非常有效。乳腺细针穿刺涂片常提示异形的恶性肿瘤细胞 [89-90]。

冰冻切片诊断时误诊率较高，冷冻病理检查诊断 PBL 相当困难，主要是对其细胞学形态特征认识不足，确诊仍以术后病理为主 [91-92]。

乳腺淋巴瘤的诊断大多需要切除后取得足够的标本进行活检，活检可更好地进行组织病理学分类及免疫组化标记。

第 4 节 临床表现

原发性乳腺淋巴瘤患者几乎全部为女性，只有极少数发生于男性。年龄分布、症状及体征方面均与乳腺癌相似，临床表现缺乏特征性。

PBL 最常见表现为迅速增大的乳腺外上象限无痛性肿块，活动度好、生长迅速；多数为单个孤立性、活动中等的结节；乳晕下淋巴瘤表现为乳头增大膨出而非乳腺癌的乳头内陷，这可为淋巴瘤诊断提供重要线索。弥漫浸润型病变表现为乳腺质硬，局部皮肤受累呈炎性改变；乳头分泌物、皮肤回缩、橘皮样变等表现

极少见[93]，30%~50%患者出现腋窝淋巴结肿大，中枢神经系统及卵巢受累的可能性大[16]，皮肤、乳头受累罕见[60]。本病发病时间最短 6 周，最长达 12 个月，多在 2~4 个月。

邱立华等[21]总结了 49 例 PBL 患者的资料，结果表明，乳腺钼靶 X 线、B 超、冰冻病理检查是不典型，随访显示脏器受累以骨髓（9/49）、肺（7/49）、脑膜（4/49）和卵巢（4/49）多见。易善永等[47]报道了 28 例乳腺原发性非霍奇金淋巴瘤，均为女性，年龄 25~63 岁，中位年龄 46 岁；病程为 2 周至 6 个月，首发症状均为乳房无痛性肿块，左乳 15 例，右乳 10 例，双侧 3 例；肿块呈进行性增大，边界清楚，质中等或硬，直径 2~5cm，均未累及皮肤、乳头及胸大肌；术前体检均未触及腋下淋巴结肿大，6 例术后发现同侧腋下淋巴结受累。

1 乳腺肿块

1.1 发生部位

PBL 的临床表现为乳房无痛性肿块，多数患者单侧乳腺受累，双侧受累者少见，且右侧多于左侧，以乳腺外上象限者居多；只有一组报道见侵犯左侧；5%~25%的可见双侧侵犯[94-95]。

双侧乳腺原发淋巴瘤十分罕见，祖卫等[96]报道 1 例双侧乳腺原发性淋巴瘤，女，35 岁，右乳腺肿物切除，术后病理确诊"弥漫性大 B 细胞淋巴瘤"，免疫组化 CD20[+]、CD3[+]、CD34[+]；4 年后左乳头乳晕稍上方局部皮肤出现青紫，其下约 4cm×4cm 大小圆形肿物，肿物切检，病理诊为"弥漫性大 B 细胞淋巴瘤"。

1.2 肿块特点

肿块呈结节状，为孤立性或多发性，生长较快，多数肿块周边界限尚清，与皮肤无粘连，可活动，无橘皮样改变，不伴有乳头凹陷或溢液，偶有局部皮温增高、疼痛。

1.3 皮肤变化

肿块上方皮肤常呈青紫色为其特征性表现；肿块破溃时，可呈菜花状或出现溃疡及脓性分泌物。仅少数累及皮肤，表现与炎性乳癌相似。

需注意，有一种较少见的乳腺淋巴瘤，常发生于怀孕的年轻妇女中，可见乳房短期内迅速增大，可触及双侧肿块，组织学检查为 Burkitt's 或 Burkitt 样淋巴瘤，此病预后极差，

因肿瘤增长迅速，大范围播散，可侵犯卵巢和中枢神经系统。这种临床表现在非洲多见，西方国家亦偶见报道。

2 淋巴结肿大

乳腺淋巴瘤好发于右侧，腋窝淋巴结受累者为 30%~40%，其质地较实体瘤软。吴小红等报道同侧腋淋巴结受累 40%。

3 临床特点

（1）发病年龄多在 18~52 岁；

（2）可以是原发性，亦可以为转移性；

（3）肿瘤发生单侧者多，右乳较左乳多见，双侧同期出现亦见报道；

（4）临床表现与乳腺癌相似，早期病变局限，均无自觉症状，往往无意中发现，随着病变发展，可出现发热、衰弱、贫血、食欲减退、体重下降及局部压迫等症状，缺乏影像学特异征象，容易误诊，当出现症状后往往已属晚期，治疗效果很差；

（5）明确诊断常依靠针吸细胞学检查或病理检查；

（6）病理检查几乎均为大细胞为主、弥漫性、B 细胞型非霍奇金淋巴瘤（中度恶性）。

第 5 节　诊断与鉴别诊断

1 诊断

1.1 诊断思路

由于本病无特异性临床表现，故术前甚或术中确定诊断均较困难，与乳腺癌或其他恶性肿瘤不易区分，临床医师极易误诊，在活检前很少考虑到恶性淋巴瘤，多诊断为乳腺癌，即使在冷冻切片时病理医师亦容易误诊[97-100]。Jeon 等在复习日本 18 例 PBL 的冷冻切片后发现，只有 7 例诊断为淋巴瘤，误诊率高达61.1%。

唐元东等[70]报道 1 例乳腺原发非霍奇金淋巴瘤，女，36 岁，无意中发现右乳一包块（6cm×6cm×5cm），右腋下可扪及一大小约2.5cm×2.0cm×1.0cm 的包块；乳腺高频超声检查发现右乳上象限 11 点钟处查见范围约

7.8cm×7.3cm×3.1cm 的弱回声区，内部回声强弱不均，边界欠清，其内可见星点状的血流信号，RI 为 0.65；右腋下探及几个稍弱回声团块，大小约 2.9cm×2.4cm×1.4cm，边界清楚，其内见丰富的血流信号，超声提示右乳实性占位（考虑炎性病变可能，乳腺癌待排），右腋下实性占位（淋巴结可能性大）。行肿块切除术，术中冰冻石蜡切片为右乳倾向于良性病变，但淋巴组织增生活跃，淋巴瘤待排除，经四川省华西医院病理组织学检查，确诊为 NHL（系弥漫性大 B 细胞淋巴瘤，侵袭性）；免疫表型为肿瘤细胞呈 CD20⁺、CD79a⁺、CD3e⁻、muml⁺、bc⁻16⁺、Ki-67 阳性率约 70%。

易善永等[47]报道了 28 例乳腺原发性非霍奇金淋巴瘤，28 例患者经 X 线或钼靶摄片、B 超或 CT 等检查，肿块均无特异性改变，术前细针穿刺细胞学检查未明确诊断，因临床分别诊断为乳腺癌、乳腺肿瘤性质待定或乳腺纤维瘤而行手术治疗，术中冷冻切片病理报告均未提示原发性乳腺淋巴瘤，分别报告为浸润性导管癌、低分化癌、髓样癌及未分化癌等；而术后病理检查才确诊为原发性乳腺淋巴瘤，其中弥漫性大 B 细胞淋巴瘤（DLBCL）19 例，黏膜相关淋巴瘤（MALT）9 例。

因此，当临床触及无痛性肿块，影像学检查发现乳房单发或多发、边缘尚光滑的实性肿块，且肿块无钙化时，应考虑到乳腺淋巴瘤的可能。

诊断 PBL 首先要排除乳腺外组织转移来的淋巴瘤；原发性者，肿瘤内可见乳腺组织，除同侧腋下淋巴结受累外，没有其他淋巴结病变，亦没有其他器官或组织的淋巴瘤病史[101-102]。

1.2 诊断标准

对 PBL 的诊断应严格遵循"有足够的病理标本、淋巴瘤浸润与乳腺组织密切相关、在乳腺原发部位肿瘤发生前至少 3 个月无其他部位 NHL 的存在、乳腺 NHL 是临床唯一或最初的原发病变"等原则。

目前，临床上常采用 Wiseman 诊断标准[101]，即：

（1）乳腺肿块病理（或细胞学）证实为淋巴瘤；

（2）无同时存在广泛播散；

（3）无其他部位淋巴瘤病史；

（4）乳腺是其首发部位，同时或以后可有同侧腋窝淋巴结累及；

（5）患者无纵隔淋巴结肿大，肝、脾及腹腔淋巴结正常，骨髓穿刺结果正常。

储东辉等[65]并进行了补充，指出病变内有淋巴组织及乳腺组织并存，淋巴细胞可侵入乳腺小叶和导管，但无乳腺上皮细胞恶变（癌）之证据。

一旦病理确诊，必须详细检查全身浅表淋巴结及纵隔淋巴结、腹腔淋巴结、肝脾有无肿大，以排除全身恶性淋巴瘤[103]。

但 Yhim 等[104]认为，此标准不能准确反映 PBL 的生物学行为，他们将累及乳腺的大 B 细胞淋巴瘤分为 OED（单个乳腺内病灶）和 MED（多个节外病灶）组，5 年生存率和中枢神经系统受累发生率在 OED 组分别为 74.3% 和 9.7%，而在 MED 组则分别为 24.5% 和 49.0%，结果认为这种分类方法更能反映 PML 的治疗结果、预后和进展方式。

2 临床分期

多分期采用 Arbor 标准[105]，即：

Ⅰ 期：局限于乳腺；

Ⅱ 期：局限于乳腺及同侧腋窝淋巴结；

Ⅲ 期：包括乳腺及横膈两侧淋巴结；

Ⅳ 期：乳腺及淋巴结外与淋巴结相关或非相关的组织中均有肿瘤存在。

3 鉴别诊断

该病以乳房肿块为特征，而无其他部位病灶，与某些类型的乳腺癌，如乳腺髓样癌、浸润性小叶癌，以及假性淋巴瘤在临床上难以鉴别，除形态学上的差别外，免疫组织化学染色起着关键作用。

罗涛等[106]认为，原发性乳腺淋巴瘤缺乏特征性的临床表现，如果肿块边缘光滑清楚，需要与乳腺纤维腺瘤、乳腺不典型髓样癌等鉴别；肿块边缘不清、有毛刺状改变，需要与乳腺癌鉴别；致密浸润型者多表现为大片状密度增高影伴有皮肤增厚，此时需要与乳腺炎症或炎性乳癌区别。

若患者短期内肿块迅速增大，对淋巴瘤有

提示作用，而乳腺癌的一些常见症状，如皮肤退缩、红斑、橘皮样外观、乳头分泌物排出等在原发性乳腺淋巴瘤中很少见。

当鉴别困难时，免疫组化检查可确定诊断，淋巴瘤表现为细胞角蛋白（CK）表达阴性，白细胞分化抗原（LCA）表达阳性；其他指标 CD20、CD45 RO、CD68、CD43、CD30、CD15 等亦可用于本病的诊断和 T 细胞、B 细胞型的鉴别诊断[107]。

3.1 乳腺癌

与乳腺癌的鉴别主要靠病理组织学检查，但 PBL 临床表现中肿块生长迅速、质中等硬度有弹性、乳头回缩及皮肤橘皮样变极少见等特点均有利于与乳腺癌鉴别。在 MRI 扫描中，乳腺浸润性导管癌动态增强后边缘不规则呈"星芒状"显示更明确；黏液腺癌多黏液病灶，T2 信号较高，增强后强化不明显；髓样癌病灶较小且呈浸润性生长，以上特点均有利于与 PBL 鉴别。

3.1.1 乳腺浸润性小叶癌

当乳腺 NHL 瘤细胞围绕小叶浸润，并侵犯硬化的间质，呈单行、靶样或腺泡样排列时，其图像极似浸润性小叶癌。

小叶癌癌细胞表现为一致性小圆形或卵圆形，有时为梭形，常稀疏杂乱地分布于致密结缔组织内，或排列成单行线状，可沿腺管周围的纤维组织走向，作同心圆状排列。

3.1.2 乳腺浸润性导管癌

乳腺浸润性导管癌多表现为浸润或星芒状等恶性边缘征象。肿块较临床触诊小，肿块伴钙化时，钙化颗粒为非均质，多超过 10 个，钙化灶分布范围通常大于或等于 3cm。

当肿块较大且表浅时，常伴有局部皮肤增厚，乳头凹陷和大导管增粗，切线位投照表现为"酒窝征"。

B 超声像图，表现为形态不规则的肿块，无包膜，边界不整，呈锯齿状或"蟹足状"，肿块呈低回声，后方回声轻度衰减，肿块内常出现砂粒样钙化。肿块内有液化坏死时出现液性暗区；而淋巴瘤较少出现上述征象。

3.1.3 乳腺髓样癌

两者的临床表现及组织学所见均很相似，特别是髓样癌间质内有大量淋巴细胞浸润时可掩盖肿块，使两者更为相似，须借助病理切片和特殊染色加以区分。

乳腺髓样癌好发于年轻女性，占 35 岁年轻女性乳腺癌的 11%。病理学上，癌实质多，间质少，几乎没有腺管分化及导管内生长的表现。癌细胞体积大，呈圆形、卵圆形或多边形，胞质丰富，细胞边界模糊不清，常呈融合状密集成实性片团状或宽大条索状，相互交错吻合，团块周边的瘤细胞变长、紧密，胞浆嗜酸而似合体滋养叶细胞，此为其特征之一。肿瘤的间质及周边伴有丰富的成熟淋巴细胞及浆细胞浸润是乳腺髓样癌的另一特征。癌细胞免疫表型 CK 阳性、CEA 阳性、EMA 阳性，癌细胞对淋巴瘤的标记物均不表达。B 超显示，肿瘤多呈圆形，边界较清楚且光滑，内部回声增强，有时可见边缘不规则的液性暗区，后方多无衰减。

另外，乳腺未分化癌瘤细胞可弥漫性分布，细胞小而幼稚，几乎没有腺样分化，其形态特征易与淋巴瘤相混淆，但未分化癌表达上皮性标记物阳性，而对淋巴瘤的标记物均不表达。

3.2 乳腺纤维腺瘤

乳腺纤维腺瘤是乳腺最常见的良性肿瘤，常见于 18~25 岁女性，好发于腺体较丰富的腺体表浅处。与 PBL 有意义的影像学鉴别特征为肿块虽体积较大，但边界光滑锐利；X 线表现瘤周常伴有环形低密度细带状透亮影，常见碎石状或块状致密粗钙化；B 超声像图表现，为乳腺内轮廓清晰的肿块，肿块呈低回声，包膜光滑，有侧方声影，后方回声轻度增强；MRI 动态增强后强化从中心向四周扩散，典型者内部可见低信号分隔，时间-信号强度曲线呈单向型。

3.3 乳腺假性淋巴瘤

乳腺假性淋巴瘤多见于年轻女性，临床上有外伤史。乳腺内有钝痛境界不清的结节，体积较小，其直径多不超过 3cm，不累及同侧腋下淋巴结。

乳腺假性淋巴瘤组织学可见大量淋巴样细胞浸润并取代乳腺小叶，残存的导管周边淋巴样细胞密度高，可围绕血管呈袖套样分布，但其病变多为局限性，且浸润的淋巴细胞为成熟的小淋巴细胞，常有淋巴滤泡形成及血管增生，并有嗜酸性粒细胞、浆细胞浸润。无血管侵犯，免疫组化标记提示为多克隆性。

3.4　各类乳腺淋巴瘤

与乳腺低度恶性淋巴瘤的鉴别诊断包括MALT型淋巴瘤、滤泡性淋巴瘤、淋巴细胞性乳腺病和全身性淋巴瘤的继发性侵犯，如小淋巴细胞淋巴瘤/慢性淋巴细胞白血病（CLL）或套细胞型淋巴瘤（MCL）。

3.4.1　MALT型淋巴瘤

MALT型与淋巴细胞性乳腺病的鉴别主要通过组织学背景，MALT型浸润主要以滤泡外细胞成分为主，伴有不规则核仁和大量细胞质，可以淋巴上皮病变为主。通过免疫组化染色、流式细胞术或分子遗传学分析证实克隆性亦是很有必要的。

3.4.2　滤泡性淋巴瘤

滤泡性淋巴瘤可见大量滤泡，其中以小裂细胞为主；进行Bcl-2蛋白染色可能在区分良恶性上有帮助。

3.4.3　CLL、MCL

发生于乳腺的小淋巴细胞性淋巴瘤或套细胞淋巴瘤均可发生广泛播散，免疫组化可能会有帮助，CLL与MCL均为CD5+，套细胞性淋巴瘤cyclin D1阳性，而MALT和滤泡性淋巴瘤CD5和cyclin D1，均为阴性。

3.4.4　Burkitt's淋巴瘤

乳腺大B细胞性淋巴瘤和Burkitt's淋巴瘤必须进行鉴别，同时亦应与淋巴母细胞性淋巴瘤或白血病浸润进行鉴别。

第6节　治疗

1　治疗原则

尽管原发性乳腺淋巴瘤为一罕见疾病，但仍应作为乳腺肿瘤的一种独立疾病进行诊断。对于源于乳腺的淋巴瘤还没有统一的治疗方案，PBL的规范治疗，目前尚无统一意见，许多研究组报道它的治疗与具有相同组织学类型的全身性淋巴瘤相似。

过去认为，采用根治术加放疗是治疗PBL的最好方法[94]；自20世纪70年代后，认识到绝大多数PBL将出现全身扩散[108]，则不采用根治术等这些致残性手术，而以切除活检，辅

助放疗和/或化疗多学科治疗为原则[109]。

谷云芝[110]指出，如肿物≤5cm或局限于某一象限时可行区段切除或全乳切除，若肿物>5cm或累计2个象限时应行全乳切除加腋淋巴结清扫。术后根据病理检查结果施以化疗或放疗；如果双乳受累或出现远处播散者，应以全身化疗为主。William等[111]对92篇发表文章的465例PBL进行了分析，结果表明单纯乳房切除术并不能使患者获益，对于淋巴结转移阴性的患者，手术加放射治疗可提高患者的生存率并降低复发率；Ⅱ期患者（伴淋巴结侵犯）采用含化疗在内的治疗在生存率及复发风险方面亦有获益，联合放、化疗组与根据淋巴结状况选择相应单一治疗方式组相比，生存率和复发率可能相同。

PBL的局部治疗一般可采用乳腺局部扩大区段切除术加乳腺放射治疗[112]。

由于PBL是全身性疾病，大多数学者不主张对其行根治切除术，局部切除是否彻底对患者总生存率影响不大。目前建议采用保留乳房的肿块切除术，术后辅以放、化疗[113]。Ⅰ~Ⅱ期低度恶性PBL，采用肿块切除后加放射治疗可取得满意的疗效，5年生存率和无复发生存率可达91%和61%[114]；对于中高度恶性PBL，则采用综合治疗[115]。

易善永等[47]指出，局部切除加放疗可获得较满意的区域性效果，进一步化疗能够降低由肿瘤播散所导致的死亡率；盲目扩大手术范围对患者的身心创伤均很大，甚至会延迟术后的放、化疗。低度恶性的PBL易在原位复发，而长时间不发生播散，只行单纯放疗或手术已足够，不需化疗；对恶性程度较高的PBL患者，如DLBCL容易复发、转移，应采用综合治疗方案，特别强调术后的及时化疗。术后的放疗及化疗应尽快开始，化疗仍以CHOP方案为主[99]。

弥漫性大B细胞淋巴瘤ⅠE期患者治疗原则为3周期CHOP方案化疗+受累野照射，照射剂量DT3000cGy，其5年生存率可达94%[116]。

（1）对Ⅰ、Ⅱ期病例采用手术+化疗+放疗，Ⅲ、Ⅳ期则以化疗为主，辅以放疗或姑息性手术治疗。

（2）扩大性局灶切除是不必要的，因这些肿瘤细胞对于放疗和全身化疗较敏感。高度恶

性的大细胞性或 Burkitt's 淋巴瘤应该应用联合化疗加或不加放疗。

（3）本病发病率低，但恶性程度高，治疗宜采用综合手段，根治性乳房手术并不能有效提高生存率。Ⅱ期以上病人或恶性度高的组织亚型治疗倾向于使用联合方案，它需要多学科综合治疗。

目前主张采用综合疗法，即手术切除、术后加用化疗和/或放疗，术后放疗仍施以患侧胸壁及其淋巴引流区域外照射。

2 手术、放射治疗

手术在综合治疗中具有重要作用，是因术前仅凭临床表现和针吸细胞学难以确诊，有时冷冻切片亦不能确诊，故需手术切除肿块行石蜡切片及免疫组化检查，以获确诊。

若手术时患者已有肿瘤全身扩散，手术仍有意义，因切除肿瘤可降低肿瘤负荷，为其他治疗创造有利条件。

但在采取何种手术治疗方式上仍存在较大的分歧，大多数学者不主张行乳腺根治加腋窝淋巴结清扫术，因这种方法与单纯的肿块摘除加放化疗治疗的结果无明显差别，不但不能提高生存率，反而增加了患者的创伤，延误了术后放化疗的时间 [117]。但也有作者认为乳腺切除术可提高总的存活率和淋巴瘤特异存活率（LSS） [15]。

一般而言，手术术式宜采用单纯乳腺肿块切除、乳腺单纯切除或改良的乳腺癌简化根治术，而不提倡更大范围的手术，对较小的乳腺淋巴瘤，可采取保乳手术。在拟进行手术治疗时应注意以下几点：

（1）手术治疗仅仅是取得组织，明确病理诊断，无必要行根治性手术或乳腺切除；

（2）若在肿瘤切除前即可获得组织学诊断或针刺抽吸细胞学诊断，宜先行化疗，然后对局限于单侧乳腺者可行单纯乳腺肿块切除术或乳腺单纯切除术，术后及时化疗或放疗；

（3）同侧腋窝淋巴结肿大者，宜同时行腋窝淋巴结清除术；

（4）双侧乳房受累或有远处转移，应以全身化疗为主，辅以手术或放疗。

（5）对腋窝淋巴结有转移及保乳手术者，

术后辅以放射治疗，照射剂量 50Gy，以减低局部复发率。

PBL 容易出现同侧及对侧乳腺复发，因此对于未行乳腺全切的患者，应辅以放射治疗。De 等对Ⅰ期患者应用 40Gy 照射乳腺区域淋巴结及手术活检区，取得了较好的局部控制；但认为Ⅱ期患者有远处复发的危险性（70%），故联合化疗很有必要。Kim 等报道，ⅠAE 期采用局部治疗，但ⅡAE 期患者应采用全身化疗后放疗。

易善永等 [47] 报道了 28 例乳腺原发性非霍奇金淋巴瘤，均行手术治疗，其中单纯手术切除肿块 14 例，乳腺单纯切除术+腋窝淋巴结清扫术 5 例，乳腺根治术或改良根治术 9 例，单纯手术 3 例，术后单纯化疗 13 例，术后单纯放疗 4 例，术后化疗+放疗 7 例。随访时间 3~108 个月，中位 36 个月，随访率为 100%，初治患者治疗总有效率 98%，完全缓解 82%，部分缓解 16%，疾病进展 2%。

3 联合化疗

PBL 原发于乳腺，恶性度高的患者所占比例大，且具有明显远处播散的特点，多数患者会出现全身扩散，因此化疗为本病治疗的重点。

临床Ⅰ期放疗或放疗加化疗比单纯化疗复发率低，临床Ⅱ期化疗或化疗加放疗比单纯放疗复发率低，肿瘤直径<3.5cm，放疗可以降低复发率，如肿瘤直径>3.5cm，化疗可以降低复发率。Aviles 等 [118] 对 PBL 进行了临床对照研究，显示放化联合治疗优于单一治疗，并认为预防性中枢神经系统照射有可能改善预后。PBL 可以局部复发和进展，累及外周淋巴结、中枢神经系统、骨髓、皮肤、肺、肝、脾等，有人认为中枢神经系统是最易受累及的部位。

目前对 PBL 化疗尚无公认的标准方案，虽然相继提出了多种新一代化疗方案，如 Pro-MACE、MACOP-B 等，但与 CHOP 方案相比，无论近期疗效还是无病生存期均无显著性差异，而 CHOP 方案的致死性毒性发生率最低，故仍作为标准化疗方案。Ribrag 等报道应用 CHOP 方案治疗 20 例局限性 B 细胞性淋巴瘤（16 例为中心性弥漫性大 B 细胞淋巴瘤），16 例 CR，2 例 PR，2 例进展。中位随访 54 个月，6 个病人在 8~66 个月后复发，其中 2 例复发病人累及中枢神经系统，2 例 PR 病人在化疗后 4 或 8 个月亦累及中枢神经系统。

另外，有乳腺癌治疗后继发 NHL 或 PBL 治疗后继发乳腺癌的病例文献均有报告[119-120]，Tward 等[121]认为放射治疗增加了继发恶性肿瘤的危险。

第 7 节　预后

1　预后情况

既往认为[122]，乳腺淋巴瘤比乳腺的其他原发癌预后差；但随着认识的不断提高和综合治疗的日趋完善，乳腺淋巴瘤的预后已得到了明显的改善[123]，如 Roberto 等 1992 年报道 5 年生存率 43%；吴小红等[124]报道，5 年生存率为 77%，I 期 87%，II 期 62%；Brustein 等[125]报道 10 年生存率达 41%~47%；Ha 等[126]报道 PBL 的 5 年总生存率及无瘤生存率分别为 74%、73%。目前的临床资料显示，总的 5 年生存率为 42%~85%，10 年生存率为 40% 左右[56]。

2　预后因素

PBL 的预后与发病年龄、部位及肿块的大小无显著差异性，与临床分期及病理类型、治疗方式等有明显相关性[127]。

原发于乳腺的 MALT 型淋巴瘤预后好，MALT 型可应用局部切除或局部放疗而治愈。Mattia 等报道 4 例中没有一例死亡，尽管 1 例在 8 个月和 10 个月时在其他结外部位复发。Giardini 等报道 3 例免疫细胞性淋巴瘤，2 例部分缓解的患者报道时仍然存活，缓解期为 7 个月和 53 个月。T 细胞型较 B 细胞型预后差，分化好的小裂细胞型较分化差的大裂细胞型预后好[128]。

朱元喜等[102]对 1982~1999 年收治的经病理组织学证实为原发性乳腺淋巴瘤 20 例患者进行随访分析，1、3、5 年总生存率分别为 68.75%、31.25%、12.50%，I + II 期 PBL1、3、5 年生存率分别为 100.00%、33.33%、22.22%，IV 期分别为 28.57%、28.57%、0。作者认为，原发性乳腺淋巴瘤预后较差，与其病理类型、

临床分期及治疗方式有关，乳房切除或根治术对原发性乳腺淋巴瘤预后无意义。

乳房切除或根治术对 PBL 预后无意义，甚至可能有害无益，化疗及放疗对其预后有利[129-130]，尤其是巩固化疗对改善 PBL 预后非常有益。但以上多为 B 细胞 NHL，而乳腺 T 细胞 NHL 则预后较差，患者常于术后短期内死亡。

（郭亚焕）

参考文献

［1］Hugh HC, Jackson FI, Msc JH, et al. Primary breast lymphoma. Animmunohistologic study 20 new case. Cancer, 1990, 66（11）：2602–2611.

［2］Jeon HJ, Akagi T, Hoshiday, et al. Primary non–Hodgkin's malignant lymphoma of the breast. An immunhistochemical study of seven patients and literature review of 152 patients with breast lymphoma in Japan.Cancer, 1992, 70（9）：2451–2459.

［3］Vianello F, Sgarabotto D, Stefani PM, et al. Primary breast lymphoma.Forum Genova, 1998, 8（2）：188–195.

［4］Judith C,Hugh MD,Frank I, et al.Primary breast lymphoma.Cancer,1990,66（12）：2602.

［5］龚新雷、秦叔逵、陈映霞、等.原发性乳腺恶性淋巴瘤（附 3 例报告及文献复习）.临床肿瘤学杂志，2004，9（2）：178–180.

［6］Gholam D, Bibeau F, ElWeshi A, et al. Primary breast lymphorma. Leuk Lymphoma, 2003, 44（7）：1173–1178.

［7］Famassi R, Bellara I. Prmary non–hodgkin's lymphomas of the breast: report of two cases. Gynecol Obstet Biol Reprot, 2005,34（7）：721–724.

［8］Yhim HY,Kang HJ,Choi YH,et al.Clinical outcomes and prognostic factors in patients with breast diffuse large B cell lymphoma;Consortium for Improving Survival of Lymphoma（CISL）study. BMC Cancer, 2010,10:321.

［9］Babovic N,Jelic S,Jovanovic. Primary non–Hodgkin lymphoma of the breast . Is it possible to avoid mastectomy？J Exp Clin Caner Res ,2000 ,19（2）：149–154.

［10］Ganjoo K,Advani R,Mariappan MR,et al.Non–Hodgkin lymphoma of the breast.Cancer, 2007,110:25–30.

［11］Giardini R,Piccolo C,Rilke F.Primary non–Hodgkin's

lymphomas of the female breast.Cancer,1992,69 (3): 725.

[12] 李甘地，徐强，王占贵，等.14 例乳腺恶性淋巴瘤临床病理及免疫组化研究.临床与实验病理学杂志.1995，11（1）：43–46.

[13] 李建英，顾大中.原发性乳腺淋巴瘤 4 例报告.中华放射肿瘤学杂志，1997，6（1）：61.

[14] 阎爱国，穆殿斌，张志学，等.乳腺原发性恶性淋巴瘤 4 例报告.肿瘤临床与研究，1997，9（1）：48.

[15] Jeanneret–Sozzi W, Taghian A, Epelbaum R, et al. Primary breast lymph oma: patient profile, outcome and prognostic factor s: a multicentre rare cancer net work study. BMC Cancer ,2008, 1（8）:86.

[16] Ryan G, Martinelli G, Kuper Hommel M, et al. Primary diffuse large B–cell lymphoma of the breast: prognostic factors and out comes of a study by the international extranodal lyphoma study group. Ann Oncol, 2008, 19: 233– 241.

[17] Demirkazik FB.MR imaging features of breast lymphoma.Eur J Radiol,2002,42:62–64.

[18] Kiresi DA,Kivrak AS,Ecirli S,et al.Secondary breast, pancreatic,and renal involvement with non–Hodgkin's lymphoma:imaging findings.Breast,2006,15:106–110.

[19] 李健，张明迪，张念劬，等.原发性乳腺非霍奇金 T 细胞淋巴瘤一例及文献回顾.中华乳腺病杂志（电子版），2010，4（5）：597–601.

[20] 吴小红，胡夕春.乳腺原发性恶性淋巴瘤 15 例临床分析.癌症，1999，18（3）：311–313.

[21] 邱立华，王华庆，钱正子，等.原发性乳腺恶性淋巴瘤的发病特征和诊疗分析.中华外科杂志，2010，48（10）：743–746.

[22] 冯绍，向德兵，张继强，等.原发性乳腺淋巴瘤临床病理分析.中国医刊，2004，39（9）：26–28.

[23] Jennings WC, Baker RS, Murray SS, et al. Primary breast lymphoma: the role of mastectomy and the importance of lymph node status. Ann Surg, 2007,245（5）:784–789.

[24] Duman BB,Sahin B,Güvenc B,et al.Lymphoma of the breast in a male patient.Med Oncol, 2010, 10:1007.

[25] Mpallas G,Simatos G,Tasidou A,et al.Primary breast lymphoma in a male patient. Breast,2004,13:436 – 438.

[26] 王蕾，刘赫，姜玉新，等.原发乳腺淋巴瘤超声表现、临床及病理特征.中国医学影像技术，2011，27（1）：91–93.

[27] 宣立学，石素胜，冯敏，等.乳腺原发性非霍奇金淋巴瘤病理特点与预后分析.中国实用外科杂志，2009，29（6）：485–487.

[28] Sashiyama H, Abe Y, Miyazawa Y,et al. Primary non–hodgkin's lymphoma of the male breast: a case report. Breast Cancer,1999, 25（1）:55–58.

[29] Rosen PP. Rosen's breast pathology lymphoma. 2nd Ed. Lippincott : Willia & Willia ,2001. 863.

[30] Mattic AR, Ferog JA. Breast lymphoma, a B –cell spectrum in cluding low grades B–cell lymphomas of mucosa associated lymphoid tissue.AmJ sURY Pathol, 1993, 17（6）: 574–587.

[31] Patti L Cohen BA,John J, Brooks MD.Lymphomas of the breast.Cancer 1991,67（5）: 1350.

[32] Abbondanzo SL,Seidman JD,Lefkowitz M,et al.Primary diffuse largeB–cell lymphoma of the breast:a clinicopathologic study of 31 cases.Pathol Res Pract, 1996,192:37–43.

[33] Yang WT,Lane DL,Le –Petross HT,et al.Breast lymphoma: imaging findings of 32 tumors in 27 patients.Radiology，2007,245 :692–702.

[34] Baker R,Slayden G,Jennings W.Multifocal primary breast lymphoma.South Med J,2005,98:1045–1048.

[35] Rooney N, Snead D, Goodman S, et al. Primary breast lymphoma with skin involvement arising in lymphocytic lobulitis. Histopatholgy, 1994, 24: 81–84.

[36] Wong WW, Schild SE, Halyard MY, et al. Primary non –Hodgkin's lymphoma of the breast: the Mayo Clinic experience. J Surg Oncol, 2002, 80: 19–25.

[37] Brogi E, Harris NL. Lymphoma of the breast: Pathology and clinical behavior. Seminars in Oncology, 1999, 26: 357–364.

[38] Sakurai S, Nakajima T, Oyama T, et al. A naplastic large cell lymphoma with histiocytic phenotypes. Acta Patho Jpn, 1993, 43（1）: 142–147.

[39] 王书芹，翻瑞霞.乳腺 T 细胞淋巴瘤 1 例报道及免疫组化观察.中华医学研究与实践，2004，2（2）：37.

[40] Edi B, Naney LH. Lymphoma of the breast: Pathology and clinical behavior. Seminars in Oncology, 1999, 26（3）: 357–364.

[41] Espinosa LA,Daniel BL,Jeffrey SS,et al.MRI features of mucosa –associated lymphoid tissue lymphoma in the breast .AJR,2005,185:199–202.

[42] Martinelli G,Ryan G,Seymour JF,et al.primary follicular and marginal –zone lymphoma of the breast:clinical features,prognostic factors and outcome:a study by the international Extranadal Lymphoma Study Group.Ann Oncol,2009,20:1993–1999.

[43] Sahoo S,Rosen PP,Feddersen RM,et al.Anaplastic large cell lymphoma arising in a silicone breast implant capsule:a case reportand review of the literature.Arch Pathol Lab Med, 2003, 127:e115-e118.

[44] 刘艳萍,谢潇,张凌,等.彩色多普勒超声诊断乳腺肿瘤.中国介入影像与治疗学,2010, 7（1）:15-17.

[45] Cohen PL, Brooks JJ. Lymphoma of the breast: A clinicopathologic and immunohisto-chemical study of primary and secondary cases. Cancer,1991, 67（5）: 1359-1369.

[46] Yasuhiro Suzuki,Yutaka Tokuta,Akira Okumura, et al.Three cases of m alignant lymphoma of the breast.Jpn J Clin Oncol,2000,30（1）:33-36.

[47] 易善永，陈静，姜丽丽，等．乳腺原发性非霍奇金淋巴瘤的临床诊治及预后分析.中国现代医生，2010,48（10）: 156-157.

[48] Daniel A,Arber MD,Jean F，et al.Non-Hodgkin's lymphoma involving the breast. Am J Sury Pathol, 1994,18（3）: 288.

[49] Bobrow LG.Breast lymphoma:A clinicopathologic review.Hum Pathol, 1993, 24（3）:274-278.

[50] Judth CH, Frank IJ, John H, et al.Primary breast lymphoma.Cancer, 1990, 66（12）:2602.

[51] 张建强，石群立，张新华，等.乳腺T细胞淋巴瘤2例报道及文献复习. 临床与实验病理学杂志，2001, 17（1）: 19-22.

[52] Anania G, Baccarani U, Risaliti A, et al. Primary non-Hodgkin's T-cell lymphoma of the breast. Eur J Surg. 1997, 163（8）: 633-635.

[53] Validire P, Capovilla M, Asselain B, et al . Primary breast non-Hodgkin' s lymphoma: a large single center study of initial characteristics ,natural history, and prognostic factors. Am J Hematol,2009, 84（3）: 133-139.

[54] Lyou CY, Yang SK, Choe DY, et al. Mammographic and sonographic findings of primary breast lymphoma. Clinical Imaging,2007, 31（4）: 234-238.

[55] Yi JI, Chae BJ , Bae JS, et al. Bilateral primary breast lymphoma. Chin Med J, 2010, 123（11）: 1482-1484.

[56] 应建明，冯晓莉，刘秀云，等.原发性乳腺恶性淋巴瘤临床病理分析.中华病理学杂志，2002，31（6）: 526-529.

[57] 穆林菁，楼善贤，朱寿田.原发性乳腺恶性淋巴瘤临床病理特点.实用肿瘤学杂志，2004，18（5）: 360-361.

[58] Sokolov T, Shimonov M,Blickstein D,et al. Primary lymphoma of t he breast :unusual presentation of breast cancer.Eur J Surg ,2000 ,166（5）:390-393.

[59] Barista I,Baltali E, Tekuzman G,et al .Primary breast lymphoma a retrospective analysis of twelve cases. J Acta Oncol ,2000, 39（2）:135-139.

[60] 刘佩芳,尹璐,鲍润贤.原发性乳腺淋巴瘤X线表现及与病理相关性探讨.中华放射学杂志，2005, 39: 46-49.

[61] Meyer JE, Kopans DB, Long JC. Mamm ographic appearance of malignant lymphoma of the breast. Rreast Radiol, 1980, 135: 623-626.

[62] Liberman L,Giess CS,Dershaw DD,et al.Non-Hodgkin lymphoma of the breast: imaging characteristics and correlation with histopathologic findings.Radiology, 1994,192: 157-160.

[63] Oba M,Sasaki M,Ii T, et al. A case of lymphocytic mastopathy requiring differential diagnosis from primary breast lymphoma.Breast Cancer,2009,16:141-146.

[64] Sabaté JM,Gómez A,Torrubia S,et al.Lymphoma of the breast:clinical and radiologic features with pathologic correlation in 28 patients. Breast J,2002,8:294-304.

[65] 储东辉，田昭俭.乳腺原发非霍奇金淋巴瘤二例.临床放射学杂志，2011,30（2）: 187-188.

[66] 郑蓉，张丹.乳腺恶性淋巴瘤的超声与其他影像诊断特征分析.中国超声诊断杂志，2002，3（10）: 798-800.

[67] 刘艳萍,谢潇,张凌,等.彩色多普勒超声诊断乳腺肿瘤.中国介入影像与治疗学,2010, 7（1）:15-17.

[68] 江泉,赵玉华,张渊,等.乳腺肿块血管结构的超声三维灰阶容积、彩色多普勒能量图及灰阶血流成像表现.中国医学影像技术,2010,26（6）:1100-1103.

[69] 朱利,郝玉芝,李洪林,等.乳腺原发性淋巴瘤的超声诊断.中国医学影像技术,2001, 17（5）:434-435.

[70] 唐元东，叶霞.乳腺原发非霍奇金淋巴瘤误诊1例.现代中西医结合杂志，2011,20（8）:994-995.

[71] 张丹，李燕东，张晋熙.超声诊断乳腺原发非何杰金氏淋巴瘤1例.中国医学影像学杂志，2004，12（2）:107.

[72] Naganawa S,Endo T,Aoyama H,et al.MR imaging of breast lymphoma:a case report. Breast Cancer, 1996,3:209-213.

[73] Darnell A,Gallardo X,Sentis M,et al.Primary lymphoma of the breast:MR imaging features. A case report. Magn Reson Imaging,1999,17:479-482.

[74] Mussurakis S,Carleton PJ,Turnbull LW.MR imaging of primary non-Hodgkin's breast lymphoma.A case report.Acta Radiol,1997,38:104-107.

[75] Rizzo S,Preda L,Villa G,et al.Magnetic resonance imaging of primary breast lymphoma. Radiol Med, 2009,114:915–924.

[76] Woo OH,Yong HS,Shin BK,et al.Synchronous bilateral primarybreast lymphoma: MRI and pathologic findings.Breast J,2007,13:429–430.

[77] Soyupak SK,Sire D,Inal M,et al.Secondary involvement of breast with non–Hodgkin's lymphoma in a paediatric patient pr esenting as bilateral breast masses.Eur Radiol, 2000, 10:519–520.

[78] 邵婉仪,顾雅佳,贺锋 . 乳腺原发性非何杰金淋巴瘤钼靶 X 线及 MR 影像表现（附 3 例报告及文献复习）.实用放射学杂志,2005,21:1090–1093.

[79] Wang J, Takashima S, Takayama F, et al.Head and neck lesions：characterization with diffusion – weighted echoplanar MR imaging.Radiology, 2001,220:621–630.

[80] Tozaki M,Fukuma E.1H MR spectroscopy and diffusion – weighted imaging of the breast:are they useful tools for characterizing breast lesions before biopsy.A J R,2009,193:840–849.

[81] Schwarz AJ,Maisey NR,Collins DJ,et al.Early in vivo detection of metabolic response:a pilot study of 1H MR spectroscopy in extracranial lymphoma and germ cell tumours.Br J Radiol,2002,75:959–966.

[82] Kiresi DA,Kivrak AS,Ecirli S,et al.Secondary breast, pancreatic,and renal involvement with non–Hodgkin's lymphoma:imaging findings.Breast,2006,15:106–110.

[83] Ko EY,Han BK,Shin J₁₁,et al.Breast MRI for evaluating patients with metastatic axillary lymph node and initially negative mammographyand sonography.Korean J Radiol, 2007,8:382–389.

[84] Kumar R,Xiu Y,Dhurairaj T,et al.F –18 FDG positron emission tomography in non–Hodgkin lymphoma of the breast.Clin NuclMed, 2005, 30:246–248.

[85] Bakheet SM,Bakheet R,Ezzat A,et al.F–18 FDG positron emission tomography in primary breast non – Hodgkin's lymphoma.Clin Nucl Med,2001,26:299 – 301.

[86] Nguyen NC,Hueser CN,Kaushik A,et al.F –18 fluorodeoxyglucose positron emission tomography and/or computed tomography findings of an unusual breast lymphoma case and concurrent cervical cancer:a case report. J Med Case Reports,2010,4:282.

[87] Kim MJ,Kim EK,Park SY,et al.Multiple nodular adenosis concurrent with primary breast lymphoma:pitfall in PET. Clin Radiol,2005,60:126–129.

[88] Schaefer NG,Hany TF,Taverna C,et al.Non–Hodgkin lymphoma and Hodgkin disease: coregistered FDG PET and CT at staging andrestaging:do we need contrast–enhanced CT. Radiology,2004,232:823–829.

[89] Levine PH, Zamuco R, Yee HT. Role of fine–needle aspiration cytology in breast lymphoma. Diagn Cytopatho1, 2004,30（5）:332–340.

[90] Duncan VE, Reddy VV, Jhala NC, et al. Non–Hodgkin's lymphoma of the breast: a review of 18 primary and secondary cases. Ann Diagn Pathol, 2006 ,10（3）:144–148.

[91] Park YH, Kim SH, Choi SJ, et a1. Primary malignant lymphoma of the breast：clinicopathological study of nine cases. Leuk Lymphoma, 2004,45（2）:327 – 330.

[92] Areia AL, Dias M, Alves MM, et al. Primary breast lymphoma. Eur J Gynaecol Oncol, 2005,26（2）: 163–164.

[93] Pinheiro RF,Colleoni GW,Baiocchi OC,et al.Primary breast lymphoma –an uncommon but curable disease.Leuk Lymphoma,2003,44:149–151.

[94] Lyons J A,Myles J, Pohlman B,et al.Treatment and Prognosis of primary breast lymphoma. Am J Clin Oncol,2000,23（4）:334–336.

[95] 胡春宏,周立强,刘平,等 . 原发性乳腺淋巴瘤（15 例报告及文献复习）. 中国医学影像技术,2001 ,28（7）: 501.

[96] 祖卫, 张素英 . 双侧乳腺原发恶性淋巴瘤 1 例分析 . 中国误诊学杂志, 2010, 10（25）: 6140.

[97] Sanna G, Lorizzo K, Rotmensz N, et al. Breast cancer in Hodgkin's disease and non– Hodgkin's lymphoma survivors. Ann Onc, 2007, 18（2）: 288– 292.

[98] Verzhbitskaia NE, Petrov SV, Chekryzhov SV. Primary extranodal non–Hodgkin's lymphomas of rare localizations. Arkh Patol, 2009, 71（2）: 27–28.

[99] Pinta ML, Stagnitto D, Lengua G, et al. Primary breast lymphoma：case report and review of literature. Minerva Chir, 2007, 62（1）: 33–37.

[100] 张月秋, 郭文斌 . 原发性乳腺淋巴瘤与乳腺癌的鉴别诊断探讨 . 中华乳腺病杂志, 2008, 2（5）: 593– 596.

[101] Wiseman C, Liao KT.Primary lymphoma of the breast. Cancer,1972,29:1705–1712.

[102] 朱元喜,孙保存,马淑资,等 .20 例乳腺原发性恶性淋巴瘤临床病理及预后分析 . 中国肿瘤临床, 2001,28（7）:504–507.

[103] 李林地,徐强,王占贵 .14 例乳腺恶性淋巴瘤临床病理及免疫组化研究 . 临床与实验病理杂志,

1995, 11（1）:43-46.

[104] Yhim HY,Kang HJ,Choi YH,et al.Clinical outcomes and prognostic factors in patients with breast diffuse large B cell lymphoma;Consortium for Improving Survival of Lymphoma （CISL） study.BMC Cancer,2010,10:321.

[105] 左文述,王磊.原发性乳腺恶性淋巴瘤.齐鲁肿瘤杂志, 1999, 6（4）: 247-249.

[106] 罗涛，袁庆忠.原发乳腺非霍奇金淋巴瘤2例报告.山东医药，2011, 51（13）: 23.

[107] Sokolov T, Shimonov M, Blickstein D, et al. Primary lymphoma of the breast：unusual presentation of breast cancer. Eur J Surg, 2000,166（5）:390-393.

[108] 脱帅、刘秋珍、张宁、等.人原发性胃恶性淋巴瘤裸小鼠原位移植模型的建立.消化外科, 2006，5（4）: 278-282.

[109] 左文述，徐忠法，刘奇.现代乳腺肿瘤学.济南：山东科学技术出版社，1996: 530.

[110] 谷云芝.原发于乳腺的弥漫性大B细胞淋巴瘤1例分析.慢性病学杂志，2010, 12（7）: 764.

[111] William C, Jennings MD, Randal S. Primary breast lymphoma: the role of mastectomy and the importance of lymphnode status. Ann Surg, 2007, 245: 784- 789.

[112] Domchek SM, Hecht JL,Fleming MD, et al. Lymphomas of the breast: primary and sec ondaryinvolvement.Cancer , 2002, 94: 6-13.

[113] Guo HY, Zhao XM, Li J, et al. Primary non-Hodgkin's lymphoma of the breast：eight- year follow -up experience. Int J Hematol, 2008, 87（5）: 491- 497.

[114] 林旭滨,张玉晶,黄慧强,等.21例原发性乳腺非霍奇金淋巴瘤临床分析.中国肿瘤临床,2005, 32: 984- 987.

[115] 黄鼎智,何小慧,杨晟,等.原发性乳腺恶性淋巴瘤15例临床病理分析.癌症, 2004, 23: 939- 942.

[116] 李树玲.乳腺恶性淋巴瘤.乳腺肿瘤学.北京:科学技术文献出版社,2000: 643- 645.

[117] Anania G, Baccarani U, Risaliti A, et al. Primary non-Hodgkin's T-cell lymphoma of the breast. Eur J Surg,1997, 163（8）: 633-635.

[118] Aviles A, Delgado S, Nambo MJ, et al. Primary breast lymphoma: results of a controlled clinical trial. Oncology, 2005,69（3）:256-260.

[119] Kirova YM, De Rycke Y, Gambotti L,et al. Second malignanciesafter breast cancer: the impact of different treatment modalities.Br J Cancer, 2008,98（5）:870-874.

[120] Nagata S, Nishimura A, Iwashita Y, et al.Primary breast lymphoma in the right breast during treatment for left breast cancer.World J Surg Oncol, 2007, 26（5）:134.

[121] Tward JD, Wendland MM,Shrieve DC,et al. The risk of secondary malignancies over 30 years after the treatment of non -Hodgkin lymphoma . Cancer, 2006, 107（11）:2741-2742.

[122] I mai T, Shiga T. Primary non-Hodgkin's malignant lymphoma of the breast：long-term follow-up. Breast, 2004,13（2）:l52-154.

[123] 何丽宏,佟仲生.原发性乳腺恶性淋巴瘤28例临床分析.中华肿瘤防治杂志,2008,15（6）: 465-466.

[124] 吴小红, 胡夕春.乳腺原发性恶性淋巴瘤15例临床分析.癌症, 1999, 18（3）: 309-311.

[125] Brustein S.Malignant lymphoma of the breast （A study of 53 patients） .Ann Surg, 1987, 205（2）:144-149.

[126] Ha CS, Dubey P, Goyal LK, et al. Localized primary non-Hodgkin's lymphoma of the breast. Am J Clin Oncol, 1998, 21（4）: 376-380.

[127] 唐铭,杨宣涛,张迎红.乳腺原发恶性淋巴瘤1例分析.中国误诊学杂志,2008,8（23）: 57-84.

[128] Mpallas G, Simatos G, Tasidou A, et al. Primary breast lymphoma in a male patient.Breast, 2004,13（5）:436-438.

[129] Liu MT, Hsieh CY, Wang AY, et al. Primary breast lymphoma: a pooled analysis of prognostic factors and survival in 93 cases. Ann Saudi Med, 2005,25（4）:288-293.

[130] Vigliotti ML, Dell'olio M, La Sala A, et al. Primary breast lymphoma: outcome of 7 pa tients and a review of the literature. Leuk Lymphoma, 2005,46（9）:1321-1327.

第 47 章

原发性食管淋巴瘤

原发性食管淋巴瘤（primary esophagus lymphoma，PEL）是一种原发于食管的结外淋巴瘤，肿瘤的主体位于食管，其他部位淋巴瘤侵犯食管不属于本病范畴。

原发于食管的恶性肿瘤，98% 为鳞状细胞癌，约 2% 为腺癌，仅极少数为黑色素瘤、肉瘤，其次为淋巴瘤。

第 1 节　流行病学

原发性食管淋巴瘤是一种少见的淋巴瘤，以非霍奇金 B 淋巴细胞瘤为常见，而霍奇金淋巴瘤、T 细胞淋巴瘤则罕见。

1890 年，由 Stephan 报告第 1 例原发性食管淋巴瘤；1935 年，Chiolem 报道 1 例 74 岁的男性患者临床检查发现食管中段有狭窄，诊断不明；患者死亡后尸检证实为食管中段原发性淋巴瘤（HL），纵隔淋巴结或远处淋巴结以及其他脏器无转移。1977 年，Camovale 等报道经组织学检查确诊的食管淋巴瘤共 8 例，其中食管霍奇金淋巴瘤只有 1 例。

1970 年，Caruso 统计 1940 年以前的英文文献仅见 5 例原发性食管淋巴瘤。1972 年，Freeman 等报道美国国家癌症研究所（National Cancer Institute，NCI）诊治的 12 357 例非霍奇金淋巴瘤中，有全身各部的淋巴结外非霍奇金淋巴瘤共计 1497 例（占 12%），其中食管原发性非霍奇金淋巴瘤仅有 3 例，占 0.2%。1973 年，Wood 和 Columan 报道的 354 例诊断明确的原发性淋巴结外恶性淋巴瘤中，病变原发于食管的病例仅占 0.3%。

1930~2000 年，文献报告食管淋巴瘤不足 100 例，多数为继发于食管的霍奇金病，而原发者不足 10 例。1994 年，Orvidas 等复习了美国 Mayo Clinic 1945~1992 年经活检及病理组织学检查证实的侵犯食管的淋巴瘤患者共有 27 例，其中食管原发性淋巴瘤亦只有 3 例（11%）。27 例中，89% 为非霍奇金淋巴瘤，11% 为霍奇金淋巴瘤；3 例食管原发性淋巴瘤是 Orvidas 等采用严格的诊断原发性淋巴瘤的标准而筛选出的，其中 1 例的肿瘤位于食管上段，1 例位于食管中段，另 1 例的肿瘤同时分布于食管上、中、下三段。

美国 1935~1997 年共诊断食管淋巴瘤 90 例，其中只有 8 例为原发。2002 年 Korst 报道，美国 Memorial Sloan –Kettering 癌症中心在 1946~1999 年的 53 年之间仅看到 2 例食管原发性淋巴瘤，占该癌症中心全部少见的食管原发性肿瘤的 2.8%。国内 1979~2004 年报道原发性食管淋巴瘤 11 例 [1-7]。

2002 年 Korst 报道，食管原发性非霍奇金淋巴瘤多见于男性，平均发病年龄 61 岁；同年，周帆等收集 1970 年至 2002 年的病例共 39 例，并报道 1 例，共 40 例 [8-11]。统计结果表明，本病发病年龄 17~86 岁，中位年龄 59.5 岁，92.5% 的患者在 30~75 岁之间，并以老年人居多；男女之比为 1.5:1。

第 2 节 组织病理学与免疫组化

1 发生部位与大体形态

原发性食管淋巴瘤发生部位以食管下段多见，与 Barrett 食管的多发部位重叠。国内文献 1980 年至 2005 年共报告食管原发性淋巴瘤 12 例（来自中国期刊全文数据库），根据 1989 年《国际癌症分期标准》中食管癌的分段标准，其中胸上段 1 例，胸中段 8 例，胸下段 3 例；病变长度 ≤3cm 3 例，3~5cm 5 例，≥5cm 4 例。

肿瘤可以有多种形态和生长方式，包括息肉性、溃疡性、局限性肿块以及弥漫性浸润，导致食管缩窄，有时肿瘤细胞在黏膜下层生长可造成巨大皱褶，如同静脉曲张，不连续的黏膜下结节，甚而呈弥漫性细结节状外观，有时有贲门痉挛，严重时可形成气管食管瘘，甚至在食管肺叶间形成瘘管。

大体病理类型呈单一型的食管原发性淋巴瘤往往少见，瘤细胞在食管黏膜下浸润几乎可见于每一例患者。此外，肿瘤的分化程度亦影响大体病理形态。

有的食管原发性淋巴瘤可在食管黏膜下呈浸润性生长，并沿食管纵轴在黏膜下蔓延，有时在术中很难确定肿瘤的上、下界限，给其外科手术切除治疗带来困难。

肿瘤的剖面呈灰色或淡黄色，质地较为坚实而不硬；瘤体出血和坏死少见；肿瘤表面可有表浅溃疡形成。

1.1 隆起性

肿瘤位于食管壁内，呈结节状或息肉状从食管黏膜下向食管腔内凸出，有的呈扁平肿块，表面黏膜组织往往比较正常而且比较完整。肿瘤较大时，其表面黏膜可有糜烂或表浅溃疡形成。多数患者伴有 AIDS，但 AIDS 者发生食管淋巴瘤的几率不足 0.3%。

1.2 溃疡性

隆起型病变和浸润型病变的中央如有单发的较大溃疡形成者称之为溃疡型；有的呈多发的、比较表浅的溃疡。大的溃疡底部较平，边缘锐利，表面食管黏膜皱襞中断，呈围堤状隆起。溃疡型可并发出血甚至食管穿孔，导致纵隔感染乃至纵隔脓肿形成。

1.3 浸润性

病变部位的食管黏膜呈局限性或弥漫性浸润性改变，局限性浸润表现为食管局部黏膜隆起、增厚或褶叠状；弥漫性浸润表现为瘤细胞在食管黏膜下广泛浸润，使食管壁增厚、僵硬并失去弹性，可以造成食管腔狭窄，患者可有吞咽困难症状，可高达 89%。

1.4 结节性

食管黏膜表面有多发的或弥漫性的结节状隆起及结节形成，或半球形向食管腔内隆起，表面的食管黏膜组织亦属正常。这种病变需要与食管平滑肌瘤进行鉴别诊断，以免造成误诊，因二者的病理性质、治疗方案及预后截然不同。

2 他处淋巴瘤食管受侵

他处侵及消化道的淋巴瘤，占淋巴瘤的

10%~20%，以非霍奇金淋巴瘤居多。国外报道侵及胃最常见，占48%~50%；小肠次之，占30~37%；回盲部占12%~18%，余下的消化道及肠系膜罕见[12]。其他部位的恶性肿瘤通过血行播散或淋巴转移到食管的病例极少，但食管的继发性淋巴瘤则较多见，但Lewin统计117例消化道受侵者，无1例食管受侵。

据文献报道，淋巴瘤患者的尸检资料中有7%累及食管，多数为纵隔淋巴结受累所致，食管黏膜受侵的病例不多。有作者报道累及食管的霍奇金淋巴瘤的病例，但并非原发性淋巴瘤，原发性淋巴瘤仅2例。对这些病例做内镜检查以确定原发或继发性淋巴瘤存在很大困难。

3 细胞类型

原发性食管淋巴瘤大多数为非霍奇金淋巴瘤，且以B细胞型多见，约占78%；可以是大B细胞性或是低度恶性B细胞MALT淋巴瘤。食管MALT淋巴瘤的形态学及细胞学特点与消化道其他部位发生的相似。

Bolondi等[13]于1990年报道1例霍奇金淋巴瘤。周帆等收集40例，除3例为霍奇金淋巴瘤外，其余37例为非霍奇金淋巴瘤，以大细胞型淋巴瘤更为多见。其中高度恶性淋巴瘤，占食管原发性非霍奇金淋巴瘤的48.6%，表明食管原发淋巴瘤的恶性程度相对较高。

顾菲等[14]报道1例食管胃滤泡性淋巴瘤，男，69岁，无明显诱因出现餐后嗳气、返流，上消化道钡餐造影示食管中下段见一弧线形充盈缺损，皱襞增宽展平，管腔无明显狭窄，钡剂通过顺利；胃底贲门及胃体小弯亦可见一隆起性充盈缺损，其边缘光滑完整，黏膜未见破坏。内窥镜超声所见:距门齿25~50cm食管腔内不规则黏膜下隆起，呈皱裂样或结节状，表面黏膜完整光滑呈淡蓝色，触之柔软。行手术切除，术中见肿物从主动脉弓水平至胃体，最粗处约10cm，血供丰富，稍加分离，即渗血不止。术后病理为非霍奇金恶性淋巴瘤（B细胞性低度恶性），免疫组织化学为CD20[+]、CD45RO阴性、CD5阴性、CK阴性、Bcl-2[++]、CD10阴性、cyclin DL阴性，滤泡性淋巴瘤。

另外，李万湖等[15]报道了1例原发于颈髓的弥漫性大B细胞型淋巴瘤。

原发于食管的T细胞性淋巴瘤曾有报道，但极为罕见。

4 镜下观

MALT淋巴瘤最常发生部位是胃，原发食管者少见。Guennoun等[16]报道1例原发于食管黏膜相关组织淋巴瘤。苏庆光等[17]报道1例原发食管黏膜相关组织淋巴瘤，女，76岁，在喉镜下取活检，镜下见食管黏膜下层内有淋巴滤泡形成，小到中等大小淋巴细胞，肿瘤细胞中等大小，核轻度不规则，染色质中等，核仁不明显。部分区域可见散在单核肿瘤细胞向滤泡套区扩散，浸润滤泡周围区域形成融合灶，部分取代淋巴滤泡；同时可见灶性异型淋巴细胞向上点状浸润食管鳞状上皮，形成所谓淋巴上皮样病变。免疫组化检查显示，CD20[+]、CD79a[++]、CD3[-]、CD45RO[-]。诊断为"食管B细胞黏膜相关淋巴瘤"。

淋巴滤泡被弥漫性中心细胞样（CCL）细胞浸润，这些肿瘤细胞还呈现不同程度的浆细胞分化。常可见到肿瘤细胞侵犯其上方的上皮。

周帆等[7]报道1例食管原发性淋巴瘤合并早期浸润性鳞状细胞癌，男性，69岁；活检病理诊断"食管中段鳞状细胞癌"，行探查术，术中发现食管气管分叉水平以下部位可见一5cm×3cm×2cm大小肿物，质硬，向腔内生长，致管腔狭窄，近段食管扩张，游离中下段食管胃贲门部连同肿大淋巴结一并切除。术后病理镜检，食管鳞状上皮不典型增生，癌变，侵犯固有层，细胞异型，核深染，分裂相多，呈杵状生长并相互融合，食管全层有肿瘤细胞弥漫性浸润，可见残存的食管腺和平滑肌组织，表皮内可见淋巴瘤细胞浸润（见图47-1）。肿瘤细胞形态单一，体积大，细胞核巨大，4~5个淋巴细胞大小，圆形，有十分突出的中心位核仁，嗜酸性或嗜碱性（见图47-2）；染色质疏松，核空，异染色质聚集于核膜下，核膜厚。细胞质丰富而宽广，嗜碱性或浅染，成片肿瘤细胞周围有较多反应性浆细胞及较少嗜酸性粒细胞、组织细胞和具有非典型性不同转化阶段的淋巴细胞。

5 免疫组化

CCL细胞的特点是表达全B细胞标志物

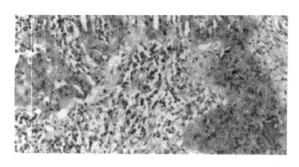

图 47-1 食管鳞状上皮癌变，早期浸润 [7]

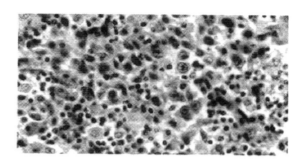

图 47-2 食管霍奇金淋巴瘤，免疫母细胞型，细胞大，胞质丰富，核仁明显 [7]

CD20 和 CD79a，不表达 CD5 和 CD10。它们表达 Bcl-2 蛋白，且对 CD43 抗体呈阳性。

周帆等 [7] 报道 1 例食管原发性淋巴瘤合并早期浸润性鳞状细胞癌。免疫组化，淋巴瘤细胞 CD45RO 和 LCA⁺⁺⁺，CD20、CKI/3、CD30 和 EMA 均阴性；反应性细胞 CD20⁺，免疫球蛋白轻链 λ 和 κ⁺⁺。病理诊断"食管原发性非霍奇金淋巴瘤(T 免疫母细胞型)，合并早期浸润性鳞状细胞癌"。

第 3 节 常规检查

1 X 线钡剂造影检查

原发性食管淋巴瘤的 X 线钡剂造影，常无特异性，通常表现为结节状充盈缺损、管腔不规则狭窄。食管 X 线片及尸体解剖发现，以食管下段多见，常表现为食管黏膜下肿块，或息肉状肿块，表面光滑或伴有溃疡形成，伴有或不伴有阻塞性狭窄、溃疡型狭窄，大的黏膜内肿块可伴有中央溃疡形成；食管下段管壁僵硬、狭窄，酷似贲门失弛缓症；食管静脉曲张样改变或动脉瘤样变；食管黏膜下大量光滑结节，酷似食管念珠菌病，但食管念珠菌一般菌斑小而呈直线型分布，而食管淋巴瘤一般结节较大，且呈弥散型分布 [18]；食管黏膜多发溃疡或糜烂等征象，与淋巴瘤侵及胃肠道征象相类似。

生玉现指出 [4]，仔细观察 X 线表现，可以发现腔内型食管癌与食管淋巴瘤的不同，腔内型食管癌的黏膜改变有一定的异形性，即瘤灶上、下两端的黏膜破坏、中断明显，瘤体不规则，表面可有较大龛影或溃疡灶；而恶性淋巴瘤的上下两端黏膜无异形性，肿块两端即为正

常黏膜表现，淋巴瘤体虽有分叶，但较规则，表面虽有小溃疡但不至于形成较大龛影。

Camovale 等报道的 8 例食管淋巴瘤患者，经过上消化道 X 线钡餐造影检查后发现其主要表现有以下几点。

(1) 病变累及食管远端及邻近的胃底，其特点为食管远端有大的结节影与非梗阻性狭窄，与其毗邻的胃底黏膜皱襞有相似的 X 线表现，且很难与胃癌累及食管下段相鉴别。

(2) 食管腔的非梗阻性狭窄外观不规则，病变可以向上扩散到胸段食管的上 1/3，且有时范围较广。

(3) 瘤组织在食管黏膜下浸润后在食管钡餐造影片上表现为黏膜下有比较大的结节影，酷似食管静脉曲张的 X 线表现。

(4) 食管中段有长约 9cm 的不规则狭窄区并伴有溃疡形成，较大的结节性病变表面可出现较大的单个溃疡征象。

(5) 有的病例食管 X 线钡餐造影片上，可见食管黏膜下有多发的结节影（即黏膜下淋巴瘤结节）。

一般而言，当食管 X 线片出现食管黏膜皱襞增粗、黏膜下结节伴有大的肿块、众多的壁龛和黏膜溃烂、食管巨大肿块但无食管狭窄改变等征象时，应高度怀疑原发性淋巴瘤可能性 [12]。

2 CT 扫描

CT 扫描可显示纵隔内的肿大淋巴结、食管腔内及食管黏膜下较大的肿物，对诊断纵隔淋巴瘤侵犯食管具有一定意义，对淋巴瘤分期、观察化疗或放疗期间肿瘤大小的改变以及治疗后的随诊复查亦有意义。

3 内镜检查

食管内窥镜检查亦无特异性表现，通常表现为食管狭窄伴近端食管扩张；或可见息肉状肿块；或单纯受侵段食管扩张，蠕动差；众多的结节酷似念珠菌样生长；或肿块呈霉菌样生长；食管黏膜皱襞粗大；多发糜烂或溃疡；溃疡性狭窄等。

食管内窥镜检查虽是诊断食管原发性淋巴瘤的重要而有效手段，可用肉眼直接观察病变并取活体组织进行组织学检查，具有定性诊断价值。但原发性食管淋巴瘤来源于黏膜下的细胞，病变局限于黏膜下层，活检不易取到，活检阳性率不如食管癌高。这种情况下往往需要反复多取、深取活检标本。据 1994 年 Orvidas 等报道，其内镜活检阳性率为 81%。有的食管原发性淋巴瘤术前诊断并不明确，而是经外科手术切除肿瘤后对手术标本进行病理学检查后才得以确诊的。

一般而言，当内镜观察到黏膜皱襞粗大、呈直线形；虽然黏膜皱襞粗大，但食管扩张性仍好；壁内结节样结构，结节间呈桥样联结，表面光滑；众多的溃疡和糜烂等征象时，应高度怀疑淋巴瘤。

第 4 节　临床表现

原发性食管淋巴瘤患者一般无症状，吞咽困难、体重下降是最常见的症状，部分病例有食欲下降、咽痛、胸痛，进食后咳嗽、呕吐，个别有发热、盗汗、腹痛、剑突下疼痛和便血、贫血等症状。

原发性食管淋巴瘤导致食管穿孔的病例要比食管鳞癌多见。Orvidas 等报道的 3 例中即有 2 例并发食管穿孔、食管纵隔瘘，这可能与食管淋巴瘤患者食管壁及其周围组织的纤维化病理反应较轻有关。

第 5 节　诊断与鉴别诊断

1 诊断注意事项

（1）原发性食管淋巴瘤的主要临床症状是吞咽困难和体重减轻，约占 50% 以上，另有 40% 的患者无吞咽困难，仅表现为一般的上腹痛，食欲不振等，甚至完全没有症状，这对诊断造成一定困难；有些诊断是通过对全身播散患者的尸体进行尸检而得到的。

（2）本病发病年龄为 30~71 岁，平均 55.5 岁，无性别差异，大多数侵犯食管下段。值得提出的是，对于艾滋病患者，如果出现进食哽噎症状，需行食管镜检查，以明确诊断。

（3）原发性食管淋巴瘤除侵犯食管外，亦往往累及身体其他部位，常见的有胃、肝和深部淋巴结，但极少在表浅淋巴结发现病灶。这究竟是肿瘤原发于食管转移到其他器官，还是肿瘤的多中心起源，目前尚无定论。尽管目前已制定出消化系统原发、继发淋巴瘤的诊断标准，但在实际应用中价值不大，因 67%~70% 的非霍奇金淋巴瘤在确诊时已有全身侵犯。

（4）原发性食管淋巴瘤的诊断除了病史、查体外，主要依靠食管和胃的 X 线钡餐造影检查、食管（纵隔）的 CT 扫描及内镜检查。检查过程中要特别注意食管-胃结合部的胃壁有无受累的征象。组织病理学检查结果是诊断的可靠依据，但食管活检确诊率较低，这是因为肿瘤生长位置较深，很少突破黏膜层，活检不易取材；其发病率较低，临床及病理科医师对其认识不足，缺乏经验。如 2010 年，刘煜等 [19] 报道 1 例原发性食管淋巴瘤，男，72 岁，以"进行性进食哽噎 6 个月"入院，胃镜病检找到"癌细胞"；术中见肿瘤位于食管下段，3cm×4cm×3cm 大小，侵及食管壁全层，但术后病理诊断为"食管非霍奇金淋巴瘤（B 细胞型）"，免疫组化 CK^+、EMA^+、$CD20^+$、LCA^+、$CD45RO^+$。

2 诊断标准

目前原发性食管淋巴瘤的诊断多仍采用 Dawson 诊断标准，即①全身无病理性淋巴结肿大；②胸片无纵隔淋巴结肿大；③白细胞总数及分类正常；④手术证实病变局限于淋巴引流区域淋巴结；⑤肝脏、脾脏正常。

3 鉴别诊断

临床上本病应与食管癌、食管平滑肌瘤、

贲门失弛缓症及食管念珠菌病鉴别，可参阅有关资料。

第6节　治疗

由于原发性食管淋巴瘤的发病率极低，文献中报道的例数很少，且多为个案报道，不同的作者采用的治疗方法不尽一致。有的作者采用单纯化疗，有的作者采用单纯食管切除术或局部病变切除术，有的予以单纯放疗或放、化疗综合治疗，有的进行食管切除术并辅以放疗及化疗。目前亦无统一标准治疗方案。

1　治疗原则

在治疗前若能明确诊断，原发性食管淋巴瘤与其他部位淋巴瘤一样，多采用放疗和化疗。对于术前不能明确诊断、局限病变及出血梗阻者，可先予手术，再辅以化疗或放疗以提高疗效及延长生存期。

一般而言，多数学者主张手术切除肿瘤，并在手术后辅以放疗及化疗。

2　手术治疗

原发性食管淋巴瘤，早期诊断存在很大困难，而且明确或鉴别其为原发性淋巴瘤抑或继发性淋巴瘤亦非易事，因此若能做到早期诊断，通过外科手术切除治疗有可能达到治愈的目的。

有学者指出，若术前诊断不明确，只要患者无手术禁忌证，应争取手术治疗，切除病变并明确诊断；对导致食管梗阻、患者有吞咽困难症状者，应进行外科手术治疗，术后病理检查证实有局部淋巴结转移者，宜辅以放疗。

有学者指出，本病好发于食管下段并经常累及近端胃，且有向食管黏膜下广泛浸润的倾向（往往是沿食管纵轴上、下浸润），因此手术切除范围应视术中所见适当扩大，以避免食管切缘有肿瘤组织残留而影响手术疗效，同时要清扫引流区淋巴结。

1997年，杨卫平等[20]报道1例巨大食管淋巴瘤，男，59岁，1995年2月手术；术中见食管巨大肿瘤长约20cm（自第3胸椎下缘至第10胸椎水平），离体食管肿瘤标本长20cm，重430g，最大横径10cm，瘤体壁最厚处达6cm；

肿瘤侵犯食管全周，食管旁、气管隆突下、贲门旁及胃左血管旁有多个淋巴结，病理诊断"食管弥漫性非霍奇金淋巴瘤"。李军等[21]报道2例原发性食管淋巴瘤，一例为75岁女性，于全麻下行食管肿瘤切除，术后病理诊断"食管非霍奇金淋巴瘤，B细胞性小淋巴细胞淋巴瘤"，术后8个月死于广泛侵犯；另一例为62岁男性，亦行手术切除，术后病理诊断为"食管非霍奇金淋巴瘤"，术后32个月死于纵隔侵犯。谢自宏等[22]2005年报道自1979~2004年收治3例，1例为术后诊断，2例为内镜活检诊断。1例经手术+放疗+化疗后，无瘤生存已达8年；另2例通过放、化疗+免疫治疗后，均达CR，1例生存2年余，另1例10个月，均在随访中。

3　化疗、放疗

淋巴瘤对化疗、放疗均较敏感，化疗应根据细胞类型选择标准方案；放疗常采用小剂量照射，一般单次量为150cGy，总量DT40~60Gy。这样既可减少放疗反应，亦能防止并发症的发生（如食管穿孔、瘘等）。

第7节　预后

原发性食管淋巴瘤的预后取决于肿瘤的组织学类型、肿瘤临床分期、患者身体状况、年龄及是否实施根治性手术[23]。有随访资料的14例中，半年生存率64.3%，1年生存率50%，而2年生存率为46.2%。综合治疗可使预后得到较大改善。有报道，以放疗+化疗疗效最佳，有生存12年和13年者[24]；亦有作者报道，对于Ⅰ~Ⅱ期原发食管管非霍奇金淋巴瘤，单独化疗疗效不亚于放疗+化疗，至少在一部分病理类型中如此[23]。

（杨怡萍）

参考文献

[1] 冯纯伟，蒋向良，吴维继.食管巨大恶性淋巴瘤1例.中华肿瘤杂志，1989，11（2）：88.
[2] 王合富，许梅英.食管原发性恶性淋巴瘤1例.内镜

杂志，1994，11（4）：216.

[3] 蒋仲敏，王连生，孟凡利，等.原发性食管非何杰金淋巴瘤 1 例.中华胸心血管外科杂志，1995，11（6）：341.

[4] 生玉现.食管原发性肿块型恶性淋巴瘤 1 例.中国医学影像技术，1998，14（12）：930.

[5] 陈茂怀，吴名耀，吴贤英，等.食管原发性恶性淋巴瘤 1 例.中华病理学杂志，1996，25（6）：331.

[6] 李先锋，孙振柱，方彦忠，等.食管原发性非霍奇金淋巴瘤 1 例.中华胸心血管外科杂志，2000，16（4）：211.

[7] 周帆，杨重庆，乔旭柏，等.食管原发性淋巴瘤合并早期浸润性鳞状细胞癌 1 例并文献复习.J Diag Pathol，2002，9（6）：362-363.

[8] Matsuura H, Sai to R,Nakajima S, et al .Non-Hodgkin's lymphoma of the esophagus. Am J Gas troenterol, 1985, 80: 941.

[9] Mengoli M,Marchi M, Rota E, et al . Primary non-Hodgkin's lymphoma of the esophagus. Am J Gastroent erol, 1990, 85: 737.

[10] Gelb AB,Medeiros LJ, Chen YY, et al .Hodgkin's disease of the esophagus.Am J Clin Pathol, 1997, 108: 593.

[11] Nishiyama Y, Yamamoto Y, Ono Y, et al. Visualization of esophageal non-Hodgkin's lymphoma with Ga 67 scintigraphy.Ann Nucl Med, 1999, 13: 419

[12] Oguzkrr L, Karabutut N,Cakmaki E, et al.Primary non- Hodgkin's Lymphoma of the esophagus.Abdom Imaging, 1997, 22（1）：8-10.

[13] Bolondi L, De Giorgio R, Santi V ,et a1.fimary non-Hodgkins's T -cell lyinphoma of the esophagus,A case with peculiar.Dig Dis Sci, 1990, 35（1）：1425 -1430.

[14] 顾菲，刘霞，张雪哲.食管胃滤泡性淋巴瘤.中华医学杂志，2005，85（15）：1048.

[15] 李万湖，田世禹，郭守芳，等.颈髓非霍奇金淋巴瘤一例.中华肿瘤杂志，2007，29：283.

[16] Guennoun N, Talri A, Krati K, et al.primary non-Hodgkin's lymphoma of the anus and esophagus:a case report.Gastroenterol Clin Biol,2006,30:487-488.

[17] 苏庆光，任永昌.原发食管黏膜相关组织淋巴瘤一例.中华肿瘤杂志，2008，30（7）：505.

[18] G-McClees RK,Dean D.Maginie Lymphomatous esophageal nodules:the difficulty in radiologic differential diagnosis.Am J GAstroenterol,1985,80（7）:529-530.

[19] 刘煜，李敏，郑文凯.原发性食管淋巴瘤误诊为食管癌.临床误诊误治，2010，23（7）：700.

[20] 杨卫平，扬捷生，李桦.巨大食管恶性淋巴瘤 1 例.Clin Throac Cardiovasc Surg，1997,13（2）：128.

[21] 李军，李体平，许寿霞.原发性食管淋巴瘤 2 例报告.山东医药，2005，45（14）：71.

[22] 谢自宏，尤金强，李瑞英.3 例原发性食管恶性淋巴瘤临床分析.中国肿瘤临床，2005，32（10）：594-595.

[23] Mengoli M,Karch, Rcta E, et al.Primary non-Hodgkin's Lymphoma of the esophagus.Am J Gatroenterol, 1990, 85（6）：737-747.

[24] Orvicas LJ,Mccaffcy TV,Lewis JE, et al. Lymphoma involving the esophagus.Ann Otol Rhinol Laryngdo, 1994,103（11）:843-848.

第 48 章

原发性肺淋巴瘤

原发性肺淋巴瘤（primary pulmonary lymphoma，PPL）是指原发于肺内淋巴组织的淋巴瘤，即仅有肺部淋巴侵犯而不伴纵隔、肺门及其他部位淋巴瘤。

第 1 节　流行病学

近年来，国内外原发性结外淋巴瘤（primary extranodal lymphoma，PENL）屡有报道。国外资料报道，结外淋巴瘤发病部位最常见的前 5 位依次是胃肠道、Waldeyer 环、皮肤、中枢神经系统、软组织[1]。国内统计的结外淋巴瘤好发部位依次是胃肠、鼻咽喉、皮肤[2]，且绝大多数为非霍奇金病。欧美国家 PENL 仅占 10%~25%，而我国 PENL 达 24%~53.7%[3]。

原发性肺淋巴瘤是结外淋巴瘤的一种罕见类型，占全部淋巴瘤的 0.36%~1.20%；原发于肺的 MALT 淋巴瘤亦极为少见，欧美国家发病率略高，占非霍奇金淋巴瘤病例的总数比率不到 1%[4]。

原发性肺淋巴瘤虽然极其少见，但肺继发性淋巴瘤常见，尸检发生率为 62%，CT 的检出率约为 10%，HL 与 NHL 分别为 8% 和 12%[2]。

肺原发性淋巴瘤，平均年龄 42.5 岁（12~82 岁），峰值年龄为双峰型，首峰在 21~30 岁；二次高峰在 60~80 岁，男女比例为 1:1.4。石荟等[5] 报道了 22 例原发性肺非霍奇金淋巴瘤（PPNHL），男 8 例，女 14 例；年龄 8~74 岁，中位年龄 48 岁。

第 2 节　组织病理学

1　组织学类型

原发性肺淋巴瘤，病理学上分为非霍奇金淋巴瘤与霍奇金淋巴瘤两大类，其中绝大部分为 NHL；NHL 又分为起源于支气管黏膜相关淋巴组织的低度恶性小 B 细胞淋巴瘤（MALT）、高度恶性大 B 细胞淋巴瘤（DLBCL）、血管中心性淋巴瘤，以及其他罕见类型，如血管内淋巴瘤等[6]。

原发性肺非霍奇金淋巴瘤（PPNHL）是结外淋巴瘤一种罕见类型，是起源于肺内淋巴组织的肿瘤，以 B 细胞型为主，占 80%~90%[7]；T 细胞型者甚少，仅占 3%~5%[8]。赵明泽等[9]报道 1 例原发性肺 T 细胞淋巴瘤，男，25 岁。石荟等[5]报道了 22 例原发性肺非霍奇金淋巴瘤，低、中度恶性 B 细胞来源的淋巴瘤占 86.4%，ALCL 占 13.6%。

原发肺淋巴瘤主要源于 B 淋巴细胞，有人报道可源于中心细胞，其由滤泡旁 B 淋巴细胞转化而来，这些 B 淋巴细胞表达 κ-或 λ-免疫球蛋白轻链，提示为源于单一 B 细胞的克隆增殖。

肺淋巴瘤样肉芽肿（pulmonary lymphomatoid granulomatosis，PLG）更为罕见，主要由血管中心性淋巴组织增生和血管炎性浸润引起。PPL 与 PLG 有许多共同之处，均为系统性肉芽肿病，均起源于支气管黏膜相关的淋巴组织，为淋巴结外淋巴疾病。PLG 介于良性淋巴增生与恶性淋巴瘤之间，需警惕 PLG 发展为淋巴瘤。

2　病理特点

PPNHL 浸润性病变类似炎症或与炎症并发，或广泛纤维化，或因反应性成分增加，使淋巴瘤组织内成熟淋巴细胞很难与常见的慢性炎症性淋巴细胞相鉴别。

多数低级别分化 B 细胞淋巴瘤表现为界限清楚的结节或局灶性肺实变区，病变内常可辨认气道与血管等结构；光镜显像可见气道旁间质组织及众多较小血管周围的间质组织内的肿瘤细胞浸润，间质组织内肿瘤的增大造成几乎是完全的局灶性"实变"。肿瘤的高倍镜像显示肿瘤细胞为均一、圆形的小细胞，胞核内见中心性小核仁。

石荟等[5]报道了 22 例原发性肺非霍奇金淋巴瘤，12 例患者（54.5%）病理结果提示为低级别分化淋巴瘤，全部为 MALT 淋巴瘤。光镜下表现为小淋巴样细胞的弥漫浸润，胞质少，形态较均一，核染色质丰富（图 48-1-①），以支气管、细支气管、肺泡上皮细胞的浸润为主，可见瘤细胞浸润单个肺泡腔形成肺内小结节或条带样浸润肺间质；免疫组化结果为肿瘤细胞表达全 B 抗原 CD20、CD79a 阳性（图 48-1-②），Ki-67 阳性，部分 Bcl-2、PAX-5 阳性，

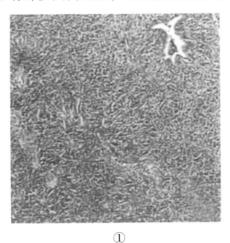

①

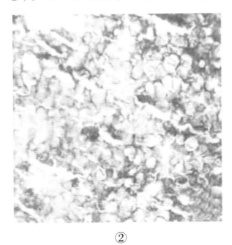

②

图 48-1　低级别分化淋巴瘤的病理学检查。①MALT 肿瘤细胞均一，核圆，胞浆少，小淋巴细胞轻度异型，呈弥漫成片分布，间质少，核染色质粗（HE×100）；②MALT 肿瘤细胞呈 CD20 弥漫阳性（Envision 法×400）[5]

CD3、CD45RO、CD7等为阴性。

原发高度恶性的淋巴瘤，肿瘤细胞普遍表现为显著的细胞异型性，光镜下可见明显的边界不清的肿瘤细胞浸润灶；与典型的低级别分化的B细胞淋巴瘤不同，常见肺实质及胸膜坏死灶与血管浸润性病灶，可见小肺动脉壁内密集的淋巴瘤浸润[10]。

石荟等[5]报道了22例原发性肺非霍奇金淋巴瘤（PPNHL），10例（45.5%）病理结果提示为中高级别分化淋巴瘤，其中7例（31.8%）

为弥漫性大B细胞淋巴瘤（DLBCL），3例（13.6%）为间变性大细胞性淋巴瘤（ALCL）。弥漫性大B细胞淋巴瘤在光镜下表现为弥漫成片的大的母细胞性淋巴样细胞浸润，胞质嗜碱性，细胞核大，核仁明显；常见肺及胸膜坏死灶与血管浸润。间变性大细胞性淋巴瘤瘤细胞体积大，散在，异形性明显，可见双核PAX-5均表现为阳性。CD3、CD7、CD10、CD22等为阴性。ALCL患者CD3、CD7、CD30、Ki-67均为阳性，ALK部分阳性，CD20、CD79a、Bcl-6为阴性。

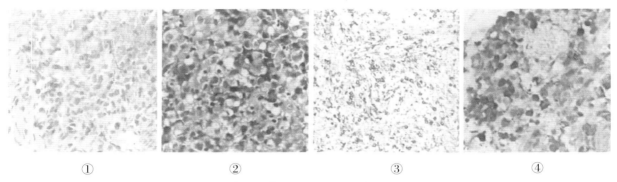

① ② ③ ④

图48-2 中高级别分化淋巴瘤的病理学检查。①DLBCL瘤细胞体积较大，形态多样，呈弥漫分布，胞质嗜碱性，核大，核仁明显（HE×200）；②ALCL瘤细胞体积大，异形性明显，可见双核和核仁，可呈窦性浸润（HE×400）；③DLBCL肿瘤细胞呈CD79a阳性（Envision法×200）；④ALCL肿瘤细胞呈ALK阳性（Envision法×400）[5]

第3节 常规检查

1 CT检查

1.1 CT显像类型

原发性肺淋巴瘤的CT表现虽无显著特异性，但仍有一定特点，对初步诊断有一定价值。其表现可有多种类型，各类型可同时并存。国内学者有将其分为4型[11]、5型[5]，但内容基本相同，如张谦[12]对9例原发性肺部非霍奇金淋巴瘤CT影像表现进行了观察，指出原发性肺部非霍奇金淋巴瘤CT影像表现形式多种多样，具有一定的特征性。

1.1.1 肿块结节性

该型最常见，可单发或多发，显示肺内胸膜下多发的结节或肿块阴影，肿块直径多>2cm，多呈分叶状，不规则形，部分边界较模糊，可有融合趋势，边缘磨玻璃样影，可表现"晕征"，内部密度较均匀，病灶内可见充气的

支气管影；部分病灶可见空洞及液气平面。

此型为肿瘤组织侵犯，使间质轻度增厚或气腔不完全充盈所致，是本病较特异的征象[13]。

此型为肿瘤浸润周围组织使间质轻度增厚或气腔不完全充盈所致[14]，在肿块影、结节影、斑片影与实变影内均能见到，是肿瘤细胞浸润肺间质引起支气管周围组织破坏及肺泡塌陷所致，是本病较特异的征象[13]。

病变更倾向于沿着支气管、血管束周围、小叶间隔及胸膜下的淋巴管浸润，支气管腔通畅或仅轻度狭窄，随病变进展，小叶间隔受侵增厚，以致溢入肺泡内形成实变。影像上形成网状结节影，在实变肺叶内看到支气管充气征。

1.1.2 肺泡肺炎型

该型表现为沿肺段或肺叶分布的斑片状渗出、实变，病变内可见典型的支气管充气征、空洞，类似大叶性肺炎的表现，病变密度较低。

1.1.3 粟粒型

病变侵犯肺间质，可表现为弥漫分布的小点状阴影，多为直径小于1cm的多发小结节，

边界粗糙，很少有融合趋势，自肺门向肺野发出的放射状、网状结节阴影多见；多数病例有多型表现[15]。

1.1.4 间质型（支气管血管淋巴管型）

该型最少见，以侵犯肺间质为主，可有肺门区肿块，支气管受压狭窄，支气管血管束增粗、扭曲，小叶间隔增厚或呈毛玻璃样变，亦可表现为弥散的细或粗糙网状结构或网状小结节[16]。

间质型表现为弥漫分布的细小或粗糙网状结构或网状结节，或呈毛玻璃样变。粟粒型呈直径小于1cm的多发小结节，边界粗糙。多数病例有多型表现[16]。

1.1.5 混合型

该型病变表现可错综复杂，肺内多发结节或肿块样病灶、肺实变等两种或两种以上表现同时存在，亦可见线状、网状、磨玻璃样肺间质改变。

各型发生率报道不一致，如 Cordier 等[17]报道肿块型占多数，而支气管充气征是肺实变型特征性表现，可见于 51%的病例；有作者报道支气管血管淋巴管型发生率最高，约占 40.8%[18]；有作者报道以混合型最多，约占 50.0%[19]；亦有报道，CT 检查有 60%的病例出现肺实变和肺内结节，70%肺内呈现毛玻璃样高密度影，90%肺内可见到支气管充气征[20]。

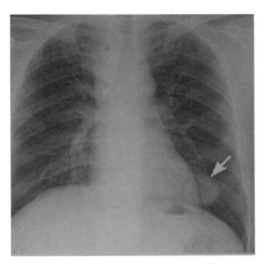

图 48-3 胸部正位 X 线片：左下肺见圆形阴影（箭头）诊断：原发性肺淋巴瘤[12]

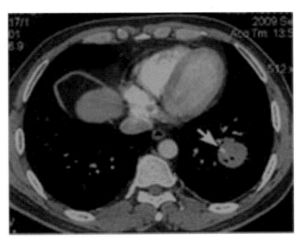

图 48-4 左下肺病变水平 CT 平扫：左下肺肿块为类圆形，软组织密度，病变内见枝状气体密度结构（箭头）。诊断：原发性肺淋巴瘤[12]

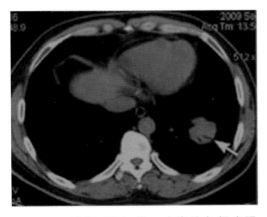

图 48-5 增强 CT 扫描：病变均匀轻度强化，内侧见强化的点状血管断面（箭头）诊断：原发性肺淋巴瘤[12]

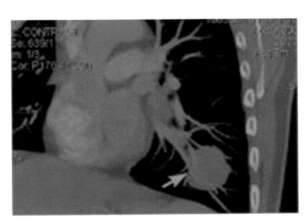

图 48-6 增强 CT 冠状厚块（1cm）最大密度投影（slabMIP）：左下肺动脉与左下肺静脉（箭头）于病变内穿行，外形无异常改变。诊断：原发性肺淋巴瘤[12]

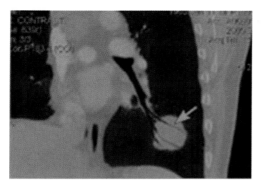

图 48-7　与图 48-4 同一水平、相同厚度的厚块最小密度投影（slab minMIP）：左下肺各段支气管（箭头）自病变内穿行，无狭窄或闭塞。诊断：原发性肺淋巴瘤[12]

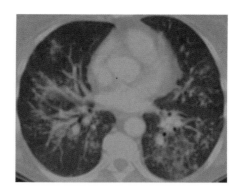

图 48-8　CT 表现：双肺斑片状实变影，散在多发小结节影，边界不清楚，部分融合，主要沿支气管血管束分布。诊断：原发性肺淋巴瘤[12]

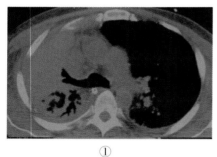
①

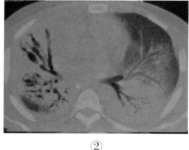
②

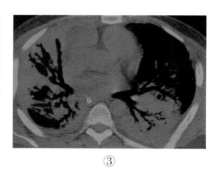
③

图 48-9　CT 图像：双肺明显大片状肺实变影，边界清楚或模糊，其内可见支气管显著扩张；周围仍可见正常的肺组织存在；右肺上叶呈肿块样完全实变。双侧胸腔少量积液。诊断：原发性肺淋巴瘤[12]

有报道，原发性肺淋巴瘤的 CT 征象与瘤细胞的分化级别有一定关系。多数低级别分化 MALT 淋巴瘤在影像学上更倾向表现为不规则形的结节或肿块影，结节影与间质内肿瘤细胞增生，造成含气的肺泡腔与移行性气道湮没有关，且斑片状渗出伴典型的"支气管充气征"更为常见[21-22]，符合 MALT 呈惰性生长的生物学特征。间质组织内肿瘤的增大造成几乎是完全的局灶性"实变"，因而 PPNHL 较肺癌出现更明显的"充气征"或"小泡征"。由于 PPNHL 起源于脏器的间质，肿瘤跨越或沿脏器解剖结构生长，因此肿瘤内常见原有解剖结构残留，因为支气管与膜性支气管多不受累，常见支气管气相，瘤内充气支气管征或支气管扩张征象被认为肺淋巴瘤的特征性表现之一，尤其在低级别淋巴瘤中此征象更为突出。

高级别病变淋巴瘤因肿瘤细胞浸润明显，可伴坏死灶，因而更易侵犯淋巴管周围肺间质，影像学则较多表现为以混合型、多发性病变为主的弥漫分布的网状结节阴影、小叶间隔增厚、小叶中心性结节及支气管壁增厚。较轻的间质浸润表现为磨玻璃样密度影，代表肿瘤细胞蔓延入肺间质与肺泡内。

亦有作者[23]指出，淋巴瘤以单一细胞为主堆积，形成软组织团块，团块内细胞密集程度高，肿瘤组织密实，密度相对均匀，富含液体的间质成分少，坏死、囊变少见或相对较小。值得指出的是，结外淋巴瘤细胞密集堆积于间质，肿瘤血管常少而细小，故多为乏血供性肿瘤，CT 增强后常无明显变化。

石荟等[5]对照分析了 22 例原发性肺非霍奇金淋巴瘤患者的临床病理特征及其胸部 CT 表现，66.7% 的病例沿支气管黏膜下蔓延，形成肺内结节或肿块影，病灶密度均匀，形状多不规则，边界较模糊，可有融合趋势，部分表现有"晕征"；33.3% 的病例可见沿肺段或肺叶分布的斑片状浸润渗出样改变；58.3% 的患者伴支气管充气征。作者指出，认为 PPNHL 的病理学基础决定其影像学表现具有一定特征，低级别分化 PPNHL 以外周局灶性实变区、支气管充气征为其特征性改变；高级别分化淋巴瘤更多表现为肺间质改变为主或与结节病灶共存的混合型病变。

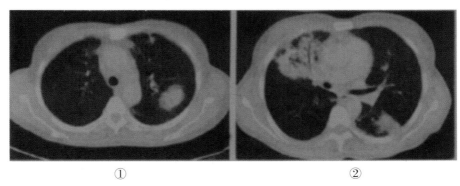

①   ②

图 48-10　低级别分化淋巴瘤（MALT）的 CT 检查。①左肺上叶尖后段单发肿块，密度较均匀，无明显分叶及毛刺，病灶周围可见"晕征"；②右肺中叶及左下叶背段可见大片状实变影，内可见支气管充气征，支气管壁较光整[5]

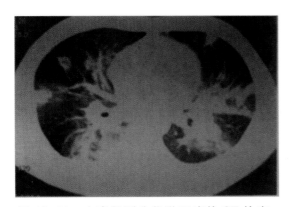

图 48-11　中高级别分化淋巴瘤的 CT 检查。两肺野见多发结节及实变影，支气管血管周围间质增厚[5]

1.2　其他特点

原发性肺非霍奇金淋巴瘤影像学表现形式各样，类似细支气管肺泡癌、慢性肺炎、闭塞性支气管炎伴机化性肺炎（BOOP）等，因缺乏明显的影像学特点而极易误诊[24]。

（1）原发性肺非霍奇金淋巴瘤病变内空洞少见；

（2）原发性肺非霍奇金淋巴瘤治疗前极少钙化，治疗后 2%~8% 的病例出现钙化，如果治疗前病灶中出现钙化可能病变具有侵袭性[25]。

（3）原发性肺非霍奇金淋巴瘤，由于淋巴管和静脉阻塞以及胸膜转移，部分病例也可表现为胸腔积液，但胸腔积液发生率较低，为3%。

（4）淋巴瘤细胞侵犯支气管黏膜上皮形成特征性淋巴上皮病变，可造成支气管狭窄甚至完全阻塞，造成肺实变和不张。

2　组织活检

获取组织病理学的证据，通常可行纤维支气管镜检查，但极少部分病例纤维支气管镜检查可发现肺叶或肺段支气管狭窄或新生物形成；因累及支气管内膜者较为罕见，经纤维支气管镜组织活检所取组织较少，诊断阳性率往往较低，大部分病例无法通过纤维支气管镜检查而明确诊断。因此，对 PPL 的诊断阳性率低，文献报道仅 30% 的病例纤维支气管镜检查对诊断有帮助，故很多学者认为纤维支气管镜不作为诊断 PPNHL 的重要手段；但可通过纤维支气管镜下的肺活检（through bronchus lung biopsy，TBLB）而明确诊断。

为了获得足够的活检标本，开胸手术或胸腔镜（VATS）肺活检是目前确诊 PPNHL 的主要方法；亦可行 CT 定位下经皮肺穿刺活检。Radin[26] 报道的 61 例患者中有 60 例（98.4%）均通过开胸手术而获得病理依据。石荟等报道了 22 例原发性肺非霍奇金淋巴瘤，CT 引导下经皮肺穿刺活检和经支气管镜活检 8 例（36%），电视辅助胸腔镜肺活检 9 例（41%），开胸肺活检 5 例。

第 4 节　临床表现

肺原发性淋巴瘤，最常见症状为咳嗽、减

重、胸痛、憋气、咯血、乏力及红疹。胸部查体见肺实变征象，亦可基本正常；其他体征有胸廓反常呼吸运动、皮疹、水肿及淋巴结肿大。影像学检查，绝大多数为肺内结节影，有空洞、渗出、肺不张及胸水。

肺 MALT 型淋巴瘤临床表现亦多种多样，可有咳嗽、痰中带血、胸痛、呼吸困难、低热、盗汗、消瘦等；亦有文献报道[17]，38%~50%的患者可无任何症状，只是在常规胸部 X 线检查时被发现，由于缺乏特异性症状，很难与呼吸道其他疾病相鉴别。

石荟等[5]报道了 22 例原发性肺非霍奇金淋巴瘤，45%患者有呼吸系统症状，表现为不同程度的咳嗽、咳痰、胸痛、咯血和呼吸困难等，单以发热等全身 B 症状表现者占 18%，全身 B 症状合并呼吸道表现者占仅 5%。低级别分化淋巴瘤 MALT 占总数的 54.5%，由于临床呈惰性发展，全身症状较少见，以轻微呼吸系统表现为主要首发症状。中高级别分化淋巴瘤主要指弥漫性大 B 细胞淋巴瘤及间变性大细胞性淋巴瘤，占总数的 45.4%，由于其侵袭性生长的特点，患者更多以除呼吸系统之外的全身症状为首要表现。多数起病隐匿，病程较长，病情多呈反复、渐进性变化，很难与其他呼吸道疾病鉴别。平均确诊时间为 5 个月，漏诊和误诊率高达 65%，曾被误诊为肺癌、间质性肺炎、细菌性肺炎、肺结核、细支气管肺泡癌等。

第 5 节　诊断与鉴别诊断

1　误诊原因分析

1.1　临床表现无特征性

PPL 是一种淋巴结外罕见类型的淋巴瘤，患者往往无淋巴瘤典型表现，如无痛性淋巴结增大、周期性发热，可无症状，亦可表现为持续性干咳、胸痛、呼吸困难和痰中带血、发热、盗汗、咯血及食欲缺乏等，累及胸膜者可出现胸腔积液，易与其他肺部肿瘤混淆。

1.2　影像学表现多样性

原发性肺淋巴瘤影像学特点均很不典型，初步诊断十分困难。临床上误诊率高，误诊时间长，有报道[27]误诊率达 78.13%。

一般而言，原发性肺淋巴瘤多表现为肺内、胸膜下单发肿块或多发结节，密度较均匀，肿瘤内出现坏死可形成空洞；亦可表现为相应肺叶、段实变，累及一个或多个肺叶；病变内常见支气管充气征。还可表现为沿支气管及肺纹理分布的斑点、斑片状影，边界不清。如病变位于肺野外围贴近胸膜下可侵犯胸膜，引起增厚、粘连、胸腔积液。若 CT 表现为右上肺肺门软组织肿块影，与纵隔淋巴结融合，并包绕上腔静脉，且致上叶支气管狭窄，易误诊为右上中心型肺癌并纵隔淋巴结增大。

在结节、肿块及肺实变中均可见到空气支气管征，且部分支气管可表现为扩张，有的表现为肺叶弥漫性实变影，可有间质性肺部病变、胸腔积液、肺不张、肺门以及纵隔淋巴结增大等表现，这些影像学表现又类似于细支气管肺泡癌、慢性肺炎等。

肺低度恶性小 B 细胞淋巴瘤的影像学表现具有多样性，最常见的为肺内有边界模糊的高密度阴影，病变范围一般较大，可孤立或多发，可分布于肺野中心或胸膜下，还可表现为双肺网状结节状高密度阴影，类似于淋巴性转移癌或血行播散型转移癌，以肺炎样的肺实变阴影为特征的则可累及一个或多个肺叶。

1.3　支气管镜检查诊断率低

本病较少累及大支气管，淋巴瘤组织内的成熟淋巴细胞容易和常见的慢性炎性淋巴细胞混淆，且标本量小不宜行免疫组化染色，因此支气管镜检查诊断率低。

2　诊断思路

一般而言，当肺内出现多边缘欠清晰或周围呈毛玻璃样改变的大结节，同时有沿肺纹理分布的片状、网织小结节样改变，抗炎、抗结核治疗无效时，应考虑到本病的可能性。

有人提出[20]，出现以下情况应考虑 PPL 的可能性：

（1）病程长，一般长达 2~5 年，长期抗感染或抗结核治疗无效，病变发展缓慢，逐渐增大，不符合肺癌的发展规律和自然病程。

（2）病变广泛但临床常无症状，或症状轻，病灶≥5cm。

（3）老年人尤以 60~70 岁多见，男性多于女性。

（4）结节、肿块或肺炎实变中可见到支气管充气征。

（5）病灶以局部扩散为主，很少转移。

此外对于长期不明原因的发热、消瘦、血沉加快、LDH 升高的患者，要高度怀疑淋巴瘤，应仔细寻找病灶，可行浅表淋巴结活检、纵隔肿块穿刺或胸腔镜活检，以获得组织学诊断，避免不必要的开胸手术，力求早日确诊。

3 诊断标准

临床诊断原发性肺淋巴瘤有严格标准，现多遵循 1993 年 Cordier 提出的标准[17]，即：①影像学上显示肺及支气管受累，但未见纵隔淋巴结肿大；②以前从未发生过胸外淋巴瘤；③通过临床查体、白细胞计数、CT 或淋巴管造影及骨髓穿刺等检查，排除了胸外淋巴瘤或淋巴细胞白血病；④发病后 3 个月仍未出现胸外淋巴瘤的征象。同时满足上述 4 点可诊断为原发性肺淋巴瘤。

诊断应具备下列条件：

（1）病变局限于包括脏层胸膜的肺或肺和局部区域的淋巴结；

（2）排除纵隔向肺内的浸润；

（3）无淋巴瘤病史；

（4）必须是剖胸肺活检或肺叶切除后病理诊断。

4 鉴别诊断

原发性肺淋巴瘤影像学表现多样，无特异性，需与肺良性淋巴病变鉴别，如淋巴细胞间质性肺炎、假性淋巴瘤等，鉴别良、恶性淋巴样病变，有 3 个指标，即：①未成熟淋巴细胞；②无胚发中心；③累及肺门淋巴结。还要与继发性肺淋巴瘤、原发性肺癌、转移性肿瘤、支气管肺泡癌性淋巴管炎等恶性疾病鉴别。

4.1 淋巴细胞性间质性肺炎

淋巴细胞性间质性肺炎（LIP），Carrington 及 Liebow 于 1966 年首次报道，二位学者在 1973 年进一步定义 LIP 为淋巴细胞及组织细胞广泛肺间质渗出，部分病例可有胚发中心，称之为"广泛淋巴样组织增生"。

淋巴细胞性间质性肺炎的发生多与自身免疫性疾病有关，如异常丙种球蛋白血症；病情发展快，预后不良。绝大多数患者为成年女性（50~70 岁），无特异性症状，典型胸部 X 线特征为弥漫双下肺叶网状渗出，小的 1cm，大的为 1~3cm 的结节或斑片，此瘤可伴免疫性疾病，如 Sjogren 综合征（占 1/3）、胶原血管病、自身免疫病及免疫缺陷病（包括 AIDS）。

4.2 大叶性肺炎

由于肺淋巴瘤倾向于侵犯支气管外的间质结构，炎症型的肺淋巴瘤的实变的肺内含空气影及空气支气管征，而肺炎少见肺门及纵隔淋巴结肿大，临床上有肺炎的特征性高热、白细胞计数增高表现，治疗后明显吸收好转，可资鉴别。

4.3 支气管内膜结核

与支气管血管淋巴管型 PPL 鉴别较困难，但支气管内膜结核的病变多发生在肺段以及段以下支气管，且在肺野的其他部位多有结核灶，以及痰中找到结核杆菌有鉴别意义。

4.4 肺假性淋巴瘤

Saltzstein 在 1963 年区分良、恶性淋巴细胞肺渗出时，定名了良性淋巴细胞增殖性假瘤，后成为肺的结节性淋巴增生，亦有人称为分化好的淋巴细胞淋巴瘤。

假性淋巴瘤又称结节性淋巴组织样增生，为慢性炎症。少数患者在病变部位先前有肺炎史，多数病人无临床症状，或仅有轻度咳嗽和胸痛；见于 30~80 岁，平均年龄 51 岁。通常在肺部 X 线检查时发现。一般病程较长，有报道，确诊后数年可无变化。

胸部 X 线检查显示，肺内单个结节或浸润成局限性实变，边缘清楚，有支气管充气征，而肺门和纵隔淋巴结肿大罕见，但出现淋巴结肿大往往增加本病恶变的可能性。

手术切除时，常发现累及脏层胸膜，但胸片上极少见到胸腔积液。免疫标记物测定显示多克隆型染色。

组织病理检查，肺假性淋巴瘤为黄褐色，与周围组织有清楚的分界，病灶内纤维化可引起组织向肿块中心收缩。显微镜检的主要特征是细胞成分的异质性和不同视野呈不同的变化。Russell 体和生发中心可以很显著。浸润细胞主要包括淋巴细胞、浆细胞，偶为上皮样的组织细胞，并形成肉芽肿。在大约 1/3 病人中见到巨细胞。有易变化的瘢痕，在外观上可以为细胞和纤维母细胞的瘢痕，或为无细胞透明瘢痕。可以出现淀粉样蛋白和非嗜刚果红的淀粉样物质。在病灶边缘找不到赋予淋巴细胞性淋巴瘤特征的单一形态性淋巴细胞聚集的踪迹。可见到坏死。

手术区复发率低，预后佳。

4.5 原发性支气管肺癌

支气管肺泡癌早期无症状，进展期以大量水样或流涕样症为特点，表现双肺弥漫性结节病或单发团块及实变，支气管充气征多呈"枯树枝"状，与本病鉴别困难。肺泡癌患者呼吸困难，咳泡沫样痰且痰中可查到癌细胞；且呼吸道症状较重，病变进展较快且支气管影像常扭曲[28]。PPNHL 常为多种影像表现并存的特点，有一定的鉴别价值。

原发性肺癌多为肺内单发结节或肿块，多伴有纵隔、肺门淋巴结肿大，而本病的结节、肿块多见空气支气管征，此点有较大的鉴别诊断价值。

结节型肺淋巴瘤需与周围型肺癌鉴别，前者形态多呈类圆形或不规则，后者多呈分叶状，常见短毛刺征等。

4.6 肺继发性病变

据报道，其他部位淋巴瘤累及肺者 44%~70%，为前纵隔或气管旁侵及邻近的纵隔淋巴结，再到肺门淋巴结，最后到肺。

肺受累可为直接扩散或分离的结节，只有当大块病变（指前纵隔或气管旁包块大于 30% 胸直径时）时才累及胸膜、心包或胸壁，此主要是指霍奇金淋巴瘤。

非霍奇金淋巴瘤在尸检中约 50% 累及肺，最常见的是大细胞型，亦可见于治疗后复发或继发于肺者。

继发性肺淋巴瘤的肺受侵则出现不同形状的阴影，或为间质性病变，或挤压、阻塞支气管致肺不张，临床上可出现相应症状[19]。

肺继发淋巴瘤的 CT 可见以下表现：①肺结节小于 1cm；②大于 1cm 的肿块或肿块样融合体，伴或不伴空洞；③肺泡或间质渗出；④胸膜包块；⑤支气管周围或血管周围增厚，有或无肺不张；⑥胸水；⑦肺门或纵隔淋巴结增生。超过 68% 的患者同时可见以上 3 个或更多 CT 异常征象，可用于鉴别其他疾病。

4.6.1 小淋巴细胞淋巴瘤

当非霍奇金淋巴瘤累及肺时，50%~60% 的病人是小淋巴细胞和浆细胞样淋巴细胞的增生，发病年龄 20~90 岁，峰值为 60 岁，男女相等，1/3 无症状，症状包括咳嗽、憋气、胸痛、咯血等。手术切除或加化疗、放疗。预后佳，70%~83% 可 5 年存活，存活中值 4~9.75 年。

4.6.2 大细胞组织细胞淋巴瘤

大细胞组织细胞淋巴瘤累及肺者极少见，可合并 AIDS，无 AIDS 者更多见于女性，非 AIDS 者在 50~60 岁，肺门淋巴结易受累，病变易发于上肺，也可全肺受累，可侵及胸壁或胸膜，空洞可见于混合型（即大、小细胞型）。治疗是尽可能手术切除，肺门淋巴结阳性时需放疗；播散时需化疗。大细胞型比小细胞型更具侵袭性，预后更差。在初次治疗几个月至几年间，53% 可复发。

4.6.3 淋巴肉芽肿病

Liebow 于 1972 年首次报道，其非典型的淋巴细胞渗出累及肺和其他器官（皮肤及脑）的血管。中年成人多见，男性稍多。可出现咳嗽、憋气、胸痛、发热、疲乏及体重减轻。

胸部 X 线示多发肺小结节，0.6~0.8cm，边界不清，位于下叶，环磷酰胺及强的松治疗可能有益，2/3 的中位生存期为 14 个月，38% 的病人 1 年内死亡，平均存活 23.8 个月。此病可能为周围 T 细胞淋巴瘤，原发可在肺，预后差。

4.6.4 浆细胞病变

巨球蛋白血症、浆细胞瘤及多发性骨髓瘤在肺内罕见，Noach1956 年首次报道巨球蛋白血症累及肺。全身症状可有淋巴结肿大、脾大、减重等，而浆细胞瘤在肺内也罕见。以上几种应尽可能手术切除，但绝大多数只能化疗。多发骨髓瘤可作为单发或全身病的一部分累及肺。

5 临床分期

临床分期，目前采用的是 Ferraro 等[29]报道的方法（见表 48-1）。

表 48-1　Ferraro 等原发性肺淋巴瘤分期方法

分期	定义
Ⅰ E 期	仅累及肺或支气管（单侧或双侧）
Ⅱ 1E 期	累及肺和肺门淋巴结
Ⅱ 2E 期	累及肺和纵隔淋巴结
Ⅱ 2EW 期	累及肺和邻近胸壁或膈
Ⅲ 期	累及肺和膈以下淋巴结
Ⅳ 期	广泛累及一个或多个结外器官或组织

第 6 节　治疗

原发性肺 MALT 型淋巴瘤的治疗目前尚无统一标准，手术、手术+化疗、手术+化疗+放疗、化疗、放疗均有报道。

一般而言，对于 PPL，手术治疗应为其主要的治疗方法[30]，术中应彻底切除肺内肿瘤，同时清扫肺门及纵隔淋巴结，术后再接受联合化疗[31]。化疗方案因病理类型而异，如病理类型为 HL，则可选择 MOPP 方案；病理类型为 NHL，可选择 CHOP 方案进行化疗。Czuczman 等[32] 报道了用 CHOP 方案与抗体 CD20 mAb 联合治疗 40 例低度恶性 B 细胞 NHL 患者，随访 9 年，有效率为 100%。

上官宗校[37] 认为术后辅以化疗可能有益，特别是对肺部病灶未能完整切除或合并其他部位 MALT 型淋巴瘤的病例术后化疗是必需的。

目前推荐的化疗方案有 CVP、CHOP 方案等，美罗华联合 CHOP 方案可使初发或复发的低度恶性 B 细胞 NHL 处于长期缓解状态。

PLG 介于良、恶性肿瘤之间，多数患者预后较好，但文献报道可有 20% 的病例最终发展为播散性淋巴瘤，预后较差[33]。对于病变较为局限的 PLG 患者，主张积极手术治疗，术后可行全身系统性化疗。

第 7 节　预后

PPL 预后与组织学类型、分期及早期而正确的治疗有关，绝大多数预后好。肺 MALT 淋巴瘤具有惰性临床经过，对一部分患者可以观察、等待。Cordier 等[17] 报道的 70 例原发性低度恶性肺 NHL 中，2 年总体存活率为 100%，5 年为 93.4%，中位存活时间不到 10 年；而 9 例高度恶性肺 NHL 中，仅 2 例长期无病生存，生存率远差于低度恶性患者。但肺 MALT 淋巴瘤仍有可能发生复发和转移，故治疗后定期随访很重要。

（董济民）

参考文献

[1] Lee KS, Yookyung K, Steven LP.Imaging of pulmonary lymphomas.AJR，1997，168:339–345.

[2] Lewis ER, Caskey CI, Fishman EK.Lymphoma of the lung:CT findings in 31 patients. AJR，1991，156（4）:711–714.

[3] 王玖华，刘邦令.恶性淋巴瘤胸部 CT 表现.中华放射学杂志，1995，29（12）:824–828.

[4] Cadranel J, Wislez M, Antoine M.Primary pulmonary lymphoma.Eur Respir，2002，20（3）：750–754.

[5] 石荟，韩一平，李永怀，等.原发性肺非霍奇金淋巴瘤的影像学表现及其病理学基础对照研究.中国呼吸与危重监护杂志，2011，10（2）:171–175.

[6] FishmanAP.Fishman's Pulmonaru Diseases and Disorders. 第 3 版.世界图书出版公司，1998,1865–1874.

[7] 上官宗校，周建英.原发性肺恶性淋巴瘤的研究进展.国际呼吸杂志，2006，26（2）：117–120.

[8] 姚伟强，陈桂圆.原发性肺恶性淋巴瘤的治疗.中华放射肿瘤学杂志，1998，7: 75–77.

[9] 赵明泽，安域，敖建萍.肺部原发性恶性淋巴瘤 1 例.人民军医，2010，53（8）:585.

[10] Nestor LM, Richard SF, Kyung SL, et al.Diseases of the Lung: Radiologic and Pathologic Correlations. Canada: Lippincott Williams & Wilkins，2006：101–102.

[11] 郭佑民，孙洁，刘继汉.肺淋巴瘤的影像诊断.中国计算机成像杂志，2001，7（1）：60–66.

[12] 张谦.CT 诊断原发性肺部非霍奇金淋巴瘤临床分析.医药论坛杂志，2010.31（2）：93–94.

[13] 彭泽华，冉晓东，付凯，等.肺原发性非霍奇金淋巴瘤的影像学表现与临床病理对照.临床放射学杂志，2003,22（2）：110–113.

[14] 宋伟，王立，严淇珍.肺内淋巴瘤的影像诊断.中华放射学杂志，2001,35（1）:49–51.

[15] Kooby M,Whipp E,Bulimore J,et al.CT appearances of lymphomia in the lung.Clin Radiol, 1990,41（1）：232.

［16］North LB，Libshitz HI，Lorigan JG.Thoracic lymphoma.Radiol Clin North Am，1990，28：745–762.

［17］Cordier JF，Chailleuz E，Lanque D，et al.Primary pulmonary lymphomas：a clinical study of 70 cases in non –immunocompromised patients.Chest，1993，103（1）：201–208.

［18］Robert GF，Peter JA，Pare PD，et al.Diagnosis of chest diseases，Third Edition.London:Saunders，1989，1538–1539.

［19］孙洁，郭佑民，付和睦，等.肺继发性淋巴瘤的CT诊断.实用放射学杂志，2002，18（8）:670–674.

［20］王慧敏，韩宝惠，陈岗，等.16例原发性肺淋巴瘤（BALT型）临床分析.肿瘤防治研究，2005，32（6）：387.

［21］Lee DK，Im JG，Lee KS，et al.B–cell lymphoma of bronchusassociatedlymphoid tissue（BALT）：CT features in 10 patients.Comput Assist Tomogr，2000，24: 30–34.

［22］King LJ，Padley SP，Wotherspoon AC，et al.Pulmonary MALT lymphoma: imaging findings in 24 cases. Eur Radiol，2000，10:1932–1938.

［23］周建军，丁建国，周康荣，等.结外淋巴瘤:影像学共性特征与病理的关系.临床放射学杂志，2007，26: 618–622.

［24］成向阳，熊信国，陈汉章，等.原发性肺淋巴瘤21例诊断与治疗.中国现代医学杂志，2009，19：1742–1745.

［25］彭刚，朱晓华，孙兮文，等.原发性肺非霍奇金淋巴瘤的CT表现.中华放射学杂志，2008,42（2）:141–144.

［26］Radin AL. Primary pulmonary Hodgkin's disease. Cancer,1990 ,65（3）:550–563.

［27］向东，袁书伟.肺淋巴瘤的X线与CT诊断.中国医学影像学杂志，2002，10（3）：358–360.

［28］陈星荣，沈天真.全身CT和MRI.上海:上海医科大学出版社，1994，438–439.

［29］Ferraro P，Trastek VF，Adlakha H，et al.Primary non–Hodgkin's lymphoma of the lung.Ann Thoracs Surg，2000，69（4）：993–997.

［30］Chong EA，Svoboda J,Cherian S，et al. Regression of pulmonary MALT lymphoma after treatment with rituximab. Leuk Lymphoma,2005,46（9）:1383–1386.

［31］Boshnakova TZ，Michailova V，Koss M，et al. Primary pulmonary Hodgkins disease: Report of two cases. Respir Med，2000，94（8）：830–831.

［32］Czuczman MS,Weaver R.Alkuzweny B，et al. Prolonged clinical and molecular remission in patients with low grade or follicular non–Hodgkin's lymphoma treated with rituximab plus CHOP chemotherapy 9 year follow up.Clin Oncol，2004,22（23）:4711–4716.

［33］马捷，周晓军.淋巴瘤样肉芽肿型大B细胞淋巴瘤.临床与实验病理学杂志，2003,19（6）：579–582.

第 **49** 章

原发性纵隔淋巴瘤

目　录

纵隔位置为两侧纵隔胸膜之间，前至胸骨后方，后界为胸椎前缘及两侧脊柱旁沟，上至胸廓入口，下达膈肌。纵隔内有心脏、大血管、气管、支气管、食管、胸腺等重要器官，还有丰富的淋巴组织、神经组织及各种结缔组织。

前纵隔肿瘤多为胸腺瘤、畸胎瘤，中纵隔肿瘤多为淋巴瘤、支气管囊肿，后纵隔肿瘤多为神经源性肿瘤。

原发性纵隔淋巴瘤是以纵隔肿块为原发表现，而无全身淋巴结肿大的一类淋巴瘤，包括霍奇金淋巴瘤与非霍奇金淋巴瘤两大类。

第 1 节　流行病学

纵隔淋巴瘤在成人是仅次于胸腺瘤的常见肿瘤，儿童期发病率相对较低。纵隔淋巴源性肿瘤常常是全身系统的淋巴瘤累及纵隔所致，即继发性淋巴瘤，仅 5%~10%纵隔淋巴瘤为原发性。

纵隔霍奇金病主要发生于成年人，男性发病多于女性。10 岁以下发病少见，10 岁以后发病率显著上升，20 岁达高峰以后又逐渐下降，至 45 岁。45 岁以后霍奇金淋巴瘤发病率随年龄增长而稳定上升，达到另一高峰。第一高峰在中国和日本不明显，可能与其结节硬化性发病率低有关。

原发性纵隔内非霍奇金淋巴瘤在成年人比较少见，更多见于儿童和年轻人，在西方主要发生于年龄较大的人群。蔡正文等[1]报道了29例原发性纵隔淋巴瘤，男19例，女10例；年龄18~62岁，中位年龄45岁。原发性纵隔大B细胞淋巴瘤（PMLBL）较为罕见[2]，占非霍奇金淋巴瘤0.9%~3.7%，占大细胞淋巴瘤2.4%~6.5%。临床上多见于年轻女性，平均发病年龄32岁，男女之比约1:2。

第2节 组织病理学

纵隔内淋巴源性肿瘤主要是非霍奇金淋巴瘤，其次是霍奇金淋巴瘤。蔡正文等[1]报道了29例原发性纵隔淋巴瘤，NHL25例，其中B细胞淋巴瘤14例，T细胞淋巴瘤11例；HL仅4例。

1 霍奇金淋巴瘤

纵隔霍奇金淋巴瘤好发于青壮年期，表现为浅表淋巴结肿大，组织学特点为出现典型的Reed-Sternberg细胞。

2 非霍奇金淋巴瘤

原发于纵隔的非霍奇金淋巴瘤主要包括大细胞淋巴瘤与淋巴母细胞淋巴瘤两类。

2.1 大细胞淋巴瘤

大细胞淋巴瘤，有时也称硬化性弥漫性大细胞淋巴瘤，近年来应用表型及基因探针技术追踪其来源和分化，证实由单一的大细胞组成。细胞大，胞质丰富，核呈圆形或卵圆形，染色质明显而分散，核仁突出。机化性硬化较少，可能与肿瘤坏死有关。

2.1.1 大B细胞淋巴瘤

DLBCL是最常见的非霍奇金淋巴瘤，占30%~40%。因其在分子遗传学方面的显著异质性，使其在临床特征和疗效方面差异明显。此外，肿瘤发生部分不同，分为结内型和结外型。关于不同解剖部位的病灶，是否具有独特的分

子遗传学特征，尚无定论。

2.1.2 T细胞免疫母细胞肉瘤

表现出更多的外周T细胞淋巴瘤的特征，细胞表现为多形性，从体积小、核卷曲的淋巴样细胞到大细胞都有，大细胞胞质丰富，大而分叶的细胞核，核仁明显；基质富含毛细血管后小静脉，有明显的细小网状胶原纤维，机化性硬化虽然不很明显，见不到滤泡中心细胞淋巴瘤所具有的粗大的互相交错结合的纤维束。

T细胞免疫母细胞肉瘤可表达高分化T细胞抗原，但不表达TdT（早期表现型），这一点与淋巴母细胞瘤正好相反。

2.1.3 伴有硬化的滤泡中心细胞瘤

有别于全身性滤泡中心细胞淋巴瘤，它是B细胞表现型，伴有局限性硬化区。这种肿瘤更常见于女性，好发于30岁左右（许多非霍奇金淋巴瘤好发于50~60岁），常伴有上腔静脉梗阻及淋巴瘤症状，易在纵隔内向周围浸润，细胞谱系为B细胞型，分化明显不同，从表面免疫球蛋白阴性的早期B细胞，到分化末期的浆细胞型，实际上这种肿瘤有些是原发性胸腺B细胞淋巴瘤。

肿块位于纵隔，常引起上腔静脉综合征。B细胞型有侵犯性，常有更广泛的胸腔内外侵袭。尽管非霍奇金淋巴瘤出现于任何年龄组，但纵隔占位多见于年轻人，大多<35岁。

2.2 淋巴母细胞淋巴瘤

40%~80%的淋巴母细胞淋巴瘤患者表现为原发性纵隔占位，一般认为来源于胸腺组织，为具有浸润性表现的前纵隔占位，可侵犯骨髓，并经常演变为白血病。

淋巴母细胞淋巴瘤的特征有：①发病时已为晚期病变，91%的病人为Ⅲ期或Ⅳ期病变；②有早期骨髓损害，常发展为白血病；③肿瘤细胞显示T淋巴细胞抗原；④早期向软脑膜侵犯；⑤最初对放疗有反应，但大部分患者会复发。

淋巴母细胞淋巴瘤在组织学上，可分为扭曲核淋巴细胞型、非扭曲核淋巴细胞型和大细胞型，其中扭曲核淋巴细胞型和非扭曲核淋巴细胞型首先侵犯纵隔。在大多数淋巴母细胞淋巴瘤中，有中间分化（CD1+，CD4+，或CD8+）或成熟（CD3+）的T细胞存在（分别为62%和32%），那些有T细胞中间分化的患者常有纵隔

肿块。

急性 T 淋巴细胞白血病与淋巴母细胞淋巴瘤有相似的形态学和临床特点，接近 70% 的病人有纵隔占位。

第 3 节　常规检查

临床检查必须十分仔细，尤其是颈部淋巴结，耳前、耳后、枕后、锁骨上下区、胸骨上凹均应仔细检查。腹部检查时要注意肝脏的大小和脾脏是否肿大，可采取深部触诊法，还应注意口咽部检查。

1　实验室检查

常有轻或中度贫血，10% 属于小细胞低色素性贫血。白细胞多数正常，少数轻度或明显增多，伴中性粒细胞增加。肝肾功能，血清免疫球蛋白的检查可以评价全身情况。

2　影像学检查

原发性纵隔淋巴瘤的影像学检查主要包括胸部 X 线片、CT 及 MRI。影像学的主要特点有①病灶多位于前上纵隔；②病灶可两侧对称增宽呈波浪状（HL 多见），亦可一侧增宽（NHL 多见）；③病灶常融合，增强扫描轻度强化。

一般而言，常见纵隔肿瘤在纵隔中各有其好发部位，通过 X 线片结合胸部透视，初步提出病灶的性质及其与毗邻组织结构的关系；行 CT 扫描后可进一步了解病灶内有无囊变、坏死、钙化、毗邻组织结构是否受到侵犯以及从强化程度判断肿瘤血供情况，从而对肿瘤的定性做出更有把握的判断。

2.1　X 线

胸部 X 线检查为重要的常规检查，从目前资料分析纵隔淋巴瘤没有明确的诊断性放射学特征，但或多或少可以辅助诊断。

胸部 X 线平片上，一般可发现位于前上纵隔的块影，可以是圆形、椭圆形或分叶状，肿块向两侧胸膜腔突出，这是与胸腺瘤或其他纵隔肿瘤不同的地方，有时借此特点来鉴别纵隔淋巴源性肿瘤。肿块的边缘呈结节状是肿大的淋巴结融合所致。

2.1.1　霍奇金淋巴瘤

霍奇金淋巴瘤以上纵隔和肺门淋巴结对称性融合、呈波浪状凸入肺野、淋巴结间界限不清为典型改变，累及气管分权和肺门淋巴结较气管旁淋巴结为多。侵犯前纵隔和胸骨后淋巴结是霍奇金淋巴瘤又一特征性 X 线表现。

霍奇金淋巴瘤总是先有纵隔和肺门淋巴结病变，然后出现肺内病变。肺内特征性表现为呈光芒放射状的索条影，可能与肺内淋巴管向肺门引流受阻有关。

霍奇金淋巴瘤可出现胸腔积液，但胸腔积液作为唯一的 X 线表现罕见。如肿瘤巨大可造成周围器官及组织压迫，导致上腔静脉梗阻，气管移位，肺不张，并侵入胸壁、胸骨和/或胸壁同时受侵犯。此可以是肿瘤直接侵犯，也可以是内乳淋巴结肿大侵犯所致，为重要放射学表现。

肿瘤细胞经内乳淋巴链运动可侵犯肋间淋巴结，并在脊柱旁形成肿块。同时胸壁淋巴结受侵/心包受累可导致一侧心包旁淋巴结、膈肌淋巴结和/或膈肌受侵犯。

上述表现虽不是霍奇金淋巴瘤特异性表现，但对诊断及制定治疗方案很有意义。

2.1.2　非霍奇金淋巴瘤

纵隔非霍奇金淋巴瘤累及上纵隔，常表现为单侧非对称性淋巴结肿大，淋巴结间界限清楚，很少有融合征象。侵犯后纵隔淋巴结致椎旁线增宽，侵犯心缘旁淋巴结组织使心缘模糊，造成"轮廓征"阳性，为非霍奇金淋巴瘤的特异性 X 线改变。

非霍奇金淋巴瘤较霍奇金淋巴瘤更常见单个淋巴结或一组淋巴结肿大。非霍奇金淋巴瘤的肺内病变较多见，肺内病变主要在下肺野，可见胸膜下斑块和胸膜下结节。

胸膜下斑块在正位片上表现为境界稍模糊的团块影，在斜位片上表现为清晰的弧形团块影，基底宽并贴于胸膜表面，病变中央区向肺内突入。

胸膜下结节在正位胸片上呈边缘粗糙的团块影，常邻近肺裂，外侧缘贴于胸膜表面，内侧缘突向肺野表面。胸膜下斑块和胸膜下结节均倾向于分散而非聚集，胸腔积液十分常见。

2.2　CT

胸部 CT 能清楚地显示肿块的大小、部位、范围以及周围邻近脏器受侵的程度，同时还可显示有无胸腔积液和心包积液。腹部及盆腔 CT 可明确侵犯部位，为精确分期提供依据，并指导预后。

CT 是显示淋巴瘤纵隔淋巴结的最佳办法，主要表现为两侧气管旁及肺门淋巴结肿大，其特点是两侧上纵隔气管旁淋巴结肿大为主，呈对称性；或相邻多组淋巴结增大。受累淋巴结以气管旁组最常见，次为气管支气管组与隆突下组，后纵隔、胸骨后、纵隔下部较少见。

颜有霞等[3]通过对 11 例影像学表现为前纵隔肿块的淋巴瘤的图像分析，总结了前纵隔淋巴瘤的影像学特征：①肿块常以主动脉弓为中心向上、向下或同时向上向下生长，平片上就应该观察到这一特点，肿块中心低于胸腺瘤；②尽管表现为前纵隔巨大肿块，但仔细观察或薄层下仍可发现肿块周围有肿大的淋巴结与肿块融合或孤立存在；③肿块形态不规则，边缘不清晰；④肿块密度均匀或不均匀，强化程度轻，无钙化；⑤病灶累及邻近脂肪间隙，包绕大血管和心脏生长，推移可不明显；⑥临床症状、体征和骨髓检查均缺乏典型的淋巴瘤表现。

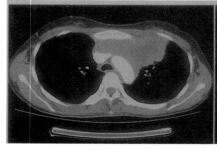
图 49-1 CT 增强扫描可见前纵隔结节肿块偏向左侧，病灶中心囊变、坏死部分不强化[3]

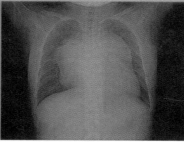
图 49-2 平片见肿块向纵隔两侧生长[3]

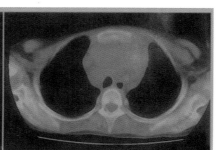
图 49-3 薄层扫描肿块周围见软组织影，穿刺活检病理为霍奇金淋巴瘤[3]

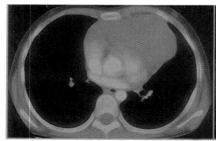
图 49-4 CT 增强显示肿块推移、包埋邻近血管[3]

图 49-5 CT 见肿块偏向左侧并见肺部浸润，病理为非霍奇金淋巴瘤[3]

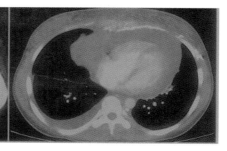
图 49-6 CT 见前纵隔肿块、胸腔积液、心包积液。病理证实为经典霍奇金淋巴瘤结节硬化性[3]

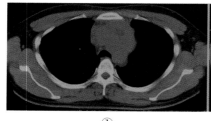

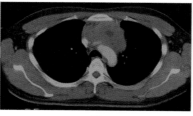

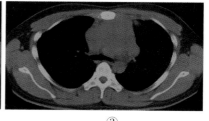

①   ②   ③

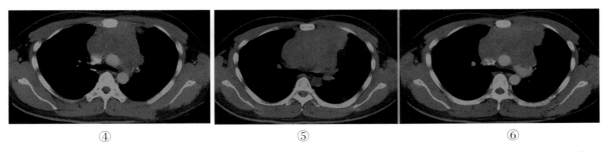

④　　　　　　　　　　　⑤　　　　　　　　　　　⑥

图 49-7　女，70 岁，前上纵隔淋巴瘤。胸部 CT 平扫（①、③、⑤）及相应层面增强扫描（②、④、⑥）。前上纵隔可见不规则软组织肿块，边界欠清楚，可见分叶，大小约为 10.5cm×8.6cm×8.7cm，密度不均匀，内部可见囊性低密度影，增强扫描后病灶呈中度不均匀强化，肿块与纵隔内血管影粘连紧密，心脏及大血管明显推压移位[3]

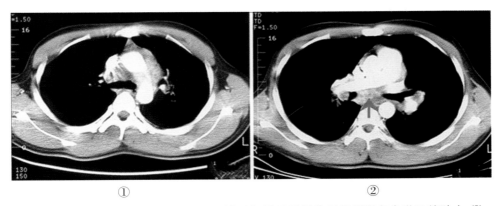

①　　　　　　　　　　　　　　　②

图 49-8　纵隔淋巴瘤：CT 不同层面增强扫描示双侧肺门及纵隔多发淋巴结肿大 [3]

2.2.1　霍奇金淋巴瘤

HL 多表现双侧上纵隔和肺门淋巴结对称性增大，并且融合成分叶状、波浪状突入肺野，肿大淋巴结不清为典型表现，累及气管分叉和支气管肺门淋巴结较气管旁淋巴结为多。通常为双侧中前纵隔及胸骨后融合状无结构性肿块，邻近血管被推移或包绕，脂肪间隙消失。

CT 片发现 70% 的患者有胸部侵犯，一般肿块边缘不规则，密度不均，有时肿瘤包绕血管，并向四周纵隔浸润。它向外侵犯方式为向心性表现，即从前纵隔或旁纵隔的淋巴结向四周淋巴结侵犯，然后到肺门区隆突下，侵犯横膈组和内乳淋巴结，极少累及后纵隔淋巴结。肺受侵为后继表现，并可侵犯胸膜、心包和胸壁，表现为胸腔积液，心包积液。

胸壁受侵常为前纵隔和内乳淋巴结病变向胸壁蔓延，没有胸内淋巴结受侵，而腋淋巴结受侵者少见。

2.2.2　非霍奇金淋巴瘤

NHL 常以单侧上纵隔和肺门非对称性淋巴结肿大为主，且轮廓清楚，外缘光滑，很少有融合现象 [5-7]。

非霍奇金淋巴瘤可为单一淋巴结增大，增大的淋巴结可融合成团，也可分散存在，融合成团者可侵犯肺动脉、上腔静脉、大支气管等。受累淋巴结边界清楚，有结外浸润时边缘模糊。肿大淋巴结一般密度均匀，增大或放疗后可出现坏死、囊变，偶可见钙化。增强扫描，可有轻度到中度强化。

可侵犯胸膜、心包和肺组织，出现胸腔积液、心包积液或/和胸膜、心包增厚，肺内出现结节状或斑片状、毛玻璃状浸润灶。

2.3　MRI

目前临床上应用的 MRI 检查，有其独特的优点，它能显示血管有无受累。一般信号均匀，亦可有出血与坏死，尤其是放疗后。MRI 在评价淋巴瘤放疗后是否有肿瘤残余方面较特异，如为放疗后纤维化，T2WI 图呈低信号，如为肿瘤残余组织则 T2WI 图呈高信号。

3 创伤性检查

常见的纵隔肿瘤有淋巴瘤、胸腺肿瘤、纵隔胚胎细胞性肿瘤、纵隔神经源性肿瘤等，这些纵隔肿瘤临床表现相似，影像学检查缺乏特异性，易于混淆。

一般而言，前纵隔肿瘤最多见的为胸腺瘤，其次为胚胎细胞性肿瘤；后纵隔肿瘤最常见的是神经源性肿瘤；胚胎细胞性肿瘤常有甲胎蛋白、人绒毛膜促性腺激素增高，淋巴瘤常见乳酸脱氢酶增高等。但这些表现均缺乏特异性，敏感性不高，最终的诊断仍有赖于病理检查。

诊断纵隔淋巴源性肿瘤最重要的方法是淋巴结活检，对于体表淋巴结肿大，如颈部和锁骨上淋巴结活检，操作简单容易，对诊断有重要价值；但纵隔淋巴瘤的淋巴结和组织活检有相当难度。目前纵隔肿瘤取得活检组织的方法主要有经 CT 或 B 超引导穿刺、纵隔或胸腔镜、开胸手术。

淋巴结活检必须在淋巴结肿大的情况下活检方有意义，在怀疑淋巴源性肿瘤进行淋巴结活检时，应注意必须摘取完整的淋巴结才能获得有效的病理诊断，这与一般的确定恶性肿瘤转移性淋巴结活检不同。

3.1 经皮穿刺活检

经皮穿刺活检是有较长历史的一种诊断方法，纵隔/胸腔镜费用昂贵，开胸手术创伤较大。CT 或 B 超引导穿刺活检术具有创伤小、费用低廉的优点，患者易于接受，所需设备要求也不高，便于在基层医院广泛开展。但该方法所取活检材料常常很小，有时甚至无法进行免疫组化等分析，很难为诊断提供有价值的依据。再加上穿刺时人为的挤压，常造成病理诊断困难[8]，故有时需反复取材。蔡正文等[1]报道了 29 例原发性纵隔淋巴瘤，19 例行胸腔镜检查，3 例行纵隔镜检查，2 例开胸手术时切除标本，5 例行 CT 引导纵隔肿瘤穿刺检查。

3.2 纵隔镜

纵隔镜是诊断时常常要做的检查，已经逐渐地代替了纵隔切开及开胸活检。对于确定诊断、肿瘤分期、指导临床治疗有着重要的价值。

纵隔镜检查分为颈部纵隔镜检查，前纵隔镜检查，后纵隔镜检查。一般应用颈部及前纵隔镜检查两种标准的探查手术方式。颈部纵隔镜检查指征是气管旁肿物和纵隔淋巴结活检，以后者应用较多，潜在的危险是损伤大血管及左喉返神经损伤。

前纵隔镜检查主要用于主肺动脉窗淋巴结或肿块活检，较常见的并发症为气胸。

3.3 颈部淋巴结切除

颈部淋巴结，有颏下淋巴结群、颌下淋巴结群和颈淋巴结群等几组。对于性质不明的淋巴结肿大，或可疑的淋巴结区域须做病理组织学检查以明确诊断。切口应根据病变部位选择，术中注意淋巴结周围多为神经、血管等重要组织，术中应做细致的钝性分离，以免损伤。锁骨上淋巴结切除时，应注意勿损伤臂丛神经和锁骨下静脉，还要避免损伤胸导管和右淋巴导管，以免形成乳糜胸。

第 4 节 临床表现

原发性纵隔淋巴瘤的表现多种多样，其肿块本身引起的症状并不多见，主要症状包括咳嗽、胸痛、发热、体重下降、呼吸困难、皮肤瘙痒；肿块压迫上腔静脉可致上腔静脉综合征，有时并可造成心包压塞、呼吸窘迫；常常合并胸腔积液，全身症状如乏力、低热、出汗等。蔡正文等[1]报道了 29 例原发性纵隔淋巴瘤，51.7%的患者表现为胸闷、胸痛、发热、盗汗、体重减轻；31.0%的患者表现为咳嗽、气紧、呼吸困难，17.2%的患者表现为声嘶、吞咽困难；13.8%的患者出现上腔静脉压迫综合征。

1 霍奇金淋巴瘤

纵隔霍奇金病主要是结节硬化性霍奇金病，常累及颈部淋巴结，但是仍有半数患者病变仅限于纵隔内。有的患者无任何症状，有的则有局部和全身不适。

大约不到 10%的原发性纵隔淋巴瘤患者没有任何症状，常规体检和胸部 X 线检查没有阳性发现；25%的患者有临床症状。

在结节硬化性 HL 病人中，90%有纵隔侵犯表现，可同时伴有颈部淋巴结肿大，受侵犯的淋巴结生长缓慢。其中 50%的患者仅有纵隔占位的症状，多为女性，年龄在 20~35 岁。

患者表现为局部症状，如胸部疼痛（胸骨、肩胛骨、肩部，有时与呼吸无关），紧束感，咳嗽（通常无痰），呼吸困难，声音嘶哑，为局部压迫所引起。有时亦会出现一些严重的症状，如上腔静脉综合征，但十分罕见。

纵隔霍奇金病如侵犯肺、支气管、胸膜，可出现类似肺炎的表现和胸腔积液。部分患者还有一些与淋巴瘤相关的全身表现。

发热是最常见的临床表现之一，一般为低热，有时亦伴潮热，体温达 40℃，多出现于夜间，早晨又恢复正常。在进展期有少数表现为周期热，这种发热一般不常见亦非特异性表现；同时伴有盗汗，可持续一夜，程度较轻。正常人群亦有全身瘙痒，大多发生于纵隔或腹部有病变的病例。

17%~20%的霍奇金病患者在饮酒后 20 分钟，病变局部出现疼痛。其症状可早于其他症状及 X 线表现，具有一定的诊断意义。当病变缓解或消失后，乙醇疼痛即行消失，复发时又可重现，机制不明。

常见的体征包括胸骨和胸壁变形，可伴有静脉曲张（不常见），可触及内乳淋巴结肿大（不常见），气管移位，上腔静脉梗阻，喘鸣，喘息，肺不张和实变，胸腔积液和心包积液的体征；声带麻痹、Horner 综合征及臂丛神经症状不常见。

2 非霍奇金淋巴瘤

原发性纵隔非霍奇金淋巴瘤发病率<20%。在 T 淋巴母细胞淋巴瘤中，纵隔淋巴结肿大是常见的首发症状，发生率>50%。与霍奇金淋巴瘤不同的是纵隔肿块巨大，呈浸润性生长，生长速度快，常伴有胸腔积液和气道阻塞。上腔静脉梗阻较常见于纵隔非霍奇金淋巴瘤。

其他局部表现同纵隔霍奇金淋巴瘤。原发性纵隔非霍奇金淋巴瘤全身症状少，无特异性。值得注意的是非霍奇金淋巴瘤起病较急，平均出现症状时间为 1~3 个月，就诊时往往已有结外转移，表现为该部位相应的症状。

纵隔弥漫性大细胞淋巴瘤是由中心滤泡细胞、T 淋巴母细胞、B 淋巴母细胞等不同类型的细胞组成，好发于 35 岁以下的年轻人，女性较男性多 2 倍。75%以上的患者有症状，并且

症状严重，包括气短、胸痛咳嗽、疲劳不适、体重下降或上腔静脉综合征。

原发性纵隔大 B 细胞淋巴瘤（PMLBL）常表现为咳嗽、胸痛、呼吸困难、上腔静脉压迫综合征，血中乳酸脱氢酶含量较高，胸片上前纵隔出现一巨大肿块（一般大于 5cm），常浸润心肺、大血管、气管、食管等周围组织。但 94.5%病变局限于胸腔，少数可能侵犯肾、肾上腺、肝（不同于一般淋巴瘤侵犯规律）。通常不累及骨髓和外周淋巴结。

纵隔淋巴母细胞淋巴瘤来源于胸腺细胞，早期可有骨髓损害，常发展为白血病。见于 33%非霍奇金淋巴瘤的儿童及 5%的成人病例。发病高峰在 10~30 岁，男孩患病是女孩的 2 倍，症状严重，有时因肿瘤可致急性呼吸衰竭。发病时 91%的患者为Ⅲ期或Ⅳ期的晚期病变。

第 5 节　诊断与鉴别诊断

1　诊断

根据病史、临床症状、体征及影像学表现，可对原发性纵隔淋巴瘤做出初步诊断。其后采取穿刺活检，或胸腔、纵隔镜进行组织活检，必要时开胸探查，最终依靠组织病理学及免疫组化明确诊断。

2　鉴别诊断

纵隔原发肿瘤多达数十种，原发性纵隔淋巴瘤仅为纵隔恶性肿瘤之一种。各种肿瘤临床表现、体征、影像学均十分相近，因此，原发性纵隔淋巴瘤的鉴别诊断显得尤为重要。

2.1　淋巴结结核

（1）肺结核好发于中青年患者，可有结核中毒症状。PPD 试验阳性，抗结核治疗有效，可找到结核杆菌等。

（2）肺结核多为一侧肺门增大，少数两侧肺门增大以一侧为明显，增强扫描呈典型环状强化 [10]，肺内一般有典型病灶。

（3）结核淋巴结增大一般不是很大，多不融合，累及的范围较局限，主要累及气管旁和支气管旁周围淋巴结，淋巴结周围脂肪间隙常存在。

（4）纵隔结核肿大淋巴结的影像学表现与病理改变相一致[11]，为边缘清晰或不清晰、密度均匀或不均匀的淋巴结肿大，最常累及 10 区，其次 2R 区。合并坏死时，结核在同一解剖分区内可见多个肿大淋巴结，即使相邻淋巴结有粘连，仍可分辨单个淋巴结边缘，呈类圆形和椭圆形，并且常累及多组淋巴结。

（5）结核肿大淋巴结对邻近血管可造成轻度压迫，但无包埋现象，淋巴结结核可有钙化。增强扫描常表现为特征性的环形强化[12]，或伴分隔样、结节样强化，环形壁及分隔边缘常较清楚。

（6）纵隔淋巴瘤的淋巴结分布以 2R 和 3 区最常见，其次是 4R 和 4L 区。典型纵隔淋巴瘤常为纵隔淋巴结多个淋巴结肿大，多累及气管旁及血管前间隙淋巴结，往往还有其他部分淋巴结肿大。

（7）纵隔淋巴瘤的同一解剖分区内或相邻解剖区内淋巴结常融合成较大肿块，边缘呈分叶状。大部分为均匀实性肿块，少数密度不均匀，肿块较大的中心表现为低密度。肿块内见少量钙化点，增强扫描一般表现为均匀中度强化，CT 值较平扫增加 20Hu；少数融合成块状的淋巴结中心不规则坏死，呈不强化的低密度区。

（8）纵隔淋巴瘤常使纵隔结构受侵犯、包埋，周围脂肪间隙消失，血管管腔狭窄。直接侵犯胸膜形成小结节影；侵犯胸壁形成软组织肿块；可有肺门淋巴结受累而增大者；有胸膜下侵犯和胸腔积液形成等。

李华等[13]对 20 例纵隔淋巴结结核和 15 例淋巴瘤 CT 表现进行了分析，20 例纵隔淋巴结结核有 90 个肿大（短径>1cm）淋巴结受累，淋巴结在纵隔内分布由多到少排在前 3 位的是 10 区 12 例（60%）、2R 区 4 例（20%）、7 区 3 例（15%）；仅有 1 例只有 1 个淋巴结肿大，其余为多个淋巴结肿大；肿大的淋巴结均呈圆形或类圆形，淋巴结密度不均匀的 17 例 76 个（85%），密度均匀 3 例；13 例 58 个淋巴结边界清楚，其余的边缘模糊，有 4 例 10 个肿大淋巴结相互融合呈不规则形，边缘模糊或与周围粘连；11 例 12 个肿大淋巴结发现有钙化（32.4%）；增强扫描密度不均匀的 76 个淋巴结有 69 个（90%）呈典型的边缘环形强化，其中 20 个伴有分隔样强化，9 个有小结节样强化，密度均匀的大部分均匀强化，少数不均匀强化或强化不明显。

15 例纵隔淋巴瘤有 40 个解剖分区淋巴结受累，淋巴结在纵隔内分布由多到少排在前 3 位的是 2R 区 9 例（60%）、3 区 8 例（53%）、4R 区 6 例（40%）；HL 和 NHL 两者均较易累及前 3 组淋巴结，两者无明显鉴别意义，15 例均有多个淋巴结肿大。肿大的淋巴结呈类圆形，部分融合呈不规则分叶状肿块[14]，多数密度均匀，不均匀的只有 3 例，肿大淋巴结融合成块 15 例，与周围边界不清 13 例，未发现有钙化的淋巴结。增强扫描 12 例均匀强化，包括 4 例 HL 和 8 例 NHL，其余见部分均匀强化合并中心低密度。

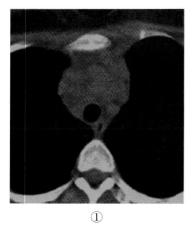
①

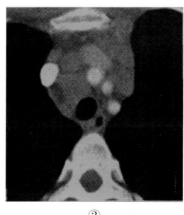
②

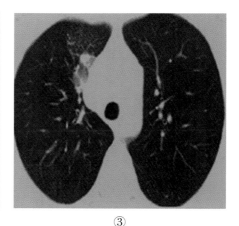
③

图 49-9　同一病例 CT 及病理证实为纵隔淋巴结结核。①上纵隔气管前见多发肿大的淋巴结，周围边界比较清楚；②强化后淋巴结明显强化，边界清楚；③右肺上叶前段近纵隔旁见斑片状影[13]

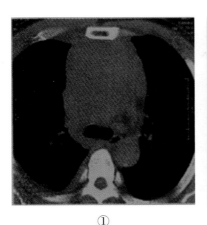 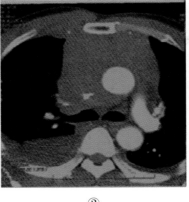 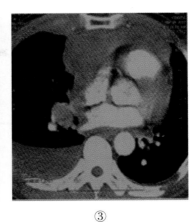

①　②　③

图 49-10　纵隔淋巴瘤。①上纵隔内气管前方见软组织肿块，气管受压；②强化后软组织肿块中度均匀强化，CT 值增加 17Hu；③纵隔及右侧肺门见多发淋巴结肿块影，右侧胸腔大量胸水 [13]

2.2　胸内巨大淋巴结增生

胸内巨大淋巴结增生是一种罕见的，病变局限于肿大的淋巴结的原因不明的良性病变，又称为 Castleman 病、纵隔淋巴结样错构瘤或血管滤泡样淋巴结增生。根据胸内巨大淋巴结增生的组织学表现分为透明血管型、浆细胞型、混合型 3 型。

本病发病年龄为 50~70 岁；可沿淋巴链发生于任何部位，但 70% 见于纵隔，其次为肺门区肺血管水平。

本病一度被认为是异位胸腺增生和胸腺瘤，这种看法被否定。本病无侵袭性，亦不发生远处转移。90% 的患者无症状，在常规体检和出现胸内器官结构的压迫症状后，经胸部 X 线发现；有部分患者伴有贫血、乏力、关节疼痛、盗汗和低热等全身症状，手术切除病变后症状消失。

X 线检查胸内巨大淋巴结增生可发生于纵隔的任一区域，以及肺门和肺实质内，肿块可位于胸腔中线的一侧或两侧，X 线表现无特异性。CT 扫描和主动脉造影有一定的诊断价值。血管造影可显示肿块的滋养血管和发生部位，其滋养动脉显示较为清晰，但引流静脉显影不清楚。

本病治疗以外科治疗为主，并发症很少，疗效满意，术后不易复发。

2.3　结节病

（1）纵隔原发性结节病比较少见，一般不容易确诊。

（2）结节病是一种非干酪性肉芽肿疾病，温带地区较热带地区多见，黑色人种的发病率较高，可发现于任何年龄，但多见于 20~40 岁。

（3）结节病症状多数较轻，或无症状，常于体检胸透时发现肺门淋巴结肿大。

（4）结节病在纵隔内主要表现为双侧肺门淋巴结对称性肿大，增强扫描表现为中至高度均匀一致的强化 [15]，纵隔淋巴结肿大多位于中纵隔，较少融合成块，囊变罕见。多结节粘连可呈分叶状，边缘光滑锐利，常伴有气管旁、主-肺动脉窗、隆突下淋巴结肿大及肺部表现；两肺纹理增多，粗索条状、网状、小结节状肿块。

（5）结节病并胸内淋巴结肿大的一个特点，是一般不压迫上腔静脉及其他大血管；淋巴结可发生钙化，呈蛋壳样；对激素治疗敏感，手术切除效果良好。

（6）淋巴瘤多以纵隔淋巴结肿大为主，位于前中纵隔，多轻、中度强化，易融合成块，有时可囊变。

2.4　侵袭性胸腺瘤

侵袭性胸腺瘤经常侵犯纵隔诸间隙，累及纵隔的不同部位 [16]；淋巴瘤常侵犯、扩大到胸腺，出现类似胸腺瘤的前纵隔肿块。因此，二者鉴别有重要意义。

淋巴瘤一般可见前纵隔密实的肿块，并伴有中纵隔淋巴结肿大，这与胸腺瘤的 CT 表现不相符，一般胸腺瘤不伴有纵隔淋巴结肿大。有些学者还指出，淋巴瘤常呈轻度均匀或不均匀强化，CT 值增强幅度多<30Hu，而胸腺瘤多>30Hu。这些都有利于鉴别诊断[17]。

（1）临床上，淋巴瘤中中青年患者几乎占一半，胸腺瘤一般均在 40 岁以上，<40 岁的胸腺瘤患者是非常少见的[18]。因此，小于 40 岁的病例中，以淋巴瘤居多。

（2）胸腺瘤位于前上纵隔，有局部和全身重症肌无力、红细胞发育不良及低丙种球蛋白血症等临床特异性表现，亦很少出现肿大的淋巴结。

淋巴瘤多累及纵隔多组淋巴结，肿块周围总能见到肿大淋巴结；肿块常累及主动脉弓以上层面，对血管的推移、压迫较胸腺瘤明显。

（3）胸腺瘤多表现为纵隔区密度均匀的肿块，边缘光整或有分叶，侵袭性胸腺瘤有明显分叶或边缘常见小结节样突起；有些伴低密度囊变和坏死区，呈小片状或裂隙样，增强扫描胸腺瘤一般表现为中度或明显均匀强化。

淋巴瘤大多表现为前中纵隔多发的肿大淋巴结和融合成团块的肿大淋巴结，CT 增强扫描多为不均匀强化，其中有结节样明显强化区。

淋巴瘤肿块密度坏死囊变常见，增强扫描多为均匀或不均匀轻度强化，其中有结节样明显强化区，如果出现环状强化对淋巴瘤定性诊断更有帮助。

（4）胸腺瘤钙化率为 25% 左右，淋巴瘤的钙化绝大多数是放疗后出现的，原发肿瘤的钙化是非常少见的，未经治疗的肿瘤内钙化几乎均是胸腺瘤。

（5）胸腺瘤由直接侵袭的方式向邻近组织生长，侵犯纵隔间隙，甚至可沿人体的生理孔道和间隙侵入腹部和颈部，胸腺瘤还可类似胸腔间皮瘤一样沿胸膜、心包生长，很少穿透胸膜侵犯肺组织和胸壁结构；胸腺瘤邻近血管结构大多受推压而移位，很少包埋邻近血管。

淋巴瘤则以浸润性生长，侵犯周围组织及结构，可侵犯全身淋巴结，出现不同部位肿大的淋巴结；淋巴瘤多数包绕浸润邻近血管结构，这是由于淋巴瘤多数累及胸部多组淋巴结并且纵隔结缔组织和脂肪组织弥漫受侵的结果。

2.5 畸胎类肿瘤

畸胎类肿瘤是纵隔生殖细胞瘤中最常见的一类，多位于前纵隔中部，偶可发生于后纵隔。

囊性畸胎瘤一般为囊壁不太厚的圆形或卵圆形肿块，内密度较均匀，增强后囊壁强化而囊内液体不强化。囊实性或实性畸胎瘤多表现为类圆形或不规则混杂密度肿块，半数以上的畸胎瘤内可见脂肪影，部分见钙化表现[19]。

2.6 胸内甲状腺肿

胸内甲状腺肿常位于前纵隔上部，多数连于颈部，其密度比一般胸壁软组织为高，因甲状腺组织含碘高。部分病灶可见囊变及钙化，增强后可见不同程度的强化[20]。

2.7 纵隔转移瘤

纵隔转移瘤常有原发病史，并常以肺癌多见，其受累部位常位于上腔静脉与气管之间，隆突下及支气管肺门区，血管前间隙受累较少见，而且增强强化不明显。

2.8 中央型肺癌

患者一般年龄较大，可有长期吸烟史，无任何诱因出现咳嗽、咯血和痰血，同时伴有胸痛、胸闷、气急等临床症状。

肺门肿块被认为是中央型肺癌最直接、最主要的影像学表现。中央型肺癌常同时伴有肺门、纵隔淋巴结肿大，肿大淋巴结与癌组织相融合，包绕周围血管、神经，并对周围器官造成压迫。肺门肿块边缘有毛刺，边缘不规则，亦可有分叶表现，并且病变以支气管为轴心向周围浸润，同时尚可见阻塞性肺炎、肺不张。经痰脱落细胞检查及支气管镜检查可得到确诊。

第 6 节 治疗

1 治疗原则

原发性纵隔淋巴瘤的治疗是以化疗、放疗为主要手段的综合治疗。手术仅仅是通过其他所有手段仍无法明确诊断时最后的诊断与治疗方法。

（1）根据组织学类型及临床分期，决定治疗方案。

（2）恶性度较低的 I~II 期非霍奇金淋巴瘤可单独使用放疗。单纯放疗对于 II 期的患者并不合适，而在 I 期的患者则有 40% 的复发率。因此，目前对于 I 和 II 期的患者采用联合化疗方案是否额外增加放疗尚不明确。对于 III 期和

Ⅳ期的患者主要以强化联合化疗为主。有文献[21]报道，在原发性纵隔大 B 细胞淋巴瘤的治疗中，放化疗结合组的疗效要明显优于单纯放疗组，认为单纯放疗可能是肿瘤复发的主要原因。

蔡正文等报道了 29 例原发性纵隔淋巴瘤，29 例患者中有 20 例采用化疗联合放疗、9 例单用化疗。NHL 患者中 16 例单用 CHOP 方案、9 例采用 CHOP 方案和 DHAP 或 EPOCH 或 ICE 方案交替使用；HL 患者采用 ABVD 方案。化疗周期为 2~8 个；放疗采用 6MV-X 线（15 例）或 ⁶⁰Co（5 例）照射，其中纵隔局部野照射 16 例，不规则野（纵隔、锁骨上区、颈部）4 例，总剂量 35~55Gy，疗程 4~6 周，先化疗后放疗者 17 例，先放疗后化疗者 3 例。CR65.5%、PR17.2%、SD10.3%、PD6.7%，总缓解率为 82.8%。在随访的 21 例患者中，无瘤生存的有 10 例，带瘤生存的有 3 例；死亡 8 例，其中 7 例死于疾病复发、进展，1 例死于放射性肺炎并发肺部感染。作者认为，化疗联合放疗可能有助于提高疗效，减少复发，是目前治疗纵隔淋巴瘤的主要方法，但在治疗的过程中要注意，化疗的疗程要足够，放疗的总剂量以 45~55Gy 为宜。

（3）因淋巴瘤常侵犯周围重要脏器，虽然单一孤立的病灶可完整切除，但是大多数情况下摘除纵隔淋巴源性肿瘤往往有困难，因此纵隔淋巴瘤不适宜积极的外科处理。外科手术虽不是初始方案，但为确诊而行活检亦是必需的。

2 手术治疗

2.1 手术原则

原发性纵隔淋巴瘤患者的治疗结果相差很大，主要的问题是没有和缺乏足够资料来明确诊断，同时由于各亚型之间治疗与未治疗的情况缺乏合理分析，造成患者治疗的结果出入很大。

手术不是治疗霍奇金淋巴瘤、非霍奇金淋巴瘤的必要手段，而且完整切除亦是不可能的。外科医师的主要任务是提供足够诊断的组织标本以帮助病理分期，通过影像学检查对已经明确病变范围的肿块采取适宜的手术方法获取足够材料以更好地明确诊断。

2.2 手术方法

外科医师根据影像学显示肿瘤的部位和范围来决定具体的手术方法，一般有纵隔镜纵隔切开术、胸骨上部分切开术、胸骨正中切开术、后外侧标准开胸术。

一般而言，通过活检钳所获取的标本较小，很难取得高质量和有病理价值的材料，使病理科医师难以诊断。且组织太少亦无法进行诸如免疫化学、流式细胞仪分析、电镜检查等进一步诊断。对反复穿刺还诊断不明的占位病变可施行纵隔切开一类有创手术。无论采取什么方法，在取得标本后应快速病理切片以明确诊断。

外科医师根据病理科医师的意见，决定所获标本是否满意，如果可以取得明确诊断则不需要重复活检，以减少并发症及所造成的延误治疗等问题。

除进行活检之外，外科手术还可了解纵隔受累情况，并能在手术野内对可疑之处进行活检。因此，对选择最佳治疗方法以及帮助确定放疗范围具有极大价值。由于切除部分肿瘤并不增加并发症，在必要的时候可扩大切除范围，但要注意检查和活检有引起胸内（肺、心包、胸壁、内乳淋巴结、膈肌）播散的可能性。

2.3 保守治疗后的外科处理

霍奇金淋巴瘤保守治疗后，X 线胸片上显示纵隔中残存占位，这些异常包括主肺动脉窗变直，气管一侧或双侧饱满。44% 的患者有纵隔轻微增宽，41% 患者肿块>6.5cm。在 27%~41% 的患者中，X 线胸片的异常持续 1 年以上。

因为霍奇金淋巴瘤尤其是结节硬化性表现为前纵隔巨大肿块，其内有多量的胶原纤维组织，治疗后即使已经没有存活的肿瘤细胞，亦会有较大的残余物。这往往给诊断造成困难。临床医师应结合临床，连续监测，不能因为肿物未消失即认为还有存活肿瘤，或肿物大小稳定不变即认为已经纤维化。因为，如果有肿瘤残留会造成治疗不充分；但如果肿瘤已全部杀死，仅剩纤维瘢痕组织，进一步治疗则会造成治疗过度。大部分情况下这些肿瘤已消失，仅余纤维硬化性组织。

治疗后纵隔内仍有占位阴影者的复发率为 20%，而且多见于那些单纯化疗的患者。所以对具体患者来说，纵隔占位是否已经完全缓解还是仍有残余肿瘤需要外科获取组织进行病理学检查来确定。

3 化学治疗

纵隔淋巴瘤对于化疗和放疗均较敏感，化疗的疗效决定于病理组织类型。对于中度恶性的患者均应给予联合化疗，高度恶性者应给予强效联合化疗，以第二代和第三代联合化疗较佳。

COP、CHOP、C-MOPP（MOPP+环磷酰胺）、BACOP（CHOP+博莱霉素）等化疗方案可使70%的患者获得完全缓解，35%~40%可有较长期缓解率；新一代化疗方案尚有m-BA-COD、ProMACE-MOPP等可使长期无病存活期患者增至55%~60%，新方案中添加中等剂量甲氨蝶呤目的是防治中枢神经系统淋巴瘤。更强烈的第三代化疗方案尚有COP-PLAM-Ⅲ及MACOP-B可使长期无病存活增加至60%~70%，但因毒性较大，故不适于老年及体弱者。

霍奇金淋巴瘤最常用MOPP方案，初治者的完全缓解率可达85%。MOPP至少用6个疗程，或直至完全缓解，再额外给2个疗程。

霍奇金淋巴瘤对MOPP有耐药性，加之MOPP方案中的氮芥可引起严重的静脉炎和呕吐，故文献推荐了不同的治疗方案，其中以ABVD方案较成熟，该方案的缓解率为62%，其对结节硬化性的疗效不亚于MOPP。另一优点是方案中无烷化剂。亦有采用在MOPP基础上加博莱霉素和阿霉素。ⅢB及Ⅳ期患者使用上述联合化疗方案后，最好对原有明显肿瘤的原发部位，局部加用25~30Gy放射治疗。

CHOP方案是目前非霍奇金淋巴瘤广泛使用的方案之一，治疗持续6~8个月，此方案有明显的骨髓抑制，易产生耐药性。55%~85%的患者最初可缓解，但其中只有50%的患者2年后可治愈；若未取得完全缓解则预后较差，大部分患者在2年内死亡。

4 放射治疗

纵隔淋巴瘤照射方法有3种，即局部照射、不全淋巴结照射及全淋巴结照射。不全淋巴结照射包括受累淋巴结及肿瘤组织外，尚需包括附近可能侵及的淋巴结区。如病变在横膈上采

用"斗篷"式，"斗篷"式照射部位包括两侧乳突端至锁骨上下、腋下、肺门、纵隔以至横膈的淋巴结，但要保护肱骨头、喉部及肺部免受照射。剂量为35~40Gy，3~4周。

霍奇金淋巴瘤ⅠA、ⅠB、ⅡA、ⅡB及ⅢA期首先使用放疗较合适。ⅠA期患者如原发病变在膈上，可只用"斗篷"野照射；ⅠB、ⅡA、ⅡB及ⅢA期患者均须用全淋巴结区照射。

第7节 预后

由于本病发病率低，加上许多患者因经济原因而放弃后续治疗，能坚持规范治疗的患者不多，故随访相当困难。就目前文献报道来看，原发性纵隔淋巴瘤的预后相差较大，估计可能是由于初诊时诊断不明、临床分期不准确，及采取的治疗方案不同所致。

文献报道[22-23]，目前采用强化治疗、综合治疗使淋巴瘤的治愈率达50%以上，5年生存率为55%~69%。

纵隔霍奇金淋巴瘤治疗疗效较好，较轻的患者可以治愈，即便是进展期的患者亦有治愈的可能。治疗有赖于正确的病理分型和临床分期。局部单纯淋巴结肿大可采用放射疗法。进展期的患者可加用化疗。

多数非霍奇金淋巴瘤就诊时已属于临床分期较晚的阶段，预后不良。PMLBL预后以往很差，但近年来联合化疗或放疗能治愈部分病例，肿块消退率60%~70%，5年生存率57%，若肿块不能消退一般2年内死亡。年龄<25岁、胸外有侵犯病灶、瘤块巨大（>10cm）、治疗后不能消退或复发等情况提示预后较差。

第8节 原发性纵隔大B细胞淋巴瘤

1 概论

原发性纵隔大B细胞淋巴瘤（primary mediastinal large B-cell lymphoma，PMLBL），最早出现于20世纪70年代初2篇有关纵隔淋巴瘤文献中[24]，至20世纪80年代才被确立为特殊的临床病理类型（specific clinicopathologic entity），至1996年约有300例报道[25]。

虽然在 REAL 分类方案内已列为一特殊类型，但在 1999 年 Abou-Eella[26] 比较了 43 例 PMLBL 与 352 例非纵隔大 B 细胞淋巴瘤，认为除发病年龄、性别、部位、大小外两者无明显差异，他们主张 PMLBL 只能作为一种临床综合征，若要作为一特殊疾病类型必须进一步研究。

但 WHO 提出的造血与淋巴组织肿瘤性疾病分类中[27]还是将 PMLBL 作为弥漫性大 B 细胞淋巴瘤一个亚型，成为一独立类型。

原发纵隔的 B 细胞淋巴瘤属于弥漫性大 B 细胞淋巴瘤的亚型，具有独特的临床表现、免疫表型和分子遗传学特征，占 NHL 2%~3%。

2 组织病理学

原发性纵隔大 B 细胞淋巴瘤可再分为多种亚型，如多形型、单形型、多叶型、中心细胞亚型、透明细胞型，但实用意义不大。胞浆透明及纤维组织分隔硬化为本瘤两大特征性表现，往往还伴有大片坏死。

瘤细胞还可呈血管内皮下浸润形成同心状分层排列，间质亦可有嗜酸性粒细胞、组织细胞反应性增生。镜下肿瘤细胞体积较大，形态相对一致，呈中心母或中心细胞样改变。

3 免疫组化

免疫组化表达 B 细胞相关抗原 CD19、CD20、CD22 及 CD79a 等；Ig 及 HLA class Ⅰ and Ⅱ 常部分表达或缺如，有时也可表达 CD30。

Lamarre[24] 把纵隔大 B 细胞淋巴瘤分为两类，一种为免疫球蛋白阴性肿瘤，几乎只发生在年轻妇女，可能来自胸腺 B 淋巴细胞；一种免疫球蛋白阳性肿瘤，见于老年男性患者，是一种普通型大 B 细胞淋巴瘤累及纵隔淋巴结。

4 分子遗传学

PMLBL 细胞遗传学可检出 IgH 基因克隆性重排，而免疫组化不表达 Ig；染色体组型为超二倍体，染色体 9p、X9 增多，REL 基因扩增。

PMLBCL 的常见癌基因的突变频率和水平较低，如 TP53 的错义突变不足 20%，c-myc 在非编码区的重排和点突变不足 20%，CDKN2A 的纯合子缺失、突变和甲基化不足 15%；Bcl-2

易位和 RAS 突变未发现，转录抑制因子 Bcl-6 的易位不足 33%。

70% PMLBCL 患者出现膜结合蛋白 MAL 表达，该蛋白是与胸腺 T 细胞后期分化相关；而其他 DLBCL 的 MAL 表达不足 3%；10%~20% 的经典霍奇金淋巴瘤出现 MAL 表达。而 MAL 基因并未出现突变，其蛋白在 PMLBCL 患者的过表达机制至今不明。

此外，白介素-4 诱导基因 FIG1 的转录编码一种信号肽，介导细胞因子信号转导通路。只在 PMLBCL 高表达，而其他 DLBCL 和正常淋巴组织内低表达。

原癌基因 REL 位于 2p14-16，编码 NF-κB 家族成员，与 PMBL 发病机制密切相关。FISH 检测，75% PMBL 患者该位点 REL 基因扩增，从而促进细胞生长和抑制凋亡。

此外，NF-κB 抑制基因 IKBA（IκB）的抑制性突变，也是 NF-κB 通路激活的可能机制。

75% PMBL 患者出现 2p 的 BCL11A 扩增，主要表现为转录水平的扩增和蛋白水平的表达均较低，说明与肿瘤增殖相关的 BCL11A 基因在转录水平的抑制是生存预后好的标志。

通过比较基因组杂合技术发现，PMBL 患者中 9p23 和 9p24 远端区域出现高水平扩增，FISH 检测扩增水平为 75%。在经典霍奇金淋巴瘤患者也发现 9p 同一区域的扩增。该区域表达 JAK2。

5 治疗

PMLBCL 的治疗，对于出现上腔静脉综合征等紧急情况时，可考虑局部放疗或先予诱导化疗，初始治疗采用 6 周期化疗。RCHOP-21 是北美常规治疗方案；欧洲近期研究推荐，对于具有高危因素（乳酸脱氢酶异常升高等）患者，可采用 G-CSF 辅助下的 RCHOP-14 方案治疗。Rituximab 联合 MACOP-B 在欧洲广泛采用，此外 EPOCH-R、ACVBP-R 以及高危患者接受高剂量化疗联合自体干细胞移植治疗。完成周期化疗患者，采用纵隔受累野局部放射治疗。

5.1 化疗

与其他侵袭性霍奇金淋巴瘤相似，PMLB-CL 初始治疗的疗效与生存预后密切相关，现有的解救治疗对于复发或进展患者的疗效是非常有限的。然而，在追求治愈率的提高与PMLB-CL年轻患者特点而带来的长期严重并发症发生之间的矛盾，是制约方案选择的主要原因。

著名的CHOP与三代化疗方案（m-BA-COD、ProMACE-CytaBOM、MACOP-B）比较的研究是由SWOG和ECOG共同完成，该研究入组1138例侵袭性淋巴瘤患者，是一项前瞻性、多中心研究，证明三代方案并不优于CHOP，且毒性增加。然而该研究并未对PML-BCL患者进行分层分析。因此，后续研究针对PMLBCL，采用不同化疗方案（一代CHOP样、三代剂量强度方案和高剂量化疗联合自体干细胞移植）治疗，以明确这些方案对于PMLBCL的生存影响。其中著名研究如下。

2002年，国际结外淋巴瘤研究组（IELSG）公布的回顾性研究，入组426例初治的PMLB-CL患者，来自欧洲20个研究机构。分别接受一代CHOP样、三代剂量强度方案（MACOP-B）和高剂量化疗联合自体干细胞移植，残存病灶接受局部放射治疗。完成化疗后CR分别为49%、51%和53%；随后接受局部放疗总CR分别为61%、79%、75%。10年OS分别为44%、71%和77%。该研究认为，三代剂量强度化疗MACOP-B联合放疗在PFS和OS方面优于一代化疗。该研究改变了传统关于DLBCL生存预后优于PMLBCL的结论，进一步提出三代剂量密集化疗方案可以进一步提高CR、RFS和OS，从而PMLBCL的生存预后优于DLBCL。而且证实局部放射治疗可以进一步提高和巩固化疗的CR。

2004年，意大利公布一项多中心研究，入组138例PMLBCL患者，中位年龄39岁，男女比例为1:1.19。局限期患者占68.9%，广泛期为31.1%。纵隔大包块占80.4%，骨髓受侵仅为1.4%。接受MACOP-B/VACOP-B或者CHOP方案化疗，CR分别为80%和51%（$P<0.001$），5年EFS分别为75.7%和39.5%。分层分析，对于低危、低中危患者，MACOP-B/VACOP-B方案明显优于CHOP（$P=0.001$），而在中危和高危患者，尽管无显著差异，但也有生存受益的趋势。

2006年，公布一项英国BCCA的大样本、回顾性研究结论，入组153例PMLBCL，中位年龄37岁，74%为局限期患者，分别接受CHOP样方案、MACOP-B/VACOPB、RCHOP方案，5年总OS和PFS分别为75%和69%，对于年龄小于65岁患者接受上述3种化疗方案，5年OS分别为71%、87%和82%。10年OS和PFS分别为66%和69%。该研究提示rituximab联合CHOP较之CHOP并未提高5年OS，而RCHOP与MACOP-B/VACOPB比较，5年OS无显著差异。该研究不足之处是RCHOP组患者数少，而且CHOP组内具有高危因素的患者较多。

5.2 靶向治疗

侵袭性非霍奇金淋巴瘤的治疗经历了3个时代，分别是1980~1992年MACOP-B/VACOP-B针对65岁以下患者的治疗、1992~2001年CHOP样化疗、2001年至今以RCHOP为主的免疫化疗时代。

含美罗华的免疫化疗治疗PMLBCL的临床研究，病例样本量较小，随访时间有限，多数临床试验尚未公布最终结论；另一方面，不同于20世纪90年代，关于PMLBCL的化疗均为回顾性分析研究，美罗华在PMLBCL的治疗研究以前瞻性为主。

如前所述，国际结外淋巴瘤研究组（IELSG）研究认为，三代剂量强度化疗如MA-COP-B联合放疗在PFS和OS方面优于传统CHOP为主的一代方案；而HDT/ASCT在高危PMLBCL治疗也优于CHOP，但是缺乏随机、前瞻性研究证实。

2006年，ASH公布欧洲一项关于RCHOP+IFRT治疗PMLBCL的前瞻性、随机研究结论，入组74例患者，中位年龄30岁，男女比例为1:1.77。分别接受RCHOP或CHOP方案治疗，CR分别为97%和67%，3年FFS分别为（93±5）%vs（53±8）%。3年OS分别为（97±3）%vs（67±7%）（$P=0.008$）。该研究认为，RCHOP+IFRT是PMLBCL的标准治疗方案。

如前所述，2006年英国BCCA公布的一项大样本、回顾性研究结论证明，RCHOP与MACOP-B/VACOPB比较，5年OS无显著差异。但是该研究并未回答在MACOP-B/VA-COPB化疗基础上，联合美罗华是否进一步提高疗效和长期生存的问题；2006 年 ASH 另外公布一项意大利研究，入组 40 例患者，分别接受 MACOP-B/VACOPB 联合美罗华或单纯 MA-COP-B/VACOPB 化疗，尽管 CR 达到 70%，联合局部放疗达到 87%，而在 DFS 方面，并无显著改善。

2006 年，ASCO 公布关于 DA-EPOCH（剂量调整 EPOCH）联合 Rituximab 治疗 PMLBCL 的研究结论，入组 44 例初治 PMLBCL 患者，分别接受 DA-EPOCH6-8 周期化疗，或者 DA-EPOCH-R 治疗，中期研究认为，联合美罗华的 DA-EPOCH 可以显著改善 EFS（$P=0.036$）和 OS（$P=0.023$）。

2007 年，ASH 公布一项关于美罗华联合三代剂量密集化疗 MACOP-B/VACOPB，或联合 CHOP 治疗 PMLBCL 之间研究，在 PFS 方面，无论 MACOP-B/VACOPB 组还是 CHOP 组联合美罗华，无显著差异（84%vs74%，$P=0.44$）。

（李春燕）

参考文献

[1] 蔡正文，刘汉锋，甘廷庆，等.原发性纵隔淋巴瘤 29 例临床分析.中华内科杂志，2008，3（5）：710-711.

[2] Warnke RA，Weiss LM，Chan JKC，et al. Tumors of the lymph node and spleen. In: Rosai J ed. Atlas of tumor pathology. 3rd series，Fascicle 14，Washington dC:AFIP，1995:203.

[3] 颜有霞，张金娥，陈小聪，等.前纵隔淋巴瘤的影像学分析.实用放射学杂志，2008，24（7）：903-904，911.

[4] 申屠阳，丁征平，周允中，等.纵隔肿大淋巴结的诊断.中国综合临床，2005，21（1）：64-66.

[5] 邹秋水，邹昕.胸部何杰金氏病何非何杰金氏淋巴瘤 X 线表现.临床放射学杂志，1988，7（1）：1-4.

[6] Filly R，Bland N，Castellino RA.Radiographic diatribution of intrathoracic disease in previously Untreated patients with Hodgkin's disease and non -Hodgkin's lymphoma.Radiology，1976，120（2）：277-281.

[7] 李健夫，彰俊杰.胸内恶性淋巴瘤 50 例的 X 线诊断.河北医学院学报，1991，12（2）：34-35.

[8] 王坤宇，童向东，曲家骐，等.原发纵隔大 B 细胞淋巴瘤 6 例报道.实用医技杂志，2007，14（16）：

2218-2219.

[9] 潘纪成，张国祯，蔡祖龙，等.胸部 CT 鉴别诊断学.北京：科学技术文献出版社，2007:315-317.

[10] 刘甫庚，潘纪成，吴国庚，等.成人纵隔淋巴结结核的 CT 诊断.中华放射学杂志，2001，35（9）：655-658.

[11] 李雯，王新举，白洪忠，等.纵隔淋巴结结核 23 例的影响分析.中华现代影像学杂志，2006，3（3）：272-273.

[12] Im JC，Song KS，Kang HS，et al.Mediastinal tuberculous lymphadenitis:CT manifestation. Radiol ogy，2006，240（1）:164-165.

[13] 李华，赵龙华.64 排螺旋 CT 对纵隔淋巴结结核和纵隔淋巴瘤的鉴别价值.中国实用医刊，2011，38（11）：8-10.

[14] Moon WK，Im JG，Yeon KM，et al.Mediastinal tuberculous lympha denitis:CT findings of active and inactive disease.AJR，1998，170（3）：715-718.

[15] 蔡祖龙.努力提高胸部结节病的影像学诊断水平，中华放射学杂志，2003，37：293-294.

[16] 李咏梅，罗天友，吴景全，等.螺旋 CT 对侵袭性胸腺瘤与非侵袭性胸腺瘤的鉴别诊断价值.中国医学影像技术，2002，18（11）：1122-1125.

[17] Leonie CS L，Alain L，Hicham K，et al. Adenocarcinomas of unknown primary（ACUP）of the mediastinum mimicking lymphoma:CT findings at diagnosis and follow-up. Eur J Radiol，2006，59（6）：42-48.

[18] Ukihide T，Nestor LM，Takeshi J，et al. Primary mediastinal lymphoma characteristic features of the various histological subtypeson CT. J Comput Assist Tomogr，2004，28（5）:782-789.

[19] 王云华.原发性纵隔肿瘤的 CT 诊断.实用放射学杂志，2001，17（2）:92- 94.

[20] 施明，申全谋，何丽馥，等.少见纵隔肿瘤的 X 线、CT 诊断.实用放射学杂志，2001，17（1）：30- 32.

[21] 郭小毛，王坚，施学辉，等.原发于纵隔大 B 细胞恶性淋巴瘤 36 例临床分析.中华放射肿瘤学杂志，1998，7（4）：210-213.

[22] SavageKJ，Al RajhiN，VossN，et a.l Favorableoutcome of primary mediastinal largeBcell lymphoma ina single institution: theBritish Columbiaexperience. Ann Onco，l 2006，17（1）：123-130.

[23] Etienne B，Guillaud PH，LoireR，et al.Aggressive primary mediastinal non -Hodgkins' lymphomas: a study of 29 cases. Eur Respir J，1999，13（5）：1133-1138.

［24］Lamarre L, Jacobson JO, Aisenberg AC et al. Primary large cell lymphoma of the mediastinum: a histologic and immunophenotypic study of 29 cases. Am J Surg Pathol, 1989, 13: 730.

［25］Cazals-Hatem D, Lepage E, Brice P, et al. Primary mediastinal large B-cell lymphoma：A clinicopathologic study of 141 cases compared with 916 nomediastinal large B-cell lymphoma. Am J Surg Pathol, 1996, 20 (7) : 877.

［26］Abou-Elella AA, Weisenburger DD, Vose IM et al. Primary mediastimal large B-cell lymphoma: a clinicopathologic study of 43 patients from the Nebraska Lymphoma Study Group. J Clin Oncol, 1999, 17 (3) :784.

［27］Muller-Hermelink HK, Feller AC, Zifen G et al. World Health Organization Classification of neoplastic diseases of the hematopoietic and lymphoid tissues-complete list of lymphoid neoplasms. In: 99'Beijing Lymphoma Symposium, 1999: 9.

第 **50** 章

原发性胃淋巴瘤

第 1 节　基本概念

原发性胃淋巴瘤（primary gastric lymphoma，PGL）是指以胃为原发部位的淋巴瘤，可伴有胃引流区域淋巴结侵犯，是胃黏膜深层或黏膜下层淋巴组织发生的恶性肿瘤，是最常见的结外非霍奇金淋巴瘤之一，主要来源于 B 淋巴细胞，极少数来源于 T 淋巴细胞；但亦有原发性胃霍奇金淋巴瘤的报道。

PGL 中 40% 为惰性淋巴瘤，以胃黏膜相关淋巴组织（MALT）淋巴瘤为主；另 60% 为侵袭性淋巴瘤，主要为弥漫性大 B 细胞性淋巴瘤（DLBCL）；少见类型有 Burkitt's 淋巴瘤、T 细胞淋巴瘤，以及淋巴母细胞淋巴瘤、霍奇金淋巴瘤等。

在 REAL 分类中，边缘带 B 细胞淋巴瘤（marginal zone cell lymphoma，MZCL）被认为是一种具有明显临床病理特征的 B 细胞来源的非霍奇金淋巴瘤，包括 MALT 淋巴瘤结外 MZCL 和 MALT 淋巴瘤结内 MZCL 两种亚型[1]，胃是结外边缘带 B 细胞淋巴瘤最常发生的部位，占 40%~60%。

既往所谓 "高度恶性胃黏膜相关淋巴组织淋巴瘤" 之名称目前已不再使用，而称 "胃弥漫性大 B 细胞性淋巴瘤"。但本章有引用既往文献地方，仍有 "高度恶性胃黏膜相关淋巴组织淋巴瘤" 之名称，请读者注意。

第 2 节　流行病学

尽管原发性胃淋巴瘤国内外均有报道，但仍属少见肿瘤，占胃恶性肿瘤的 5%（2%~8%）[2]，然而却在胃恶性非上皮性肿瘤中的发病率占首位；且近年来随着对该病认识的深入及诊断水平的提高，确诊例数有明显增加的趋势[3]。欧洲 14 国癌症数据库资料显示[4]，每年发病率为 0.21/10 万，年增长 3%~5%。在有幽门螺旋杆菌感染的人群中发病率为 1/8 万~1/3 万；在越南和澳大利亚，过去 5 年原发性胃淋巴瘤的患者数量是上一个 5 年的 2 倍。

原发性胃淋巴瘤是结外 NHL 中最常见的一种，在胃肠道 NHL 中 50%~60% 原发于胃，而胃 NHL 占所有 NHL 的 5%，其次为小肠（30%）和结肠（10%）[5-7]。

据资料分析，原发性胃淋巴瘤具有某些地理特征。在中东国家、北非的阿拉伯人及犹太人中较常见，但生活在欧洲的犹太人中较少见。在我国，以海南省的发病率最高，但明显低于欧美国家。

就原发性胃淋巴瘤的细胞类型来看，大部分为 B 细胞表型的黏膜相关组织淋巴瘤，而胃 T 细胞淋巴瘤十分罕见[8]，但不断有学者报道。D'Amore 等[9]研究了西方国家的 175 例胃 NHL，其中仅 6 例（3.4%）为 T 细胞表型，内尚有 3 例为间变性大细胞淋巴瘤；Radaszkiewicz 等[10]报道了 244 例胃 NHL，未发现 T 细胞表型的病例；而在 HTLV-1 流行区域的日本，Nakamura 等[11]报道了 233 例胃 NHL，发现其中 14 例（6.0%）为 T 细胞表型；Hataano 等[12]报道了 380 例胃 NHL，其中 31 例（8.2%）为 T 细胞性。国内亦可见少许个案报道，如孙健等[13]的统计数据显示，2004 年至 2008 年 5 年间，胃 NHL 病例共 49 例，7 例为胃 T 细胞淋巴瘤；闫晓琨等[14]报道了 1 例原发性胃 T 细胞淋巴瘤，男，67 岁，为术后确诊；何伟兰等[15]报道了 2001~2007 年收治的 104 例 PTCL-NOS 患者，1 例为原发于肠道的 PTCL-NOS，未见原发胃 PTCL-NOS；尤冬山等[16]报道了 2 例胃外周 T 细胞淋巴瘤，均为男性。胃 T 细胞淋巴瘤较 B 细胞型的 5 年生存率低。

胃 T 细胞淋巴瘤的病因不甚清楚，可能与 EBV 和人类 T 细胞白血病淋巴瘤病毒有关，未见与幽门螺旋杆菌相关的报道。西方报道的病例多与 HTLV-1 感染无关，而日本报道的病例中，部分证实为成人 T 细胞白血病/淋巴瘤累及胃，部分为血 HTLV-1 抗体阳性的胃 T 细胞淋巴瘤，部分病例与 HTLV-1 感染无关。尚无流行病学的资料显示中国为 HTLV-1 流行区域。

原发性胃淋巴瘤多发生于 50~60 岁，平均年龄为 56 岁；男性多见，男女比例约为 2:1。Burgess 等报道的 218 例中，男性 148 例，女性 70 例；年龄 12~83 岁，有 28 例在 40 岁以下。于安仲等[17]报道的 50 例原发性胃淋巴瘤中，男 32 例，女 18 例，男女比例为 1.8:1；年龄 30~81 岁，中位年龄 62 岁。

第 3 节　病因学

迄今为止，原发性胃淋巴瘤的病因尚不清楚。胃淋巴瘤起源于黏膜下或黏膜固有层的淋巴组织，该处组织不暴露于胃腔，不直接与食物中的致癌物质接触，因此其发病原因与胃癌不同。

多数学者认为，可能与感染相关。如 Hp 与胃 MALT 淋巴瘤以及 EB 病毒与肠道 NK/T 细胞淋巴瘤、Burkitt's 淋巴瘤、AIDS 相关淋巴瘤等的关系已引起人们高度关注。

胃黏膜相关淋巴组织（mucosa-associated lymphiod tissue，MALT）淋巴瘤是胃黏膜淋巴

滤泡边缘带 B 淋巴细胞发生的肿瘤，是原发性胃淋巴瘤中最常见的类型，因此本节主要讨论胃黏膜相关淋巴组织淋巴瘤的发病因素。

1 幽门螺杆菌与胃 MALT 淋巴瘤发生的相关性

近年来，在幽门螺杆菌（helicobacter pylori，Hp）感染流行病学、实验室研究和抗 Hp 感染治疗方面充分证明了 Hp 在胃 MALT 淋巴瘤病因中的重要性。

1983 年，澳大利亚学者 Marshall 和 Warren 在微氧条件下，从人体胃黏膜活检标本中培养出幽门螺杆菌以来，国内外的大量实验与临床研究表明，Hp 感染与慢性胃炎、消化性溃疡、胃癌、胃淋巴瘤等发病有密切关系，尤其在胃黏膜相关淋巴组织淋巴瘤患者中 Hp 的感染率高达 90%，远高于其他胃部疾病。因此，近年来，Hp 与胃 MALT 淋巴瘤的关系引起人们的极大关注[18]。

有多项证据证明，胃 MALT 淋巴瘤发生于获得性的 MALT。首先，70%~90% 的胃 MALT 淋巴瘤有 Hp 感染；其次，流行病调查发现意大利东北部，原发胃 NHL 发生率高和 Hp 感染有关；第三，队列研究证明，Hp 感染是胃 MALT 淋巴瘤的危险因素。

最直接的证据来源于离体实验研究和临床抗 Hp 治疗，前者证明了 Hp 不仅可使胃黏膜获得 MALT，还可刺激反应性 B 淋巴细胞的恶性转染；而临床研究证明了抗 Hp 感染治疗胃 MALT 淋巴瘤有效。Eidt 等[20] 认为，幽门螺杆菌感染引起的慢性胃炎可以刺激胃淋巴组织增生，继而诱导组织的恶性转化，从而使 MALT 淋巴瘤的发生率提高；且彻底清除幽门螺杆菌感染，可使许多胃部 MALT 淋巴瘤得到控制[21]。

大量的流行病学研究已经证实，胃 MALT 淋巴瘤的发生与 Hp 感染关系密切，许多胃 MALT 淋巴瘤的发生都依赖于 Hp 感染[22]。

流行病学资料支持 Hp 在胃 MALT 淋巴瘤发生中具有重要致病作用，几乎在所有胃 MALT 淋巴瘤患者的胃黏膜中均可发现 Hp[23-26]。Mathias 等[27] 对 68 例胃 MALT 淋巴瘤患者进行血清检测证实，67 例（98.5%）Hp CogA 抗

体阳性，其中 95% 有 CogA 蛋白的血清免疫球蛋白 G 抗体，而慢性活动性胃炎的对照组患者 67% 为 Hp CogA 阳性，故 Mathias 等[27] 认为几乎所有的胃 MALT 淋巴瘤患者均有 Hp CogA 阳性毒力菌株的感染，菌株表达的 CogA 蛋白对胃 MALT 淋巴瘤的致病可能有重要作用。

MALT 淋巴瘤的发生往往与抗原刺激驱动的淋巴增殖过程有关，患者可有慢性感染或自身免疫性疾病病史。Hp 感染不仅能使胃黏膜获得 MALT，而且激活反应性 B 淋巴细胞的转化，进而导致基因异常。

Zucca 等[28] 的进一步研究发现，在发展至胃 MALT 淋巴瘤前的 Hp 相关性慢性胃炎活检标本中存在着 B 淋巴细胞增殖，其在转变为恶性淋巴瘤的过程中占主导地位，进而证实了 Hp 相关性胃炎发展到胃 MALT 淋巴瘤的增殖过程，但其具体机制目前尚不清楚。

2 幽门螺杆菌与胃 MALT 淋巴瘤发生的机制

正常胃黏膜缺乏集合淋巴组织，仅含少量淋巴细胞，胃酸和胃脏层黏膜能有效地保护胃黏膜，并抑制细菌生长和淋巴细胞浸润。

Hp 分泌尿素酶中和胃酸，使局部 pH 值增高，使 Hp 能在胃酸环境中生存。

正常胃黏膜在感染 Hp 后，胃黏膜淋巴细胞浸润，并可发生淋巴滤泡；其数目与胃炎严重程度呈正相关，胃炎越重，肠化生越重，淋巴滤泡越多。其获得性黏膜相关性淋巴样组织增生为淋巴瘤的发生提供了组织学背景。

Hp 毒素和菌体产物刺激胃黏膜中的 T 细胞和巨噬细胞产生各种细胞因子，这些细胞因子刺激 B 细胞增殖，形成淋巴滤泡，这是 Hp 诱致胃 MALT 淋巴瘤发生的可能机制之一。

基础研究发现，Hp 不能直接刺激肿瘤性 B 细胞而是通过刺激肿瘤区域内的 T 细胞促使肿瘤性细胞增生；Hp 并不刺激非 MALT 区的 T 细胞，这可解释胃 MALT 保持局灶性的倾向，亦有部分伴有 Hp 感染的胃 MALT 淋巴瘤对去 Hp 治疗无效，发生在其他部位 MALT 的淋巴瘤并无 Hp 感染。

淋巴滤泡的出现与 Hp 长期抗原刺激有关，淋巴增生的过程最终变成自主性而具有瘤的特

征[29]。在 Hussel 经典的体外研究表明，这种低分化原始 B 细胞来源的胃 MALT 淋巴瘤细胞在某些 Hp 菌株的刺激下发生增殖，且其增生反应必须有非瘤样 T 淋巴细胞存在，从培养基中去除这种 T 细胞就会终止这一增生反应，因此这种 T 细胞的依赖性可能是相当重要的因素[30]；同时据 Montalban 报道，超过半数的治疗患者，在其 Hp 被根除后，胃 MALT 淋巴瘤亦随之消退[31-32]。1995 年，Isaacson 提出了胃 MALT 淋巴瘤的发病假说[33]，认为 Hp 的感染特异性地激活 Th 淋巴细胞并使之释放细胞因子，而后者促使 B 淋巴细胞进一步活化或增生，多克隆的淋巴细胞出现单克隆的增殖，最终演变成为 MALT 淋巴瘤。此时的 MALT 淋巴瘤尚属于 Hp 依赖型，抗 Hp 治疗可能逆转疾病的进程。

随着 t（11；18）API2-MLT 融合基因的出现以及 Bcl-10 的核表达，肿瘤细胞转变成非 Hp 依赖型，更进一步在 p53、DCC、APC 基因的作用下，出现高恶性转化[34]，转变成弥漫性大 B 细胞淋巴瘤。如今已摒弃高度恶性 MALT 淋巴瘤的概念，一旦淋巴瘤细胞出现向大 B 细胞转化，即称为 DLBCL，即使该肿瘤发生在黏膜相关的部位。

目前 MALT 淋巴瘤中 Hp 感染与 API2-MALT1 出现的关系报道较多。一种观点认为，Hp 感染同 API2-MALT1 融合基因是不同的两种致病因素，可能是通过两种不同的途径参与 MALT 淋巴瘤的发生机制[35]；亦有报道 t（11；18）（q21；q21）易位与 CgA 阳性的 Hp 菌株感染明显相关[36]。尹洪芳等[37]发现 MALT 淋巴瘤的凋亡指数低而 Bcl-2 阳性率高，DLBCL 却相反，Hp 感染两者无明显差异，认为 Hp 感染和胃肠 MALT 淋巴瘤具有明显相关性。

遗传学研究提示，Hp 感染不仅能使胃黏膜获得 MALT 淋巴瘤，而且激活反应性 B 细胞的转化，进一步导致基因的改变。研究发现，有 60% 的胃 MALT 淋巴瘤患者 3 号染色体呈三体性，这被认为是胃低度恶性 MALT 淋巴瘤的一个获得性遗传学特征，且有类似消化道肿瘤某些癌基因和抑癌基因的改变。

3 免疫功能低下

许多实验结果表明，Hp 为淋巴瘤发生、生长提供了抗原刺激；但在普通人群中，Hp 的感染率可高达 60%~90%，绝大多数 Hp 感染相关的胃炎患者并未发生胃 MALT 淋巴瘤；有的病例始终未曾有 Hp 感染，且抗 Hp 治疗并非对所有的早期病例都有效，这些都提示 Hp 感染并非 MALT 淋巴瘤发生的唯一因素。

因此，其他的如环境因素、微生物和宿主的遗传学因素等也在胃淋巴瘤发生机制中起重要作用[38]。目前认为，患者的免疫功能低下与胃淋巴瘤的发生发展密切相关，如免疫缺陷患者、移植后患者、干燥综合征患者以及炎症性肠病的患者发生淋巴瘤的几率较一般人高。

研究表明，MALT 淋巴瘤具有特征性的 t（11；18）和 t（1；14）染色体易位及染色体三体现象，涉及 Bcl 家族基因、Fas 等多种基因的改变，并且与细胞凋亡有着密切关系。Nakamura 等[35]研究发现，Hp 阴性的胃 MALT 淋巴瘤中常出现 t（11；18）染色体易位，而在 Hp 阳性胃 MALT 淋巴瘤中未检出 t（11；18），表明了 Hp 阴性的胃 MALT 淋巴瘤存在较高频率的 t（11；18）。Ye 等[36]的研究亦支持上述观点。

Hp 根除治疗对缓解部分 MALT 淋巴瘤是有效的，然而具有 t（11；18）易位的病例对 Hp 根除治疗不敏感。Go 等[39]对孪生子进行血清流行病学检查发现基因因素可影响他们获得 Hp 感染，表明存在着宿主对微生物毒素及易感菌株免疫反应性的差异。

第 4 节 组织病理学

1983 年，英国病理学家 Isaacson 和 Wright 首先提出 MALT 淋巴瘤的概念，特指与外界抗原直接接触的黏膜组织，在长期抗原刺激引发的局部炎症及免疫反应作用下产生的一种保护性免疫反应；在此基础上淋巴组织呈单克隆性异常增殖而导致了黏膜相关淋巴组织淋巴瘤。

1 分类

原发性胃淋巴瘤起自胃黏膜固有层和黏膜下层的淋巴组织，绝大多数为非霍奇金淋巴瘤，而霍奇金淋巴瘤极为罕见[40]。胃淋巴瘤中最常见的亚型是结外黏膜相关边缘带 B 细胞淋巴瘤和弥漫性大 B 细胞性淋巴瘤 [41]，其他类型较少见，如胃 T 细胞淋巴瘤。

1994 年的 Real 分类将黏膜相关淋巴组织淋巴瘤正式纳入淋巴瘤分类，MALT 的组织病理学定义为发生于黏膜和腺体等组织，具有边缘带 B 细胞分化和表型的低度恶性的结外 B 细胞淋巴瘤，占非霍奇金淋巴瘤的 5%~10%，可发生于胃肠道、肺、胸腺、乳腺、腮腺、泪腺、结膜等多处解剖部位，其中胃 MALT 淋巴瘤是最常见、研究得最透彻的，代表了 MALT 淋巴瘤的特征。

既往 MALT 淋巴瘤统一分为低度恶性 B 细胞淋巴瘤（(low grade B-cell lymphoma)、高度恶性 B 细胞淋巴瘤（high grade B-cell lymphoma）和其他少见淋巴瘤 3 类。

在 2001 年 WHO 淋巴瘤分类标准中，将 MALT 淋巴瘤定义为一种结外淋巴瘤，由形态多样的小 B 细胞组成，其中包括边缘带细胞（中心细胞样细胞）、单核样细胞、小淋巴细胞，亦可见到散在的免疫母细胞和中心母细胞样细胞。部分细胞有浆细胞样分化，肿瘤细胞可向反应性滤泡中心浸润，亦可向滤泡间区浸润，当肿瘤细胞浸润上皮时，可形成典型的"淋巴上皮病损"。该分类还特别指出，MALT 淋巴瘤特指主要由小细胞组成的淋巴瘤。MALT 淋巴瘤中可见少量的转化的中心母细胞或免疫母细胞样的大细胞，但是当这些转化的大细胞形成实性或片状的区域时（通常指大于 20%）则应诊断为"弥漫性大 B 细胞淋巴瘤伴有 MALT 淋巴瘤"的表现。根据以上定义，既往所谓"高度恶性 MALT 淋巴瘤"的概念被取消，将 MALT 淋巴瘤和弥漫性大 B 细胞淋巴瘤分为两个独立的疾病类型，更有利于对疾病的治疗和对预后的判断。

Isaacson 亦建议不应再使用高级别 MALT 淋巴瘤这一术语，MALT 淋巴瘤的术语只限用于小细胞为主的淋巴瘤，而不能应用于大细胞淋巴瘤，即使这些大细胞淋巴瘤是继发于 MALT 淋巴瘤。当 MALT 淋巴瘤中转化的免疫母细胞及中心母细胞样大细胞呈实体样或片状增生时，则应诊断为 DLBCL，伴或不伴 MALT 淋巴瘤成分。

在 Rappaport 分类系统中，约 4/5 的胃淋巴瘤被分为弥漫性组织细胞型、混合细胞型或分化差的淋巴细胞型，其余为弥漫小淋巴细胞型伴散在结节性淋巴瘤。

由于肿瘤多来源于滤泡中心细胞，因而 Kiel 分类法更适合用于胃淋巴瘤，包括低度恶性的淋巴浆细胞样肿瘤（免疫细胞瘤 lmmunocytoma）、中心细胞性和中心细胞-中心母细胞淋巴瘤以及高度恶性的中心母细胞和免疫母细胞型。

原发性胃淋巴瘤中，MALT 淋巴瘤和弥漫性大 B 细胞淋巴瘤占绝大多数 [42]，T 细胞淋巴瘤、霍奇金淋巴瘤极为罕见 [40]。汪文生等 [43] 报道了 24 例原发性胃淋巴瘤，经病理学检查均确诊为非霍奇金淋巴瘤，其中 T 细胞来源仅 1 例，为间变大细胞 NHL；余均为 B 细胞来源，其中黏膜相关淋巴组织淋巴瘤 9 例（占 37.5%），弥漫性大 B 细胞淋巴瘤 7 例（占 29.2%），弥漫混合细胞淋巴瘤 5 例（占 20.8%），未分类 2 例。于安仲等[17] 报道的 50 例原发性胃淋巴瘤中，霍奇金淋巴瘤 10 例，占 20%；非霍奇金淋巴瘤 40 例，占 80%，T 细胞来源 6 例，B 细胞来源 34 例（黏膜相关淋巴瘤 14 例，套细胞 5 例，弥漫性大 B 细胞 15 例）。

1.1 低度恶性 B 细胞淋巴瘤

低度恶性 B 细胞淋巴瘤主要指胃黏膜相关淋巴组织淋巴瘤，其肿瘤局限于黏膜层、黏膜下层，其直径小于 7cm，属低度恶性，其发生、发展、复发与消退多与 Hp 感染和清除密切相关；患者多为 50 岁以上成年人。

大体形态上常呈弥漫浸润，致胃黏膜增厚呈脑回状；少数病例呈多中心性生长。组织学特点是瘤细胞呈弥漫性生长，以小或中等大细胞为主，可见不同程度的浆细胞样分化，核内可有嗜伊红包涵体。

出现淋巴上皮性病变是特征性改变之一，部分病例瘤细胞呈滤泡型生长，以小裂细胞为主。病变常局限于黏膜和黏膜下层，但可穿破肌层，常累及周围淋巴结。

免疫表型与淋巴结边缘带 B 淋巴细胞相似，瘤细胞表达 IgM，CD19、CD20 和 CD21 阳性，并能表达 Bcl-2 蛋白，CD5、CD23 阴性；基因型改变是单克隆 IgH/L 基因重排。

1.2 高度恶性 B 细胞淋巴瘤

高度恶性 B 细胞淋巴瘤即弥漫性大 B 细胞

淋巴瘤，肿瘤已穿透浆膜层，直径大于 7cm，属高度恶性。可伴有或不伴有低度恶性成分的 B 淋巴细胞，发病年龄与低度恶性型相近。大体上以结节性为主，伴有浅或深溃疡，与胃癌难以区别。

组织学特点是出现灶状浸润的大 B 细胞，呈现较大瘤细胞，类似于大核裂细胞，少数似浆细胞或免疫母细胞表现。

部分病例由低度恶性瘤细胞转化而来，瘤体内常可见低度恶性型区。免疫表型和基因型改变特征与低度恶性型相同。

黄娟等 [44] 报道的 21 例胃淋巴瘤中，17 例为弥漫大 B 细胞性淋巴瘤，4 例为结外黏膜相关边缘带 B 细胞淋巴瘤。

表 50–1   两种胃淋巴瘤的特征比较

临床特征	（低度恶性）胃 MALT 淋巴瘤	高度恶性胃淋巴瘤（DLBCL）
发病年龄	大于 50 岁为多，高峰发病年龄为 70 岁	较低度恶性年龄大
临床症状	无特殊	可出现疼痛、贫血、体重减轻
内镜下表现	扁平隆起的黏膜病变，可伴糜烂或溃疡形成	明显肿块或巨大溃疡
病理特征	瘤细胞小，胞核与生发中心的裂细胞相似，胞质中等，可见到淋巴上皮病变	弥漫浸润的转化了的大淋巴细胞，相当于生发中心内的无裂细胞，胞质丰富，淋巴上皮病变不明显

1.3　胃 T 细胞淋巴瘤

原发于胃肠道的 T 细胞淋巴瘤常见类型，包括原发性胃 T 细胞淋巴瘤（primary gastric T-cell lymphoma，GTCL）及发生于小肠的肠病相关性 T 细胞淋巴瘤（enteropathy-associated T-cell lymphoma，ETCL）。

2　大体形态

PGL 可发生在胃的任何部位，最常见于胃窦部，其次为体部、贲门、幽门。肿瘤可单发或弥漫浸润性生长，肿瘤直径在 2~18cm 之间不等；大体类型可分为息肉性、结节性、溃疡性、弥漫浸润性。

PGL 可直接累及邻近脏器或腹腔，亦常常发生胃周围局部淋巴结的侵犯，Connor 报告胃周淋巴结侵犯率为 52%；少数患者可经血行播散。

胃 MALT 淋巴瘤好发于幽门前区、胃体小弯及后壁，并可多部位发生。其大体形态表现为黏膜糜烂、皱襞粗大、溃疡及瘢痕形成，但这些表现并不是胃 MALT 淋巴瘤所特有。

胃 MALT 淋巴瘤早期多局限于黏膜层内，随着病程的进展，瘤细胞向浅肌层、深肌层甚至浆膜层侵犯；晚期，瘤细胞可侵犯出胃壁，扩散到局部淋巴结及远隔部位。胃大部切除术后，虽经组织学检查确认无瘤组织残留，但残胃仍可再发 MALT 淋巴瘤。在胃 MALT 淋巴瘤切除标本中，大体形态完全正常的区域亦可见到无数小的肿瘤灶。

胃 MALT 淋巴瘤以多局灶性、多形性及弥漫性病变为特征。病变广泛浸润时可形成"皮革胃"样改变，内镜下难以和胃癌相鉴别。

根据博尔曼（Borrmann）分类法，胃 MALT 淋巴瘤大致可分为 4 型：

（1）溃疡性：多发浅表性溃疡，多呈不连续性，溃疡边缘明显增厚，亦可为单个巨大溃疡，表面常覆盖较多坏死组织。

（2）肿块性：黏膜下肿块，呈结节状或扁平状，向胃腔突出，表面可形成糜烂或浅表溃疡。

（3）结节性：多发或弥漫性结节样隆起，结节间黏膜形成粗大皱襞，表面可有糜烂或溃疡形成。

（4）浸润性：胃壁呈局限性或弥漫性增厚，弥漫浸润呈"皮革胃"样改变。

一般认为低度恶性的胃 MALT 淋巴瘤常局限于黏膜层或黏膜下层，而溃疡肿块型或在表浅扩大灶上有局限性隆起，组织学上可为高度恶性。

3　组织病理特点

大部分 PGL 是 B 细胞来源的非霍奇金淋巴瘤，目前认为，它们属结外黏膜相关淋巴组织（mucosa-associated lymphoid tissue，MALT）型淋巴瘤；间变性大细胞淋巴瘤、T 细胞淋巴瘤偶见报告，霍奇金淋巴瘤极为少见。

PGL 组织学分级，既往分为低度恶性 MALT 型淋巴瘤，以小细胞为主；高度恶性 MALT 型淋巴瘤，以大细胞为主。现已将胃高度恶性 MALT 型淋巴瘤归为弥漫性大 B 细胞型淋巴瘤。

3.1 胃 MALT 淋巴瘤

MALT 淋巴瘤可在胃的任何部位发生，最常见部位是胃窦，经常是多灶性的，在远离主要肿瘤灶的部位能发现镜下的肿瘤灶，这常导致术后复发。

胃 MALT 淋巴瘤通常局限于起源组织，但有时呈现多黏膜灶浸润，如播散至小肠、甲状腺、腮腺等。

3.1.1 大体形态

肿瘤的大体形态可以是溃疡型、多发结节性肿块和弥漫性浸润，或者上述表现同时存在。内镜下可见较浅的浸润性病变，有时可见到一个或多个溃疡。

肉眼观察，胃 MALT 淋巴瘤病变形态分为 3 种类型：①以结节隆起为主型，多呈山形隆起，与周围组织分界不清；②以溃疡为主型，溃疡大小、形态不一，边界不清；③以浸润病变为主型，表现为局部胃黏膜皱襞隆起、增厚粗大、褶曲，呈脑回样外观。

3.1.2 病理特点

胃 MALT 淋巴瘤的组织学特征与 Peyer 袋相似，在相当于其边缘带区域，可看到淋巴瘤浸润反应性滤泡，弥漫播散到周围黏膜。最重要的特征是淋巴上皮灶，因肿瘤细胞侵犯、破坏胃腺体或隐窝而致，有诊断意义。肿瘤细胞形态变异很大，可与滤泡中心细胞、小淋巴细胞或单核样 B 细胞相似，常见某种程度的浆细胞分化，有时候仅靠形态学特点很难做诊断，结合免疫组化和 PCR 技术有助于诊断。

有些 MALT 淋巴瘤可见到局灶性转化为高度恶性的弥漫性大 B 细胞淋巴瘤。

MALT 淋巴瘤具有许多共同的组织学特征，即由多少不等的反应性淋巴滤泡和滤泡周围弥漫浸润的淋巴（肿瘤）细胞构成。

胃 MALT 淋巴瘤，瘤细胞通常为小至中等大滤泡中心样淋巴细胞、单核细胞样淋巴细胞和小淋巴细胞，瘤细胞可移入或取代滤泡生发中心。瘤细胞浸润、破坏胃腺体，形成特征性淋巴上皮样病变。肿瘤最终显示为黏膜下弥漫性浸润，并侵及胃壁深层和全层。

（1）中心细胞（entrocyte）样细胞：瘤细胞形态有特征性改变，主要为中心细胞（entrocyte）样细胞，为 Peyer 小结节，周围为中心细胞样细胞，肿瘤细胞形态变化较大，有的为小淋巴细胞，有的为单核样 B 细胞，但其胞核同淋巴滤泡中心细胞的胞核相似，故称为中心细胞样细胞，有时肿瘤中尚可见到分化的浆细胞和转化的母细胞。

（2）淋巴上皮性病变：淋巴上皮病变，即亲上皮现象，发生淋巴瘤时，瘤细胞亦广泛浸润于腺上皮组织中，导致腺上皮嗜酸性变或破坏，因而具有"淋巴上皮病变"组织学特征。

（3）"返家"现象：MALT 的淋巴细胞进入血液循环后，往往又回到上皮部位，而不进入非上皮组织中，称之为"返家"。它们可从一处黏膜进入循环后移至另一处黏膜的上皮组织中，但不会移到外周淋巴组织中，由此可能推测，为什么 MALT 淋巴瘤往往总是局限于黏膜组织，持续很久时间不扩散。

纪小龙等提出的胃 MALT 淋巴瘤病理诊断标准[45]，即①淋巴滤泡边缘带有中心细胞样细胞肿瘤性增生；②淋巴瘤细胞浸润于腺上皮之间，形成淋巴上皮病变；③肿瘤性滤泡和反应性淋巴滤泡可同时存在；④中心细胞样细胞有向浆细胞分化倾向。

3.1.3 Isaacson 的 GLH 组织学分级标准

表 50-2 Isaacson 的 GLH 组织学分级标准

分级	大体描述	形态学特点
0 级	正常黏膜	无淋巴滤泡（LF），固有膜（LP）内散在的浆细胞
Ⅰ 级	慢性活动性胃炎（CAG）	无 LF 及淋巴上皮病损（LEL），LP 内小淋巴细胞聚集
Ⅱ 级	滤泡性胃炎（CAG 伴 LF）	有明显的 LF，LP 内大量浆细胞，无 LEL
Ⅲ 级	可疑浸润，可能是反应性	LF 周围小淋巴细胞弥漫浸润，偶尔侵入腺管
Ⅳ 级	可疑浸润，可能是淋巴瘤	LF 周围中心细胞样细胞（CCL）弥漫浸润，少量 LEL
Ⅴ 级	低恶性 MALT 淋巴瘤	LP 内 CCL 弥漫浸润，明显的 LEL

3.1.4 与反应性淋巴增殖（RLH）区别

表 50-3 与反应性淋巴增殖（RLH）区别

病理所见	GML	RLH
淋巴滤泡	±	+
中心细胞样细胞	+	−
淋巴上皮损害	+	−
浆细胞	−	+
核内包涵体	+	−
免疫组化染色	单克隆 Ig	多克隆 Ig

3.2 胃弥漫性大 B 细胞淋巴瘤

参见第 21 章《弥漫性大 B 细胞淋巴瘤》。

3.3 胃 T 细胞淋巴瘤

胃 T 细胞淋巴瘤是一种少见的淋巴瘤，具有独特的临床病理特点。研究发现，胃肠道黏膜均存在表型相似的上皮内淋巴细胞（IEL），多为 CD3 及 CD8 阳性的 T 淋巴细胞。临床表现为乳糜泻的患者，在胃及结肠这些部位亦可见明显的 IEL 增多。Verkarre 等[46]的研究表明，肠病相关型 T 细胞淋巴瘤（EATL）的前驱病变—难治性乳糜泻的患者的胃组织同样可以检测到异常表型的 IEL；孙健等[13]报道的 7 例胃 T 细胞淋巴瘤病中，有 1 例肿瘤性淋巴细胞浸润胃黏膜上皮可视为肿瘤性的 IEL 增多；Zettl 等[47]通过对经典的位于小肠的 EATL 及具有与之相似临床病理特点的胃 T 细胞淋巴瘤比较研究发现，其二者具有相似的遗传学改变；所有这些证据提示，EATL 可以发生于胃肠道的多种部位。

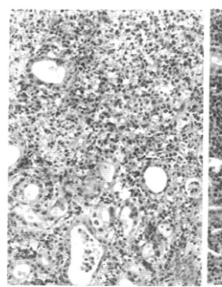

图 50-1 胃 T 细胞淋巴瘤。肿瘤组织由大小不一致的细胞组成，可见较多坏死。HE 中倍放大[13]

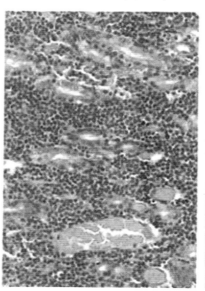

图 50-2 肿瘤细胞中等大小且较一致，不侵犯周围胃黏膜腺体。HE 中倍放大[13]

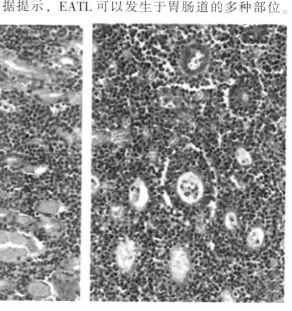

图 50-3 肿瘤细胞明显浸润胃黏膜腺体。HE 中倍放大[13]

第 5 节 免疫组化

PGL 以胃 MALT 淋巴瘤为多见，胃 MALT 淋巴瘤的免疫表型类似于正常的边缘带 B 细胞，呈泛 B 抗原阳性，其抗原 CD20、CD19、CD79a 阳性，CD21、CD35 阳性；MALT 淋巴瘤细胞可表达免疫球蛋白，通常是 IgM 型。

研究表明，CD5 阳性表达的 DLBCL 比 CD5 阴性表达者具有更恶性的临床特性[48]。

Suguro 等[49]亦认为，CD5 阳性的 DLBCL 和 CD5 阴性的 DLBCL 是不同的亚群，具有不同的临床特点，CD5 阳性患者预后差。Yoshioka 等[50]通过实验发现，CD5 阳性的 DLBCL 在染色体 8p21 和 11q13 存在高频率的畸变，其中 8p21 比 11q13 突变的 DLBCL 患者具有更差的临床过程，包括临床分期、体力状态、生存曲线。8p21 和 11q13 同时突变尚未在一个患者身上检出，还发现每种畸变都有不同的染色体添加或缺失。由此认为，CD5 阳性的 DLBCL 与 CD5

阴性的 DLBCL 和套细胞淋巴瘤的起源均不同。

Bcl-2 在多种 B 细胞淋巴瘤中表达，是一种重要的凋亡抑制基因，Ki-67 则是细胞的增殖性标志之一，两者对黏膜相关淋巴瘤及弥漫大 B 细胞淋巴瘤的影响结论颇不一致。

Nakamura 等研究了 179 例 MALT 淋巴瘤，发现分别有 6% 低度恶性、12% 混合分级、31% 的高度恶性 MALT 淋巴瘤有 p53 异常表达，而93% 低度恶性、88% 混合分级、44% 高度恶性 MALT 淋巴瘤有 Bcl-2 表达表明 p53 突变和 Bcl-2 重排与恶性转化有关。

60% 的低度恶性胃 MALT 淋巴瘤的 3 号染色体呈现三倍体，其他异常包括 t（11；18）和 t（1；14），15% 出现 c-myc 和 p53 突变 35% 的胃 MALT 淋巴瘤在诊断时存在着向高度恶性的转化表现为大细胞数量增加，融合成簇状或片状结构。

另外，结外鼻型 NK/T 细胞淋巴瘤偶可播散至胃[51]，亦可原发于胃[52]，其组织学表现及免疫组织化学表型与部分胃 T 细胞淋巴瘤不易区别。

研究表明，正常胃肠道黏膜 IEL 多为 CD3 及 CD8 阳性表型，而固有层的 T 淋巴细胞多具有 CD3、CD4 及 CD5 阳性表型。Kawamoto 等[53]研究分析了 20 例与 HTLV-1 无关的胃 T 细胞淋巴瘤，发现其中 11 例为 CD4 及 CD8 阴性，7 例 CD4 阳性而 CD8 阴性，2 例 CD4 阴性而 CD8 阳性，认为除上述部分 CD8 阳性病例可能与 EATL 相似而来源于 IEL 外，余病例可能来源于固有层的 T 淋巴细胞或反应性淋巴滤泡的滤泡旁 T 淋巴细胞。Hataano 等[54]研究发现，与 HTLV-1 感染无关的胃 T 细胞淋巴瘤阳性表达 TIA-l，而与 HTLV-1 感染相关的胃 T 细胞淋巴瘤肿瘤细胞 TIA-l 则为阴性。孙健等[13]报道的 7 例胃 T 细胞淋巴瘤中，6 例 TIA-1 表达阳性，提示这些病例与 HTLV-1 感染无关，这与中国为非 HTLV-1 流行区域相一致；在 5 例 PFCL-NOS 中，4 例肿瘤细胞 TIA-1 阳性，3 例βF-1 阳性，1 例 TIA-1 阴性病例是否与 HTLV-1 感染相关尚需进一步证实。该作者报道的 7 例胃 T 细胞淋巴瘤病例中，有 5 例表现为肿瘤细胞体积较大而不一致，2 例表现为大小一致的中等细胞，1 例病例可见肿瘤细胞浸润腺上皮；所有病例的肿瘤组织均不表达 CD20 及 CD79a；各有 6 例表达 CD3 及 T 细胞胞质内抗原，各有 4 例表达 CD5、βF-1 及 CD30，有 3 例表达 CD4，各有 1 例病例表达 CD8、CD56、间变性淋巴瘤激酶及粒酶 B；7 例病例肿瘤细胞 EBER 原位杂交检测均为阴性。

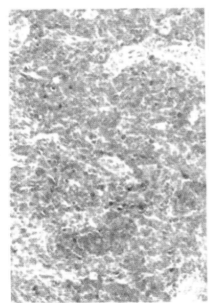

图 50-4 免疫组织化学染色示肿瘤细胞阳性表达 CD5。EnVision 法，中倍放大[13]

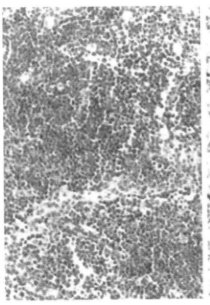

图 50-5 一致的中等大小的肿瘤细胞，CD56 阳性表达。EnVision 法，中倍放大[13]

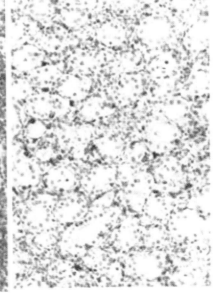

图 50-6 增多的上皮内淋巴细胞 CD8 阳性着色，周围肿瘤细胞不着色。EnVision 法，中倍放大[13]

第6节 常规检查

原发性胃淋巴瘤的检查同其他结外淋巴瘤一样，应做血常规、X线胸片和腹部B超检查；必要时做腹部CT或磁共振扫描、骨髓穿刺涂片或活检；常需做幽门螺杆菌感染的检查。其初诊最主要的检查包括钡剂造影、CT或MRI、胃镜或超声胃镜，以及组织病理学、免疫组化等。汪文生等[43]对24例原发性胃淋巴瘤影像学检查及内镜检查、术前诊断等进行了详细分析，胃肠钡餐术前诊断率为29.2%，胃镜活检诊断率为51.7%；24例术前CT检查，考虑胃癌13例，胃溃疡8例，未见明显异常3例。作者指出，胃镜及上消化道钡餐是胃原发性淋巴瘤的主要术前诊断途径，内镜医师的经验及活检技巧对胃原发性淋巴瘤的诊断有显著影响；CT扫描能明确有无纵隔及腹腔内淋巴结肿大，为原发性胃淋巴瘤提供诊断依据。

1 实验室检查

常规的实验室检查常无特异性，大便潜血常呈阳性，可能存在贫血，胃液分析示胃酸降低或正常范围。

2 幽门螺旋杆菌的检测

幽门螺旋杆菌的检测结果对于选择治疗方案至关重要。多采取快速尿素酶试验、病理活检（银染）、碳-14呼气试验联合检测。

由于胃MALT淋巴瘤患者在确诊前多有长期上腹部不适的症状，要注意患者所用药物对幽门螺旋杆菌的检测结果的影响，常因患者近期内服用了质子泵抑酸剂和抗生素而导致假阴性。

3 胃肠气钡造影

X线消化道造影是最基本的检查方法，除早期病例肿块局限于胃黏膜下层外，大部分患者可发现胃部病变，如胃黏膜紊乱、僵硬、充盈缺损、溃疡和狭窄，常易与胃癌、胃溃疡、肥大性胃炎、肉芽肿性病变等相混淆。

Burgess在218例PGL术前GI检查中，正确诊断仅13例，误诊率达94%；Chworz等在35例GI检查中，30例不正常（敏感率为

83%），但只有1例确诊为淋巴瘤，提示X线检查仅为一种可能性诊断。汪文生等[43]对24例原发性胃淋巴瘤X线钡餐检查结果进行了总结，其结果是做出淋巴瘤诊断患者仅7例，术前诊断率为29.2%，单以X线钡餐检查对胃恶性淋巴瘤的诊断率不高，考虑其原因与临床医师对该病的认识不足，没有掌握其病变特点，常常误诊为胃癌和胃溃疡（误诊率37.5%和20.8%）。该作者归纳其X线钡餐主要特点如下：

（1）大多数溃疡呈多发，或者溃疡面积大而表浅，好发于胃后壁或小弯侧；

（2）胃黏膜上可见不规则圆形充盈缺损，即所谓"鹅卵石"样改变；

（3）常可见明显肥大的黏膜皱襞（脑回样改变）；

（4）胃壁肿块较大，但不引起梗阻，且胃壁不太僵硬，可见钡剂通过。

4 超声内镜

超声内镜（EUS）不仅可清晰显示胃壁各层结构，相当准确地判断原发性胃淋巴瘤的浸润深度，还可了解胃周淋巴结的侵犯情况，在超声胃镜下，浸润性胃癌图像显示垂直性生长的倾向，而胃淋巴瘤则显示向水平方向生长[55-56]，因此胃淋巴瘤特殊的超声透壁回声形态有助于同其他胃肿瘤相鉴别。

EUS在评估病变浸润深度及横向扩散范围方面明显优于胃镜，对胃周淋巴结侵犯的判断明显优于腹部CT。EUS诊断胃淋巴瘤的特异性90%~100%，敏感性39%~44%；CT与EUS结合，使得开腹手术分期已不必要；对治疗的选择及预后的判断至关重要。

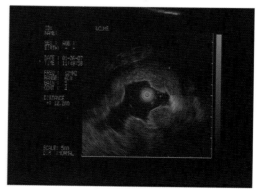

图50-7 超声扫描，见肿胀胃黏膜为黏膜及黏膜下层增厚，层次不清，厚度约1.3cm，固有肌层完整

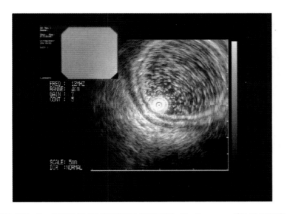

图 50-8 病变处黏膜明显增厚达 8~9mm，部分胃壁层次尚可辨认，部分层次不清

5 CT 检查

5.1 意义

影像学和胃镜检查对准确诊断原发性胃淋巴瘤具有重要的临床意义，但因胃淋巴瘤在黏膜下生长，常规上消化道气钡双重造影及胃镜检查只能显示胃腔内病变，难以观察胃外情况；钡餐检查只能观察黏膜皱襞厚度；胃镜检查胃黏膜活检亦往往不能明确诊断，即使为阳性，亦不能对分期、确定浸润范围、疗效检测提供依据。

原发性胃淋巴瘤在多排螺旋 CT 图像中具有较特异的表现，可指导胃镜深部活检[57]，在该病的诊断中具有独特的优势。随着多层螺旋 CT 空间分辨力和密度分辨力的不断提高，多层螺旋 CT 胃肠道扫描不仅可发现病变，同时可观察病变胃肠道壁受累的程度和范围、浸润深度、邻近脏器受侵、淋巴结侵犯情况以及肿瘤的分期等[58]；在疾病的早期，病变还未侵及黏膜或未向腔内突出时，胃镜和钡餐检查多为阴性，而 CT 则可清晰显示胃壁情况，为临床医师制定治疗方案提供依据，具有非常重要的意义[59-64]。Ricci 等[65] 报道 CT 对胃肿瘤的诊断率可达 86%，对胃淋巴瘤的诊断率达 100%。螺旋 CT 现已成为胃淋巴瘤的有价值的检查方法[66-67]。

5.2 主要表现

原发性胃淋巴瘤，CT 检查可显示胃壁局限性或弥漫性增厚，增强扫描部分患者显示增厚的胃壁有轻度强化，病变侧黏膜有线样强化，胃与邻近器官之间的脂肪层较完整，外缘光滑，晚期病变部位外缘不规则，与周围脏器分界

不清[68]。

胃淋巴瘤的 CT 特点，为大多数发生在胃窦和胃体，胃壁不均匀增厚，累及范围广泛，常大于胃周径的 75%，强化均匀，坏死囊变少见，黏膜表面溃疡少见，胃周组织侵犯少见，易合并腹部淋巴结肿大，尤其是肾门水平以下的腹膜后淋巴结肿大。绝大多数病例同时合并脾肿大。根据胃淋巴瘤的 CT 表现可将其分为浸润型、溃疡型、肿块型、混合型。

与胃癌相比，虽然在胃壁密度、厚度上无明显差异，但淋巴瘤患者胃壁增厚一般不合并胃腔狭窄，胃壁黏膜完整连续呈分层强化，病灶多呈广泛或多灶性分布[66]。

黄娟等[44] 分析了经病理证实的 21 例胃淋巴瘤和 46 例进展期胃癌患者的 CT 表现，76.09% 进展期胃癌黏膜面出现"白线征"，这是由于胃癌的微血管分布主要集中在肿瘤表面，对胃癌的血管造影和微血管造影的研究显示，胃癌毛细血管床十分丰富，故动脉期即开始强化，静脉期仍有大量对比剂滞留在迂曲变形的肿瘤血管内[69]；而胃淋巴瘤肿瘤细胞密集，血供较少，动脉期和门静脉期均表现为中度均匀强化，无一例出现"白线征"。

朱凌等[70] 分析了经病理证实的 15 例胃肠道外周 T 细胞淋巴瘤（peripheral T‑cell lymphomas，PTCLs）的 CT 征象，指出 PTCL 具有胃肠道淋巴瘤基本 CT 特征，与 B 细胞淋巴瘤比较，胃肠道 PTCL 具有病变易多发、多为轻中度管壁增厚型、易合并胃肠穿孔等特点。另外，在我国 EATL 多见于青年男性，有易于累及结肠趋势。

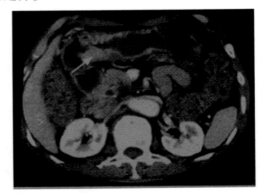

图 50-9 进展期胃癌黏膜面"白线征"。动脉期病灶近胃腔表面处均出现结节状、斑片状、条带状明显强化（箭头）[44]

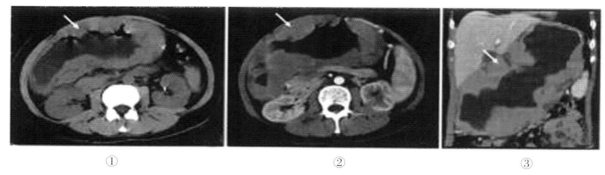

图 50-10　女，36 岁，胃 T 细胞淋巴瘤。①CT 平扫，动脉期增强，动脉期冠状位多平面重组（MPR））；②胃弥漫增厚，全胃黏膜皱襞呈梳齿状改变（白箭头）；③胃壁呈轻度不均匀强化（白箭头）[70]

5.3　侵犯部位

胃淋巴瘤常累及胃窦、胃体、胃底，通常以胃体、胃窦多见。多数侵犯 2 个以上部分，但幽门很少受累[71]；这与胃癌显著不同，后者常发生于胃窦部，较少发生于胃体及胃底[72]。

5.4　胃壁增厚

正常胃壁的厚度与胃的充盈状态有关，但由于胃淋巴瘤浸润后，胃壁僵硬，其厚度受充盈状态的影响则较小。

Megibow 等[73] 将胃淋巴瘤 CT 病灶的大体形态分为 3 种，即①局限性增厚（胃壁局限性增厚，局部形成肿块，范围小于胃周径的25%）；②节段性增厚（胃壁不均匀增厚且范围在胃周径的 25%~50%）；③弥漫性增厚（胃壁不均匀增厚，范围在胃周径的 50% 以上）。有学者认为胃壁厚度超过 10mm 且向外周累及大部或全部胃壁者高度提示淋巴瘤。

胃淋巴瘤相对于胃癌具有广泛性增厚的显著特点，当合并腹部尤其是腹膜后肾门下淋巴结肿大和脾肿大时，淋巴瘤的可能性大大增加[74]。

潘金万等[75] 报道分析了 21 例原发性胃淋巴瘤多排螺旋 CT 征象，胃体受累 16 例、胃窦受累 12 例、胃底受累 7 例，19 例为多发病灶，2 例为单发病灶；16 例增厚胃壁超过 10mm，其中弥漫性胃壁增厚 10 例、节段性胃壁增厚 9 例、局限性胃壁增厚 2 例，最大病变层面范围约占同层胃壁的 20%~100%（平均 48.20%）。

少数胃壁弥漫性增厚，呈分层状，是由于胃壁的广泛水肿及肿瘤在壁内广泛侵犯所致[76]。

吕衍春等[77] 对 25 例胃淋巴瘤初诊患者的螺旋 CT 资料进行了多项内容的分析，如观察胃受累的部位、病变大体形态、类型、病变范围、胃壁厚度、浆膜受侵情况、病变强化程度（以腰大肌作参照）、有无坏死、其他器官受累情况、胃周及其他腹部淋巴结情况；并根据胃壁受累部分占胃全周的比例，将病变范围分为：①胃壁弥漫性增厚，胃全周的 50% 以上受侵；②节段性增厚，胃壁受侵范围界于胃壁全周的 25%~50%；③局限性增厚，胃壁受侵范围小于胃壁全周的 25%。所有病例，胃壁累及范围均大于胃壁全周的 50%，属弥漫性增厚。

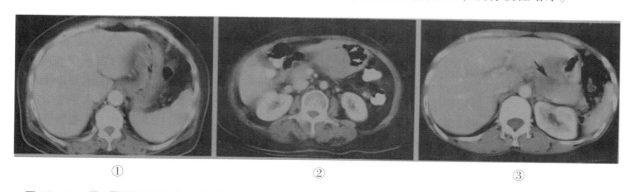

图 50-11　①~②胃弥漫性大 B 细胞淋巴瘤，部分增厚的胃壁形成巨大肿块突入胃肠内；③胃壁弥漫性增厚，呈分层状，两侧为带状高密度区，中央为带状低密度区，呈轨道样表现[77]

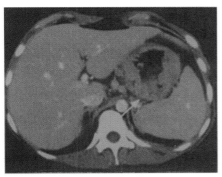

图 50-12　胃淋巴瘤胃黏膜"梳齿征"：皱襞结节样增厚（箭头）[44]

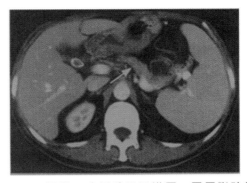

图 50-13　胃淋巴瘤胃壁明显增厚，胃周脂肪间隙清晰（箭头）[44]

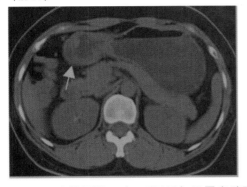

图 50-14　原发性胃淋巴瘤：CT 平扫示胃窦壁弥漫不规则增厚，壁柔软，胃周间隙清楚[81]

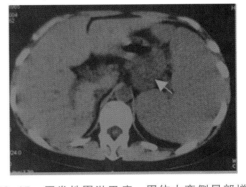

图 50-15　原发性胃淋巴瘤：胃体大弯侧局部增厚，其上有多个大小不一的溃疡，腔外轮廓光整，脂肪间隙密度增高[81]

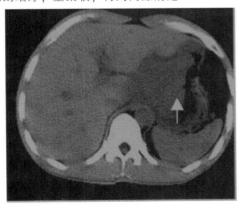

图 50-16　原发性胃底部淋巴瘤：胃底部腔内可见一密度均匀的肿块[81]

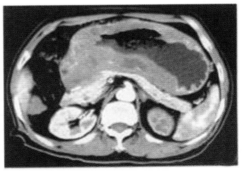

图 50-17　原发性胃淋巴瘤患者，男，69 岁。CT 增强扫描显示胃体、胃窦弥漫性增厚，其内见小片状坏死区[75]

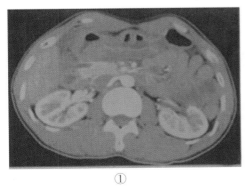

①　　　　　　　　　　②

图 50-18　原发性胃淋巴瘤患者，男，35 岁，①轴位，②冠状位重组。胃窦部局限性增厚伴肿块形成，轻度均匀强化[75]

5.5 强化程度

胃淋巴瘤密度相对较均匀，内部很少坏死或坏死灶较小，增强后强化不明显，与肌肉强化程度相仿[78]。吕衍春等[77]报道的25例胃淋巴瘤，88%的患者病变强化均匀，仅1例出现低密度区，可能与出血、坏死、水肿或梗死有关；1例弥漫性大B细胞淋巴瘤的胃壁弥漫增厚，呈分层状，两侧条带状高密度区，中央条带状低密度区，如轨道状。Asai等[76]报道，肠道淋巴瘤内有类似影像学表现，称"轨道征"，这是肿瘤在壁内隐蔽侵犯的一种表现，是由于管壁的广泛水肿及肿瘤在壁内广泛侵犯所致；潘金万等[75]报道分析了21例原发性胃淋巴瘤多排螺旋CT征象，90.48%病变强化均匀，仅2例出现低密度区，可能与出血、坏死、水肿或梗死有关[79]。

5.6 表面黏膜

原发性胃淋巴瘤沿胃黏膜固有层和黏膜下层生长，向腔内、外侵犯，故虽胃壁增厚明显、范围广泛，但溃疡一般较浅，CT扫描不易发现[58]。有学者认为[80]，胃淋巴瘤累及黏膜较晚，于增强后可见病变表面胃黏膜呈细线样强化，而病变本身无明显强化，该征象可以作为淋巴瘤的特征性表现之一。

胃浆膜面是否光滑、胃周围脂肪线是否完整是判定胃淋巴瘤有无向胃周围侵犯的可靠征象。

5.7 胃腔改变特征

病变段胃壁有一定的扩张性和柔软度，不同时期扫描胃腔形态有改变，即使病变段胃壁弥漫性增厚，亦较少出现梗阻征象。Levine等认为，NHL致胃腔狭窄是因肿瘤细胞的大量堆积所致，无正常细胞破坏，因而无成纤维反应；相反，胃癌的细胞增殖伴有邻近胃正常细胞的迅速破坏和细胞死亡后出现的显著成纤维反应，因而易引起胃壁僵硬、胃腔狭窄及蠕动减弱或消失，最终导致梗阻[61]。

5.8 胃周侵犯

根据胃浆膜面是否光滑，胃周围脂肪间隙是否完整，可以判定胃周围侵犯的情况。由于胃淋巴瘤沿胃黏膜固有层和黏膜下层生长，向胃周围侵犯较晚。

5.9 其他器官侵犯情况

淋巴结是淋巴瘤最常发生或侵犯的器官，但单纯依靠淋巴结是否肿大来判断是否有淋巴结浸润，准确性并不高，部分没有达到CT诊断肿大标准的淋巴结，亦可能有淋巴瘤浸润。脾脏亦是淋巴瘤较常侵犯的器官。

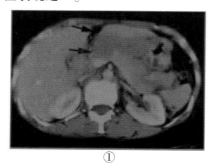
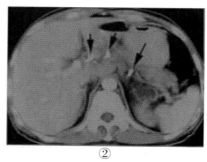

①　　　　　　　②

图 50-19　MALT增强图像，病灶边缘见深度溃疡（图①），腹膜后、肝门区、肠系膜肿大淋巴结多发钙化（图②）[77]

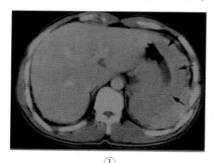
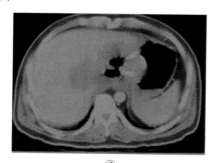

①　　　　　　　②

图 50-20　胃NHL，CT增强图像，增厚的胃壁内见片状低密度坏死区（图①）；肝胰直接受累（图②）[77]

6 胃镜检查

6.1 意义

原发性胃淋巴瘤好发于胃远端1/2,很少累及幽门;往往在黏膜固有层和黏膜下层沿器官长轴生长,而后向外侵犯浆膜,继而累及黏膜,可以是局部或弥漫性黏膜增粗,壁增厚,亦可以是局部单发、多发结节或肿块,表面可有溃疡、穿孔甚至窦道形成。从瑞士南方和意大利北方的多中心胃MALT淋巴瘤调查发现,胃MALT淋巴瘤病变部位约41%位于胃窦部,约33%呈多灶性,但88%的病变均局限于胃内[82]。

上消化道钡餐对本病的诊断准确率较低(15%~20%)。目前国内外学者一致认为,内镜直视及其活组织病理学检查是诊断胃MALT淋巴瘤最可靠的办法。胃镜检查亦是早期诊断胃MALT淋巴瘤的重要手段,何晓彬等[83]分析了21例胃黏膜相关淋巴组织淋巴瘤临床资料,其胃镜活检确诊率仅61.9%,其中6例经多次胃镜活检确诊,与文献报道一致[84]。Schwozr等报道内镜敏感率为98%,诊断正确率为64%,亦有达93%的报道。

国外报道内镜初诊疑似淋巴瘤的阳性率仅29%,但能对病变的恶性倾向诊断达到60%左右的正确判断率[66]。严瑾等[85]报道,通过胃镜及活检诊断淋巴瘤,术前诊断率能达到88%,初诊能做出病变恶性倾向诊断的达到53%;汪文生等[43]报道了24例原发性胃淋巴瘤,对22例总计29次胃镜检查中,有10例在第一次胃镜及活检后就做出了淋巴瘤的诊断,有5例通过两次甚至三次胃镜活检最终明确诊断,另9例患者均术后才明确诊断;胃镜及活检术前诊断率62.5%,不结合活检病理初次诊断即能疑诊淋巴瘤诊断的仅3例,占12.5%,能做出恶性倾向诊断的占58.3%。

6.2 临床表现

既往文献提示,有两种镜下形态对胃淋巴瘤的诊断有特征性意义[86],其一是广泛的、多发的结节样、铺路石样或息肉样病变,伴有胃壁僵硬,活动差;其二是黏膜皱襞粗大,僵直,常伴有表面糜烂,难以被充气所铺平。

胃MALT淋巴瘤在内镜下的表现具有多型性、多样性,同一处病变,可同时出现多发的大小不等的溃疡,周围伴有结节形成,活检的质地亦软硬不等。病变累及的范围较胃癌和胃溃疡广泛,多见于从胃体到胃窦,部分累及食管下段及十二指肠降段,呈连续性的表现。

胡喜梅等[87]报道的10例胃MALT淋巴瘤患者,胃镜均显示一个共同特点,即病变处均可见结节状隆起增生病变,可从小至巨大,此点可能为胃MALT淋巴瘤的胃镜特点。何晓彬等[83]分析21例胃黏膜相关淋巴组织淋巴瘤临床资料,胃镜检查均见病灶处大小不等结节状隆起、溃疡,病灶质地僵硬,接触易出血;病变多位于胃窦和/或胃体部。胃组织病理活检均显示胃黏膜组织中间质内有大量小淋巴细胞弥漫性浸润,浸润淋巴滤泡的边缘带,取代和破坏部分胃黏膜腺体和上皮成分。罗庆元等[88]报道的17例原发性胃淋巴瘤患者,病变主要在胃体(占41.9%)和胃窦(29.4%),形态表现多为溃疡型(61.8%)。

汪文生等[43]根据对原发性胃淋巴瘤24例胃镜检查分析,将其主要表现分为:

(1)溃疡型:多发浅表溃疡或糜烂,部分呈巨大溃疡型,活检时溃疡周边质地较硬和脆;

(2)肿块型:胃腔内单发和多发的巨大肿块,表面可见溃疡糜烂;

(3)浸润型:表现为黏膜有颗粒样结节感,黏膜壁粗大不规则,胃腔多充气扩张差;

(4)黏膜粗大型:可见黏膜广泛粗大肿胀,表面有糜烂,胃蠕动欠佳。

6.3 提高诊断率的方法

许多学者指出,胃MALT淋巴瘤的内镜下形态没有特异性,单纯通过胃镜下病变的形态诊断胃淋巴瘤的准确率只有20%左右。因低分化胃癌亦常出现黏膜下浸润,导致病变广泛、黏膜肿胀、凹凸不平等,从大体形态上与胃淋巴瘤无法区别。且胃MALT淋巴瘤常表现为黏膜下病变,常规活检组织小、少及挤压变性等影响,均影响胃活检诊断准确率。

但随着内镜及免疫组化技术的发展,胃镜下多次、多点活检,以及利用圈套活检,胃原发淋巴瘤的诊断准确率已显著提高。刘宏[89]报道的胃镜活检准确率为85%。

一般而言,若发现胃内多发性结节状隆起伴糜烂或溃疡,或巨大的胃黏膜皱襞常提示

PGL可能；若病变在黏膜下层，除局部黏膜隆起外，可能无其他阳性发现，且活检取材不易获得，应在多处做适当深度的取材活检以明确诊断。在高度怀疑本病时，应用圈套活检采取包括黏膜下层在内的大块胃黏膜，可提高诊断率。近来日本学者用放大内镜对比观察胃MALT淋巴瘤治疗前后图像，可优于传统胃镜提高检出率并可用于随访监测。

汪文生等[43]指出，对于胃淋巴瘤的内镜下诊断，除了要加强对该病的认识，掌握其镜下特点，活检方法亦是能够术前确诊的关键。对于怀疑本病的患者，取材要采取多点活检，部位宜在巨大皱襞的基底部或溃疡内缘的突出部，并尽可能要深取。对于高度怀疑PGL患者，若常规活检不能明确，可以采取内镜下黏膜切除术，将切除的标本行病理学检查，以提高其检出率。对于可疑病例而活检病理又不能证实者，应密切随访，重复活检。对于有条件的单位，结合超声内镜检查，可以明确肿瘤的浸润深度、与邻近脏器的关系以及周围淋巴结情况，对诊断有参考意义[90]。

第7节　临床表现

原发性胃淋巴瘤起病隐匿，临床发病率低，缺乏特异性临床表现，于安仲等[17]报道的50例原发性胃淋巴瘤中，患者主要表现为中上腹部疼痛、反酸、腹胀、恶心、呕吐及中上腹部包块、上消化道出血等，无临床特异性。汪文生等[43]报道了24例原发性胃淋巴瘤，男13例，女11例，年龄41~75岁，中位年龄56岁。主要症状依次为腹胀腹痛17例（70.8%）、呕血黑便11例（45.8%）、消瘦纳差10例（41.7%）、恶性呕吐5例（20.8%）、反酸嗳气9例（37.5%）；主要体征为贫血貌14例（58.3%）、上腹压痛17例（70.8%）及上腹部包块5例（20.8%）。

胃MALT淋巴瘤患者临床症状亦无特异性，酷似胃癌，主要表现为胃炎和/或消化性溃疡的症状，如上腹部不适（50%）、呕血、黑便（10%）等，另有约40%的患者可无任何症状而在健康普查中检出[91]。早期症状可不明显，后期常有贫血、黑便和体重下降，上腹部有时可扪及包块。胡喜梅等[87]报道的10例胃MALT淋巴瘤患者为中老年患者，多有上腹部不适、疼痛、上消化道出血、食欲不振、体重下降等表现。

PGL可直接累及邻近脏器或腹腔，亦常常发生胃周围局部淋巴结的转移。Connor报告胃周淋巴结转移率为52%。

1　腹痛与腹部肿块

胃淋巴瘤最常见的症状是腹痛。资料显示，腹痛发生率在90%以上。疼痛性质不定，自轻度不适到剧烈腹痛不等，甚而有因急腹症就诊者。最多的是隐痛和胀痛，进食可加重。最初的印象一般是溃疡病，但制酸剂常不能缓解。

腹痛可能是淋巴瘤原发性损伤周围神经或肿大淋巴结压迫所致。

上腹部触痛和腹部肿块是最常见的体征，但发生梗阻机会较少；有转移者可发生肝脾肿大。少部分患者可无任何体征。

2　其他

体重下降，约占60%，为肿瘤组织大量消耗营养物质和胃纳差摄入减少所引起，重者可呈恶病质。

呕吐，与肿瘤引起的不全幽门梗阻有关，以胃窦部和幽门前区病变较易发生。

贫血，较胃癌更常见，有时可伴呕血或黑便。

3　并发症

（1）出血：是胃MALT淋巴瘤最常见的并发症，甚至有患者因消化道大出血导致失血性休克而不得不采取急诊外科手术。在根除Hp并随访观察的过程中，患者亦会因治疗效果不佳，反复出现黑便。

（2）梗阻：胃MALT淋巴瘤的病变范围常较广泛，可从胃体、胃窦延续至十二指肠降段，导致幽门及十二指肠狭窄，出现消化道梗阻症状。此时口服抗Hp药物治疗效果差，可选用静脉抑酸及抗生素。

（3）穿孔：由于该病恶性程度低，进展缓慢，穿孔并发症极其罕见。

（4）高恶性转变：胃MALT淋巴瘤向弥漫性大B细胞淋巴瘤转化是胃淋巴瘤高度恶变最

常见的形式，有 15% 的胃弥漫性大 B 细胞淋巴瘤可看到残留的 MALT 淋巴瘤的形态。在抗 Hp 治疗过程中亦可观察到部分对抗生素耐药的患者从最初的低度恶性胃 MALT 淋巴瘤逐渐进展为高度恶性的胃弥漫性大 B 细胞淋巴瘤。

第 8 节　诊断与鉴别诊断

1　诊断

1.1　误诊分析

原发性胃淋巴瘤发病率低，临床症状无特异性，X 线征象与胃溃疡或胃癌相似，即使内镜下亦表现形态多样且不典型，且由于淋巴瘤浸润较深，活检难度较大，术前误诊率极高，术后才明确诊断 [92-93]。文献报道，临床初诊时误诊率达 80% 以上，术前的诊断率为 10% 左右。

Butkeviciene 等 [94] 报道 45 例 PGL 患者，仅 8 例是在术前明确诊断，余 37 例均术后才确诊；国内严瑾等 [85] 报道 51 例淋巴瘤患者，胃镜下能初步诊断考虑胃淋巴瘤的仅 3 例，即使能对疾病的恶性倾向做出诊断的亦仅 27 例。提高临床及内镜医师对其特点的认识，提高其诊断率以选择合理的治疗措施有重要意义。刘宏 [89] 报道的 13 例原发性胃淋巴瘤中，内镜活检诊断为淋巴瘤 4 例，恶性肿瘤 4 例（疑为低分化腺癌），低分化腺癌 2 例，炎性肉芽组织或黏膜慢性炎症 3 例。于安仲等 [17] 报道的 50 例原发性胃淋巴瘤中均行胃镜检查，只有 16 例活检病理诊断为原发性胃淋巴瘤，准确率为 32%。

罗庆元等 [88] 报道的 17 例原发性胃淋巴瘤患者，胃镜活检确诊率仅 64.7%，其中 6 例经多次胃镜活检确诊。作者指出，PGL 的诊断缺乏特异性，胃镜活检是诊断关键，对内镜下形似恶性的巨大溃疡病灶，活检病理如能见弥漫性淋巴细胞增生，应及时行免疫组化染色，并明确随访，重复活检，提倡多点取材或挖洞式活检，对疑似病例而活检阴性者，应及时多次复查胃镜。

但目前仍强调早期诊断，本病确诊依靠内镜、病理组织学和免疫组化检查。PGL 的临床表现与胃癌相似，甚至在术中有时亦难以区别，故有时仍需在手术后得到确诊 [95]。尤冬山等 [16]

报道了 2 例胃外周 T 细胞淋巴瘤，1 例为男性，38 岁，因食欲下降伴腹泻就诊，行胃镜检查诊断胃间质瘤，后行胃切除术，术后病理示"胃壁中可见肿瘤细胞弥漫分布，细胞小，核深染色，核轻度异型，肿瘤浸润肌层"，免疫组化示"肿瘤细胞 CD3+、CD5+、CD7+、CD45RO+、CD56−、CD20−、CD79a−、Ki-67 为 90%、TIA 散在+，诊断外周 T 细胞淋巴瘤-非特殊型（原发胃）；另一例亦为男性，66 岁，因食欲下降伴上腹部疼痛不适就诊，胃镜示胃体部溃疡，病理示低分化腺癌，胸腹 CT 示多发转移，第 2 次行胃镜并活检，病理示（胃体大弯）小细胞性恶性肿瘤，考虑为恶性淋巴瘤；免疫组化，肿瘤细胞 CD3+、CD45RO+、CD56−、CD20−、CD79−、Ki-67 为 80%、TIA 散在+，提示外周 T 细胞性淋巴瘤。

一般而言，凡遇上腹疼痛伴发热、体重显著减轻者；上腹痛按消化性溃疡治疗长期不能奏效者；上消化道出血经久不止，并伴频繁呕吐者，均应想到本病的可能，必要时考虑剖腹探查。

另外，本病诊断困难是因患者的临床症状单一或主要地表现在胃肠道，病灶局限或原发于胃，但通过适当检查，如胸片、腹部 CT、骨髓检查等可排除全身淋巴瘤而继发于胃的可能性。

1.2　诊断标准

1961 年，Dawson 提出的胃淋巴瘤诊断标准为：①浅表淋巴结不肿大；②外周血白细胞计数和分类正常；③胸片中无纵隔淋巴结肿大；④除胃及区域淋巴结受累外，无肠系膜淋巴结或其他组织受侵犯；⑤肿瘤不累及肝脾。

2　鉴别诊断

2.1　胃癌

临床表现与胃的其他良、恶性肿瘤相似，即腹痛或腹部不适、消化不良、体重减轻、乏力、恶心、呕吐、消化道出血、发热、腹部包块；亦可出现贫血或外周血淋巴细胞增高。异球蛋白血症可见于个别病例。因胃 NHL 较胃的其他恶性肿瘤的发生率低，且症状不典型，故易被误诊为胃癌。

目前已知胃 MALT 淋巴瘤的内镜下形态与胃癌一样，胃癌的各种形态皆可出现，故易于误诊为胃癌。

胃MALT淋巴瘤与胃癌的胃镜区别点主要包括纤维组织增生很少,胃壁仍有一定的伸展性;病灶表面常有多发糜烂、出血、颗粒、结节和白苔等多种表现;病变早期可表现为胃炎样或混合型早期胃炎样改变。病变界限常不清楚,边缘稍稍隆起。

胃淋巴瘤的主要临床特点为平均发病年龄较胃癌轻,病程较长而全身情况尚好,梗阻、贫血和恶病质较少见;肿瘤质地较软,切面偏红;肿瘤表面黏膜完整或未完全破坏。

胃癌常发生于胃窦,较少发生在胃体及胃底[61];胃壁增厚范围相对较局限,且壁僵硬,无舒缩蠕动,胃腔变小,病变局限形态固定,黏膜层中断;不同于胃淋巴瘤的胃壁增厚明显、黏膜层相对完整、胃壁相对柔软等特点,胃癌更倾向于向外浸润,易于鉴别。

根据Cho等[72]的统计,胃癌多发生于胃窦部,较少发生于胃底及胃体,典型表现为局部肿块、局限性胃壁增厚、腔内溃疡,发生于胃窦部者导致梗阻性胃腔扩张;沿胃壁弥漫性生长的浸润性胃癌则使胃腔狭窄。胃癌直接侵犯周围组织的可能性较胃淋巴瘤大,虽然胃淋巴瘤亦可直接侵犯周围组织,但外侵比例远低于胃癌。此外,淋巴瘤引起腹膜后肾门以下淋巴结增大较胃癌更多见。但是,若浸润型胃癌亦表现为胃壁广泛增厚,则CT鉴别较困难。

黄娟等[44]分析了经病理证实的21例胃淋巴瘤和46例进展期胃癌患者的CT表现,胃淋巴瘤和进展期胃癌累及多部位者分别占61.90%和23.91%,黏膜面出现"白线征"者分别占0%和76.09%,侵犯范围>50%胃周径分别占76.19%和15.22%,显示溃疡形成者分别占9.52%和73.91%,出现胃腔形态固定、狭窄,近侧胃腔扩大者分别占4.76%和36.96%,显示病灶处胃壁浆膜面光滑,胃周脂肪间隙清晰者分别占80.95%和0%,两组病例比较有显著性差异。作者指出,胃壁多部位或弥漫性不均匀增厚,黏膜皱襞结节样增厚呈"梳齿征",胃周脂肪间隙清晰,胃壁有一定扩张度和柔软度时,高度提示胃淋巴瘤可能。胃黏膜出现"白线征"、大体形态呈溃疡或浸润溃疡型及胃周脂肪间隙模糊,肿瘤直接侵犯周围器官以胃癌多见。64层螺旋CT可清晰地显示胃壁病变的厚度、浸润范围和类型并显现病灶与周围组织的关系,对鉴别胃淋巴瘤和胃癌有重要的价值。

2.2 胃间质瘤

胃间质瘤主要表现为胃壁肿块,往往较大,可突出于腔内或腔外,亦可有中心坏死或者钙化,强化程度高于胃淋巴瘤,与肿块相比胃壁增厚范围常较小[96]。这些特点,有助于将二者鉴别开来。

3 分期

目前,最佳的分期系统尚未确定。常用的3种胃肠道淋巴瘤分期系统中的Lugano分期、Musshoff改良的Ann Arbor分期系统、AJCC系统,因其对胃壁受浸润程度没有做更进一步的

表50-4 3种分期方法的比较

分期	Lugano分期	Ann Arbor分期	TNM分期	肿瘤范围
Ⅰ期	局限于胃肠道	ⅠE	T1N0M0	黏膜、黏膜下层
		ⅠE	T2N0M0	固有肌层
		ⅠE	T3N0M0	浆膜层
Ⅱ期	扩散到腹腔			
	Ⅱ1=局部淋巴结受累	ⅡE	T1-3N1M0	胃旁淋巴结
	Ⅱ2=远处淋巴结受累	ⅡE	T1-3N2M0	更远部位的淋巴结
ⅡE期	突破浆膜层累及邻近器官或者组织	ⅠE	T4N0M0	侵及邻近结构
Ⅴ期	弥漫性结外受累或者伴有横膈上淋巴结受累	ⅢE	T1-4N3M0	横膈两侧淋巴结/远处转移(例如骨髓或其他结外部位)
		ⅣE	T1-3N0~3M1	

划分，而不利于对胃 MALT 淋巴瘤治疗的选择和对预后的提示。1994 年日本学者回顾 98 例胃淋巴瘤后又提出一个新的 TNM 分期系统，认为能较好反应预后。

对胃 MALT 淋巴瘤分期，可在超声内镜的提示下，采用肿瘤的 TNM 分期，详细区分肿瘤在胃壁浸润的深度，为恰当选择治疗方法提供依据。Shimodaira 等提出了新的 TNM 分期法，亦考虑到了胃壁受浸润程度及对胃 MALT 淋巴瘤治疗的选择和对预后的提示。

Ann Arbor 分期法是建立在霍奇金病的研究基础上，而大多数 PGL 为非霍奇金淋巴瘤；未包括被一般认为与预后有密切相关的浸润胃壁深度因素，使ⅠE 期和ⅡE 期间预后无显著差异。

表 50-4　Ann Arbor 分期法

分期	含义
ⅠE 期	肿瘤局限于胃，无淋巴结转移
ⅡE 期	有淋巴结转移
Ⅱ1E	有邻近胃周淋巴结转移
Ⅱ2E	有远处淋巴结转移，如腹腔动脉周围和肠系膜动脉周围淋巴结转移
ⅢE 期	膈肌上均有淋巴结转移
ⅣE 期	有血行转移

第 9 节　治疗

1　治疗原则

对于原发性胃部淋巴瘤，既往的主要治疗手段为手术治疗，再行化疗，临床一直采用此种治疗方案。但是，1993 年 Zucca 等[97]认为，胃 MALT 淋巴瘤可以很长时间保持原胃肿瘤的状态，一些患者即使不治疗，亦可几年无进展。

但近十年来采取抗幽门螺杆菌治疗，或化疗联合局部放疗的保胃疗法，保持或提高了传统的手术治疗的效果，并避免了因手术带来的不良反应和并发症，提高了患者的生活质量[98-101]。2007 年美国 NCCN 淋巴瘤临床实践指南提出，胃 MALT 淋巴瘤作为一种低度恶性的肿瘤，Ⅰ

期以抗生素治疗为首选，Ⅱ~Ⅳ期可加用放化疗，仅在有严重并发症（出血、穿孔）的情况下才需采用手术治疗。

一般而言，对于Ⅰ、Ⅱ期原发性胃淋巴瘤，早期病变以局限性病变为主，外科的根治性切除手术是治愈的前提和有效手段。于安仲等[17]报道的 50 例原发性胃淋巴瘤中，有 43 例行根治性手术，46 例接受术后辅助治疗（放疗、化疗、抗 Hp 治疗），总体 5 年生存率为 78%。Bozer 等[102]报道 37 例原发性胃淋巴瘤患者接受根治性切除手术，Ⅰ、Ⅱ期患者 5 年生存率分别为 75% 和 37%，经多因素分析，手术切除是独立的预后因子。同时，依据手术获取的组织标本进行精确的组织学分型和分期，为以后合理应用放、化疗提供了可靠的依据。Blair[103]报道 39 例原发性胃淋巴瘤，手术+术后化疗组的 5 年生存率为 90%；而仅接受化疗者的 5 年生存率为 55%，两组差异显著。Kelessis 等[104]治疗 65 例原发性胃淋巴瘤，Ⅰ期者 5 年生存率为 78%，Ⅱ期者为 65%，认为早期病例行外科手术治疗即可，放、化疗并不能改善生存率，进展期则化疗和手术结合是最佳治疗方案。

对于Ⅲ、Ⅳ期原发性胃淋巴瘤，因其多为高度恶性的侵袭性淋巴瘤，病变范围广，根治性手术切除困难，难以达到根治的效果。于安仲等[17]主张对术前确诊的Ⅲ、Ⅳ期患者宜首选非手术治疗。只有对规范的放、化疗无效，出现保守治疗无法控制的并发症，如胃出血、胃穿孔、幽门梗阻时才进行手术治疗。

1.1　胃黏膜相关淋巴组织淋巴瘤

胃 MALT 淋巴瘤为低恶性 B 细胞来源，预后相对较好。

（1）对于大部分胃 MALT 淋巴瘤，如病变局限表浅同时合并 Hp 感染，可用抗生素清除 Hp 作为初始治疗，但必须进行严格的血清学和内镜随诊。清除 Hp 后 2 个月应做多点活检，以后至少 6 个月 1 次，持续 2 年。早期胃 MALT 淋巴瘤对抗 Hp 治疗有效，胃功能保留性治疗成为主要治疗手段。

（2）未成功清除 Hp 的病例，换用二线清除 Hp 方案，目前仍不完全清楚清除 Hp 是否能治愈淋巴瘤，必须长期随诊。有报道，淋巴瘤可因 Hp 再感染而复发，提示尽管达到临床和组织学缓解，残留的肿瘤细胞仍能复发；晚期病例抗生素的疗效下降，对这些病例，清除 Hp 亦是值得的，但通常不能作为唯一的治疗手段，需联合手术、放疗、化疗。

（3）对于抗生素治疗失败和无 Hp 感染证据的患者，抗生素的作用急剧下降，目前尚无一致的治疗模式，可选择传统的方法，如联合或单用手术、化疗、放疗，其效果尚无随机研究的资料可供参考。

总之，对于原发性胃 MALT 淋巴瘤，应先考虑行抗 Hp 治疗，放疗可以作为安全有效的二线治疗选择。化疗亦是有效的二线治疗，是否优于放疗还需进一步验证。对于临床 III~IV 期胃 MALT 淋巴瘤初治患者，则应根据疾病的具体情况，观察或行全身免疫化疗，或入组临床试验。放疗只应在某些情况下应用，如缓解症状等。

1.2 胃弥漫性大 B 细胞淋巴瘤

胃弥漫性大 B 细胞淋巴瘤的治疗目前仍有争议，Coiffier 等 [105] 认为除手术治疗外，化疗及/或放疗亦可治愈大多数患者。该类胃淋巴瘤的生长不需 Hp 抗原的刺激，但是近来 Kolve 等 [106] 报道了抗 Hp 治疗后高度恶性的胃淋巴瘤发生消退的病例。因此，Boot 等 [107] 认为，对于高度恶性的胃淋巴瘤患者，除手术、化疗、放疗外，亦应该试用根治 Hp 疗法，因为它可以消除肿瘤组织中对 Hp 抗原刺激有反应部分的复发。

对于原发性胃 DLBCL，目前已经不再将手术治疗作为首选，化疗和放疗综合治疗的疗效已经超过传统手术，不良反应轻。

1.3 胃 Burkitt's 淋巴瘤

胃 Burkitt's 淋巴瘤是原发性胃淋巴瘤的少见类型，由于病例数少，缺少充分研究。大多参考结内原发 Burkitt's 淋巴瘤的治疗原则。

2009 年，Zvonkov 等入组 63 例原发性胃淋巴瘤患者，其中 7 例为 Burkitt's 淋巴瘤，5 例采用修改的 BFM-90 方案，2 年 OS 率为 100%，而 2 例采用 CHOP 方案治疗的患者均在 1 年内死亡，提示胃 Burkitt's 淋巴瘤不同于 MALT 或 DLBCL，恶性程度较高，需要采用强烈化疗方案，必要时行造血干细胞移植治疗。

1.4 胃 T 细胞淋巴瘤

参见第 26 章 "T 细胞淋巴瘤总论"。

2 根除 Hp

在胃 MALT 淋巴瘤患者中，Hp 的感染率高达 90%，正常胃黏膜中无淋巴组织，Hp 感染后发生 MALT，进一步会发展成 B 细胞性 MALT 淋巴瘤。此型肿瘤病程缓慢，对化疗敏感，但易发生转移或转化成高度恶性淋巴瘤。

已经证实，早期 MALT 淋巴瘤的增殖有赖于 Hp 特异性 T 淋巴细胞的刺激。随着国内外对 Hp 在胃 MALT 淋巴瘤发生发展中作用的研究不断深入，越来越多的证据表明，Hp 根除疗法可以作为早期胃 MALT 淋巴瘤的一线治疗 [108-110]。据报道，患者接受 Hp 根除治疗后，67% 的患者在组织学上可证实有胃 MALT 淋巴瘤的消退，出现组织学消退的平均时间是 5 个月，但有约 1/3 的患者抗菌治疗后胃 MALT 淋巴瘤的消退时间超过 5 个月，最长达 18 个月；且胃 MALT 淋巴瘤一般短时间内迅速发展的可能性很小，淋巴结转移率低。据欧阳钦等 [111] 报道，MALT 淋巴瘤 Hp 感染阳性率达 83.9%，根除 Hp 后不仅淋巴滤泡可消退，胃原发性 B 细胞 MALT 淋巴瘤亦可消退。截至 1996 年，全世界通过根除 Hp 治疗 152 例胃淋巴瘤，70% 得以治愈。

于安仲等 [17] 报道的 50 例原发性胃淋巴瘤中，有 8 例 Hp 阳性患者在接受化疗同时接受抗 Hp 治疗，随访 2~10 年均无复发，预后良好。于安仲等 [17] 认为对胃黏膜相关淋巴组织淋巴瘤患者，在切除原发病灶后，辅以化疗和抗 Hp 治疗，可以显著提高 5 年及 10 年生存率。

从组织学检查发现，Hp 主要存在于腺上皮细胞的胞质内、腺体的腔面或覆盖的表面，当瘤细胞广泛浸润破坏胃腺体、破坏正常上皮细胞及取材组织较少时，难以在活检的胃组织中找到 Hp，故检查 Hp 阴性并不一定代表无 Hp 感染存在；另外亦有 Hp 阴性的胃 MALT 淋巴瘤 [112]。Okiyama 等 [113] 对 2 例胃 MALT 淋巴瘤进行抗 Hp 治疗，结果 2 例 CR。Nakamura 等 [114] 近期对 96 例胃 MALT 淋巴瘤进行抗 Hp 治疗，结果 62 例获 CR，CR 率达 65%，在随访中（中位随访时间37.5 个月）4 例复发，占 6.5%，因此 Nakamura 等 [114] 认为抗 Hp 治疗胃

MALT 淋巴瘤是一种有效的一线治疗方法。胡喜梅等[87] 报道 1 例 Hp 阴性 "胃 MALT 淋巴瘤" 患者，经单纯抗 Hp 治疗已完全缓解 2 年，此例提示虽 Hp 阴性，亦不能放弃抗 Hp 治疗，可能会收到预想不到的效果，特别是对老年患者及放弃其他治疗的患者尤为重要。Radere 等[115] 认为，早期胃 MALT 淋巴瘤患者即使 Hp 为阴性，应用抗生素仍然可以取得一定疗效。目前一致的观点是应用抗生素治疗 Hp 阴性患者后，疾病无进展时间得到了延长。因此，根除 Hp 对治疗低、中度恶性胃淋巴瘤极为重要，无论 Hp 毒性如何或某种检查示 Hp 阴性亦值得推荐[116]。

然而，在高度恶性胃淋巴瘤，应采用常规手术、化疗或放射治疗，抗菌治疗不是首选，但可作为辅助治疗，因它可消除肿瘤组织中对 Hp 抗原刺激有反应部分的复发[117]。

目前，临床上根据对 Hp 根除的疗效反应，将 MALT 淋巴瘤分为 3 型，A 型（根除 Hp 后淋巴瘤完全缓解）、B 型（在 Hp 根除治疗后部分缓解，为 Hp 抗原相关肿物）、C 型（对根除 Hp 无反应，应手术治疗，为 Hp 无关肿物）。同时，抗菌治疗后对患者的追踪观察是非常重要的，由于胃 MALT 淋巴瘤患者通常无症状，目前的治疗方法是否可治愈胃 MALT 淋巴瘤并防止复发尚不清楚，况且一些患者可重新感染 Hp 后出现肿瘤复发[118-119]。Cammarota 等[120-121] 认为，尽管临床及组织学出现肿瘤消退，一些残余的休眠细胞可能仍然存在。但是抗菌治疗作为低度恶性胃 MALT 淋巴瘤的一线疗法，至少可以改变或推迟大多数患者的外科手术时间。

2007 年美国 NCCN 淋巴瘤临床实践指南提出，Hp 阳性的 I E 期胃 MALT 淋巴瘤首选抗幽门螺旋杆菌治疗；I E 期或 II E 期，幽门螺旋杆菌阴性的患者，可试用抗幽门螺旋杆菌治疗。

由于目前幽门螺旋杆菌对抗生素的耐药性高，在选择抗生素时强调敏感、足量、足疗程，推荐 4 联 14 日疗程。

"质子泵抑制剂 + 铋剂 + 两种敏感的抗生素" 为常用方案，抗生素可选择甲硝唑（替硝唑）、羟氨苄青霉素、克拉霉素、左氧氟沙星、莫西沙星等。

2 周疗程结束后停用抗 Hp 药物，仅选用黏膜保护药物对症治疗 4 周。6 周总疗程结束后复查碳 14-呼气试验，了解 Hp 的根除情况，如 Hp 仍为阳性，选择二线抗生素再次抗 Hp 治疗一个疗程，结束后再次复查 Hp。

具体用药为：埃索美拉唑（第 1 周）→阿莫西林（第 2 周）→左氧氟沙星（第 3 周）→枸橼酸铋（第 4 周）→硫糖铝（第 5 周）→铝碳酸镁（第 6 周）。

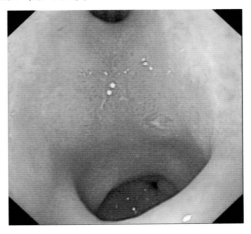

图 50-21 胃 MALT 淋巴瘤

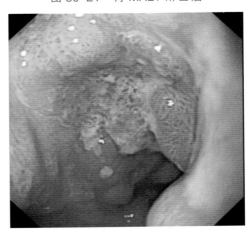

图 50-22 单纯根除 Hp 后 3 个月

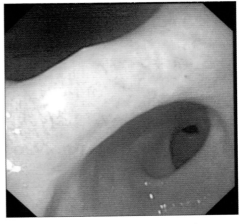

图 50-23 单纯根除 Hp 后 9 个月

近年研究表明，对早期局限性原发胃MALT淋巴瘤，Hp根除可作为第一线治疗；但并不是所有患者皆有效，这可能与肿瘤的遗传学改变有关[122]，故对于胃MALT淋巴瘤的分子生物学特征的检测有利于指导选择临床治疗方案。

3 早期PGL的治疗

目前，对早期PGL的治疗仍有争论。由于细胞毒性药物对晚期恶性淋巴瘤取得的令人鼓舞的疗效，促使一些学者提出对早期患者亦可采用化疗，而仅对有并发症者（如出血、梗阻、穿孔）才采用手术治疗；另一些学者提倡对早期病例采用积极的手术治疗并辅以化疗或放疗。

1998年，Kodera等认为对ⅠE期或MALT淋巴瘤病例单独采用手术治疗是一种合理的治疗方法，并认为精细的淋巴清扫是手术的重要组成部分，不仅提供丰富的胃周淋巴结转移的组织病理学资料，而且手术本身亦是一种良好的分期方法，能正确地区分ⅡE和ⅠE期。

一般认为，对早期病变局限于黏膜层和黏膜下层的病例，单纯手术可使部分病例获得治愈，但因复发率较高，仍提倡给予术后放疗或化疗。

4 手术治疗

手术是MALT淋巴瘤既往最广泛使用的手段，5年生存率达80%以上。近年来，由于抗Hp治疗的效果，保留胃功能成为可能，手术的作用得到重新评价。

由于MALT淋巴瘤易多中心发生，切缘干净不能保证根治，内镜随诊中常可见到残胃黏膜上淋巴上皮再现，与复发有关，因而术后常常需要联合放疗或化疗。

手术一般用于无Hp感染证据或抗Hp治疗失败的晚期患者，以及出现出血、梗阻和穿孔等并发症时。

虽然应用纤维胃镜检查可使胃淋巴瘤得到明确诊断，亦有文献报道在经胃镜检查确诊之后，可不做胃大部切除术而是给予化疗和放疗，可获得与合并胃切除术同样的效果，且不增加以往认为化、放疗后因肿瘤迅速消退而可能造成的穿孔。

但就目前而言，多数学者认为行胃大部切除术是必要的。一般认为，胃切除术可明确肿瘤的累及范围以及病理分类，有助于下一步治疗的选择；切除大体肿瘤，减轻放、化疗的瘤细胞负荷，可避免放、化疗中出现的胃出血和穿孔的发生。亦有部分作者认为，胃切除术后可提高治愈率。

有学者认为，对临床确诊为PGL或不能排除胃恶性肿瘤者，如全身情况允许和无远处转移，应积极手术探查，以明确诊断和了解病变范围。

Lucandri[123]等认为，只有ⅠE和ⅡE期的胃淋巴瘤适合行胃大部切除术；Kodera等[124]报道60例胃早期低度恶性淋巴瘤，只单独进行胃瘤根治术，其5年生存率达到95%。Ishizuka等[125]认为无论采取化疗还是手术切除，局部淋巴结转移和肿瘤的浸润深度是决定预后的关键因素。国内多数作者认为应首先切除原发病灶，然后加术后化疗或放疗。

于安仲等[17]报道的50例原发性胃淋巴瘤中，根治性切除43例，其中胃大部切除38例（D1 14例，D2 24例），全胃切除5例；姑息性切除4例，剖腹探查3例。术后46例接受辅助放、化疗，46例获得随访，3年内无复发病例，3年无病生存率为100%；随访5年存活者36例，5年生存率为78%；10年随访存活12例，10年生存率为26%；非根治性手术7例，4例失访，其余3例生存均未超过5年。总体5年生存率为78%。

关于原发性胃淋巴瘤的手术方式选择，于安仲等[17]认为对本病要采取比胃癌更积极的手术治疗措施。由于胃淋巴瘤可伴有胃引流区域淋巴结转移，且常在黏膜下层沿其长轴扩散生长，周围界限不如胃癌明显，因此两端切线距肿瘤边缘应不少于5cm。在不确定的情况下，应行术中冰冻切片检查，以确定切缘有无肿瘤残留。术中应注意对区域淋巴结的清扫。如术中判定不能做肿瘤根治术时，有梗阻者应做短路手术，将肿瘤旷置，用银夹标记肿瘤范围，便于术后放疗；如术中探查能行姑息性切除手术，亦可将肿瘤姑息切除，这样可减轻术后放、化疗的负荷，可以避免放、化疗中胃出血及胃穿孔的发生。Sano[126]认为，原发性胃淋巴瘤有多发倾向，建议不论肿瘤的部位，均应行全胃切除术、D2 淋巴结清扫，无手术死亡率，5 年生存率达 86%。欧洲一中心的对照研究显示，所有病例均在术后接受辅助化疗，是否全切除并不影响 5 年生存率、复发率及无病生存期。因此，不必为追求切缘阴性而行全胃切除或更大范围的术式。

4.1 根治性切除

手术原则基本上与胃癌相似，争取做包括原发病灶、区域淋巴结和必要时邻近受侵脏器的根治性切除。有时肿块呈弥漫性增大，边缘不清楚，可扩展到十二指肠和食管下端，可在切缘的远近端做冰冻切片以指导胃切除量。

手术方式选择胃大部切除术，而根治性胃切除术似乎没有多大益处。全胃切除术后，患者易发生严重的营养不良和其他严重的术后并发症，且不易耐受联合化疗和放疗。

对于 IE 和 II 1E 期的病变，因病灶较局限，应以手术治疗为主，尽可能地根治性切除原发病灶及邻近的区域淋巴结，术后辅以化疗或放疗，达到治愈的目的。

II 2E、III E 及 IV 期的患者则以联合化疗与放疗为主，若患者情况许可，应尽可能切除原发病灶，以提高术后化疗或放疗的效果，并可避免由此引起的出血或穿孔等并发症。

胃淋巴瘤的胃切除范围应根据病变大小、部位、大体形态特征而定。

一般对局限于胃壁的息肉或结节状肿块，行胃次全切除术。有时局限的淋巴瘤的边界可能难于辨认，因此需要术中将切除标本的远端和近端边缘做冰冻切片检查，如活检有肿瘤，则需做更广泛的切除。

若肿瘤浸润或扩展范围过广，边界不清或胃壁内有多个病灶时，应行全胃切除术。

对于术前或术中怀疑恶性淋巴瘤时，即使瘤体较大或周围有粘连，亦不应该轻易放弃手术，可在术中做活组织检查，如确系恶性淋巴瘤则应力争切除，因不仅在技术上是可能的，而且常可获得较好的疗效。甚至肿瘤较大须做全胃切除的，术后 5 年生存率仍可达 50%。

4.2 姑息性切除

胃恶性淋巴瘤可引起较严重的并发症，如梗阻、出血及穿孔等，若不能根治切除，亦应争取做姑息性切除；对不能根治病例的姑息性切除成功率约为 50%。

姑息性切除术不但有助于防止或解除并发症，而且其残留的转移瘤有自然消退的可能。亦有报道在姑息性切除术后辅以放疗，部分病例仍可获长期生存，因此对胃恶性淋巴瘤的姑息切除手术应较胃癌更为积极。

对已不能施行姑息切除的病例，术中可将肿瘤定位后，予以术后放疗，亦常获得一定的疗效。

Wotherspoon 等 [127] 认为，目前需要重新评价手术治疗 MALT 淋巴瘤的效果，外科手术在过去被广泛应用于治疗胃原发淋巴瘤，其结果亦是很肯定的，但在随后的内镜检查中发现残余胃黏膜中出现了淋巴样上皮组织，进而导致胃淋巴瘤复发；同时胃 MALT 淋巴瘤呈多灶性，因此局部切除难以根治；虽然全胃切除可以根治，但死亡率高且严重影响患者生活质量。

5 化学治疗

5.1 胃 MALT

Aviles 等 [128] 认为，对 MALT 淋巴瘤，单用化疗是安全有效的治疗措施，对不能化疗者可选用手术或放疗。Waisberg 等 [129] 研究表明，对于 I 期和期患者，手术加化疗和/或放疗可显著延长患者 5 年生存率。据 Schechter 等[130] 报道使用单一药物瘤可宁化疗及放疗，用于对于抗 Hp 治疗不敏感的患者，可使大多数患者的病灶完全消退。

5.2 胃高度恶性淋巴瘤

胃高度恶性淋巴瘤主要指 DLBCL、T 细胞淋巴瘤及 Burkitt's 淋巴瘤等。

胃是较常见的 DLBCL 结外受侵的部位，其中部分患者由胃 MALT 淋巴瘤恶性转化而来，其余为原发 DLBCL。文献报告，合并 MALT 淋巴瘤成分的胃 DLBCL 的 Hp 感染率高于胃 DLBCL，分别为 65% 和 15%。抗 Hp 治疗通常认为对胃 DLBCL 无效。

目前，手术作为传统的治疗胃 DLBCL 的方法已经逐渐被内科保胃治疗所替代。化疗的疗效已经超过手术治疗，且保存了胃，在许多研究中已经作为一线治疗。

手术主要用于发生出血、穿孔等紧急情况

的治疗。放疗一般作为补充治疗，除了针对少数不能耐受手术或化疗的患者，很少单独应用于治疗原发性胃DLBCL淋巴瘤。放疗能够减少局部复发率，但是不能延长生存时间。放疗结合化疗，可提高有效率和保胃率。因此，化疗±放疗成为初次治疗的最佳选择。

6　放射治疗

对于胃MALT淋巴瘤放疗的研究不多，1988年Burgers报道24例Ⅰ期胃淋巴瘤单纯放疗，总剂量40Gy，中位随访48个月，4年DFS 83%。美国纽约纪念医院治疗17例Ⅰ~Ⅱ期胃MALT淋巴瘤，无Hp证据或Hp治疗失败者单用放疗，照射胃和邻近淋巴结，平均30Gy/4周，中位随访27个月，结果令人鼓舞，DFS达100%。这些结果提示低剂量放疗是安全有效的，并可保留胃功能。

目前，对术后放疗的评价意见不同。一些学者推荐病变仅在不可切除或有肿瘤残留或复发时采取放疗；另一些学者坚持全部病例都应接受放疗，不论肿瘤是否残留或胃区域淋巴结有否转移。

一般认为，胃MALT淋巴瘤对放疗敏感，且放疗为非创伤性治疗手段，能保留胃功能，提高生存质量，故放疗为胃MALT淋巴瘤治疗的主要手段之一。

其适应证主要包括抗感染治疗无效或Hp阴性的ⅠE期、ⅡE期、有t（11；18）（q21；q21）易位或转化的胃MALT淋巴瘤、已向高度恶性转化的胃MALT淋巴瘤（弥漫性大B细胞淋巴瘤）。

有报道，ⅠE/ⅡE期胃MALT淋巴瘤放疗的5年生存率和无病生存率分别超过90%和80%。

Ⅰ~ⅡE期胃MALT淋巴瘤的照射靶区，包括胃及胃周围淋巴结；胃钡餐造影下，胃周围外放2cm，照射野上界位于T8上缘，下界至L2-3或L4-5水平。亚临床病灶照射剂量DT30Gy，可局部肿瘤补量至36~40Gy/20~22次，1.5Gy/次。

胃MALT淋巴瘤放疗极少引起胃穿孔或出血、肾毒性或第二原发肿瘤。在已有的文献报道中，应用低剂量照射胃MALT淋巴瘤，均未发现严重毒副作用；放疗直接引起的胃出血、

严重肾功能衰竭和肾性高血压的危险性极低。

而最近多数学者认为，有区域淋巴结转移者行术后放疗具有最大生存率改善。因此，放疗常用作切除术后的辅助治疗，或主要用于晚期不能切除病例，以改善肿瘤的局部控制。有不能切除的晚期患者单独应用放疗获得长期生存的报道。

尽管抗Hp治疗疗效明确，但对于以下一些患者均需要采用其他治疗，包括t（11；18）（q21；q21）、t（1；14）（p22；q32）、t（14；18）（q32；q21）染色体易位的患者，没有Hp感染证据的胃MALT患者（占10%~40%），抗Hp治疗后复发的患者。对于上述患者，多数研究均表明，放疗对于Ⅰ~Ⅱ期的胃MALT淋巴瘤疗效明确，患者5年OS率达83%~100%。一般行全胃照射30~35Gy，再根据具体情况调整。

放射野多为受累野放疗，包括全胃、胃周淋巴结，有时包括腹腔淋巴结或膈下淋巴结。需要注意的是，放疗中胃的精确定位难度较大，同时要尽量避免对左肾和肝脏的照射，必要时可以采用适形调强等精确放疗技术。

总之，放疗成功的前提是需要精确的病灶定位及分期，一般照射剂量为40~45Gy，肿瘤侵犯的邻近区域照射剂量为30~40Gy。

7　分子靶向治疗

利妥昔单抗治疗胃MALT淋巴瘤的作用还有待评价。2005年Martinelli等报道入组27例胃MALT淋巴瘤患者，采用375mg/m² 利妥昔单抗单药治疗。46%的患者获得病理学和临床CR，31%获得PR。中位随访33个月，只有2例复发，并且t（11；18）（q21；21）易位与疗效无关。

Raderer等报道26例复发的胃MALT淋巴瘤患者，采用利妥昔单抗联合CHOP方案治疗后，20例获得CR，6例获得PR，中位随访19个月，22例持续缓解，4例复发。

尽管证据尚不充分，但对于抗生素治疗复发或Hp阴性的患者，利妥昔单抗可能是一种选择。

第10节　预后

PGL的预后与肿瘤的病理类型、临床分期、

浸润深度、淋巴结转移、患者年龄、肿瘤大小
与部位和治疗方式等多种因素有关。Schworz 等
在分析 10 个预后因素后，发现年龄>65 岁以及
乳酸脱氢酶（LDH）值升高者 5 年生存率明显
降低（P=0.0001）。但从肿瘤生物学特性考虑，
浸润深度和淋巴结转移仍不失为重要的预后
因素。

PGL 的早期发现率和手术切除率较胃癌为
高，对放疗、化疗有一定敏感性，其预后较胃
癌好，切除后 5 年生存率一般可达 40%~50%，
如切除后合并化疗或放疗则 5 年生存率可达
60%以上。

Bozzetti 等报道ⅠE 期患者单独采用手术切
除治疗的 5 年生存率>80%，其预后不受附加放
疗、化疗的影响；Kodera 最近报道 60 例单独
应用根治性胃切除术后做常规大于 N2 组淋巴
结病理检查确定为ⅠE 期患者的 5 年生存率>
95%，对ⅡE 期患者如术后应用化疗或放疗或
两者联合应用，可使 5 年生存率达到 60%~
70%。

胃 DLBCL 预后较好，Ⅰ期患者 10 年 OS
率达 90%以上，Ⅱ期患者 10 年 OS 率达 60%以上。

Ki-67 表达与许多肿瘤的预后相关早已被
公认。吕方芳等 [131] 认为，Ki-67 指数高的非
霍奇金淋巴瘤患者生存期较短，Ki-67 指数高
为复发危险因素。

（梁　民）

参考文献

[1] Harris N L, Jaffe E S, Stein H, et al. A revised European-American classification of lymphoid neoplasms: a proposal from the international lymphoma study group. Blood, 1994, 84 (5): 1361-1392.

[2] Ferrucci PF, Zucca E. Primary gastric lymphoma, pathogenesis and treatment: what has changed over the past 10 years? Br J Hematol, 2007, 136: 521-538.

[3] Wundisch T, Stolte M. Current status of gastric MALT lymphma. Curr Gastroenterol Rep, 2006, 8 (5): 343-346.

[4] Gurney KA, Gartwright RA, Cilman EA.Descriptive epidemiology of gastrointestinal non-Hodgkin's lymphoma in a population-based registry.Brit J Cancer, 1999, 79:1929-1937.

[5] Levine MS, Rubesin SE, Pantongrag-Brown L, et al.Non-Hodgkin's lymphoma of the gastrointestinal tract:radiographic findings. AJR, 1997, 168 (1): 165-172.

[6] 舒仁义，张霞萍，叶孟.27 例原发性胃肠道淋巴瘤的 CT 诊断分析.重庆医学，2007，36 (7): 637-639.

[7] Gossios K, Katsimbri P, Tsianos E. CT festures of gastric lymphoma. Eur radiol, 2000, 10 (3): 425.

[8] 余上海.胃原发性恶性淋巴瘤 1 例.临床肿瘤学杂志，2002，7 (5): 375.

[9] d'Amore F, Brincker H, Gronbaek K, et al.Non-Hodgkin'S lymphoma of the gastrointestinal tract: a population-based analysis of incidence, geographic distribution, clinicopathologic presentation featums, and prognosis.Danish Lymphoma Study Group.J Clin Oncol, 1994, 12 (8): 1673-1684.

[10] Radaszkiewiez T, Dregosics B, Bauer P.Gastrointestinal malignant lymphomas of the mucosa-associated lymphoid tissue: factors relevant to prognosis.Gastroenterology, 1992, 102 (5): 1628-1638.

[11] Nakamura S, AkazawaK, YaoT, et al. A clinicopathologic study of 233 cases with special Reference to evaluation with the MIB-1 index.Cancer, 1995, 76 (8): 1313-1324.

[12] Hataano B, Ohshima K, Katoh A, et al.Non-HTLV-1 associated primary gastric T-cell lymphomas show cytotoxic activity: clinicopathological, immunohistochemical characteristics and TIA-l expression in 31 cases.Histopathology, 2002, 41 (5): 421-436.

[13] 孙健，卢朝辉 罗玉凤，等.胃 T 细胞淋巴瘤临床病理观察.中华病理学杂志，2010，39 (12): 804-809.

[14] 闫晓琨.原发性胃 T 细胞淋巴瘤 1 例.中国煤炭工业医学杂志，2007，10 (1): 13.

[15] 何伟兰，佟红艳，金洁，等.104 例外周 T 细胞淋巴瘤-非特指型患者临床回顾性分析.中华血液学杂志，2010，4 (31): 271-272.

[16] 尤冬山，仇红霞，李建勇，等.胃外周 T 细胞淋巴瘤误诊 2 例.临床肿瘤学杂志，2011，16 (5): 478-479.

[17] 于安仲，毛伟征.原发性胃淋巴瘤诊治 50 例分析.医学理论与实践，2010，23 (4): 377-379.

[18] Hu C, Yi C, Dai X.Clinical study of 31 patients with primary gastric mucosaassociated lymphoid tissue lymphoma. J Gastroenterol Hepatol, 2006, 21:

722–726.

[19] Yoon SS, Hochberg EP.Chemotherapy is an effective first line treatment for early stage gastric mucosaassociated lymphoid tissue lymphoma.Cancer Treat Rev, 2006, 32：139–143.

[20] Eidt S, Stolte M, Fisher R. Helicobacter pylori gastritis and primary gastric non–Hodgkin's lymphoma. J Clin Pathol, 1994, 47（5）：436–439.

[21] Sackmann M, Morgner A, Rudolph B, et al. Regression of gastric MALT lymphoma after eradication of Helicobacter pylori is predicted by endosonographic staging. MALT Lymphoma Study Group.Gastroenterology, 1997, 113（4）：1087–1090.

[22] Lehours P, Megraud F.Helicobacter pylori infection and gastric MALT lymphoma.Rocz Akad Med Bialymst, 2005, 50：54–61.

[23] Kawahara Y, Mizuno M, Yoshino T, et al. haplotype and Helicobacter pyloripositive gastric mucosaassociated lymphoid tissue lymphoma. Clin Gastroenterol Hepatol, 2005, 3；865–868.

[24] 克晓燕, 景红梅.37 例黏膜相关淋巴组织型淋巴瘤的病理、临床资料分析.北京大学学报, 2003（2）：123–127.

[25] Wotherspoon A, Ortiz C, Falzon MF, et al. Helicobacter pylori–associated gastritis and primary B–cell gastric lymphoma. Lancet, 1991;338:1175–1176.

[26] Parsonnet J, Hansen S, Rodriguez L, et al. Helicobacter pylori infection and gastric lymphoma. N Engl J Med, 1994;330:1267–1271.

[27] Mathias ECK, Bernd S, Rainer H. MALT–type lymphoma of the stomach is associated with Helicobacter pylori strains expressing the CogA protein. gastroenterology, 1997, 112:1482–1487.

[28] Zucca E, Roggero E. Biology and treatment of MALT lymphoma: the state of the art in 1996. A workshop at the 6th international conference on malignant lymphoma. Ann oncol, 1996, 7:787–792.

[29] Nakamura S, Yao T, Aoyagi K. Helicobacter pylori and primary gastric lymphoma. Cancer, 1997, 79: 3–8.

[30] Hussel T, Isaacson PG, Crabtree JE, et al. Helicobacter pylori specific tumor–infiltrating T cells provide contract dependent help for the growth of malignant B–cells in low–grade gastric lymphoma of mucosa associated tissue. J Pathol, 1996;178:122–127.

[31] Bayerdorffer E, Neubauer A, Rudolph B, et al. Regression of primary gastric lymphoma of mucosa associated lymphoid tissue type after cure of Helicobacter pylori infection. Lancet, 1995;345:1591–1594.

[32] Montalban C, Manzanal A, Boixeda DC, et al. Helicobacter pylori eradication for the treatment of low–grade gastric MALT lymphoma: follow–up together with sequential molecular studies. Ann Oncol, 1997, 8（Suppl2）:37.

[33] Isaacson PG, Spencer J. The biology of low–grade MALT lymphoma. J Clin pathol, of Clin Pathol, 1995, 48:395–397.

[34] Ohmae T, Hirata Y, Maeda S, et al.Helicobacter pylori activates NF–kappaB via the alternative pathway in B lymphocytes.J Immunol, 2005, 175：7162–7169.

[35] Nakamura S, Matsumato T.Chromosomal translocation t（11；18）（q21；q21）in gastrointestinal mucosa associated lymphoid tissue lymphoma.J Clin Pathol, 2003, 56:36–42.

[36] Ye H T, Liu H X, Attygalle A, et al.Variable frequencies of t（11;18）（q21;q21）in MALT lymphoma of different sites:significant association with CagA strain of H pylori in gastric MALT lymphoma. Blood, 2003, 3 :1012–1018.

[37] 尹洪芳, 李挺.胃肠 B 细胞淋巴瘤的增殖与凋亡及其与幽门螺杆菌的关系.北京大学学报, 2004, 4：348–352.

[38] Xu W, Ho FCS, Ho J, et al. Pathogenesis of gastric lymphoma: the enigma in Hong Kong. Ann Oncol, 1997, 8:（Suppl 2）:41–44.

[39] Go MF. Gastric cancer. Helicobacter pylori: progress and prospects. P31, Hospital Practice. New York, 1995:1.

[40] Hossain FS, Koak Y, Khan FH. Primary gastric Hodgkin's lymphoma.World J Surg Oncol, 2007, 5（1）：119–122.

[41] Mendelson RM, Fermoyle S. Primary gastrointestinal lymphomas: a radiological–pathological eview. Part 2: Small intestine. Australas Radiol, 2006, 50（2）：102–113.

[42] Koch P, Valle F, Berdel WE, et al. Primary gastrointestinal non–Hodgkin's lymphoma: Anatomic and histologic distribution, clinical features, and survival data of 371 patients registered in the German Multicenter study GITNHL01/92. ClinOnco, l 2001, 19: 3861–3873.

[43] 汪文生, 孙国平, 汪胡根.原发性胃淋巴瘤 24 例

诊断分析.安徽医药,2010,14(6):695-697.

[44] 黄娟,陈卫霞,姚晋,等.64 层螺旋 CT 对胃淋巴瘤和进展期胃癌的鉴别诊断价值.临床放射学杂志,2010:29(3):344-347.

[45] 纪小龙,林汉良,朱梅刚.淋巴结外恶性淋巴瘤//朱梅刚,周志韶.淋巴组织增生性疾病病理学.广州:广东高等教育出版社,1994,145-150.

[46] Verkarre V, Asnafi V, LecomteT, et al.Refractory celiac spree is a diffuse gastrointestinal disease.Gut,2003,52(2):205-211.

[47] Zettl A, Ott G, Makulik A, et al.Chromosomal gains at 9q characterize entempathy –type T –cell lymphoma.Am J Pathol, 2002, 161(5):1635-1645.

[48] Hioka T, Miura I, Kume M, et al.Cytogenetic features of de novo CD5–positive diffuse large B–cell lymphoma.Genes Chromosomes Cancer, 2005, 2:149-157.

[49] Suguro M, Tagawa H, Kagami Y, et al.Expression profiling analysis of the CD5 +diffuse large B –cell lymphoma subgroup:development of a CD5 signature.Cancer Sci, 2006, 9:868-874.

[50] Yoshioka T, Miura I, Kume M, et al.Cytogenetic features of de novo CD5–positive diffuse large B–cell lymphoma.Genes Chromosomes Cancer, 2005, 2:149-157.

[51] Zhang YC, Zhao S, Yu JB, et al.Gastric involvement of extmnodal NK/T –cell lymphoma, nasal type:a report of 3 cases with literature review.Int J Surg Pathol, 2008, 16(4):450-454.

[52] Kim JH, Lee JH, LeeJ, et al.Primary NK–/T–cell lymphoma of the gastrointestinal tract:clinical characteristics and endoscopic findings.Endoscopy,2007, 39(2):156-160.

[53] Kawamoto K, Nakamura S, Lwashita A, et al.Clinicopathological characteristics of primary gastric T–cell lymphoma.Histopatholagy, 2009, 55(6):641-653.

[54] Hataano B, Ohshima K, Katoh A, et al.Non–HTLV–1 associated primary gastric T –cell lymphomas show cytotoxic activity:clinicopathological, immunohistochemical characteristics and TIA–l expression in 31 cases.Histopathology, 2002, 41(5):421-436.

[55] Galetti G, Fusardi P, et al. Endosonography in gastric lymphoma and l arge gastric folds. Eur J Ultrasound, 2000, 11:31-40.

[56] 彭燕,许国铭,等.超声内镜在胃淋巴瘤诊断中的应用.中国内镜杂志,2002,8:28-30.

[57] 王锡明,纪洪升,武乐斌,等.多层螺旋 CT 动态强化扫描诊断原发性胃恶性淋巴瘤.中国医学影像技术,2005,21(3):389-391.

[58] 靳勇,张华,吴达明,等.胃肠道淋巴瘤的多层螺旋 CT 影像学分析.临床放射学杂志,2006,25(10):928-931.

[59] Ghai S, PattisonJ, Ghai S, et al. Primary Gastrointestinal Lymphoma:Spectrum of Imaging Findings with Pathologic Correlation. Radio Graphics,2007, 27: 1371.

[60] Lee1 WK, LauE, DuddalwarVA, et al.Abdominal Manifestations of Extranodal Lymphoma: Spectrum of Imaging Findings. AJR, 2008, 191: 198.

[61] BassalamahA, ProkopM, UffmannM, et al.Dedicated multidetector CT of the stomach: spectrumof diseases. Radilo Graphics, 2003, 23(3):625-644.

[62] Chen CY, Hsu JS, Wu DC, et al. Gastric cancer:preoperative local staging with 3 D multi –detector row CT correlation with surgical and histopathologic results. Radilogy, 2007, 242: 472.

[63] YajimaK, KandaT, OhashiM, et al.Clinical and diagnostic significance of preoperative computed tomography findings of as cites in patients with advanced gastriccancer. Am J Surg, 2006, 192: 185.

[64] 王锡明,武乐斌,李振家,等.螺旋 CT 在胃分区及胃壁厚度测量中的价值.医学影像学杂志,2001,11:290.

[65] Ricci R, Sergiacomi GL, Orlacchio A, et al. Computed tomographydetection of gastrointestinal neoplasmas. Ital JGastroentero, 1992, 24(9):489-493.

[66] 任小军,章士正,董旦军,等.原发性胃淋巴瘤的 CT 表现及误诊原因.世界华人消化杂志,2008,16(16):1807-1811.

[67] 范卫君,吕衍春,刘立志,等.胃癌和胃淋巴瘤的 CT 表现对比分析.癌症,2008,27:539.

[68] BrownJA, Carson BW, etal. Low gradegastric MALT lymphoma: radiographic findings. Clin Radiol,2000, 55: 384-389.

[69] 冯琦,庄治国,许建荣.胃癌 MSCT 扫描中征象学改变的初步小结.中国医学计算机成像杂志,2007,13:93.

[70] 朱凌,吴光耀,Prasanna Ghimire,等.胃肠道外周 T 细胞淋巴瘤 CT 征象分析.临床放射学杂志,2011,30(7):1021-1025.

[71] 李琛.原发性胃恶性淋巴瘤的研究进展.国外医学外科学分册,2003,30(2):93-95.

［72］Cho JS，Kim，Rbo SM. Preoperative Assessment of Gastric carcinoma: Value of Two−Phase Dynamic CT with Mechanical Ⅳ Injection of Contrast Material. AJR，1994，163（1）：69.

［73］Megibow AJ，Balthazar EJ，Naidich DP，et al.Computed tomography of gastrointestinal lymphoma. AJR，1983，141：541.

［74］陈勇，沈文荣，郭震，等.胃肠道非霍杰金淋巴瘤的 CT 诊断.江苏医药，2005，31（5）：400.

［75］潘金万，梁长虹，阙松林，等.原发性胃淋巴瘤多排螺旋 CT 表现.中国医学影像技术，2010，26（2）：294−296.

［76］Asai S，Miyachi H，HaraM，et al. Extensive wall thickening inintestinal Burkitt lymphoma. J Ultrasound Med，2002，21（6）：657−661.

［77］吕衍春，范卫君，刘立志，等.25 例胃淋巴瘤的 CT 征象分析.中山大学学报：医学科学版，2008，29（1）：103−107.

［78］常恒，王俭，刘光华，等.胃肠道淋巴瘤的 CT 表现.实用放射学杂志，2003，19（1）：44−47.

［79］李立群，龙运祥，刘立志.胃淋巴瘤的 CT 诊断.西部医学，2008，20（4）：829−830.

［80］徐宏刚，陈阿梅，江新青.胃淋巴瘤的多层螺旋 CT 诊断.医学影像学杂志，2008，18（11）：1288−1291.

［81］侯新川，杨春燕.原发性消化道淋巴瘤的 CT 诊断.农垦医学，2011，33（2）：167−171.

［82］Pinotti G，Zucca E，Roggero E，et al. Clinical features treatment outment in a series of 93 patients with lowgrade gastric MALT lymphoma. Leukemia and Lymphoma，1997，26:527−537.

［83］何晓彬，李鹏.胃黏膜相关淋巴组织淋巴瘤临床病理分析.山东医药，2008，48（32）：86−87.

［84］易智慧，欧阳钦，李甘地.78 例胃黏膜相关淋巴组织淋巴瘤临床、内镜及病理特征分析.临床内科杂志，2002，19（2）：102−104.

［85］严瑾，欧阳钦，黄丽彬，等.原发性胃淋巴瘤内镜下表现及误诊分析.世界华人消化杂志，2007，15：1658−1661.

［86］朱正贤，陈德珍，李蜀华.纤维胃镜对诊断胃淋巴瘤的价值.华西医讯，1989，4：173−176.

［87］胡喜梅，周水阳，陆翠，等.胃黏膜相关淋巴组织淋巴瘤临床分析.白血病·淋巴瘤，2006，15（3）：193−195.

［88］罗庆元，熊静平.原发性胃淋巴瘤 17 例内镜下表现及分析.新疆医学，2011，41：84−86.

［89］刘宏.原发性胃恶性淋巴瘤 13 例分析.现代中西医结合杂志，2010，19（6）：713−714.

［90］Hoepffner N，Lahme T，Gilly J，et al.Value of endosonography in diagnostic staging of primary gastric lymphoma（MALT type）.Med Klin（Munich），2003，98：313−317.

［91］Nakano H，Nomura C，Takahama K. Diagnosis of gastric MALT lymphoma. Progress in gastric cancer research. Monduzzi Editore. Bologna，1997：1619−1632.

［92］PsyrriA，Papageorgiou S，EconomopoulosT. Primary extranodal lymphomas of stomach: clinical presentation，diagnostic pitfalls and management. AnnalsofOncology，2008，19：1992−1999.

［93］许永春，邹晓平，孙振兴，等.原发性胃恶性淋巴瘤的内镜诊断.中华消化内镜杂志，2004，21：241−244.

［94］Butkeviciene l，Dubinskiene L，Verbiene I. Diagnosis of malignant lymphoma of the stomach . Medicina（Kaunas），2002，38：172−175.

［95］Farinha P，Gascoyne RD.Molecular pathogenesis of mucosa−associated lymphoid tissue lymphoma.J Clin Oncol，2005，23：6370−6378.

［96］Horton KM，Fishman EK. Current roleof CT in imaging of thestomach. Radiographics，2003，23（1）：75−87.

［97］Zucca E，Roggero E，Pileri S. B−cell lymphoma of MALT type: a review with special emphasis on dignostic and management problems of low−grade gastric tumours. British Journal of Haematology，1998，100:3−14.

［98］Liu HT，Hsu C，Chiang IP，et al. Chemotherapy alone versus surgery followed by chemotherapy for stage Ⅰ/Ⅱ Elarge −cell lymphoma of the stomach. Am J Hematol. 2000，64：175−179.

［99］Willich NA，Reinartz G，Horst EJ，et al. Operative and conservative management of primary gastric lymphoma: interim results of a German multicenter study. Int jradiat Oncol Biol Phys，2000，46:895−901.

［100］Koch P，delValle F，Berdel WE，et al. Primary gastrointestinal non −Hodgkin's lymphoma: Combined surgical and conservative or conservative management only in localized gastric lympho −results of the prospective German Multicenter Study GITNIH01/92.Clin Onco，l 2001，19：3874−3883.

［101］勇威本.胃淋巴瘤的新认识呼唤改变传统的治疗策略.世界临床药物，2003，24：329−333.

［102］Bozer M，Eroglu A，UnalE，et al. Survival after curative resectionfor stage Ⅰ E and Ⅱ E primary gastric lymphoma. Hepato −gastro enterology，

2001，48：1202-1205.

[103] Blair S. Surgical resection imprees survival in the treatment of early gastric lymphomas. J Gastrointest Surg, 2000, 4（3）：300-309.

[104] Kelessis NG, Vassilopoulos PP, Bai MP, et al. Update of the role of surgery in the multimdal treatment of MALT gastric lymphoma. Anticancer Res，2002，22（6）：3463-3475.

[105] Coiffier B，Salles G. Does surgery belong to medical history for gastric lymphoma Annals of Oncology，1997，8:419-421.

[106] Kolve ME，Greiner A，Muller Hermelink HK，et al. Eradication of Helicobacter pylori （Hp） in gastric MALT-type lymphoma is still an experimental therapy. gastroenterology，1997，112:A594.

[107] Boot H，deJong D，van Herdee P，et al. The role of Helicobacter pylori in high-grade MALT lymphoma. Lancet，1995，346:448-449.

[108] Chen LT，Lin JT，Tai JJ，et al.Longterm results of anti Helicobacter pylori therapy in earlystage gastric highgrade transformed MALT lymphoma.J Natl Cancer Inst，2005，97：1345-1353.

[109] Savio A，Franzia G，Wotherspoon AC，et al. Diagnosis and posttreatment follow-up of Helicobacter pylori-positive gastric lymphoma of mucosa-associated lymphoid tissue: histology，polymerase chain reaction，or both Blood，1996，87:1255-1260.

[110] Roggero E，Zucca E，Pinotti G，et al. Eradication of Helicobacter pylori infection in primary low-grade gastric lymphoma of mucosa associated lymphoid tissue. Annals of Internal Medicine，1995，122:767-769.

[111] 欧阳钦，甘华田，李甘地，等.胃恶性淋巴瘤的单克隆性检测及其与 Hp 感染的关系探讨.中华消化杂志，1999，19：32-34.

[112] 胡伏莲，周殿元.幽门螺杆菌感染的基础与临床.修订版.北京:北京科学技术出版社，2002: 179.

[113] Okiyama Y，Matsuzawa K，Hidaka E，et al. Helicobacter heilmannii infection: Clinical，endoscopic and histopathological features in Japanese patients. Pathol Int，2005，55（7）：398-404.

[114] Nakamura S，Matsumoto T，Suekane H，et al. Longtern clinical outcome of Helicobacter pylori eradication for gastric mucosa-associated lymphoid tissue lymphoma with a reference to second-line treatment. Cancer，2005，104（3）：532-540.

[115] Raderer M，Streubel B，Wohrer S，et al. Successful antibiotic treatment of Helicobacter pylori negative gastric mucosa associated lymphoid tissue lymphomas. Gut，2006，55（5）：616-618.

[116] Chaudhary N，Ozer H，Huard D，et al.Successful treatment of Helicobacter pylorinegative gastric MALT lymphoma with rituximab.Dig Dis Sci，2006，51：775-778.

[117] Sugimoto M，Kajimura M，Shirai N，et al.Outcome of radiotherapy for gastric mucosaassociated lymphoid tissue lymphoma refractory to Helicobacter pylori eradication therapy.Intern Med，2006，45：405-409.

[118] Wundisch T，Thiede C，Morgner A，et al.Longterm followup of gastric MALT lymphoma after Helicobacter pylori eradication.J Clin Oncol，2005，23：8018-8024.

[119] Akamatsu T，Mochizuki T，Okiyama Y，et al. Comparison of localized gastric mucosaassociated lymphoid tissue （MALT） lymphoma with and without Helicobacter pylori infection.Helicobacter，2006，11：86-95.

[120] Cammarota G，Montalto M，Tursi A，et al. Helicobacter pylori reinfection and rapid relapse of low-grade gastric lymphoma. Lancet，1995，345:19.

[121] Horstmann M，Erttmann R，Winkler K. Relapse of MALT lymphoma associated with Helicobacter pylori after antibiotic treatment. Lancet，1994，343: 1098-1099.

[122] Nakamura S，Ye H，Bacon CM，et al. Gastric MALT lymphoma with t（14；18） （q32；q21） involving IGH and Bcl-2 genes that responded to Helicobacter pylori eradication. J Clin Pathol，2007，60（10）：1171-1173.

[123] Lucandri G，Stipa F，Mingazzini PL，et al. The role of surgery in the treatment of primary gastric lymphoma. Anticancer Res ，1998，18:2089-2094.

[124] Kodera Y，Yamamura Y，Nakamura S，et al. The role of radical gastrectomy with systematic lymphadenectomy for the diagnosis and treatment of primary gastric lymphoma. Ann Surg，1998，227:45-50.

[125] Ishizuka H，Kubota T，Hayashi N，et al. Management of primary gastric lymphomas from a surgeon's viewpoint. Oncol Rep，1999，6:103-106.

[126] Sano T. Treatment of primary gastric lymphoma: experience intheNational Cancer Hospital，Tokyo. Recent Results Cancer Res，2000，156: 104-107.

[127] Wotherspoon AC，Doglioni C，Isaacson PG. Low-

grade gastric B-cell lymphoma of mucosa-associated lymphoid tissue （MALT） : a multifocal disease. Histopathology，1992，20:29-34.

［128］Aviles A，Nambo M J，Neri N，et al. Mucosa associated lymphoid tissue （MALT） lymphoma of the stomach : results of a controlled clinical trial. Med Oncol，2005，22 （1） : 57-62.

［129］Waisberg J ，Andre EA，Franco M I ，et al.Curative resection plus adjuvant chemotherapy for early stage primary gastric non- Hodgkins' lymphoma : a retrospective study with emphasis on prognostic fac-

tors and treatment outcome. Arq Gastroenterol，2006 ，43 （1） : 30-36.

［130］Schechter NR，Portlock CS，Filippa D，et al. The treatment of MALT lymphoma of the stomach with radiation alone. Proceedings of the American Society of Clinical Oncology，1997，16:19a （abstract 66） .

［131］吕方芳.Urvivin、Bcl-2 及 Ki-67 在弥漫大 B 细胞淋巴瘤中的表达及临床意义.肿瘤，2006，（10）：930-934.

第 **51** 章

原发性肝脏淋巴瘤

原发性肝脏淋巴瘤（primary hepatic lymphoma，PHL；primary lymphoma of the liver，PLL）是指淋巴瘤局限在肝脏，而脾脏、淋巴结、骨髓或全身其他淋巴组织无淋巴瘤累及证据[1-2]，亦即病变局限于肝内、早期无淋巴结及肝外扩散具有淋巴细胞标记的恶性肿瘤[3]。于 1965 年由 Ata 等[4] 首次报道。

第 1 节　流行病学

1　流行情况

近年来，非霍奇金淋巴瘤的发病率呈逐渐增高的趋势，在美国，男性的年发病率已达23.2/10 万，女性已达 16.3/10 万，2009 年有近 66 000 人被诊断为 NHL，死亡 19 500 人，在癌症相关死亡中排第 5 位[5]；25%~35%NHL原发于淋巴结外组织[6]。

1.1　肝脏原发性淋巴瘤

原发性肝脏淋巴瘤是一种非常罕见的结外淋巴瘤[7-9]，仅占结外 NHL 的 0.4%、全部NHL 的 0.016%[10-11]；在北美约占结外淋巴瘤的 0.14%[11]，石素生等[13] 报道占结外 NHL的 0.121%；占肝脏恶性肿瘤的 0.1%[12-14]。

至 1989 年 Straus 收集文献共有 31 例，大多数为个案报道。1981~1993 年期间的文献报道了被确诊的 90 例 PHL[15]；Santos 等[16] 检索了 1981 年 2 月至 2003 年 2 月文献，共报道251 例 PHL。自 2007 年以来，PHL 病例报道逐渐增多。

原发性肝淋巴瘤好发于白色人种，多见于55岁左右中年人（5~87岁），偶见于儿童，男女比为（2.1~3.1）:1，与结外淋巴瘤的报道相似[11]；李俊来等[17]报道了8例原发性肝淋巴瘤，男3例，女5例，年龄7~61岁（中位年龄45岁）。

1.2 肝脏继发性淋巴瘤

虽然原发性肝脏淋巴瘤少见，但肝脏继发性淋巴瘤并不少见[18-19]。淋巴瘤的肝累及远比原发肝淋巴瘤更常见，80%~100%的慢性白血病、50%~60%的非霍奇金恶性淋巴瘤，以及大约30%的多发性骨髓瘤皆可累及肝；尸体检查中，60%的HL和50%的NHL患者有肝脏受累，但临床检出率却不高[20]。

肝脏继发性淋巴瘤是全身性病变的一部分，以NHL多见，是淋巴瘤的晚期表现[21]。

2 病因学

目前，原发性肝脏淋巴瘤的病因尚不十分清楚；但流行病学调查发现，病毒感染、免疫抑制治疗、器官移植、获得性免疫缺陷综合征（acquired immune deficiency syndrome，AIDS）等患者发病率高，与免疫抑制治疗后B淋巴细胞慢性多克隆增殖，导致肝淋巴瘤发病率增加。肝移植后免疫抑制剂的应用会明显增加原发性肝淋巴瘤的发生，常形成肿块包埋门静脉，引起胆管和血管的阻塞。有较多的研究报道[22-23]，原发性肝脏淋巴瘤好发于HBV、HCV或EB病毒感染者，亦易见于艾滋病和其他原因如恶性肿瘤、器官移植术后、原发性胆汁性肝硬化（PBC）、干燥综合征、自身免疫性甲状腺炎等引起的免疫功能缺陷患者。

另外，DeMent等[24]报道了6例PHL，其中4例有化学物质接触史，如铬、丙烷、石油和汽车尾气；然而，再没有其他有关化学物质与PHL两者关系的报道。

2.1 病毒感染

文献报道[25]，乙肝病毒（HBV）、丙肝病毒（HCV）诱发的慢性活动型肝炎在PHL发生、发展中起重要作用；其他参与PHL发病的病毒还有EB病毒（EBV）和人类免疫缺陷病毒（HIV）。

有报道，在PHL患者中HCV和HIV感染的比例明显增高。乙肝或丙肝病毒感染后易发生原发性肝淋巴瘤；亦有报道，肝淋巴瘤可发生在乙肝病毒感染、HIV病毒感染和原发胆汁性肝硬化的基础上。刘方颖等[26]报道4例原发性肝淋巴瘤，其中合并肝炎3例（乙型肝炎2例，丙型肝炎1例），肝硬化2例，肾移植术后1例。

2.1.1 乙型肝炎病毒

目前，对PHL的病因和发病机制的研究主要集中在病毒感染因素上，尤其是HCV感染[27]。早期文献即报道PHL可能与HBV感染有关[11]；2007年，Ulcickas等[28]的研究提示慢性HBV感染者NHL的发生率是非HBV感染的2.8倍（经调整的危害比为2.8，95%可信区间1.16~6.75），这进一步提示PHL可能与HBV相关。

有学者报道[29]，在PHL发病之前，西方国家有96%、日本有44%的患者有慢性肝病。Aozasa等[30]在所研究的69例PHL患者中HBV表面抗原阳性率为20%，其中52例为西方人，17例为日本人。Mohler等[31]报道，日本44%的HLL伴有慢性肝炎或肝硬化。

Bronowicki等[25]报道，PHL的发生可能和HCV感染有关，该多中心回顾性研究的PHL病例中，HCV检出率达21%，远高于当地HCV患病率1.1%。林川等[22]报道了5例原发性肝脏淋巴瘤，患者乙肝病毒感染率达80%（4/5）；张晖等[23]报道了7例原发性肝淋巴瘤，曾患肝炎5例，其中慢性肝炎或者肝硬化4例；韩永进等[32]报道了13例原发性肝脏淋巴瘤，8例患者有HBV感染；Toko等[33]推测原发性肝淋巴瘤可能与慢性局部炎症、淋巴细胞受到肝炎病毒损害而发生恶变有关；Chowla等[34]的研究亦表明，肝炎病毒可诱发细胞的恶性转化，其长期刺激可能是造成PHL的重要因素。

PHL组织发生可能起源于肝脏汇管区内的淋巴组织[35]。2000年，石素生等[12]报道了3例PHL，其中2例有多年的乙型肝炎病史，且作者观察到肿瘤周围汇管区可见到大量成熟的淋巴细胞浸润。故作者认为慢性肝炎病毒的持续刺激在肝原发性淋巴瘤的组织发生中可能起重要作用。2004年，王鲁等[36]报道的4例原发性肝淋巴瘤，3例合并乙肝病史（8~30年），术中发现1例合并结节性肝硬化，1例肝纤维化，标本示肿瘤周围汇管区有大量成熟淋巴细胞浸润，提示乙型肝炎病毒的长期刺激可能在PHL的组织发生中起一定作用。2009年，刘玉国等[37]报道了7例原发性肝脏淋巴瘤，患慢性肝炎或肝硬化者5例，5例HBsAg阳性；作者不仅观察到肿瘤周围汇管区可见到大量成熟淋巴细胞浸润，而且观察到瘤细胞弥漫浸润肝脏，破坏汇管区胆管及肝小叶结构；该作者的研究结果证实了PHL组织发生起源于肝脏汇管区的淋巴细胞，以及肝炎病毒长期持续刺激可诱发细胞恶变是造成PHL发生的重要因素。

1998年，Ohsawa[38]首次报道了在PHL病例的淋巴瘤细胞中检测到HCV基因组，HCV的直接形式通过感染肝细胞引起外源性抗原刺激参与PHL发生有关。因HCV RNA基因组不能整合至人类肝细胞基因组中，HCV导致PHL的发生可能通过间接途径实现[25]，即持续刺激B淋巴细胞多克隆性增殖，最终可能导致B淋巴细胞转变为单克隆性扩增；引起t（8；14）易位，导致抗细胞凋亡基因Bcl-2、单克隆性IgH基因重排的过度表达；HCV病毒核心和/或NS5蛋白导致p21、p53、H-ras等的转录调控转变。通过上述间接途径，慢性HCV感染可导致淋巴细胞持续性单克隆扩增和细胞凋亡的抑制，进而诱发PHL的发生。

乙型肝炎病毒感染与PHL的关系有持不同观点者[39]，如香港的Lei[15]报道了7例PHL，其中仅1例为HBV表面抗原阳性。作者认为，香港是乙型肝炎流行地区，在香港PHL与HBV感染不成比例不支持HBV是PHL发生、发展的病因。Lisker-Melman等[40]和Mills[41]报道了2例PHL，且均有HBV活动性感染；然而，采用免疫组化染色并没有在肝脏内的淋巴瘤细胞中检测到HBV表面抗原和核心抗原，因此不支持在瘤细胞内存在活动性HBV复制。

2.1.2 丙型肝炎病毒

HCV是一种亲淋巴细胞病毒，可以刺激B淋巴细胞慢性多克隆增殖，并最终形成单克隆B淋巴细胞扩增；HCV亦可诱导染色体14和18易位，导致抗凋亡因子Bcl-2过表达和免疫球蛋白重链（IgH）单克隆重排。应用干扰素或干扰素联合利巴韦林治疗HCV感染可以使IgH重排和t（14；18）消失，它们是预测抗HCV疗效的很好指标。

有报道[25]，在丙型肝炎病毒感染的患者PHL发病率增加，部分病例与丙肝病毒感染有关，伴或不伴冷球蛋白血症。Agmonlevin等[42]报道，20%~60%PHL患者合并HCV感染，提示HCV在PHL发病机制中起某些作用，但HCV感染不会影响化疗结果及预后。

Bronowicki等[25]做了一项多中心回顾性研究，他们分析了31例免疫功能正常的（人类免疫缺陷病毒阴性、人类T淋巴细胞白血病/淋巴瘤病毒阴性、且无同种移植病史）法国PHL患者，结果HCV感染率为21%，且所有HCV感染病例均是在诊断PHL之前所作出的。大多数伴有HCV感染的PHL病例，其组织学为高度恶性B细胞淋巴瘤；与在PHL患者中HCV高感染率相比，在法国普通人群中HCV血清学阳性率较低（1.1%）。与此同时，他们亦提出了许多有关继发于HCV感染后发生PHL的致病机制。HCV基因组并不能整合到宿主基因组中，因此恶性转化可能是以间接形式发生的。

有关肝原发性MALT淋巴瘤的报道中[43-52]，7例有基础性肝病，其中3例患有丙型肝炎，1例有胆汁性肝硬化。研究者认为，上述肝的基础病变使肝内淋巴组织增生，并不断受到抗原刺激而持续增殖，最终导致MALT淋巴瘤。

Maes等[44]对原发性肝低度恶性B细胞淋巴瘤做了染色体分析，其中1例有染色体的移位t（3；14）（q27，q32），并且提示Bcl-6在肝原发性淋巴瘤的组织发生中起重要作用。

2.1.3 EB病毒

观察发现，PHL的产生还可能与EB病毒感染有关[53]，尤其在免疫功能受抑制的病例中。EBV被认为可以引起B淋巴细胞多克隆增殖，而正常T淋巴细胞可限制其增殖。在免疫缺陷患者，调节T淋巴细胞功能缺陷可导致B淋巴细胞增殖失控，有可能发生淋巴瘤。

有关EBV和PHL两者关系的提出是基于在移植后发生的淋巴瘤细胞中检测到了EBV基因组、EBV蛋白产物（EB核抗原，LMP）或EBERl基因的mRNA转录[53]。因此，EBV在移植后的情况下尤其重要，此时它可以重新活化从而激发PHL发生。

2.2 免疫因素

在淋巴瘤患者中，大约半数伴有其他与免疫系统受抑制或慢性刺激相关的疾病[54]，遗传性或获得性免疫缺陷患者伴发淋巴瘤者较正常人明显增多。器官移植后长期应用免疫抑制剂而发生恶性肿瘤者，其中1/3为淋巴瘤。管蕴宣等[35]报道了1例肾移植后长期使用免疫抑制剂而发生PHL的病例。

第2节 组织病理学与免疫组化

1 细胞起源

通过对PHL患者肝组织进行病理研究发现，PHL细胞起源可能来自肝内库普弗细胞和恶性转化的淋巴细胞[55]。继发性淋巴瘤是其他部位淋巴瘤侵犯肝脏引起，且浸润肝脏后往往向高度恶性转化，病程进展加快，预后差。

2 组织学类型

病理组织学检查及免疫组织化学等染色显示，肝原发性淋巴瘤绝大多数为非霍奇金淋巴瘤，弥漫性大细胞型是最常见的组织学类型，80%为B细胞来源。韩永进等[32]报道了13例原发性肝脏淋巴瘤，6例经B超引导行肝穿刺组织病理检查，6例行肿瘤手术切除后送病理检查，13例均为非霍奇金淋巴瘤；王鲁等[36]报道的4例原发性肝淋巴瘤，4例均为非霍奇金淋巴瘤，B细胞来源，3例弥漫型；1例MALT型。林川等[22]报道了5例原发性肝脏淋巴瘤，其中有1例为霍奇金淋巴瘤。

2.1 B细胞类型

PHL大多为B淋巴细胞淋巴瘤（62%~87%）[15]，以弥漫性大B淋巴细胞淋巴瘤为主（71%），其次为黏膜相关性淋巴样组织结外边缘带B淋巴细胞淋巴瘤（10%）、Burkitt's淋巴瘤（3%）；其他类型少见（3%），如淋巴母细胞型、弥漫性免疫母细胞型、弥漫性组织细胞型、套细胞型和小无裂、未分类小B细胞淋巴瘤。

黏膜相关淋巴组织（MALT）淋巴瘤常见于胃肠道、肺、唾液腺、甲状腺、眼眶等与黏膜和腺上皮有关的结外部位[56]，而肝原发黏膜相关淋巴组织淋巴瘤极为罕见，2001版WHO淋巴瘤分类颁布以前，国内仅有4例报道[57-58]，之后未见报道；2007年，韩林等[59]报道了2例原发于肝黏膜相关淋巴组织淋巴瘤。

1999年，Kirk等[47]报道1例原发性肝脏黏膜相关淋巴组织类型的B细胞淋巴瘤。

2000年，石素生等[12]报道了3例原发性肝淋巴瘤，1例为大B细胞非霍奇金淋巴瘤，另2例为低度恶性B细胞黏膜相关淋巴瘤。

原发性肝脏结外边缘带B细胞淋巴瘤更是极为罕见，查阅国内外文献，迄今仅见1例报道，但未见相关临床资料[16]。

国内张晖等[23]报道了7例原发性肝淋巴瘤中有1例（男，61岁）边缘带B淋巴细胞淋巴瘤；刘红光等[60]、王瑞官等[61]亦有类似的病例报道。陈刚等[62]报道1例原发性肝脏结外边缘带B细胞淋巴瘤，男，48岁，既往有乙肝病史20年，HBsAg、抗HBe、抗HBc为阳性。

2.2 T细胞类型

T细胞型PHL罕见，占13%~30%，已报道的亚型包括周围T细胞淋巴瘤、间变性T细胞淋巴瘤和肝脾T细胞淋巴瘤[63]，在所有T细胞型PHL病例，用于检测肿瘤单克隆性的T细胞受体基因重排均为阳性；HIV感染病例好发Burkitt's和间变性T细胞型PHL[64]。

林川等[22]报道了5例原发性肝脏淋巴瘤，其中T细胞源性淋巴瘤2例。

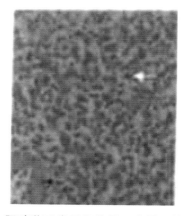

图51-1 肝脏淋巴瘤T细胞型：小圆形的肿瘤细胞向肝组织呈浸润性生长，白箭头所示为肿瘤细胞，黑箭头所示为肝细胞（HE染色×200）[22]

2.3 其他类型

此外尚有约10%的病例为非B、非T淋巴细胞淋巴瘤。

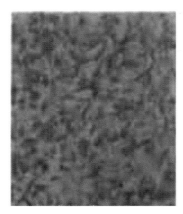

图 51-2　肝脏淋巴瘤 T 细胞型：CD45R0 阳性（EnVision 法×200）[22]

3　病理特点

原发性肝淋巴瘤，大体病理特点可分为单发肿块性、多发结节性和弥漫浸润性，其中多数为单发肿块性，而弥漫浸润性很少见[64]。临床观察发现，原发性肝淋巴瘤 60% 为单发肿瘤，35% 为多发肿瘤，5% 弥漫性病变[11]。王鲁等[36] 报道的 4 例原发性肝淋巴瘤，全部病例均手术切除肝肿瘤，术中见肿瘤边界清楚、突出于肝表面、质硬。

镜下所见可分瘤细胞呈结节状与弥漫性生长两种模式，67% 淋巴瘤细胞浸润呈结节样（67%）、34% 淋巴瘤细胞浸润呈弥漫性（34%）[65]；淋巴瘤细胞呈结节样浸润者主要为高分化 B 淋巴细胞淋巴瘤，而弥漫性浸润者既可能为 T 淋巴细胞淋巴瘤，亦可能为 B 淋巴细胞淋巴瘤。

（1）在结节状生长模式，瘤细胞呈破坏性生长，瘤组织内没有门脉管道结构。

（2）在弥漫性生长模式，肝脏结构被保存下来，且可见瘤细胞浸润门脉结构，亦可以沿着肝窦状隙扩展生长[53]。

刘玉国等[37] 报道了 7 例原发性肝脏淋巴瘤，组织学检查表现为瘤细胞呈弥漫性分布，细胞较大，呈圆形、卵圆形或不规则形；核大浓染，核膜厚，染色质不均匀，可见核仁，胞质少，可见多核瘤细胞，病理核分裂相多见。肿瘤周边肝组织的汇管区，可见小叶间静脉、小叶间动脉、小叶间胆管和大量成熟的淋巴细胞。瘤细胞侵入并破坏临近肝组织和汇管区内胆管、静脉和动脉。

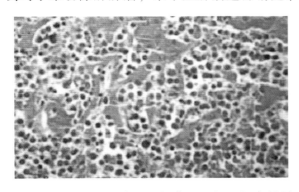

图 51-3　淋巴瘤细胞弥漫侵袭肝组织，肝索断裂（HE 染色×200）[37]

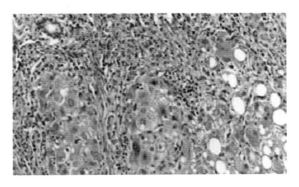

图 51-4　PHL 瘤灶周边肝组织切片，示汇管区内大量成熟的淋巴细胞（HE 染色×150）[37]

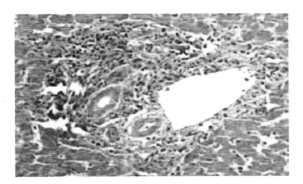

图 51-5　原发性肝淋巴瘤组织切片，瘤细胞侵入并破坏汇管区胆管（胆管内形成瘤栓样结构 0、静脉和动脉（HE 染色×150）[37]

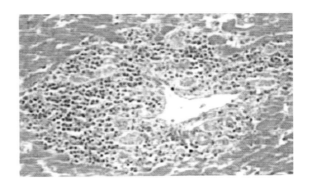

图 51-6　PHL 肝组织切片，瘤细胞侵入并破坏肝组织和汇管区内胆管、静脉、动脉（HE 染色×200）[37]

刘玉国等[37]用电镜观察了7例原发性肝脏淋巴瘤瘤细胞超微结构，瘤细胞形态、大小不规则，瘤细胞内毛细胆管扩张，腔面微绒毛减少，腔内有胆汁淤滞，胆栓形成，相邻细胞有紧密连接，细胞核明显不规则，胞质内可见粗面内质网、线粒体及空泡结构，瘤细胞呈圆形、椭圆形及不规则形，胞质比例大，核形有

的比较规则，周界平滑整齐，有的核膜不规则，有较深凹陷，核内异染色质成小块沿核膜分布，可见核仁，胞质稀疏，细胞器少，可见少量变性线粒体及短小扩张粗面内质网。

钟小虎等[66]报道1例原发性肝脏大B细胞淋巴瘤，男，19岁，术后病理"肝弥漫性大B细胞淋巴瘤"。

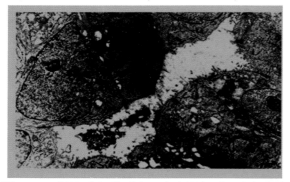

图 51-7　PHL 瘤细胞形态、大小不规则，瘤细胞内毛细胆管扩张，腔面微绒毛减少；腔内有胆汁淤滞，胆栓形成；相邻细胞有紧密连接，细胞核明显不规则，胞质内可见粗面内质网、线粒体及空泡结构（×8140）[37]

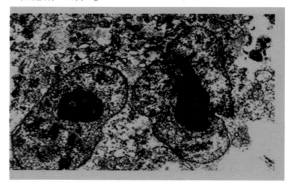

图 51-8　PHL 瘤细胞呈不规则形，胞质比例大，核膜不规则，有较深凹陷，核内异染色质 成小块沿核膜分布，可见核仁，胞质稀疏，细胞器少，可见少量变性线粒体及短小扩张粗面内质网（×7700）[37]

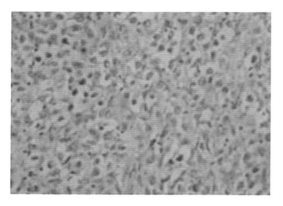

图 51-9　肿瘤细胞显著异型性（HE 染色×200）[66]

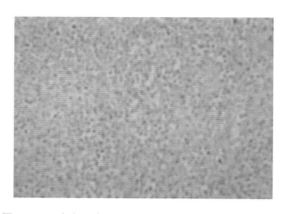

图 51-10　肿瘤细胞肝窦内浸润生长(HE 染色×100)[66]

MALT 为低级别 B 细胞淋巴瘤，亦可发生在肝内，表现为特征性的汇管区内大量淋巴细胞浸润。这些异型淋巴细胞形态上类似中心细胞，围绕在反应性淋巴滤泡周围，淋巴上皮病变由中心细胞样细胞和胆管上皮组成，CK 染色可明显标记出淋巴上皮病变内的胆管上皮细胞。正常肝细胞结节可穿插在肿瘤内。

韩林等[59]报道了 2 例肝原发性黏膜相关淋巴组织淋巴瘤，并对其进行了临床病理观察、免疫组化检测及多聚酶链反应（PCR）检测基因重排。2 例肿瘤细胞均呈中心细胞样细胞弥

漫分布，混有数量不等单核细胞样 B 细胞、少数小淋巴细胞、浆细胞以及极少数大细胞（中心母细胞样和免疫母细胞样细胞）。中心细胞样细胞小或中等大，核稍不规则，染色质较粗，核仁不明显，胞质少至中等量，淡染；单核细胞样 B 细胞体积较大，核圆形或稍凹陷，染色质较致密，可见小核仁，胞质丰富，透明或淡染，边缘清楚。肿瘤细胞侵犯肝组织，破坏肝小叶、汇管区及胆管结构。肿瘤细胞浸润胆管上皮、侵袭肝细胞索形成淋巴上皮病变（lymphoepithlial lesion，LEL）。肿物界限较清楚，显微镜下肿瘤细胞为

弥漫分布的中心细胞样细胞及单核细胞样 B 细胞，与小肠 Peyer 淋巴小结或脾边缘带 B 细胞

相似，常混杂少量浆细胞、中心母细胞样和免疫母细胞。2 例均发现 IgH 基因均呈单克隆重排。

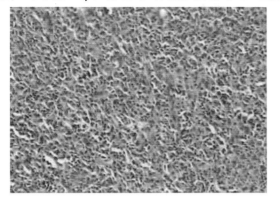

图 51-11　肿瘤细胞呈弥漫性分布 [59]

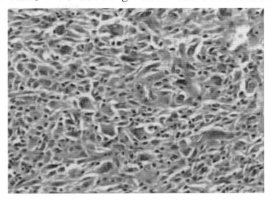

图 51-12　肿瘤细胞类似纤维组织细胞 [59]

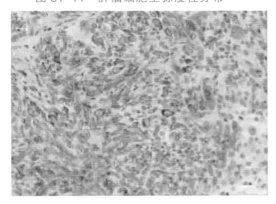

图 51-13　肿瘤细胞胞质 calrctinin（+++）SP 法 [59]

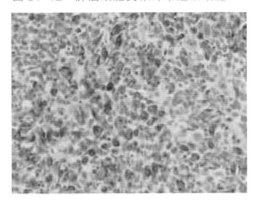

图 51-14　肿瘤细胞胞质 CK+，SP 法 [59]

4　免疫组化

肝原发弥漫性大 B 细胞型淋巴瘤，表达广谱 B 细胞标志物 CD20 和 CD79α。Burkitt's 淋巴瘤，免疫组化表达 CD20、CD79α，而 CD10、Bcl-2 通常为阴性；CD3、UCHI1 阳性为 T 细胞标记。免疫组织化学染色发现，L26 抗体（CD20）阳性对高分化 B 细胞性 PHL 具有较高的诊断价值 [66]。

陈刚等 [62] 报道 1 例原发性肝脏结外边缘带 B 细胞淋巴瘤，男，48 岁。先后行 3 次肝穿，前 2 次均因组织量少，未能确诊。第 3 次肝穿病检提示镜下见小淋巴细胞弥漫增生，其间散在残留肝细胞团及小胆管，免疫组化检查显示 CD20、CD79a、CD43 及 PAX5 阳性，CD3、CD5、CD10、CD23、Bcl-6 及 cyclin D1 均阴性，病理诊断为"原发性肝脏结外边缘带 B 细胞淋巴瘤"。

钟小虎等 [68] 报道 1 例原发性肝脏大 B 细胞

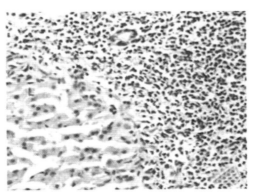

图 51-15　HE 染色 [62]

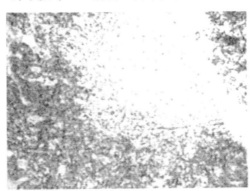

图 51-16　CD20+ [62]

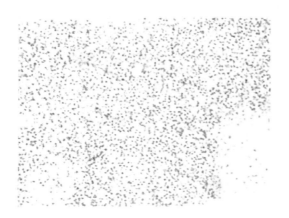

图 51-17　PAX-5+ [62]

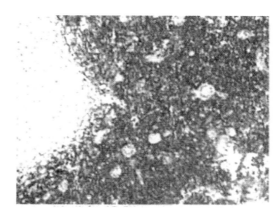

图 51-18　CD79a+ [62]

淋巴瘤，男，19 岁，术后病理免疫组化诊断为"肝弥漫性大 B 细胞淋巴瘤瘤细胞"，CD20+++、CD79a+、LCA+、TIA-1±、CD45RO-、CD3-、

CD56-、SMA-、S100-、CD117-、CK-、ALK-、CD10-、AFP-、CEA-、Hepa-、HMB45-，CD68 组织细胞+。

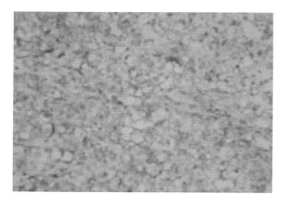

图 51-19　CD20 阳性（×200）[67]

图 51-20　LCA 阳性（×200）[67]

第3节　常规检查

1　实验室检查

（1）肝功能（包括转氨酶、碱性磷酸酶和葡萄糖醛酸转移酶）可正常或有不同程度增高，其异常见于至少 70%病例。肝功能异常可能反映了胆汁淤积或肝细胞溶解破坏。

（2）乳酸脱氢酶（LDH）升高见于 30%~80%病例[53]，但缺乏诊断特异性[39]。血清乳酸脱氢酶增高可能是比较敏感的指标，常提示预后不良。Page 通过动态观察了 PLL 变化，发现术前 LDH 明显升高，术后 PLL 常下降至正常；刘玉国等[37]报道了 7 例原发性肝脏淋巴瘤，有 5 例 LDH 术前增高，术后 LDH 降至正常，认为 LDH 可作为诊断 PLL 和判断预后的

指标。韩永进等[32]报道了 13 例原发性肝脏淋巴瘤，乳酸脱氢酶检查 6 例均明显高于正常。刘方颖等[26]报道 4 例原发性肝淋巴瘤，4 例手术或化疗后、LDH 水平降至正常或明显降低；1 例肿瘤复发时再度升高、再次接受有效治疗后又降低，认为 LDH 是诊断 PHL 并判断疗效的参考指标。虽然目前关于 PHL 患者 LDH 升高的具体机制还不十分清楚，但作者认为对于伴有 LDH 升高及淋巴瘤 B 症状的肝占位性病变、应考虑 PHL 的可能。

（3）β_2-微球蛋白升高见于 90%病例。

（4）HCV 感染病例血清学可检测到抗 HCV 抗体阳性，且 RT-PCR 技术可检测到血清中 HCV-RNA。17%病例有 II 型混合型冷球蛋白血症[25]。

（5）炎症相关指标（如红细胞沉降率和 C 反应蛋白）升高见于大约 30%病例。

（6）所有病例肿瘤标志物 AFP 和 CEA 无显著升高。

（7）因 PHL 不累及骨髓，故大多数病例血细胞计数在正常范围内，除非肝功能失代偿时出现脾功能亢进。PHL 患者的骨髓象检查一般无特殊异常。

（8）其他少见的实验室异常，包括高钙血症、血清蛋白电泳出现单克隆峰和凝血功能异常 [68-69]。

2 影像学检查

B 型超声、CT 和 MRI 等虽能较好显示 PHL，但均缺乏特征性表现 [70]，不易与肝脏其他良恶性肿瘤鉴别，明确诊断仍必须依靠组织病理学。如李俊来等 [17] 报道了 8 例原发性肝淋巴瘤，8 例经超声、CT、MRI 检查后无 1 例提示肝淋巴瘤，超声有 3 例提示恶性肿瘤，有 2 例提示肝癌，其余均提示肝良性病灶；CT 和 MRI 均有 5 例提示为恶性肿瘤，但均没有明确肝淋巴瘤的诊断。钟小虎等 [67] 报道 1 例原发性肝脏大 B 细胞淋巴瘤，男，19 岁，以"双侧季肋区阵发性剧烈疼痛"入院，不伴畏寒发热、恶心呕吐，皮肤、巩膜无黄染，CT 检查提示"肝右叶占位性病变，病灶不典型，脾稍大"，MRI 检查示肝右叶占位，考虑"肝癌可能性大，脾脏大"。行手术切除，术后病理免疫组化诊断为"肝弥漫性大 B 细胞淋巴瘤"。

李俊来等 [17] 分析了 8 例原发性肝淋巴瘤超声声像图表现，均表现为低回声病灶，有 5 例超声提示肝恶性肿瘤（包括 2 例提示为肝癌），但未作出肝淋巴瘤的诊断；5 例行超声引导下穿刺活检，均获得明确病理诊断。作者指出原发性肝淋巴瘤超声影像学表现无特异性，须

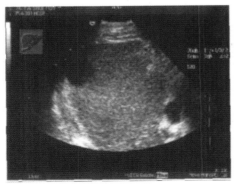

图 51-21　肝右后叶淋巴瘤呈低回声 [17]

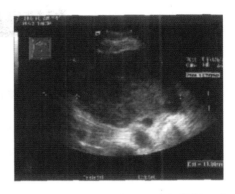

图 51-22　肝左叶淋巴瘤呈不均匀性低回声 [17]

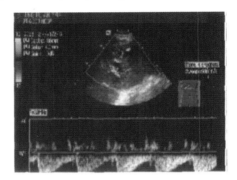

图 51-23　肝淋巴瘤内动脉血流频谱 [17]

综合分析，确诊需组织学检查及免疫组化测定。

张晖等 [23] 报道了 7 例原发性肝淋巴瘤，超声声像图除 1 例外均表现为低回声病灶，CT 表现为低密度站位，误诊率 50%（3/6）；MRI 误诊为血管瘤 1 次，误诊率 50%（1/2）。作者认为，原发性肝淋巴瘤临床及超声等影像学表现无特异性，在声像图上表现为非常见的原发性肝癌及肝血管瘤等典型声像图或图像类似肝转移性瘤但无原发肿瘤存在时，应注意与之鉴别。

PHL 影像学特点一般可分为 3 种表现，即肝内孤立性病变、肝内多发性病变、弥漫性肝脏浸润 [71-72]。最常见的表现是肝内孤立性病变，见于 55%~60% 的病例；其次为肝内多发性病变，见于 35%~40% 的病例；弥漫性肝脏浸润罕见 [73]，提示预后较差 [65]。淋巴瘤细胞呈结节样浸润者 71% 为孤立性占位，而弥漫性浸润者均表现为肝脏肿大 [65]。

2.1 超声探查

原发性肝淋巴瘤在超声影像中，可见低于周围正常肝实质的低回声病变 [70]；在一些病例，病变可能为无回声，易误诊为肝转移性肿瘤 [11]。

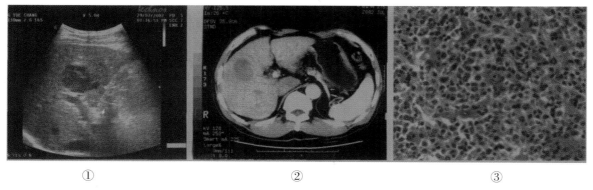

图 51-24 乙肝病史 30 年，肝淋巴瘤。①二维超声，肝右前叶 3349mm 低回声占位病灶，形态不规则，后方回声增强，考虑良性病变可能性大；②增强 CT 早期病灶无明显强化，边缘模糊，考虑炎性病变可能性大；③组织病理：肝脏边缘带 B 淋巴细胞淋巴瘤 [23]

原发性肝淋巴瘤在超声影像上常表现为单发或多发低回声，单发者边界尚清，多发或弥漫者边界多不清，肿块小者回声多均匀，大者回声多不均匀，形态规则或不规则，内部血流信号可多可少 [23]；部分患者化疗后超声表现与治疗前比较有所改变，主要表现为结节灶数目减少，病灶缩小甚至消失，部分低回声病灶可转变为强回声。

一般低回声血管瘤瘤体多较小，呈圆形或类圆形，内为低回声，分布均匀或伴线状回声，周边较高回声带包绕。

超声造影（contrast-enhanced ultrasound，CEUS）作为一种新型的增强影像方法，可很好地显示肿瘤的微血管灌注特征。林学英等 [74] 报道的 3 例肝非霍奇金淋巴瘤均具有较丰富的动脉血流。

王彦冬等 [75] 对 4 例经穿刺活检病理证实的肝淋巴瘤的超声表现特点进行了分析，4 例患者 CDFI 均显示肿瘤内存在条状、分支状或粗点状动脉血流，经穿刺病理发现增殖的淋巴细胞之间存在多支粗细不等的新生动脉，这些动脉的存在是肝淋巴瘤在超声造影时动脉期表现为肿瘤迅速整体高增强（稍高增强）或向心型增强模式，作者通过对肿瘤周边及中心多点穿刺取材进行病理学检查来分析其产生的原因，结果发现这种模式的产生与肿瘤滋养血管的来源和走行方向有关，即滋养血管主要来源于周围数支较粗大的动脉，并从肿瘤周边向中心走行，逐级分支以供应整个瘤体；因肝淋巴瘤是以动脉系统供血为主，故出现动脉期增强，门静脉期消退，实质期廓清的模式。这种模式同原发性肝癌的造影增强模式非常相似，但原发性肝癌具有增强更不均匀，形态更不规则，同时可伴有门静脉瘤栓及多发卫星灶等特点，可同时结合病史，肿瘤标志物等内容进行鉴别诊断。

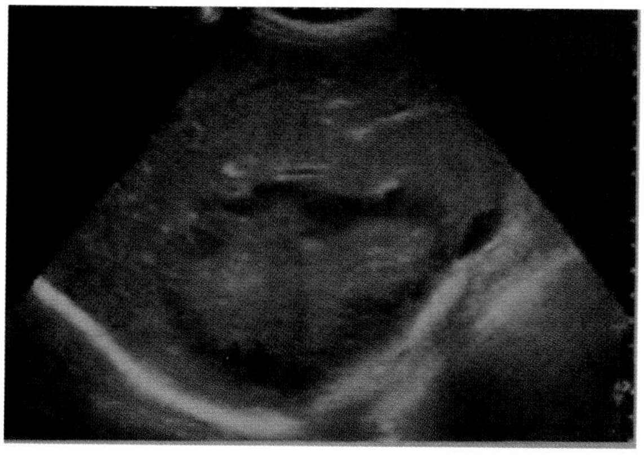

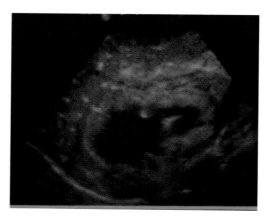

图 51-25 灰阶超声显示肝后叶肿瘤，周边呈均匀低回声环，中心成高回声 [75]

图 51-26 动脉早期（第 14 秒）肿物周边呈粗环状高增强，中心无增强 [75]

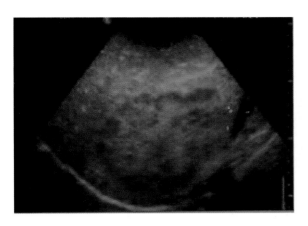

图 51-27　门静脉期（第 102 秒）肿物周边呈环状增强 [75]

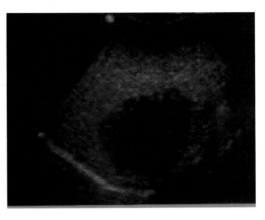

图 51-28　实质期（第 209 秒）肿物内造影剂基本廓清，已无增强 [75]

2.2　CT 扫描

2.2.1　原发性肝淋巴瘤

国外文献报道 [76]，原发性肝淋巴瘤大多表现为单发肿块，病灶较大，多为均匀低密度病灶，边界较清，其内可有低密度坏死，增强后动脉期强化不明显或轻微强化，实质期部分病灶有边缘强化。少数病例表现为多发病灶，与继发性肝淋巴瘤表现相似。刘哲等 [77] 认为，CT 扫描检出肝门及腹膜后淋巴结肿大可作为诊断肝 PHL 的参考。

PHL 平扫 CT 常表现为不规则低密度灶，边界大多清楚，密度大多均匀，多为单一病灶，亦可表现为多叶病灶，在病灶中心坏死区可有更低密度区。

PHL 增强 CT 扫描显示病灶无明显强化或仅表现为轻度强化，有时可呈"双靶征"，即病灶中央低密度坏死区，周围一圈高密度强化环，外围又有一圈血管贫乏的低密度强化环。增强

后动脉期及实质期均无明显强化，部分病例实质期轻微环状强化，但仍为低密度病变，因肝淋巴瘤大多数为少或无血供病变。有报道，静脉注射造影剂后，50%PHL 病变不增强，3% 呈片状增强，16% 为环状增强。

因淋巴瘤沿肝脏间质生长，增强扫描见血管穿行于病灶间不受侵犯而形成"血管漂浮征"，有作者认为此征象为淋巴瘤的特征性表现，对诊断具有重要的意义 [78]。病灶环状强化少见，强化环可连续或中断，Maher 等 [70] 认为此现象与病灶侵及肝实质导致的脉管炎有关。

吴文跃等 [79] 分析了经病理证实的 8 例原发性肝脏淋巴瘤的螺旋 CT 和 MRI 表现，病灶均为肝内单发结节灶，CT 平扫呈均匀低密度，边缘模糊，动态增强后动脉期病灶为轻-中度强化，门静脉期病灶轮廓勾画得最清楚，未见大片坏死区域（见图 51-29）。

刘方颖等 [26] 报道 4 例原发性肝淋巴瘤，4

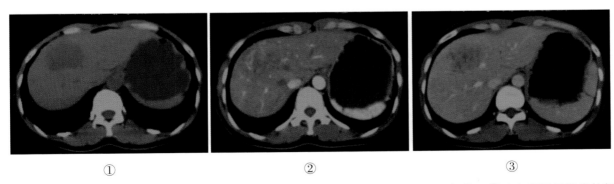

①　　　　　　　　②　　　　　　　　③

图 51-29　PHL 患者 CT 成像。①CT 平扫病灶呈均匀低密度，未见坏死区，无钙化；②动态增强早期病灶轻度强化；③动态增强门静脉期病灶呈相对低密度，内见细条状分隔强化 [79]

例 CT 平扫肝内病变为边界欠清的低密度影，密度较均匀，增强扫描动脉期（门脉期病灶强化不明显，实质期病灶边界清晰，可见周边或伴分隔状轻度强化。4 例肝动脉血管造影均表

现为肝内轻度肿瘤染色，供血动脉纤细，肝动脉受压移位明显，未见抱球征及明显增粗的肿瘤血管。作者认为，CT 及血管造影表现缺乏特异性，三者相结合有助于其诊断。

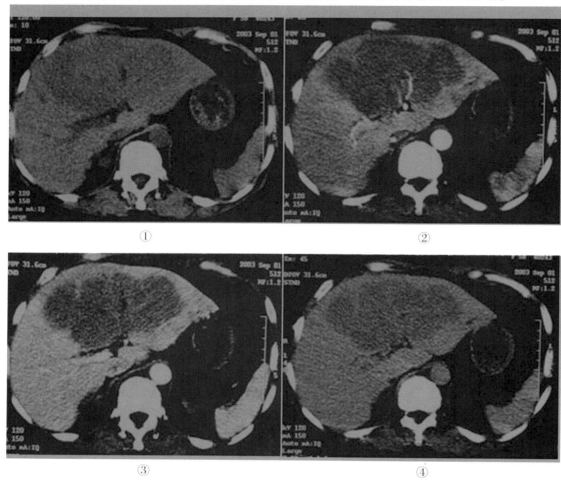

图 51-30　原发性肝淋巴瘤的 CT 表现 [26]

林川等 [22] 报道了 5 例原发性肝脏淋巴瘤，4 例行增强 CT 扫描，平扫病灶均呈低密度，增强后动脉期不均匀强化，门静脉期和实质期造影剂迅速退出；其中 1 例合并腹膜后肿瘤者 CT 提示为原发性肝癌侵犯后腹膜。

2.2.2　继发性肝淋巴瘤

国内有学者曾将肝脏继发性淋巴瘤的 CT 表现分为肝内孤立病变、多发病变、弥漫性浸润或结节性、弥漫性 [17-18]。

继发性肝淋巴瘤的 CT 表现主要是弥漫性和结节样浸润（或微小结节），但检出的阳性率低，是因为继发性肝淋巴瘤病理上主要表现为弥漫性浸润，结节样浸润在 HL 非常少见，但NHL 有一半肝浸润表现为结节，然而结节常常

很小（<1cm），因此即使是增强检查大多数情况下 CT 不能发现病灶，只有肝淋巴瘤发展到一定程度出现明显结节或肿块时 CT 才能检出，明显的结节仅占肝淋巴瘤的 10% [80]。当出现明显结节或肿块时 CT 表现具有一定特征性，继发性肝淋巴瘤均有相似的 CT 表现，即密度均匀，增强后无强化或实质期轻微环状强化，绝大多数病例为多发病灶。Guermazi 等 [80] 认为，弥漫性浸润性病变主要位于肝门区，表现为不规则的斑片状稍低密度病变。

王光宪等 [81] 对 13 例继发性肝脏淋巴瘤的 CT 表现进行了观察，以多发性病变为主，单发病变和弥漫性病变较少，发病部位无明显特异性；其 CT 平扫表现均为低密度影，边界清晰

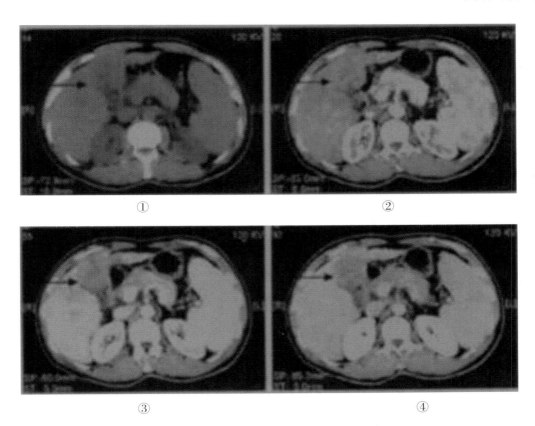

图 51-31 PHL 患者的螺旋 CT 表现，分别为平扫（①）、动脉期（②）、静脉期（③）和
实质期（④）。箭头所示为病灶所在，平扫呈低密度，增强后动脉期不均匀强化。该患者
同时合并有肝硬化，病理学检查结果为淋巴瘤合并微小肝细胞癌，但后者 CT 未能显示 [22]

或模糊，密度大多数较均匀，发生出血、坏死
和囊变的机会较少；增强扫描主要呈无明显强
化或仅轻度强化。

2.3 MRI

　　MRI 对 PHL 的敏感性比 CT 低，MRI 影像
学表现对 PHL 诊断有一定难度。

　　肝原发性淋巴瘤，MRI 表现 T1WI 为等、
低信号，T2WI 信号多样，可呈等低信号、等信
号或中等程度高信号，偶可见低信号包膜，
DWI 呈稍高信号 [82]；动态增强表现为动脉期
无明显强化或轻度强化，门脉期呈轻、中度强
化，病变均匀强化，有少数病例可表现为边缘
强化。谢辉等 [83] 认为，当肝肿瘤表现出上述
表现，同时临床相关检验结果（胆碱酯酶、乳
酸脱氢酶）明显升高，AFP 阴性，可考虑有肝
淋巴瘤的可能。

　　吴文跃等 [79] 分析了经病理证实的 8 例原
发性肝脏淋巴瘤的螺旋 CT 和 MRI 表现，病灶
均为肝内单发结节灶，在 MRI 上病灶呈长 T1
长 T2 信号，动态增强方式类似于 CT 表现，1

例病灶可见假包膜，所有患者脾脏均未见肿大，
胆道无扩张，血管未见受侵犯。作者指出，原
发性肝脏淋巴瘤在螺旋 CT 和 MRI 上有一定特
征性，能够指导临床进一步诊疗计划的制定。

　　谢辉等 [83] 对 3 例肝原发性淋巴瘤 MRI 表
现进行了分析，MRI 病变以稍长 T1、稍长 T2
信号为主，较大病变为多个病变相互融合，其
内可见部分长 T2 信号，双回波序列见病变含
少量脂质成分，病变 DWI 呈稍高信号；动态增
强扫描，动脉期肝实质强化不均匀，病变呈稍
强化，病变周边强化略明显，部分病变见环形
强化，病变中心未见异常对比增强，门脉期及
延迟扫描上述稍长 T2 结节呈低信号，其中 1
例患者伴肝门、腹膜后淋巴结肿大，1 例患者
脾实质多发点状低信号，1 例患者肝实质见多
发类圆形环形强化灶。

2.4 PET

　　原发性肝脏淋巴瘤 PET 显像的报道极为罕
见，对于肝脏的占位性病变，FDG-PET 检查有
助于评价占位的性质，但 PET 显像上原发性肝

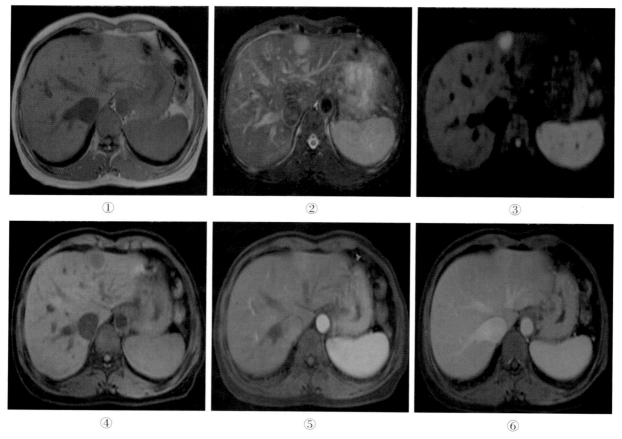

图 51-32　PHL 患者肝脏左叶 MRI 成像。①T1WI 显示肝脏左叶一圆形低信号灶，边界较清楚；②T2WI 显示肝脏左叶一圆形略高信号灶，病灶内信号基本均匀；③DWI 显示肝脏左叶一圆形高信号灶；④梯度回波平扫显示肝脏左叶一圆形低信号灶，边界清楚光滑；⑤动态增强早期肝脏左叶病灶轻度均匀强化；⑥动态增强门脉期肝脏左叶病灶仍轻度强化，周边可见完整的假包膜强化 [79]

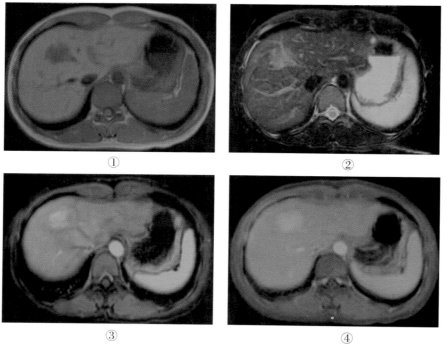

图 51-33　PHL 患者，肝脏右叶 MRI 成像。①T1WI 显示肝脏右叶一类圆形低信号灶，边界不清；②T2WI 显示肝脏右叶一类圆形高信号灶，病灶内见一血管穿行；③动态增强早期病灶中度强化；④动态增强门脉期病灶呈持续强化 [79]

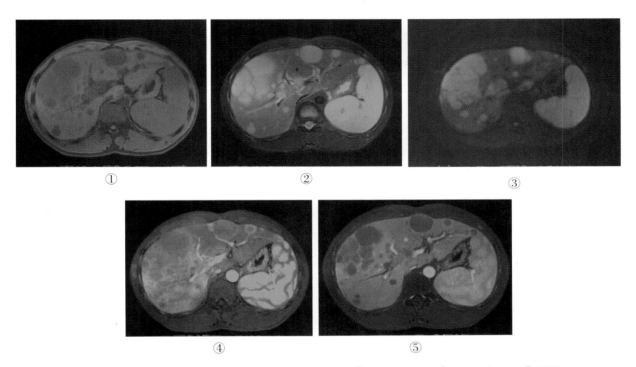

①　　　　　　　　②　　　　　　　　③

④　　　　　　　　⑤

图 51-34　患者，男，26 岁，肝原发性淋巴瘤。①T1WI 序列；②T2WI 序列；③DWI
序列；④、⑤增强后图像[83]

癌、肝转移瘤及肝脏淋巴瘤的表现很难鉴别，需结合临床症状、体征、实验室检查及其他影像学表现综合分析，尤其是对于临床上考虑为 AFP 阴性的肝癌患者，一定要警惕原发或继发于肝脏的淋巴瘤。

　　Bangerter 等[84]报道，FDG-PET 扫描有助于观察 PHL 病变，呈现肝内病变部位 FDG 吸收增强，PET-CT 表现为高摄取 18F-FDG。De Renzo 等[85]报道 18F-FDG PET/CT 检查有助于判断早期治疗反应、疾病缓解与否，化疗两周期后，肿瘤组织对 18F-FDG 的摄取明显降低，在疾病完全缓解后，18F-FDG-PET/CT 检查无明显异常，而 CT 检查仍然可能存在低密度影。

2.5 肝动脉造影

　　原发性肝脏淋巴瘤肝动脉造影，常显示血管穿过病灶或病灶沿血管浸润，而血管本身无明显狭窄、包绕等受侵表现，这种表现具有一定的特征性。

　　若肝动脉造影表现为肝内轻度肿瘤染色、供血动脉纤细、肝动脉受压、明显移位，未见"抱球征"及明显增粗的肿瘤血管，同时"漂入"少量碘油未见沉积，在排除肝转移瘤的前提下，应考虑 PHL 的可能。

　　刘方颖等[26]报道 4 例原发性肝淋巴瘤，

数字减影血管造影（DSA）显示肝动脉明显受压移位，肝内轻度肿瘤染色，供血动脉纤细，未见异常增粗的肿瘤血管，未见动脉-门脉、动脉-静脉分流，未见"抱球征"；将碘油同化疗药物混合于肝固有动脉"飘入"，但肿瘤内未见明确碘油沉积。

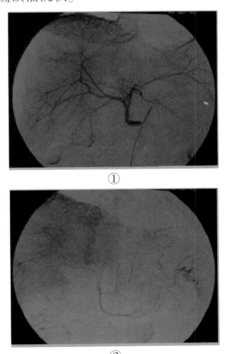

①

②

图 51-35　原发性肝淋巴瘤的血管造影表现[26]

第4节 临床表现

原发性肝淋巴瘤临床症状不具特异性，与原发性肝癌、肝转移瘤等无显著差异。腹部疼痛、肝区不适、体重下降、发热是常见的症状，亦有一部分患者无任何不适，体检偶然发现。如肝 MALT 淋巴瘤多无明显临床症状，常偶然发现肝的单发或多发肿块。韩林等 [59] 报道的 2 例肝 MALT 淋巴瘤是做影像学检查时偶然发现肝单发孤立性肿块的。

（1）PHL 多发生于中年男性，平均年龄 50 岁左右。

（2）PHL 大约 10% 病例先前有肝病史，如慢性乙型肝炎或丙型肝炎、肝硬化或血色病。

（3）PHL 最常见的症状是腹痛或腹部不适，39%~70% 患者发生 [53]。

（4）其他症状，包括疲乏、黄疸、食欲不振、全身不适、恶心和呕吐；少见表现，包括胸膜渗出、血小板减少、高钙血症、代谢性酸中毒等。

（5）B 症状见于 37.5%~49% 病例，消瘦、发热、盗汗分别见于 33%~40%、22%~26%、8%~10% 病例。镜下表现为结节样浸润者，41% 病例存在淋巴瘤 B 症状，而表现为弥漫性浸润者，90% 病例存在淋巴瘤 B 症状 [65]。

（6）罕见表现有暴发性肝衰竭和肝性脑病（一般为晚期表现），多见于弥漫性浸润者 [86-87]。

（7）大约 10% 病例无明显症状，经偶然发现肝占位而确诊 [15]。体格检查可发现肝肿大，见于 60%~80% 的病例，黄疸仅见于 10%~20% 的病例 [53]，多见于肿瘤细胞弥漫性浸润者。其他体征还有脾肿大、腹水，尽管淋巴瘤侵袭脾脏所致脾肿大提示全身淋巴瘤进展，而不是 PHL 的表现，但是在 PHL 患者当存在肝功能失代偿和门脉高压则可导致充血性脾肿大。另外有报道，肝淋巴瘤可表现为肝内弥漫浸润伴有肝肿大，但没有发现肿块，类似肝炎表现。

（8）实验室检查示血清转氨酶、乳酸脱氢酶、β_2-微球蛋白升高，部分合并血钙升高、血小板减少，而 AFP、CEA 在正常范围内；超声检查示低回声不均匀占位性病变，周围无晕圈，超声引导下肝活检有助于诊断；CT 显示低密度界限不清的巨大肿块，增强造影后，50% 肿瘤无密度增强，部分可见斑点样增强；肝脏原发性淋巴瘤 CT 显示不同于全身性淋巴瘤的继发性淋巴瘤，后者常为弥漫性浸润，CT 不易检出。

韩永进等 [32] 报道了 13 例原发性肝脏淋巴瘤，从症状出现到诊断确立时间为 20 天到 25 个月，症状以腹痛和发热最多；10 例患者首发症状和主要症状均为腹痛或发热，其中 8 例患者出现不同程度的持续性上腹痛；腹部逐渐增大者 5 例，体重下降 8 例；体格检查 8 例患者上腹部有不同程度的压痛，6 例上腹部触及巨大包块，包块质硬、表面不平、有压痛、活动差；10 例患者均有肝区叩击痛，但均无黄疸；7 例有持续性发热，5 例出现 40℃ 以上的高热。

刘玉国等 [37] 对 1975~2008 年收治 7 例 PHL 的临床病理特征和治疗方式进行了回顾性分析，首发症状为肝区胀痛或上腹不适的 4 例，B 超常规检查发现肝内占位 7 例，扪及肿块 4 例，发热、盗汗、体重减轻 3 例，无浅表淋巴结肿大；LDH 高达 657.5~1246.5U/L。李俊来等 [18] 报道了 8 例原发性肝淋巴瘤，均有右上腹不适和发热症状，多数为间断性，3 例为高热，最高达 39℃；5 例患者体重不同程度下降，1 例有黄疸，1 例有盗汗。乳酸脱氢酶（LDH）6 例明显高于正常，最高达 1267.5U/L，手术切除肿瘤后降至正常；HBV 指标阳性 4 例。刘方颖等 [26] 报道 4 例原发性肝淋巴瘤，3 例有淋巴瘤 B 症状（发热、盗汗、体量质量减轻）；3 例合并有慢性肝炎或肝硬化，1 例为肾移植术后 2 年；4 例血清乳酸脱氢酶（LDH）水平明显高于正常，3 例手术后 LDH 降至正常。

第5节 诊断与鉴别诊断

1 误诊情况

一般而言，原发性腹腔内实质性器官的淋巴瘤误诊率极高，如董科等 [88] 对 185 例原发性腹腔内淋巴瘤的临床资料进行回顾性分析，其中原发于胃的淋巴瘤 56 例，误诊 27 例，手术切除 38 例；原发于肠的淋巴瘤 79 例，误诊 39 例，手术切除 63 例；原发于脾脏的淋巴瘤 30 例、肝脏 6 例，均误诊；原发于腹膜后间隙的肾上腺淋巴瘤9例、腹主动脉旁深部淋巴结5例。56例PGL患者中，首诊时均误诊为胃炎34例、胃溃疡12例、肝硬化腹水4例、肠梗阻6例，确诊平均时间为11.8个月，后活检确诊16例，可疑13例，误诊为胃癌27例。79例PIL患者中，首诊时误诊为阑尾周围脓肿或急性阑尾炎16例，菌痢、胃炎各8例，肠套叠12例，卵巢囊肿4例，肠梗阻17例，结肠炎14例，平均误漏诊时间5.4个月，后活检确诊21例，可疑19例。30例原发于脾淋巴瘤中，B超、CT误诊为脾脓肿13例、脾肿瘤17例。6例原发于肝淋巴瘤患者均误诊为肝癌。原发于腹膜后间隙淋巴瘤，均经剖腹探查病理活检后才确诊。

PHL临床罕见，其临床表现、实验室与影像学表现无特异性，容易误诊为肝炎、肝脓肿、肝硬化、原发性肝癌、肝转移性肿瘤等[90]；同时，患者常常因上腹不适、肝功能异常或肝脏占位而首诊于消化科、传染科或肝胆胰外科，因医生认识不足，常常被误诊。

尽管临床特点、实验室和影像学检查有助于PHL的诊断，但确诊依靠病理学检查；免疫组织化学对于明确PHL的组织学类型和鉴别诊断有重要价值。组织来源可通过B超、CT定位下进行细针穿刺、经皮肝穿、腹腔镜或剖腹手术活检。陈刚等[62]报道1例原发性肝脏结外边缘带B细胞淋巴瘤，先后行3次肝穿，前2次均因组织量少，未能确诊，第3次肝穿病检提示镜下见小淋巴细胞弥漫增生，病理诊断为"原发性肝脏结外边缘带B细胞淋巴瘤"；林川等[22]报道了5例原发性肝脏淋巴瘤，5例患者术前均未能明确诊断，其4例误诊为原发性肝癌，1例疑诊为肝脓肿；2例伴发其他肿瘤者术前亦未能发现；刘玉国等[37]报道了7例原发性肝脏淋巴瘤，7例患者超声检查病灶7个，检出率100%，超声考虑血管瘤3例，误诊率42.8%；CT检查7次，诊断为肝细胞肝癌5例，误诊率71.4%；MRI诊断肝癌和血管瘤各1例，误诊率28.5%。

林川等[90]报道了2例原发性肝脏淋巴瘤合并其他肿瘤，一例男性，51岁，HBsAg+、HBcAb+、HCV、AFP及CEA均阴性，B超示中肝叶:5.6cm×5.0cm低回声区，边界欠清晰，内部回声不均匀；CT示肝方叶5.0cm大小类圆形

低密度影，中央可见更低密度区，增强后动脉期明显不均匀强化，门脉期和实质期迅速减退，门静脉左支充盈缺损，肝硬化，脾肿大，诊断为"原发性肝癌伴门静脉左支癌栓，肝硬化"。行肝方叶切除、胆囊切除，术后病理免疫组化诊断为"原发性肝脏非Hodgkin淋巴瘤（T细胞源性）合并原发性肝癌"；另一例亦为男性，31岁，HBsAg、HBeAb、HBcAb均阳性，HCV阴性，AFP149.7μg/L，B超示右肝10cm×9.2cm多结节融合略强回声区，边界不清；CT示右肝巨大低密度病灶，增强后动脉期强化不均，门脉期和实质期造影剂退出，诊断为"原发性肝癌侵犯后腹膜"。行手术治疗，术中见肝脏轻度硬化，其右叶肿瘤与后腹膜肿瘤连成一体，呈灰白色，无包膜，大小约14cm×10cm×10cm，病理检查和免疫组化结果为"原发性肝脏非Hodgkin淋巴瘤（T细胞源性）合并腹膜后恶性神经鞘瘤"。此2例病理类型均罕见。

2　诊断思路

若出现下列情况，应警惕肝脏淋巴瘤可能。

（1）B超、CT发现肝脏占位及肝病相关表现；

（2）临床上出现淋巴瘤B症状，如发热、盗汗、体重减轻；

（3）血清LDH升高，而癌胚抗原与甲胎蛋白水平正常；

（4）CT增强扫描动脉期、门脉期病灶无明显强化、实质期周边或伴病灶内分隔状轻度强化；

（5）DSA显示肿瘤供血动脉纤细、肝动脉受压、明显移位，未见"抱球征"及明显增粗的肿瘤血管，同时"漂入"少量碘油未见沉积。

行肝组织活检是诊断原发性肝淋巴瘤最有价值的工具，应积极开展包括活检在内的相关检查，明确诊断，若确系肝脏淋巴瘤，尚需明确具体类型，进一步区分是属于PHL或继发性肝脏淋巴瘤。

3　诊断标准

目前原发性肝淋巴瘤诊断标准不统一，但综合多种文献[92-94]，以下条件可作为PHL的诊断标准。

（1）症状或体征主要为肝脏受累的表现，

包括右上腹痛、右上腹肿块或黄疸；

（2）无其他组织、器官侵犯，无可触及的淋巴结肿大或远处淋巴结肿大的放射学证据；

（3）无外周血白细胞浸润；

（4）骨髓检查正常；

（5）肝脏穿刺活检或手术切除肿块后病理、免疫组化证实。

4 鉴别诊断

因 PHL 临床表现和辅助检查均缺乏特异性，因此诊断较为困难，需要与 AFP 阴性原发性肝癌、肝炎、肝转移瘤和继发于全身淋巴瘤的肝脏累及、肝脓肿等相鉴别[95]。

4.1 原发性肝细胞癌

大多数原发性肝细胞癌（hepatic cell carcinoma，HCC）血供丰富，超声表现为强回声病变；CT 扫描可见病变呈动脉期显著增强，门静脉延迟期呈等密度或低密度，在动态增强扫描方式中常可出现典型的"快进快出"现象，有假包膜时可确诊，常伴门静脉侵犯形成癌栓及动静脉瘘，直径超过 3cm 的大病灶容易出现无强化的坏死区，病灶内出血亦较常见；绝大多数肝癌 AFP 明显升高；相比之下，PHL 超声下呈低回声病变，CT 扫描呈低衰减，无增强或增强很小，无假包膜，可围绕门静脉周围生长但不形成癌栓。

原发性肝细胞癌，MRI 表现 T2WI 及动态增强扫描对鉴别诊断有很大帮助，HCC 大多数血供丰富，T2WI 表现为稍高信号，信号较淋巴瘤稍低，病变增强早期有明显强化，延迟扫描病灶呈低信号；部分肝癌为乏血供病变，动脉期病变呈轻度强化或不强化，门脉期及延迟扫描病变呈低信号改变；肝原发性淋巴瘤无明显强化或仅为轻度较均匀强化，无包膜，与乏血供肝癌鉴别困难。

4.2 胆管细胞癌

胆管细胞癌以肝左叶多见，常伴邻近肝脏的萎缩，肝内胆管扩张，病灶中心可有延迟强化，这些都与肝淋巴瘤不一样。

4.3 肝转移瘤

肝转移瘤常有原发肿瘤病史，常为多发的结节或肿块，大小不一，分布散在，有时可出

现"牛眼征"，增强后亦可以表现为边缘强化，周围水肿带无强化，与肝淋巴瘤有重叠表现，鉴别有一定难度，结合病史及相关检验结果，淋巴瘤与肝转移瘤亦可明确鉴别。

4.4 肝血管瘤

肝血管瘤是最常见的肝脏良性肿瘤，动态增强扫描常可表现典型的"早出晚归"现象。

4.5 继发性肝脏淋巴瘤

继发性肝脏淋巴瘤往往有严重而广泛的浅表淋巴结如腋窝、颈部、锁骨上和腹股沟区淋巴结肿大，伴腹膜后和/或纵隔淋巴结肿大。肝脏病变的表现往往呈形态不规则的片状低密度，强化程度较轻，经体表淋巴结穿刺活检容易确诊。

4.6 肝脓肿

肝脓肿患者全身中毒症状明显，临床上多有高热，白细胞总数和中性粒细胞百分比升高，病程急，脓肿壁形成于发病后的 10~14 天，腹膜后、纵隔内常无肿大融合成团块的淋巴结。

肝脓肿 MRI 表现，为 T1WI 不均匀性低信号，急性期周围常有晕环水肿带包绕，吸收期病灶周边脓壁形成，见完整的壁包绕；T2WI 为高信号，多房时可见低信号的间隔，高信号脓腔中可见不规则低信号区；动态增强后，增强的脓壁如花环状，可呈"双环"或"三环"，肝脓肿早期在脓壁尚未完全形成时，与肝淋巴瘤鉴别困难，可通过诊断性抗感染治疗复查或穿刺活检鉴别。

4.7 脂肪肝

脂肪肝 CT 平扫与淋巴瘤弥漫性不容易鉴别，增强扫描平衡期肝实质密度均匀，磁共振成像反相位信号有衰减对二者的鉴别具有重大意义。

4.8 肝脏炎性假瘤

肝脏炎性假瘤是炎性细胞多样性反应性增生的良性病变，而淋巴瘤是淋巴细胞单克隆性增生的恶性肿瘤。

4.9 局灶结节增生

局灶结节增生为肝细胞排列紊乱造成的良性病变，平扫亦呈边界不清的略低密度，动态增强后动脉期病灶早期明显强化，门静脉期或延迟期中心瘢痕区的强化具有特征性[96]。

第 6 节　治疗

1　治疗原则

因 PHL 临床少见，目前临床尚缺少统一的治疗原则。虽治疗方法有手术切除、化疗、放疗或上述方法的不同组合，但具体治疗方案需综合考虑病理类型及患者个体情况，采取多学科综合治疗。多数学者主张治疗以手术为主，术后加用化疗和/或放射治疗。

2　手术治疗

虽然联合化疗和放疗是治疗淋巴瘤的有效方法，但对于 PHL 而言，手术切除仍是目前 PHL 最主要和最有效的治疗方法[96~97]，是因手术不仅可切除肿瘤，且可明确诊断，确定肿瘤分期，准确指导下一步治疗，并判断预后。若患者一般情况比较好，应首先选择手术切除肿瘤[15]；即使合并其他恶性肿瘤，只要病灶局限，无远处侵犯，全身情况良好，仍应积极争取手术。对于病灶体积小且局限的病例，单独手术切除预后更佳。若首先经过化疗后，病灶局限，部分病例仍可考虑手术治疗[53]。

从现有的资料看，目前手术指征包括：①能够被完全切除的局限性病灶；②于化疗前或化疗后通过手术能够减轻肿瘤负荷。

1998 年，Lei 等[15]报道 10 例 PHL 接受了根治性手术，平均生存期 22 个月（范围 1.5~120 个月）；其中 2 例于术后 2 个月和 8 个月疾病复发，但挽救性化疗效果好。然而，选择手术切除的病例其职业地位高、肝功能好、瘤体积小，并且没有明显并发疾病。因此，手术疗效好可能存在选择偏倚。

2003 年，林川等[22]报道了 5 例原发性肝脏淋巴瘤，所有病例均行手术切除，包括肝方叶切除 2 例，肝左外叶切除 1 例，肝Ⅶ、Ⅷ段切除 1 例，肝Ⅴ、Ⅵ段切除加后腹膜肿瘤切除 1 例，无手术死亡和并发症发生，术中探查均未见其他器官和组织受侵；术后采用 CHOP 方案化学药物治疗 3 例，未行其他治疗 2 例。全部病例随访至 2002 年 9 月，随访时间 2~55 个

月（平均 28 个月）。其中单纯手术的 2 例分别于术后 8 个月和 23 个月死亡，而术后联合化疗者最长 1 例已无瘤生存超过 4 年。

对手术联合化疗有不同的观点，Avlonieis 等[53]报道了 14 例 PHL 手术加化疗，平均生存期为 20.7 个月，结果显示，单纯手术组与手术加化疗组的生存率比较，差异均无统计学意义。2004 年，王鲁等[36]报道的 4 例原发性肝淋巴瘤，全部病例均手术切除肝肿瘤，手术方法包括肝右叶部分切除 2 例，肝中叶切除、胆囊切除 1 例，左半肝切除 1 例。全部病例术前、后均未给予化、放疗。术后随访显示，组织类型、分化、肿瘤大小、切缘与预后无关，至 2004 年报道为止，患者分别生存 98、85、77、14 个月，未发现复发。

另外，肝原发性 MALT 淋巴瘤是一种惰性肿瘤，治疗主张单纯手术切除肿物，若肿瘤显示出侵袭性生长，则辅以适当的化疗和放疗[52]。

3　化学、放射治疗

目前认为，PHL 手术治疗只适用于能手术切除的局限性 PHL 病灶和化疗前或化疗后为减少肿瘤负荷的病例。然而，手术切除只能达到平均 22 个月的生存期，且部分病例存在复发。因此，单纯手术治疗不能在所有病例中达到持续完全缓解。

目前，化疗多应用于手术风险高和不适合手术治疗的病例，但如有不能切除的肿瘤的病例、弥漫性肝脏浸润病例、疾病已进展累及肝外组织的病例、组织学亚型高度恶性的病例等，其平均生存期亦较短。Lei[15]报道 40 例 PHL 接受联合化疗或单药化疗，平均生存期仅 6 个月（范围 1 周至 80 个月）。Lei[15]对 PHL 化疗疗效差的原因作出了可能的解释，观察到化疗主要用于治疗高风险病例和那些不适合手术、具有弥漫性肝累及、肝外疾病或高度恶性组织学亚型的病例，且所应用的化疗药物并不是最佳的，常为单药或糖皮质类固醇激素单用治疗。因此，对于恰当选择的 PHL 患者采用早期强烈的以蒽环类抗生素为基础的联合化疗可能会取得长期缓解。

根据目前的报道，术后复发可以是肝内局限性的，亦可以是肝外复发[98]。这提示全身

化疗既可作为手术的辅助治疗，亦可作为单独治疗。

一些学者采用了辅助放疗或联合辅助化疗和放疗，取得满意疗效[99]。Avlonitis 等[53] 报道，接受联合 3 种治疗的 PHL 患者（手术联合术后化疗、放疗）在初诊后 5 年仍存活；Eidt 等报道了 1 例弥漫性大 B 细胞型 PHL，肝内瘤块直径为 12.5cm。该患者接受了新辅助化疗，化疗后肝内瘤块明显缩小，而后行完全手术切除，此后又接受了 6 个周期的辅助化疗，诊断后无病生存已 5 年；李俊来等[17] 报道了 8 例原发性肝淋巴瘤，6 例行手术切除，其中 1 例手术切除后 10 天，超声显示肝内多灶性复发，均呈低回声，经化疗后病灶缩小，并逐渐消失，回声由低变强，并逐渐变为中等回声。

PHL 是一种对化疗敏感的疾病，常采用多药联合化疗，常用化疗方案为 CHOP 或 COPP。CHOP 方案为 NHL 的标准治疗方案[100]，若肿瘤细胞表达 CD20，则可再联合利妥昔单抗，组成 R-CHOP 方案，疗效优于 CHOP 方案[101]，但其在 PHL 中的应用尚少，目前仅有少量报道[85]，其效果较理想。值得注意的是，合并 HCV 感染者，似乎并未影响化疗反应及对化疗的耐受性[102]。

Page 等回顾研究了 1974~1995 年期间在 MD Anderson 癌症中心接受治疗的 24 例 PHL，患者是根据治疗前至少存在以下 1 项危险因素进行患者分组：①血清 LDH 超过正常值 10% 以上；②血清 β_2-微球蛋白>3mg/L（正常值 0.6~2mg/L）；③肿瘤长径≥7cm；④全身症状（B 症状等）；⑤AnnArbor 分期属Ⅲ或Ⅳ期。若患者于治疗前无上述危险因素，那么被认为疾病复发属于低风险，采用 CHOP 方案化疗；若患者于治疗前具备上述至少 1 项危险因素，则被认为属于复发高风险，交替采用三种联合化疗方案："ADM+甲基强的松龙+Ara-C+DDP"、"MTX+PLB+CTX+ADM+VCR+甲基强的松龙"、美司那+IFO+NVT+VP-16。结果为总体完全缓解率为 83.3%，接受交替 3 种化疗方案治疗的病例为 100%，5 年无复发生存率为 83.1%；13 例接受了以 CHOP 方案为基础的化疗，其中 9 例完全缓解，1 例部分缓解，3 例原发难治。所有 8 例接受交替 3 种化疗方案治疗的病例均达完全缓解，5 年无复发生存率为 70.1%。所有

最初治疗达完全或部分缓解而后复发的病例仍保持对挽救性化疗的完全反应。然而，所有原发难治性病例呈进展性病程，且对挽救性化疗无效。与 Page 等所观察到的 PHL 对化疗的良好反应相比，其他学者研究尚没有得出相似的结果。Avlonitis 报道[53] 40 例 PHL 接受单独化疗，平均生存期为 14 个月（范围 0.2~88 个月）。

第 7 节 预后

因原发性肝淋巴瘤发病率低，无大样本资料报道其预后，多是个案或小样本报道，故其预后很难准确判断。如 Avlonitis 等[53] 报道的所有病例的平均生存期为 15.3 个月，但变化范围很大，报道为 3~23.6 个月。

一般而言，肝原发淋巴瘤的预后较差，单独使用化疗和放疗疗效均不理想，而手术切除加化疗、放疗的综合治疗的疗效有一定提高。因此，有较多学者指出[98]，虽然联合化疗和放疗是治疗淋巴瘤的有效方法，但对于 PHL 而言，单纯化疗或放疗疗效并不满意；手术切除仍是治疗的重要手段，即使合并其他恶性肿瘤，仍应积极争取手术，术后结合化疗和放疗等综合措施，对于巩固疗效，提高远期生存率具有重要意义。1987 年，Rebond 等报道 1 例 24 岁女性肝淋巴瘤手术切除后加化疗，随访 21 个月情况良好。1988 年，Ryan 报告 4 例做肝叶切除术，其中 3 例术后辅以化疗，分别存活 54、61 和 61 个月，第 4 例在术后 16 个月复发死亡。

大多数 PHL 病例相关预后因素，包括高龄、全身症状、病变呈大块状、预后不良的组织学亚型、LDH 升高和伴发病如肝硬化、慢性活动性肝炎、HIV 感染及免疫缺陷；一般认为，肝内广泛浸润、高增殖指数、高龄、血清 LDH 明显升高、β_2-微球蛋白升高及原有肝硬化等为预后不良的危险因素。

一些研究报道，PHL 预后与病理亚型有关，生存期短的见于预后差的组织学类型[103]。PHL 可分为结节性和弥漫浸润型两种，后者预后极差，而前者经治疗后完全缓解率可达 83.3%。Emile 等[65] 将 41 例 PHL 患者分成结节状肝累及和弥漫性肝累及两组，在结节状肝累及组 1 年和 3 年生存率分别为 70% 和 57%；

而在弥漫性肝累及组 1 年和 3 年生存率降到 38% 和 18%，两组差异具有统计学意义（$P=0.0033$）。14 例（14/41）结节状肝累及病例接受了以蒽环类抗生素为基础的化疗，2 年生存率超过 90%；而接受其他治疗方法的病例其 2 年生存率为 20%，两者统计学差异显著（$P<0.0001$）。

肝原发性 MALT 淋巴瘤是一种惰性肿瘤，一般不表现出临床症状，偶然发现肝单发或多发肿块，预后较好，迄今尚无因原发性肝 MALT 型淋巴瘤而死亡的病例报道。

（梁　民）

参考文献

［1］Canccamo D，Pervez NK，Marchevsky AA. Primary lymphoma of the liver in the acquired immunodeficiency syndrome.Arch Pathol LabMed，1986；110：553-555.

［2］Page RD，Romaguera JE，Osborne B，et al. Primary hepatic lymphoma: favorable outcome after combination chemotherapy. Cancer，2001，92：2023-2029.

［3］Fernandez MP，Redvanly RD. Primary hepatic malignant neoplasms. Radiol Clin North Am，1998，36：333-348.

［4］Ata AA，Kamel IA. Primary reticulum cell sarcoma of the liver. A case report. J Egypt Med Assoc，1965，48：514-521.

［5］Jemal A，Siegel R，Ward E，et al. Cancer statistics，2009. CA Cancer J Clin，2009，59：225-249.

［6］Newton R，Ferlay J，Beral V，et al. The epide-miology of non-Hodgkin's lymphoma: comparison of nodal and extra-nodal sites. Int J Cancer，1997，72：923-930.

［7］蔡则骥，张国祯，潘文生，等.原发性肝脏非霍奇金氏淋巴瘤 2 例. 中华肿瘤杂志，1992，14：237-238.

［8］Lynch M，Cobbs JW，Miller RL. Massive cardiac involvement by malignant lymphoma . Cardiology，1996，87：566-568.

［9］Higuchi T，Nomoto K，Mori H，et al. Case report: primary Hepatic lymphoma associated with chronic liver disease. J Gastroenterol Hepatol，1997，12：237-242.

［10］Freeman C，Berg JW，Cutler SJ. Occurrence and prognosis of extranodal lymphoma. Cancer，1972，29：252-260.

［11］Ohsawa M，Aozasa K，Horiuchi K，et al.Malignant lymphoma of the liver.Report of five cases and review of the literature.Dig Dis Sci，1992，37（7）:1105-1109.

［12］石素生，李爱东，刘复生.肝原发性非霍奇金氏淋巴瘤 3 例分析.癌症，2000，19（8）：933-834.

［13］刘哲，冯玉泉，李志伟，等.原发性肝脏淋巴瘤临床病理特点及治疗（附 5 例报告）.中华肝胆外科杂志，2002，8（3）：169-171.

［14］Eom DW，Huh JR，Kang YK，et al. Clinicopathological features of eight Korean cases of primary hepatic lymphoma. Pathol Int，2004，54: 830-836.

［15］Lei KI. Primary non-Hodgkin's lymphomas of the liver.Leuk Lymphoma，1998，29（3-4）：293-299.

［16］Santos ES，Raez LE，Salvatierra J，et al. Primary hepatic non-Hodakins lymphomas: case report and review of te literature. Am J Gastroenterol，2003，98: 2789-2793.

［17］李俊来，罗渝昆，徐建红，等.原发性肝淋巴瘤的超声诊断.中华医学影像杂志，2006，14（4）：250-252.

［18］丁建辉，彭卫军，周正荣，等.继发性肝淋巴瘤的 CT 诊断.中国医学计算机成像杂志，2006，12：184-186.

［19］丁建辉，彭卫军，周良平，等.肝脏淋巴瘤 CT 和 MRI 表现.中国医学计算机成像杂志，2008，14：409-414.

［20］Schweiger F，Shinder R，Rubin S. Primary lymphoma of the liver: a case report and review. Can J Gastroenterol，2000，14: 955-957.

［21］彭卫军，朱雄增.淋巴瘤影像诊断学.上海：上海科学技术出版社，2008，105：143-148.

［22］林川，陈汉，姚小平，等.原发性肝脏淋巴瘤 5 例的临床特点及其外科治疗.中华普通外科杂志，2003，18（7）:409-411.

［23］张晖，季正标，丁红，等.原发性肝淋巴瘤的诊断（附 7 例报告）.上海医学影像，2004，13（1）：36-38.

［24］DeMent SH，Mann RB，Staal SP，et al. Primary lymphomas of the liver: report of six cases and review of the literature. Am J Clin Pathol，1987，88：255-263.

［25］Bronowicki JP，Bineau C，Feugier P，et al. Primary lymphoma of the liver: clinical-pathological features and relationship with HCV infection in French patients. Hepatology，2003，37: 781-787.

［26］刘方颖，陈丹，商健彪，等.原发性肝淋巴瘤的临床及影像学诊断.第一军医大学学报，2005，25（10）：1290－1292.

［27］De Renzo A，Perna F，Persico M，et al. Excellent prognosis and prevalence of HCV infection of primary hepatic and splenic non－Hodgkin's lymphoma. Eur J Haematol，2008，81: 51－57.

［28］Ulcickas Yood M，Quesenberry CP Jr，Guo D，et al. Incidence of non－Hodgkin's lymphoma among individuals with chronic hepatitis B virus inf ection. Hepatology，2007，46: 107－112.

［29］Aleksic I，Herse B，Busch TH，et al. Third degree atrio－ventricular－ block caused by malignant non－Hodgkin，s lymphoma: an unusual indication for epicardial pacing. Cardio vascular Surgery 1999，7（3）：378－ 380.

［30］Aozasa K，Mishima K，Ohsawa M. Primary malignant lymphoma of the liver. Leuk Lymphoma，1993，10: 355－357.

［31］Mohler M，Gutzler F，Kallinowski B.Primary Hepatic High －grade non －hodgkinps lymphoma and chronic hepatitis infection .Dig Dis Sci，1997，42（11）：2241－22451.

［32］韩永进.原发性肝脏淋巴瘤 13 例报告.河北医学，2003，9（2）：146－148.

［33］Toko H，Terasaki F，Kawakami Y，et al. A case of malignant lymphoma with diastolic heart failure. Jpn Cir J，1998，62:863－ 867.

［34］Chowla A，Malhi Chowla N，Chidambaram A，et al.Primary hepatic lymphoma in hepatitis C:case report and review of the literature.Am Surg，1999，65:881－883.

［35］管蕴宣，刘泽玲.肾移植术后并发肝淋巴瘤一例.上海医学，1998，21（2）：73.

［36］王鲁，钦伦秀，孙惠川，等.原发性肝淋巴瘤的外科治疗.中华普通外科杂志，2004，l9（8）：499－500.

［37］刘玉国，脱帅，徐克，等.原发性肝脏淋巴瘤的临床病理特点及其外科治疗.世界华人消化杂志，2009，17（9）：935－939.

［38］Ohsawa M，Tomita Y，Hashimoto M，et al. Hepatitis C viral genome in a subset of primary hepatic lymphomas. Mod Pathol，1998，11: 471－478.

［39］Chim CS，Choy C，Ooi GC，et al. Primary hepatic lymphoma. Leuk Lymphoma，2002，40: 667－670.

［40］Lisker－MelmanM，Pittaluga S，Pluda JM et al. Primary lymphoma of the liver in a patient with acquired imune deficiency syndrome and chronic hep-

atitis B. Am J Gastroenterol，1989，84: 1445－1448.

［41］Mills AE.Undifferentiated primary hepatic non－Hodgkin's lymphoma in childhood. Am J Surg Pathol，1998，12: 721－726.

［42］Agmonlevin N，Berger I，Sht alrid M，et al.Primary hepatic lymph om a: a case report and review of the literature. Ageing，2004，33（6）:637－640.

［43］Isaacson PG，Banks PM，Best PV，et al. Primary low grade hepatic B－cell lymphoma of mucosa associated lymphoid t issue （MALT） type. Am J Surg Pathol，1995，19（5）：571－575.

［44］Ueda G，Oka K，Matsumoto T，et al. Primary hepatic marginal zone B－cell lymphoma with mantle cell lymphoma phenotype. Virchows Arch，1996，428（4－5）:311－314.

［45］Maes M，Depardieu C，Dargent JL，et al. Primary low－grade B－cell lymphoma of MALT－type occurring in the liver: a study of two cases. J Hepatol，1997，27（5）：922－927.

［46］Ascoli V，Lo Coco F，Artini M，et al. Extranodal lymphomas associated with hepatitis C virus infection. Am J Cl in Pathol，1998，109（5）：600－609.

［47］Prabhu RM，Medeiros LJ，Kumar D，et al. Primary hepatic low grade B－cell lymphoma of mucosa－associated lymphoid tissue （MALT） associated with primary biliary cirrhosis. Mod Pathol，1998，11（4）：404－410.

［48］Kirk CM，Lewin D，Lazarchick J. Primary hepatic B －cell lymphoma of mucosa associated lymphoid tissue. Arch Pathol Lab Med，1999，123（8）：716－719.

［49］Ye MQ，Suriawinata A，Black C，et al. Primary hepatic marginal zone B－cell lymphoma of mucosa－associated lymphoid tissue type in a patient with primary biliary cirrhosis . Arch Pathol Lab Med，2000，124（4）：604－608.

［50］Chen F，Ike O，Wada H，et al. Pulmonary mucosa－associated lymphoid tissue lymphoma 8 years after resection of the same type of lymphoma of the liver. Jpn J Thorac Cardiovasc Surg，2000，48（4）：233－ 235.

［51］Murakami J，Fukushima N，Ueno H，et al. Primary hepatic low－grade B－cell lymphoma of the mucosa－associated lymphoid tissue type: a case report and review of the literature. Int J Hematol，2002，75（1）：85－90.

［52］Mizuno S，Isaji S，Tabata M，et al. Hepatic mucosa associated lymphoid tissue （MALT） lymphoma associated with hepatitis C. JHepatol, 2002, 37 (6):872-873.

[53] Takeshima F, Kunisaki M, Aritomi T, et al. Hepatic mucosa-associated lymphoid tissue lymphoma and hepaticelluar carcinoma in a patient with hepatitis B virus infection. J Clin Gastroenterol, 2004, 38 (9): 823-826.

[54] Avlonitis VS, Linos D. Primary hepatic lymphoma: a review. Eur J Surg, 1999, 165 (8): 725-729.

[55] Memeo L, Pecorello J, Ciaardi A, et al.Primary non-Hodgkin's lymphoma of the liver.Aeta Oncol, 1999, 38:655-658.

[56] Yasin M, Hartranft TH. Primary hepatic lymphoma: unusual presentation and clinical course.. Am Surg, 1997, 63: 951-953.

[57] Thiehlemont C, Bastion Y, Berger F, et al. Mucosa associated lymphoid tissue gastroint estinal and non-gastroint est inal lymphoma behavior: analysis of 108 patients. J Clin Oncol, 1997, 15 (4):1624-1630.

[58] 张智弘、徐天蓉、郑肇巽、等.肝脏黏膜相关淋巴瘤:附3例报道及文献复习.临床与实验病理学杂志, 1996, 12 (1):34-36.

[59] 程嘉骧、林汉良.肝脏黏膜相关淋巴瘤一例.中华病理学杂志, 1999, 28 (2):155-156.

[60] 韩林、何妙侠、朱明华、等.探讨肝原发性黏膜相关淋巴组织淋巴瘤的病理学特征.诊断病理学杂志, 2007, 14 (3): 176-179.

[61] 刘红光、徐海帆、康颖、等.原发性肝淋巴瘤一例.中华肝胆外科杂志, 2006, 12 (5):360.

[62] 王瑞官、李虎城、邹一平.原发性肝脏 MALT 型边缘带区 B 细胞淋巴瘤一例.中华肝胆外科杂志, 2009, 15 (10): 800.

[63] 陈刚、柯善栋、席青松、等.原发性肝脏结外边缘区 B 细胞淋巴瘤 1 例并文献复习.华中科技大学学报:医学报, 2011, 40 (2): 242-244.

[64] StacuM, Jones D, Vega F et al. Periphera T-cell lymphoma arising in the liver. Am J Clin Pathol, 2002, 118:574-581.

[65] Baschinsky DY, WeidnerN, Baker PB, et al. Primary hepatic anaplastic large-cell lymphoma of T-cell phenotype in acquired immuno deficiency syndrome: a report of autopsy case and review of the literature. Am J Gastroenterol, 2001, 96: 227-232.

[66] Emile JF, Azoulay D, Gornet JM, et al. Primary non-Hodgkin's lymphomas of the liver with nodular and diffuse infiltration patterns have different prognoses. Ann Oncol, 2001, 12: 1005-1010.

[67] Walz M attmller R, Horny HP, Ruck P, et al.Incidence and pattern of liver involvement in haematological malignancies.Pathol Res Pract, 1998, 194: 781-789.

[68] 钟小虎、李里香、邬林泉、等.原发性肝脏大 B 细胞淋巴瘤 1 例.中国普通外科杂志, 2011, 20 (5): 559-560.

[69] Nan DN, Fernandez-Ayala M, Teran E, et al. Severe hypercalcemia and solitary hepatic mass as initial manifestation of p rimary hepatic lymphoma. Liver, 2001, 21:159-160.

[70] Borgonovog, d'Oiron R, Amato A, et al. Primary lymphop lasmacytic lymphoma of the liver associated with a serum monoclonal peak of IgG kappa. Am J Gastroenterol, 1995, 90: 137-140.

[71] Maher MM, McDermott SR, Fenlon HM, et al. Imaging of primary non-Hodgkin's lymphoma of the liver.Clin Radiol, 2001, 56:295-301.

[72] Levy AD. Malignant liver tumors. Clin L iver Dis, 2002, 6: 147-164.

[73] Elsayes KM, Menias CO, Willatt JM, et al. Primary hepatic lymphoma: im-aging findings. J Med Imaging Radiat Oncol, 2009, 53: 373-379.

[74] Noronha V, Shafi NQ, Obando JA, et al. Primary non-Hodgkin's lymphoma of the liver. Crit Rev Oncol Hematol, 2005, 53: 199-207.

[75] 林学英、林礼务、薛恩生、等.超声造影对原发造影对原发性肝非霍奇金淋巴瘤的诊断价值, 中华超声影像杂志, 2007, 16 (10):915-916.

[76] 王彦冬、经翔、丁建明、等.肝淋巴瘤超声造影表现.中国超声医学杂志, 2011, 27 (3):277-280.

[77] Sanders LM, Botet JF, Straus DJ, et al.CT of primary lymphoma of liver.AJR, 1989, 152:973-976.

[78] 刘哲、冯玉泉、李志伟、等.原发性肝淋巴瘤临床病理特点及治疗附 5 例报告.中华肝胆外科杂志, 2002, 8 (3): 169-171.

[79] 陆蓉、周建军、李敏、等.肝脏淋巴瘤:动态增强 CT 的诊断价值.临床放射学杂志, 2009, 28:218-220.

[80] 吴文跃、陈宏、何绍强.原发性肝脏淋巴瘤的螺旋 CT 和 MRI 表现.实用医学杂志, 2000, 25 (21): 3664-3666.

[81] Guermazi A, Brice P, Kerviler ED, et al.Extranodal Hodgkin Disease: Spectrum of Disease. Radiographics, 2001, 21:161-179.

[82] 王光宪、郭大静、赵建农.肝脏继发性淋巴瘤的 CT 表现.中华肝脏病杂志, 18 (5): 371-373.

［83］Rizzi EB，Schinina V，CristofaroM et al. Non – Hodgkin's lymphoma of the liver in patients with AIDS: sonographic，CT andMR I findings. J Clin Ultrasound，2001; 29:125–129.

［84］谢辉、安维民、孙艳玲、等.肝原发性淋巴瘤MRI表现及鉴别诊断.中国医学影像学杂志，2011，19（7）：518–519.

［85］Bangerter M，Moog F，Griesshammer M et al. Usefullness of FDG – PET in diagnosis primary lymphoma of the liver. Int J Hematol，1997，66: 517–520.

［86］De Renzo A，Perna F，Persico M，et al. 18F–fluorodeoxyglucose positron emission tomog –raphy/computed tomography in the evaluation of early response in a primary hepatic lymphoma. Br J Haematol，2006，133: 580

［87］DasA，Bhusnurmath SR，Sood GK et al. Primary hepatic lymphoma mimicking fulminant hepatic failure. Indian J Gastroenterol，1993，12: 147–148.

［88］Chambers TJ，O' Donoghue DP，Stansfeld AG. A case of primary lymphoma of the liver. J Clin Pathol，1976，29:967–970.

［89］董科、李波、关泉林、等.原发性腹腔器官恶性淋巴瘤临床分析.消化外科，2004，3（4）：242–244.

［90］Toko H，Terasaki F，Kawakami Y，et al. A case of malignant lymphoma with diastolic heart failure. Jpn Cir J，1998，62:863– 867.

［91］林川、姚小平、荆良.原发性肝脏淋巴瘤合并其他肿瘤二例.中华肝胆外科杂志，2003，9（11）：693–694.

［92］Fernandez MP，Rcdvanly RD. Primary hepatic malignant neoplasms. Radiol Clin North Am，1998，36（2）：333–348.

［93］Park KY，Yu JS，Yoon SW，et al.Burkitt,s lymphoma representing periportal infiltrating mass on CT，Yonsei Med J，2004，45:723.

［94］明兵、何瑜、贺国庆、等.肝淋巴瘤的CT诊断价值.中国CT和MRI杂志，2008，6(6) :45–47.

［95］Villafane MF，Trione N，Corti M et al. Primary liver AIDS related lymph om a. Rev Inst Med Trop Sao Paulo，2006，48（4）：229–231.

［96］李涛、汤钊猷.肝脏局灶性结节性增生的研究进展.中华肝胆外科杂志，2007，13（9）：643–645.

［97］Scoazec JY，Degott C，Brousse N，et al. Non– Hodgkin's lymphoma presenting as a primary tumor of the liver : presentation，diagnosis and outcome in eight patients. Hepatology，1991，13: 870–875.

［98］Huang CB，Eng HL，Chuang JH，et al.Primary Burkitt, s lymaphoma of the liver:report of acase with long –term surival after surgical resection and combination themotherapy.J Pediatr Hematol Oncol，1997，19:135–138.

［99］Memeo L，Pecorello I，Ciardi A.et al. Primary non– Hodgkin's lymphoma of the liver. Acta Onclo，1999，38:655–658.

［100］Chowla A，Malhi–Chowla N，Chidambaram A. et al. Primary hepatic lymphoman in hepatitis C: case report and review of the literature. Am J Surg，1999，65: 881–883.

［101］Fisher RI，Gaynor ER，Dahlberg S，et al. Comparison of a standard regimen （CHOP） with three intensive chemotherapy regimens for advanced non –Hodgkin's lymphoma. N Engl J Med，1993，328: 1002–1006.

［102］Coiffier B，Lepage E，Briere J，et al. CHOP chemotherapy plus rituximab compared with CHOP alone in elderly patients with diffuse large–B–cell lymphoma. N Engl J Med，2002，346: 235–242.

［103］De Renzo A，Perna F，Persico M，et al. Excellent prognosis and preva–lence of HCV infection of primary hepatic and splenic non–Hodgkin's lymphoma. Eur J Haematol，2008，81: 51–57.

［104］Armitage JO，Mauch PM，Harris NL et al. Non– Hodgkin' s lymphomas. In De Vita Jr VT，Hellman S，Rosenberg SA，editors. Cancer p rinciples and practice of oncology. Philadelphia: Lippin cott Williams and Wilking，2001，2256–2316.

第52章

原发性脾脏淋巴瘤

　　原发性脾脏淋巴瘤（primary lymphoma of the spleen，PLS；primary splenic lymphoma，PSL）是指原发于脾脏的一种罕见淋巴瘤，以 B 细胞来源为主；但脾脏最常见的恶性肿瘤则是淋巴瘤[1]；继发性脾脏淋巴瘤是全身淋巴瘤的晚期脾脏受累，不属于本章讨论的范畴。

第 1 节　流行病学

1　流行情况

　　脾脏是人体最大的淋巴与免疫器官，常为全身性淋巴瘤最早的侵犯部位，但原发性脾脏淋巴瘤却较少见。

　　原发性脾脏恶性肿瘤极其罕见，而原发性脾脏淋巴瘤则更罕见。自 1931 年 Krumhbar 首次报道以来国内外鲜有大宗病例报道。

　　原发性脾淋巴瘤虽仅占全部淋巴瘤的 0.5%~1%[2-4]，但在脾脏原发性恶性肿瘤中却占首位[5]，占 70%~75%。

　　国外于 1931 年由 Krumhnar 首次报道，国内于 1944 年由江晴芬报道首例。1966 年，Abman 等[6]报道在淋巴瘤 5100 例中，仅发现 49 例脾原发性淋巴瘤，占 0.96%；1971 年，Skarin

等[7]统计国外文献，仅见100例；至1994年国内文献仅检索到72例；至1978年，日本学者田中千起[8]报道了24例。截至1996年，国外文献报告110余例；同年，Gordon等报告190例脾原发性恶性肿瘤，其中42例（22.1%）为淋巴肉瘤；同年，刘志峰等[9]收集国内53篇文献，共报道84例。1997年，王奇璐[10]报道中国医学科学院肿瘤医院确诊为淋巴瘤2399例，首发部位在脾脏者12例，仅占0.5%。

原发性脾淋巴瘤，国外报道的平均年龄56岁，其中多数低于40岁（52.4%），男性多于女性。

1996年，刘志峰等[9]汇集国内53篇文献报道的84例（包括作者报告1例），男性52例，女性32例，男女之比为1.6:1；年龄8~81岁，平均年龄41.7岁，其40岁以下者44例（53.4%）。

2002年，赵强等[11]报道了10例脾脏原发性非霍奇金淋巴瘤，发病年龄为29~69岁，平均年龄为48.6岁，其中男7例、女3例。

2003年，张丽等[12]报道了39例脾脏非霍奇金淋巴瘤，男25例，女14例；年龄19~81岁，中位年龄50岁，发病高峰为40~60岁。

2006年，邓量等[13]总结了作者医院1975~2000年21例PLS患者的临床资料，男13例，女8例，年龄29~69岁，平均年龄55岁。

1996年，王琳等[14]报道1例脾原发性非霍奇金淋巴瘤，男，仅17岁。

2 病因学

原发性脾淋巴瘤的发病原因至今尚未完全阐明，可能与肝炎病毒、EB病毒以及免疫功能缺陷等因素有关。

因丙型肝炎病毒的嗜淋巴性，丙型肝炎病毒在原发性脾脏淋巴瘤的发生上起着重要的作用。近年来，不断有丙型肝炎合并有原发性脾脏淋巴瘤的报道，有人将原发性脾脏淋巴瘤称之为丙型肝炎病毒感染的肝外病变。鞠新华等[15]报道了9例脾原发性恶性淋巴瘤，肝炎病毒检查6例中，5例患有各种肝炎。

对于为何淋巴瘤在脾内能维持时间较长而不出现脾外其他部位的侵犯，目前尚不清楚。马明信[16]推测，认为某些患者脾大开始时可能不是淋巴瘤，或可能为分化好的淋巴瘤故进展缓慢，或可能脾脏本身具有一定防卫机制。

第2节 组织病理学

原发性脾淋巴瘤是一种淋巴结外的恶性肿瘤，因其临床少见，目前对其生物学特性认识还很有限。

1 组织学类型

原发性脾淋巴瘤为起源于脾脏淋巴组织的恶性肿瘤，属于淋巴结外淋巴瘤的一种，以非霍奇金淋巴瘤为最常见，霍奇金淋巴瘤少见。

非霍奇金淋巴瘤中又以B细胞淋巴瘤为最多，T细胞少见，如刘卫平[17]等报道的19例病例中，5例为T细胞性淋巴瘤，但均为继发性。2009年，陈新元等[18]报道了1例脾原发性T免疫母细胞型淋巴瘤。

1996年，刘志峰等汇集国内53篇文献报道的84例（包括作者报告1例）中，属B细胞中的无裂细胞型12例，大裂细胞型6例，淋巴细胞型及小淋巴细胞型4例，滤泡型3例，淋巴细胞削减型2例，淋巴母细胞型、小裂细胞型、免疫母细胞型各1例。

1998年，Dachman等[19]报道的21例原发性脾淋巴瘤中，弥漫性大细胞型20例，弥漫性大细胞和小细胞混合型1例。

2001年，脱朝伟等[20]报道的41例脾原发性淋巴瘤中，41例脾原发性淋巴瘤中霍奇金B细胞性淋巴瘤5例，占12.20%；非霍奇金B细胞性淋巴瘤21例，占51.22%；非霍奇金T免疫母细胞淋巴瘤11例，占26.83%；脾组织细胞性淋巴瘤3例，占7.31%；伴毛细胞淋巴瘤1例，占2.34%。

2002年，赵强等[11]报道了10例脾脏原发性非霍奇金淋巴瘤，弥漫性淋巴瘤7例，滤泡型淋巴瘤2例，T淋巴细胞性淋巴瘤仅1例。

2003年，张丽等[12]报道的39例脾脏非霍奇金淋巴瘤中，B细胞淋巴瘤24例，包括小淋巴细胞性淋巴瘤（SLL）4例、套细胞性淋巴瘤（MCL）4例、滤泡性淋巴瘤（FL）5例、边缘带淋巴瘤（MZL）6例、弥漫性大B细胞性淋巴瘤（DLBCL）5例，2例为大多叶核细胞淋巴瘤；T细胞淋巴瘤（TCL）11例，其中肝脾T细胞淋巴瘤2例，非特异性TCL 9例；组织细胞性淋巴瘤 4 例。

2006 年，邓量等[13]报道了 21 例原发性脾脏淋巴瘤，均为非霍奇金淋巴瘤，1 例 T 细胞型；其余 20 例为 B 细胞型，其中小细胞型 14 例，大细胞型 6 例。

2 大体观

原发性脾淋巴瘤大体病理可分均匀弥漫性、粟粒结节性、多肿块性及巨块型 4 型；刘志峰等将国内报道的 84 例脾原发性淋巴瘤（包括作者报告 1 例）的大体形态分为弥漫浸润性与结节性弥漫浸润性为多，占 53.6%，结节性为 29.70%。弥漫浸润性者，其脾脏表面光滑，呈弥漫性肿大，切面呈鱼肉状；结节性者，其脾脏表面凹凸不平，呈灰白色结节，质硬，结节内可有出血坏死。

张丽等[12]报道了 39 例脾脏非霍奇金淋巴瘤，39 例均手术切除，11 例切面呈多结节（>2 个结节），结节直径 0.8~5.5cm，肿块切面灰白、灰黄色；15 例呈粟粒状小结节弥散分布，结节直径 0.2~0.5cm；5 例为较大孤立包块，直径 5~16cm；8 例标本切面为暗红、灰白相间，质硬；9 例有脾门淋巴结肿大。赵强等[11]总结了 10 例脾脏原发性非霍奇金淋巴瘤病理组织学特点，均匀弥漫性 3 例、粟粒结节型 2 例、巨块型 2 例、多肿块型 3 例。王杨等[21]报道了 8 例脾原发性淋巴瘤，8 例中 7 例行脾切除术，术中见脾脏均明显增大，均累及脾门淋巴结，2 例还累及网膜淋巴结及胃十二指肠韧带淋巴结，3 例有胰尾及横结肠部浸润。吴明辉等[22]报道 1 例脾原发性恶性淋巴瘤，女，46 岁。行"剖腹探查，脾切除术"。术中见脾脏约 16cm×15cm×10cm 大小，与周围组织坏死性粘连，并浸润大网膜和胰尾部，脾门淋巴结肿大；剖开脾脏，见脾中间呈腐烂坏死样改变。陈新元等[18]报道了 1 例脾原发性 T 免疫母细胞型淋巴瘤，女，15 岁，CT 提示脾脏巨大占位性病变，行脾切除术，脾被膜紧张，暗褐色，质稍硬，表面血管较丰富，与网膜、结肠、胃相粘连；肿块位于脾中、下部，界限尚清，肿瘤约为 15cm×11cm×10.5cm 大小，表面呈结节状隆起，瘤体上方残存少量正常脾组织，切面瘤体呈实性，色灰白，无包膜，与正常脾组织界限清，肿瘤由直径 2~6cm 大小不等的多个结节组成，

结节彼此粘连；脾门部见两枚枣子大小淋巴结。陈春等[23]报道 1 例中心母细胞性 B 淋巴细胞淋巴瘤（高度恶性），女，22 岁。脾大 19cm×14cm×9cm，表面光滑，外形椭圆，边缘钝圆，脾重 1700g。肿块占据了整个脾，仅在边缘带有极少脾实质残留。切面灰白、灰黄相间，质软，呈鱼肉状。

3 镜下观

由于淋巴瘤组织结构和细胞成分的复杂多样，加之光镜受到分辨率的限制，因此淋巴瘤的光镜诊断始终是诊断病理学最难的课题之一，误诊率可高达 30% 或更高。但随着当代免疫学、组织化学、组织培养、电镜及分子生物学等新技术的应用，其诊断水平有显著提高，对临床治疗方案的确定、预后判断发挥了关键作用；免疫组化标记更为其诊断、鉴别诊断、分类分型提供了较为客观的标准。

脾边缘带淋巴瘤是原发于脾脏的低度恶性 B 细胞淋巴瘤，为边缘带 B 细胞淋巴瘤 3 种独立病理类型（MALT 型结外边缘带 B 细胞淋巴瘤、淋巴结 MZCL 和脾 MZCL）之一，详见"第 22 章边缘带 B 细胞淋巴瘤"。

因脾原发性淋巴瘤 B 细胞多见，其弥漫性脾淋巴瘤镜下所见为肿瘤细胞弥漫分布，脾脏正常结构破坏，代之为恶性程度较高的滤泡中心细胞或中心母细胞淋巴瘤，瘤细胞浸润脾脏红髓和白髓；结节性，可见脾脏为大小不一的瘤性滤泡结节侵袭，瘤性滤泡中央无生发中心，且多无血管，瘤细胞以小淋巴细胞和滤泡中心细胞为主。

2003 年，张丽等[12]报道了 39 例脾脏非霍奇金淋巴瘤，总结了各细胞类型的病理特点：

（1）B 小淋巴细胞性淋巴瘤/慢性淋巴细胞性白血病（B-SLL/CLL）：脾脏结构消失，瘤细胞弥散分布，由肿瘤性小淋巴细胞、前淋巴细胞和副免疫母细胞组成（见图 52-1）；肿瘤性小淋巴细胞稍大于正常小淋巴细胞，染色质呈凝块状，核圆或稍不规则，可见小核仁，胞质少；前淋巴细胞中等大小，核圆，染色质中度凝集，有明显单个小核仁，胞质中等淡染；副免疫母细胞类似免疫母细胞，体积稍小，胞质较少。

（2）套细胞淋巴瘤（MCL）：瘤细胞主要累及白髓，脾小体生发中心多数萎缩消失，瘤细

胞增生形成具有显著套细胞增生的滤泡和类似初级滤泡的结节；细胞形态单一，小到中等大，稍大于正常淋巴细胞，核不规则或有裂沟，染色质致密，核仁不明显，胞质少，核分裂相少见，瘤细胞间可见散在分布的滤泡树突状细胞，无吞噬活动的反应性组织细胞和管壁玻璃样变的小血管（见图52-2）。

（3）弥漫性大B细胞性淋巴瘤（DLBCL）：脾脏组织被瘤细胞浸润，呈弥漫增生，瘤细胞体积大，胞质淡染或透明，空泡化，核膜较厚，有的可见核仁，核分裂相多见，少数细胞呈双核，类似R-S细胞；大多叶核细胞淋巴瘤，表现为明显异型的瘤细胞，核大，呈分叶状、三叶草样和桑葚状，染色质粗，核仁大，嗜酸性

（见图52-3）。

（4）滤泡性淋巴瘤（FL）：分级均为Ⅱ-Ⅲ级，仅有部分滤泡结构，均为中心细胞与中心母细胞的混合（见图52-4）。

（5）非特异性T细胞淋巴瘤：瘤细胞圆形或不规则形，核扭曲明显（见图52-5），染色质呈粉尘样匀细、弥散，核仁细小，胞质稀少，中度嗜碱性，核分裂相多见。

（6）组织细胞肉瘤：瘤细胞较大，排列疏松，呈单个或小簇状，胞质丰富，淡嗜酸性，呈空泡状，胞界清楚；核大，圆形或卵圆形，少数呈多形性，有明显核仁，双核及多核瘤细胞多见（见图52-6），并见不典型核分裂相；少数瘤细胞胞质内见被吞噬的红细胞。

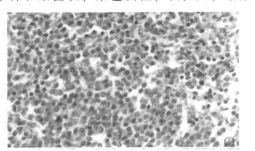

图52-1 脾脏SLL/CLL，瘤细胞弥漫分布，散在分布副免疫母细胞及前淋巴细胞，未见明显增殖中心（HE×400）[12]

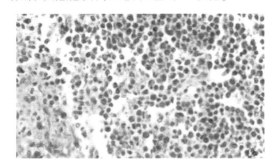

图52-2 脾脏MCL，瘤细胞中等大小，形态较单一巨大怪异细胞（HE×200）[12]

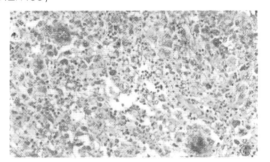

图52-3 脾脏B大多叶核细胞淋巴瘤，瘤细胞明显异型伴（HE×400）[12]

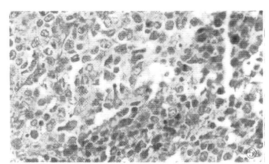

图52-4 脾脏FL，3级，滤泡内外均可见较多中心母细胞（HE×400）[12]

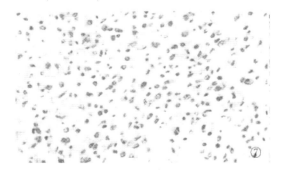

图52-5 脾脏T细胞淋巴瘤（非特异性），瘤细胞小至中等大，可见核扭曲及异型性（HE×400）[12]

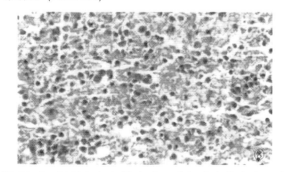

图52-6 脾脏组织细胞肉瘤，瘤细胞中等大小，胞质丰富，嗜酸性，核有异型（HE×400）[12]

郭锐等[24]报道1例脾边缘带B细胞淋巴瘤，镜下见白髓呈结节状增生扩大，可见边界模糊的生发中心（见图52-7），红髓髓索弥漫中等偏小淋巴细胞浸润；细胞核圆或轻度不规则，深染，核仁不明显；胞浆少到中等，粉染或透明，核分裂不易见，可见少数浆细胞，伴灶样变性（见图52-8）。王淑芳等[25]报道1

例脾原发性弥漫性大B细胞淋巴瘤，女性，46岁；镜下见弥漫性中等及大异型细胞浸润，散在分布，无明显排列，但血窦之间有明显聚集；细胞胞质较丰富，部分胞质空；核不规则，圆形、多形性，染色质丰富，见1~2个较红的核仁聚集于核膜下（见图52-9、图52-10）。

脱朝伟等[20]指出，尽管免疫学和免疫组

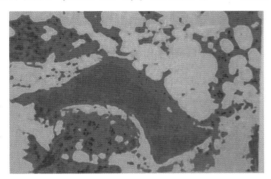

图 52-7　白髓结节状增生，可见边界模糊生发中心[24]

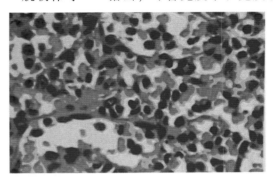

图 52-8　红髓髓索可见弥漫小淋巴细胞浸润，核分裂相少见[24]

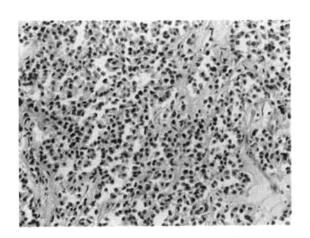

图 52-9　瘤细胞弥漫分布[25]

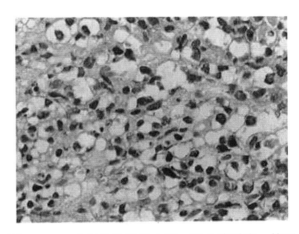

图 52-10　瘤细胞胞质较丰富，部分胞质空，核不规则[25]

织化学的技术已发展到很高的水平，但至今仍有一些脾淋巴瘤不能确定瘤细胞的表型。值得提出的是，一些分化差、恶性度高的淋巴瘤可检测不出其瘤细胞的表型，反应性细胞成分多的淋巴瘤，常可因其反应性细胞的免疫表型而掩盖了数量少的瘤细胞的免疫表型，如T细胞丰富的B细胞淋巴瘤。该作者应用透射电镜和流式细胞术观察分析了41例脾原发性淋巴瘤超微结构和瘤细胞DNA含量，结果显示，脾原发性HL和HNL淋巴瘤非整倍体率为68.3%，低于其他实体肿瘤（75%~90%），DNA非整倍体多出现于高度恶性淋巴瘤；其研究还发现，脾

淋巴瘤细胞DNA含量与其临床分期、肝侵犯、淋巴结侵犯、浸润深度和预后密切相关，脾原发性淋巴瘤有脾门淋巴结和肝侵犯的第三期的高恶组淋巴瘤出现非整倍体率为68.3%；二倍体或接近二倍体肿瘤多出现在瘤组织完全限于脾、无脾外累及的临床第一期的低恶组。既往研究，90%的高度恶性淋巴瘤可出现DNA非整倍体，非整倍体的出现率随恶性度的增高而增加。因此，DNA的倍体与脾淋巴瘤的恶性程度有很好的相关性。

脱朝伟等[20]应用透射电镜和流式细胞术还观察分析了41例脾原发性淋巴瘤超微结

构，如：

（1）霍奇金细胞淋巴瘤，R-S细胞有双叶不规则核和对称致密大核仁，核内常染色质明显，核凹面胞质中见中等量线粒体，核周胞质内见较长的粗面内质网。

（2）裂细胞性非霍奇金B细胞淋巴瘤，细胞核大，核形不规则，伴有较深的裂沟，核仁中小型靠近核膜，胞浆少，可见少数肿胀或空变线粒体。

（3）大无裂细胞非霍奇金B细胞淋巴瘤，瘤细胞核规则，呈圆或卵圆形，异染色质较多呈条块状，核仁1~2个，中等大，胞质少，见少量线粒体及呈长的粗面内质网。

（4）无裂细胞性非霍奇金B细胞淋巴瘤，主要由裂/无裂细胞组成。核裂细胞，核有1~2条深裂沟，常染色质多，异染色质少，核仁中等大小；无核裂细胞较大，核椭圆形，位于中央或靠近核膜，胞质相对较少，可见较多的游离核糖体和线粒体。

（5）混合细胞性非霍奇金B细胞淋巴瘤，瘤细胞大小不一，核大小悬殊，大畸形核较多，核扭曲，不规则深沟及不对称分叶形成的多叶核；间质见交织网状细胞，少量异染色质沿核膜聚集；核仁大小不一，胞质中量，充满单核糖体，粗面内质网间有成堆的线粒体。

（6）T免疫母细胞性NHL，瘤细胞较大，核较小，胞质相对多，电子密度低，部分胞质透明，线粒体膨胀变空，核多形性，有的核呈分叶状，有的核呈圆形或卵圆形，核膜薄，有深浅不一的凹陷，可见小核仁。

（7）淋巴母细胞性NHL，淋巴母细胞性曲核性淋巴瘤，淋巴细胞为中小形，呈锯齿状核和扭曲状核，异染色质沿核膜聚集，核仁小；非曲核细胞性淋巴瘤，核圆或卵圆形，染色质细，均匀分布，有核仁或无核仁；胞质少，见少量空变线粒体。

（8）毛细胞性脾淋巴瘤，毛细胞的绒毛为宽基底，核仁大，胞浆无核糖体板层复合物，应与毛细胞白血病相鉴别。

（9）组织细胞性淋巴瘤，瘤细胞胞浆丰富，核圆或椭圆形，偶见核膜呈锯齿状或折叠状，异染色质聚集核膜，核仁大而明显，线粒体和溶酶体丰富；无细胞连接和Birbeck颗粒。

4 免疫组化

原发性脾淋巴瘤的组织学类型十分复杂，常见细胞类型均可见于脾淋巴瘤，但以B细胞型多见。

一般而言，B细胞型免疫表型为LCA、CD20、CD79均阳性，MPO、CD3、CD8、CD30、CD15均阴性；T细胞型CD5、CD7呈阳性。霍奇金淋巴瘤CD19、CD20阳性。

弥漫性大B细胞淋巴瘤，LCA、CD20阳性，CD45RO、EMA、CK、Ⅷ、CD68均为阴性；无裂细胞性CD19、CD7阳性；毛细胞性脾淋巴瘤CD19、CD20阳性；B-SLL/CLL免疫表型，PanB、CD5、CD23/CD43、IgD、IgM均阳性；MCL免疫表型，PanB、cyclinD1、CD5、IgD、CD43均阳性；MZL免疫表型，CD79α、CD20阳性，CD5、CD10阴性，CD43$^\pm$、Bcl-2$^-$；滤泡性淋巴瘤（FL）免疫表型，PanB、CD10、Bcl-2、IgM均阳性；肝脾TCL免疫表型，CD3、CD4均阳性，CD5$^-$、CD56$^+$、α-AT$^+$、CD45RO$^-$、Mac387$^-$；TCL$^-$非特异性免疫表型，CD3、CD45RO均阳性，CD5、CD79α、Mac387阴性；组织细胞肉瘤免疫表型，CD56、α-AT、Mac387均阳性，CD3、CD5、CD45RO均阴性。

第3节　常规检查

一般而言，外周血及骨髓检查对原发性脾肿瘤的诊断无决定性意义。近年来，随着影象诊断学的进展，对脾肿瘤诊断提供了良好的前景[21]。超声检查显示低回声或液性暗区改变；CT检查能提供脾病变大小、性质、与附近脏器的关系，淋巴结或肝的侵犯，诊断脾肿瘤的符合率可达90%以上；选择性脾动脉造影对脾肿瘤有较高的准确性，典型影像为脾实质缺损、边缘不清、脾动脉分支受压呈弧型，可出现病理性的动脉分支。

张昕辉等[26]报道了4例脾原发性淋巴瘤，术前均诊断为脾肿瘤。作者指出，除靠症状、体征发现及对脾肿瘤有所认识外，均得力于B超及CT的帮助，两者配合可基本了解脾病变的形态、大小、密度、与邻近器官的关系及肝、腹腔淋巴结有否累及，对术前定位诊断和全面了解病变范围价值较大。

　　然而，各种影像学检查均不能确定恶性肿瘤类型，无法判断病变性质。1996 年，刘志峰等统计国内报道的 84 例脾淋巴瘤，84 例中术前诊断为脾肿瘤 27 例（32.1%），考虑恶性肿瘤仅 4 例（4.7%），绝大多数病人被误诊为脾脏其他疾病或诊断为腹膜后肿瘤而行剖腹探查；36 例行 B 超检查，确定脾占位性病变 27 例（75.0%），脾其他疾病 9 例（25.0%）。因此，B 超检查难以判断病变的性质。

　　手术前难以确诊，故剖腹探查对寻找原发病变意义重大，是确诊脾原发性恶性淋巴瘤最好方法。

　　另外，因有可能引起大出血，多数学者对脾穿刺活检均持慎重态度。

1　超声检查

　　超声检查具操作简便、重复性强等优点，可作为其首选检查项目。但有时受肋骨遮挡或气体干扰而难以显示全貌。尽管超声造影在肝脏的运用已日渐成熟与普及，但在脾占位性病变的应用尚处于起步阶段。

　　超声检查原发性脾淋巴瘤时往往需要结合病史及其他检查，方能作出较为准确的诊断，必要时可在超声引导下经皮脾穿刺活检，可得到明确的病理学诊断结果。

　　原发性脾淋巴瘤超声表现主要为脾脏增大，脾实质内显示单个或多个境界清楚的类圆形低回声区，内部可间杂以较强回声与无回声区。脾肿大较明显的患者，脾实质比正常者整体增强时间稍晚，强度略低，早期不均质时间更长[27]。周畅等[28] 报道 3 例原发性脾脏肿瘤，彩色多普勒超声显示肿瘤边缘或内部高速搏动性血流。极少数情况下，病灶亦可呈高或等回声。

　　声像图上还可伴脾门淋巴结肿大，李洪林等[29] 报道 5 例脾原发淋巴瘤超声均有脾门淋巴结受累。Dachman 等对 21 例脾淋巴瘤中 10 例行超声检查，1 例仅有脾肿大，另 9 例占位多为低回声，3 例几近无回声，经病理证实为坏死。赵忻等[30] 报道 1 例巨大原发性脾淋巴瘤伴中央坏死，表现为 3 个结节融合而成的不均质低回声团块，最大 15.5cm×14.0cm，中央可见不规则无回声区，彩色多普勒未见明显血流，可能与肿瘤坏死有关；同时该作者发现，低回声病灶在造影后早期强化晚于且低于周围正常脾组织，强化后迅速消退；确诊为原发性脾淋巴瘤的患者在未切除脾的状况下，经化疗好转后，脾肿大程度多可减轻，肿块可变小甚至消失，残余病灶边界模糊，血流信号可明显减少甚至难以测及；造影后病变内部未见造影剂填充，几呈无回声。

　　依据病理类型，超声的相应表现有以下几种。

　　（1）均匀弥漫性：脾均匀肿大，被膜完整光滑，因很小的结节难以显示，故仅见脾内回声略低，脾门血管一般不增宽，凭此可与肝硬化所致脾肿大鉴别。此类型仅在伴脾门淋巴结肿大时，结合临床其他表现与检查后超声才可能提示原发性脾淋巴瘤。

　　（2）粟粒样结节性：散在分布的点状弱回声，可呈网格状、蜂窝状或筛孔状，内部血流不明显。

　　（3）多发肿块型：脾不均匀增大，内见数个低弱回声较均匀团块，可呈分叶状、类圆形或不规则形，间隔多为较规则线状回声，无明显包膜，后方多无明显增强。彩色多普勒可测及环状血流并可见小分支进入其内，或测及内部点状血流。

　　（4）巨块型：脾局限性增大，病灶内部呈均匀低弱回声，有时可见斑片状低回声，可有后方增强，彩色多普勒表现同多发肿块型。

2　CT 检查

　　CT 检查能清楚显示病变形态，对估计病变范围、有无其他脏器浸润很有帮助。增强后因动脉期脾脏花斑样强化可掩盖很多病变，此时应强调观察实质期和延迟期，以便能观察到较小的结节灶。

　　PSL 之 CT 检查，脾脏增大或轮廓不规则隆起，脾脏内可见到单发或多发的低密度灶；主动脉周围可有成堆的肿大淋巴结；脾内病灶在增强扫描时显示更清楚；腹膜后淋巴结则强化程度很低。

　　值得注意是，脾脏不大者可能有淋巴瘤侵犯，而脾脏大者并不一定有淋巴瘤侵犯。因有 1/3 患者脾大而病理上无脾受侵，另有 1/3 患者脾不大而病理上有脾受侵。故单纯依靠脾大来确定有无淋巴瘤是不可靠的，而 CT 发现低密度结节则使诊断更可靠。

邱乾德等[31]总结文献上有 CT 征象描述的 14 例和收集的 8 例共 22 例 PSL，其 CT 表现，平扫时界限不清者占 77.3%，较清者占 22.7%；增强后不清者占 13.6%，较清者占 86.4%。平扫时低密度占 90.9%，等密度占 9.1%，CT 值为 16.0~44.2Hu；增强后不强化占 72.7%，轻度强化占 27.3%。由此可见，PSL 之 CT 平扫时多为低密度，界限不清，增强后多不强化，少数轻度强化，边界清晰。

依据病理类型，CT 相应表现有以下几种。

（1）均匀弥漫性和粟粒结节性：均可表现为密度较均匀的脾大，外形不变或呈球形，CT 值正常或略低，增强后不均匀强化；但较小病灶 CT 常不能检出，且脾脏大小的测量方法和标准目前尚未统一[32]，因此较易漏诊。

（2）多发肿块性：表现为脾内多发大小不等的低密度灶，呈球形或不规则形，边界可清楚也可模糊，增强后强化不明显，与强化明显的正常脾组织对比更清楚；如果动脉期脾小梁不显示或脾实质呈细小非结节状强化，提示可能为 PSL。

（3）巨块性：表现为左上腹巨大占位，正常脾脏可完全消失或仅存少许，易与左肾上腺和肝左叶病变相混淆。

3 MRI 检查

一般认为磁共振对脾病变的诊断价值并不优于 CT，非增强的磁共振图像难以区分正常脾组织与淋巴瘤。因此，磁共振诊断 PSL 有一定难度，故文献中仅有少数病例报告。

对于脾肿瘤界限不清或难鉴别者，可予口服超顺磁造影剂。病灶一般呈略长 T1 略长 T2 信号[33]，增强后环状或均匀强化。梯度回波快速增强扫描对病灶的显示和诊断较有价值。增强后有以下几种表现：

（1）弥漫性：表现为不规则的高或低信号区，而正常脾脏特征性的弓形条状影可明显强化；

（2）多灶性：表现为高信号衬托下的多发低信号灶，可分布于整个脾脏；

（3）局灶性：T2 加权为低信号，这是区别淋巴瘤还是转移瘤的特征性表现。各组病例所报道均不相同，可能与病灶中是否含坏死、出血、纤维化及脾含铁量是否增加等因素有关。

在上述几种情况同时存在时，可呈现高低信号共存的图像。Dachman 等[5]报道的 21 例 PSL 中有 2 例行磁共振检查，其中 1 例多灶性病变者在 T1 加权图像上相对肝、脾实质呈低信号，T2 加权高信号，增强后可见强化；另 1 例伴坏死，其周围实性部分在 T1 加权呈等信号，T2 加权呈高信号，中央坏死区 T1 加权低信号，T2 加权呈极高信号。

第 4 节 临床表现

脾原发性淋巴瘤早期可无明显症状和特异性体征，当肿瘤进行性增大或压迫周围脏器时，可出现腹痛、左上腹肿物，部分患者有贫血，甚至消瘦、乏力等，少数因脾破裂就诊。因此，早期诊断者不多。体检时脾明显增大，浅表淋巴结多无异常[10]。

多数患者有不同程度的脾脏肿大，左上腹隐痛与食欲减退，部分患者伴有贫血和发热；自发性脾破裂为脾肿瘤常见并发症。

（1）PSL 多见于中老年人，男性多于女性。

（2）以脾肿大、左上腹疼痛为主症是脾淋巴瘤的主要特点，但在脾脏肿大病例中，原发脾淋巴瘤发病率并不高。

脾肿大可表现为巨脾症（splenomegaly），伴有脾功能亢进而出现血中白细胞和血小板减少。

PSL 的脾脏肿大，可超过脐水平，甚至下达盆腔，或超过中线至对侧，其形状常呈不规则圆形，边缘钝，脾切迹触不清，触痛极为明显，有时脾表面可触及硬性结节，此为 PSL 的特征性表现，有利于与门脉高压的淤血性脾大相鉴别。由于临床医生对此缺乏认识，常造成误诊。张昕辉等[26]指出，PSL 查体时脾肿大之特征为质地硬，触痛，表面不平，结节感，活动度小，与一般脾肿大性疾病显著不同，当引起重视。

（3）脾破裂。姚育修[34]报道，脾破裂发生率为 10.7%，其主要诱因为剧咳，排便及分娩等。

（4）部分患者伴有低热、食欲减退、恶心、呕吐、贫血、体重减轻或乏力；少数患者可表现为胸腔积液、呼吸困难、急腹症等，急腹症患者多因脾破裂所致，表现为剧烈腹痛、血性腹水，甚至休克。

1996 年，王杨等[21]报道了 8 例脾原发性淋巴瘤，均以上腹部肿块为首发症状起病，4 例伴有腹痛、2 例发热、8 例均有腹胀，4 例伴有食欲减退、贫血、消瘦；除例 8 就诊时左锁骨上可触及 2 枚肿大淋巴结外，余就诊时均无浅表淋巴结肿大。顾超[35]报道了 1976~1996 年经手术和病理证实为脾原发性淋巴瘤 4 例，男 3 例、女 1 例，年龄 55~67 岁，平均 61 岁；临床表现为左上腹胀痛、脾肿大、发热、食欲低下、乏力、体重减轻。

1996 年，刘志峰等[9]统计了国内 84 例 PSL 临床表现发生率，脾进行性增大 98.4%、左季肋疼痛 92.6%、食欲减退 68.2%、乏力 60.3%、消瘦 51.5%、贫血 40.9%、发热 31.7%，3 例是以自发性脾破裂就诊。病程 1 月至 4 年不等，在有记录的 55 例中，病程在 1 年以内者 4 例（80.0%）；其余在 1 年以上，有 1 例病程长达 4 年之久。

1998 年，Dachman 等[19]报道的 21 例脾 NHL，左上腹痛占 57.6%，脾大占 42.9%，发热占 28.6%。

2000 年，周东等[36]报道的 15 例原发性非霍奇金脾淋巴瘤，15 例左上腹痛或不适，以及左季肋部痛占 73.3%，脾肿大占 73.3%，贫血占 53.3%，发热占 33.3%。

2003 年，张丽等[12]报道了 39 例脾脏非霍奇金淋巴瘤，病程 2 个月至 7 年。患者均有不同程度的脾肿大，表现为腹痛 10 例、腹胀 11 例、发热 7 例、贫血 8 例、肝肿大伴黄疸 2 例；以脾破裂症状就诊者 7 例，其中 3 例为自发性脾破裂，4 例为轻微外伤导致脾破裂。

2006 年，邓量等[13]报道的 21 例原发性脾脏淋巴瘤，早期均无明显症状，左上腹疼痛及肿块是最常见的症状（占 81%），部分患者伴有发热（占 38%）、食欲减退（占 38%）、贫血（占 33.3%）、消瘦（占 28.6%）。

综合分析张汝鹏等[37-40]报道的 98 例 PSL，男 62 例、女 36 例，年龄 14~79 岁，平均 51 岁；86% 有腹部肿块或脾大，76% 有左上腹不适或疼痛，发热占 38%，体重减轻 37%，贫血 37%。

第 5 节　诊断与鉴别诊断

1　术前诊断困难

原发性脾淋巴瘤临床罕见，PSL 诊断较困难，尤其是术前诊断。Long 等[41]报道，因脾肿大而切除的脾标本中仅 3% 为淋巴瘤；Falk 等[41]报道，在 500 例含淋巴瘤的脾切除标本中，仅 17 例（3.4%）被确诊为原发性脾淋巴瘤；姚育修等[34]统计术前诊断为或高度怀疑为脾肿瘤者仅 20.9%；邓量等[13]报道的 21 例原发性脾脏淋巴瘤，无一例术前明确诊断。

其原因是本病早期症状和体征无特异性，外周血及骨髓检查对本病的诊断无决定性意义，导致诊断困难；待脾脏逐渐增大、左上腹出现肿块，继之出现脾功能亢进时，又易误诊为伤寒、肝硬化、腹部肿物待查、脾脓肿、血吸虫病、血小板减少症等。

即使考虑为脾淋巴瘤，但要区分原发性脾淋巴瘤与继发性脾淋巴瘤亦非易事。且大部分患者血细胞分析正常，仅部分出现白细胞、红细胞及血小板减少；虽 B 超与 CT、MRI 能发现临床及体检不能发现异常的脾脏占位性病变，但不能确定其性质；最终确诊还需要病理学诊断、脾脏切除或经皮穿刺活组织检查病理诊断。

但即使是剖腹探查或脾切除亦非 100% 能成功诊断，如宋爱华等[43]曾报道国内首例在结节性肝硬化基础上伴发的脾淋巴瘤，手术探查后仍误诊，导致术后死亡。

2　诊断思路

（1）在脾脏原发性恶性肿瘤中淋巴瘤最多见，占 70%~75%。因此，在辅助检查中发现脾脏占位性病变时，应首先考虑淋巴瘤的可能，及时行剖腹探查，获取病理诊断。

（2）患者如有贫血、发热、消瘦、脾脏进行性肿大，且无全身浅表淋巴结肿大时，应考虑此病。

（3）临床常用影像学检查，包括 B 超、CT、MRI 及选择性脾动脉造影均有重要意义，诊断脾脏肿瘤的符合率可达 90% 以上。

（4）骨髓检查及淋巴结活检虽不足以诊断本病，但有助于鉴别诊断。

（5）因淋巴瘤是多中心性发生的全身性疾病，以脾大为首发症状者约占 1%，需首先排除全身性淋巴瘤，才能诊断原发脾肿瘤。继发性脾淋巴瘤大多由腹部淋巴结病灶经淋巴管扩散而来，此类患者多伴有腹腔淋巴结肿大。

（6）至目前为止，切脾后活检仍为唯一可靠的诊断方法[44]。因此，在辅助检查中，提示为脾脏占位性病变时，应首先考虑本病可能，及时行剖腹探查后活检。如孙致信等[45]报道 1 例脾原发性霍奇金淋巴瘤，男性，34 岁，术后病理镜检，肿块切面为大量坏死组织，边缘组织内吞噬现象明显，可见异形细胞增生，呈不典型 RS 细胞样，结合免疫组化，方确诊为霍奇金淋巴瘤（混合细胞型）。

（7）PSL 大多起源于 B 淋巴细胞，少数起源于 T 淋巴细胞；脾脏 NHL 大致分为小细胞型和大细胞型，小细胞型较为多见[46]。

凡原因不明的持续性脾肿大伴下列情况之一者，则应高度怀疑脾原发性淋巴瘤：①有脾功亢进；②有原因不明的发热；③脾脏 B 超有占位性病变；④脾大明显而质地较硬者。有作者[47]指出，对有脾功能亢进、未明热，特别是高热，B 超检查有占位性病变者，应高度怀疑脾淋巴瘤。周东等[36]指出，因为原发性脾淋巴瘤诊断时客观上存在病期早晚不同，并且在晚期可有脾外的侵犯。因此，只要以脾的首发症状为主要表现，肝不大，浅表淋巴结不大；剖腹时病变主要在脾脏及脾门淋巴结，亦可有其他邻近脏器或腹腔淋巴结受累，则诊断成立。

3 诊断标准

1965 年，Das-Gupta 等[49]提出的标准为：①原发症状为脾肿大、腹部不适及压迫症状；②临床生化、血液学及影像学检查能排除其他病变；③肝门部、肠系膜、腹主动脉旁淋巴结无受累；④切脾后至其他部位出现淋巴瘤至少间隔 6 个月。此标准较严格，要全部符合以上各条较困难，且因就诊时间有早晚，可能导致

部分病例漏诊。

1988 年，Kehoe 等[48]提出的标准是，病变首发于脾及脾门淋巴结，可有脾脏局部淋巴结、肝或骨髓的累及，但要根据受累部位的大小和情况来推测脾脏是否是原发的。该标准较符合临床实际情况，因 PSL 诊断时存在病期早晚不同，晚期有脾外侵犯的可能。

1998 年，Dachman 等提出的标准为：①病变局限于脾内或仅伴脾门淋巴结；②脾外浸润只允许直接突破脾包膜；③骨髓象及外周淋巴结均未受累。此标准相对简单，可操作性强。

4 分期

1996 年，Ahmann 等将 PSL 分为 3 期，I 期为肿瘤仅限于脾脏，II 期为除脾之外已累及脾门淋巴结，III 期为已累及肝脏或腹腔淋巴结。

5 鉴别诊断

因原发性脾淋巴瘤临床表现、体征、影像学检查等无特异性，因此初步诊断困难，易与脾脏相关良恶性肿瘤混淆，故在获得病理学诊断前，其鉴别诊断具有重要意义。

5.1 脾转移性瘤

脾脏的转移瘤以血行播散为主，少数亦可为淋巴转移，常有其他部位的原发肿瘤病史，主要见于广泛播散的晚期病例，一般多有原发肿瘤的临床表现。原发灶来源于肺癌、乳腺癌、恶性黑色素瘤最常见，少数亦可来源于生殖系统的恶性肿瘤、骨及软骨恶性肿瘤、胃肠道恶性肿瘤；多伴有脾门、腹膜后或腹腔淋巴结转移。少数源于邻近器官如胃底、胰尾、左肾等，可直接侵犯脾包膜。

脾脏可增大，肿瘤中央可有液化坏死，超声检查示形态不规则的低弱回声团块，内部回声分布不均匀，周围可见明显声晕，少数亦可呈高回声，病变区亦可呈"牛眼状"。CT 表现，多数病例脾脏增大，内有多发或单发圆形低密度区，多数边界清楚，增强扫描更明显；有的转移瘤可相互融合，此时境界不清楚；更有个别转移瘤表现为囊性水样密度；可见腹膜（腹水或结节块阴影）、肝及其他脏器有转移灶。磁共振 T1 加权多为边缘清楚的低信号，T2 加权信号稍高。

5.2 血管肉瘤

原发于脾的恶性肿瘤少见，主要为血管肉瘤。血管肉瘤转移较早，故有时可见肝内转移灶或后腹膜淋巴结肿大。

超声可发现脾大乃至巨脾，脾内可见单发或多发灶，可为高或低回声，多发结节时可相互融合，边缘常不光整；发现时多已较大，且向外突出生长，引起脾脏外形改变；伴破裂出血者可探及脾周积液；彩色多普勒可显示肿瘤内血流丰富，多为动脉血流。CT 表现为界限不清的低密度影，呈实性或含囊性坏死区；增强后实质区不同程度强化，可酷似血管瘤的增强表现。磁共振 T1 加权低信号，T2 加权呈明显高信号，信号不均匀，增强表现同 CT 增强。

5.3 慢性淋巴细胞性白血病

慢性淋巴细胞性白血病，是一种淋巴细胞增生与蓄积的疾病，临床上发病多见于老年人，其自然病程较长。

早期症状不典型，可有全身淋巴结肿大、乏力、发热、出汗、皮肤瘙痒；脾脏于肋缘下>10cm 的在 90% 以上；外周血涂片成熟淋巴细胞大于 60%，其绝对值 $\geq 6 \times 10^9/L$，持续 3 个月；骨髓象，增生活跃，成熟淋巴细胞 $\geq 40\%$；组织活检，为成熟淋巴细胞浸润表现。

5.4 毛细胞性白血病

毛细胞性白血病，是一种特殊类型白血病，其特征是瘤细胞细胞膜有毛状物，或似发卡、裙边、锯齿，因而称之毛细胞性白血病。

临床上多有贫血，发热，肝脾肿大，病程进展缓慢；外周和骨髓可见毛细胞性白血病细胞。组织化学染色，为酸性磷酸酶阳性，且不被酒石酸盐抑制；几乎所有患者有脾脏肿大，常在肋缘下 10cm 以上。

5.5 幼淋巴细胞性白血病

幼淋巴细胞性白血病，是慢性淋巴细胞性白血病一种类型，临床症状较慢性淋巴细胞性白血病明显，病程进展较快，常有脾大而淋巴结肿大不显著。

症状期短，可有乏力、多汗、消瘦；脾脏肿大明显，多在肋缘下 10cm 以上，淋巴结较少肿大；血涂片及骨髓见大量幼淋巴细胞，其特征是几乎所有淋巴细胞均可见到核仁。

5.6 脾囊肿

脾囊肿超声表现为无或低弱回声，可伴囊壁钙化，有时可见分隔成多房性，彩色多普勒测不到血流；CT 平扫病灶圆形规则，边缘光滑，增强后无强化；磁共振图像呈长 T1 长 T2 信号。

5.7 脾血管瘤

脾血管瘤声像图特征与肝血管瘤相似，显示为境界清晰的稍高回声团块，有时可见病变外血管进入而出现边缘缺裂现象；彩色多普勒可见病变内动静脉血流，超声造影时小血管瘤增强方式与周围脾组织相似，而较大者可呈向心性或整体增强[50]。CT 表现类似肝血管瘤，且具一定特征，平扫呈圆形低密度或囊实性，增强后边缘开始强化，延迟动态扫描造影剂逐步填充而呈等密度，有时可见边缘蛋壳样钙化。磁共振 T1 加权略低信号，T2 加权为略高信号，增强后均匀强化呈高信号并持续至延迟期，或周边结节状强化并逐渐向中央填充至延迟期呈等信号。

5.8 脾淋巴管瘤

脾淋巴管瘤声像图上显示脾内圆形高回声，形态规则，彩色多普勒不能测及明显血流；CT 多为均匀低密度灶，增强后病灶不增强为其特点；磁共振表现为类圆形病灶，T1 加权表现为较均匀的低信号，T2 加权呈明显高信号。

5.9 脾脏炎性假瘤

脾脏炎性假瘤较少见，周畅等[28]报道了 3 例，1 例呈低回声，1 例中高回声，1 例周边见蛋壳样钙化，彩色多普勒有时探及内部彩色血流，可见超声表现并无特异性；高永艳等[51]报道了一例脾炎性假瘤超声造影表现，成像特点为结节稍晚增强–持续数秒–快速消退；刘于宝等[52]总结了 6 例 CT 和磁共振表现，CT 均为等或稍低密度，界清，内可见散在点状高密度影（与局灶性出血有关），小片状低密度影（与凝固性坏死有关），增强后可不强化或轻中度不均匀强化；磁共振均表现为 T1 加权稍低或等信号，T2 加权低信号，动态增强后各期均未见强化，其信号特点对诊断具有一定特异性，因脾内其他肿瘤性病变很少出现 T1 及 T2 加权均以低信号为主的改变。

5.10 骨髓纤维化

骨髓纤维化是一种慢性骨髓增殖性疾病，因骨髓由纤维组织所代替而致造血障碍，骨髓检查呈干抽现象，常有髓外造血表现。

临床发病多在 40 岁以上，乏力、低热、脾脏肿大；贫血，为幼粒-幼红细胞型。白细胞和血小板正常或降低；可见泪滴红细胞。骨髓象，多次干抽，增生低下；骨髓活检，病理具有特征性改变。

第 6 节　治疗

1　治疗原则

原发性脾淋巴瘤的治疗原则，应根据患者的组织学分型、细胞分化程度、临床分期，并结合患者年龄、身体一般状况、治疗目的及有效性等因素综合考虑。

因为本病的临床特殊性，多数学者主张以手术切除为主的多学科综合治疗，在获得明确病理学诊断前，应首选手术切除，术后根据组织病理学、免疫组化结果再行放化疗，如此可提高近远期疗效[48]。和希彭等[53]报道了 4 例脾原发性恶性淋巴瘤，均以"脾大原因待诊"入院，均行脾脏切除术，术后病理为 1 例霍奇金淋巴瘤、3 例非霍奇金淋巴瘤；3 例给予相应化疗，分别使用 MOPP 方案或使用 COP 方案治疗；另 1 例 HNL 未进一步治疗。经化疗 3 例中 2 例已分别存活 2 年、3 年 2 个月，1 例失访；未经化疗的 1 例 NHL 切脾后 9 个月因发现颈部及纵隔淋巴结肿大再次来诊，经 MOPP 方案治疗，至 1995 年报道为止已存活 1 年 2 个月。鞠新华等[15]报道了 1988~1998 年 9 例脾原发性恶性淋巴瘤，8 例为脾非霍奇金淋巴瘤，1 例为脾霍奇金淋巴瘤。脾切除术 8 例，同时行胰尾切除术、结肠脾区切除术、贲门周围血管离断术或胆囊切除术各 1 例；术后行化疗 6 例，放疗 5 例。随访 7 例，失访 2 例。生存最长 9 年 4 个月，最短 10 个月，平均生存 3 年 9 个月。周东等[36]报道了 1964~1998 年 15 例原发性非霍奇金脾淋巴瘤，1 例拒绝手术而行针吸活检，14 例行手术探查，脾切除 11 例，脾切除加肝左外叶切除，脾切除加胰体尾切除各 1 例，1

例探查加活检，术后辅助化疗 13 例。15 例中，手术死亡 3 例，其余患者生存 3 个月至 29 年不等，其中 1 例无瘤生存 29 年，另 1 例带瘤生存 44 个月。

2　手术治疗

因原发性脾脏淋巴瘤最先表现是脾大，故对不能解释的进行性脾大者，应行脾脏切除，如此不仅可以明确诊断，亦可避免因误诊而失去早期治疗的机会[54]；同时，术中可明确肿瘤外侵的范围，常规行肝及腹腔淋巴结活检，为术后分期、分型及放、化疗提供依据。吴明辉等[22]指出，当怀疑本病时，应尽早剖腹探查。

临床根据病变的范围决定相应的术式，一般而言，Ⅰ期行单纯脾切除，Ⅱ期、Ⅲ期争取做联合脏器切除和相应的淋巴结清扫。术中注意脾包膜的完整，同时清扫胰尾、脾门处肿大的淋巴结，探查腹腔及腹膜后淋巴结，取样送检；避免挤压脾脏或自家血回输，以免引起肿瘤播散。Kehoe 等[48]报道，切脾后Ⅰ期加Ⅱ期的 2 年生存率为 71%，5 年生存率为 43%，Ⅲ期 2 年生存率为 21%、5 年生存率为 14%。

3　化学治疗

原发性脾脏淋巴瘤脾切除术后，应根据病理类型进一步治疗，对于高度恶性或Ⅲ期患者应以全身化疗为主。邓量等[13]报道，手术联合化疗的生存率明显高于单纯手术治疗者。

化疗方案多选用 MOOP、CHOP 或 BACOP，一般 6 个周期。

近年来，应用抗 CD20 单克隆抗体美罗华联合 CHOP 治疗 B 细胞淋巴瘤有效率高，毒副反应小，患者耐受率高等特点原发性脾淋巴瘤大多是 B 细胞来源，免疫组织化学以 LCA、CD20、CD45 阳性率高，有报道应用美罗华+CHOP 方案化疗取得了较好疗效。

4　放射治疗

既往认为，病理类型为低、中度恶性或Ⅰ、Ⅱ期病例可予术后全腹照射，目前多不主张全腹照射；必要时可采用光子刀直接照射肿块或采用适形调强照射脾区。

一般除脾区局部照射外应再加一个淋巴引

流区的照射，剂量一般以 30~35Gy 为宜；也有学者认为，对于早期原发脾 NHL 术后不需进行放射治疗，仅选择适当的联合化疗方案。

第 7 节　预后

1　预后情况

因原发性脾淋巴瘤发病率低，缺乏大样本临床统计报道，故预后数据差异较大。一般而言，脾原发性淋巴瘤经脾切除术、术后结合化疗或放疗等多学科治疗后可获得较为满意的疗效。在脾恶性肿瘤中，淋巴瘤预后最好，其 5 年生存率为 20%~45%。国外文献报告，PSL 的术后 5 年生存率为 31%。国内孙金波报道 10 例脾原发性淋巴瘤，除 3 例术后死亡外，余 7 例均行术后化疗和/或脾床放疗，4 例生存 5 年以上。脾切除加化疗、放疗的总 5 年生存率约 31%，其中 Ⅰ 和 Ⅱ 期预后较 Ⅲ 期好，5 年生存率可达 45%。有报道术后生存 23~27 年者，如 1993 年吴国柱[55] 报道 1 例在脾切除后辅以放疗，至报道时为止，患者已存活 26 年，实属罕见。

刘志峰等[9] 报道，PSL 易于复发，60%~90% 为远处侵犯，于 10 个月内复发者占 50%；在其所报道的 45 例中，1 年内死亡者占死亡总数的 72.0%。1998 年，范光学等[56] 报道 1 例，男，66 岁，入院诊断为脾脏实质性占位，行脾切除术，术中见脾脏增大，脾下极约 5cm×7cm 大小肿块，质硬，脾上极与膈肌及腹膜后粘连较重。病理报告为 "脾原发性淋巴瘤"；术后 1 个半月患者出现头痛及进行性左侧肢体活动不灵，颅脑 CT 示颅内多发性占位（脑转移瘤）；腹部 B 超示腹膜后实性占位（考虑腹膜后淋巴结转移）。虽经化疗与支持疗法，效果不佳，患者于术后 4 个月死于全身衰竭。1971 年，Skarin 等报道，脾原发性淋巴瘤术后发生慢性白血病血象，但其预后较一般白血病为好。

1995 年，张昕辉等[26] 报道了 4 例脾原发性淋巴瘤，3 例行联合脏器切除，至 1995 年止，其中 2 例已分别生存了 6 年及 4 年。

1996 年，刘志峰等[9] 统计了国内报道的 84 例，脾切除 79 例（94.0%），未手术 5 例。术后辅以化疗者 16 例，区域性放疗者 5 例。随访 45 例，其中脾切除后随访 42 例，已死亡 22 例。最长达 26 年，3 年生存率为 28.6%、5 年生存率为 19.0%；未手术的 5 例中，随访 3 例，均于发病后 6 个月内死亡。45 例中，在 1 年内死亡占死亡总数的 72%。

1997 年，顾超[35] 报道了 1976~1996 年经手术和病理证实为脾原发性淋巴瘤 4 例，2 例术后未治疗，于 1 年内死亡。1 例术后 COP 方案化疗，至报道时已存活 1 年余；另 1 例术后 COPP、BACOP 方案交替化疗，至报道时已存活 3 年。

2002 年，赵强等[11] 报道了 10 例脾脏原发性非霍奇金淋巴瘤，均行手术切除，7 例术后予以 CHOP 方案化疗 1~6 个疗程。随访 6 例，1 例 Ⅱ 期的中心母细胞性淋巴瘤术后未化疗于 8 个月后死亡，1 例 Ⅰ 期中心母细胞性淋巴瘤患者 3 年后复发而死亡，其余 4 例存活，2~5 年后失访。

2　预后因素

PSL 的预后主要与临床分期、组织学类型及治疗方法密切相关。

一般而言，Ⅰ 期预后优于 Ⅱ 期、Ⅲ 期。Ⅰ~Ⅱ 期者，其 2 年、5 年生存率分别为 71%、43%；而 Ⅲ 期者则分别为 21%、14%。刘志峰等[9] 统计了国内报道的 84 例，在随访的 28 例中，Ⅰ 期 8 例，2 年存活率 87.5%；Ⅱ 期 15 例，2 年存活率 20.0%；Ⅲ 期 5 例，均在手术后 6 个月内死亡。

病理类型为低、中度恶性者，其 3 年、5 年生存率分别为 75%、60%；而高度恶性者其 3 年生存率仅 20%。Ahmann 等[6] 报道 49 例脾脏淋巴瘤，指出滤泡性者比弥漫浸润者预后要好，总的 5 年生存率为 31%，而分化好的淋巴细胞性淋巴瘤 5 年生存率为 60%；弥漫性的预后较结节性差，老年患者预后差。刘志峰等[9] 统计了国内报道的 84 例，在报道的 27 例中，7 例网织细胞肉瘤 5 例存活<2 年；8 例无裂细胞型 4 例存活<1 年；6 例组织细胞型 3 例存活<1 年；2 例大裂细胞型 1 例存活<1 年；4 例淋巴肉瘤分别存活 2 年、4.5 年、5 年和 17 年。

（郭亚焕）

参考文献

[1] Faiks, Stutte HJ. Primary malignant Lymphomas of the spleen: Amorphologic and immunohistochemical analysis of 17cases. Cancer, 1990, 66: 2612.

[2] Rosonberg SA.Lymphosacroma:A review of 1269 cases. Medicine 1961, 40:31.

[3] Glass AG, Karnell LH, Menck HR, et al. The national cancer data base report on non-Hodgkin's lymphoma.Cancer, 1997, 80 (8) :2311-2320.

[4] Brox A, Bishinsky JI, Berry G.Primary non-Hodgkin lymphoma of the spleen.Am J Hematol, 1991, 38: 95-100.

[5] Dachman AH, Buck JL, Krishnan J, et al. Primary non-Hodgkin's splenic lymphoma. Clin Radiol, 1998, 53 (2) :623-624.

[6] Ahmann DL, Kiely JM, Harrison EG.Malignant neoplasms of the spleen: a review of 49 cases in which the diagnosis was made at spleenectomy. Cancer, 1966, 19 (4) :461-469.

[7] Skarin AT.Lymphosarccoa of the spleen .Arch Intern Med, 1971, 127:259.

[8] 田中千起.脾の肿瘤.临床杂志,外科, 1976, 1: 101.

[9] 刘志峰,副教授,沈福勤.脾原发性恶性淋巴瘤84例综合分析.中国肿瘤临床与康复, 1996, 3 (2): 28-29.

[10] 王奇璐主编.恶性淋巴瘤的诊断及治疗.北京:北京医学大学 中国协和医科大学联合出版社, 1997, 221.

[11] 赵强,丁慧,彭燕玲.脾脏原发性非霍奇金氏淋巴瘤的临床病理分析.南华大学学报:医学版, 2002, 30 (4): 359-361.

[12] 张丽,李百周,徐天蓉,等.脾脏非霍奇金淋巴瘤临床病理学研究.临床与实验病理学杂志, 2003, 19 (1): 43-46.

[13] 邓量,许峰峰,甄宇洋.原发性脾脏恶性淋巴瘤21例的临床分析.中华现代外科学杂志, 2006, (5): 401-402.

[14] 王琳,易慧明 陈娟.脾原发性恶性淋巴瘤一例报告.海南医学, 1996, 2: 131.

[15] 鞠新华,张激扬,魏林,等.脾原发性恶性淋巴瘤9例报道.肿瘤(上海), 2001, 21 (2): 156.

[16] 马明信.脾原发恶性淋巴瘤5例临床分析.北京医学, 1995, 17 (1):36.

[17] 刘卫平,杨自荣,曾林华,等.脾脏非霍奇金氏淋巴瘤的临床病理特征及其与免疫组化表型的关系.

中华病理学杂志, 2001, 30 (2) :93-96.

[18] 陈新元,袁凤银,吴焕明.脾原发性T免疫母细胞型淋巴瘤1例.数理医药学杂志, 2009, 22 (3): 301-302.

[19] Dachman AH, Buck JL, Krishnan J, et al. Primary non-Hodgkin's splenic lymphoma.Clinical Radiol, 1998, 53 (2) :137-142.

[20] 脱朝伟,刘秋珍,王斌,等.脾原发性淋巴瘤超微病理诊断及流式细胞分析的研究.中国医学影像技术, 2001, 17 (12): 1185-1187.

[21] 王杨,姜玉珍,张秀梅.脾原发性恶性淋巴瘤八例报告.中华血液学杂志, 1996, 17 (1):36-37.

[22] 吴明辉,胡晓燕.脾原发性恶性淋巴瘤1例.川北医学院学报, 2001, 16 (4): 130.

[23] 陈春,邵玉立.脾原发性恶性淋巴瘤1例.诊断病理学杂志, 2000, 7 (4): 269.

[24] 郭锐,叶絮,庞缨,等.脾脏原发性非霍奇金淋巴瘤1例报告及文献复习.血栓与止血学, 2011, 17 (1) :33-35.

[25] 王淑芳,饶晓松,苏荣刚.脾原发性恶性淋巴瘤1例.诊断病理学杂志, 2002, 9 (2): 121.

[26] 张昕辉,袁补全,潘益富.脾原发性恶性淋巴瘤4例报告.中国普通外科杂志, 1995, 4 (5): 299-300.

[27] Orlando Catalano, Fabio Sandomenico, Paolo Vallone, et al. Contrast-enhanced sonography of the spleen. Seminars in Ultrasound, CT and MRI, 2006, 27 (5) :426-433.

[28] 周畅,谢汉波,平祖衡,等.原发性脾脏肿瘤的超声诊断.临床超声医学杂志, 2006, 8 (5) :282-284.

[29] 李洪林,郝玉芝,朱利,等.脾原发肿瘤与肿瘤样病变的超声表现.中华医学超声杂志, 2005, 2 (1): 36-38.

[30] 赵忻,杨德民,刘玉平.B超诊断巨大脾脏原发性淋巴瘤1例.中国超声诊断杂志, 2002, 3 (3): 184-185.

[31] 邱乾德,尹京春,陈祈平,等.原发性脾脏恶性淋巴瘤CT诊断(附8例报告).中华肝胆外科杂志, 2004, 5 (5) :346-347.

[32] Lamb PM, Lund A, Kanagasabay RR, et al. Spleen size: how well do linear ultrasound measurement correlate with three-dimensional CT volume assessments? Br J Radiol, 2002, 75 (895) :573-577.

[33] 陈星荣,沈天真,段承祥,等.全身CT和MRI.上海医科大学出版社, 1995, 631-632.

[34] 姚育修.原发性脾肿瘤(附112例综合分析).实用肿瘤杂志, 1959, 4 :225.

［35］顾超.脾原发性恶性淋巴瘤4例报告.实用老年医学，1997，11（2）：67.

［36］周东，梁寒，王殿昌.15例原发性非霍奇金脾淋巴瘤的临床、病理特征.中国癌症杂志，2000，10（4）：345-346.

［37］张汝鹏，王殿昌，李强，等.23例脾脏原发性恶性淋巴瘤临床分析.中华外科杂志，2002，40（3）:208-2095.

［38］王益华，吕翔，戴小波，等.脾原发性恶性淋巴瘤11例临床病理及免疫组化分析.诊断病理学杂志，2004，11（1）:15-17.

［39］陈鹏，蒋力生.脾脏原发恶性淋巴瘤（附9例报告）.West China Medical Journal，2004，2（2）：252.

［40］陈楠，杨志刚，余建群，等.脾原发性恶性淋巴瘤的螺旋CT诊断（附5例报告）.临床放射学杂志，2003，7（7）:572-57.

［41］Long JC，Aisenberg AC. Malignant lymphoma diagnosed at splenectomy and idiopathic splenomegaly. Cancer，1974，33:1054-1061.

［42］Falk S，Stutteh J. Primarymalignant lymphomas of the spleen:amorphologicaland immunohisto-chemical analysis of 17 cases.Cancer，1990，66: 2612-2619.

［43］宋爱华，刘海川.三例经尸检证实为特殊类型的原发结外非何杰金氏淋巴瘤的误诊分析.实用肿瘤杂志，1991；6:119.

［44］王劲，张荷，冯江，等.原发性脾淋巴瘤4例临床分析.临床血液学杂志，1999，12（6）:272.

［45］孙致信，华淑涯，曹晶.脾原发性霍奇金淋巴瘤1例.肿瘤，1999，19（1）：48.

［46］Schiessinger J.Cell signaling by receptor tyrosine kinases.Cell，2000，103:211-225.

［47］张学芬，周淑芬.主编.血液系统疾病鉴别诊断学.北京：军事医学出版社，2004:415-416.

［48］Kehoe J，Straus DJ.Primary lymphoma of the spleen: clinical features and outcome after splenectomy.Cancer，1988，62:1433-1438.

［49］Das-Gupta T，Coombes B，Brasfield RD，et al. Primary malignant neoplasms of the spleen.Surg Gynecol Obstet，1965，120:947-960.

［50］Orlando Catalano，Fabio Sandomenico，Paolo Vallone，et al. Contrast-enhanced sonography of the spleen. Seminars in Ultrasound，CT and MRI，2006，27（5）:426-433.

［51］高永艳，王旸，邵秋杰，等.实时灰阶超声造影在脾病变中的应用2例.中华超声影像学杂志，2006，15（12）:953.

［52］刘于宝，梁长虹，张忠林，等.脾脏炎性假瘤CT和MRI表现与病理对照分析.放射学实践，2006，21（7）：692-694.

［53］和希彭，李殿青，杨富华.脾原发性恶性淋巴瘤病例临床分析.山西医学院学报，1995，26（3）：232-233.

［54］高纪东，蔡建强，邵永孚.原发性脾肿瘤11例临床治疗分析.中华普通外科杂志，2000，15（3）：162-164.

［55］吴国柱.脾原发性恶性淋巴瘤术后长期存活一例.实用癌症杂志，1993，l:60.

［56］范光学，孙克臣.脾原发性恶性淋巴瘤1例报告.辽宁医学杂志，1998，12（6）：325.

第 **53** 章

原发性肠道淋巴瘤

第 1 节　总论

1　基本概念

　　原发性胃肠道淋巴瘤（primary gastrointestinal lymphoma，PGIL）的定义是具有明显胃肠道症状或病变，同时组织学证明病变为原发于胃肠道的淋巴瘤[1]。Isaacson 等[2] 提出黏膜相关淋巴组织（mucosa associated lymphoid tissue，MALT）的概念，即与黏膜相关的淋巴组织可以发生淋巴瘤。

　　胃肠道是结外与黏膜相关的最大淋巴器官，MALT 淋巴瘤多见于 Peyers 结、阑尾、支气管黏膜。这一新的淋巴瘤组织学分型已经被广泛接受，从而使我们对于 PGIL 的定义有了新的认识。

原发性肠道淋巴瘤（常见类型），在病理表现、自然病史和预后方面与原发性胃淋巴瘤相似，肠道淋巴瘤通常与胃淋巴瘤一起分析报道。消化道淋巴瘤中以胃最为常见，其次是小肠，再其次是大肠。本章主要讨论原发性肠道淋巴瘤，原发性胃淋巴瘤见第 50 章。

胃肠道淋巴瘤最常见的病理类型是弥漫性大 B 细胞型淋巴瘤，其形态和分子生物学与发生在结内者并无区别；其次为黏膜相关淋巴组织淋巴瘤，其他少见类型尚有肠病型 T 细胞淋巴瘤等。

在胃的原发性淋巴瘤中，侵袭性弥漫性大 B 细胞型淋巴瘤约占 55%，惰性 MALT 淋巴瘤约占 40%；小肠和结直肠中侵袭性弥漫性大 B 细胞型淋巴瘤比例更高，占 67%~69%，MALT 淋巴瘤比例较低。

2 流行病学

胃肠道虽是结外淋巴瘤最常见的发病部位，但临床上 PGIL 仍属少见，仅占消化道肿瘤的 1%~4%，而在整个恶性淋巴瘤中，源自胃肠道者亦仅占 1.9%~5.3%；但文献报道有逐年上升趋势。随着诊断技术的进步，PGIL 的发病率在欧美及日本已经明显增加。

原发性胃肠道非霍奇金淋巴瘤是结外非霍奇金淋巴瘤中最多见者，约占 40%。PGIL 中约半数发生在胃，占 44%~75%，小肠占 20%~30%，食管、结直肠相对少见，占 15%~20%，这种表现在中国和西方国家基本相似 [3-4]。约 85% 的 PGIL 是 B 细胞型，组织学分型可分为低度恶性 MALT 淋巴瘤、成熟细胞淋巴瘤、大细胞淋巴瘤；约 50% 的 PGIL 患者有巨块性病变。

有学者在对 315 例胃肠道非霍奇金淋巴瘤报道中，胃占 59%，小肠占 22%，回盲区占 11%，大肠占 8%。小肠淋巴瘤占小肠恶性肿瘤的 20%，但大肠非霍奇金淋巴瘤在大肠恶性肿瘤中不足 0.5%。

原发于结直肠的淋巴瘤更少见，仅占全部结肠肿瘤的 0.06%，占全部直肠肿瘤的 0.1%，占全部结直肠恶性肿瘤的 1%~2%。原发性结直肠淋巴瘤好发于淋巴组织丰富的盲肠，尤其是儿童，其次是直肠。在原发性结直肠淋巴瘤中，回盲部占 71.5%，直肠占 16.9%，升结肠占 6.2%，乙状结肠和肛门各占 1.5%，降结肠和阑尾各占 0.7%。

原发性肠道淋巴瘤高发年龄比胃淋巴瘤提前 10 年，多发于 50~60 岁，儿童病例常为未分化非伯基特组织类型。男女比例为（1.2:1）~（2.0:1）。

在地中海国家中免疫增生性小肠疾病（immunoproliferative small intestinal disease，IPSID）占优势，因此小肠淋巴瘤较其他地方常见。

3 组织病理学

3.1 组织病理分型

3.1.1 主要分型

组织病理分型是决定 PGIL 治疗及预后的主要因素，但长期以来，PGIL 组织病理分型在国际上极不一致，影响了对 PGIL 预后的评价和各研究组之间的比较。其非全身性非霍奇金淋巴瘤用 Kiel 或 Working Formulation 分型，不太适用于 PGIL [5]。

大多数 PGIL 是 B 细胞非霍奇金淋巴瘤，40% 的胃淋巴瘤和 20% 的小肠淋巴瘤是低度恶性，由 MALT 构成 [6]；T 细胞淋巴瘤很少见，多发于小肠，常伴有肠病和消化不良。

1983 年 Isaacson 和 Wright 介绍的 MALT 淋巴瘤新概念已被广泛接受，1988 年 Isaacson 根据分子生物学标记物和表现制定了新的 PGL 病理分型方法，以适合于 PGIL 的诊断与治疗 [8]（见表 53-1、表 53-2）。

Kiel 病理分型适合全身性淋巴瘤的病理分型，分类比较全面但繁琐；Isaacson 病理分型相对简单，可以概述常见的 PGIL 的病理类型，是针对 PGIL 所设计，有较强的临床适用性，有利于对病例数比较少的 PGIL 的分类和比较。

3.1.2 B 细胞亚型

胃肠淋巴瘤不仅有 MALT 型淋巴瘤，还有 MMCL（黏膜套细胞淋巴瘤）、MFL（黏膜滤泡性淋巴瘤）和肠病相关（EATL）或不相关 T 细胞淋巴瘤等。它们的形态、免疫表型和基因表达有相同和不相同之处，临床表现和预后并有不同，直接影响治疗方案的选择。

（1）概念辨析：WHO 分类 [9] 称 MALT 淋巴瘤为 MALT 型边缘带 B 细胞淋巴瘤，明确肿瘤起源于黏膜滤泡边缘带 B 淋巴细胞，以区别

表 53-1　Kiel 病理分型（1978 年）

分级	B 细胞	T 细胞
低危	1 淋巴细胞性，B-CLL/ PLL	1 淋巴细胞性，T -CLL/ PLL
	2 毛细胞白血病	2 蕈样霉菌病，Sézary（小细胞）
	3 蕈样霉菌病，Sézary（小细胞）	3 上皮样淋巴瘤（Lennert）
	4 浆细胞瘤	4 血管免疫母细胞瘤
高危	5 中心细胞性	5 T 区
	6 中心母细胞/中心细胞性	6 多形性，小细胞
	7 中心母细胞性	7 多形性，中/大细胞
	8 免疫母细胞性	8 免疫母细胞性
	9 间变性大细胞，Ki-1	9 间变性大细胞，Ki-1
	10 Burkitt's 淋巴瘤	10 淋巴母细胞性
	11 淋巴母细胞性	
少见类型		

表 53-2　Isaacson 病理分型（1988 年）

B 细胞	T 细胞
1 低度恶性黏膜相关淋巴组织 MALT- B 细胞淋巴瘤	1 肠病相关型 T 细胞淋巴瘤
2 高度恶性 MALT B 细胞淋巴瘤，有或无低度恶性成分	2 其他与肠病无关类型
3 地中海淋巴瘤（免疫增生性小肠疾病）	
4 中心细胞性恶性淋巴瘤（淋巴瘤性息肉病）	
5 Burkitt's 淋巴瘤	
6 其他类型淋巴瘤伴有外周淋巴结病变	

于 Fraga 等[10-11] 报道的 MMCL 和 MFL，因三者细胞形态有相似之处，但免疫表型、基因表达有不同，现称为 MALT 型淋巴瘤。

但是，滤泡边缘带 B 细胞在淋巴结、皮肤和软组织，非黏膜边缘区组织形成反应性淋巴滤泡的区域就有套区和边缘区存在。为了减少混乱，发生在黏膜层 MALT 的称 MALT 型淋巴瘤，或称黏膜边缘带 B 细胞淋巴瘤，而发生在非黏膜边缘区组织称边缘带 B 细胞淋巴瘤。

MMCL 和 MFL 过去采用淋巴瘤样息肉病名称，并未明确分类。1994 年，Isaacon 在胃肠淋巴瘤分类中，提出淋巴瘤样息肉病是黏膜套细胞淋巴瘤的观点。Moyriham 等[12-13] 报道，肠道淋巴瘤样息肉病镜检似息肉，并未表明淋巴瘤细胞起源，虽然组织病理形态相似，但免疫表型和基因表达不同。因此，淋巴瘤样息肉病实际包含 MMCL 和 MFL，应用淋巴瘤样息肉病的名称容易混乱，应用 MMCL 和 MFL 较好。

范钦和等[14] 报道的 31 例非 MALT 型胃肠淋巴瘤中，B 细胞来源的黏膜套细胞淋巴瘤（mucosal mantle cell lymphomas，MMCL）3 例、黏膜滤泡性淋巴瘤（mucosal follicular lymphomas，MFL）2 例、大多叶核细胞淋巴瘤（large multilobated nuclei lymphoma，LMML）2 例，肠病相关/不相关 T 细胞淋巴瘤 21 例，其中肠病相关 16 例。作者指出，MALT 型、MMCL 和 MFLB 细胞性淋巴瘤为 3 种不同细胞起源，形态相似、免疫表型相同和不相同之处，有助于诊断和鉴别诊断；肠病相关 T 细胞淋巴瘤有独特临床病理特征，易误诊为肠道炎性病变而延误诊断和治疗。

根据 Isaacson 等报道[15]，三者免疫表型和基因表达有相同和不相同之处（见表 53-3）。

（2）黏膜套细胞淋巴瘤：黏膜套细胞淋巴

表 53-3　MALT 型、MMCL、MFL 三者之免疫表型

类型	IgM	IgD	CD5	CD10	cyclin D1	Bcl-2	Bcl-1	c-myc
MALT 型	+	−	−	−	−	低恶+、高恶−		+
MMCL	−	+	+	−	+	−	+	
MFL	−	−	−	+	−	强阳性		

瘤（mucosal mantle cell lymphomas，MMCL），在肠道形成多发性息肉样，小的似粟粒，大者蚕豆大；在黏膜层或肌层均可见淋巴滤泡结构，有明显套细胞增生，有的反应性滤泡消失，为中心细胞所替代，细胞形态似中心细胞（见图53-1）；免疫组化 LCA、L26、IgD 均呈阳性。

（3）黏膜滤泡性淋巴瘤：黏膜滤泡性淋巴

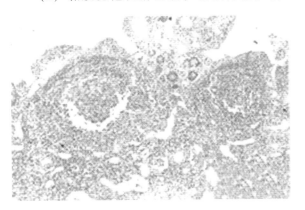

图 53-1　黏膜套细胞淋巴瘤浸润反应性滤泡（HE×40）[14]

淋巴瘤（large multilobated nuclei lymphoma，LMML），范钦和等[14] 报告了 2 例胃原发性大多叶核细胞淋巴瘤。作者指出，胃原发性大多叶核淋巴瘤属罕见胃淋巴瘤，瘤细胞浸润至深肌层，细胞大小不一。核大（>20μm），呈三叶草、桑葚样或畸形，可见中等大的多叶核向大多叶核过渡。大细胞超过 25%。免疫组化，LCA、L26、IgG/κ 呈阳性表达。

3.2　组织学表现

肠道淋巴瘤组织学表现与胃淋巴瘤相似，病理大体表现为局部肠段的浸润、结节、息肉、溃疡或狭窄病变，多发病灶较为常见，偶尔可见较长一段肠管的弥漫性浸润。常见病变穿透浆膜层，累及系膜淋巴结，亦可广泛转移至肝、脾及其他腹腔器官。

原发性小肠淋巴瘤多表现为肠道壁增厚或梗阻性包块，结直肠者常表现为息肉。结肠镜

瘤（mucosal follicular lymphomas，MFL），在肠道形成淋巴瘤样息肉病，在胃形成肿块。镜检示瘤细胞浸润黏膜层及肌层，由滤泡中心细胞和中心母细胞形成结节或弥漫浸润。免疫组化，LCA、L26、κ 或 λ 均呈阳性，Bcl-2 蛋白呈强阳性（见图53-2）。

（4）大多叶核细胞淋巴瘤：大多叶核细胞

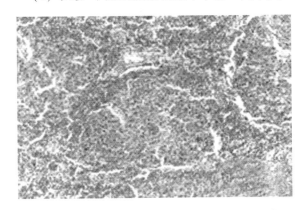

图 53-2　黏膜滤泡性淋巴瘤周围可见套细胞，中心为中心细胞及中心母细胞，Bcl-2 呈强阳性（ABC×100）[14]

检查可以偶然发现结肠淋巴瘤，而小肠淋巴瘤只能靠手术时活检才能明确，而正确的病理诊断需要依靠免疫组织化学染色。

4　临床表现

原发性消化道淋巴瘤发病初期常无症状，随着疾病进展，逐渐出现一些非特异性的消化道症状和体征，与消化道的一般疾病或消化道癌的表现难以区别。

PGIL 累及的部位不同，临床表现亦有所不同，Raymond 报道了 425 例中国人 PGIL 病例（见表53-4）。梁志海等[16] 对 36 例 PGIL 临床表现进行了详细总结，在 36 例 PGIL 患者中最常见的症状是腹痛 83.3%，腹胀、血便、黑便、腹部包块等发生率均未超过 25%。

肠道淋巴瘤主要表现为肠习惯改变、腹痛、体重减轻和梗阻，腹部肿块较胃淋巴瘤常见；

表 53-4 不同部位 PGIL 临床症状 (%)

症状	食管 ($n=3$)	胃 ($n=238$)	小肠、结肠 ($n=184$)
腹痛	–	92	88
胃肠道出血	–	50	84
恶心呕吐	–	60	62
体重降低	–	47	50
厌食	–	49	51
穿孔	–	13	25
腹部包块	–	9.2	21
发热	–	9.6	12
胃肠道梗阻	–	1.7	11
腹泻	–	–	5.4
吞咽困难	100	–	–

吸收不良较为少见。

4.1 腹痛

发作性腹痛是最常见的首发症状,常在进食后减轻或加剧,前者多见于胃淋巴瘤,后者主要是肠淋巴瘤所致。症状时好时坏,但多呈逐渐缓慢加剧。

4.2 腹部肿块

这些患者常常主诉发作性腹部绞痛或持续性隐痛,或发现腹部可活动的肿块,亦有因发展迅速的梗阻症状而就诊,少数在开腹探查时才明确诊断。

4.3 营养不良

在病程中,多数患者均伴有不同程度的吸收不良,小肠淋巴瘤尤为明显。有的患者可为首发或主要临床表现。

4.4 出血、穿孔

有的患者因消化道穿孔或出血而就诊,一般多发生于病变发展迅速的阶段,大多伴有不全梗阻表现。

5 诊断

原发性结直肠恶性淋巴瘤早期缺乏特异症状,术前诊断困难,临床误诊率高。梁志海等 [16] 报道的 36 例 PGIL 中,除 11 例通过内镜活检确诊以外,其余均是外科手术后确诊,术前确诊率仅 30.5%。该作者指出,临床医生在内镜检查时应高度重视 PGIL 的早期诊断,

当见到疑似病例时,应多方位、同部位多次取材,必要时可行黏膜下切除送病检,并常规行免疫组化检查。应用超声胃镜检查,或超声胃镜引导下细针穿刺活检可提高 PGIL 的早期诊断率。

5.1 易误诊原因

临床工作中,原发性肠道淋巴瘤极易被误诊,其误诊的原因主要有以下几点。

(1)该病发病率低;

(2)缺乏特异的临床症状和体征;

(3)消化道造影及纤维内窥镜征象与癌酷似;

(4)内镜及病理活检阳性率低。淋巴瘤病变位于黏膜下,较晚才侵犯黏膜,通过活检确诊有一定困难,确诊率无法与胃癌、结直肠癌相比,还可能误诊为低分化腺癌;

(5)接诊医师对本病认识不足,缺乏细致的分析,过分依赖特殊检查;

(6)病理科医师满足于良、恶性病变的鉴别,缺乏对本病的警惕性。

5.2 避免误诊的方法

为避免误诊,临床医生在工作中应注意以下几方面。

(1)熟悉本病临床特点、X 线特点、内镜特点;

(2)掌握正确的活检及病理诊断方法,恶性淋巴瘤主要依赖于病理诊断,取材要多方位并在同一部位重复取样直到黏膜下,通常于溃疡边缘取 5~8 个样本;

(3)经常规检查仍诊断不明者应尽早剖腹探查;

(4)对怀疑本病但光镜检查不能确诊者,尚应行免疫组化及电镜检查以与未分化癌、假性淋巴瘤、溃疡及炎症相区别。

总之,为避免误诊,首先要重视本病的存在,并熟悉其临床特点,结合 X 线检查、内镜检查提高对本病的认识。

5.3 诊断标准

根据 Dawson 的建议,原发性肠道淋巴瘤的诊断标准如下。

(1)全身无浅表淋巴结的病理性肿大,即使肿大但病理也无法证实为恶性淋巴瘤;

(2)外周血白细胞计数正常,无幼稚白细

胞出现；

（3）胸片及 CT 检查无纵隔淋巴结肿大；

（4）手术中除结直肠壁及系膜引流区域的淋巴结肿大外，无其他部位病灶；

（5）肝、脾未累及；

（6）术后病理证实为恶性淋巴瘤。

5.4 鉴别诊断

原发性肠道淋巴瘤是发生于肠道壁的间叶组织肿瘤，因此临床上需要与众多同样源于肠壁的间叶组织肿瘤以及原发于肠壁和/或侵及肠壁的腹腔肿瘤相鉴别。

5.4.1 结直肠癌

（1）结直肠恶性淋巴瘤以肿瘤成分为主，纤维化成分较少，即使胃肠道壁很厚，仍保持一定的扩张度和柔软度，细心观察平扫及增强后的不同时相，可发现结直肠壁形态有一定变化，当然钡餐检查更直观和明显。

（2）淋巴瘤病灶边界较光滑清楚，常表现为消化道管壁广泛增厚或巨大消化道肿块，而临近无侵犯或侵犯不明显。结直肠癌的边界则大多模糊，有毛刺，脂肪层消失或密度升高。

（3）结直肠恶性淋巴瘤较少引起消化道管腔狭窄或狭窄程度较轻，即使肿瘤巨大亦不会完全梗阻，有时因肿瘤破坏了管壁肌层的神经反而会导致管腔的扩张；而左半结肠癌和直肠癌常导致管腔狭小，梗阻症状往往较重。

（4）结直肠癌在出现远处淋巴结转移时，大都已有肝脏转移，而淋巴瘤对肝脏的浸润多表现为密度较均匀的弥漫性肿大，很少出现单发或多发结节病灶（多见于肝脏原发淋巴瘤）。

5.4.2 淋巴组织反应性增生

光镜下两者均可见到反应性滤泡，但淋巴组织反应性增生的生发中心为外套淋巴细胞环绕，滤泡之间有较多浆细胞浸润，增生细胞多样性，淋巴细胞无异型性，免疫组化为多克隆性。

5.4.3 直肠小细胞癌

淋巴瘤瘤细胞多呈弥漫性分布，侵犯平滑肌后，肿瘤细胞沿平滑肌间隙生长形成波浪式或绣毯样图像，而直肠小细胞癌的癌细胞多有聚巢现象或呈器官样结构，癌巢中间可见区域性坏死，常有血管浸润，局部淋巴结转移早。

5.4.4 结直肠间质瘤

两肿瘤同属起源于结直肠壁的间叶性肿瘤，均有腹痛和腹部肿物等相似的临床表现。两者的鉴别主要依靠组织学和免疫组化表现，间质瘤在组织学上具有特征性的梭形和/或上皮样肿瘤细胞，免疫组化呈现 CD117 和/或 CD34 阳性。

5.4.5 阑尾脓肿

系阑尾穿孔后引起，病变邻近盲肠及回肠末端。CT 显示该区片状或块状阴影，其边缘常模糊，病变内有气体影及钙化较具特征，且淋巴结肿大少见。有时可见盲肠及回肠末端受推移的改变。

5.4.6 克罗恩病

好发于回肠末端，小肠、结肠可同时发病。受累肠壁增厚及肠腔狭窄，呈多节段性、跳跃式分布。病理学上以肠壁的裂隙样溃疡和肉芽肿性炎症为特征。

5.4.7 回盲部结核

大多有肺结核病史及结核中毒症状，CT 表现为回盲部肠壁不同程度的肥厚，累及回肠末端时其肠壁边缘也不规则。淋巴瘤则为肠管管壁一长段弥漫性或局限性增厚，且较易引起肠套叠。

6 临床分期

不同部位的 PGIL 的组织学表现及临床分期是不同的，胃淋巴瘤主要是早期低度恶性的 B 细胞型淋巴瘤，小肠淋巴瘤主要是中期高度恶性的 B 细胞型淋巴瘤，多发部位、混合型淋巴瘤主要是晚期 T 细胞型淋巴瘤。

6.1 曼彻斯特分期

曼彻斯特系统（Manchester system）分期简单，容易应用，且考虑了胃肠道穿孔的问题，较适合于 PGIL（见表 53-5）。

表 53-5　PGIL 曼彻斯特分期（1979 年）

分期	定义
Ⅰa 期	局限在胃肠道的局部肿瘤
Ⅰb 期	局限在胃肠道的多发肿瘤
Ⅱa 期	肿瘤侵及局部淋巴结（胃或肠系膜）
Ⅱb 期	肿瘤伴穿孔和与周围组织粘连
Ⅱc 期	肿瘤伴穿孔和腹膜炎
Ⅲ 期	肿瘤伴有广泛淋巴结受累（胰腺或更远部位）
Ⅳ 期	肿瘤伴有播散病变（肝脏、骨髓）

6.2 巴黎分期

为了更准确地反映肿瘤及侵犯情况，2003年推出了 PGIL 巴黎分期，它使用了肿瘤分期通用的 TNM 方法，更细致地进行了临床分期，因而更有利于大量病例治疗效果的比较，将会成为 PGIL 通用的临床分期方法（见表53-6）。

表 53-6　PGIL 巴黎分期（2003 年）

分期	定义
Tx	淋巴瘤范围不能确定
T0	无淋巴瘤证据
T1	淋巴瘤局限在黏膜/黏膜下层
T1m	淋巴瘤局限在黏膜
T1sm	淋巴瘤局限在黏膜下层
T2	淋巴瘤侵犯肌层或浆膜下层
T3	淋巴瘤穿透浆膜，但没有侵及邻近脏器
T4	淋巴瘤侵及邻近脏器
Nx	淋巴结侵犯不能确定
N0	无淋巴结侵犯证据
N1	侵犯局部淋巴结
N2	侵犯腹腔内淋巴结，远处与局部淋巴结
N3	播散到腹腔外淋巴结
Mx	远处播散淋巴瘤不能确定
M0	无结外播散证据
M1	不连续的胃肠道不同部位的病变（例如胃和直肠）
M2	不连续的其他组织和脏器的病变（腹膜，肝，肾等）
Bx	侵犯骨髓不能确定
B0	无骨髓侵犯证据
B1	病变侵及骨髓

注：（1）TNMB 临床分期：肿瘤状态，淋巴结，转移，骨髓。
　　（2）pTNMB 组织病理学分期：肿瘤状态，淋巴结，转移，骨髓。
　　（3）pN 组织学检查：通常包括6个或更多淋巴结。

7 治疗

因 PGIL 相对少见，其治疗多为小样本报道，且组织学分型和临床分期比较分散，随机前瞻的治疗研究比较难以实施。

7.1 治疗原则

淋巴瘤的病灶往往多呈灶性分布，且瘤细胞可经胸导管入血液而累及全身，因此淋巴瘤是一种易于全身播散的疾病。缘于此，目前多数学者认为，对肠道淋巴瘤应采取以外科手术为主的联合治疗最为合理。

梁志海等 [16] 指出，应根据个体不同情况，如肿瘤的组织类型、分期、全身和局部条件，合理地安排手术、化疗、放疗等综合治疗，做到个体化；因本病术前误诊率高，因此术中冰冻病理就显得至关重要。

一般而言，病变局限者可做根治手术，切除原发灶和区域淋巴结，术后做放射治疗；病变广泛者，可做姑息性切除，预防和解除并发症，术后再行放疗和/或化疗。

能否手术切除病变，不但是决定生存期的主要因素，而且术后辅以化疗和/或放疗可明显提高本病疗效，通过手术还可明确诊断并对病变做出精确分期，为制定合理的治疗方案提供依据。

可选用的治疗方案有：

（1）手术+术后化疗和放疗：适应于局部肿瘤较小的Ⅰ期和Ⅱ期患者。

（2）术前化疗+手术+术后化疗和放疗：对于临床Ⅲ、Ⅳ期患者或局部肿瘤较大，手术清除肿瘤困难者，以及第一次手术未切除肿瘤者，应先进行2~4个疗程的化疗，然后尽可能地将原发肿瘤根治性切除，术后再行巩固化疗和辅助放疗。对无法切除的肿瘤亦应尽可能做"减负荷"手术，并在有肿瘤残留或疑有残留的部位放置银圈标记，术后辅以化疗和放疗。

（3）单纯化疗：适应于晚期或不能耐受手术者。可酌情辅以放疗。

7.2　治疗注意事项

在结直肠恶性淋巴瘤的治疗中应注意以下两点。

（1）结直肠淋巴瘤有多原发灶倾向：因此，术前肠镜的检查应全面细致，术中手术医生应仔细触摸整个结肠或直肠，避免遗漏其他原发病灶。

（2）警惕放化疗的并发症：放化疗可使肿瘤细胞大量坏死，导致肿瘤急剧破溃、脱落，从而有引起肠道大出血、穿孔的危险。

此外，肿瘤细胞的迅速破坏可引起高尿酸血症、尿毒症等。因此对原发肿瘤进行化疗时，应选择合适的化疗方案和药物剂量，并碱化尿液，严密观察尿量，防止高尿酸血症引起的尿毒症、肾损害。

对原发肿瘤的放疗应慎重，放疗一般作为化疗疗效欠佳者的辅助性照射，且放疗期间应进低渣或无渣饮食，保持大便通畅，以防肠道出血和穿孔。

7.3　手术

由于肠道淋巴瘤常在黏膜下沿其长轴浸润扩散，周围界限常不如肠癌明显，同时多中心病变亦不少见，因此手术术式可按结直肠癌要求进行，手术方式包括局部切除、根治性切除和姑息性手术。

外科手术可减少肿瘤负荷和化疗过程中出血、穿孔等并发症的发生，姑息性手术可解除消化道的梗阻。但PGIL病变分布具有多灶性的特点，术后肿瘤易复发，且患者生活质量下降，因此手术与放化疗结合的综合疗法是治疗PGIL，尤其是肠道恶性淋巴瘤的最佳选择[17-18]。

早期病变（Ⅰ期）未浸润肠壁全层，无区域淋巴结转移及远处转移，局部切除可获得治愈。

进展期病变（Ⅱ、Ⅲ期）尚无远处转移须行根治性手术，如右半结肠切除、Dixon's手术等。

晚期病变（Ⅳ期）已出现远处转移等情况，失去根治性手术机会，可选择局部肿瘤切除、肠造瘘术等姑息性手术。

因肠穿孔或肠梗阻急诊手术，应视病人全身情况、腹腔污染情况和病变程度选择不同的手术方式，包括根治性切除一期吻合、二期吻合、Hffman's手术、肠造瘘术等。

术中应打开肠腔检查有无多发病变，注意切缘肿瘤残留，最好行术中冰冻切片检查切缘，避免肿瘤残留，并注意对区域淋巴结进行清扫。须注意的一点是，该肿瘤有时有浸润性粘连，切除应尽量达到根治性目的。

7.4　放疗

放疗是结直肠恶性淋巴瘤手术后辅助治疗措施之一。肿瘤已侵出浆膜面或淋巴结有转移者行根治性手术后，可补充放疗；多中心病变或有周围脏器直接浸润行根治性切除的病例，需补充放疗；各种姑息手术后局部复发者，均可采用。

一般放疗总量为45Gy，若仍有瘤细胞残留，则每周追加5~10Gy；未手术者，6~8周放疗45~50Gy。但单一放疗，多数很快复发，应同时行化疗。

7.5　化疗

化疗是结直肠恶性淋巴瘤术后必不可少的辅助治疗手段，尤其对姑息性手术患者。临床上化疗方案很多，国内一般采用CHOP方案与CVP方案，总有效率为95.8%。

7.6　外科治疗的地位与争议

外科手术一直是PGIL的主要治疗手段，20世纪80年代后期，单纯使用化疗取得了很好的长期生存效果。单纯使用化疗或联合放疗能否取代外科手术，目前仍存在争论。

7.6.1　单纯化疗

主张PGIL单纯依靠化疗的研究者认为，单用化疗即可以取得良好的生存率，而且可提高患者的生活质量。前瞻性的研究报道18例Ⅰ~Ⅳ期PGIL经过外科手术切除病灶后再加用化疗，取得了82.6%的长期无瘤生存率[19]；但是，SallesG报道91例PGIL给予强化化疗，亦取得了85%的4年无瘤生存率[20]。化疗已经明显提高了PGIL的无瘤生存率及治疗效果。

Ⅰ~Ⅱ期PGIL采用化疗，无论手术切除与否，生存率及无瘤生存率是相似的，换言之省略了外科手术切除对生存率无明显影响，而且可提高患者的生活质量。

内窥镜技术和免疫组化的进步，使PGIL的诊断对外科手术的依赖性已经明显降低。近年来，化疗放疗技术的发展使得PGIL的疗效明显改善。一些学者认为，应该避免将外科手术作为PGIL的一线治疗。有报道显示，手术切除与非手术切除均可取得70%的长期生存率，两组间10年生存率及无瘤生存率无明显差别。

对于胃淋巴瘤，虽然外科手术切除肿瘤可能提高了治疗效果，但全胃切除或胃大部切除术相关的并发症和死亡率还是比较高的，而未行手术的患者进行化疗可以取得比较好的预后。

在澳大利亚，37例高度恶性B细胞淋巴瘤患者经过3个疗程的CHOP，86%（34例）取得了完全缓解[21]；在丹麦，63%的患者取得了5年生存率，手术对患者的预后没有明显影响；在法国，PGIL患者的治疗与结性非霍奇金淋巴瘤治疗相同，不进行手术，也取得了很好的疗效[22]。

7.6.2 手术联合化疗、放疗

主张外科手术仍然应该作为PGIL一线治疗的研究者认为，外科手术仍有必要的原因主要有以下3点。

（1）正确的诊断需要肿瘤组织标本，虽然胃镜、结肠镜检查可以诊断PGIL，但小块的组织很难得到准确的组织学分型，而开腹手术可以使医生获得足够大的组织块进行病理分析，同时可了解腹部淋巴结及肝脏组织受侵的情况，以便于准确临床分期。大部分小肠淋巴瘤病例仍然需要外科手术取得组织标本以供诊断。

（2）PGIL的大块病变有可能发生出血、穿孔，13%~25%的患者会发生此类并发症。因此，对于有明显出血和穿孔倾向的患者，外科手术是十分必要的。另外，在化疗期间亦会出现消化道出血或穿孔，穿孔发生率为1%~28%[23]。

（3）如果PGIL有可能通过手术根治，手术还是应该作为第一选择，其他微小转移病灶可以通过化疗或放疗而得到有效治疗，根治性手术辅以化疗似乎有更好的疗效。对只能行减瘤手术的患者，外科手术不改善预后而且手术的风险大，化疗可以是这类患者的首选治疗。

在香港，72%~78%的患者行手术切除原发病灶，大部分病人进行联合化疗，通常是COPP、CHOP、BACOP，术后还有1/3的患者加用放疗。Ⅰ、Ⅱ期患者在手术后，通常进行3个疗程化疗，没有手术的至少要做6个疗程。在胃淋巴瘤患者中，只行根治性切除即可治愈30%~60%的患者，如果辅以化疗或放疗，治疗成功率可达90%。2/3的PGIL复发发生在腹腔外，化疗成为这些复发PGIL患者的首选。

梁志海等[16]对36例原发性胃肠道淋巴瘤患者全部实施了手术，其中根治术11例，姑息术或仅取病理检查者25例，术后接受常规化疗，治疗成功率90%以上。

治疗早期小肠淋巴瘤（stage Ⅰ）的传统方法是手术切除，虽然回顾性研究提示外科手术切除原发病灶对于早期（stage ⅠE）病变的治疗已经很充分，对于伴有淋巴结侵犯（stage ⅡE）的患者，仅采用手术治疗，40%~60%患者最终会出现复发。术后加用辅助腹部放疗可以取得较好疗效，5年无瘤生存率为35%~85%，但有一半的stage ⅠE和stage ⅡE患者出现放疗区域外的复发。术后加用化疗，可以提高患者的生存率。对于小肠淋巴瘤，手术切除是针对stage Ⅰ大块病变或化疗后残留的病变。严重的并发症可能导致急腹症，如穿孔、出血、肠梗阻等，应行急诊手术治疗。

一般认为，对于胃淋巴瘤，如果是早期黏膜性病变，治疗以幽门螺旋杆菌根治治疗为主，必要时加用化疗，不需要手术；如果是中晚期肿块型，治疗以化疗为主，可以考虑加用外科手术；如果伴有溃疡出血、穿孔、梗阻，治疗以手术为主，继之给予化疗。

8 预后

组织学分型和临床分期是影响PGIL预后的主要因素。对预后有利的因素，包括女性、年龄小于60岁、低度恶性、Ⅰ期和Ⅱ期患者、无大块肿瘤、B 细胞型、胃结肠肿瘤、接受化疗、手术切除或局部放疗等。

一般而言，PGIL 的疗效较结性非霍奇金淋巴瘤好，50% 的病例可获得长期生存。小肠淋巴瘤中，回肠淋巴瘤比空肠淋巴瘤预后好[23]。但在丹麦，67% 的小肠淋巴瘤是高度恶性组织学分型，只有 5% 是低度恶性[24-25]，在英国的 119 例小肠淋巴瘤中，62% 是高度恶性，7% 是低度恶性[26]。

9 原发性大肠淋巴瘤与胃淋巴瘤的临床差异

孙姚等[27] 回顾性调查了南昌大学第一附属医院 1999 年 1 月至 2009 年 6 月间确诊为原发性胃肠道淋巴瘤（PGIL）79 例患者，分析了胃淋巴瘤与大肠淋巴瘤之间在发病年龄、性别、内镜下表现、病理特征等方面的差异。发现原发性胃淋巴瘤发病率明显高于原发性大肠淋巴瘤，亦有类似报道[28]；但胃淋巴瘤患者的发病年龄明显大于大肠淋巴瘤。

二者均以腹痛、贫血为主要表现，其中胃淋巴瘤腹胀多见，而大肠淋巴瘤腹部包块多见[29~30]；胃淋巴瘤绝大多数是 B 系来源，而 10% 左右的原发性大肠淋巴瘤为 T 系淋巴瘤，后者较西方报道的比率高[31]。孙姚等[27] 报道，内镜直视下诊断为胃和大肠淋巴瘤分别为 14.3% 和 26.3%，内镜活检病理确诊率分别为 60.4% 和 57.9%。有报道[32~33] 超声内镜可提高内镜确诊率，胃 MALT 淋巴瘤超声内镜阳性率可达 95%。因超声内镜可准确分清胃壁 5 层结构及邻近器官及淋巴结情况，故能准确评估淋巴瘤分期及胃壁浸润深度，较普通内镜在诊断、分期及治疗评估上具有更重要的作用。

第 2 节　原发性小肠淋巴瘤

1 流行病学

原发性小肠淋巴瘤（primary malignant lymphoma of small intestine，PSIL）一般起源于小肠黏膜下淋巴滤泡组织，向肠壁各层浸润；肿瘤呈块状位于小肠，可见邻近淋巴结受累或远处侵犯，但原发临床表现在小肠。

与胃淋巴瘤相比，原发性小肠淋巴瘤并不常见，约占消化道恶性肿瘤的 1%。然而，因为小肠的上皮性肿瘤以及间质肿瘤亦不常见，故淋巴瘤在小肠恶性肿瘤中占了很大比例（30%~50%）[34]。

在全部原发性胃肠道淋巴瘤中，以胃淋巴瘤最多（1/2），小肠其次（1/3），大肠淋巴瘤少见[35]。但原发性小肠淋巴瘤在小肠恶性肿瘤中占首位，其中以淋巴细胞肉瘤最常见，其次是网状细胞肉瘤和霍奇金病。国内统计原发性小肠淋巴瘤占小肠恶性肿瘤的 35.5%，刘宝华等综合国内 3830 例小肠恶性肿瘤，恶性淋巴瘤 1505 例，占 39.3%，是中国第一位小肠恶性肿瘤。

原发性小肠淋巴瘤可发生于小肠任何部位，但由于远端小肠有较丰富的淋巴组织，故淋巴瘤多见于回肠（约 50%），其次是空肠（30%），十二指肠最少（10%~15%）。

在发病类型上，在中国小肠淋巴瘤以成人型常见；而在儿童小肠恶性肿瘤中，儿童型淋巴瘤在国内外均占第一位。

本病的发病年龄有两个高峰期，即 15 岁以前和 40~60 岁之间。男性多发，男女之比为 2:1。

本病病因尚不明确，但其发病率在长期慢性乳糜泻（谷蛋白性肠病）、免疫缺陷病如 AIDS 病患者、长期免疫抑制剂治疗及免疫增生性肠病（immunoproliferative small intestinal disease，IPSID）的患者中可明显增高，故其发病与机体免疫系统失调有关；亦有认为淋巴瘤与某些病毒（如 EBV）感染有关。

本病绝大多数属于 B 淋巴细胞来源，仅部分并发慢性乳糜泻的 PSIL 可能来自 T 淋巴细胞。霍奇金病的患者常有细胞免疫低下现象，因而推测可能在某种病毒感染中出现细胞免疫失调，从而导致本病发生与发展。

2 组织病理学

小肠淋巴瘤多数为非霍奇金淋巴瘤，极少数为霍奇金淋巴瘤，可发生于小肠任何部位，以淋巴组织较丰富的回肠远端发生率最高，其中非霍奇金淋巴瘤占 13%~25%，霍奇金淋巴瘤仅占 2%[36]。

2.1　大体形态

肿瘤发生于黏膜下淋巴组织，从肠黏膜下

层的淋巴滤泡开始，向内侵及黏膜层，向外达肌层。由于黏膜与黏膜肌层有瘤组织浸润，正常黏膜皱襞消失变平坦。

早期在黏膜下层浸润形成结节或肿块，亦可弥漫性浸润使管壁增厚，向表面侵犯时可形成溃疡，亦可向外侵犯达肌层。

肿瘤大体形态与组织类型无关，肉眼所见，肿块为孤立性或多发性，多发性又可分为弥漫性及散在性；弥漫性者可见黏膜皱襞弥漫增厚伴有小结节、小息肉状突出物，常累及一段肠管；孤立性者倾向于呈环形，可致肠腔狭窄。

2.2 大体分型

原发性小肠淋巴瘤大体所见可分为4型，即息肉型、溃疡型、动脉瘤型、浸润缩窄型。

2.2.1 动脉瘤型

本型最常见，沿肠壁黏膜下浸润生长，肠壁肌层及肠壁内神经丛受到损害，使肠壁增厚变硬，失去弹性而呈动脉瘤样扩张，故又叫囊样扩张型淋巴瘤。

外观可见肿瘤环绕肠管，管壁僵硬呈皮革状，表面为暗红色或灰白色，黏膜常有多个结节样隆起，管腔呈扩张状态，由于肠壁高度增厚，可形成较大肿块。

2.2.2 浸润缩窄型

亦较常见，浸润肠壁引起增厚僵硬，蠕动消失，肠腔变窄，最后缩窄成很小内径。主要见于网状细胞肉瘤的病例，这种类型往往引起肠梗阻。

2.2.3 溃疡型

较少见，溃疡位于浸润性肿瘤的中心部位，常为多发性，病变范围较小，但亦可是围绕肠腔的大溃疡，常易发生出血和穿孔。

2.2.4 息肉型

最少见，主要病变在黏膜下层，呈息肉状突入肠腔内，使黏膜皱襞消失，常为多发性病灶，最易发生肠套叠，故有人亦称之为息肉样肠套叠性淋巴瘤。

3 常规检查

PSIL起病隐匿，临床表现无特异性，易与其他消化道疾病混淆，术前误诊率高。本病早期诊断并采取相关治疗对预后至关重要，然而PSIL临床缺少特异性诊断方法，术前诊断主要

依赖于内镜和影像学检查，小肠内镜单纯地观察消化道腔内结构，而PSIL系原发于小肠壁黏膜下淋巴组织的恶性肿瘤，活检时难以达到黏膜下层，活检阳性率不高，并且肠镜不能显示肠壁和肠腔外结构，对PSIL诊断价值有限。

近年来，随着医学影像学诊断技术的发展，各种影像学检查对PSIL的诊断越来越重要。

3.1 实验室检查

约60%病例有小细胞性低色素性贫血表现，血沉可增快，血清蛋白可降低；40%~50%病例大便隐血检查可为阳性。

3.2 影像学检查

3.2.1 影像学特点

在影像学上PSIL特点，主要表现为呈非灶性生长，病变范围广泛；较少侵犯周围脂肪，肠管周围脂肪间隙多清晰；不引起促结缔组织生长反应，肠管多柔软，肠道无器质性狭窄。

3.2.2 X线钡剂造影

小肠淋巴瘤的临床表现和实验室检查均缺乏特征性，当疑有该病时，应行全消化道钡餐检查及气钡双重对比X线检查。因病变可能出现于多个部位且由于钡剂排入小肠需较长时间，易于形成凝絮而使密度增高，且小肠袢相互重叠，易于遮蔽病灶。故在全消化道钡餐检查时，小肠稀钡灌肠可能显示黏膜紊乱，小肠襻固定，息肉样病变充盈缺损，肿块突出及肿瘤包绕肠管出现环形狭窄，都被认为是小肠肿瘤的重要线索。

对PSIL诊断，造影早期表现为肠管不规则扩张，此是早期淋巴瘤的特征性改变，病理基础与黏膜下层神经丛受肿瘤侵犯，引起局限性肠麻痹，失去紧张力有关；中晚期肿瘤浸润肌层，造成肠壁增厚、僵硬，并有多发肠内壁广泛的结节状、小息肉样增生，肠腔狭窄。

既往采用单纯钡餐造影，简便易行，但耗时长（3~4小时），钡剂易凝絮且小肠充盈不连续，对小肠病变易遗漏。即使加用促进胃肠蠕动药物，仍需用1~2小时才完成检查，同时因人为地改变了肠道功能且肠腔不能充分扩张，对小病变的显示不满意。

采用小肠插管气钡双重对比造影，虽可在短期内充盈全部小肠，管腔扩张，内腔黏膜伸展，利于发现微小病变，但由于插管技术要求

高，且给患者造成很大的痛苦，不能得到广泛开展。

近年来有文献报道，双向注气小肠双对比造影检查，即以高、低张药物，口服产气粉胶囊及硫酸钡加经肛门逆行注入空气进行小肠双对比造影，短时间内可获得显示清晰、可靠的小肠气钡双对比影像，较传统的经口服钡剂造影对小肠病变检出率有明显提高，能良好地显示全段小肠及肠壁的细微结构，对包括 PSIL 在内各种小肠病变有着广泛的适应证。

韦雄等[37]对 68 例单对比钡剂小肠造影未见异常，采用此法 62 例中发现病变 21 例。虽然上述各种改进方法可以较好显示肠壁黏膜的改变及肠腔管径的变化，可以观察小肠的动力学变化，但对黏膜下病变、肠管壁增厚的程度、肠腔外病变特别是有无淋巴结肿大不能显示，对病变的分期及确定治疗方案和治疗前后的疗效评价仍需结合 CT 等其他影像学检查。

X 线钡剂造影，一般有以下几种表现。

（1）弥漫性病变：病变范围广泛，全部小肠均可不正常。小肠正常黏膜皱襞大部分或全部消失，肠腔内可见到无数小的息肉样充盈缺损，由绿豆大至豌豆大，其大小 0.5~1cm 直径。肠腔宽窄不一，沿肠壁可见到锯齿状切迹。胃内可见息肉或其他病变。

（2）多发性结节：多发性结节状充盈缺损，病变边缘清楚，黏膜紊乱、破坏或消失。

（3）狭窄性病变：中心性狭窄，其边缘僵硬，黏膜皱襞细如线条，狭窄的范围一般较长；偏心性狭窄，狭窄的一侧呈大块状充盈缺损突入肠腔使之变细，病变比较局限；外压性狭窄，肠腔变细并有外压现象，狭窄部位的黏膜皱襞仍然正常，病变范围较长，与正常小肠分界不清。狭窄近端肠腔扩张。

（4）扩张性病变：表现为肠腔不规则扩张，远超过肿瘤的范围，扩张段常与狭窄段相同，黏膜破坏、蠕动消失、肠壁僵硬，呈现动脉瘤样改变，小肠运动力减弱，数小时后，扩张肠管仍可见钡剂潴留。

（5）肠套叠：小肠淋巴瘤易发生肠套叠[38]，呈现典型肠套叠 X 线表现，多由息肉样病变所致。套叠部位多位于小肠远端，最常见为回肠末端。

刘赓年等[39]将其 X 线表现分为肿块型、溃疡型及浸润型，肿块型表现为肠腔内多发小结节，范围较广泛；溃疡型可形成不规则龛影，龛影周围可见"半月征"及"指压迹征"；浸润型显示肠腔狭窄，边缘不规则，肠壁略僵硬，有时可见多弧状边缘、多个指压迹样改变；部分肠腔肿瘤向深部浸润、破坏肠壁的固有肌层和肌层神经，使肠壁失去张力，形成"动脉瘤样扩张"。

3.2.3 超声检查

一般而言，超声检查多数能发现肠管病变，且对肿大淋巴结显示具有较高敏感性[40]。因此，有学者认为[41]，小肠超声可作为小肠肿瘤的常规首选诊断方法；但专门针对超声诊断 PSIL 的相关文献报道较少，准确率亦不一致。顾成章[42]在对 10 例小肠淋巴瘤诊断中，超声准确提示 7 例；李士星等[43]对 9 例小儿原发性胃肠道淋巴瘤超声诊断过程中，误诊率达 87.5%。

王华等[44]认为，超声显像可以较为准确地诊断出小肠肿物；赵方等[45]在对包括淋巴瘤在内的小肠肿瘤超声对比消化道钡餐研究过程中，检出率分别为 92.3%、73.1%，准确率分别为 84.6%、57.7%，准确率高于小肠钡餐检查。

王华等[44]指出，PSIL 沿肠管浸润分布者，超声表现为肠壁呈不规则增厚的条索状低回声，其中间为细长的强回声带；对肿块型 PSIL，超声声像图表现为不规则性低回声团块，其中间无明显强回声带，肿瘤边界清楚，而需与之鉴别的腺癌其声像图一般为混合性团块，中间的强回声区较为宽大。同时，超声还可以实时观察肠管蠕动情况。由于肠道淋巴瘤不引起促结缔组织生长反应，因此肠管柔软，而腺癌的肠管蠕动性差或消失，呈僵硬状态，但其周围的肠管则蠕动活跃。

虽然超声诊断方法简便易行，但确诊的恶性肿瘤病例多属于中期或中晚期病例，且由于肠道气体的干扰使图像不清，对早期小病灶<2cm 的肠肿瘤性病变不易诊断[46]。

3.2.4 CT 检查

PSIL 的 CT 特点主要有以下几方面。

（1）肠壁增厚，肠腔扩张（正常小肠壁厚度<3mm、肠腔宽度<30mm）[47]，此标准可作

为肠壁增厚及扩张与否的参考。

肠壁增厚可以表现为对称性增厚，亦可为偏心性增厚，以黏膜下层和肌层增厚为主，大多累及肠管 3/4 周径以上。增厚的肠管大多伴有肠管的扩张，这可能是由于肠壁的神经丛受侵所引起。

（2）分析同层面病变不同时相的图像，显示大多数病变肠管形态可变，仍能保持一定的扩张度和柔软度，这可能与淋巴瘤无诱导纤维母细胞反应的因素存在有关。

（3）病变外侵较少，病灶边界较光整、清楚，可见肠腔周围脂肪间隙存在，病理显示病变均未侵犯浆膜层[48-50]。

（4）分析各期强化 CT 值，其增强前后差值为 20~35Hu。

3.2.5 多层螺旋 CT 小肠造影

多层螺旋 CT（multi-slice spiral computed tomography，MSCT）因其检测速度快、覆盖范围广、空间分辨率高，在小肠淋巴瘤的检测和整体评估中具有其优势，可帮助显示小肠镜等所不能发现的腔外和远处病变，对术前治疗方案的制定和治疗后的随访有很大帮助。

多层螺旋 CT 小肠造影（multi-slice spiral computed tomography enteroclysis，MSCTE）是指用大量对比剂（口服 2.5% 等渗甘露醇溶液）使小肠腔适度充盈后，并经增强 CT 扫描，将图像进行后处理，使小肠腔、壁、壁外系膜、后腹膜及腹内实质脏器全景式多方位显示出来，它综合了小肠钡剂造影和腹部 CT 的优点，克服了小肠不可扩张这一难题，是一种新的对小肠疾病诊断的可靠方法，尤其适用于小肠肿瘤[51-52]。唐永华等[53]对 20 例 PSIL 患者分别行 MSCTE 和 MSCT 平扫+增强检查比较研究，定性检出率分别为 95%、80%，较 MSCT 普通增强扫描又有进一步提高，因此 MSCTE 的开展对 PSIL 等小肠肿瘤的诊断具有重要意义。

随着 MSCT 在小肠疾病检查中的运用，MSCT 可利用其强大的后处理软件进行各种方式后重建，多平面重组（multi-planer reconstruction，MPR）可逐层观察其走行细节，将更有助于病变肠管结构的满意显示，除可发现肠壁的增厚、软组织肿块的形态、大小及密度、淋巴结肿大外，还可发现穿孔、瘘道等并

发症以及对其他脏器的有无转移等做出判断。

最大密度投影（maximum intensity projection，MIP）图像细致清楚，对肠管的形态、走向及分布显示较好，还可了解病变与周围大血管的关系，MSCTE 上述优点能较敏感地诊断小肠肿瘤[54]，在此基础上若能熟悉 PSIL 在 CT 上的表现，则可更准确地对 PSIL 进行定性诊断。

胡中华等[55]对 11 例 PSIL 患者进行 CT 诊断后研究发现，10 例可发现病灶，其中 8 例具有淋巴瘤的表现特征，仔细分析可被定性诊断；李晓阳等[56]对 25 例经手术病理证实的 PSIL 患者，术前均行 CTE 检查，CT 影像分析结论准确率为 100%。

在定位诊断上，MSCTE 可以进行 MPR 及 MIP 图像后重建，使小肠整体解剖显示清晰，定位准确率高，唐永华等[53]对 20 例 PSIL 患者行 MSCTE 检查，定位与术后诊断的符合率分别为 100%。总之，MSCTE 被看作目前对 PSIL 定性、定位诊断主要的影像学检查手段。

3.2.6 磁共振小肠造影

磁共振小肠造影（magnetic resonance enteroclysis，MRE）是一种新的小肠病变检查方法，其结合传统小肠造影的优点和 MRI 形态学成像性能，使 MRI 从纯形态学图像诊断发展成为功能与形态相结合的检查方法，对小肠病变诊断很有价值。

其方法简单，即肠腔充盈足 MRE 量的阳性对比剂（目前国内较多采用口服 2.5% 等渗甘露醇溶液）使肠管充分扩张后，然后行 MRI 小肠检查。

邓燕勇等[57]对包括 PSIL 在内的 21 例小肠疾病的患者行 MRE 检查，与临床诊断符合率为 100%，而小肠插管造影为 95.2%。

PSIL 在 MRI 上表现与 CT 大致相似，尤其对特征性改变"动脉瘤样扩张"诊断更具明确性。MRE 对 PSIL 诊断除可显示肠壁增厚、受侵范围外，还能有效地显示肠系膜、后腹膜肿大淋巴结。

此外，由于 MRI 对对比剂增强敏感，如同时静脉注射对比剂（Gd-DTPA）则可以增加肠壁信号强度，使肠壁显示更清晰，更好地显示增厚的肠壁和肿块性病变。

MRI 具有多方位成像优点，MRE 可采用冠状位、轴位成像技术观察整个小肠，能更好地显示 PSIL 的弥漫性肠壁增厚或伴较大的肿块，可清楚地辨别肠壁厚度。随着 MRI 技术发展和对比剂的完善，再加上 MRI 是一种无辐射的诊断技术，将会使 MRE 在小肠肿瘤性病变检查中成为一种有潜力的检查手段 [58]。

3.3 小肠内镜检查

小肠内镜是临床常用的对小肠肿瘤的诊断方法，能直接观察病变的位置、形态和范围，并可对小肠肿瘤进行活检而明确诊断。但小肠淋巴瘤发生于黏膜下层，活检时标本难以取到，活检阳性率不高。吴斌等 [59] 报道内镜下肠道淋巴瘤活检病理与术后病理符合率仅 62.5%。况且目前国内外使用最多的是推进式小肠镜，只能到达空肠上段，对十二指肠、近段空肠病变有一定诊断价值，而小肠淋巴瘤以回肠远端发生最多见，因而普通小肠内镜对小肠淋巴瘤诊断存在缺陷。

近年开发的可经口吞服的胶囊内镜虽可对全部小肠进行观察，简便易行，但不能对病变进行活检，并存在滞留于肠腔狭窄处的风险。同时，胶囊内镜的随机拍摄性和胃肠道的蠕动等干扰影响，对 PSIL 等肿瘤的诊断容易漏诊；双气囊小肠镜可直观发现小肠病灶，可以取活检，对原发性小肠肿瘤具有很高的检出率和准确率 [60]，在多项临床研究中已经得到证实 [61]，但行此检查时间消耗长，患者不易耐受。并且此项检查对内镜医师的技术要求较高，盲目运用会降低检查的阳性率，亦增加了患者的痛苦和经济负担。

3.4 手术探查

如经以上检查仍未明确诊断，应及早剖腹探查以达到诊断与治疗的目的。

4 临床生物学行为

原发性小肠淋巴瘤可通过直接蔓延、淋巴或血行进行播散；肿瘤可沿肠壁浸润，亦可穿透浆膜直接浸润肠系膜、大网膜、腹壁或邻近脏器，偶尔可穿透肠管而形成内瘘。

区域淋巴结侵犯是小肠恶性淋巴瘤的主要播散方式，一般较腺癌早而且多见。最初至肠管周边的淋巴结，沿肠系膜淋巴管至区域淋巴结，然后至肠系膜根部淋巴结，晚期可侵犯至髂淋巴结、腹主动脉旁淋巴结甚至更远的淋巴结。淋巴结侵犯可为单发的，但常见为多个融合成团块状。

经血行播散较少，且多发生在较晚期，可至肝、胰、肾、肺、脑等脏器，以肝侵犯为最常见，可为单个结节或多个结节。

5 临床表现

本病病程较短，多在半年以内，无特异的临床症状。儿童肠道原发恶性淋巴瘤半数以上因急腹症入院，表现为肠套叠或类似急性阑尾炎的症状。

70%~80%有不典型的腹痛，伴有低热，体重急剧下降、乏力、消化道出血，多数病例出血量少，伴贫血。

腹部可触及肿块，肿块大小不一，质硬、结节状，有压痛、活动度差。较多数病例因穿孔、梗阻、肠套叠而急症入院。

贫血、小肠穿孔、肠套叠、肠梗阻是本病的常见并发症，亦为患者就诊的常见原因；晚期患者浸润胰腺有吸收不良综合征、脂肪泻。

6 临床分类

原发性小肠淋巴瘤较为少见，但其类型却较复杂，小肠淋巴瘤有 3 种类型：

最常见的一种为通常发生于老年患者的 B 细胞淋巴瘤，除因原发部位不同所引起的症状上的差异外，其他方面与胃 NHL 相似；还可见发生于儿童髂窝区未分化的伯基特类的淋巴瘤。

第二种为 T 细胞病变，患者合并有特发性脂肪痢（steatorrhea）或腹腔疾病。

第三种为中东及地中海沿岸地区所广泛报道的一种小肠淋巴瘤，这类病例常合并血液中免疫球蛋白重链含量增加。

7 诊断

7.1 诊断思路

原发性小肠淋巴瘤诊断比较困难，当患者出现不规则的腹痛、腹泻、消瘦、食欲减退、发热及其他消化道症状时，检查发现腹部移动性肿块，尤其是合并不全性肠梗阻表现时，应考虑到小肠淋巴瘤的可能性。

通过全消化道钡餐检查有助于定位诊断，CT和B超检查有利于判断肿瘤是否已有远处侵犯，内镜直视和钳取活组织进行组织病理学检查可明确诊断。

7.2　诊断标准

（1）体检无浅表淋巴结肿大；

（2）胸部X线片无纵隔淋巴结肿大；

（3）血液白细胞计数及分类正常；

（4）术中探查病变主要位于肠管及相应肠系膜的区域淋巴结；

（5）肝脾无肿瘤侵犯。

7.3　鉴别诊断

原发性小肠淋巴瘤主要是与肠道炎性疾病中的克罗恩病、肠结核以及小肠癌进行鉴别。

7.3.1　克罗恩病

克罗恩病（Crohn's disease，CD）是炎症性肠病的一种，近年来我国CD发病率进行性升高。国内常玉英等的研究中报道CD患者病例数呈逐年增多，1989~1993年报道236例，1999~2003年公开报道的例数达到1946例。对近15年来的CD漏诊、误诊分析中，术前明确诊断者仅为28.2%，术前误诊率达69.4%，主要常误诊为肠结核（32.2%）、单纯肠梗阻（23.2%）、肿瘤并肠梗阻（约6.4%）。此外，在389例其他疾病误诊为克罗恩病中，原发性小肠恶性淋巴瘤占14.4%。这说明CD的诊断确实有很大的难度，鉴别诊断是关键，其中CD与肠结核、PSIL的鉴别诊断尤为困难。

（1）好发部位：CD和PSIL均好发于回肠末端，多有回盲部受累，但二者差异无统计学意义。CD除在回肠末端多发外，全消化道均可发生，常常同时累及邻近结肠，表现为节段性、多部位病灶。根据相关文献报道，CD其回肠末端累及率为49.31%，直肠肛周病变为10.24%，其中2个以上部位累及率为32.6%；而50%以上的PSIL发生于回肠，尤其是回肠末端及回盲部，病变多以侵犯1个部位为主，多部位比较少见，其次为小肠、大肠，小肠及大肠同时受累者少见。

（2）起病情况、年龄分布、症状表现差异：CD患者起病大多隐匿、缓渐，病程呈慢性，从发病至确诊往往需要数月至数年长短不等的活动期和缓解期交替。沈志坤对国人CD汇总分

析中，CD男:女的发病率比为1.4:1，发病年龄为1~84岁，发病高峰为20~50岁的中青年，平均年龄为（38±7）岁，在青少年中以小肠CD多见，老年人则结肠CD多见。根据项平等报道的155例CD患者，病程>10年占80%，平均病程为3.6年，有终身复发倾向，复发率达75%。

CD患者除消化系统表现为腹痛、腹泻、腹部包块、瘘管形成及肛周病变外，其肠外症状多见，发生率为52.9%，表现有结节性红斑、关节炎、口腔溃疡、虹膜睫状体炎、硬化性胆管炎或血栓栓塞性疾病，其他全身表现如发热、营养障碍亦常见。其中消化道表现以腹痛最多见，腹泻多为糊状，一般无肉眼脓血。CD并发肛周病变是诊断CD的主要条件之一，瘘管形成是其临床特征之一，据2004年亚太消化疾病周炎症性肠病工作组数据报道，我国CD肛周病变约为5.6%。

CD患者可发生血管栓塞性疾病，可能与肠道炎症导致的叶酸、维生素B_{12}、维生素B_6等代谢障碍有关，但尚未发现高半胱氨酸血症与静脉血栓明显相关。

PSIL好发于中青年，发病年龄为34~55岁，男性多于女性，病程较短，平均病程6个月，最长不超过10年。病情进展较快，逐渐加重，病死率高。消化道表现以腹痛（70%~80%）、腹部肿块（50%~72%）多见；全身表现发热、消瘦、贫血等常见，肠外表现及肛周病变少。临床上以B细胞淋巴瘤多见，T细胞淋巴瘤少见。B细胞淋巴瘤多见发热，肠穿孔少见，而T细胞淋巴瘤肠穿孔发生率高，故T细胞淋巴瘤比B细胞淋巴瘤临床症状重，诊断困难大。

（3）并发症：CD以肠梗阻、腹腔内脓肿及瘘管形成更为常见，肠穿孔及大量便血少见；PSIL则以肠出血及肠穿孔常见。这与病程进展密切相关，CD以慢性病程为多，PSIL则为急性病程且病情危重；在儿童肠套叠多见。

邹宁等对CD与PSIL的病例对照研究显示，PSIL手术比例高于CD患者，其腹腔积液亦较CD多见，但是CD的吻合口病变较PSIL多见。由于CD肠道长期反复受到炎症刺激及治疗中需要长期使用激素及免疫抑制，CD合并

发肠道恶性肿瘤及肠道恶性淋巴瘤的报道并不少见。

（4）实验室检查：目前诊断 CD 仍缺乏特异性的血清学指标，尽管血清抗酿酒酵母抗体（anti-saccharomces cerevisiaeantibody，ASCA）对于诊断 CD 的特异性高达 95%，而且抗 ASCA 抗体阳性与 CD 病变行为，如发病年龄早、肠壁纤维化、内瘘、病变部位、早期手术风险增加等有关，但抗 ASCA 对诊断 CD 的敏感度不高，仅为 45%~50%。

1984 年 Stocker 首次发现 CD 患者的血清中存在抑肽酶抗体，随后德国学者 Joossens 等对 212 例 CD 患者的研究发现，胰腺腺泡中存在以水滴样荧光为特征的胰腺抗体，并认为这种抑肽酶抗体是 CD 的特异性抗体，但是其临床意义还有待于进一步研究证实。

免疫功能紊乱在 CD 发病机制中起重要作用，在 CD 活动期患者的小肠黏膜上皮细胞、黏膜下层巨核吞噬细胞及肥大细胞常高表达 C3、C4 基因。因此，认为血清补体 C3、C1 酯酶抑制剂有助于 CD 的诊断。

有研究发现，肠道微绒毛表面碱性磷酸酶在 CD 中表达活性增强，有助于 CD 的诊断。鞭毛蛋白是一种新的细菌鞭毛蛋白抗原，其抗体可能与复杂 CD 的亚型分型相关。CD 患者的粪便丙酮酸激酶活性增高，阳性率可达 84.4%，活动期 CD 甚至高达 100%，因此有望作为 CD 活动期的有效预测指标。

此外，血清 α_2 巨球蛋白，粪乳铁蛋白及钙粘蛋白可能对 CD 活动期的评价都有一定价值。

PSIL 的确诊主要依靠病理学及免疫组化，目前无血清学标志物用于临床诊断。

（5）影像学检查表现：影像学是 CD 与 PSIL 鉴别的重要手段，包括全消化道钡剂造影、CT 及磁共振等。

小肠气钡双重造影检查对小肠 CD 的腔内病变和黏膜细节的显示清晰，CD 早期表现为局部软组织增高影，黏膜皱襞消失，无龛影及管腔狭窄肠黏膜，局限性炎症，鹅口疮样溃疡及鹅卵石征等敏感性比 CT 高。

CT 优势在于评价肠壁增厚、肠周改变、肠系膜异常、淋巴结肿大等方面；磁共振较 CT 有更高的软组织对比度，诊断率高于 CT，还能揭示肠系膜纤维脂肪增生及其与炎症活动的相关性。

随着炎性细胞的浸润和聚集，CD 患者的肠系膜脂肪细胞增生，肠管间隙及肠系膜密度增高，肠系膜与肠壁之间的交界面显示不清等为 CD 特征性改变。活动期 CD 患者的脂肪 CT 值可增加为 20~60Hu，肠壁因充血水肿明显可呈分层强化现象，形成"双晕征"，炎症控制后分层现象随之消失，这有助于 CD 的诊断。慢性期患者肠壁纤维化明显，此时 CT 常表现为多发性、节段性肠周壁增厚、管腔狭窄，83% 的患者肠病增厚范围在 1~2cm，很少超过 2cm，病变范围一般在 50cm 以内。

肠系膜淋巴结大小对二者的鉴别亦有一定意义，CD 患者的肠系膜淋巴结肿大多在 3~8mm，>1.0cm 多数为恶性肿瘤所致。在增强 CT 中，CD 患者的血管纹理明显增多，表现为血管扩张、扭曲，且广泛的肠系膜弓分支中的直小血管扩张形成"发梳征"，后动脉期及门静脉期明显异常强化，有助于 CD 诊断。

PSIL 的 CT 表现可分为 5 型，即浸润型、肠腔动脉瘤样扩张型、息肉肿块型、肠系膜型和混合型，其中以浸润型常见，肠壁厚度比 CD 明显，且随病程进展增厚越加明显，肠壁厚度一般在 1.5~7cm，亦呈节段性。扩张型主要是因为淋巴瘤细胞破坏肠壁自主神经，引起肠系膜缘肠壁局部膨出，常特征性地表现为受累肠管腔呈动脉瘤样扩张，管腔增粗、增宽、扩张，累及范围较长，但病变的肠壁还能保持一定的扩张度和柔软度，较少呈现管腔僵硬，亦很少引起肠腔狭窄和梗阻。

多数 PSIL 瘤灶边界较光滑，一般无肠系膜及肠腔周围脂肪病变。PSIL 多数伴有肠系膜或后腹膜淋巴结明显肿大，直径多>1.0cm。有时，肿大的肠系膜淋巴结或腹膜后淋巴结包绕腹腔干或肠系膜上动脉，与肿胀、增厚的小肠壁的走行互相反折，形成层叠的肿块，出现"夹心面包征"，这是 PSIL 的特征性表现。PSIL 由于瘤体细胞密集堆积于间质、血管少而细，相对缺乏血供，故 CT 动脉增强期仅表现为轻度强化。

（6）内镜及组织病理学表现：消化内镜（胃镜、大肠镜、小肠镜、胶囊内镜等）对于肠道病变的诊断优于其他手段，能更直观地观察肠 CD 病变范围、程度等。内镜下 CD 早期黏膜血管减少，甚至消失，黏膜苍白，伴有跳跃性分布的浅表、针尖样或小圆形口疮样等不同形态溃疡存在，溃疡周围充血。随病程进展，可见黏膜不规则、浅表或裂隙样溃疡、多发性或密集炎性息肉与卵石样、肠管僵硬、狭窄及黏膜桥等急、慢性炎症多样性表现，呈节段性、跳跃性分布，其溃疡大小在（0.3×0.2）cm~（2.0×1.5）cm，且溃疡间常有息肉样隆起，深达黏膜下层甚至深肌层的裂隙状、纵行溃疡是 CD 的特征性表现，这种溃疡是 CD 穿孔和瘘管形成的病理学基础，见于约 30% 的 CD 患者。CD 后期，肠壁广泛纤维化，出现节段性狭窄、回盲瓣明显增厚等特殊改变。因此，回盲瓣病变同时伴有肛周病变者，应考虑克罗恩病的可能性大。

PSIL 并不伴发肠壁纤维组织增生，故回盲瓣病变少见，内镜下多表现为隆起性病变，单一部位受累占 60.9%，CD 单一部位受累仅占 20%。

PSIL 肿瘤沿着黏膜固有层或黏膜下生长使黏膜皱襞消失，肠壁呈结节性或向心性增厚，可形成肿块状或息肉型，肿块大而形状不规则，边界清楚，大的肿块上可出现溃疡，形成"牛眼征"，溃疡形态不规则，约 1.0cm×2.0cm~2.0cm×5.0cm 大小，溃疡周边呈结节状，活检时组织硬，很少 PSIL 表现为节段性、多发溃疡，如果出现这种表现极易误诊为克罗恩病等。

CD 在显微镜下有多种表现：黏膜高度水肿，固有腺体及杯状细胞减少，黏膜层嗜酸性粒细胞浸润、固有层浆细胞浸润为主，以黏膜下层改变为明显，常伴有淋巴管扩张、增宽，淋巴细胞在淋巴结和小血管周围可形成淋巴样聚积，形成淋巴滤泡，这种淋巴细胞聚集是 CD 的重要改变。晚期 CD 可累及肠壁全层，呈慢性肉芽肿改变、结节样肉芽肿形成等，结节病样肉芽肿是 CD 较具特征性的病理改变，其在浆膜层出现率高，而在黏膜层的出现率最低，故肠镜下活检的检出率低，而且病程越长检出率越低，但手术标本的检出率高。

PSIL 大多数为非霍奇金淋巴瘤，以 B 淋巴细胞多见，T 淋巴细胞较少。

7.3.2 肠结核或腹膜结核

肠结核或腹膜结核亦可出现腹部包块，有时与淋巴瘤较难鉴别，但前者一般都有结核病史，有低热、盗汗及血沉加快，腹部检查有揉面感，全身情况一般不出现进行性恶化。

小肠结核 X 线见增殖型者，表现为单发或多发的局限性肠腔狭窄，边缘较恶性淋巴瘤光滑，近端扩张亦较明显；溃疡型者龛影一般与肠管纵轴垂直。恶性淋巴瘤的溃疡部位不定，龛影较大而不规则。

7.3.3 小肠腺癌

小肠腺癌好发于近端小肠，管壁形态僵硬，管腔易呈向心性狭窄；淋巴瘤好发于远端小肠，病变的肠壁能保持一定的扩张度和柔软度，很少引起肠腔狭窄和梗阻，常特征性表现为受累肠管腔呈动脉瘤样扩张，累及肠壁可明显增厚；小肠淋巴瘤病灶边界较光滑，肠腔周围脂肪层常存在，而小肠腺癌边缘多不规则，向周围呈浸润性生长。

7.3.4 免疫增生性小肠疾病

免疫增生性小肠疾病（IPSID）是一种独特的小肠淋巴瘤，最初报道见于东方犹太人和阿拉伯人，又称为地中海淋巴瘤或 α-重链疾病。

典型的症状包括慢性腹泻、脂肪泻，同时伴有呕吐和腹部痉挛性疼痛，亦可见杵状指。许多 IPSID 患者的一个少见的特点，是在血液和肠分泌物中，有一种异常的 IgA，其 α-重链缩短，且不含轻链。

IPSID 多发生于有肠内细菌及寄生虫感染的地区。有学者认为，其病因可能与小肠内 B 淋巴细胞受肠内微生物抗原的长期反复刺激，引起细胞突变及恶变所致，异常的 α-链是由小肠的浆细胞产生的。

IPSID 的大体外观要根据病变的分期。在早期，内窥镜下肠内结构似乎是正常的，肠活检标本中才能看到明显浸润。然后，空肠上段增厚，肠系膜淋巴结增大，并且发展成为淋巴瘤样肿块。脾一般不受累，甚至会变小并纤维化；超出腹部的扩散少见。

IPSID 的组织病理学表现可分为如下 3 期。

A 期：淋巴细胞仅浸润于黏膜内和肠系膜淋巴结，无细胞不典型性。尽管浸润可消除绒毛结构，但内窥镜检查显示正常。切除标本显示有反应性淋巴滤泡、淋巴上皮病变和小的滤泡旁透明细胞簇。此阶段病变一般对抗生素治疗有反应。

B 期：发展为结节状黏膜内浸润，并且扩展到黏膜肌层以下，有最小程度的细胞不典型性。本期似乎代表着一个转化阶段，大体可见黏膜皱襞增厚，特征性的使用抗生素不可逆。MALT 淋巴瘤的形态特点已经明显，滤泡群可能非常明显以至于类似滤泡性淋巴瘤。

C 期：特征是存在大的肿块，转化为明显的大细胞淋巴瘤。存在大量的中心母细胞和免疫母细胞。浆细胞分化依然明显，但常可见到具有显著不典型细胞，包括 R-S 细胞；核分裂相增多。病变早期即可有肠系膜淋巴结受累，浆细胞浸润淋巴结的髓窦，而边缘带则被小淋巴细胞扩张，这些小淋巴细胞不典型，具有中等量的灰白色透明胞质。免疫组化研究证实病变产生 α 重链，无轻链合成。IgA 几乎总为 IgA1 型，具有完整的 C 端区域，V 区和所有的 CH1 区大部分缺失。单个病例的分子特点是易变的。小淋巴细胞表达 CD19 和 CD20，但不表达 CD5、CD10 和 CD23。

IPSID 患者往往死于进行性营养不良和衰竭，或死于侵袭性淋巴瘤。

7.3.5 小肠腺瘤与间质瘤

肠腔内息肉状肿块型小肠淋巴瘤，应与肠腔内的腺瘤及向腔内生长的间质瘤鉴别。

小肠淋巴瘤一般呈分叶状，其相邻部位的肠壁常明显增厚，附近淋巴结常明显增大，其增强后病灶的强化程度较低；小肠腺瘤及向腔内生长的间质瘤一般边缘较光整，强化较明显，有时可见肿瘤的蒂部，附近肠壁无明显增厚，一般肠系膜根部及其附近无明显淋巴结肿大。

7.3.6 小肠平滑肌肉瘤

肠系膜受累型小肠淋巴瘤，需与小肠平滑肌肉瘤相鉴别。后者特征性表现为肠襻间有巨大的软组织肿块影，中央见低密度坏死区，增强后呈明显不均匀强化；而小肠淋巴瘤表现为肠外沿肠系膜分布的圆形、卵圆形或分叶状肿块影或结节状相互融合病灶，肠系膜脂肪密度消失，瘤体内很少出现液化、坏死。

7.4 临床分期

表 53-7 原发性小肠淋巴瘤临床分期

分期	Contreary 分期法	Mapvi 分期法
Ⅰ期	肿瘤局限于肠道，无远处侵犯	肿瘤局限于肠管，病变为单灶性，无淋巴结侵犯
Ⅱ期	有肠系膜淋巴结受累	肿瘤累及邻近组织
Ⅲ期	侵及主动脉旁或邻近器官	肿瘤累及区域淋巴结
Ⅳ期		肿瘤广泛性浸润或远侵犯

8 治疗

8.1 治疗原则

原发性小肠淋巴瘤除具有肿瘤本身危害性外，还可发生严重腹部并发症，如肠梗阻、肠套叠、肠穿孔和消化道出血等。

因此，在治疗上应争取彻底切除原发病灶，将病变小肠连同肠系膜区域淋巴结一并切除；如肿瘤直径>5cm，侵及肠道外器官者，亦应做病变小肠及邻近器官联合脏器切除。

对于不能行根治性切除的争取做姑息性手术，切除梗阻的肠段，恢复肠道的通畅。个别情况病变难以切除者可做短路手术。

术后应采取放疗、化疗等综合治疗方法。

8.2 手术治疗

根治性手术切除是外科处理 PSIL 最常用的方法，难以根治性切除的小肠淋巴瘤可以减瘤荷为目的将主灶肿瘤切除，术后对不能完全切除或有区域淋巴结转移的患者应行辅助治疗。

手术应切除病变肠管及两端各 30cm 左右的正常肠管，清扫肠系膜上相应的淋巴结。但有时淋巴结融合成团包绕肠系膜上动、静脉的主干，不能整块切除时，可沿上述血管将淋巴结逐一剥离，在瘤床处标以金属标记，以备术后放疗。

8.3 放射治疗

恶性淋巴瘤对放疗较为敏感，手术后均应行放疗，消灭残留组织提高疗效。直线加速器一般在腹部前后进行照射，范围可适当放宽。如情况许可，在四周内给予组织量35~45Gy为宜。

小肠本身对放射线的耐受性差，剂量过大可造成放射性小肠炎，发生出血、狭窄、穿孔等并发症。

8.4 化学治疗

小肠淋巴瘤对化疗亦较敏感，化疗药物一般选用环磷酰胺、长春新碱、多柔比星、泼尼松和甲基苄肼等，常用化疗方案有COP、CHOP、CMOPP等。

如患者的一般情况良好，可在放疗的同时配合化疗。

8.5 其他治疗

IPSID可按PSIL治疗，并应进行肠道抗感染及驱虫治疗，同时应纠正吸收不良综合征，部分病例可获得缓解。

但由于IPSID在小肠的病变范围多数较广泛，能手术切除的可能性较小，仅在个别局限性病变的病例，才能进行手术切除。

9 预后

影响原发性小肠淋巴瘤的预后因素，主要有肿瘤浸润范围、临床分期、细胞分化程度、有无并发症及严重程度。Nakamura等对原发性胃肠道淋巴瘤455例的临床病理资料进行Cox多变量分析显示，临床分期早、年轻患者、属B细胞来源和没有临床症状是PSIL良好的长期存活率和无事件生存期的独立预后因素。

早期诊断对改善PSIL的预后十分重要，对有手术指征的患者应果断行剖腹探查术，以免延误手术时机。其治疗目前较一致的看法，为先行彻底的手术治疗后再行辅助治疗[62]。

大多数复发发生于术后2年内，术后5年后很少再有复发。不能切除的病例进行化疗的5年生存率约为20%。原发性小肠淋巴瘤总的5年生存率为30%~40%，其中Ⅰ期为75%，Ⅱ期为40%~50%，Ⅲ期为25%，Ⅳ期为10%；肿瘤直径大于10cm时预后较差。

因原发性小肠淋巴瘤在诊断上存在一定困难，多数患者在接受治疗时已属晚期，且有相当一部分病例是因出现急腹症时才就诊，故疗效较差。据文献报道，小肠淋巴瘤治疗后5年

生存率为36%，10年生存率14.2%，有一部分患者能够长期生存，并能参加正常工作。

有报道，小肠恶性淋巴瘤在手术时50%以上已有肠系膜淋巴结受侵，如小肠肿块较大，有溃疡，多发，并侵犯淋巴结，则预后不佳。

第3节 原发性大肠淋巴瘤

1 流行病学

原发性大肠淋巴瘤包括原发性结肠淋巴瘤与直肠淋巴瘤，原发性结肠淋巴瘤（primary colonic malignant lymphoma，PCML）较少见，约占同期原发大肠恶性肿瘤的0.65%[63]，苟昭映等[64]报道大肠恶性淋巴瘤占所有大肠恶性肿瘤的2.51%（21/836）。Doolabh等[65]通过对大量病例的回顾，发现7例满足原发性结肠淋巴瘤的诊断条件，占同期所有非霍奇金淋巴瘤的1.4%，占胃肠道非霍奇金淋巴瘤14%，占结肠恶性疾病0.9%。

Moya等[66]曾报道了一例罕见病例——弥漫性原发性结肠淋巴瘤伴中毒性巨结肠，切除的结肠标本经组织学证实。它也可能同时或异时伴发原发性结肠癌。

据报道结肠恶性淋巴瘤与免疫状况的改变相关[67-69]，如AIDS较易并发Kaposi肉瘤，使用环孢菌素A治疗者并发肠淋巴瘤的机会增加1倍，在溃疡性结肠炎、克罗恩病出现症状后5~30年可伴发肠道淋巴瘤。因此持续或反复的自身抗原刺激，或异体器官移植的存在，或免疫缺陷患者的反复感染，免疫细胞发生增殖反应，同时伴有遗传性或获得性免疫障碍导致T细胞的缺失或功能障碍，淋巴细胞对抗原刺激的增殖反应缺少自身调节控制，最终出现无限增殖，导致淋巴瘤发生。

在多数研究中，男性较女性的发生率要高，比例为2:1.282。本病可发生于任何年龄，好发于40~59岁，多数患者诊断时超过50岁。

2 组织病理学

原发性大肠淋巴瘤好发于淋巴组织较丰富的回肠末端和盲肠，其次为右半结肠。分布特点可以呈局限性，但一般较癌肿累及范围广。

原发性肠道淋巴瘤常较大，多超过 5cm。肿瘤的大体检查显示类似于癌的息肉状或溃疡性肿块，或者一个弥漫性病变扩展到结肠的一大段。肠壁增厚并且呈橡胶样硬度，切面显示黏膜明显增厚，经常有类似于脑表面的沟回，黏膜的厚度可以达到 1~2cm。黏膜下明显增厚为紧密排列的肿瘤细胞浸润的结果，可看到浅表溃疡和坏死。

2.1 基本形态

原发性大肠淋巴瘤起源于肠黏膜下的淋巴滤泡，早期病灶局限。内镜下主要有弥漫型、息肉型及溃疡型等 3 种基本形态。

2.1.1 弥漫性

以浸润为特征，肠壁弥漫性增厚变硬，可见病变肠段失去正常光泽，肠腔狭窄，蠕动消失，注气后仍不能扩展肠腔。黏膜面可见增厚似脑回状的皱褶，亦可呈弥漫性结节状改变，表面糜烂或浅表溃疡，类似于浸润癌，但累及范围广。

2.1.2 息肉型

肿块呈宽基、表面光滑或呈结节状息肉样肿块，易误诊为良性息肉或息肉样癌。瘤体大的表面可出现溃疡及出血，并可引起肠腔狭窄；亦可呈现多发性大小几乎相等的半球息肉，类似良性淋巴样息肉病。表面光滑，色白。但局部往往因浸润增厚，结肠袋半月襞消失，局部僵硬，蠕动消失。

2.1.3 溃疡型

淋巴瘤可呈现恶性溃疡特点，但部分患者亦可表现为良性溃疡改变，如溃疡平坦表浅，表面白苔，周堤平坦等。

此外，尚有一种肠外肿块型，由肠内向肠腔外生长的肿块引起，可压迫肠腔使其狭窄，但黏膜面正常。

2.2 组织学特点

（1）淋巴细胞或组织细胞单一地同时异常过度增生，主要表现为瘤细胞不同程度的不分化，瘤细胞的相对单一性；核分裂的异常性；浸润性生长。

（2）淋巴结或结外淋巴网状组织正常结构部分或全部破坏，主要表现为淋巴滤泡的消失、淋巴窦消失、小血管异常，网状纤维直肠分布型的破坏，瘤组织侵犯血管淋巴管。

2.3 免疫组化与类型

Yatabe [70] 发现通过细胞周期蛋白 D1 免疫组化染色，可区分原发性黏膜相关淋巴瘤（MALT）和淋巴瘤病性息肉病，前者染色阴性，两者预后和治疗不同。Goteri 等 [71] 发现局限性淀粉样变可提示胃肠道淋巴瘤诊断，5 例原发性胃肠道淋巴瘤均为由单克隆浆细胞形成的边缘带 B 细胞淋巴瘤，淀粉样沉积与浆细胞分化相关。Hiramoto 等 [72] 发现人类原发性淋巴瘤中存在高度保守的 RAD54B 基因发生纯合子突变。

几乎所有的原发性肠道淋巴瘤均为非霍奇金病类型，属于 B 淋巴细胞型，3/4 病例分类为侵袭性大细胞肿瘤。Hsiao 等 [73] 报道 2 例原发结肠 T 细胞淋巴瘤均以慢性腹泻和明显体重下降为表现，内镜下表现为多发跳跃性溃疡散布在末端回肠到升结肠，与炎性肠病很难区分，免疫组化淋巴瘤细胞 CD3+、CD4-、CD56-、CD8-。结肠或直肠的霍奇金病更为罕见。苟昭映 等 [64] 报道大肠淋巴瘤 21 例中，3 例查见典型 R-S 细胞，确诊为霍奇金淋巴瘤。

3 主要检查

钡剂灌肠造影虽有异常发现，但本病缺乏特异的 X 线征象，确诊率较低。结肠镜检查时活检应有足够的深度，否则常出现阴性结果。虽有报告 CT 检查对本病分期有很大帮助，但手术探查仍是最后确诊的主要手段 [74]。张汝鹏 等 [75] 报道的原发性回盲部淋巴瘤 30 例患者均为术后病理确诊。

3.1 影像学检查

3.1.1 放射学表现

原发性结直肠淋巴瘤放射学表现，分为局灶病损和弥漫性病损 [76]。局灶病损放射学表现与癌类似，但 Hall 指出有些表现高度提示淋巴瘤，如一个巨大的结肠外成分，管腔同心形扩张，末端回肠以及回盲瓣的一个息肉样的充盈缺损。

结肠弥漫性淋巴瘤放射学表现与家族性息肉病，伴有假性息肉病的溃疡性结肠炎、肉芽肿性结肠炎、结节性淋巴组织增生以及血吸虫病区分困难。

结、直肠淋巴瘤的钡剂灌肠异常发现达

80%，但很少能下肯定性诊断。CT 扫描和超声图像有助于检出和分期。最近 10 年 PET 由纯粹的研究工具迅速发展为对肿瘤具有重大临床诊断意义的方法，^{18}氟脱氧葡萄糖 PET 成像在恶性淋巴瘤病灶检测中敏感性 89.7%、特异性 95.5%[77-78]。

3.1.2 钡剂灌肠检查

钡灌肠检查是诊断本病的重要方法之一。25%~70%的患者可发现异常，检查时可见肠管呈浸润型、蕈伞型、息肉型或溃疡型病变，肠腔狭窄、近端扩张、黏膜增粗强直，亦可见到肠梗阻或肠叠的征象。

弥漫性 X 片显示，病灶累及一长段肠管，肠管僵硬，黏膜往往完整，肠腔不狭窄，甚至部分肠腔出现动脉瘤样扩张。

息肉型早期肿瘤即突向肠腔，但黏膜无或仅轻微破坏，偶有分叶，肿瘤边缘比较光整。如肿物为腔内、外型，可见肿块呈哑铃状向腔内及腔外突出。这些特点常可提示为淋巴瘤。但缩窄型和溃疡型 X 线检查常误诊为癌。

赵修义等[79]指出，气钡双对比灌肠造影在呈现早期黏膜病变、小的黏膜下充盈缺损及病变的整体观、多发病变的显示方面优于 CT。行气钡双对比灌肠造影时，淋巴瘤主要表现为局部的软组织肿块、黏膜皱襞的增粗、黏膜下的充盈缺损及肠壁的不规则等。

3.1.3 CT 检查

赵修义等[79]认为，CT 对于 PGIL 不仅能发现原发病变，且能准确发现其并发症的存在，现已逐渐成为诊断胃肠道淋巴瘤的主要方式。作者观察分析了 8 例 CT 的主要表现，并将其分为 3 种类型，即局灶性肿块型，表现为肠道局部肠腔内或肠腔内外的软组织肿块，肠道正常外形可消失；节段环形浸润性，表现为受浸的肠段长短不一，均表现为肠壁的环形增厚，对称或稍不对称，局部尚保持肠道的外形；弥漫浸润性，表现为呈节段性多发病变，累及大肠的全部或大部。

3.2 纤维结肠镜检查

纤维结肠镜检查是大肠恶性淋巴瘤的确诊手段之一，内镜下阳性率高达 50%~80%。Usher[80]报告来自 Mayo Clmc 的 10 例直肠淋巴瘤，并且发现所有病例在结肠镜检查时病变均可看到。

通常情况下，内镜下表现为一个息肉状的肿物、弥漫性肠炎、黏膜下的结节或癌外观，有时伴有多量肠腔内息肉状的赘生物。

镜下病变累及的范围常较癌肿广泛，可以从数到十几厘米，也可以呈跳跃性分布及多源性病灶存在类似于克隆病。

从窥视形态上，可分为 4 种类型，即息肉性、浸润性、溃疡性、腔外肿块性。浸润性（弥漫性）者内镜下最具特征，肠黏膜皱褶增厚似脑回状，水肿伴透明，血管纹理减少并易出血，病变范围常累及相当长的一段肠管，这种颇具特征的形态改变易为内镜医师识别而诊断。对于息肉型及溃疡型病变，镜下与大肠癌鉴别有一定困难。肠外肿块型因向肠腔外生长，肿块可压迫肠腔使其狭窄，但黏膜面可正常。对于直肠部位的病变，也可使用乙状结肠镜或直肠镜检查。

值得注意的是尽管有时在内镜下高度怀疑为恶性病变，但活检病理始终只能发现炎性细胞浸润，未见癌。这是因为肠型恶性淋巴瘤虽然在组织学上有一定的特征，如组织细胞和淋巴细胞的异型、病理核分裂相、组织结构破坏等，但常因取材过浅、组织块太小、组织钳夹时的挤压等而不能确诊。

因此，本病取材活检有别于结肠癌，除了黏膜取材外，夹取黏膜下组织很有必要，而一旦内镜结果与病理结果数次不符时应警惕本病的可能。

3.3 骨髓穿刺活检

对结节性与淋巴细胞分化不良的弥漫性淋巴瘤，骨髓穿刺的诊断意义很大。Sagar 指出，免疫组织化学技术对本病的诊断价值极高。

3.4 其他检查

实验室检查可见程度不同的贫血、血沉加快、血清 LDH 与 r-谷酰转肽酶活力增高。由于源于 B 淋巴细胞的原发性大肠恶性淋巴瘤多系 NHL，亦偶可见免疫球蛋白分泌异常，如属单株性分泌多为 IgG 或 IgM 的 Fc 节段，但以单株性 IgM 的 Koppu 或 Lambda 型最多见。

手术前行 B 超、CT 及 MRI 检查评对估病变的范围及周围组织、脏器和淋巴结受侵的程度很有价值，同时也可了解有无肝脏等远处脏器的受累。直肠内超声可确定直肠内肿瘤的病变范围（浸润深度）及周围侵犯情况。

4 临床表现

大肠恶性淋巴瘤表现极不典型，约 10% 病例为偶尔发现，其表现类似结直肠其他恶性肿瘤，70%~80% 病例有非特异性腹痛，40%~50% 有腹部肿块扪及，30% 有体重下降，亦有排便习惯改变以及乏力、恶心、呕吐和发热等非特异性征象，吸收不良少见。

一般报道，从首发症状到确诊的时间为 1~6 个月，但亦有误诊达 30 年之久的报道。

临床上亦有以消化道大出血或肿瘤穿孔并急性腹膜炎而就诊的报道，此型多见于溃疡型淋巴瘤的病例。

原发性回盲部淋巴瘤，临床表现缺乏特异性，症状随肿瘤的大小、生长速度和腔内阻塞程度而异。

虽然大多数患者可扪及腹部肿块，但因本病起源于黏膜下层，肠腔狭窄常不明显，加之盲肠肠腔较大，即使瘤体向腔内突出亦不会造成肠腔完全闭塞，且该部肠内容物稀薄不易造成梗阻，故不易早期发现。

Fan 等[81] 发现原发性结肠淋巴瘤占同期所有结肠恶性疾病 0.48%（37/7658），45% 发生于盲肠，其症状发生率腹痛 62%，腹部包块54%、体重下降 43%。

4.1 回盲部与结肠

原发性大肠淋巴瘤病变最常见于回盲部或乙状结肠与直肠区域，肿瘤有时相互融合并且形成大的球形肿块，可能引起肠套叠及肠梗阻。

在回盲区的病变通常扩展到阑尾以及距离不等地侵入回肠内。当肿瘤位于直肠时，腹股沟淋巴结可能肿大并可触及。

位于结肠的恶性淋巴瘤，则常以腹痛、便血、腹部肿块、大便习惯的改变或发热而就诊。腹痛多呈阵发性，大便习惯的改变多表现为次数增多。

4.2 直肠

直肠受累所产生的症状各种各样，并且主要取决于是否有溃疡形成。在病变早期，黏膜完整，有下坠感或感到直肠胀满，伴有直肠刺激症以及下背部的疼痛。当黏膜层有溃疡形成时，出血和黏液分泌可能发生；晚期，如果肿瘤生长并侵犯到肛管，可以出现疼痛以至剧痛。

一般而言，位于直肠的恶性淋巴瘤，主要表现为大便带血、肛门下坠感、大便习惯改变、大便次数增多及里急后重。直肠下段的肿瘤肛诊常可触及肠腔内或腔外的质韧新生物。

4.3 全身症状

有些病例可伴有发热症状，临床抗感染治疗效果差，偶尔可有仅以原因不明的发热症状而就诊者，可为持续性低热或反复发作的高热。

晚期部分病例可并发肠套叠、肠梗阻，以及其他脏器受累的相应症状与体征，亦可伴发腹水和恶液质。

4.4 穿孔

结肠淋巴瘤穿孔极为少见，魏国等报道了第二军医大学长海医院普外科 1995 年至 2001年间共急诊收治 6 例结肠恶性淋巴瘤穿孔患者，术前无一例明确诊断，分别诊断为急性化脓性阑尾炎 1 例、阑尾炎穿孔 1 例、上消化道穿孔2 例、结肠癌穿孔 1 例，克罗恩病穿孔 1 例。作者指出，当结肠淋巴瘤发生穿孔时，其主要表现为腹痛、发热和腹膜刺激征，与临床上常见的上消化道穿孔以及阑尾炎穿孔等急腹症难以区分。

5 诊断与鉴别诊断

5.1 误诊原因

原发性结肠淋巴瘤（PCML）占结肠恶性肿瘤的 0.5%~2.0%，术前诊断困难，其临床误诊率高达 80% 左右[82-83]。魏国等分析误诊原因主要有缺乏特异性临床症状，X 线和内镜的表现与结肠癌、结肠结核和克罗恩病十分相似，鉴别诊断困难；本病为黏膜下病变，肠镜取材浅小，难以确诊；本病发病率低，容易造成临床医生的忽视。

杨晓发等[84] 报道 7 例原发性结肠淋巴瘤，术前行纤维结肠镜病理活检 5 例，确诊仅 2 例，余 3 例被误诊为结肠癌。作者分析其原因主要是本病发病率低，临床表现缺乏特异性，易被忽视；纤维结肠镜病理活检的确诊率仅为 40%~57.9%[85]。

淋巴瘤病变位于黏膜下，直到较晚才侵犯黏膜，故早期活检不易取到肿瘤组织。结肠淋巴瘤在内镜下形态特点为肠黏膜皱襞肥厚似脑回状，黏膜下息肉样结节状隆起，黏膜溃疡呈多形性、多灶性、弥散性及不规则性。故当纤维结肠镜检查观察到这些特征性表现时，应多方位取样，并在同一部位重复取样才能到达黏膜下，如此方可提高术前确诊率。

杨晓发等[84]总结了本病的临床特点，具有指导意义。即本病发病年龄比大肠癌年轻，中青年好发；男性居多；病程比大肠癌短，一般半年左右；腹部肿块大而能推动，可有压痛；腹泻程度不如大肠癌频繁，而血便比大肠癌明显；行纤维结肠镜检查时首次活检常为阴性；术中见肿瘤广泛浸润肠壁，肠系膜淋巴结肿大明显；因病变在肠黏膜下沿纵轴弥散性扩展，使肠管增厚、僵直狭窄或是结节状息肉样不规则肿块向腔内突出，黏膜广泛受累形成多发性溃疡，与大肠癌菜花型、大溃疡有显著区别。

5.2 诊断

由于本病发病率低，临床医师往往对其缺乏足够的认识，术前确诊率低，徐富星等报告6例，仅1例由术前纤维结肠镜检确诊。

但只要能对与肛肠疾病有关的症状与体征予以重视，合理应用影像学检查即可对该病作出初步诊断，确诊需要内镜下获取活组织行病理检查。

有时，即使行活组织检查，术前也常误诊，对这类病例，需要行术中速冻病检或术后大体标本病检方能确诊。

5.3 鉴别诊断

本病主要应与大肠癌相鉴别，二者临床表现及病史相似，有时纤维结肠镜亦不能将两者完全区分开来，确诊常需依赖活组织检查予以鉴别。

有作者根据造影及CT检查提出了鉴别要点[86-88]，即淋巴瘤累及肠段较长，肠壁较厚，肠腔变窄不明显，常常直接累及末段回肠；淋巴瘤常表现为密度均一的肿块，受累肠段周围脂肪界面清晰，很少直接向周围脂肪浸润；淋巴瘤通常不伴有溃疡，少数表现为表浅、边缘平滑的溃疡；淋巴瘤可表现为多发弥漫性浸润，而大肠癌则相对较少。在以上鉴别要点的基础上，如同时发现明显的腹部淋巴结增大及脾大，则可进一步提示淋巴瘤的诊断。

另外大肠恶性淋巴瘤还应与溃疡性结肠炎、克罗恩病及结肠结核等炎症疾病相鉴别。三者内镜下病变都可呈跳跃分布及有溃疡形成，鉴别有一定困难，有时需结合临床症状及依靠病理活组织检查。

6 临床分期

本病的临床分期多采用 Ann Arbor 会议分期法。

表53-8 原发性大肠淋巴瘤的 Ann Arbor 分期

分期	定义
ⅠE期	指肠道单一的结外病变（肠腔可有多个病灶）
ⅡE期	肠道局限的单一结外病变和最近一站的引流区淋巴结受累
ⅢE期	单一原发的肠道淋巴瘤，有局部广泛的播散和引流区淋巴受累
ⅣE期	一个以上的结外病变或浅表淋巴结受累

7 治疗

原发性大肠淋巴瘤的治疗强调采用手术、放疗和化疗相结合的综合治疗。术前诊断明确者，先化疗，再手术，通过手术根治性切除肿瘤或姑息性肿瘤切除后，将残余病灶标记，术后再进行放化疗。而对于术前无定性诊断者，则先根治性或姑息性切除肿瘤，以获得病理分类及确切的临床分期等资料，然后再进行化疗、放疗、维持化疗。

7.1 外科治疗

手术切除为局限性结直肠淋巴瘤的唯一可能根治的方法[89]，即使是较晚的淋巴瘤亦不要轻易放弃手术，切除有助于局部控制，并可预防出血和穿孔。

大肠淋巴瘤其黏膜下的浸润经常扩展到明显受累区域以外，表现为结肠的一大段可能被均匀一致的和连续性的肿物所累及，故切缘不应少于5~15cm。

因大肠淋巴瘤发病率低，易被疏忽，且早期缺乏特异性症状，临床表现与大肠癌、肠炎相似，难以早期诊断，临床上极易误诊，故对肠镜或钡剂灌肠发现的大肠占位性病变，而又不能取得病理结果的病例，应积极行剖腹探查，术中行快速病理诊断，亦可提示手术切除范围。

Matkovic 等 [90] 观察、治疗了 7 例原发于结直肠的非霍奇金淋巴瘤，5 例位于盲肠升结肠部位，1 例位于横结肠，1 例在直肠。6 例行根治术，1 例行姑息手术。病情控制平均 45 个月余，无病生存亦达 45 个月余，中位生存时间为 41 个月余。此经验提示，基于病情分期和原发解剖位置可通过单纯手术或手术辅以化疗获得较长的生存期。

7.2 化学治疗

鉴于本病确诊多属晚期，仅不足 30% 病例得以治愈性切除，辅助治疗亦成为重要手段，但目前仍缺乏规范的化疗标准。

常用的化疗方案为联合应用环磷酰胺、长春新碱、甲基苄肼、强的松、阿霉素、博莱霉素和甲氨蝶呤。

对姑息手术患者，化疗一般采用 CHOP 或 MAGOP 方案，对不能手术者可采用 CHOP 方案化疗 6 个周期。

Rosen 等 [91] 发现，依立替康 (CPT-11) 可治疗淋巴瘤，奥沙利铂 (L-OHP) 对原发性或继发性顺铂耐药的实体瘤有效。Germann 等[92] 研究发现，奥沙利铂可作为治疗顽固性或复发性非霍奇金淋巴瘤的二线用药，安全、有效。

肠道淋巴瘤的化疗疗效显著，但有 25% 患者在化疗期间死于免疫抑制。在体外实验和临床研究均证实腹腔热灌注的药代动力学的合理性和有效性的基础上，蒋会勇等 [93] 提出了结合术中腹腔或盆腔热灌注化疗有利于进展期大肠恶性淋巴瘤的治疗。

7.3 放射治疗

对于那些已不可能切除的肿瘤，放射治疗亦是有益的。一般放疗总剂量为 45Gy，若仍有肿瘤细胞残留，则局部可追加 5~10Gy。对化疗后未达到完全缓解的患者，采用放射治疗的剂量为 45~50Gy/6~8 周。

Zijlstra 等 [94] 认为，尽管放疗是恶性淋巴瘤的一种治疗方法，但复发率达 30%，死亡率并非由原发淋巴瘤决定，而由与放疗相关的二重恶性肿瘤决定，故应注意放疗的远期副作用。

Waisberg 等 [95] 分析了 10 例原发性右半结肠非霍奇金淋巴瘤，均行根治性右半结肠切除，ⅠE、ⅡE 期 4 例现仍存活，并且无病变活动，

平均生存期已达 85.2 个月；另 6 例术后行化疗，死于腹部复发，平均生存 8.2 个月。结果提示，在病变早期（ⅠE、ⅡE 期）行病灶切除术是有利的，化疗作为局部进展性病灶的一个补充治疗是必要的，可控制残留病灶。

另有研究表明，呼肠孤病毒可能是治疗人类多种恶性淋巴瘤的有效方法。呼肠孤病毒感染细胞，活化的 Ras 信号转导途径，能有效地摧毁许多不同类型的肿瘤细胞。Alam 等 [96] 报道体外研究中呼肠孤病毒可感染并溶解大细胞型 B 细胞淋巴瘤细胞株和某些伯基特淋巴瘤细胞株。小鼠动物试验亦与之一致。另外 21/27 种原发性淋巴瘤对呼肠孤病毒具有易感性，而正常淋巴细胞或造血干/祖细胞无易感性。

8 预后

影响大肠淋巴瘤的预后的因素较多，主要与其生物学行为、病变范围、病理类型等因素有关。大肠原发性淋巴瘤中，NHL 较 HL 预后为优；原发性大肠淋巴瘤的预后明显优于继发者。

根据大多数的报道，结直肠淋巴瘤总的 5 年生存率可达到 50%，复发率为 20%~25%。Contreary [80] 报道，肿瘤局限于肠道或仅累及局部淋巴结手术的 5 年生存率均是 50%，当区域淋巴结受累，5 年生存率下降到 12%。手术后附加放疗者与不行放疗者的生存率分别为 83%、16%，差异明显。

国内有报告，根治性切除组 3 年生存率为 42.30%，病灶残留及未切除组为 37.5%。上海肿瘤医院报告 5 年生存率为 54%，国外 Shin 报告手术加放疗 5 年生存率为 35%，Richards 报道根治性手术加放疗的 10 年生存率为 50%。国内外资料均显示，未能切除的病例，几乎无生存达 5 年者。

另外治疗措施与患者的预后亦有密切的联系。如同属Ⅱ1E 者，单纯手术治疗者 44% 复发，而手术加放疗则仅有 18% 复发。张汝鹏等 [75] 对 30 例回盲部原发性淋巴瘤患者均进行了外科手术探查，其中 28 例切除肿瘤，2 例因病变无法切除而行短路捷径术；22 例肿瘤切除后予以 COP 或 CHOP 方案化疗，1 例同时辅以局部放疗，从手术之日起计算，3 年、5 年生存率分别

为 50.00%、36.67%。

对 HIV 感染的 NHL 患者的治疗较没有免疫缺陷的病人的疗效差，因细胞毒药物的使用会加剧已经存在的免疫损害并且可以使患者中性粒细胞长期减少，进一步增加机会性感染的危险，生存时间一般小于 1 年。

第4节 腹腔疾病相关的肠道淋巴瘤

1 基本概念

现有资料表明，腹腔疾病相关的肠道淋巴瘤（celiaca disease –associated intestine lymphoma）是一种 T 细胞相关的淋巴瘤。1855 年，Sirwilliam 首次报道一名脂肪痢患者合并淋巴瘤；自 1930 年后，英国医生即注重对腹腔疾病患者发生淋巴瘤的研究，腹腔疾病患者在一生中发生淋巴瘤的危险性为 9%，且这些患者小肠癌的发生率亦增加，发生率约为淋巴瘤的 50%；66% 的病例，其腹腔疾病的诊断在肠淋巴瘤之前，19% 病例为同时诊断，11% 的病例腹腔疾病发生在淋巴瘤之后。

特发性脂肪痢与肠恶性肿瘤相关的机制尚不清楚，腹腔疾病的饮食控制不能降低发生恶性肿瘤的危险性，一生避免含酪蛋白饮食是否有效尚不清楚。

2 组织病理学

镜下可见肿瘤细胞为弥漫性大细胞，常可见到多形性恶性细胞形成的巢和条索，表现为分化的、单一形态的细胞至多核巨细胞的形态。

胞饮作用（phagocytosis）包括红细胞吞噬现象为一显著特征，在恶性细胞浸润特别是浆细胞浸润时常可见到。

Isaason 最初根据形态特征及组织化学染色，曾认为这类肿瘤系恶性组织细胞瘤的一种类型。但后者不是 T 细胞来源，腹腔疾病相关淋巴瘤形态学上显示为典型的外周 T 细胞肿瘤。

3 临床表现与诊断

伴有腹腔疾病的患者，小肠淋巴瘤的诊断是困难的。肠梗阻和穿孔提示淋巴瘤的可能，然而更常见的唯一线索是虽然限制含酪蛋白食物，但患者的病情仍每况愈下，腹痛、发热、肌无力、血清 IgA 升高是淋巴瘤可疑的症状和体征。

4 预后

腹腔疾病的病例一旦诊断为小肠淋巴瘤，远期生存率很低，实际上 1/4 的病例在确诊前死亡。若以生存率计算，半年生存率为 43%、2 年生存率为 36%、5 年生存率为 10%。据报道，目前的化疗方案对该病相对无效。

（郭亚焕）

参考文献

［1］Todd D. Primary gastrointestinal lymphoma in Hong Kong. Ann Acad Med Singapore, 1994, 23 : 430-436.

［2］Isaacson PG, Wright DH. Malignant lymphoma of mucosa associated lymphoid tissue : a distinctive type of B –cell lymphoma. Cancer, 1983, 52: 1410 - 1416.

［3］Nakamura S, Matsumoto T, Iida M, et al. Primary gastrointestinal lymphoma in Japan: a clinicopathologic analysis of 455 patients with special reference to its time trends. Cancer, 2003, 97: 2462-2473.

［4］Radman I, KovaèI, Metelko J, Aurer I, et al. Surgical resection in the treatment of primary gastrointestinal non –Hodgkin's lymphoma : retrospective study. Croat Med J, 2002, 43 :555-560.

［5］Liang R, Todd D, Chan TK, et al . Prognostic factors for primary gastrointestinal lymphoma. Hematol Oncol, 1995, 13 : 153-163.

［6］Teerenhovi L. Primary gastrointestinal lymphomas J. Ann Chir Gynaecol, 1993, 82 : 324.

［7］Ruskone, Fourmestraux A, Dragosics B, Morgner A, et al. Paris staging system for primary gastrointestinal lymphomas. Gut, 2003, 52 : 912-913.

［8］Isaacson PG, Spencer J, Wright DH. Classifying primary gut lymphomas. Lancet, 1988, 2 : 1148-1149.

［9］Jaffe ES, Harris NL, Chan JKC, et al. Proposed world health organization classification of neoplastic disease of hematopoietic and lymphoid tissues. Am J Surg Pathol, 1997, 21:114.

［10］Fraga M, Lloret E, Sanchez-Verde L, et al. Mucosal mantlecell (centrocytic) lymphomas Histopathology,

1995，26:413

［11］Lebrun DP，Kamel OW，Cleary ML，et al. Follicular lymphomas of the gastrointestinal tract. Pathologic features in 31 cases. Am J Pathol，1992，140:1327.

［12］Moyriham MJ，Bast MA，Chan WC，et al. Lymphomatous polyposis: A neoplasm of either follicular mantle of germinal center cell origin. Am J Surg Pathol，1996，20:442.

［13］Isaacson PG，Wotherspoon AC，Pan L. Follicular colonization in B-cell lymphoma of mucosa-associated lymphoid tissue. Am J Surg Pathol，1991，15: 819.

［14］范钦和，徐天蓉，周青，等.原发性胃肠非 MALT 型淋巴瘤的临床与病理分析.临床与实验病理学杂志，1999，15（2）：135-137.

［15］Issacson PG. Malignant lymphomas with a follicular growth pattern. Histopathology，1996，28:487.

［16］梁志海，王珺平，唐国都.原发性胃肠道淋巴瘤 36 例临床病理分析.临床荟萃，2008，23（17）：1258-1259.

［17］马升高，钟谷平，董磊，等.原发性胃肠道恶性淋巴瘤内镜表现与病理分析.中华消化内镜杂志，2009，26（6）：314-316.

［18］赵宝玉，边大鹏，汪欣，等.原发性胃肠道淋巴瘤的诊断与治疗.中国肿瘤临床与康复杂志，2007，10（14）：446-449.

［19］Sheridan WP，Medley G，Brodie GN. Non-Hodgkin's lymphoma of the stomach: a prospective pilot study of surgery plus chemotherapy in early and advanced disease. J Clin Oncol，1985，3：495-500.

［20］Salles G，Herbrecht R，Tilly H，et al. Aggressive primary gastrointestinal lymphomas：review of 91 patients treated with the LNH284 regimen. A study of the Groupe d'Etude des Lymphomes Agressifs. Am J Med，1991，90：77-84.

［21］Raderer M，Chott A，Drach J，et al. Chemotherapy for management of localised high-grade gastric B-cell lymphoma: how much is necessary? Ann Oncol，2002，13：1094-1098.

［22］Ruskone，Fourmestraux A. Gastrointestinal lymphomas：the French experience of the Groupe D'etude des Lymphomes Digestifs （GELD）. Recent Results Cancer Res，2000，156：99-103.

［23］Au E，Ang PT，Tan P，et al. Gastrointestinal lymphoma-a review of 54 patients in Singapore．Ann Acad Med Singapore，1997，26：758-761.

［24］Poggi MM，Cong PJ，Coleman CN，et al. Low grade follicular lymphoma of the small intestine. J Clin Gastroenterol，2002，34：155-159.

［25］D'Amore F，Brincker H，Gronbaek K，et al. Non-Hodgkin's lymphoma of the gastrointestinal tract: a population based analysis of incidence，geographic distribution，clinicopathologic presentation features，and prognosis. J Clin Oncol，1994，12: 1673-1684.

［26］Domizio P，Owen RA，Shepherd NA，et al. Primary lymphoma of the small intestine. A clinicopathological study of 119 cases. Am J Surg Pathol，1993，17：429-442.

［27］孙姚，万娟，李媛媛，等.原发性胃淋巴瘤与原发性大肠淋巴瘤临床特点的差异分析.临床肿瘤学杂志，2011，16（5）：545-547.

［28］Otter R，Bieger R，Kluin PM，et al. Primary gastrointestinal non-Hodgkin's lymphoma in a pulation based registry.Cancer，1989，60（5）:745-750.

［29］薛丽燕，吕宁，李爱东，等.胃淋巴瘤临床病理分析.中华病理学杂志，2005，34（6）：332-336.

［30］涂蕾，林军，杨桂芳，等.不同部位原发性胃肠道淋巴瘤的临床特点.中华消化杂志，2008，28（7）：472-475.

［31］Morris Stiff G，Peipei C，Key S，et al.Does the surgeon still have a role to play in the diagnosis and management of lymphomas?Word Journal of Surgical Oncology，2008，6:13.

［32］Henry E，Penman I.Endoscopic ultrasonoggraphy （EUS）in the staging of malignancy.Cancer Imaging，2004，4（2）:181-189.

［33］Andriani A，Zullo A.Clinical and endoscopic presentation of primary gastric lymphoma:a multicentre study.Alimentary Pharma cology&The rapeutics，2006，23（6）:721-726.

［34］黄文柱，张亚历，但汉雷.现代小肠病学.北京:军事医学科学出版社，2002.412- 415.

［35］庄春兰，庄儒耀.小肠恶性淋巴瘤的临床与 X 线分析.罕少见病杂志，2003，10（5）：8-9.

［36］丁训杰，应韶旭.实用内科学.11 版.人民卫生出版社，2003，2186-2192.

［37］韦雄，宋庆云，王育.双向注气小肠双对比造影的临床应用价值.实用医学杂志，2009，25（11）：1843-1845.

［38］邹寿南，林瑞忠.小肠淋巴瘤的 X 线诊断.中华放射学杂志，1998，620（5）：287.

［39］刘赓年，谢敬霞.消化道系统影像学诊断.上海：上海科学技术出版社，1991，147.

［40］De Pascale A，Giorelli R，Garofalo G，et al. Follow up of media stinal lymphoma:role of utrasonography.

Radiol Med，2006，111（6）:759-772.

［41］Kala Z，Valek V，Kysela P，et al. A shift in the diagnostics of the small intestine tumors.Eur J Radiol，2007，62（2）:160-165.

［42］顾成章.小肠原发性淋巴瘤的超声显像诊断.中国临床医学影像杂志，1998，9（3）:229.

［43］李士星，张尧，时博，等.超声诊断小儿原发性胃肠道非霍奇金淋巴瘤的探讨.中国临床医学影像杂志，2009，20（5）：373-374.

［44］王华，王伯胤.原发性小肠淋巴瘤影像学诊断研究进展.中华临床医师杂志，2010，4（10）:1962-1964.

［45］赵方，宋莉萍，刘永红.超声对小肠肿瘤诊断价值的探讨.中国超声诊断杂志，2000，1（2）:48-49.

［46］童陶然，王昌青.超声对小肠肿物的诊断价值.中国医学影像技术，2001，17（4）:364-365.

［47］周康荣.腹部CT.上海:上海医科大学出版社，1993，133.

［48］Levine MS，Rubesin SE，Pantongrag-Brown L，et al.Non-Hodgkin's lymphoma of the gastrointestinal tract:Radiographic findings. AJR，1997，168（1）:165-172.

［49］Buckley JA，Fishman EK.CT evaluation of small bowel neoplasms:spectrum of disease. Radiographics，1998，18:379-392.

［50］徐宏刚，陈阿梅，江新青.胃肠管淋巴瘤的多层螺旋CT诊断.国际外科学杂志，2008，35:156-159.

［51］Minordi LM，Vecchioli A，Mirk P，et al.Multi detector CT in small bowel neoplasms.Radiol Med，2007，112（7）:1013-1025.

［52］袁芳，吴云林，黄国美.多层螺旋CT小肠造影在小肠疾病诊断中的应用价值.中国消化内镜，2008，2（1）:4-8.

［53］唐永华，陈克敏，钟捷，等.原发性小肠淋巴瘤的多层螺旋CT诊断.诊断学理论与实践，2008，7（1）：42-46.

［54］Gaffke G，Stroszynski C，Schlecht I，et al. Diagnosis of tumors of the small intestine with the aid of CT contrast enema.Sellink CT technique evaluted in 63 patients.Rontgen praxis，2002，54（6）:214-219.

［55］胡中华，张冰，周科峰，等.小肠淋巴瘤16排螺旋CT诊断.中国临床医学影像杂志，2006，17（10）:578-580.

［56］李晓阳，李会菊，邢国凤，等.小肠非霍奇金淋巴瘤的CT影像分析.中国全科医学，2008，11（22）:2261-2263.

［57］邓燕勇，戴宁，孙蕾民，等.磁共振小肠造影对小肠疾病的诊断价值.中华消化杂志，2004，24

（1）:27-30.

［58］Sempere GA，Martinez Sanjuan V，Medina Chulia E，et al.MRI evalution of inflammatory activity in Crohn's disease.AJR Am J Roentgenol，2005，184（6）:1829-1835.

［59］吴斌，温文，何怀纯，等.原发性大肠恶性淋巴瘤临床、内镜与病理特点.中华消化内镜杂志，2000，17（1）：11-14.

［60］陈明，钟捷.小肠肿瘤内镜诊治技术进展.中国消化内镜，2007，10（1）：1-4.

［61］May A，Nachbar L，Pohl J，et al. Endoscopic interventions in the small bowel using double balloon enteroscopy:feasibility and limitations.Am J Gastroenterol，2007，102（3）:527-535.

［62］Samel S，Wagner J，Hofheinz R，et al.Malignant intestinal non-Hodgkin's lymphoma from the surgical point of view.On Cologie，2002，25:268-271.

［63］Jinnai D，Iwasa Z，Watanuki T. Malignant lymphoma of the large intestine operative results in Japan. Japan J Surg，1983，13（4）：331-336.

［64］苟昭映，张勇，李胜.原发性大肠恶性淋巴瘤21例临床病理分析.四川肿瘤防治，2002，15（4）：203-205.

［65］Doolabh N，Anthony T，Simmang C，et al. Primary colonic lymphoma. J Surg Oncol，2000，74（4）：257-262.

［66］Moya Sanz A，Gomez Codina J，Prieto Rodriguez M，et al. Toxic megacolon: a rare presentation of primary lymphoma of the colon. Eur J Gastroenterol Hepatol，2000，12（5）:583-586.

［67］Baron P，Lucidarme D，Bomchowicz A，et al. Lymphomas of the colon complicating hemorrhagic rectocolitis. Gastroenterol Clm Biol，1995，19（11）:935-939.

［68］Kuhnen C，Schneele H，Muller KM. Malignant lymphoma and colon carcinoma 3 years after heart transplantation and immunosuppression. Pathologe，1994，15（2）：129-133.

［69］Hall Jr CH，Shamma M. Primary intestinal lymphoma complicating Crohn's disease. J Clin Gastroenterol，2003，36（4）:332-336.

［70］Yatabe Y，Nakamura S，Nakamura T，et al. Multiple polypoid lesions of primary mucosa-associated lymphoid tissue lymphoma of colon. Histopathology，1998，32（2）：116-125.

［71］Goteri G，Ranaldi R，Pileri SA，et al. Localized amyloidosis and gastrointestinal lymphoma: a rare association. Histopathology，1998，32（4）:348-

355.

[72] Hiramoto T, Nakanishi T, Sumiyoshi T, et al. Mutations of a novel human RAD54 homologue, RAD54B, in primary cancer. Oncogene, 1999, 18 (22) :3422-3426.

[73] Hsiao CH, Kao HL, Lin MC, et al. Ulcerative colon Tcell lymphoma: an unusual entity mimicking Crohn's disease and may be associated with fulminant hemophagocytosis. Hepatogastroenterology, 2002, 49 (46) :950-954.

[74] Auger MJ, Allan NC.Primary ileocecal lymphoma:a study of 22 patients.Cancer, 1990, 65:358-361.

[75] 张汝鹏, 王殿昌, 霍岫梅.30 例回盲部原发性恶性淋巴瘤临床分析.中华外科杂志, 1998, 36 (8): 459-460.

[76] Lee HJ, Han JK, Kim TK, et al. Primary colorectal lymphoma: spectrum of imaging finmdings with pathologic correlation. Eur Radiol, 2002, 12 (9) : 2242-2249.

[77] Bar Shalom R, Valdivia AY, Blaufox MD. PET imaging in oncology. Semin Nucl Mecl, 2000, 30 (3) : 150-185.

[78] 应韶旭, 林果为, 管一晖, 等.18F-DGPET 显像在恶性淋巴瘤诊断和分期中的价值.上海医学杂志, 2002, 25 (3) :146-147.

[79] 赵修义, 张雪林, 郑卫权, 等.原发性大肠淋巴瘤的 CT 及钡灌肠检查价值.中华肿瘤杂志, 2003, 25 (5): 514

[80] Corman ML.结肠与直肠外科.第 4 版.北京:人民卫生出版社, 2002, 809-814.

[81] Fan CW, Changchien CR, Wang JY, et al. Primary colorectal lymphoma. Dis Colon Rectum, 2000, 43 (9) : 1277-1282.

[82] 程爱群, 翁永强, 李翔, 等.原发性大肠恶性淋巴瘤 21 例临床分析.中国普通外科杂志, 2001, 10 (3): 266-268.

[83] 陈理国, 王圣诺, 刘东升, 等.原发性结肠恶性淋巴瘤 15 例诊治体会.中国肿瘤临床, 2002, 29 (2): 127-129.

[84] 杨晓发, 郑华, 周晓东, 等.原发性结肠恶性淋巴瘤 7 例.人民军医, 2004, 47 (9): 528-529.

[85] 林金容.原发性大肠恶性淋巴瘤的内镜诊断 (附 19 例报告) .中国内镜杂志, 1996, (2) 1 :11.

[86] Cho MJ, Ha CS, Allen PK, et al.Primary non-Hodgkin lymphoma of the large bowe1.Radiology, 1997, 205: 535-539.

[87] Wyatt S H, Fishman EK, Jones B.Primary lymphoma of the colon and rectum: CT and barium enema correlation. Abdom Imaging, 1993, 18: 376-380.

[88] 董新舒, 王锡山, 王国凡, 等.大肠非上皮来源恶性肿瘤诊治及疗效分析.中华肿瘤杂志, 2000, 22: 74-76.

[89] Genovese AM, Fedele F, Barbera A, et al. Primary non-Hodgkin's lymphoma of the colon: a rare but possible location. Therapeutic approach. Description of a clinical case and review of the literature. Minerva Chir, 2002, 57 (2) :217-220.

[90] Matkovic S, Jelic S, Manojlovic N, et al. Non-Hodgkin's lymphomas with primary localization in large bowel and rectum Med Sci Monit, 2000, 6 (1) :68-74.

[91] Rosen LS. Irinotecan in lymphoma, leukemia, and breast, pancreatic, ovarian, and small cell lung cancers. Oncology (Huntingt), 1998, 12 (8 Suppl 6) :103-109.

[92] Germann N, Brienza S, Rotarski M, et al. Preliminary results on the activity of oxaliplatin (L-OHP) in refractory/recurrent no-Hodgkin's lymphoma patients. Ann Oncol, 1999, 10 (3) : 351-354.

[93] 蒋永勇, 卿三华, 齐德林.大肠原发性恶性淋巴瘤 7 例临床分析.第一军医大学学报, 2000, 20 (3): S17.

[94] Zijlstra JM, Dressel AJ, Mens JW, et al. Radiation therapy in early stage Hodgkin's disease: long term results and adverse effects. Hematol J, 2002, 3 (4) : 179-184.

[95] Waisberg J, Bromberg SH, Franco MI, et al. Primary non-Hodgkin lymphoma of the right colon: a retrospective climcal pathological study. Int Surg, 2001, 86 (1) :20-25.

[96] AlamT, Hirasawa K, Pon KJ, et al. Reovims therapy of lymphoid malignancies. Blood, 2002, 100 (12) :4146-4153.

原发性睾丸淋巴瘤

原发性睾丸淋巴瘤（primary testicular lymphoma，PTL）是以睾丸肿块为首发症状或是主要受侵部位的、同时伴或不伴有其他结外器官侵犯的睾丸恶性肿瘤[1-4]，由法国医师 Malassez 于 1877 年首次报告[5]。

第 1 节　流行病学

1　流行情况

PTL 临床上少见，1877 年 Malassez[5] 首先描述本病，1878 年 Curling 提出应将该病看成是一种独立的临床病种。此后许多医学文献陆续对该病进行了详细而广泛的报道[6-12]。PTL 绝大多数是非霍奇金淋巴瘤，占全部睾丸肿瘤的 5%~9%[13]，占全部 NHL 的 1%~2%[14-15]，占结外淋巴瘤的 2%[16-17]；发病率约在 0.26/10 万[18]。1986 年，DoLL 等[19] 总结了 7 743 例睾丸肿瘤，其中原发于睾丸的恶性淋巴瘤 360 例，占 4.6%。国内有学者总结了 2009 例恶性淋巴瘤病例资料，原发于睾丸者占 2.4%[20]。

睾丸淋巴瘤可发生于任何年龄，但多数在

50 岁以上，高峰年龄为 60-70 岁，占 25%~70% [21-24]，高于睾丸生殖细胞瘤的发病年龄（30~39 岁）[25]，是老年男性睾丸肿瘤常见类型 [26-28]，在 30 岁以下的年轻男性中极少见；而青年人的睾丸恶性肿瘤则以精原细胞瘤较为常见。蒲军等 [29] 报道，PTL 平均年龄为 68.5 岁。黎佳全 [30] 报道了 1990 年 6 月至 2002 年 3 月收治经病理确诊的淋巴瘤 470 例，结外淋巴瘤 132 例，其中原发于睾丸的非霍奇金淋巴瘤 11 例，占同期恶性淋巴瘤的 2.34%（11/470），占结外淋巴瘤的 8.33%（11/132）；年龄 16~70 岁，中位年龄 49 岁。病程 20 天至 10 个月，平均 4 个月。

2 病因学

原发性睾丸淋巴瘤病因目前不明了，研究表明，与外伤、睾丸慢性炎症、精索丝虫病、隐睾病史有一定相关性 [31]。一些患者有睾丸外伤、睾丸炎或精索丝虫病史，睾丸下降不全者极为罕见。无种族差异，尚不清楚睾丸淋巴瘤与早期睾丸异常有何种联系。

淋巴瘤起源于淋巴细胞，而睾丸因其血睾屏障，本身为淋巴细胞缺如器官；其发生淋巴瘤的机制可能为隐匿性睾丸炎症后，部分淋巴细胞侵入睾丸，在各种体内外因素刺激下发生恶性变；同时因睾丸内无正常的淋巴细胞免疫监视功能，而使得恶变的淋巴细胞最终发展成淋巴瘤 [32]。

第 2 节　组织病理学

原发性睾丸淋巴瘤可侵犯睾丸包膜、附睾、精索、阴囊皮肤，并有向对侧睾丸、腹膜后淋巴结、CNS、Waldey's 环、皮肤、肺、肾、肝、骨、骨髓等累及的倾向。

1 组织起源

关于睾丸原发性淋巴瘤是否存在曾有争议。因正常睾丸内不含淋巴组织，且大多数睾丸淋巴瘤于发病前或同时有全身淋巴瘤的表现，另有报告睾丸淋巴瘤单纯行睾丸切除术后得以长期生存。Weitzner 等 [35] 认为其可能来自睾丸间质中的原始间叶组织。

临床观察发现，有部分患者可出现对侧睾丸及中枢神经系统相继受累，而两侧睾丸之间没有血管及淋巴管相联系，因此，有研究认为睾丸原发淋巴瘤属于隐匿性全身淋巴瘤的一部分，具有多中心起源的发病机制 [13]。

但临床上同时发现，有部分患者仅有患侧睾丸发病，单纯性的睾丸切除后随访没有发现身体其他部位有 NHL 存在。因此，认为睾丸原发性淋巴瘤是一种独立的疾病。目前这两种观点还存在争议。

近来多数作者认为，原发性睾丸淋巴瘤的概念可以接受；并指出凡以睾丸瘤变为首发症状，就诊时及以前无他处淋巴瘤病史，即可诊断为睾丸原发性淋巴瘤。

2 分类

原发性睾丸淋巴瘤，几乎皆是非霍奇金淋巴瘤，霍奇金淋巴瘤极为罕见。除了个别患者组织学结构为结节性淋巴瘤外，所有的睾丸淋巴瘤均为弥漫性。

然而，由于早年的病例未采用统一的分类标准，采用的术语亦不尽相同，分类中的大多数是网织细胞肉瘤，其次是淋巴细胞型淋巴瘤；后来大部分临床报告均采用 Rappaport 分类。

在一组用该方法分类的 170 例患者中，弥漫性组织细胞型占 76%；低分化淋巴细胞型占 14%；弥漫性混合细胞型占 3%；其他类型占 7%。

Rappaport 分类中，弥漫性组织细胞型淋巴瘤，实际上是一组免疫学及形态学上很复杂的疾病，基本上这种亚型被归入预后差的淋巴瘤。

Paladugu 等报告了 20 例弥漫性组织细胞型淋巴瘤，其中 19 例为大无裂细胞型，与大裂细胞淋巴瘤相比，大无裂型预后差，且对化疗不敏感。采用国际工作方案分类法，3 个系列 69 例睾丸淋巴瘤，47 例为中度恶性，21 例为高度恶性，仅 1 例为低度恶性。

根据工作分类，原发性睾丸 NHL 主要为中度恶性淋巴瘤，其中弥漫大无裂细胞型占 57%，免疫母细胞型占 20%，低度恶性少见。

根据 WHO 和 REAL 分类原则，弥漫大 B 细胞淋巴瘤是最常见的病理类型，占 80%~90% [36]。

我国有作者总结了中国医学科学院肿瘤医院 1974~1994 年 15 例原发于睾丸的 NHL，除 1

例为伯基特淋巴瘤外，另外 14 例均为弥漫性大细胞淋巴瘤，其中弥漫性混合细胞型 3 例；弥漫性大无裂细胞型 2 例；弥漫性大细胞型 2 例；弥漫性大裂细胞型 2 例；T 免疫母细胞型 2 例；淋巴母细胞型 1 例；B 免疫母细胞 1 例；网织细胞肉瘤 1 例（过去诊断）。

免疫组化显示，PTL 多为 B 细胞来源，其中最常见的病理类型为弥漫性大 B 细胞型淋巴瘤（占 80%~90%），其次为 Burkitt's 淋巴瘤和 Burkitt 样淋巴瘤（占 10%~20%）。T 细胞来源的淋巴瘤及滤泡性淋巴瘤少见[37-38]。

Moller 等[39] 报道 27 例睾丸淋巴瘤中 B 细胞性占 89%，而 T 细胞性为极少数。作者指出，虽然睾丸缺乏淋巴组织，但其发生的淋巴瘤形态学与胃肠道、呼吸道等处的 MALT 淋巴瘤有相似之处，亦具有"回归现象"（homing back），故睾丸应列为结外 MALT 淋巴瘤的发生部位之一。

3 大体标本

睾丸淋巴瘤的大小变化差异很大，常累及附睾及精索和精囊，但鞘膜和阴囊皮肤极少累及。

睾丸肿瘤的大体标本，肿瘤主要侵犯睾丸体，通常被完整的睾丸鞘膜覆盖，精囊和附睾一般均受侵犯。

大体标本切片观察，肿瘤结构排列均匀，睾丸被弥漫侵犯，常呈结节状，可以是多发，亦可为单发。肿瘤切面呈均质鱼肉状，质软，呈黄色、灰色、灰白色、粉红色或棕褐色，可有出血、坏死。

4 镜下观

光镜下，瘤细胞多由未成熟的淋巴细胞构成，细胞多形性，核大小不等，核分裂相常见。瘤细胞沿曲细精管周围弥漫浸润并渗入其中，使曲细精管萎缩，很少见到对曲细精管的侵袭与破坏。因此，光镜下可见到残存萎缩的曲细精管，这是与睾丸精原细胞瘤的鉴别要点，后者呈破坏性生长，曲细精管消失[14]。

睾丸 NHL 常可见血管壁侵袭与破坏，故有作者认为高发的结外侵犯是血行播散所致[28]。

输精管内有渗透进去的恶性淋巴细胞，附睾、精索易受侵，亦可累及睾丸被膜和阴囊皮肤。

与其他 B 细胞淋巴瘤不同的是，睾丸 NHL 在病理上很少见到慢性炎症反应。

迪丽努尔等[40] 报道 2 例睾丸原发性非霍奇金淋巴瘤，2 例均见瘤细胞弥漫浸润于睾丸实质，并围绕和浸润曲细精管，形成淋巴上皮样病变，使曲细精管彼此远离，部分萎缩、消失。肿瘤内可见到瘤细胞侵犯并破坏较大血管（1/2 管壁被肿瘤细胞侵犯），伴有轻度纤维化。瘤细胞形态较一致，弥漫分布，形态相似于中心母细胞，体积较大，胞质少，嗜碱性，核圆或卵圆形，染色质较分散，可见 1~3 个嗜碱性小核仁近于核膜边缘。残留睾丸组织萎缩。例 1 瘤细胞侵及附睾，可见大片坏死及明显血管壁破坏。例 2 瘤细胞侵及包膜，送检对侧睾丸见睾丸组织萎缩。

（1）可见异型淋巴细胞弥漫浸润于睾丸实质，部分瘤细胞侵犯残存的曲细精管，形成淋巴上皮病变（见图 54-1）。静脉壁广泛受侵犯，形成瘤栓样结构。

（2）瘤细胞形态较一致，似中心母细胞，体积较大，胞浆中量、色淡，核圆或椭圆形，空泡状，1~3 个小核仁，近核膜，并见有散在多核瘤巨细胞（见图 54-2）及灶性坏死。

（3）瘤组织主要由中心细胞样（centrocyte like，CCL）细胞（见图 54-1）及少数中心母细胞构成。

CCL 细胞小或中等大，胞浆少量，核形不规则，相似于中心细胞。部分区域见单核样 B 细胞（见图 54-3），核圆或稍凹陷，染色质较粗，胞浆中等量，透明或淡染。其中还见小淋巴细胞和散在浆细胞。

5 免疫组化

免疫组化显示，PTL 多为 B 细胞来源，其中最常见的病理类型为弥漫性大 B 细胞淋巴瘤（占 80%~90%），其次为 Burkitt's 淋巴瘤和 Burkitt 样淋巴瘤（占 10%~20%）。T 细胞来源的淋巴瘤及滤泡性淋巴瘤少见[38]。

迪丽努尔等[40] 报道 2 例睾丸原发性非霍奇金淋巴瘤，2 例肿瘤细胞 LCA、CD20、CD45Ra 阳性，CD45RO、CD43、CD30 阴性。

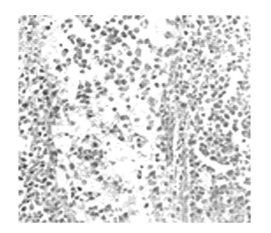

图 54-1 瘤细胞由 CCL 细胞构成，CCL 细胞中等大小，少量胞浆，核形态稍不规则，相似于中心细胞。并见形成特征性的淋巴上皮病变（HE×400）[40]

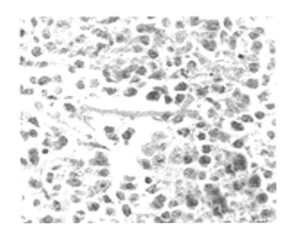

图 54-2 瘤细胞形态似中心母细胞，体积较大，胞浆中等量，淡伊红色，核圆形或椭圆形，核仁清晰，并见多核瘤巨细胞（HE×400）[40]

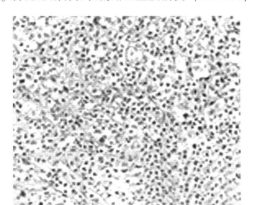

图 54-3 瘤细胞内见成片的单核样 B 细胞，核圆或稍有凹陷，染色质较粗，胞浆中等量，透明或淡染（HE×400）[40]

图 54-4 瘤细胞呈 L26 阳性表达（S-P×200）[40]

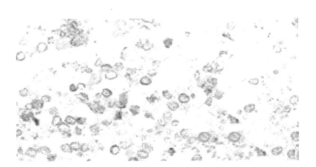

图 54-5 瘤细胞呈 Bcl-2 阳性表达（S-P×400）[40]

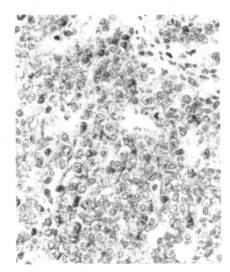

图 54-6 睾丸恶性淋巴瘤 CD20 阳性（ABC×400）[40]

与胚胎细胞肿瘤相反，PTL 可出现细胞遗传学的异常变化，Bcl-2 蛋白过度表达，但未见 t（14；15）染色体易位，这是该病区别于其他弥漫性大 B 细胞淋巴瘤的分子生物学特征[37]。

陈忠伟等[41]用半巢式 PCR 方法和聚丙烯凝胶（PAGE）-银染法检测 14 例睾丸淋巴瘤的 IgH 基因重排，结果与免疫组化对照，PCR 检测的睾丸原发性 B 细胞淋巴瘤 FR3A 的检出率为 85.71%，FR2 的检出率为 64.29%，而二者的综合检出率为 100%，互补性较强。表明半巢式 PCR 方法及 PAGE-银染法对于原发性睾丸 B 细胞淋巴瘤 IgH 基因的检出率有较高的灵敏度，FR3A 和 FR2 引物的共同应用可以有效提高综合检出率。

第3节　常规检查

全血细胞计数、骨髓象、肝肾功能及血清生化检查等为其常规检查；由于脑膜受侵的机会较多，腰椎穿刺脑脊液细胞学检查亦很必要；腹部 CT 及淋巴管造影对于明确分期是必需的；如怀疑肝受侵应做经皮肝穿刺及腹腔镜肝活检术。

超声是睾丸疾病的常规检查手段。正常睾丸表现为均匀一致的高回声，睾丸 NHL 多为弥漫低回声或点状低回声肿块，但不是睾丸 NHL 的特异性表现，其他睾丸肿瘤也有相似的超声表现，不能作为鉴别诊断[23]。

PTL 首选超声检查，因睾丸组织受淋巴瘤细胞浸润使回声衰减，超声多表现为低回声。超声表现分为两类[42]，一是弥漫性，睾丸明显增大，瘤体呈明显均匀低回声；二是结节性，睾丸大小可正常或稍大，实质内查见弱回声结节，结节界限或清楚或模糊、形态规则，内部回声较均匀。其余睾丸结构未见明显异常。部分患者在睾丸纵隔强回声周围见与其平行的成放射状的带状低回声，此为睾丸淋巴瘤所特有的超声表现[43]。当肿瘤累及附睾时表现为附睾增大，内部回声弥漫减弱，累及精索时表现为精索正常结构消失，呈弥漫低回声区。有时因伴有阴囊积液而掩盖睾丸实质肿物，超声有助于诊断[23]。

Emura[43] 和 Tweed 等[23] 报道，睾丸 NHL 患者有独特的超声表现，沿睾丸纵隔周围可见低回声的条纹状放射带。这种超声表现与睾丸的解剖结构和睾丸淋巴瘤的侵犯特点相一致，瘤细胞沿睾丸精曲小管和淋巴管侵袭，而睾丸精曲小管和淋巴管走行于睾丸小隔内，呈放射状汇集于睾丸纵隔。至今为止，这种条纹状放射带在其他睾丸肿瘤中尚未被发现，可以认为这是睾丸淋巴瘤独特的超声表现。

王旸等[44] 分析经病理证实的 9 例原发性睾丸淋巴瘤患者的超声声像图表现，病灶均呈低回声，弥漫分布，占据大部分睾丸实质，彩色多普勒检查在病灶内部探及丰富的血流信号。

8 例超声诊断为睾丸恶性肿瘤。但未能作出睾丸淋巴瘤的诊断，1 例误诊为睾丸炎症；7 例患者经手术确诊，2 例患者经超声引导穿刺活检确诊。表明，原发性睾丸淋巴瘤的临床及超声表现无特异性，临床诊断需综合分析，对疑似病例应行超声引导下穿刺活检明确诊断。

第4节　临床表现

睾丸原发 NHL 在临床上一般具有两个显著特征，一是双侧睾丸可以同时或先后发生淋巴瘤，文献报道其对侧睾丸的发病率为 10%~40%[45-46]；二是容易导致中枢神经受累。一旦中枢神经系统受累，则预示患者病情危重，预后不良[47-48]。黎佳全等[50] 曾报告 1 例双侧睾丸恶性淋巴瘤皮肤侵犯，均具有上述特征。

1　症状体征

睾丸无痛性肿大为睾丸淋巴瘤的最主要症状，发生率达 100%，可伴下坠，下坠持续几周至几个月，偶见持续几年者；左右侧发生率接近 3:1。当患者出现腹膜后淋巴结转移时还可出现腹痛、腹胀[50]。少数患者可出现疼痛（9%）[51]。

体检可触及与睾丸难以区分的肿块，可活动，从正常大小到 16cm 不等。质地坚硬、表面光滑或有结节。当肿瘤侵犯到附睾时，可出现附睾肿大变硬、附睾结节。约 43% 的 PTL 患者合并有阴囊水肿，触诊时不易分清解剖关系。

晚期可伴有全身症状，25%~41% 的患者可出现发热、体重下降、厌食、盗汗、乏力等全身症状，病史从数周到数年不等[52]。除上述部位外，疾病的终末期，常发生多器官播散，包括淋巴结、骨髓、脾脏、皮肤、中枢神经系统及肺；还有发生淋巴细胞白血病者。

黎佳全[30] 报道了 11 例原发性睾丸非霍奇金淋巴瘤，临床上主要表现为无痛性睾丸肿大，3 例伴有阴囊下坠感，4 例伴有轻度胀痛，出现全身多处皮下结节 1 例，其余 3 例仅表现为无痛性睾丸肿物。睾丸肿块大小为 3cm×3cm×3.5cm~10cm×10cm×9cm。患者均无 B 症状（无其他解释的发热 38℃以上连续 3 天以上、盗汗、6 个月内无其他解释的体重下降>10%）。B

细胞肿瘤 8 例，T 细胞肿瘤 3 例，其中 1 例双侧睾丸出现全身多处皮下结节的患者行左肩部皮肤肿物活检，病理结果为非霍奇金淋巴瘤，弥漫性，混合细胞型。免疫组化结果为 LCA[+]、L26[-]、μCHL-1[+]。

2 合并症

自 1877 年 Malassez 首先描述了睾丸淋巴瘤的特点后，相继很多报道均提出，PTL 易侵犯其他结外组织，如中枢神经系统（6%~16%）、皮肤（0~35%）、韦氏环（5%）、肺、胸膜及软组织等。

Doll 等[19] 分析了 479 例睾丸淋巴瘤，双侧睾丸同时受侵者 36 例，双侧先后受侵者 55 例（占 19%），皮肤受侵者 49 例（占 10.2%），中枢神经受侵者 39 例（占 7.9%），韦氏环及其周围组织受侵者 36 例（占 7.5%）；偶可见肾、肝、肺和骨受侵[53]。

Waldey's 环及其邻近结构的累及是睾丸淋巴瘤重要的临床特征之一，大多数病例在首诊时或在睾丸淋巴瘤诊断后的病程中发生，并可能是睾丸淋巴瘤早期复发唯一证据，这种临床特征与它们均起源于内胚层有关，而单独的 Waldey's 环及其邻近结构的累及并不预示预后差[18]。

区域淋巴结受侵，包括腹膜后淋巴结和盆腔淋巴结。

2.1 双侧睾丸受侵

左右双侧睾丸没有直接的淋巴和静脉相连，而双侧睾丸同时或先后发病，认为与肿瘤的多中心起源有关，双侧累及是睾丸淋巴瘤的另一特征。李钟芳收集 276 例的文献中，双侧受累者 67 例，占 24.3%。

PTL 双侧睾丸同时受侵者占 5%~16%，明显高于睾丸的生殖细胞肿瘤（1%~3%）[54]。非同时发生的双侧睾丸受侵更常见，高达 20%~50%，治疗过程中及治疗后对侧睾丸受侵率可达 20%~50%[55]。

据文献报道，NHL 继发累及睾丸的机会近 6%。然而，尸检资料表明，非霍奇金淋巴瘤睾丸受侵的几率较临床上高出很多倍。Givler 等对 102 例男性 NHL 尸检的结果证实，显微镜下睾丸受侵的发生率为 18.6%，其中 29 例淋巴母细胞型中的 8 例，30 例弥漫性组织细胞型中 5 例，以及 25 例混合细胞型中 6 例发生睾丸侵犯。Banks 等报告非洲伯基特淋巴瘤的 10%、美洲伯基特淋巴瘤的 29%，尸检有睾丸侵犯。

2.2 侵犯中枢神经系统

文献报道，原发性睾丸淋巴瘤在 CNS 及皮肤有很高的侵犯率，分别为 6%~32%、36%，且这些部位的侵犯提示预后不良[56]。睾丸淋巴瘤侵犯中枢神经系统，主要是脑膜、硬膜外腔和脑实质。Turner 等报告了 30 例睾丸淋巴瘤，9 例有中枢神经系统侵犯，其中 5 例脑膜受侵、2 例硬膜外、1 例脑实质及 1 例硬膜外腔、脑膜均受侵犯。

Read 报告了 51 例睾丸淋巴瘤，9 例中枢神经系统受侵，与组织学亚型有关，淋巴母细胞及弥漫性未分化型最常见，弥漫性组织细胞型及弥漫性分化差的淋巴瘤次之。

2.3 肺浸润

合并肺浸润的机会较常见，Sussman 等报道 37 例患者，9 例发生肺侵犯；Read 报道了 51 例睾淋巴瘤，8 例肺受侵，而不同作者报道的尸检结果，肺侵犯的发生率高达 50%~86%。Paladugu 等[28] 对死于原发性睾丸淋巴瘤的病例进行尸体解剖后发现，86% 的病例有肺内散在近肺表面的实质性结节。

第 5 节　诊断与鉴别诊断

睾丸淋巴瘤好发于 60 岁以上的老年男性，临床多无特异症状，主要表现为睾丸肿大，少数可伴有疼痛，全身症状不明显，易误诊为精原细胞瘤等。其恶性程度较高，有广泛播散的倾向，易侵犯邻近结构，如附睾、精索和阴囊皮肤。

详细而完整的病史、细致的体格检查是最重要的诊断手段，体格检查要特别注意神经系统、皮肤、韦氏环及对侧睾丸的情况。

1 诊断要点

睾丸淋巴瘤主要依赖获取原发肿瘤组织学标本而确诊。另外，需注意主动脉附近区域淋巴结和远处侵犯，包括 Waldeyer 淋巴环、肺、骨、胸膜、皮肤和中枢神经系统。

腹膜后腔和胸腔 CT 扫描对该病诊断及分期有帮助，因骨髓和中枢神经系统会受侵犯，故应做骨髓和脑脊液细胞学检查。

睾丸淋巴瘤的最终确诊依赖于病理。病理分型后，再详细询问病史，有无 B 症状，如发热、盗汗或体重减轻，查体时应注意对侧睾丸是否有肿块，膈肌上下的淋巴结是否受侵，肝、脾是否肿大，特别注意韦氏环及周围组织和全身皮肤有无受侵。

老年男性患者的无痛性睾丸肿大是其典型症状，凡是临床上的此类患者均应想到睾丸原发 NHL 的可能。

根据该病的典型症状、体格检查提示睾丸肿大、质地硬，高频彩超检查提示睾丸肿瘤性声像图，应高度怀疑睾丸原发 NHL 的可能。

手术切除患侧睾丸标本经组织病理学和免疫组织化学可进一步明确诊断为睾丸 NHL。如果除外身体其他部位有淋巴瘤存在，则可诊断为睾丸原发 NHL。

2 诊断标准

原发性睾丸淋巴瘤诊断标准，为肿瘤原发于睾丸，伴或不伴有区域淋巴结受侵，术后 3 个月内无其他结外器官受侵者[57]。

（1）睾丸肿物；

（2）无远处淋巴结及内脏器官等部位首先发现原发性淋巴瘤的证据；

（3）无白血病性血象及骨髓抑制的表现[58]。

3 Ann Arbor 分期

原发性睾丸淋巴瘤的分期仍沿用 Ann Arbor 的分期方法，Ⅰ E 期为单侧或双侧睾丸受侵，Ⅱ E 期为单侧或双侧睾丸受侵伴区域淋巴结（腹膜后及/或盆腔淋巴结）侵犯，Ⅲ 期为单侧或双侧睾丸受侵伴横膈两侧淋巴结区受侵，或合并脾受侵；Ⅳ 期为单侧或双侧睾丸受侵伴远处结外器官受侵，伴或不伴淋巴结侵犯。

根据 Ann Arbor 分期原则，Ⅰ~Ⅱ E 期最多见，就诊时 60% 为Ⅰ E 期，双侧睾丸同时受侵属于Ⅰ E 期[48]，Ⅱ E 与Ⅳ期病人各占 20%，Ⅲ E 期少见，不足 4%[53]。

严格意义上的原发睾丸 NHL 仅指Ⅰ~Ⅱ E 期患者，Ⅳ期是原发于睾丸还是由于结内淋巴瘤的广泛播散引起，须慎重鉴别。在有些文献报道中，睾丸 NHL 常包括Ⅰ~Ⅳ期患者。

4 鉴别诊断

4.1 精原细胞瘤

睾丸淋巴瘤常常被误诊为精原细胞瘤，有时易被误诊为胚胎癌，误诊率可高达 30%~35%。因二者治疗方法的不同，因此准确区分睾丸生殖细胞瘤与淋巴瘤尤为重要。Gowing[59] 认为，睾丸恶性淋巴瘤之如下特征，均有助于与精原细胞瘤鉴别：

①睾丸淋巴瘤细胞较小且胞质少，核/质比例高；②细胞浆内糖原含量少（精原细胞瘤胞质内糖原含量很高）；③弥漫性小管间侵犯，可见到残留的小管，即使深深地埋在肿瘤中，仍可见残存小管；④网状纤维染色，可见小管周围被网织层所包绕，出现特有的形态；⑤静脉壁特征性侵犯；⑥睾丸周围无管内播散；⑦缺乏间质肉芽肿反应；⑧主要发生在老年人。

再加上免疫组化标记：LCA⁺、L26⁺、PLAP⁻，则更有助于淋巴瘤的诊断。

4.2 胚胎癌

胚胎癌具有上皮样特征，通常形成肉芽、乳头或小管结构，而且在一些患者中血清甲胎蛋白和/或绒毛膜促性腺激素（hCG）水平升高。因此，测定这些标记物有助于鉴别诊断。

4.3 肉芽肿性睾丸炎

本病为多种炎细胞浸润，纤维肉芽改变明显，一般不难与恶性淋巴瘤鉴别，但应谨慎。

另外，还需与假性淋巴瘤、浆细胞瘤和横纹肌肉瘤相鉴别。

第 6 节　治疗

1 治疗原则

原发睾丸淋巴瘤少见。因缺乏前瞻性随机研究，至今未形成规范的治疗模式。PTL 虽然少见，但却是老年男性常见的睾丸恶性肿瘤，有明显的结外侵犯趋势，由于其病理、复发方式及预后等方面与其他的 NHL 有很大区别，故应将其看作一种独特的临床疾病。

最初治疗是患侧睾丸切除，睾丸切除不仅

可以提供病理依据，而且去除了血睾屏障[14]。考虑睾丸淋巴瘤的播散方式与睾丸生殖细胞肿瘤的转移方式类似，故对于临床Ⅰ或Ⅱ期患者，在睾丸切除术后进行盆腔及腹主动脉旁淋巴结的放射治疗[60]。多数回顾性资料显示，局限性病变仅做睾丸切除+放疗是不够的，总复发率可达 70%[14]。基于上述结果，为了提高生存率，减低复发率，对睾丸淋巴瘤Ⅰ或Ⅱ期患者进行局部治疗加联合化疗，但多数报道的治疗效果并不能令人满意。

Turner 等[60]的研究结果显示，临床Ⅰ或Ⅱ期患者术后放疗加化疗能获得临床完全缓解，但复发率高达 77%。Tondini 等[16]对 16 例临床Ⅰ或Ⅱ期和 13 例Ⅳ期病例采用统一的化疗方案进行治疗，仅 1/3 临床Ⅰ或Ⅱ期患者及 <10% 的Ⅳ期患者生存，而用同样方法所治疗的Ⅰ或Ⅱ期及Ⅳ期睾丸外相应的淋巴瘤无瘤生存率可达 80% 和 30%。

早期诊断及早期给予综合性的治疗措施对提高睾丸原发 NHL 的临床治疗效果具有非常重要的意义。

凡是老年男性患者的无痛性睾丸肿大（临床高度怀疑肿瘤）时应尽早行根治性睾丸切除，以明确诊断。但单纯手术治疗的患者预后较差，术后采用 CHOP 方案进行化疗联合进行对侧睾丸及腹腔、盆腔淋巴结引流区放疗能显著提高疗效。

研究发现[13]，睾丸原发 NHL 患者在单纯睾丸切除术后 2 年内容易复发或扩散，其复发率约为 63.6%，生存期短，5 年生存率仅约 17%，若手术后给予辅助化疗及放疗则二者显著改善，其复发率为 15.4%，5 年生存率为 43%。尽管睾丸原发 NHL 患者术后是否均应常规进行化疗及放疗目前还存在争议。但多数研究认为，睾丸原发 NHL 患者在睾丸切除术后常规进行化疗及放疗的利大于弊。

鞘内注射化疗药物预防 NHL 在中枢神经系统发病的作用目前还不肯定，但多数作者对此持积极的态度[61]。

睾丸原发性淋巴瘤治疗，目前主张以综合治疗为主，所有患者初始治疗均应选择手术治疗。ⅠE~ⅡE 期的患者应采用综合治疗，包括全身化疗联合预防性鞘内注射及对侧睾丸的预

防性照射，对于ⅡE 的患者加用区域淋巴结照射，5 年总生存率可达到 66%~100%。Ⅲ~Ⅳ期的患者预后较差，治疗以全身化疗为主，建议采用含有蒽环类药物的联合化疗方案治疗，化疗后完全缓解的患者可再行对侧睾丸的预防性照射加预防性鞘内注射。利妥昔单抗联合化疗有可能提高疗效。

19 世纪 80 年代后开始采用术后放疗，使早期患者的 5 年生存率提高，但仍低于其他结外 NHL。放疗降低了局部复发率，但远处结外器官和组织的侵犯成为主要失败原因。因此，放疗和化疗综合治疗被应用于睾丸 NHL 的治疗中。

（1）每例患者均应做睾丸切除+精索静脉高位结扎术，明确诊断后，对ⅠE 及ⅡE 期患者，采用放射治疗或放射治疗+化学治疗。

（2）目前认为，ⅠE、ⅡE 期患者术后联合化疗应视为常规。对那些不能耐受或拒绝化疗的ⅠE 及ⅡE 患者，选用放射治疗；放疗野应包括盆腔、腹股沟和腹主动脉旁淋巴结。

（3）Ⅲ~Ⅳ期患者应用联合化疗。

（4）由于睾丸淋巴瘤患者对侧睾丸及中枢神经系统受侵的几率很高，因此其预防治疗较为重要。有作者报告，预防性鞘内注射 MTX 可以减少中枢神经系统复发的可能性。

蒲军等[29]报道了 7 例睾丸原发非霍奇金淋巴瘤，均为单侧睾丸发病，以睾丸无痛性肿大为主要临床表现，7 例患者均进行患侧睾丸根治性切除，然后根据病理检查结果，采用 CHOP 方案进行化疗，共进行 4~6 个疗程。6 例患者化疗后接受了放疗，包括对侧睾丸及腹腔、盆腔淋巴结引流区放疗，放疗剂量在 25~50Gy。5 例患者平均随访 24 个月，未出现肿瘤复发。邢冲云等[62]报道了 10 例原发性睾丸淋巴瘤，中位年龄 65 岁，临床症状为无痛性睾丸肿大，均原发单侧；所有患者均接受睾丸切除术，3 例患者术后予以 R-CHOP 或 CHOP 方案后续化疗 6~8 个疗程，2 例行预防性鞘内化疗，1 例还同时行对侧睾丸切除术，分别随访 3、8、7 个月无复发。

2 分期治疗

PTL 的治疗大致可分为早期（Ⅰ~Ⅱ期）和

进展期（Ⅲ~Ⅳ期）。

PTL 的首选治疗是睾丸根治性切除术。睾丸根治性切除术不仅可以切除原发灶，减少转移，而且可以提供组织以明确诊断。虽然有时候睾丸切除术亦可以让患者达到长期生存，但是即使在Ⅰ期病例，外科手术亦不应该是唯一治疗手段。大多数单独睾丸切除术的患者在 2 年内复发，提示在原发睾丸的 NHL 诊断时就已经有微转移灶的存在。原发睾丸的 NHL 病例较少，缺乏随机对照实验，尚不能确定最有效的化疗方案，但是和睾丸切除术加放射治疗相比，含蒽环类的化疗方案可以提高无病生存率。最常见的化疗方案是 CHOP 方案，其他较少见的是 CHOP 样方案，如 MACOP-B 方案 VCAP 方案。

2.1　Ⅰ E~ⅡE 期

单纯手术治疗只能使少数Ⅰ E~ⅡE 患者达到长期生存，多数病例于术后 2 年内复发。

如Ⅰ E 患者仅行手术治疗，5 年生存率为 12%~20%[14]。因此，早期 PTL 患者也应考虑综合治疗。

目前，Ⅰ E~ⅡE 期 PTL 的综合治疗已经被大部分学者所接受。治疗主要包括手术（睾丸高位切除）、全身化疗及预防性治疗。全身化疗建议采用 R-CHOP 方案，至少化疗 6 个周期为宜。预防性治疗应包括大剂量 MTX 预防性鞘内注射及对侧睾丸的预防性照射（对于ⅡE 期患者加用区域淋巴结照射）。

2002 年，Linassier 等[63] 报道，16 例Ⅰ E/ⅡE 期患者术后进行了综合治疗，随访 73.5 个月时，无病生存率（DFS）和 OS 分别为 70% 和 65%，5 例复发。认为综合治疗可延长生存期。

2.1.1　放疗

放疗在 20 世纪 80 年代是用于辅助化疗之前，目前Ⅰ E~ⅡE 期的患者术后辅助治疗多采用放疗（照射野包括主动脉旁及盆腔淋巴引流区），但治疗后仍有大约 70% 的病例会复发，其中多数为照射野以外的结内或结外复发，放疗野内的复发者少见，而放疗野内的复发通常是由于局部照射剂量不足（<35Gy）所致[18]。故有学者[14] 认为，PTL 是一种全身性疾病，早期即具有远处播散的特点，其治疗不应局限于局部控制，应以综合治疗为主。

目前认为，作为综合治疗的一部分，ⅡE 期患者多采用区域淋巴结的放疗[64]，对于Ⅰ E 期患者多数研究[65] 认为，并不能从盆腔及主动脉旁淋巴结的预防性放疗中获益，故不支持行区域淋巴结放疗。

2.1.2　化疗

20 世纪 80 年代后，辅助化疗开始应用于 PTL 治疗。最令人鼓舞的是 1988 年 Connors 等[66] 的研究结果，他们将一组非随机的前瞻性研究结果与一组配对良好的回顾性研究结果比较，结果显示采用联合放化疗的疗效要优于单纯放疗者，随访 44 个月，两组患者的无复发生存率分别为 93% 和 50%，总生存率分别为 93% 和 50%，差异有统计学意义。

国际结外淋巴瘤研究组（IELSG）[48] 于 2003 年回顾性分析了 373 例 PTL，结果显示化疗者优于未化疗者，含蒽环类的化疗方案优于不含蒽环类的，两组 5 年总生存率分别为 52% 和 39%（P=0.02）；采用 6 个周期以上（包括 6 个周期）化疗疗效优于 6 个周期以下，两者 10 年生存率分别为 4% 和 19%（P=0.03）。

目前对早期 PTL 患者应予积极全身化疗，推荐含蒽环类药物的联合化疗方案，常用 CHOP 方案，也可使用 VCAP、MACOP-B 等方案，至少化疗 6 个周期为宜。

2.1.3　靶向治疗

近年来，靶向治疗受到了越来越多的关注，这种治疗策略以肿瘤细胞的特性为作用靶点，发挥更强的抗肿瘤特性，并减少对正常细胞的毒副作用。

利妥昔单抗是针对 B 细胞淋巴瘤 CD20 抗原的单克隆抗体。目前研究结果显示，CHOP 方案加用利妥昔单抗（R-CHOP）能够进一步提高疗效，已成为弥漫性大 B 细胞淋巴瘤的标准方案[67]。

因 80%~90% 的 PTL 均为弥漫性大 B 细胞淋巴瘤，故采用 R-CHOP 方案治疗可能能够提高疗效。Vitolo 等[68]；IELSG10 例临床试验）收集了 50 例Ⅰ~Ⅱ期 PTL[67]，病理类型均为弥漫性大 B 细胞淋巴瘤，采用 R-CHOP 方案化疗 6 个周期，甲氨蝶呤 15mg，第 1、第 2 个周期间歇期予鞘内注射 4 次，化疗结束后予对侧睾丸放疗（Ⅰ期）或对侧睾丸及区域性淋巴结放疗（Ⅱ期）。初期结果显示，3 年总生存率、无进展生存率、无事件生存率分别为 8%、82% 和 78%，3 年的 CNS 的复发危险只有 2.5%，无对侧睾丸复发。虽然随访时间比较短，但与 Zucca 等的回顾性研究相比，CNS 复发明显减少。

R-CHOP 方案有可能成为 PTL 化疗的标准方案，但还需要更长时间随访及大规模的前瞻性随机对照试验以验证利妥昔单抗在 PTL 治疗中的地位。

2.2 Ⅲ~Ⅳ 期

ⅢE~ⅣE 期睾丸 NHL 的患者预后极差，化疗完全缓解率低，不足 25%，中位生存时间为 13 个月，5 年及 10 年生存率分别为 2% 和 19%，多在 2 年内死亡。

进展期的 PTL 的治疗依照淋巴结弥漫性大 B 细胞淋巴瘤的治疗原则，Ⅲ~Ⅳ 期 PTL 的标准治疗策略是 R-CHOP 方案化疗加预防性鞘内注射大剂量甲氨蝶呤和/或阿糖胞苷、阴囊的放疗。

预防性治疗可能让年轻患者更加受益[48]。这类患者亦可进行高剂量的化疗加自体干细胞移植。

化疗方案以 CHOP 为主，建议 6~8 周期化疗，但常规的 CHOP 方案对原发睾丸弥漫性大 B 细胞淋巴瘤比其他部位的弥漫性大 B 细胞淋巴瘤效果差。然而，其他方案如 m-BACOD、CNOP、CEOP、PACE-BOM、VCAP 和更多的化疗周期并未改善生存率[16]。

由于 R-CHOP 方案治疗晚期弥漫性大 B 细胞淋巴瘤取得良好的疗效，并逐渐成为其标准治疗方案，有学者建议采用 R-CHOP 方案（至少 6 个周期）作为Ⅲ~Ⅳ 期 PTL 的标准化疗方案。

对于全身化疗后达到完全缓解的患者再行对侧睾丸的预防性照射加预防性鞘注。此外，对于年轻患者也可考虑高剂量化疗加自体干细胞移植，但其疗效尚不明确，还需要进一步研究。对于一般状况差的老年患者有学者建议采用保守的支持治疗。

3 手术治疗

有学者指出，因血睾屏障的存在，化疗药物难以进入睾丸组织，使睾丸成为恶性肿瘤细胞的"庇护所"。

过去认为，根治性睾丸切除术是局限性睾丸淋巴瘤的主要治疗手段，但结果表明即使是很早期的患者，手术后仍然有大约 40% 的患者死于全身播散；手术后放射治疗不能减少远处播散。

目前已达成共识的是首先经腹股沟精索高位结扎睾丸切除术。由于血睾屏障的存在，化疗药物难于进入睾丸，使其成为恶性肿瘤细胞的"庇护所"。睾丸切除既可以取得病理诊断，又可以消除这个"庇护所"。但是，单纯手术效果差，Ⅰ 期患者 5 年生存率仅 12%~20%，多在 2 年内复发[32]。最近的研究[69]证实，睾丸的肿瘤细胞高度表达 P-GP、MRP、BCRP 等耐药蛋白可以引起化疗抗拒，因此睾丸淋巴瘤患者无论是否化疗，均应行睾丸高位切除术。

4 放射治疗

许多作者[70]研究表明，Ⅰ~Ⅱ 期睾丸 NHL 术后放疗的 5 年生存率为 37%~65%，复发率达 50%~75%。

睾丸 NHL 对放疗敏感，放疗毒副反应轻，多数病人对放疗可耐受，早期病人行区域淋巴结放疗可降低局部复发。

放疗后主要的失败部位为结外器官，但放疗后极少出现照野内复发。未做区域淋巴结照射的病人区域淋巴结复发率约 50%，放疗后几乎无野内复发。

（1）对于Ⅰ 期、Ⅱ 期患者，根治性睾丸切除术后应进行主动脉周围淋巴结放疗（35Gy）。

（2）后腹膜淋巴结放疗可控制后腹膜淋巴结增长，但对长期生存影响不大。区域淋巴结放疗常用于Ⅰ 期和Ⅱ 期的患者，小剂量放疗（10~15 天内 25~30Gy）可降低对侧睾丸发病的危险。

（3）尽管放射治疗是Ⅰ E 及Ⅱ E 患者的主要治疗方式，但是放疗后 50% 以上的患者仍会复发。

自 20 世纪 50 年代初起，Christie 医院对所有睾丸淋巴瘤患者采用对侧睾丸预防性照射的方法，未发现对侧睾丸复发，故认为预防性睾丸照射法是成功的。

睾丸 NHL 与睾丸生殖细胞肿瘤一样，经相同的淋巴引流路径首先到达腹膜后淋巴结，放疗部位应包括腹主动脉旁及盆腔淋巴结，采用倒 "Y" 野或 "狗腿野"，前后对穿。用 6MV

或 8MVX 或 ^{60}Co。分次剂量 1.5~2.0Gy，总剂量 30~45Gy[71]。

中国医学科学院肿瘤医院易俊林等[73]分析 19 例原发性睾丸 NHL，12 例进行了术后放疗，设野包括狗腿野、倒 Y 野、腹主动脉旁野加盆腔野。放疗剂量 30~50Gy。放疗总的失败率为 66.7%，其中放疗野外失败率占 58.3%，仅 1 例病人为放疗野内复发。

5 化学治疗

早期病人放疗后复发率达 50% 以上，且主要为结外器官复发。合并化疗后，复发率明显降低（0~45%）。

（1）以多柔比星为基础的化疗可提高局部睾丸淋巴瘤的生存率，Ⅰ期患者不用放疗仍可取得非常好的疗效。

（2）化疗疗效与治疗强度有关，近年来采用较强的联合化疗对晚期高危淋巴瘤患者的完全缓解率达 23%~87%，2 年生存率和潜在治愈率达 22%~92%。这些药物在晚期睾丸淋巴瘤患者中亦产生类似结果。

（3）化疗可选用 CHOP、COP、COMP 方案。

目前化疗方案仍以 CHOP 为首选，或含有蒽环类药物的其他方案，如 ACOB、M-CHOP、CHOP-B、VCAP。Zucca 等[49]回顾性总结了 373 例原发睾丸弥漫性大 B 细胞淋巴瘤，比较了含与不含蒽环类药物的化疗方案，5 年总生存率分别为 52% 和 39%（$P=0.02$），且 6 周期以上化疗者预后明显好于少于 6 周期者（$P=0.03$）。在这些文献中，有两组资料为前瞻性非随机研究，一组来自 Connor 等[66]，他们将 15 例术后综合治疗的病人的前瞻性研究结果，与 14 例术后仅放疗的病人的回顾性结果进行了比较。两组的总生存率（OS）分别是 93% 和 50%，无复发生存率（RFS）分别是 93% 和 50%（$P<0.02$），差异明显，且综合治疗组仅 1 例复发。

Niitsu 等[21] 1998 年回顾性分析了 19 例ⅠE 期睾丸 NHL，在该研究中患者被分成 3 组，第 1 组手术+放疗，第 2 组手术+放疗+化疗，第 3 组手术+放疗+化疗+鞘内注药，5 年 OS 分别为 37.5%、50%、100%（$P=0.081$）。放疗野包括对侧睾丸，剂量 30~40Gy；第 2 组患者采用 CHOP 化疗方案，第 3 组患者采用 COP-BLAM 方案，同时鞘内注药，尽管统计学无意义，但该作者认为与病例数太少有关，化疗，尤其是同时应用鞘内预防性注药不仅可降低复发，而且有提高生存率的趋势。

Zouhair 等将术后行化疗与放疗综合治疗的病人与其他治疗（术后单放或单化）的患者比较，表明前者 5 年 OS 63%、DFS 64%，后者 5 年 OS 36%、DFS 29%（$P=0.06$ 和 0.04），化疗有提高生存率的趋势。朱跃红等[20]指出，化疗可消除隐匿性播散的亚临床病灶，化疗宜早且药物应足量，不能因放疗而耽误化疗时机。

Duncan 等[18] 及 Buskirk 等[72]亦认为，早期病人化疗可降低复发率进而提高生存率。但也有作者得出相反结论，认为与放疗比较尽管化疗可降低复发率，但对生存率无影响。

目前研究文献多以回顾性为主，无前瞻性随机对照研究，且病例数少。化疗是否可提高睾丸 NHL 患者的生存率，需更多大宗病例的分析。

6 预防治疗

自 20 世纪 50 年代初起，Christie 医院对所有睾丸淋巴瘤患者采用对侧睾丸预防性照射的方法，未发现对侧睾丸复发，故认为预防性睾丸照射法是成功的。

至于中枢神经系统是否做常规预防治疗，有待进一步做前瞻性随机分研究确定，但有的作者报告，预防性鞘内注入 MTX 可以减少中枢神经系统复发的可能性。

IELSG-10 临床实验[68] 的前期数据显示，在 CHOP 方案中加入美罗华可能对 PTL 有益处，在这个实验中，49 个Ⅰ~Ⅱ期 PTL 患者接受 6~8 个周期 CHOP 方案加美罗华的化疗，加预防性鞘内注射甲氨蝶呤与阴囊的放疗（Ⅰ期）或局部的区域性放疗（Ⅰ期），3 年的无病生存率和总的生存率是 87% 和 84%，无对侧睾丸复发，中枢神经系统复发率为 2.5%。由于较高的中枢神经系统复发率，推荐常规中枢神经系统预防。

6.1 对侧睾丸预防性放疗

PTL 对侧睾丸受侵率高达 8%~35%[14]，是治疗失败的主要原因之一，且复发后治疗效果差。

因血睾屏障的存在，化疗药物难以进入睾丸，全身化疗对于其预防作用十分有限，只有通过放疗才能达到预防转移的目的。

低剂量的预防性放疗（25~30Gy）可明显降低对侧睾丸复发的风险，且并发症少，所以多数学者推荐对侧睾丸预防性照射。

预防性睾丸照射可降低对侧睾丸复发的风险，并可改善患者的无病生存率及总生存率。未行预防性照射者，对侧睾丸复发的风险逐年增加，3年为15%，15年达45%。且复发后的挽救治疗效果差，多数学者主张应做对侧睾丸预防照射。此外，原发睾丸NHL多为60岁以上老年人，保留睾丸意义大[71]。

Zucca等采用多因素分析表明，对侧睾丸预防性照射改善了生存率，5年生存率由38%提高到66%（P=0.00001）。

中国医学科学院肿瘤医院易俊林等[71]的研究结果亦表明，对侧睾丸预防照射有好处，7例预防照射者无一例复发。

但Touroutoglou等[22]认为，早期患者对侧睾丸复发率高，但复发时间较长。睾丸照射后，年轻患者需长期口服激素，生理和心理均受到影响，生活质量下降。

6.2 CNS预防性放疗

CNS受侵率达15%~30%，故建议应用CNS预防性治疗，但预防复发的策略尚存在争议。

因血脑屏障的存在使药物无法进入脑内，全身化疗对降低CNS复发无效。CNS复发率高达15%~30%，且持续存在，5年19%，10年34%。因此，有作者[65]建议，对首程治疗达到CR的患者进行CNS的预防治疗。

一些学者认为，大剂量的甲氨蝶呤预防性鞘内注射可降低CSN复发率。Niitsu等[21]对7例患者预防性鞘内注射甲氨蝶呤（15mg）、阿糖胞苷（20mg）、泼尼松（20mg），每周1次，共3周。与对照组比较，脑内无复发，且没有严重的毒副反应。Agustin等采用大剂量MTX鞘内注射预防CNS复发，共收集了34例PTL患者，随访74个月，无1例CNS复发。IELSG开展的临床试验初期结果也显示[73]，采用大剂量MTX预防性鞘内注射能够减少CNS复发几率。故目前认为，应用大剂量MTX鞘内注射可

预防CNS复发，但是大剂量的MTX鞘内注射可引起老年患者严重的不良反应，应予以重视。

有学者指出，可能需要大剂量的、高中枢神经系统生物利用度的药物（如甲氨蝶呤或阿糖胞苷）行预防性鞘内化疗，才能减少PTL的中枢神经系统复发率。

但亦有作者持相反观点，Tondini等[16]认为，CNS的复发主要在脑实质内，脑膜转移的患者较少，鞘内注射预防患者中枢复发的作用有限。Zouhair等对17例无脑转移的患者预防性鞘内注射甲氨蝶呤或阿糖胞苷，4例脑内复发，但未行脑预防治疗的19人，亦仅有4例脑内复发，无统计学差异。Pectasides等[24]得出同样的研究结果。Fonseca等[27]亦认为，CNS的复发主要位于脑实质内，鞘内注射无预防作用，应仅对证实有脑膜转移的患者行鞘内注射；全脑预防放疗可引起较严重的中枢神经系统毒性，尤其是对老年患者，导致生活质量严重下降，不宜采用。

第7节　预后

1　治疗失败的原因

PTL是一种高度侵袭性疾病，临床进展迅速，治疗效果差，即使首次治疗达到完全缓解仍有较高的复发率，多数报道为31%~75%；有报道即使是临床Ⅰ、Ⅱ期患者复发率亦达82%[27]。70%的患者在治疗后2年内复发，复发后预后极差，任何解救治疗的方法均无效。

复发部位与首程治疗方式有关。早期患者仅行高位睾丸切除术者，无论局部还是远处复发率均高；而给予腹膜后淋巴结引流区放疗后，局部复发显著减少。

单纯睾丸切除后加放疗失败的病例亦有许多报道，疾病发展主要位于淋巴结外，包括不常见的部位，如皮肤、胸膜Waldeyer's环、肺、肝、脾、骨和骨髓，30%的患者中枢神经系统，包括大脑和软脑膜有病变，在最初治疗1~2年后，即可复发，特别是中枢神经系统的复发；另一种失败是5%~35%的患者出现对侧睾丸病变。

有人指出，睾丸原发性淋巴瘤术后短期内

发生广泛转移，死亡是手术降低了免疫功能使处于亚临床期的隐性潜伏灶加剧所致。因此，多数学者主张术后病理报告为睾丸淋巴瘤，应尽早开始化疗、放疗及免疫治疗，以提高生存率。

综合治疗失败的主要原因在于结外组织复发，其中最常见的是 CNS 及对侧睾丸，其次为皮肤、韦氏环、肺、胸膜及软组织等，几乎全身所有部位均有可能累及。

Crellin 等 [25] 认为，原发睾丸 NHL 因缺乏表面黏附因子，其"归巢"倾向相对于其他结外 NHL 要弱，因此具有广泛播散的特点。

2003 年，IELSG 开展的回顾性研究显示，PTL 预后与国际预后指数（IPI）、B 组症状（无原因的发热>38℃，连续 3 天以上者，盗汗，半年内无原因的体重下降 10%）、含有蒽环类的化疗方案、对侧睾丸预防性照射等有关。

2 生存情况

原发性睾丸淋巴瘤被认为是一种致死性疾病，5 年生存率 16%~50% [21]，中位存活时间 12~24 个月；大部分患者于术后 1~2 年内死亡。

有报道睾丸淋巴瘤的治疗结果总的 5 年生存率为 12%；Gowing [59] 报告了 128 例睾丸淋巴瘤患者，2 年内死亡率为 62%，通常在确诊后的半年内发生全身播散。

原发性睾丸 NHL 的预后较其他结外 NHL 差，与中枢神经系统 NHL 近似。Tsutsui 等 [74] 报道，所有结外 NHL 的 5 年总生存率为 60%，其中眼眶 69%、鼻窦 86%、甲状腺 83%、口腔 89%、韦氏环 47%、睾丸 44%、CNS 23%、鼻腔 21%。

迪丽努尔等 [40] 报道 2 例睾丸原发性非霍奇金淋巴瘤，1 例 82 岁，右侧睾丸 6cm×5cm×4cm，质硬、触压痛，右侧睾丸切除，病理诊断：右侧睾丸弥漫性大 B 细胞性非霍奇金淋巴瘤，中心母细胞型，侵犯附睾；术后 5 个月出现严重鼻阻症状，鼻咽部活检，病理诊断弥漫性大 B 细胞型非霍奇金淋巴瘤鼻咽部复发。1 例 67 岁，右侧睾丸 6cm×4.5cm×3cm，行双侧睾丸切除术。病理诊断：右侧睾丸弥漫性大 B 细胞性非霍奇金淋巴瘤中心母细胞型，侵犯包膜，CHOP 方案化疗。术后 6 个月开始出现腹胀乏力等全身不适症状，经超声、X 线、CT 检

查证实有腹膜后淋巴结、肝、肾及肺转移，10 个月后出现胸水，16 个月后患者死亡。

3 预后因素

3.1 临床分期与治疗

影响原发睾丸淋巴瘤预后的主要因素是临床分期及治疗方法。多数研究认为，分期与预后有关，ⅠE 和 ⅡE 期睾丸 NHL 生存率无明显差别，3 年和 5 年生存率分别为 70% 和 50%，但明显好于 ⅢE（30%）和 ⅣE（0%）期。

Doll 等 [19] 总结 62 例生存率达 5 年的患者中，只有 2 例是 Ⅲ、Ⅳ 期患者。一般而言，临床分期越高则预后越差。ⅠE、ⅡE 期患者较 Ⅲ、Ⅳ 期患者 5 年生存率高，预后较好。Read 分析了 52 例 ⅠE 及 ⅡE 期患者的 5 年生存率为 40%，Ⅲ~Ⅳ 期无一例生存 5 年以上。

有作者总结了中国医学科学院肿瘤医院 1974~1994 年 15 例原发睾丸的 NHL，年龄 7~71 岁，中位年龄 55 岁，ⅠE 及 ⅡE 期 11 例术后均做放疗和/或化学治疗，治后生存时间 5~250 个月，中位生存时间为 28 个月，其中 3 例生存 60 个月以上；在 Ⅲ~Ⅳ 4 例患者中，生存时间为 4~36 个月，中位生存时间为 18 个月，表明临床分期是影响预后的重要因素。另外，对不同的组织学亚型与生存的关系做了分析，发现弥漫性淋巴母细胞型及伯基特淋巴瘤的预后最差，生存期分别为 4~5 个月。

黄镜等 [56] 报道了 20 例原发睾丸淋巴瘤，年龄 7~71 岁，中位年龄 50 岁。全部病例以睾丸无痛性肿大为首发症状，均为弥漫性非霍奇金淋巴瘤。按 Ann Arbor 类法，全组患者 ⅠE 期 9 例、ⅡE 期 2 例，Ⅲ、Ⅳ 期 9 例。未手术 4 例，单纯手术 2 例，术后放疗 3 例，术后化疗 7 例，术后化疗加放疗 4 例。术后放疗 Ⅲ 野包括盆腔、腹股沟和腹主动脉旁。化疗方案采用 CHOP 治疗 9 例，BACOP（CTX+ADM+VCR+BLM+PDN）治疗 1 例，COPP（CTX+VCR+PCB+PDN）治疗 3 例。随访时间为 2~24 年，随访率为 90.0%。全组 20 例，6 例健在，其中 1 例生存 2 年，1 例生存 8 年，4 例生存 10 年以上。总的 1、3、5、10 年生存率分别为 75.0%、55.0%、30.0% 和 25.0%。ⅠE、ⅡE 期的 1、3、5 和 10 年生存率达 100%（11/11）、

72.7%（8/11）、54.5%（6/11）、45.5%（5/11），Ⅲ、Ⅳ期的 1、3、5 和 10 年生存率分别为44.0%（4/9）、33.3%（3/9）、0、0。ⅠE、ⅡE期与Ⅲ、Ⅳ期的 1、3、5、10 年生存率差异有显著性（$P<0.05$）。

黎佳全[49] 报道了 11 例原发性睾丸非霍奇金淋巴瘤，10 例行病侧睾丸根治性切除及精索高位结扎术，1 例仅行皮肤肿物活检术。化疗方案为标准 CHOP 方案，10 例完成 6~8 个疗程，1 例 T 细胞者仅行 2 个疗程 CHOP 方案加大剂量 MTX 方案化疗；局部加放疗 4 例，放射野包括腹股沟区、腹主动脉旁淋巴结区及盆腔。随访 5 年以上，第 1 年死亡 3 例（均为 T 细胞患者，高度恶性 2 例，中度恶性 1 例；ⅣE 1例、ⅢE 2 例），3 年存活 8 例，3 年生存率为72.7%，5 年存活 4 例（其中 3 例为术后化、放疗的病例，ⅠE 3 例、ⅡE 1 例），5 年生存率为 36.4%。

3.2 其他因素

人们已从多方面对原发性睾丸淋巴瘤的预后有关因素进行了探讨及分析，如国际预后指数（IPI），包括年龄、临床症状、血清 LDH值、临床分期、肿瘤大小（≥9cm）、结外累及数目等。有报道，年龄>65 岁、肿瘤>9cm 可能是预后不良的因素。

另外，病理类型亦是影响预后的重要因素。如 Tutner 等[60] 认为，肿瘤的病理类型是独立预后因素，中度恶性 5 年生存率为 45%，高度恶性无 2 年生存率。

血清蛋白、LDH、β_2-微球蛋白、血沉与预后关系不大[63]。

睾丸淋巴瘤易侵犯中枢神经系统[53]，即使早期原发性睾丸淋巴瘤患者侵犯中枢神经系统亦较常见[24]。原发睾丸淋巴瘤合并中枢神经系统侵犯是预后不良因素。

IPI 作为 NHL 的预后因素已得到认可，但是否适用于结外 NHL 还存在争议。Touroutoglou 等[22] 分析结果，IPI≤1 无治疗失败生存率（FFS）和总生存率分别为 50%、21%；IPI>1 分别为 32%、0%（$P=0.02$），认为 IPI 可以预测睾丸 NHL 患者的预后。Zucca 等回顾性分析 373例患者，多因素分析的结果是，好的 IPI、无 B症状、含有蒽环的化疗、睾丸预防照射预示长期生存。

但有学者指出，相同 IPI 值的患者，生存率却存在差异，IPI 不能反映肿瘤细胞的分子异常。

随着分子病理学的发展，大量肿瘤基因及其蛋白产物的异常表达被作为分子生物学标记用于肿瘤的诊断、生物学特性的识别、治疗方案的选择，特别是肿瘤预后的研究。在侵袭性B 细胞性淋巴瘤 p53 基因突变的探测中，有p53 突变者化疗反应差，生存期短[75]。Adida等[76] 用免疫组化检测 Survivin 在 222 例淋巴结 DLBCL 中的表达，60%病例有 Survivin 表达，阳性者的 5 年总生存率明显低于阴性者，提示 Survivin 阳性与预后不良有关。由于睾丸原发性 NHL 较为罕见，使这一领域的研究受到阻碍。

（张淑群）

参考文献

[1] Vitolo U, Ferreri AJM, Zucca E.Primary testicular lymphoma.Oncology/Hematology, 2008, 65:183.

[2] Lagrange JL, Ramaioli A, Theodore CH, et al.Non-Hodgkin's lymphoma of the testis:A retrospective study of 84 patients treated in the French anti-cancer centres .Ann Oncol, 2001, 12（9）:1313.

[3] Zouhair A, Weber D, Belkacmi Y, et al.Outcome and patterns of failure in testicular lymphoma: A multicenter rare cancer net-work study.Int J Radiat.Oncol Biol Phys, 2002, 52（3）:652-656.

[4] Zucca E, Conconi A, Mughal TI, et al.Patterns of outcome and prognostic factors in primary large-cell lymphoma of the testis in a survey by the International Extranodal Lymphoma Study Group .J Clin Oncol, 2003, 21（1）:20.

[5] Malassez M.Lymphadenome du teticle.Bull Soc Anta Paris, 1877, 52:176-178.

[6] Linassier Claud, Desablens Bernar, Prise PYL, et al.Primary testicular non lumophonlastic intermediate-hight -grade non -hodgkin's lymphoma:results of a Goelams prospective study（metting abstract）.Proc Annu Meet Am Soc Clin Oncol, 1999, 18:A1253.

[7] Ito H, Fuse H, Hirano S, et al.Malignant lymphoma of the testis: report of two cases.Hinyokika Kiyo,

1997，43（8）:599-603.

[8] Eskey CJ，Whitman GJ，Chew FS.Malignant lympgoma of the testis.AJR Am J Roentgeol，1997，169（3）:822.

[9] Finn LS，Viswanatha DS，Belasco JB，et al.Primary follicular lymphoma of the testis in childhood. Cancer，1999，85（7）:1626-1635.

[10] Wolfensberger UE，Hailemariam S，Trinkler F，et al.Lymphoblastic lymphoma of the testis.Schweiz Rundsch Med Prax，1999，88（33）:1324-1326.

[11] Kasai T，Moriyama K，Tsuji M，et al.Metachronous bilateral primary malignant lymphoma of the testis:a case report.Nippon Hinyokika Gakkai Zasshi，2000，91（5）:956-959.

[12] Swierz J，Zielinski H，Dabek A.Malignant lymphoma of both testis.Pol Merkuriusz Lek，1997，2（10）:281-282.

[13] Bhatia K，Vaid A K，Gupta S，et al. Primary testicular non-Hodgkin's lymphoma a review article . Sao Paulo Med J，2007，125（5）:286.

[14] Shahab N，Doll DC.Testicular lymphoma.Semin Oncol，1999，26（3）:259-269.

[15] Romics I，Fekete S，Bely M，et al.A case of bilateral testicular lymphoma.Pathol Oncol Res，1999，5（2）:152-154.

[16] Tondini C，Ferreri AJ，S iracusano L，et al.Diffuse large-cell lymphom a of the testis. J Clin Oncol，1999，17（9）:2854-2858.

[17] Lagrange JL，Ramaioli A，Theodore CH，et a.l. Non-Hodgkin's lymphom a of the test is: a retrospective study of 84 patients treated in the French anticancer centres. Ann Oncol，2001，12（9）:1313-1319.

[18] Duncan PR，Checa F，CowingN F，et al.Extranedal non-Hodgkin S lymphoma presenting in the testicle:a clinical and pathologic study of 24 cases.Cancer，1980，45（7）:1578-l584.

[19] Doll DC，Weiss RB. Malignant lymphoma of the testis. Am J Med，1986，81（3）:515-524.

[20] 朱跃红，汪安兰，肖立新，等.原发性睾丸非霍奇金淋巴瘤 13 例临床分析.实用癌症杂志，2000，15（3）:322-323.

[21] Niitsu N，Umeda M.Clinical features of testicular non-Hodgkin's lymphoma.focus on treatment strategy.Acta Oncol，1998，37（7-8）:677-680.

[22] Touroutoglou N，Dimopoulos MA，Younes A，et al. Testicular lymphoma: Late relapses and poor outcome despite doxorubicin -based therapy.J Clin Oncol，1995，13（6）:1361.

[23] Tweed CS，Peck RJ，Goel S，et al.A sonographic appearance of testicular lymphoma.Clin Radiol，1991，43（5）:341.

[24] Pectasides D，Economopoulos T，Kouvatseas G，et al.Anthracycline -based chemotherapy of primary non-Hodgkin's lymphoma of the testis:the hellenic cooperative oncology group experience. Oncology，2000，58（4）:286-292.

[25] Crellin AM，Hudson BV，Bennett MH，et al. Non-Hodgkin's lymphoma of the testis.Radiother Oncol，1993，27（2）:99.

[26] Zucca E，Roggero E，Bertoni F，et al.Primary extranodal non-Hodgkin S lymphomas.Partl:Gastrointestinal cutaneous and genitourinary lymphomas. Ann Oncol，1997，8（4）: 727.

[27] Fonseca R，Habermann TM，Colgan JP，et al.Testicular lymphoma is associated with a hight incidence of extranodal recurrence.Cancer，2000，88（1）:154-161.

[28] Pladugu RR，Bearman RM，Rappaport H.Malignant lymphoma with primary manifestation in the gonad:A clinicopathologic syudy of 38 patients.Cancer，1980，45（3）:561-571.

[29] 蒲军，吴小候，唐伟，等.7 例睾丸原发非霍奇金淋巴瘤临床分析.重庆医学，2009，38（21）:2707-2708.

[30] 黎佳全，曾嵘，杨权烈.原发性睾丸非霍奇金淋巴瘤 11 例临床分析.四川肿瘤防治，2007，20（3）:181-182.

[31] Osman R，Morrow JW. Reticulum cell sarcoma with primary manifestation in the testicle:Three case report.J Urol，1969，102-230.

[32] Sussman EB，Hajdu SI，Lieberman PH，et al.Malignant lymphoma of the testis A clinico-pathologic study of 37 case. J Urol，1977，118:1004.

[33] Taleman A.Primary malignant lymphoma of the testis. J Urol，1977，118:783.

[34] 李宁宁，李剑，单渊东，等.睾丸淋巴瘤 9 例临床分析并文献复习.北京医学，2007，29（9）:520.

[35] Weitzner S，Gropp A. Primary reticulum cell sacoma of testis in a 12-year-old. Cancer，1976，37:935-938.

[36] Martenson JA，Buskirk SJ，Ilstrup DM，et al.Parrerns of failure in primary testicular non- Hodgkin's lymphoma. J Clin Oncol，1998，6（2）:297.

[37] Lambrechts AC，Looijenga LH，van't VeerMB，et al.Lymphomas with testicular localization show a

consistent Bcl -2 expression without a translocation
(14:18) :Amolecular and immune -histochemical
study. Br J Cancer, 1995, 71:73.

[38] Moertel CL, Watteson J, McCormick SR, et al.Fol-
loicular large cell lymphoma of the testis in a child.
Cancer, 1995, 75:1182.

[39] Moller MB, Amor OF, Christensen BE, et al. Tes-
ticular lymphoma: a population-based study of inci-
dence, clinicopathologic correlations and prognosis.
Eur J Cancer Part A Gen Top, 1994, 30:1760.

[40] 迪丽努尔，杨昕，孙振柱，等.睾丸原发性非霍奇
金淋巴瘤伴转移（附 2 例报告）.中国肿瘤临床，
2004, 31 (5): 294-296.

[41] 陈忠伟，田晓峰，陶琨.原发性睾丸恶性淋巴瘤克
隆性 IgH 基因重排的检测.临床与实验病理学杂
志，2002, 18 (1): 24-26.

[42] 何川，蔡迪明，刘霆.睾丸淋巴瘤的超声影像学和
临床特点及文献复习.中国医学影像技术，
2007, 23 (4): 592.

[43] Emura A, Kuda S, Mihara M, et al.Testicular ma-
lignant lymphoma.Imaging and diagnosis Radiat
Med, 1996, 14:121.

[44] 王旸，李俊来，唐杰. 超声评价原发性睾丸淋巴
瘤.中华医学超声杂志，2007, 4 (4): 212-213.

[45] 翟林柱，王树森，黄岩，等.30 例睾丸原发非霍奇
金淋巴瘤回顾性临床分析.中国肿瘤临床，
2007, 34 (11): 644.

[46] 陈贵平，赵阳，胡建国，等.睾丸原发性恶性淋巴
瘤 19 例报告.肿瘤防治研究，2002, 29 (2):109.

[47] Seymour J F, Solomon B, Wolf MM, et al. Primary
largecell non -Hodgkin's lymphoma of the testis:a
retrospective analysis of patterns of failure and prog-
nostic factors.Clin Lymphoma, 2001, (2):109.

[48] Zucca E, Conconi A, Mughal TI, et al. Interna-
tional Exatranodal Lymphoma Study Group. Patterns
of outcome and prognostic factors in primary large-
cell lymphoma of the testis in a survey by the Inter-
national Ext ranodal Lymphoma Study Group.J Clin
Oncol, 2003, 21 (1):20.

[49] 黎佳全，杨权烈.睾丸恶性淋巴瘤皮肤侵犯（附一
例报告及文献复习）.河南肿瘤学杂志，2001, 14
(6):464.

[50] Samoat MB, Sirsat MV, Kamat MR. Malignant lym-
phoma of the testis in indians.Br J Urol, 1974, 46:
569.

[51] Ferry JA, Harris NL, Young RH, et al.Malignant
lymphoma of the testis, epididymis, and spermatic
cord.Am J Surg Pathol.1994, 18 (4):376-399.

[52] Tsutsui K, Shibamoto Y, Yamabe H, et al. A ra-
diotherapeutic experience for localized extranodal
non-Hodgkin's lymphoma:Prognostic factors and re-
evaluation of treatment modality.Radiother Oncol,
1991, 21 (2):83.

[53] Sasai K, Yamabe H, Tsutsui K, et al.Primary tes-
ticular non-Hodgkin's lymphoma: A clinical study
and review of the literature.Am J Clin Oncol,
1997, 20 (1):59-62.

[54] Poulsen MG, Roberts SJ, Taylor K.Testicular lym-
phoma:The need for a new approach. Australas Radi-
ol , 1991, 35:257.

[55] Roche H, Suc E, Pons A, et al.Stage Ⅰ E non-
Hodgkin's lymphoma of the testis:A need for a brief
aggressive chemotherapy.J Urol, 1989, 141 (3):
554.

[56] 黄镜，周立强，冯奉仪，等.20 例原发睾丸淋巴瘤
的临床分析. 中国肿瘤临床，2002, 29 (6): 398
-399.

[57] 钱立庭，宋永文，刘新帆，等.原发睾丸非霍奇金
淋巴瘤 26 例临床分析.中国癌症杂志，2003, 13
(4) : 378-384.

[58] 廖秋林，李莲花，周本成，等.睾丸原发性恶性淋
巴瘤病理分析.临床与实验病理学杂志，2005, 20
(3):321-322.

[59] Gowing NFC. Malignant lymphoma of the testis. In:
Pugh RCB, ed. Pathology of testis. London：Black-
well Scientific Publication, 1976：334-355.

[60] Turner RR, Colly TV, Mackintosh FR.Testicular
lymphoma:a clinicopathologic study of 35 case.
Cancer, 1981, 48 (9):2095-2102.

[61] Verm N, Lazarchick J, Gudena V, et al. Testicular
lymphoma :an update for clinicians.Am J Med Sci,
2008, 336 (4): 336.

[62] 邢冲云，胡旭东，俞康.原发性睾丸淋巴瘤 10 例.
实用医学杂志，2010, 26 (8): 1401-1402.

[63] Linassier C, Desablens B, Lefrancq T, et al.Stage
Ⅰ ~ Ⅱ E primary non-Hodgkin's lymphoma of the
testis:Results of a oprospective trial by the GOE-
LAMS study Group.Clin Lymphoma, 2002, 3 (3):
167.

[64] Miller TP, Dahlberg S, Cassady JR, et al.
Chemotherapy alone compared with chemotherapy
plus radiontherapy for localized intermediate-and-
hight-grade non -Hodgkin's lymphoma.N Engl J
Med, 1998, 399:21.

[65] Zietman AL, Coen JJ, Ferry JA, et al.The manage-
ment and outcome of stage IAE non -Hodgkin's

lymphoma of the testis.J Urol，1996，155:943.

［66］ Connors JM，Klimo P，Voss N，et al.Testicular lymphoma:Improved outcome with early brief chemotherapy. J Clin Oncol，1988，6:776.

［67］ Coiffer B，Lepage E，Briere J，et al.CHOP chemotherapy plus rituximab compare with CHOP alone in elderly patients with diffuse large−B−cell lymphoma.N Engl J Med，002，346:235.

［68］ VitoloU，Zucca E，Martelli M，et al.Primary diffused large B−cell lymphoma of the testis（PTL）:A prospective study of rituximab（R）−CHOP with CNS and contralateral testis prophylaxix:Results of the IELSG 10 study.Blood（ASH Annual Meeting Abstracts），2006，108（1）：65a.

［69］ Bart J，Hollema H，Groen J，et al.The distribution of drug−efflux pumps，R−gp，BCRP，MRP1 and MRP2，in the normal blood−tesyis barrier and in primary testicular tumours.Eur J Cancer，2004，40（14）:2064.

［70］ Martenson JA，Buskirk SJ，Ilstrup DM，et al.Parrerns of failure in primary testicular non− Hodgkin's lymphoma. J Clin Oncol，1998，6（2）:297.

［71］ 易俊林，黄晓东，余子豪.原发于睾丸非霍奇金淋巴瘤 19 例治疗结果分析.中华放射肿瘤学杂志，2000，9（1）：17.

［72］ Buskirk SJ，Evans RG，Banks PM，et al.Primary lymphoma of the testis.Int J Radiation Oncology Biol Phys，1982，8:1699.

［73］ Sarris AH，Vitolo U，Zucca E，et al.Prospective management of primary testicular phoma（PTL）with doxorubicin−based chemotherapy，prophylactic intrathecal（IT）met −thotrexate and radiotherapy（RT），but without rituximab:Result from IELSG. Blood（ASH Annual Meeting Abstracts），2006，108: Abst2454.

［74］ Tsutsui K，Shibamoto Y，Yamabe H，et al. A radiotherapeutic experience for localized ex tranodal non−Hodgkin's lymphoma:Prognostic factors and re-evaluation of treatment modality.Radiother Oncol，1991，21（2）:83.

［75］ Ichikawa A，Kinoshita T，Watanabe T，et al.Mutations of the p53 gene as a prognostic factor in aggressive B−cell lymphoma. N Eegl J Med，1997，337（8）:529−534.

［76］ Adida C，Haioun C，Gaulard P，et al.Prognostic significance of surviving expression in diffuse large B−cell lymphomas.Blood，2000，96（5）:1921−1925.

原发性子宫淋巴瘤

目 录

原发性子宫淋巴瘤（primary lymphoma of the uterus，PLOU）是一种极为少见的结外淋巴瘤，包括子宫颈、子宫体等部位的原发淋巴瘤，原发阴道的淋巴瘤亦归于此。

第 1 节　流行病学

1　流行情况

原发于女性生殖系统的淋巴瘤（primary female gentital system lymphoma，PFGSL）属结外型淋巴瘤，临床极为少见[1]，Feeman 等[2] 报道仅 2% 的结外淋巴瘤原发于女性生殖系统。女性生殖系统的淋巴瘤可原发于阴道、宫颈、宫体及卵巢，而原发子宫颈的淋巴瘤就更为罕

见。子宫颈是女性生殖系统淋巴瘤最常见的原发部位，而卵巢是淋巴瘤最常见的受累部位；子宫体淋巴瘤尤其少见，仅占子宫及阴道淋巴瘤的 15% 和 23%[3]；Gabriele 等[4] 报道的 175 例女性结外淋巴瘤中，可能有 1 例原发部位在阴道、子宫或宫颈，其中发生于阴道或宫颈的淋巴瘤又较发生于宫体的淋巴瘤常见。Perren 等[5] 统计了 1963~1992 年的文献资料，共报道 72 例宫颈或阴道的淋巴瘤；白萍等回顾分析了 1980~1994 年收治的 15 例女性生殖系统原发性恶性淋巴瘤，7 例发生于宫颈，2 例发生于阴道，3 例发生于卵巢，另外，外阴、子宫内膜和盆腔各 1 例。

原发性宫颈淋巴瘤临床非常罕见，约占所有淋巴瘤的 1:730；多数资料报告发病率低于

1%[7-9]。根据国际肿瘤协会统计，原发于子宫的非霍奇金淋巴瘤仅占结外淋巴瘤的0.002%。黄晓炜等[10]报告为1.03%，程敏等[11]报道发病率为0.4%；Carr等[12]报道，原发于宫颈的淋巴瘤仅占所有宫颈肿瘤的0.008%。据国内报道5101例确定淋巴瘤首发部位的病例中，结外器官1032例，占20.2%，其中7例原发于宫颈，占0.1%[13]。

近年来，随着艾滋病发病率的增高，免疫组化及分子生物学技术的飞速发展和病理诊断水平的提高，原发性宫颈淋巴瘤发病率呈上升趋势。

原发性子宫淋巴瘤发病年龄范围广，20~80岁均有发病，发病高峰在40~49岁，平均年龄为40岁。子宫颈淋巴瘤较子宫体淋巴瘤发病年龄轻，二者平均年龄分别为44岁和52岁。Frey等报告宫颈淋巴瘤患者平均年龄为46岁，Chan等报告为52岁。

原发于子宫的淋巴瘤少见，但有很多种类型，以弥漫性大B细胞淋巴瘤最常见，亦可发生滤泡性淋巴瘤、边缘带淋巴瘤和黏膜相关性淋巴瘤等[14]。据统计，弥漫性大B细胞淋巴瘤占67%，滤泡型占28%，Brukitt淋巴瘤占5%，而NK/T细胞淋巴瘤极其罕见[15]。外文文献所报道的子宫NK/T细胞淋巴瘤病例有9例，其中4例为原发于子宫的NK/T细胞淋巴瘤[16-19]，仅有1例原发于子宫内膜[15]，国内文献尚未见有报道。

滤泡性淋巴瘤（FL）在临床上是一种比较常见的淋巴瘤，但是原发在宫颈却非常罕见。1974~2007年国外仅有12例相关报道[20]。文献报道最年轻的宫颈FL患者27岁，年龄最大者80岁，中位年龄是44岁[21-22]。梁鑫等[23]报道1例38岁患者，病理诊断为"宫颈滤泡性淋巴瘤"。

2 病因学

尽管慢性炎症与淋巴瘤的发生可能有一定的关系，但是原发性子宫NHL的病因学与发病机制尚未明确[24]。人类白细胞抗原DR（HLA-DR）异常表达与甲状腺、乳腺淋巴瘤发展有关，有认为子宫内节育器可引起子宫内膜非细菌性炎的异物反应。且有研究发现，子宫体淋巴瘤HLA-DR表达者，血管内皮HLA-DR明显升高，提示原发性子宫体恶性淋巴瘤发生可能与免疫异常有关。还有报道认为，HPV导致的宫颈病变如果合并EBV感染可能会引起宫颈淋巴瘤样病变的发生[25]。值得注意的是，有些宫颈淋巴瘤的患者在细胞学检查的时候可能提示鳞状上皮高度病变（HSIL）[26]，多数细胞学检查为阴性。

人类免疫缺陷病毒可能与结外淋巴瘤的发生有一定关系，其感染可使患非霍奇金淋巴瘤的风险增加100倍[27]。

第2节 组织病理学

1 病理类型

原发性宫颈淋巴瘤几乎全部为非霍奇金淋巴瘤，最常见的病理类型是弥漫性大B细胞型淋巴瘤，其他亚型，包括滤泡性淋巴瘤、肉瘤样B细胞淋巴瘤以及T细胞淋巴瘤则相当少见。

杨蕊梦等[28]报道的3例子宫淋巴瘤，均为弥漫性大B细胞淋巴瘤。

程敏等[11]报道，1990年1月至2006年12月共收治原发宫颈淋巴瘤患者13例，12例为B细胞型非霍奇金淋巴瘤，CD45+、CD20+、CD3-，其中低度恶性2例（小淋巴细胞型1例，滤泡性小裂细胞为主型1例），中度恶性8例（滤泡性大细胞为主型2例，弥漫性大小细胞混合型3例，弥漫性大无裂细胞型3例），高度恶性2例（淋巴母细胞型1例，大细胞免疫母细胞型1例）；1例为T细胞型非霍奇金淋巴瘤，周围血管型，CD45+、CD20-、CD3+。

宫颈多形性T细胞性淋巴瘤是十分罕见的恶性肿瘤，属淋巴结外型淋巴瘤。宫颈多形性T细胞性淋巴瘤可发生于任何年龄，但发病高峰为40岁左右。郭晓静等[29]报道了天津医科大学附属肿瘤医院（1990~2000年）3例原发子宫淋巴瘤，2例为B细胞型，1例为T细胞型。

间变性大细胞淋巴瘤为侵袭性（中危）中度恶性淋巴瘤，临床表现为进展性，具有高度恶性趋势。马民瑞[30]报道了1例宫颈原发间变性大细胞性非霍奇金淋巴瘤，女，46岁。

宫颈滤泡性淋巴瘤非常罕见，2009年梁鑫

等 [23] 报道了 1 例 38 岁 "宫颈滤泡性淋巴瘤" 患者。

原发于子宫内膜的 NK/T 细胞淋巴瘤非常罕见，2010 年，孙敏娴等 [31] 报道了 1 例原发性子宫内膜 NK/T 细胞淋巴瘤。

2 病理特点

原发于淋巴结外器官或组织的淋巴瘤与淋巴结的淋巴瘤具有共同的组织学特点，在有上皮性组织结构的器官，一般在间质增生、浸润。因此，子宫淋巴瘤广泛浸润子宫体、颈部间质，但最初仍能保持正常的宫颈鳞状上皮，故而宫颈细胞学检查常为阴性（除非有溃疡形成，则为阳性）。

宫颈淋巴瘤病理组织学特点为宫颈黏膜层及固有膜中多量淋巴细胞弥漫浸润，异型增生的淋巴细胞侵犯黏膜上皮隐窝及腺体，瘤体穿破腺上皮，黏膜表面上皮细胞坏死、脱落、溃疡形成。

对宫颈淋巴组织高度增生而临床检查缺乏明显恶性征象的患者，除组织学观察外，一定要配合免疫组化标记，必要时做基因重排检测以明确病变性质 [32]。免疫组化检测中，至少做 CD45、CD20、CD3、CD30。

大体观，部分病例子宫内膜增厚，呈乳白色，表面可发生溃疡，常见肌层侵犯，部分病例表现为肌层内结节或肌层均匀性增厚，其切面均质，细腻，与肉瘤难鉴别。

镜下观，镜下可见异型淋巴细胞异常增生、弥漫分布、浸润内膜和肌层，免疫组化显示淋巴细胞单克隆增生。

2.1 黏膜相关淋巴组织淋巴瘤

MALT 淋巴瘤原发于子宫内膜、肌层或两者兼有，大多数肿瘤为弥漫性小细胞型，弥漫性小 B 细胞淋巴瘤起源于增生的周围 B 细胞，淋巴细胞呈单克隆增生 [33]。

肿瘤形态为息肉、结节状，大体形态松脆呈鱼肉状，局部有出血及少许坏死。

组织学检查，肿瘤细胞体积小，常见腺体浸润（淋巴上皮病变）；肿瘤细胞有中心细胞样 B 细胞及单核细胞样 B 细胞和少量小淋巴细胞、浆细胞及散在个别大细胞（中心母细胞和免疫母细胞样细胞）组成。

中心细胞样 B 细胞小或中等大，核稍不规则，染色质较粗，核仁不明显，胞质少至中等量，淡染。

单核细胞样 B 细胞体积较大，核圆形或稍凹陷，染色质较致密，可见小核仁，胞质丰富，透明或淡染，边缘清楚。

肿瘤细胞侵犯内膜腺体，形成淋巴上皮病变。

孙乃英等 [34] 报道了 2 例子宫体原发性 MALT 淋巴瘤，一例 45 岁，一例 51 岁。2 例肿瘤细胞均呈中心细胞样细胞弥漫分布，混有数量不等单核细胞样 B 细胞，少数小淋巴细胞、浆细胞以及大细胞（中心母细胞和免疫母细胞样细胞）；中心细胞样细胞小或中等大，核稍不规则，染色质较粗，核仁不明显；胞浆少至中等量、淡染。单核细胞样 B 细胞体积较大，核圆形，染色质较致密、可见小核仁，胞浆丰富、透明，肿瘤细胞浸润子宫内膜腺体并侵及浅肌层（见图 55-1、图 55-2）。免疫组化肿瘤细胞标记为：CD20+、CD79a+、Bcl-2+、CD45RA+、CD3-、CD43-、CD56-、CD8-、Ki-67≥30%，病理诊断 "子宫原发性 MALT 淋巴瘤"。

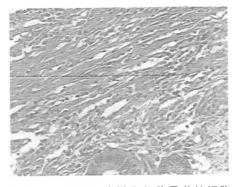

图 55-1 中心细胞样 B 细胞及单核细胞样 B 细胞弥漫分布，侵犯内膜腺体 [34]

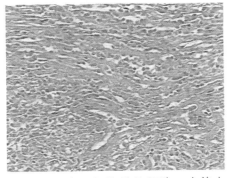

图 55-2 中心细胞样 B 细胞，中等大小，瘤细胞侵犯浅肌层 [34]

2.2 滤泡性淋巴瘤

多数滤泡性淋巴瘤（FL）以滤泡结构为主，淋巴结结构被破坏；多数FL由中心细胞和中心母细胞两种细胞构成。分级主要根据中心母细胞的数量来决定，Ⅰ级为0~5个/HPF，Ⅱ级6~15个/HPF，Ⅲ级>15个/HPF。Ⅰ级和Ⅱ级病情进展缓慢，属惰性淋巴瘤；Ⅲ级有较强的侵袭性，有向弥漫性大B细胞淋巴瘤转变的趋势，一旦转化，则提示治疗会很困难，预后不佳。

FL是滤泡中心B细胞发生的淋巴瘤，遗传学上主要是Ig重链和轻链的基因重排，其中Bcl-2基因重排最常见（70%~95%）。Bcl-2的阳性表达率为85%~95%，在高级别的FL，约有50%的病例不表达Bcl-2，仅表达Bcl-6，这可能是由于Bcl-2基因突变消除了常用抗体可以识别的抗原决定簇，导致Bcl-2的阴性表达[35]。

宫颈是一个相对暴露的器官，易受病毒、病原体和细菌等感染，故普遍存在慢性炎症。

但有一种特殊的炎症反应，即宫颈滤泡样增生性病变，在诊断的时候需要与宫颈FL认真鉴别。梁鑫等[23]指出，两者在组织学上的主要区别在于：

（1）FL是由异型的中心细胞或者中心母细胞单独或者混合而成，而淋巴滤泡瘤样增生的细胞成分多样，由中心细胞、中心母细胞和巨噬细胞等组成；

（2）FL缺乏套区，与残留淋巴结界限不清，而淋巴滤泡瘤样增生一般均有套区；

（3）FL没有或极少有巨噬细胞，淋巴滤泡瘤样增生多见巨噬细胞；

（4）FL可侵犯包膜外，淋巴滤泡瘤样增生无这种现象；

（5）FL的滤泡样结构一般比较密集，形态紊乱，而且常常在黏膜下层，位置比较深在；淋巴滤泡瘤样增生的滤泡结构比较疏松，一般位置相对表浅，在黏膜浅层。

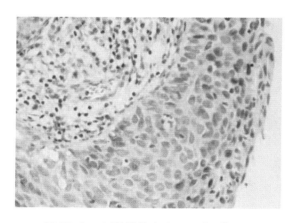

图 55-3　宫颈鳞状上皮 CIN Ⅱ ~ Ⅲ [23]

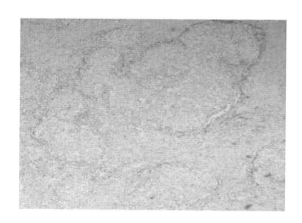

图 55-4　增生的淋巴滤泡形态不规则，密集，有的已融合 [23]

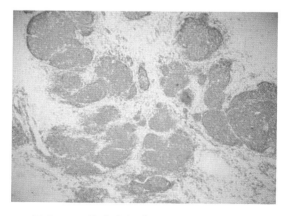

图 55-5　滤泡内细胞 CD20 阳性表达 [23]

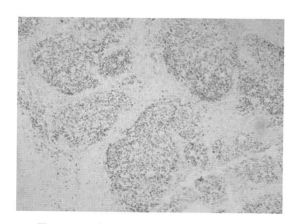

图 55-6　滤泡内细胞 Bcl-6 阳性表达 [23]

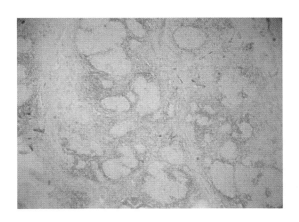

图 55-7　滤泡内细胞 Bcl-2 阴性表达 [23]

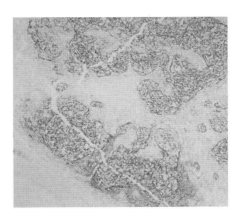

图 55-8　CD21 在滤泡增生密集区可见增生紊乱滤泡树状突细胞网 [23]

第 3 节　常规检查

1　细胞学检查

一般而言，原发性子宫淋巴瘤起源于子宫颈间质，早期表面上皮覆盖，不易取得肿瘤脱落细胞。因此，细胞学涂片难以诊断，宫颈细胞学检查对这类疾病的诊断几乎没有意义，甚至在阴道镜下取材都很难或无法见到淋巴瘤的病变。

2　影像学检查

影像学检查是诊断本病及判断其分期的重要手段，关乎对病变的准确评价，特别是病变有无侵犯邻近器官如阴道、尿道和膀胱，对临床医生决定采取何种治疗方法尤为重要。

在影像学检查方法中，MRI 具有良好的软组织分辨率，较其他检查方法（CT、B 超）能更好地作为临床辅助评价子宫淋巴瘤的手段。然而，实际工作中，在 MRI 上很难将原发性子宫 NHL 与子宫的其他病变相鉴别开来。

据报道，尽管 CT 和 MRI 在原发性子宫 NHL 的诊断及分期上极为有用，但它们的特异性较低 [36~37]，主要是因该病极为少见，放射科医生很难联想到此病，常常误诊为炎性病变或者生殖道其他类型的恶性肿瘤。

在 MRI 上，原发性子宫 NHL 表现为子宫体积弥漫性均匀增大，病灶表现为 T1WI 呈均匀等信号，T2WI 呈稍高信号，Gd-DTPA 增强扫描呈中等强化。

据既往原发性子宫 NHL 的 MRI 影像学表现的报道，Kawakami 等 [38] 报道了 1 例子宫淋巴瘤弥漫性浸润宫颈和宫体，而子宫内膜和宫颈上皮显示完整，因此他们认为弥漫性子宫体积增大而不伴有子宫内膜或宫颈上皮破坏是其诊断的特异性征象。杨蕊梦等 [28] 报道了 3 例原发弥漫性大 B 细胞淋巴瘤患者，1 例淋巴瘤弥漫性浸润宫体、宫颈，且病灶信号尚均匀，部分子宫内膜显示完整；2 例子官内膜受到累及，显示中断。Kim 等 [39] 认为，淋巴瘤病灶相对均匀的信号强度可能有助于子宫淋巴瘤的诊断。

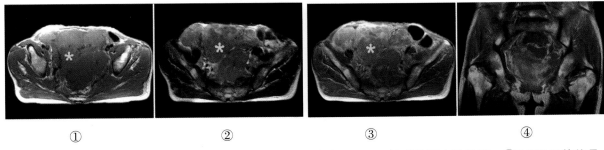

①　　　　　②　　　　　③　　　　　④

图 55-9　子宫弥漫性大 B 细胞淋巴瘤。MRI 平扫，子宫前壁可见一不规则的巨大肿块影。①T1WI 呈等信号；②T2WI 呈不均匀高信号，肿块与盆腹腔内脏结构界面紊乱不清；③、④增强扫描，病灶明显不均匀强化 [28]

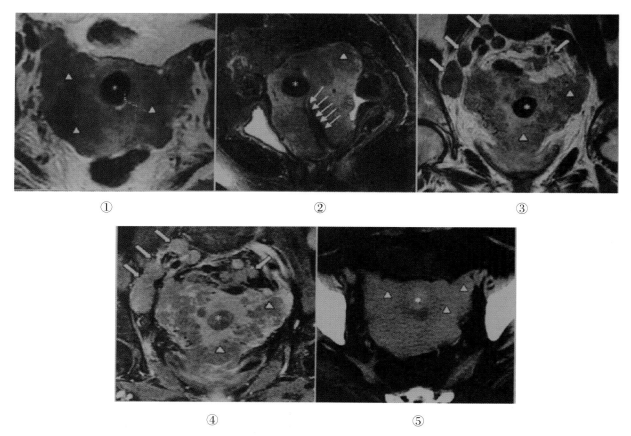

图 55-10　MRI 示：子宫体积不规则增大，于子宫底、体、颈部肌层内见弥漫分布大小不一结节状异常信号影（三角形），T1WI（①）等信号，T2WI 脂肪抑制像（②）呈稍高信号，增强扫描（④）病灶中度强化，强化程度未及正常子宫肌层；子宫内膜及结合带（细箭）显示尚清楚；双侧子宫阔韧带不规则增厚，双侧附件区及双侧髂血管周围亦见多发结节状上述类似信号影（粗箭头）（③）。子宫直肠陷凹内见条状长 T_1 长 T2 异常信号影；子宫膀胱间脂肪间隙尚存在。子宫前壁肌层内见一类圆形异常信号影，边界清楚，边缘光滑，T1WI（①）呈稍低信号，T2WI 脂肪抑制像（②）呈更低信号，增强扫描病灶呈轻度不均匀强化，病理证实为子宫前壁肌瘤红色样变。CT 示（⑤）子宫弥漫性增大，内部可见多发等密度结节影 [28]

第 4 节　临床表现

宫颈原发性淋巴瘤的临床症状和体征与生殖系统恶性肿瘤相似，有些患者可没有任何症状，仅在查体时发现宫颈息肉 [40]；有很少情况是发生在孕妇，继而导致梗阻性分娩困难时被发现 [41]。多数患者术前被拟诊为子宫颈癌，或其他性质不明的占位性肿块。

原发性子宫淋巴瘤发病年龄在 20~80 岁之间，但 77% 的子宫非霍奇金淋巴瘤发生于绝经前，主要引起的症状包括阴道流血、排液、分泌物增多、腹痛或下腹痛 [42]，妇科检查可及宫颈增大，超声示子宫或宫颈占位性病变 [43]。

不正常的阴道流血是最常见的临床表现 [44-45]，

患者的第一主诉往往是严重的月经过多，如绝经后阴道出血、月经延长过多或接触性出血，另外还有阴道排液、性交痛及盆腔疼痛等临床表现。出血量有时与病变程度呈非正相关，所以容易被患者忽视。一般都是少量出血，大出血少见，出血症状与宫颈病灶大小呈非正相关，少数人仅有阴道流液或白带增多，继发感染者伴恶臭。杨蕊梦等 [28] 报道了 3 例原发弥漫性大 B 细胞淋巴瘤中，2 例表现为不规则阴道出血，1 例表现为下腹部肿块而就诊。

第 5 节　诊断与鉴别诊断

1　诊断方法

因子宫淋巴瘤（lymphoma of cervix）非常

少见，临床症状无明显特异性，许多临床医师对宫颈淋巴瘤的临床病理特征很不熟悉，诊断存在一定的困难，故临床和病理均易造成误诊。孙敏娴等 [31] 报道了 1 例原发性子宫内膜 NK/T 细胞淋巴瘤，患者起病时无明显腹痛、阴道流血流液等特异性症状，行腹部 B 超发现有子宫肿块，经诊刮后一系列检查才明确诊断，这提示子宫非霍奇金淋巴瘤起病时可无明显特异性症状。

宫颈淋巴瘤的确诊主要依赖活体组织病理检查，但由于此肿瘤原发于宫颈间质，故早期往往不累及宫颈鳞状上皮，宫颈涂片细胞学检查的阳性率较低，有报告称仅 10%~40% 的患者细胞学检查为阳性 [46-47]，因此细胞学不能明确诊断。故应行宫颈活检，对病灶位于宫颈管者有时需要多次深部活检，或宫颈锥切、子宫切除术 [48]。

对宫颈淋巴组织高度增生而临床检查缺乏明显恶性征象的患者，除组织学观察外，一定要配合免疫组化标记，必要时做基因重排检测以明确病变性质 [32]。

2 诊断标准

根据初诊时肿瘤位于宫颈，既往无淋巴瘤病史，首发症状为妇科症状，全身检查未发现有其他部位的肿瘤存在，外周血检查无白血病证据，宫颈活检和/或手术病理等，可确诊为淋巴瘤。1965 年，Fox 等提出的宫颈原发性淋巴瘤的诊断标准为：①初诊时肿瘤位于宫颈；②全身检查未发现有其他部位的肿瘤存在；③外周血检查无白血病证据；④如果在原来因患宫颈淋巴瘤切除子宫的部位继发肿瘤，则继发肿瘤出现的时间与原发肿瘤初诊的时间间隔应当在数个月以上。

3 分期

目前，国内外通用的恶性淋巴瘤分期标准是 1971 年 Ann Arbor 会议制订的 [49]，共分为 4 期：

①Ⅰ期：病变累及 1 个淋巴结区（Ⅰ），或 1 个淋巴结外器官或部位（ⅠE）；②Ⅱ期：病变累及横膈一侧 2 个或多个淋巴结区（Ⅱ），或局限横膈一侧侵犯 1 个结外部位或器官伴 1 个或多个淋巴结区（ⅡE）；③Ⅲ期：病变侵及横膈两侧的淋巴结区（Ⅲ）或伴有结外器官及组织的局部侵犯（ⅢE），或脾受侵（ⅢS），或两者均受侵犯（ⅢES）；④Ⅳ期：1 个或多个结外器官或组织广泛受侵，伴有或不伴有淋巴结受侵，如骨髓（marrow，M）、肺实质（1ung，L）、胸膜（pleura P）、肝（hepar，H）、骨骼（os，O）、皮肤（derma，D）等，但不包括脾及沿淋巴环。

4 鉴别诊断

女性生殖系统原发性淋巴瘤的临床症状、体征，与生殖系统其他肿瘤相似，如宫颈淋巴瘤样病变、宫颈小细胞癌等。

4.1 宫颈淋巴瘤样病变

宫颈淋巴瘤样病变，于 1985 年第一次被描述，曾报道过 20 例。这些病例未接受特殊治疗，重复病理检查时可见病变自然逆转；在形态学上，与弥漫性大 B 细胞淋巴瘤相似。这些淋巴瘤样病变与典型的非霍奇金淋巴瘤不同，包括浅层分布和淋巴细胞核异质、炎细胞出现与肿块和溃疡的缺乏等 [50]，可作为诊断依据。

宫颈的良性淋巴瘤样病变罕见有肿块发现，宫颈表面可有假溃疡形成，病变质地软，局限在宫颈的浅层组织内，一般深 3mm，很少超过宫颈腺体水平。

宫颈淋巴瘤肉眼往往可见肿块，质嫩，灰白色，鱼肉样，少有宫颈表面溃疡，肿瘤深部组织浸润；若合并有 EB 病毒提示可能为淋巴瘤样病变。

宫颈淋巴瘤样病变是宫颈慢性炎症所致的一类伴多量大淋巴细胞且显示活跃核分裂相的淋巴组织高度增生性病变，在活体组织检查中易与淋巴瘤混淆，免疫组化不易与宫颈淋巴瘤相鉴别，需借助分子生物学方法综合诊断 [25]。

宫颈淋巴瘤 IgH 基因重排检测可见单克隆条带表达，而淋巴瘤样病变中 B 细胞为多克隆性增生，IgH 基因无单克隆性重排 [51]。

4.2 宫颈小细胞癌

在 HE 切片上，分化差的宫颈小细胞癌与淋巴瘤区分较为困难，两者有类似的生长方式，但小细胞癌的瘤细胞呈小圆形，胞浆少，核深染，染色质分布均匀，核仁不明显，弥漫生长，间质稀少，有成巢状、团状趋势，有灶性鳞状上皮或腺上皮分化，肿瘤坏死明显，胞质内见嗜银颗粒，免疫组化及电镜检查可助区别；免疫组化可表达神经内分泌标记，如 NSE、CK、EMA、Vim 和 Chromogranin 为阳性，而淋巴瘤上述标记物阴性，LAC 和 L126 阳性。

4.3 子宫平滑肌瘤

子宫平滑肌瘤常伴大量淋巴细胞浸润，类似淋巴瘤的一个特殊亚型，主要成分为小淋巴细胞、免疫母细胞、浆细胞，形态与淋巴瘤很相似，病因不明，曾有子宫内放节育器、生殖道感染等相关报道。

子宫平滑肌瘤，1987 年由 Giks 等首先报道，随后 Feery 等对 7 例此病进行了详细的观察，表现为平滑肌瘤中有多量小淋巴细胞浸润，可见肌瘤胶原化和硬化性改变。淋巴细胞主要是小淋巴细胞，偶见大淋巴细胞，罕见免疫母细胞；并可见浆细胞、中性粒细胞；淋巴滤泡呈小圆形和不规则样，并有明显生发中心细胞的极性分布，免疫组化显示多克隆混合的 B 细胞、T 细胞。

4.4 子宫肉瘤

主要是高度恶性间质肉瘤，瘤组织呈灰黄色，位于内膜层或肌层；瘤细胞呈短梭形或小圆形，胞质少，核染色质细颗粒状，核分裂多；细胞束状或片状分布，血管丰富，常围绕血管或淋巴管生长。免疫组化表达 VIM、DES、SMA 等，淋巴细胞标记不表达。

4.5 子宫粒细胞肉瘤

子宫粒细胞肉瘤早年文献称为"绿色瘤"，发生在子宫罕见，常见部位是颅骨、鼻窦、胸骨、肋骨等。肿瘤由相对一致的未成熟的细胞构成，瘤细胞弥漫分布，单行列兵式排列，核膜厚，胞浆内可见到嗜酸性颗粒。如有不成熟的嗜酸性粒细胞或分叶核细胞的存在应怀疑本病，其可伴有急性白血病典型的血液和骨髓改变。免疫组化表达 CD99a、MPO，且后者特异性高于前者，T 细胞、B 细胞标记不表达，约30%肿瘤表达 LCA、VIM。

4.6 宫颈慢性炎症

该病是妇女常见的生殖道炎症，有时淋巴组织的反应性增生可达类似淋巴瘤的程度，两者须注意鉴别。临床医生应熟悉两种病变的病理特征，对宫颈息肉常规送病理检查以免误诊、漏诊，造成过度治疗或延误治疗。

4.7 其他

子宫淋巴瘤尚需与炎性假瘤、原始神经外胚层肿瘤、子宫内膜间质肿瘤等鉴别，主要依据 MALT 淋巴瘤典型的中心细胞样 B 细胞和单核细胞样 B 细胞的形态特点，免疫表型有助于鉴别诊断。

Young 于 1985 年认为，子宫 MALT 淋巴瘤首先要与子宫内膜明显反应性免疫增生性疾病鉴别。反应性良性瘤样病变细胞成分混杂，可见大细胞、成熟淋巴细胞、浆细胞和中性粒细胞；而子宫 MALT 淋巴瘤细胞较一致，成分单一，异型性明显，可侵犯深部及血管周围，并见增生纤维组织将瘤细胞分隔成片、条索状，尤其当病变存在巨噬细胞和生发中心时更支持良性病变。

第 6 节　治疗

1　治疗原则

原发性宫颈淋巴瘤以局灶病变存在，如不治疗，可迅速发生播散和局部侵蚀性生长，故诊断明确后应及时治疗。

原发性子宫淋巴瘤因临床少见，目前尚无统一标准治疗方案；但多主张采用手术、化学治疗和放射治疗相结合的综合疗法[52]，尤其强调化疗的重要性和必要性。

早期 Stroh 等[53]、Amichetti 等[54]、Muntz[55]等认为主要的治疗方法是单纯放疗、放疗联合化疗或手术；Awwad 等[56]认为单纯放疗尽管局部控制充分，但患者多死于远处转移，故强调化疗的重要性；Miller 等[57]报道放疗后追加化疗可提高完全缓解和无瘤生存率。然而，国内胡毅等[58]根据患者分期、IWF 以及 IPI 情况进行分层分析，对手术+放疗+化疗、手术+放疗、手术+化疗、放疗+化疗、单纯手术、单纯化疗各治疗方案进行两两比较，结果均未见显著性差异。近年来，越来越多的临床医生采用单独联合化疗或化疗后手术的治疗方案；Aozasa 等[24]报道，采用上述各种不同治疗的方法，对患者的缓解率并无较大差别。

国内王奇璐等[59]提出，目前化疗已成为本病的基本疗法，化疗可消除隐性播散的亚临床病灶，可免行手术分期和手术造成的并发症，对欲保留生育功能的年轻患者尤为适宜；而手术对于早期病变，可切除局部原发肿瘤，提高生存率，并了解盆腔腹腔脏器及腹膜淋巴结等情况，明确分期，为进一步治疗提供依据。

一般而言，治疗方案的选择取决于患者的肿瘤大小、临床分期、病理类型等。

（1）对病灶小、早期病变、病理类型为中低度恶性者，可行手术治疗，其优点是切除局部原发肿瘤可提高生存率，并可了解盆腹腔脏器及腹膜后淋巴结等情况，明确分期，且本病多为术后明确诊断。至于手术范围，没有确凿的证据证明根治性手术比单纯的子宫切除疗效好。

（2）对于局部病灶较大、恶性程度较高、无生育要求，新辅助化疗后实施手术是可行的选择，并强调应用辅助化疗替代放疗可保留卵巢功能，新辅助化疗可缩小肿瘤体积，防止和控制微小播散，而且实施新辅助化疗有望控制镜下的远处侵犯，为手术创造条件[60]。

程敏等[11]报道，1990 年 1 月至 2006 年12 月共收治原发宫颈淋巴瘤患者 13 例，7 例 I b~Ⅱ期患者、1 例Ⅱ期、2 例Ⅲ期患者行广泛性子宫、双附件切除加盆腔淋巴结清扫术，其余患者行全子宫、双附件切除术，2 例术前接受化疗，1 例术后未接受辅助治疗，5 例术后接受辅助化疗或化疗加放疗，化疗方案为 CHOP 方案，3~4 个周期；其中 2 例加体外放疗，最长生存 180 个月；6 例Ⅱb~Ⅲb 期患者均行化疗加放疗，化疗采用 CHOP 方案或 BACOP 方案，放疗按宫颈癌的放疗方法，体外与腔内相结合的模式，总生存时间分别为 32、68 和 75 个月，其余 3 例患者死亡，最短生存时间仅为 6 个月。

子宫 MALT 是一种低度恶性肿瘤，中位生存期 8 年，后期可在局部或其他黏膜部位复发，一般不表现出临床症状，偶然发现黏膜单发或多发肿物，预后较好。迄今尚无因原发性子宫MALT 淋巴瘤而死亡的病例报道。治疗主张单纯手术切除肿物，如肿物侵袭性生长，则给予化疗和放疗[61]。

在过去，由于宫颈 FL 对放疗的反应很敏感，而且明显降低死亡率，故有很长一段时间主张早期 FL 的病例可以单独应用放疗。但是对于年轻患者，放疗严重破坏了卵巢功能，有些育龄妇女希望在治疗的过程中保留生育功能或者卵巢功能，那么放疗对于这类群体就不能选择，针对这些病人，可以选择单独应用化疗。近年来，临床医师多主张先化疗，这样可以处理掉部分临床没有观察到的病灶，提高治疗效果；没有生育要求的妇女，可以联合盆腔放疗。目前认为这种组合是治疗原发宫颈 FL 的最佳方案，大部分报道 5 年生存率约为 83%[49]。Korcum 等[20]报告 1 例原发宫颈滤泡型淋巴瘤ⅠE 期患者，初始采取化疗+放疗，颈部淋巴结复发后单用利妥昔单抗治疗，随访 39 个月，无疾病复发征象。

2 手术治疗

原发性子宫淋巴瘤的手术治疗适于早期病变，手术切除局限的肿瘤可提高生存率，并且可获得明确的病理学诊断及临床分期。张明智等[62]认为，宫颈淋巴瘤的治疗包括手术、放疗、化疗及免疫治疗，手术为首选方法，由于术前诊断不清，一般都行子宫及双侧附件切除术及腹膜后淋巴结清扫术，但术中尽可能行肿瘤减负，以提高术后化疗和放疗的效果，根治术对其治疗意义不大。

至于手术范围，Perren 等认为没有确凿的证据证明根治性手术比单纯的子宫切除疗效好。Antonio 等对 1 例不规则阴道出血患者实施了经腹全子宫切除术，术后明确诊断为宫颈淋巴瘤，他们认为没有明确的有价值的数据表明在放疗后追加化疗是否比单独化疗效果好，故术后未做放疗，实施 CHOP 方案化疗 6 次，明确诊断后 27 个月未复发、转移。Kuo 等[63]亦主张在扩大的全子宫切除、保留双侧卵巢、双侧盆腔淋巴结清扫术后辅助化疗。

3 化学治疗

一般而言，无论结内、结外淋巴瘤对化疗均较敏感，根据病理学分类的恶性程度，多选择联合化疗方案；选择方案有 COP（环磷酰胺+长春新碱+泼尼松）、CHOP、M-BACOD（甲氨蝶呤+甲酰四氢叶酸钙+博莱霉素+柔红霉素+环磷酰胺+长春新碱+地塞米松）、Pro-

MACE/MOPP（足叶己苷+环磷酰胺+阿霉素+甲氨蝶呤+甲酰四氢叶酸钙+强的松+氮芥+长春新碱+甲基苄肼+长春花碱+博莱霉素）及 COP-BLAM（环磷酰胺+长春新碱+泼尼松+博莱霉素+阿霉素）等，后者尤其适用于弥漫性大 B 细胞型淋巴瘤，其中 CHOP 是首选的一线化疗方案[64]。Heredia 等[65]报道新辅助化疗后再行放疗，肿瘤可达到完全缓解。化疗可以消除亚临床病灶及远处转移的隐匿病灶，是治疗 NHL 的主要手段。在各种病理类型中，弥漫性大细胞性 NHL 对化疗敏感，部分患者化疗后可得到长期无瘤生存。因为单纯化疗缓解期短，易于复发，现在多用联合化疗，需遵循诱导、强化和巩固化疗的治疗原则。

联合化疗的优点在于不但可保留女性的生殖功能（这对于年轻女性非常重要），且还有助于缩小肿瘤体积而减轻手术难度。Garavaglia 等[66]指出对一些病期较早的年轻患者，可行单纯化疗达到痊愈的效果，并保留生育功能，并报道了 3 例原发生殖系统大 B 细胞 NHL 患者单纯采用包括阿霉素的方案化疗，已分别无瘤生存 10 年、7 年和 6 年，避免了手术造成的并发症。

有学者主张对于宫颈、阴道、外阴淋巴瘤采用"化疗—放疗—化疗"的序贯治疗，先行 1~3 个疗程的化疗，随后行肿瘤部位放疗，以预防局部复发；对于宫颈局部肿瘤大者可及早放疗，之后巩固化疗 2~3 个疗程。

亦有新辅助化疗的报道，如 Lomsso 等[67]报道对 1 例 29 岁ⅠE 期患者先行新辅助化疗，再行保留生育功能的手术，3 年后成功分娩一足月健康婴儿。Szantho 等[68]对 1 例 Ann Arbor 分期ⅠE 期的原发性宫颈弥漫性大 B 细胞非霍奇金淋巴瘤实施 6 个疗程 CHOP 化疗，临床检查显示化疗后肿瘤明显缩小，双合诊及超声检查未发现肿瘤，但宫颈仍有镜下残余病灶，或区域淋巴结仍然存在，于是实施 Piver 3 根治性子宫切除并双侧输卵管、卵巢切除及区域淋巴结清扫术。术后的病理学评定为完全病理缓解，术后未追加放疗。

4　放射治疗

淋巴瘤对放疗较敏感，术后放疗可以减少复发率，延长生存时间；对病灶较大及累及邻近组织者，放疗和化疗相结合可提高疗效。

既往宫颈淋巴瘤经放疗者占 76%，对于早期局限的病灶行单纯放疗，腔内及体外可予常规宫颈癌放疗剂量的 2/3，即可达根治。对于中度到高度恶性或当肿瘤体积较大时，可给予常规剂量。5 年存活率可达 73%，而且放疗对Ⅰ期生殖道淋巴瘤局部控制效果好。

放疗虽为大多数宫颈淋巴瘤患者的有效疗法，但复发率高。

5　其他治疗

目前已临床应用和正在研究的生物学治疗方法有反义寡聚核苷酸治疗、细胞因子治疗、单克隆抗体治疗、肿瘤疫苗治疗等。因 B 淋巴细胞宫颈淋巴瘤 CD20 抗原阳性，故嵌合型抗 CD20 单克隆抗体利妥昔单抗可用于本病的治疗。Korcum 等[20]报告 1 例原发宫颈滤泡型淋巴瘤ⅠEA 期患者，初始采取化疗+放疗，颈部淋巴结复发后单用利妥昔单抗治疗，随访 39 个月，无疾病复发征象。

第 7 节　预后

一般来说，原发性宫颈淋巴瘤的预后比同期的宫颈鳞癌更好一些；与系统性淋巴瘤累及宫颈相比，局限于宫颈的原发性恶性淋巴瘤通常预后较好，有报告 5 年生存率可达 88.46%[10]。原发性宫颈淋巴瘤通常预后较好[69]，完全缓解时间中位数是 4 年。大多数原发性结外淋巴瘤的临床进展较慢，预后优于同级别的结内淋巴瘤，但由于误诊或者发现病灶过晚，结外淋巴瘤的预后通常较结内淋巴瘤差[69]。然而，原发性子宫淋巴瘤，如果在早期得到准确诊断，预后则明显优于妇科其他类型的恶性肿瘤[70]。

经过治疗的宫颈恶性淋巴瘤局部复发是少见的，大多数治疗失败是由于远处侵犯所致。一旦患者出现局部复发和远处侵犯，还可采取有效的化疗[71]。

多数学者认为，宫颈淋巴瘤预后与其临床分期、肿瘤大小、病理分型及治疗方法的选择有关。程敏等[11]报道的 13 例原发性宫颈恶性淋巴瘤中，5 例死亡，包括 2 例Ⅰ期患者、1 例

Ⅳ期患者、2 例Ⅲ期患者，Ⅲ期以上的患者无 1 例生存超过 5 年。2 例Ⅰ期患者，因局部肿瘤体积较大，且 1 例病理为淋巴母细胞型，属高度恶性，虽经化疗后手术，但生存 20 个月后死亡。1 例Ⅳ期患者，病理为大细胞免疫母细胞型，属高度恶性，生存时间仅为 6 个月；而 1 例ⅠB1 期患者，病理为滤泡性小裂细胞为主型，属低度恶性，已生存 15 年。

原发性子宫体淋巴瘤恶性程度高，预后差；其预后与病理类型和临床分期有关，病理类型以弥漫性大 B 细胞型多见，此型是恶性淋巴瘤发病最多的一型，占非霍奇金淋巴瘤的 30%~40%，以中老年人发病高，侵袭性较高。

原发于宫颈的 FL 预后跟病理分级密切相关，级别越高预后越差。但有研究指出患者的预后还与很多因素相关，包括 Ann Arbor 分级、患者的年龄、其他部位有无病变等[53]。根据 Korcum 等[20] 的统计，大多数原发于宫颈的 FL 多属低级别，预后良好，这类病人单独应用化疗即可。但也有报道发生在宫颈的 FL 一般以高级别多见[72]。这种分歧可能是因为病例数量少，观察不充分所导致。当然，如果能早期发现，本病预后较其他妇科恶性肿瘤好[70]。

原发性子宫 NK/T 细胞淋巴瘤恶性程度极高、发展快、预后差[73]。

（王国庆）

参考文献

[1] Paul P, Aby K, Tony T.Lymphoma of the cervix: a case report with review of literature. Gynecol Surg, 2006, 3 (3): 226-227.

[2] Freeman C, Berg JW, Cutler SJ.Occurrence and prognosis of extranodal lymphomas.Cancer, 1972, 29 (1):252-260.

[3] Fox H, More JRS.Primary malignant lymphoma of the uterus.J Clin Pathol, 1965, 18 (8):723-724.

[4] Gabriele A, Gaudiano L.Primary malignant lymphoma of the cervix.a case report.J Reprod Med, 2003, 48 (11): 899-901.

[5] Perren T, Farrant M, McCarthy K, et al.Lymphomas of the cervix and upper vagina: A report of five cases and a review of the literature.Gynecol Oncol, 1992, 44: 87-95.

[6] 梁军，严新丽，张顺仓.原发性宫颈淋巴瘤 1 例.陕西医学杂志，2001，30 (9)：567.

[7] Lomsso D, Ferrandina G, Pagano L, et al.Successful pregnancy in stage IE primary non-Hodgkin lymphoma of uterine cemx treated with neoadjuvant chemotherapy and conservative surgery.Oneology, 2007, 72 (3-4): 261.

[8] Frey NV, Svoboda J, Andreadis C, et al.Primary lymphomas of the cervix and uterus: The University of Pennsylvania's experience and a review of the literature.Luk Lymphoma, 2006, 47 (9): 1894.

[9] Chan JK, Loizzi V, Magistris A, et al.Clinicopathologic features of six cases of primary cervical lymphoma.Am J Obstet Gynecol, 2005, 193 (3): 866.

[10] 黄晓炜，孙建民，王华英.宫颈原发恶性淋巴瘤 26 例的诊断与治疗.中国癌症杂志，2003，13 (6)：554-557.

[11] 程敏，吴令英，白萍.原发性宫颈恶性淋巴瘤 13 例临床病理分析.癌症进展杂志，2009，7 (3)：339-344.

[12] Carr I, Hill AS, Hancock B, et al. Malignant lymphoma of the cervix uteri:histology and ultrastructure.JClin Pathol, 1976, 29 (8):680-686.

[13] 孙燕，周际昌.临床肿瘤内科手册.北京:人民卫生出版社，1996，112.

[14] Russell V, Jeffrey M, Chul S, et al.Non-Hodgkin's lymphomas in volving the uterus.a clinicopathologic analysis of 26 cases.Mod Pathol, 2000, 13 (1): 19-28.

[15] Juliane B, Frank N, Albrecht H, et al. Primary extranodal NK/ T cell lymphoma (Nasal Type) of the endometrium: repor t of an unusual case diagnosed at autopsy. Gynecol Obstet Invest, 2006, 61: 164-166.

[16] Mhawech P, Medeirosl J, Buesoramos C, et al. Natural killer cell lymphoma involving the gynecologic tract. Arch Pathol Lab Med, 2000, 124:1510-1513.

[17] Chim C, Choy C, Liang R, et al. I so lated uter inerelapse of nasal T / NK cell lymphoma. Leuk Lymphoma, 1999, 34: 629-632.

[18] Murase T, Inagaki H, Takagi N, et al. Nasal NK cell lymphoma followed by relapse in the uter inecervix. Leuk Lymphoma, 2002, 43: 203-206.

[19] Nakamura S, Kato M, Ichimura K, et al. Peripheral T/ natural killer cell lymphoma involving the female genital tract: a clinicopathologic study of 5 cases. Int J Hemato l, 2001, 73: 108-114.

[20] Korcum AF, Karadogan I, Aksu G, et al.Primary follicular lymphoma of the cervix uteri：a review. Ann Henatol, 2007, 86（9）:623-630.

[21] Muntz HG, Ferry JA, Flynn D, et al. Stage IE primary malignantly mphomas of the uterine cervix. Cancer, 1991, 68（9）:2023-2032.

[22] Hariprasad R, Kumar L, Bhatla N, et al.Primary uterine lymphoma:report of 2 cases and review of literature.Am J Obst Gynecol, 2006, 195（1）:308-313.

[23] 梁鑫，詹阳，朱力.宫颈滤泡性淋巴瘤的临床病理观察.国际病理科学与临床杂志, 2009, 29（5）:378-381.

[24] Aozasa K, Saeki K, Ohsawa M, et al.Malignant lymphoma of the uterus.report of seven cases with immunohistochemical study.Cancer, 1993, 72（6）: 1959-1964.

[25] Ma J, Shi QL, Zhou XJ, et al.Lmyphoma-like lesion of the uterine cervix: report of 12 cases of a rare entity. Int J Gynecol Pathol, 2007, 26（2）:194-198.

[26] Dursun P, Gultekin M, Bozdag G, et al. Primary cervical lymphoma:report of two cases and review of literature. Gynecol Oncol, 2005, 98（3）:484-489.

[27] Agarossi A, Ridolfo AL, Antonacci MC, et al.Primary 1ymphoma of the uterine cervix in a patient with AIDs.J Gynaecol obstet, 2000, 3: 119-122.

[28] 杨蕊梦，许乙凯，李龙，等.原发性弥漫性子宫淋巴瘤3例报告及文献复习.实用放射学杂志, 2010, 26（4）: 600-603.

[29] 郭晓静，张连郁.子宫原发性恶性淋巴瘤3例.中国肿瘤临床, 2002, 29（2）: 151.

[30] 马民瑞.宫颈原发非霍奇金淋巴瘤1例.罕少疾病杂志, 2003, 10（4）: 56.

[31] 孙敏娴，隗佳，孟力，等.原发性子宫内膜NK/T细胞淋巴瘤1例并文献复习.临床血液学杂志, 2010, 23（9）: 533-535.

[32] Kosari F, Daneshbod Y, Parwaresch R, et al.Lymphoma of the female genital tract：A study of 186 cases and review of the literature.Am J Surg Pathol, 2005, 29（11）: 1512.

[33] 任晓冰，吴云琴，陈伟，等.原发性子宫体恶性淋巴瘤临床病理分析.实用肿瘤杂志, 2003, 18（4）: 308-310.

[34] 孙乃英，郑国华，崔伟，等.子宫原发性黏膜相关淋巴组织淋巴瘤病例分析.中国妇幼健康研究, 2009, 20（1）: 108-109.

[35] Swerdlow SH, Campo E, Harri NL, et al.WHO classification of tumors of haematopoietic and lymphoid tissues 4th, Lyon:IARC Press, 2008:220-226.

[36] Bode MK, Tikkakoski T, Johansson J, et al.Lymphoma of the cervix.Acta Radiol, 2002, 43（4）: 431-432.

[37] Thyagarajan MS, Dobson U, Biswas A.Appearance of uterine cervical lymphoma on MRI：a case report and revicw of the literature.Br J Radiol, 2004, 77（918）: 512-515.

[38] Kawakami S, Togashi K, Kojima N, et al.MR appearance of malignant lymphoma of the uterus.J Comput Assist Tomogr, 1995, 19（2）: 238-242.

[39] Kim YS, Koh BH, Cho OK, et al.MR imaging of primary uterine lymphoma.Abdom Imaging, 1997, 22（4）: 441-444.

[40] Van Renterghem N, De Paepe P, Van den Broecke R, et al.Primary lymphonla of the cervix uteri：a diagnostic challenge：Report of two cases and review of the literature.Eur J Gynaecol Oneal, 2005, 26（1）: 36.

[41] Wang PH, Chao KC, Lin G, et al.Primary malignant lymphoma of the cervix in pregnancy.a case report.J Reprod Med, 1999, 44（7）: 630-632.

[42] Agrawal A, Ofili G, Allan TL, et al.Malignant lymphoma of uterus：a case report with a review of the literature.Aust Nz J Obstet Gynaecol, 2000, 40（3）: 358-360.

[43] 马水清，白春梅，黄慧芳，等.原发性子宫和阴道非霍奇金淋巴瘤.中国妇产科临床杂志, 2005, 6（2）:118-121.

[44] Sobotkowski J, Blasinska-Morawiec M, Dowgier-Witczak I.Vaginal bleeding as a first symptom of malignant lymphoma：case reports, diagnosis and successful treatment.Eur J Gynaecol Onco1.2004, 25（2）: 245-246.

[45] 王梅，熊樱，梁立治.女性生殖系统非何杰金淋巴瘤11例临床分析.中国肿瘤杂志, 2001, 28: 46-49.

[46] Quattrini M, Del Nonno F, Pacetti U, et al.Rapid modification of aggressiveness of a primary non-Hodgkin lymphoma of uterine cemx.J Exp Clin Cancer Res, 2003, 22（4）: 633.

[47] Gabriele A, Gaudiano L.Primary malignant lymphoma of the cervix.A case report.J Reprod Med, 2003, 48（11）: 899-901.

[48] Venizelos ID, zafrakas M, Dragoumis K, et al.Non-

Hodgkin's lymphoma involving the uterine cervix after treatment for Hodgkin disease.Leukemia Lymphoma, 2003, 44 (12)：2155-2157.

[49] Vang R, Medeiors LI, Fuller GN, et al.Non-Hodgkin's lymphoma involving the gynecologic tract：a review of 88 cases.Adv Ana Pathol, 2001, 8：200-217.

[50] AuwY, Chan BC, Chung LP, et al.Primary B-cell lymphoma and lymphoma-like lesions of the uterine cervix.Am J Hematol, 2003, 73 (3)：176-179.

[51] 刘翠苓, 李敏, 黄欣, 等.宫颈淋巴瘤与淋巴瘤样病变的诊断与鉴别诊断.白血病·淋巴瘤, 2006, 15 (4)：260.

[52] 高红艳, 王丽敏.原发性宫颈淋巴瘤的病例分析.中国实用妇科与产科杂志, 2003, 19 (3)：164.

[53] Stroh EL, Besa PC.Cox JD, et al.Treatment of patients with lymphomas of the uterus or cervix with combination chemotherapy and radiation therapy.cancer, 1995, 75：2392-2399.

[54] Amichetti M, chiappe E, Mussa S, et al.Primary non-Hodgkin's lymphoma of the female genital tract.Oncol Rep, 1999, 6：651-654.

[55] Muntz HG, Ferry JA, Flynn D, et al. Stage IE prirnary malignant lymphomas of the utene cervix：case report.J obstet Gynaec Ras, 1997, 24：183-187.

[56] Awwad JT, Khalil AM, Shamseddine AI, et al. Primary malignant lymphoma of the uterine cervix：is radiotherapy the best therapeutio choice for stage IE?.Gynecol Oncol, 1994, 52：91-93.

[57] Miller TP, Dahlberg s, cassady JR, et al. chemotherapy alone compared with chemotherapy plus radiotherapy for localized intermediate -and high -grade non-Hodgkin' s lymphoma. N Eng J Med, 1998, 339：21-26.

[58] 胡毅, 冯奉仪, 张频, 等.原发于女性生殖系统的非何杰金淋巴瘤 28 例临床研究.中华肿瘤杂志, 2003, 25 (5)：486-489.

[59] 王奇璐.恶性淋巴瘤的诊断与治疗.北京：北京医科大学中国协和医科大学联合出版社, 1997：358.

[60] Szmth A, Balega J J, Csap Z, et al.Primary non-Hodgkin' s lymphoma of the uterine cervix successfully treated by neoadjuvant chemotherapy：Case report, Gynecol Oncol, 2003, 89 (1)：171.

[61] Takeshima F, Kunisaki M, Aritomi T, et al.Hepatic mucosa -associated lymphoid tissue lymphoma and hepaticelluar carcinoma in apatient with hepa-

tient wint hepatitis B virus infection.J Clin Gastroetroenterol, 2004, 38 (9)：823-826.

[62] 张明智, 李文才, 王瑞林, 等.恶性淋巴瘤诊断与治疗学.郑州：郑州大学出版社, 2003：520-522.

[63] Kuo HC, Chou CY, chang CH, et al. Primary malignant lymphoma of the uterine cervix shows favourable response to neoadjuvant chemotherapy. Gynecol Oncol, 1994, 52：408-410.

[64] Cantfide Len D, Prez Montiel D, Chanona Vilchis J. Primary malignant lymphoma of uterine cervix.Int J Gynecol Cancer, 2006, 16 (2)：923.

[65] Heredia F, Bravo M, Pierotic M, et al.Neoadjuvant combined chemotherapy followed by external whole pelvic irradiation in two cases of primary extranodal non-Hodgkin's lymphoma of the uterine cervix.Gynecol Oncol, 2005, 97 (1)：285.

[66] Garavaglia E, Taccagni G, Montoli S, et al.Primary stage I~ⅡE non-Hodgkin's lymphoma of uterine cervix and upper vagina：Evidence for a conservative approach in a study on three patients.Gynecol Oncol, 2005, 97 (1)：214.

[67] Lomsso D, Ferrandina G, Pagano L, et al.Successful pregnancy in stage IE primary non-Hodgkin lymphoma of uterine cemx treated with neoadjuvant chemotherapy and conservative surgery.Oneology, 2007, 72 (3-4)：261.

[68] Szantho A, Balega JJ, Csapo Z, et al.Primary non-Hodgkin' s lymphoma of the uterine cervix successfully treated by neoad；uvant chemotherapy：case report.Gynecol oncol, 2003, 89 (1)：171-174.

[69] Trenhaile TR, Killackey MA.Primary pelvic non-Hodgkin's lymphoma.obestet Gynecol, 2001, 97：717-720.

[70] Pham DC, Guthrie TH, Ndubisi B.HIV-associated primary cervical non-Hodgkin's lymphoma and two other cases of primary pelvic non-Hodgkin's lymphoma.Gynecol Oncol, 2003, 90 (1)：204-206.

[71] 谢爱玲.原发性宫颈淋巴瘤 1 例报告.实用肿瘤学杂志, 2003, 17 (4)：310-311.

[72] Russell V, Jeffrey M, Chul S, et al.Non-Hodgkin's lymphomas in volving the uterus:a clinicopathologic analysis of 26 cases.Mod Pathol, 2000, 13 (1)：19-28.

[73] 李四强, 黄克楠, 田嘉玲, 等.子宫 T 细胞性非霍奇金氏淋巴瘤 1 例报道.临床肿瘤学杂志, 2005, 10 (3)：239-240.

第 56 章

原发性卵巢淋巴瘤

原发性卵巢淋巴瘤（primary ovarian lymphoma，POL）是一种临床极为少见的结外淋巴瘤，且以非霍奇金淋巴瘤为主，卵巢霍奇金淋巴瘤罕见；其中又以弥漫性大 B 细胞淋巴瘤最多见[1-2]，恶性程度高，预后差。

第 1 节　流行病学

原发性卵巢淋巴瘤在女性生殖器官的恶性肿瘤中少见，其发病率低，约为卵巢肿瘤的1.5%；在淋巴结外淋巴瘤中，亦非常少见[5-6]，在欧美占淋巴瘤 0%~0.3%[7]，国内报道[8-9]，0.06%（1/1 631）的结外性非霍奇金淋巴瘤原发于卵巢，占同期卵巢肿瘤的 0.03%（1/3 582）；颜笑健等[10]报道，卵巢淋巴瘤占同期卵巢恶性肿瘤的 0.51%，原发于卵巢的淋巴瘤占同期女性淋巴瘤 0.4%；亦有报道其占结外淋巴瘤1.2%~1.4%，中国医学科学院肿瘤医院报道卵巢淋巴瘤占同期卵巢恶性肿瘤的 0.4%[11]。Chorlton 等[12]报道 9 500 例患淋巴瘤妇女中，原发于卵巢仅 19 例，占 0.2%。王文福等[13]统计 32288 例女性生殖系统恶性肿瘤，原发于卵巢者仅 3 例，占同期生殖系统恶性肿瘤的0.1%。

查阅众多资料，既往国外文献多为个案报道[13-20]。近年来，国内报道卵巢原发淋巴瘤逐渐增多，可能与临床医生、病理医生对本病的认识提高有关[21-22]。

值得注意的是，原发性卵巢淋巴瘤虽然不常见，但在女性生殖系统中，卵巢却是最常被淋巴瘤所累及的器官。

原发性卵巢淋巴瘤，发病年龄在 20~65 岁，中年居多，多为 30~40 岁，此期妇女正处于生育高峰期，可能与此时期卵巢功能旺盛易致病毒感染有关；已有发生于儿童的报道。2001年，肖菊香等[23]将我国 1988 年至 1998 年已报道的原发卵巢淋巴瘤文献资料 63 例进行总结与分析，发现该组发病年龄半数以上 30~40 岁，双侧发病占 52.4%；张俊萍等[24]报道了 1985年至 2005 年病理确诊的 5 例原发性卵巢淋巴瘤，其中位年龄 42 岁。

目前，原发性卵巢淋巴瘤的病因尚不清楚，可能部分起因于 HIV/AIDS 相关的免疫抑制[25-26]。Lu 等[27]在个案报道中，应用 EBER-1 原位杂交技术对卵巢淋巴瘤组织进行研究发现，肿瘤细胞 EBER-1 和 EB 病毒糖蛋白 IgG 阳性，认为 EB 病毒在卵巢 B 细胞淋巴瘤的病理学机制中发挥重要作用。Blum 等[28]在体外细胞水平的实验中证实，通过抑制病毒蛋白 EBNA-1 或 EBNA-2 能抑制 EB 病毒无控性增殖的肿瘤细胞的生长，促进其凋亡。

第 2 节 组织病理学

1 组织起源

原发性卵巢淋巴瘤的组织来源目前尚有争议。早期的研究认为，正常卵巢不存在任何淋巴细胞，但现已证实正常卵巢存在集合淋巴结，并且卵巢间质、卵泡以及黄体内散在少量淋巴细胞。Woodruff 等[29]发现卵巢门部和髓质中有淋巴组织；Monterroso 等发现，大约有一半正常卵巢中有淋巴组织，可能来自卵巢内及髓质中血管周围集聚的淋巴细胞群，在黄体周围亦可找到少数淋巴细胞；而且文献中亦有少量但完整的记载，支持卵巢原发性淋巴瘤的存在[30-32]。

陈立平等[33]认为，卵巢组织中的原始网状细胞可演变成淋巴细胞，卵巢门部、髓质部亦有淋巴细胞，从而形成淋巴瘤；刘秀峰等[22]

认为，卵巢间质中的原始网状细胞可演变发生恶变，并可在卵巢切除标本中见到淋巴细胞浸润，此类细胞亦可发生淋巴瘤。

此外尚有人推测卵巢淋巴瘤来源于畸胎瘤内淋巴样成分，或卵巢间质中的原始网状组胞发生恶变而来，因而能解释对称器官双侧患病。

有学者[34]指出，正常卵巢组织，仅在卵巢炎、输卵管炎、盆腔炎症或盆腔感染病毒时才有淋巴细胞侵犯，进展为淋巴样组织积聚，但最终能否发展为淋巴瘤，尚未肯定。

有人提出，卵巢慢性炎症如慢性盆腔炎有诱发淋巴瘤的可能，这个假设与感染幽门螺杆菌引起的慢性胃炎其中部分患者最终可能导致胃黏膜相关组织淋巴瘤[35]以及脓胸相关淋巴瘤的发生机制相似[36]。但许多卵巢淋巴瘤没有临床或组织学证据证明炎症的存在，慢性炎症的发病机制仍不明确[37]。

总之，卵巢原发性淋巴瘤的组织来源及发病机制还有待进一步探讨。

2 细胞类型

回顾文献，几乎所有组织类型的淋巴瘤均可发生于卵巢，其中非霍奇金淋巴瘤占绝大多数，霍奇金淋巴瘤极少；非霍奇金淋巴瘤中以弥漫性大 B 细胞型为最常见，T 细胞来源极为少见；其他少见类型有前驱 B 淋巴细胞型及 Burkitt's 淋巴瘤[38-40]。

Vang 等[18]对 8 例原发于卵巢的淋巴瘤进行了组织学分类，按世界卫生组织（WHO）分类标准，其中弥漫性大 B 细胞淋巴瘤 3 例，滤泡性淋巴瘤 2 例，Burkitt's 淋巴瘤 1 例，间变性大细胞淋巴瘤 1 例，前驱 T 淋巴母细胞淋巴瘤 1 例；其中 6 例为 B 细胞源性，2 例为 T 细胞源性。郭净净等[41]回顾性分析 16 例卵巢原发淋巴瘤的临床资料及治疗情况，16 例患者，弥漫性大 B 细胞性淋巴瘤 11 例，Burkitt's 淋巴瘤 2 例，滤泡Ⅲ级淋巴瘤 1 例，B 淋巴母细胞性淋巴瘤 1 例，非特殊型外周 T 细胞性淋巴瘤 1 例。顾芸等[42]报道的 6 例卵巢淋巴瘤患者，均诊断为弥漫性大 B 细胞性淋巴瘤。另有个案报道发现，组织学类型为前驱 B 淋巴母细胞淋巴瘤的卵巢原发淋巴瘤[16]。

3 病理形态特征

因 POL 相当少见，对其细胞学形态特征认识不足，冷冻切片对 POL 的诊断价值有限，POL 的确诊仍以常规病理为主。

3.1 巨检

约 50% 的 POL 病例累及双侧卵巢，体积明显增大[43]，肿瘤直径 2~25cm，有完整或不完整包膜，表面光滑或结节状、分叶状，质韧，切面匀质、细腻，灰白、灰褐或灰红色，呈鱼肉或脑组织状，可有水肿，小灶性坏死，囊性变或出血，但一般不明显。术前体检发现卵巢肿瘤呈实性且双侧卵巢受累者，应警惕卵巢淋巴瘤的可能。

3.2 镜下

原发性卵巢淋巴瘤与其他部位的淋巴瘤相似，其瘤细胞核大于反应性组织细胞的细胞核，核的大小在病例之间或同一病例中可有变化，有的病例细胞核可以为中等大小；瘤细胞弥漫浸润或结节状浸润，易于排列呈索状、岛状、梁状，偶成滤泡样或腺泡样间隙，有时仅一层细胞厚度浸润于间质中，常引起间质硬化反应；部分病例卵巢的卵泡结构仍保留，而部分病例卵巢结构被完全破坏。

顾芸等[42]报道的 6 例卵巢淋巴瘤患者，均诊断为弥漫性大 B 细胞性淋巴瘤，卵巢结构被破坏，肿瘤细胞弥漫浸润（图 56-1），瘤细胞体积大，胞质中等量到丰富，瘤细胞核圆形或卵圆形，核膜厚，染色质粗，可见核仁（见图 56-2）。

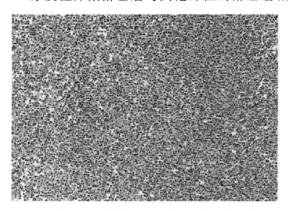

图 56-1 卵巢弥漫性大 B 细胞淋巴瘤，瘤细胞弥漫分布[42]

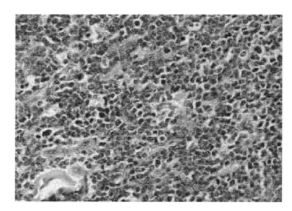

图 56-2 瘤细胞大，核圆形、卵圆形，核膜厚，染色质粗，可见核仁，间质玻璃样变[42]

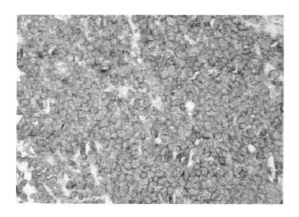

图 56-3 卵巢弥漫型大 B 细胞淋巴瘤：肿瘤细胞弥漫排列，核大，形态各异，不规则或有核分裂（HE×400）[44]

4 病理鉴别诊断

原发性卵巢淋巴瘤病理形态复杂，其诊断时必须与卵巢原发性粒层细胞瘤、无性细胞瘤和未分化癌及原始神经外胚叶肿瘤等肿瘤相鉴别；对不能明确诊断者，应用免疫组织化学方法，采用淋巴瘤标记、上皮性标记及其他特异性的中间丝抗体作为标志物，具有鉴别诊断价值[45]，可选用 LCA、CD45RO、CD20、S-100、EMA、α-AT 等做免疫组化标志来鉴别；亦有学者[46]提出，POL 具有黏膜相关组织淋巴瘤的特征。

4.1 卵巢无性细胞瘤

无性细胞瘤可能是最重要和最难鉴别的肿瘤，特别是与弥漫性大 B 细胞性淋巴瘤，无论是大体特点，还是组织结构都很难与淋巴瘤鉴别。仔细观察形态学特征和免疫组化淋巴瘤的标记及 PLAP 染色，是正确诊断的关键。

卵巢无性细胞瘤是由原始生殖细胞构成的肿瘤，多发生在年轻女性，患者年龄很少>35岁，85%为单侧，10%~20%双侧性 [47-48]；瘤细胞大，常聚成巢状，胞质丰富空淡，核圆，呈网状或皱缩呈葡萄干样，核仁明显，常见成熟小淋巴细胞浸润，无性细胞瘤表达 PLAP、CD117 和 OCT4。

卵巢淋巴瘤由中心细胞和中心母细胞混合，或单一中心母细胞组成，核圆，核仁 2~3 个，紧贴核膜，并可见组织细胞散在分布于淋巴细胞之间；不表达 PLAP、CD117 和 OCT4 [50]。

4.2 卵巢弥漫性粒层细胞瘤

弥漫性粒层细胞瘤，镜下粒层细胞瘤常见 Call-Exner 小体，细胞呈石榴子样，细胞核有纵沟，细胞呈巢状或小梁状排列；而淋巴瘤呈弥漫性成片，细胞小圆或菱形、卵圆形，有平面裂沟，细胞之间可见分化好的组织细胞散在分布。

粒层细胞瘤与淋巴瘤易混淆，因粒层细胞瘤的瘤细胞核沟易被误看为裂细胞，Call-Exner 小体易被认为淋巴瘤的"星空"现象。

但淋巴瘤是由多种转化淋巴瘤细胞组成，"星空"现象是由巨噬细胞所形成，故同粒层细胞瘤的小体有区别。再者，粒层细胞瘤细胞核比大 B 细胞瘤小，细胞质嗜酸性，瘤细胞间可见幼稚的嗜酸性粒细胞，Call-Exner 小体中央含液体。两者均 LCA 阳性，但卵巢淋巴瘤对 B 或 T 细胞免疫标记有反应，而粒细胞瘤对溶菌酶（lysozyme）、CD43、MPO、AS-D 呈阳性反应，粒层细胞瘤 CEA 可呈+、ER+。

4.3 粒细胞肉瘤

卵巢淋巴瘤与粒细胞肉瘤极易混淆，鉴别诊断困难，尤其当没有全身白血病证据并且粒细胞肉瘤的形态特征不明显时，诊断具有挑战性。

典型的粒细胞肉瘤细胞核比大 B 淋巴瘤细胞小，胞质嗜酸性，伴有薄而规则的核膜、更细小而均匀分布的染色质、1 个或多个小的嗜碱性核仁，瘤细胞间可找到幼稚的嗜酸性粒细胞。

两者均呈 LCA 阳性，卵巢淋巴瘤和其他部位淋巴瘤相似，分别对 B 或 T 细胞免疫标记反应，而粒细胞肉瘤对髓过氧化物酶（MPO）、溶菌酶（lysozyme）、CD43、氯乙酸 AS2D 萘酚酯酶（naphthol AS2D chloroacetateesterase）呈阳性表达 [50]。

当仅有 CD43 阳性时要高度怀疑粒细胞肉瘤，确诊应结合形态学、遗传学和免疫组化综合考虑，全血细胞计数、外周血涂片和骨髓活检亦很必要。

4.4 卵巢低分化腺癌

卵巢低分化腺癌癌细胞亦可弥漫浸润，但癌细胞间有连接，嗜银纤维染色可显示基底膜存在，有黏液或分泌物存在，再者免疫组化上皮或淋巴瘤标记可区分二者。

4.5 卵巢小细胞未分化癌

卵巢小细胞癌包括高血钙型和肺型。高血钙型多发于年轻妇女，平均年龄 24 岁，60%的患者伴有高血钙，均为单侧病变。镜下细胞小，圆形或短梭形，呈片块状或巢状，抑或弥漫分布，坏死明显，核分裂明显多于一般淋巴瘤；瘤细胞常形成滤泡样腔隙，腔内含嗜酸性液体。免疫组化 EMA、CK、CAM512 和 PTHrp（甲状旁腺激素相关蛋白）阳性。

肺型多发生在绝经前后女性，平均年龄 59岁，大多数肿瘤伴有表面上皮成分，通常是子宫内膜癌或 Brenner 瘤，免疫组化 CK、NSE 阳性，少数病例 CgA 阳性 [51]。

4.6 卵巢原始神经外胚叶肿瘤

原始神经外胚叶肿瘤的原始型细胞与小淋巴细胞中心细胞大小相似，易混淆；肿瘤细胞圆形或卵圆形，常形成菊花团，纤维间隔成巢，易坏死。但淋巴瘤不形成菊花团，细胞间可见组织细胞。原始神经外胚叶肿瘤 NSE+、S-100+，而淋巴瘤均为（-）。

4.7 卵巢转移性癌

一般有其他部位患癌史，呈多个结节，质脆有颗粒感，常有坏死，胞质中等量、嗜酸、网状纤维围绕细胞卵巢；免疫组化，CK+、EMA+、LCA-。

第 3 节 免疫组化与遗传学

1 免疫组化

原发性卵巢淋巴瘤最常见的组织学类型是弥漫性大 B 细胞淋巴瘤，在 HE 染色下很难做出诊断，应用免疫组化法可对肿瘤组织中是否存在 B 淋巴细胞浸润进行分析。因此，免疫组化在鉴别诊断中起着决定性作用，常应用LCA、CD20、CD79a、PLAP、CD45RO、CD3等一线抗体即可。

Blum 等[28] 对卵巢淋巴瘤中的 B 淋巴细胞进行研究发现，细胞表面 IgM、Bcl-6、CD10、CD19、CD20、CD22 和 CD79a 阳性，Ki-67 表现高增殖活性；但其他标志物，如 CD3、CD5、CD21、CD23、CD34、TdT 和 CD99 为阴性。Vang 等[40] 对 3 例弥漫性大 B 细胞淋巴瘤进行免疫组化染色分析，Bcl-6 均阳性，其中 2 例CD16 阳性，2 例 Bcl-2 阳性；8 例非霍奇金淋巴瘤中，雌、孕激素受体均表现为阴性。张琴芬等[44] 报道 1 例原发性卵巢弥漫性大 B 细胞淋巴瘤患者，石蜡切片病理示右附件小细胞恶性肿瘤，弥漫浸润输卵管全层；免疫组化CD20[+++]、CD79a[+++]、PAX-5[+++]、CD10[+]、Ki-67>90%、Bcl-6[+]、Bcl-2[-]、CD3[-]、CD5[-]、CD34[-]、TdT[-]、CD99[-]、原位杂交 EBER[-]。

顾芸等[42] 报道的 6 例卵巢淋巴瘤患者，均诊断为弥漫性大 B 细胞性淋巴瘤，免疫组化，肿瘤细胞 CD20（见图 56-4）、CD79a 和 MUM-1 弥漫＋，CD3、CD43、MPO、CD117、PLAP 和 TdT 均－。

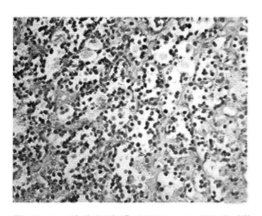

图 56-4 肿瘤细胞膜 CD20（+）SP 法[42]

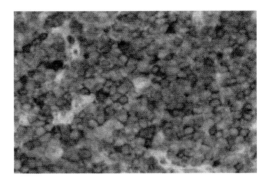

图 56-5 原发性卵巢 NHL CD79a 阳性表达（HC×100）[52]

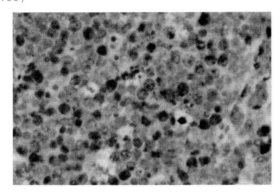

图 56-6 原发性卵巢 NHL Ki-67 阳性表达（HC×100）[52]

2 遗传学

多数病例有 IgH 和 IgL 基因重排及可变区自发突变。Bcl-2 基因易位，即 t（14；18）见于 20%～30% 的弥漫性大 B 细胞淋巴瘤病例；≤30% 的病例有 3q27 区异常，极少数病例具有 Bcl-2 和 Bcl-6 基因的共同重排。很多病例呈现复杂的细胞遗传学异常，Chishima等[53] 报道 1 例原发卵巢的伯基特淋巴瘤组织中发现 c-myc 基因的重排和多种细胞周期素的表达。

第 4 节 常规检查

虽然 POL 的诊断以组织病理学及细胞学为依据，但细针穿刺细胞学检查由于不能获得组织结构信息通常不推荐。影像学检查如超声、CT 和 MRI 等可辅助诊断及监测病情。

CT 是检查胸部、腹部、盆腔及其他部位淋巴结是否增大的主要手段，PET 扫描在疗效监测及复发评估方面优于 CT。

1 影像学检查

原发性卵巢淋巴瘤多依靠超声、CT 和 MRI 共同诊断[55]。彩色多普勒超声可见富于血流的强回声包块，但与其他恶性肿瘤不易鉴别；CT 是诊断和确定淋巴瘤分期常用的辅助诊断方法，能正确估计肿瘤的大小、浸润并可对肿瘤的治疗效果进行评价；PET 扫描在治疗效果的监测以及对复发的评价方面优于 CT，尤其在鉴别是残存肿瘤还是肿瘤的纤维化方面效果显著[55-56]。

一般而言，卵巢淋巴瘤多是继发性的，而

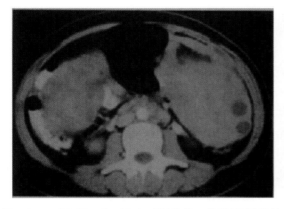

图 56-7 33 岁，Burkitt's 淋巴瘤。盆腔双侧肿块，实性为主，圆形，边缘光整，直接增强扫描为中度强化伴少许鞘片状低密度影；腹膜后见肿大淋巴结[57]

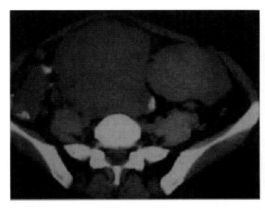

图 56-9 盆腔多个肿块，实性，分叶状，边缘光整，平扫等密度

原发性十分少见。如有淋巴瘤病史或伴有淋巴结肿大，卵巢淋巴瘤可诊断为继发性卵巢淋巴瘤；若无淋巴瘤病史或淋巴结肿大，单从影像上亦无法诊断为原发性卵巢淋巴瘤。鉴于影像上无法将原发性卵巢淋巴瘤从卵巢淋巴瘤中鉴别出来，许玲辉等[57]建议影像学上不必鉴别原发性与继发性卵巢淋巴瘤。许玲辉等[57]回顾性分析了经病理证实的 5 例卵巢淋巴瘤 CT、MRI 表现，指出当盆腔存在双侧肿块、均质结构、无明显坏死、无明显强化，伴肠系膜、腹膜后、盆腔等部位淋巴结肿大，提示卵巢淋巴瘤可能。

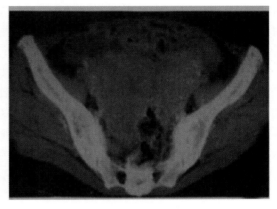

图 56-8 33 岁，颈部淋巴结活检 B 细胞性 NHL，15 个月后盆腔出现双侧肿块，化疗后肿块明显缩小。肿块实性，类圆形，边缘光整，直接增强后中度强化，较均匀，网膜增厚[57]

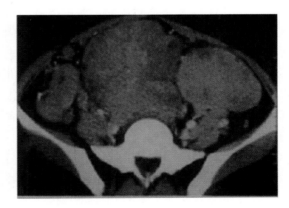

图 56-10 与图 56-9 为同一病例。增强后轻至中度强化伴少许斑片状低密度影。肠系膜，大网膜，腹膜后见肿大淋巴结[57]

卵巢淋巴瘤病灶可从正常大小卵巢到较大肿块（直径 3.5~20cm），B 超常表现为均匀实质中等回声；CT 表现为相对均匀密度的肿块，圆形、轮廓清晰或呈分叶状，没有明显坏死、出血及钙化，相对乏血供。MRI 表现为实性双侧肿块，卵巢淋巴瘤常表现为 T1WI 低信号，T2WI 等或稍高信号，增强后轻到中度强化。Ferrozzi 等[58]总结 5 例卵巢淋巴瘤的 MRI 表

现发现，5例中有3例增强后见明显的环形强化，故认为肿块边缘环形强化似乎颇具特点。

2 肿瘤标记物检测

POL目前尚未发现特异性血清学标志，但一般可伴有乳酸脱氢酶、β_2-微球蛋白及CA125升高[60]。

有研究认为[60]，在非霍奇金淋巴瘤患者血中β-MG反映肿瘤负荷，LDH反映肿瘤增殖活性，而CA-125则反映肿瘤的侵袭潜能。王文福[13]报道LDH变化可作为估计原发卵巢淋巴瘤预后的参考指标；张琴芬等[44]报道1例原发性卵巢弥漫性大B细胞型淋巴瘤患者，其LDH为1185.0 U/L（正常110~250 U/L），血清肿瘤指标CA125为456.70 U/ml（正常<35 U/ml）。

CA125是一种糖蛋白，在来源于体腔上皮的正常组织，如腹膜、胸膜、心包膜、输卵管和子宫内膜中有表达，CA125的升高多见于这些组织的良性或恶性肿瘤。研究发现，间皮细胞能在培养中产生CA125蛋白，故有人认为CA125并非由NHL细胞直接表达，而可能是NHL细胞释放的淋巴因子刺激间皮细胞，使后者表达和分泌CA125[64]。因此，CA125不同于由淋巴瘤细胞直接释放的β-MG和LDH，而是反映间皮细胞对肿瘤的反应性，所以升高不如卵巢癌明显。

尽管CA125并非是POL特异性标志物，但POL的CA125阳性率为40%~45%，晚期病例可高达69%，部分患者治疗痊愈时，CA125表达下调，复发时又上调[64]。在卵巢非霍奇金淋巴瘤中，有报道血清中CA125的水平有升高，如Allen等[65]报道1例卵巢恶性淋巴瘤患者的CA125有升高。

有报道[66-67]，卵巢淋巴瘤浆膜侵犯与CA125升高的关系，推测CA125升高与巨大肿块有关；亦有报道[68]，CA125的出现可作为高度恶性的组织分型、大肿块疾病及高肿瘤负荷和与临床分期有关的预测指标。郭净净等[41]回顾性分析了16例卵巢原发淋巴瘤的临床资料及治疗情况，100%的患者外周血CA125升高，有效治疗后下降，复发时升高，提示CA125可作为卵巢淋巴瘤肿瘤负荷、疗效观察、预测复发、预后等方面的指标。

第5节　临床表现

尽管原发性卵巢淋巴瘤发病率较低，但临床表现多样。孙艳丽等[52]报道了吉林省肿瘤医院（1990年1月至2008年5月）10例卵巢非霍奇金淋巴瘤患者，中位年龄为36.7岁（19~63岁），10例均合并腹胀及腹部包块，5例腹水，4例不同程度的腹痛，1例阴道出血；8例合并邻近或远处淋巴结浸润或器官浸润，其中纵隔淋巴结2例，腹膜后淋巴结7例，胸腔1例，肠管2例，全身多部位3例；6例患者外周血CA125升高（70~398U/ml），8例乳酸脱氢酶升高（364~746U/L）。

（1）本病多发生于青壮年妇女，平均年龄为38岁。

（2）POL早期可无症状，患者可偶尔扪及盆腔有包块，亦有体检发现盆腔无痛性包块；无浅表淋巴结肿大，又因为其发病率低，术前不易被确诊，绝大多数患者易被诊断为卵巢其他类型的恶性肿瘤。

（3）POL后期可出现腹胀、腹痛，阴道不规则流血，发热、消瘦、腹水等[69-70]，与早期卵巢癌无特异性的区别。

（4）POL发病可以是单侧或双侧，以双侧居多，双侧占52.4%[23]，可能与本病早期发现少，临床发现多为中晚期有关[71]，有报道15例POL病例均手术证实Ⅲ和Ⅳ期12例（80%），Ⅰ、Ⅱ期3例（20%）。

（5）POL可侵及周围组织，如子宫、输卵管、大网膜等，甚至侵犯颅脑。

（6）POL患者可因巨大卵巢肿物或胸、腹水而出现进行性呼吸困难、腹胀、疲乏、体重减轻等恶液质表现，易误诊为晚期卵巢癌。Perlman等2005年报道1例罕见的原发卵巢的非霍奇金恶性淋巴瘤，其症状有盆腔疼痛，胸腔积液，类似晚期卵巢癌的表现，同时表现为CA125的升高。因卵巢原发性淋巴瘤组织血管密度高，卵巢体积较大，易发生扭转，可出现间断性腹痛[72]。肿瘤较大还可引起胃肠及泌尿系统等症状，如恶心、呕吐、尿频、尿急、里急后重等。

（7）个案报道发现，卵巢淋巴瘤可以合并

自身免疫性溶血性贫血、高钙血症、Meigs's 综合征、交界性浆液性肉瘤、卵巢腺癌、畸胎肿瘤溶解综合征等 [73-76]。

POL 的复发和远处侵犯与卵巢癌有一定的差异，后者主要是早期盆腹腔种植转移，大网膜、腹膜、腹内脏器极易受累；前者不但可直接浸润累及周围器官、组织，更多地为通过淋巴结、淋巴或血行侵犯，部分患者在病情发现后短期内即出现生殖系统外器官受累，尤其是治疗不及时，可出现脑、肝、乳腺、骨髓、腹壁侵犯，表现出一种迅速进展的病程，在其诊治过程中，应警惕生殖系统外其他器官的侵犯。

第 6 节　诊断与鉴别诊断

1　误诊原因

（1）POL 早期临床表现无特异性，多为体检发现无痛性肿块，与早期卵巢癌无特异性的区别，且由于 POL 发病率低，不易被妇科医生重视，绝大多数患者术前均诊断为卵巢癌。

（2）本病发病可以是单侧或双侧，早期可无症状，多以盆腔包块为主诉，亦可以腹痛、腹胀、闭经、子宫出血及尿频、尿急、肛门坠胀感等为主要表现，与其他原发性卵巢恶性肿瘤表现相似，临床表现缺乏特异性，术前诊断十分困难。如徐淑芬等 [77] 报道的 2 例原发性卵巢非霍奇金淋巴瘤，术前均考虑为卵巢癌。

（3）POL 可与卵巢其他肿瘤，如交界性浆液性囊腺瘤、卵巢腺癌、畸胎瘤等并存，导致准确诊断更困难。

（4）区分卵巢淋巴瘤是原发性还是继发性很困难，但具有重要的临床意义。原发性卵巢淋巴瘤经手术治疗，辅以化疗、放疗，效果尚佳，而全身淋巴瘤累及卵巢，则应以化疗为主，疗效较差，5 年生存率不到 50%。

（5）POL 明确诊断需依靠病理结果，但即使病理诊断亦有困难。冰冻切片对其的诊断价值有限，病理诊断亦往往不能最后确定，因病理切片下小淋巴细胞性和中心细胞性淋巴瘤极易与卵巢颗粒细胞瘤和原始神经外胚叶肿瘤混淆，弥漫性大 B 淋巴细胞淋巴瘤又与卵巢小细胞肿瘤相似。

2　诊断思路

（1）卵巢原发淋巴瘤的临床表现多样，一般以盆腔包块多见，且以此为首发症状，当患者年轻、双侧卵巢受侵犯时应考虑此诊断。颜笑健等 [10] 指出，对于青壮年卵巢肿瘤患者，如肿瘤呈实性、双侧性且伴有 CA125 增高者，应警惕卵巢淋巴瘤的可能。

（2）在手术中，往往发现除卵巢外，肿瘤尚可累及大网膜、肠系膜、腹壁、盆壁、肠壁、输卵管、子宫浆膜层、阑尾、主动脉旁淋巴结、盆腔淋巴结；晚期者肿瘤可累及肾、胰及胃；绝大多数卵巢淋巴瘤为双侧病灶。

（3）对不能明确诊断者，可联合免疫组织化学染色鉴别诊断及确定细胞来源，应用免疫组织化学方法采用淋巴瘤标记、上皮性标记及其他特异性的中间丝抗体作为标记物，如 LCA、CD20、CIM5RO、S100、EMA、α-AT 等可以明确诊断 [45]。杨玉兰 [78] 指出，确保诊断的准确除依据常规 HE 染色下的组织形态学分析外，更有赖于免疫组化抗原、抗体特异性结合后的显色标记。

（4）即使卵巢发现淋巴瘤亦未必皆是原发性的，还须结合患者的全身情况，特别是肝、脾、全身淋巴结、骨髓和外周血涂片情况，以排除其他部位的原发病灶。

3　诊断标准

卵巢淋巴瘤作为系统性疾病的一部分已被很好认识，但是没有卵巢外病变而始发于卵巢的淋巴瘤十分罕见 [53]；且既往卵巢中是否存在淋巴组织尚有争议 [79]。提出诊断标准的报道亦较多，但大同小异。此处转载一些标准，仅供读者参考。

1988 年，Fox 提出了 POL 的诊断标准，且被现在大多学者采用 [80]：

①临床上病变仅局限于卵巢，经全身检查未能发现身体其他处存在淋巴瘤，方可考虑原发于卵巢，但尚需排除邻近淋巴结或器官的淋巴瘤扩散或浸润至卵巢；②外周血及骨髓应无任何异常细胞；③若远处部位出现复发性淋巴瘤必须与原发淋巴瘤相隔数月；④以往无淋巴瘤病史。

2001 年，Vang [81] 根据以上诊断标准，扩大为女性生殖系统原发性淋巴瘤（primary female genital system lymphoma，PFGSL）的诊断标准：①以生殖系统器官病变为主要表现，且为首发症状；②生殖器官是唯一的结外受累部位；③、④、⑤分别同 Fox②、③、④。

Robertb 提出诊断原发性卵巢淋巴瘤必须首先符合原发性结外淋巴瘤的诊断标准（排除淋巴结、血液、骨髓受累；原发脏器必须是首发部位等）；其次，肿瘤局限于卵巢，或除卵巢受累外，仅见卵巢引流淋巴结受累或卵巢邻近结构局部受累。王桂英等 [82] 报道 5 例卵巢淋巴瘤中，2 例就诊时未发现其他部位病变，外周血亦未见异常，考虑为卵巢原发性淋巴瘤。

4 鉴别诊断

（1）单侧卵巢淋巴瘤应与间质来源的卵巢肿瘤，如纤维瘤、纤维卵泡膜瘤、畸胎瘤、无性细胞瘤、带蒂的子宫肌瘤、韧带内肌瘤或纤维瘤、盆腔软组织肿瘤等鉴别。

卵巢纤维瘤多为实性肿瘤，由于含有纤维成分，在无变性坏死时与浆膜下子宫肌瘤、韧带内肌瘤或纤维瘤有同样的 MRI 表现，即平扫 T1WI 和 T2WI 均为低信号；卵巢肿瘤内含典型的脂肪信号提示畸胎瘤。

卵巢无性细胞瘤，好发于 20~30 岁，多为实性肿块，单侧多见（85%），有包膜及分叶，边缘光整，少数有囊性变，增强后常常能显示明显强化的纤维血管隔 [83]。

（2）上皮性卵巢癌往往伴有腹膜、网膜播散，以囊实性肿块为主，不常伴有淋巴结肿大。盆腔的巨大软组织肿块，如间质来源的肉瘤，常见明显坏死伴实性成分明显强化，提示肿瘤富血供；而淋巴瘤内部组成结构相对均匀，强化不明显，提示乏血供。

（3）双侧卵巢淋巴瘤主要需与转移性卵巢癌鉴别，两者均为双侧多见，可伴有腹水。

（4）转移性卵巢癌占所有卵巢肿瘤的 5.0%~30%，不常伴邻近淋巴结肿大；常见的原发部位为结肠、胃、乳腺、胰腺、胆囊、气管源性恶性肿瘤以及黑色素瘤等；以混合性肿块常见，肿块内可出现囊性变，囊性变的壁有强化为转移性卵巢癌的特征性表现 [84]；胃肠道来源的转

移灶有时可见较多的致密结缔组织，常常在 T2WI 上显示低信号并伴有明显强化 [85]。

卵巢淋巴瘤发病率不足 1%，常有淋巴瘤病史，常可见与盆腔其他肿块影像表现类似的肿大淋巴结，以实性或实性为主肿块多见，偶尔周边可出现少许斑片状低密度影。

第 7 节　治疗

1　治疗原则

卵巢淋巴瘤治疗比较复杂，因其术前诊断困难，单纯化疗缓解期短、易复发，而手术又无法处理亚临床病灶，治疗不彻底，不能达到根治目的。故目前多采用以手术为主辅以化疗的综合治疗方法，手术以明确病理类型，同时经肿瘤减灭术后可提高化疗疗效 [87]。

（1）手术可以明确病理类型、临床分期及肿瘤减灭术，术式可采取单侧附件、大网膜切除或全子宫、双附件及大网膜切除。

（2）放疗应用于Ⅰ~Ⅱ期 B 细胞来源的卵巢 NHL，但治愈率小于 50%，随着化疗药物的不断增多以及治疗方法的改进，化疗在卵巢 NHL 治疗中占重要地位。

（3）对Ⅲ~Ⅳ期或有明显播散趋势的Ⅰ~Ⅱ期卵巢 NHL 可先行化疗，待播散趋势获区域性控制后，再采取必要的手术或放疗强化局部或区域性控制。

（4）对治疗失败或复发的患者，可考虑采取强化治疗加骨髓或造血干细胞移植，同时应用生物调节剂如干扰素，曲妥珠单抗治疗难治性 B 细胞来源的卵巢 NHL 可获益 [88]。

孙艳丽等 [52] 报道了吉林省肿瘤医院（1990 年 1 月至 2008 年 5 月）10 例卵巢非霍奇金淋巴瘤患者，10 例均行全子宫+双附件+大网膜+阑尾切除，2 例行部分肠管切除及吻合术，术后均行化疗 4~8 个周期不等。化疗方案分别为 CHOP 方案、COMP 方案和 m-BACOP 方案。随访截止日期为 2009 年 1 月，6 例仍存活，4 例死亡，最长存活 5 年，最短 9 个月，中位总生存时间为 26 个月。郭净净等 [41] 回顾性分析 16 例卵巢原发淋巴瘤的临床资料及治疗情况，16 例患者均采取手术治疗，5 例行双附件+全子

宫+肿物切除术，11 例行肿物切除术；其中 62.5%按卵巢肿瘤手术为满意减灭术（术后残留肿瘤直径应小于 2cm）。全部病例均行全身化疗，其中 15 例（93.8%）于术后 4 周内行化疗，1 例于手术后 1 月复发后再行化疗。在全身化疗方案中，行 CHOP 为基础方案的化疗 12 例（75.0%）；3 例（18.8%）患者接受放疗，其中 2 例行根治性盆腔放疗，1 例行姑息性侵犯野放疗。联合化疗 CHOP 方案有一定的疗效，完全缓解率 68.8%，复发率 54.5%，死亡率 37.5%。中位随访时间为 39.7 个月，5 年无疾病生存率为 40.0%，5 年总生存率为 62.5%。

2 手术治疗

2.1 意义

（1）手术在切除肿瘤的同时，可了解盆、腹腔脏器与腹膜后淋巴结等情况，且明确病理类型及临床分期，为诊断及进一步治疗提供依据[89]。刘英等[89]报道 4 例 POL，1 例为 Ⅱb 期，行全子宫+双侧附件+左侧大网膜切除术及淋巴结清扫术，1 例 Ⅲa 期患者行全子宫+双侧附件+细胞大网膜切除术及淋巴结清扫术，2 例因手术困难只行剖腹探查术，4 例均进行活组织检查。

（2）满意的肿瘤细胞减灭术是治疗成功的重要因素，特别是肿瘤体积较大，或邻近脏器受累者，切除肿瘤后，减少了残留或可能残留的病灶，提高了化疗或放疗的疗效。

2.2 方式

术式视病变范围及患者的年龄等具体情况而定，早期可采用单侧附件、大网膜切除或全子宫、双附件及大网膜切除，晚期因多部位，多脏器受累，可酌情行肿瘤细胞减灭术（术后残留肿瘤直径应小于 2cm），务使残留肿瘤减少到最低限度，有利于提高术后放化疗疗效[10]。王敏銮等[90]认为，POL 典型手术方式为全子宫、双附件、大网膜切除，对于因周围受侵、晚期患者可行卵巢癌肿瘤细胞减灭术，同时应探查腹主动脉旁及盆腔各组淋巴结，并做盆腔淋巴结活检，以进一步明确肿瘤累及范围及是否原发于卵巢。

对于年轻患者，段社教等[91]认为，肿瘤体积不大、包膜完整、活动度好、周围无浸润的可考虑行一侧附件切除术，术后及时化疗，并严密随访。

2.3 术后治疗

卵巢淋巴瘤对化疗高度敏感，单纯手术可增加患者的死亡率和病死率，尤其是相邻部位或远处有侵犯者，术后必须结合化疗，防止局部复发与远处侵犯，是提高远期疗效的关键。Fox[80]分析了 34 例卵巢淋巴瘤的治疗，认为手术加术后化疗是改善生存率的最佳治疗方案。Vang 等[18]亦认为，卵巢原发淋巴瘤的治疗应施行手术、化疗和放疗相结合的综合治疗，作者对 8 例原发于卵巢的恶性淋巴瘤进行手术、辅以化疗和放疗，随访 13~117 个月（平均 52 个月），所有患者均存活，最后随访时无复发，尽管随访时间较短，但研究者仍认为卵巢原发淋巴瘤经过适当治疗，预后较好。

Lyengar 等对 1 例 46 岁表现为双侧卵巢肿物、无其他全身症状的患者进行经腹全子宫切除和双侧附件切除术，组织学、免疫组化和分子学诊断为 B 细胞淋巴瘤，随访 6 个月，发现灶性骨浸润，随后给予化疗。Sakurai 等[16]对 1 例表现为单侧卵巢肿瘤和腹主动脉旁淋巴结肿大的 19 岁少女进行腹腔镜下患侧附件切除，术后诊断为前驱 B 淋巴母细胞淋巴瘤，术后给予化疗，术后 1 年病情呈缓解状态；Baloglu 等[70]对 1 例双侧卵巢孤立肿瘤、临床表现为继发闭经的 24 岁少女进行全子宫双附件切除术，术后诊断为伯基特淋巴瘤，给予化疗，后骨髓转移，于 35 岁时进行骨髓移植后不久死亡。

3 化学治疗

POL 以弥漫性、中高度恶性居多，对化疗敏感性远远高于卵巢癌；手术无法处理亚临床病灶，不能达到根治目的，尤其是对相邻部位有侵犯的或继发性淋巴瘤者。因此，术后全身化疗是必不可少的辅助治疗方法。

术后多个疗程的化疗有助于防止远处转移，提高远期疗效。周凤智[92]指出，其化疗应遵循诱导、强化和巩固的治疗原则，淋巴瘤对化疗敏感，一般在 3~4 个疗程后临床症状常可完全消失，但是许多亚临床病灶仍存在，需巩固 2~3 个周期，对肿瘤较大者，可辅以放疗。

Weingertner 等对 1 例 36 岁疑似晚期卵巢

癌的妇女进行腹腔镜活检，病理诊断为卵巢大细胞性 CD30 阳性的 B 细胞淋巴瘤，依据其组织学类型进行化疗，获得完全缓解。Yamada 等[93] 对 1 例 47 岁超声提示双侧卵巢有直径约 10cm 的肿物、大网膜增厚、大量腹水、无淋巴结增大的妇女进行腹腔镜活检，诊断为卵巢淋巴瘤；该患者进行化疗，并未接受任何手术治疗，随访 6 年，患者不仅仍然存活，而且病情完全缓解。

早期 Longo 等[94] 报道，应用氮芥、多柔比星、环磷酰胺、依托泊苷、甲氨蝶呤、长春新碱、氮烯咪胺、泼尼松 8 种药物组成的方案化疗及随后放疗，90% 的患者获得完全缓解（随访中位生存期 42 个月）；但 Fisher 等[95] 比较了 CHOP 方案与其他 3 个更新方案（MBA-COA、PROMACE-GytaBOM 和 MACOP-B）治疗晚期恶性淋巴瘤的临床结果得出结论，CHOP 仍是治疗恶性淋巴瘤最好方案。目前在国内亦多用 CHOP 联合化疗，个别病例采用 CHMP 和 CAOP 方案。

4 放射治疗

POL 部分组织学类型的淋巴瘤对放疗较敏感，对大块病灶不能手术切除者、淋巴结受累或邻近腔器受累者，放疗与化疗结合，可能有助于提高疗效。戴爱娣等[96] 报道 1 例患者术后 CHOP 方案化疗 2 周后行全腹移动条形照射 ^{60}Co 20Gy 加全盆腔照 10Gy，术后存活 5 年；1 例术后 7 月盆腔复发，行腹部 ^{60}Co 条形照射 20Gy，达 CR 后行 COMP 方案化疗 6 个疗程后，文献报道时已存活 9 年。

5 放射免疫治疗

放射免疫治疗（radioimmunotherapy，RIT）是一种新兴的治疗方式[98]，在淋巴瘤的治疗领域目前已逐步从研究阶段过渡到了临床应用阶段，对 B 细胞淋巴瘤的总有效率已达 70%~80%，完全缓解率达 35%~40%，且毒性反应可控制，淋巴瘤的 RIT 研究大多以 CD20 为靶抗原，核素主要为 ^{90}Y 和 ^{131}I，治疗药物主要包括 ^{131}I-tositumomab（托西莫单抗）和 ^{90}Y-ibritumomab（替伊莫单抗，IDEC-Y2B8，商品名 Zevalin），均经美国 FDA 批准用于淋巴瘤的治疗，

对 CD20 阳性的 B 细胞淋巴瘤，RIT 可联合化疗或单独应用作为一线治疗方式之一。

第 8 节 预后

一般认为，原发性卵巢淋巴瘤多表现为晚期淋巴瘤全身播散，具有急性腹胀、腹痛、全身症状、神经系统或骨髓受浸润者，预后差。Dao[30] 认为，POL 较其他结外淋巴瘤更具侵袭性，早期广泛转移，蔓延至阔韧带、子宫、输卵管等，亦可转移至主动脉旁淋巴结、肝、脾、骨髓等，5 年生存率为 7%~38%，大部分在诊断后半年至 1 年内死亡。

Woodruff 在 20 世纪 60 年代报道 31 例卵巢淋巴瘤患者 5 年生存率仅 6%；颜笑健等[10] 报道的 8 例 POL 中，确诊时已属中晚期的占半数以上，且 5 例在治疗过程中分别出现脑、肝、乳腺、骨髓、腹壁侵犯，表现出一种迅速进展的病程，提示其中大部分预后差。

虽然多数报道卵巢原发性淋巴瘤预后不良，但近年来普遍认为，真正的卵巢原发性淋巴瘤经过积极、多学科治疗，则预后较好[98]，5 年生存率达到 80%[99]。Kendrick 等[100] 认为，只要在妇科恶性肿瘤诊断中，加强对本病的分析，积极治疗，患者后期生存有望提高。Monterroso 等报道 4 例和 Skodras[101] 报道 15 例卵巢原发淋巴瘤经手术和化疗后，除 1 例死亡外，均存活；但卵巢原发性弥漫性大 B 细胞淋巴瘤属侵袭性肿瘤，预后差，临床采用全子宫+双侧附件切除，术后及早辅以联合化疗加病灶局部适量放疗，约半数患者可获 5 年以上的平均存活率。

影响原发性卵巢淋巴瘤预后的因素，主要有临床分期、病理类型、治疗方法等。

卵巢 NHL 组织学类型多为 B 细胞来源，T 细胞来源极为少见。一般而言，卵巢淋巴瘤原发较继发预后好；双侧病变和晚期患者预后较差[102]；早期患者和晚期患者的 5 年 OS 分别为 67.1%、33.3%。

病变局限的患者治愈率高，疾病进展及非 B 细胞型患者与预后不良有关；病理类型在一定程度上可提示肿瘤细胞恶性程度高低。Yildirim 报道[25] 1 例 17 岁女性原发于卵巢的

B 细胞型恶性淋巴瘤，分期为 Ⅱ 期，诊断后 8 个月死于颅内并发症。因此尽管分期偏低、B 细胞类型的原发卵巢淋巴瘤预后普遍良好，仍应警惕危险性疾病，特别是中枢神经系统肿瘤浸润的发生。有作者报道[103]，原发于卵巢的 T 细胞型淋巴瘤虽经正规化疗多次，但仍在短期内病情进展并出现淋巴肉瘤白血病，病情极度凶险，生存期仅 9 个月余。

Bairey 等[104] 对 CA125 是否与非霍奇金淋巴瘤的预后有关进行了研究，对 108 例非霍奇金淋巴瘤患者进行前瞻性研究，在进行至 106 例时，有 39 例缓解和 7 例复发。研究发现，43% 的患者 CA125 水平升高，CA125 的升高与肿瘤的期别较晚、肿瘤体积大、骨髓浸润、结外侵犯、胸腹腔积液、乳酸脱氢酶高水平、β_2-微球蛋白升高及对治疗无反应有关；研究还发现，血清 CA125 与非霍奇金淋巴瘤病情缓解情况和生存期有关，血清 CA125 升高，预后较差。患者在获得病情缓解后，血清 CA125 水平较诊断时明显下降。因此，作者认为，CA125 不仅是非霍奇金淋巴瘤分期和评价肿瘤活性的重要标志物，其水平升高还预示患者生存期的降低。

据报道[106]，卵巢 NHL 的远期生存与化疗药物的剂量强度有密切关系。另外，丢失 CD20 或 CD22 提示预后不佳；Bcl-2 和 p53 阳性亦是预后不好的指标，而肿瘤增殖率高，则预后较差。

（王国庆）

参考文献

[1] Monterroso V, Jaffe ES, Merino M J, et al.Malignant Lymphomas involving the ovary.A clinicopathologic analysis of 39 cases.American Journal of Surgical Pathology, 1993, 17:154-170.

[2] Indnmati A, Retna N.primary Ovarian Lymphoma:Report of cases and Review of Literahrre. Leukemia and Lymphoma, 2003, 44:825-827.

[3] Lyengar P, Ismiil N, Deodhare S. Precurs or B-cell lymphoblastic lymphoma of the ovaries : an immuno-histochemical study and review of the literature . Int J Gynecol Pathol, 2004, 23 (2) :193-197.

[4] Glass AG, Karoell LH, Menck HR.The national cancer data base report on non -Hodgkine's lymphoma. Cancer, 1997, 80: 2311-2320.

[5] Diagnostic surgical patholog, stephen S.Stemberg.回允中，主译.The Ovary, Robert H, Young, Philip B.Clement, and Robert E.Scnlly, Malignant Lymphoma and Leukemic Involvement, 2004, 54:2373-2374.

[6] 陈立平，王媛.6 例卵巢原发性非何杰金淋巴瘤.中华病理学杂志，1996, 25：227.

[7] Kleinman Gmyoung RH, Scally RE. Primary neuroectodermal tumors of the ovary a report of 25 cases.Am J Surg Pathol, 1993, 17 (8) :764-778.

[8] 纪小龙，申明识.我国淋巴结外淋巴瘤的临床特点.癌症，1999, 18 (5)：570-572.

[9] 汤丽荣，段微.3582 例卵巢肿瘤的组织学类型分析.首都医科大学学报，2004, 25 (1)：110-113.

[10] 颜笑健，梁立治，熊樱.8 例卵巢非霍奇金淋巴瘤临床分析.肿瘤学杂志，2001, 74: 236-238.

[11] 章文华.女性生殖器官原发恶性淋巴瘤.王奇璐.恶性淋巴瘤的诊断与治疗.北京:北京医科大学中国协和医科大学联合出版社，1997：355 -358.

[12] Chorlton I, Norris HJ, King FM. Malignant reticulo endothelial disease involving the ovary as a primary manifestation: A series of 19 lymphoma and granulocytic sarcoma.Cancer, 1974, 34:397-407.

[13] 王文福，孙蕊，赵霞玉，等.卵巢及子宫颈恶性淋巴瘤 10 例临床分析.中华妇产科杂志，1994, 29 (1)：23.

[14] Kosari F, Daneshbod Y, Parwaresch R, et al. Lymphomas of the female genitaltract: a study of 186 cases and review of the literature. Am J Surg Pathol, 2005, 29 (11) :1512-1520.

[15] Ray S, Mallick MG, Pal PB, et al. Extranodal non-Hodgkin's lymphoma presenting as an ovarian mass. Indian J Pathol Microbiol, 2008, 51 (4) : 528-530.

[16] Sakurai N, Tateokak K, Taguchi J, et al. Primary precursor B-cell lymphoblastic lymphoma of the Ovary: case report and review of the literature.Gynecol Pathol, 2008, 27 (3) :412-417.

[17] Pectasides D, Iacovidou I, Psyrri A, et al .Primary ovarian lymphoma: report of two case and review of the literature. Chemother, 2008, 20 (4) :513-574.

[18] Vang R, Medeiros LJ, Warnke RA, et al .Ovarian non -Hodgkin's lymphoma: a clinicopathologic study of eight primary cases.Mod Pathol, 2001, 14 (11) :1093-1099.

[19] ElharroudiT, IsmailiN, ErrihaniH, et al.Primary lymphoma of the ovary. J Cancer Res Ther, 2008, 4: 195-196.

[20] 王鑫, 张文颖, 周玲.卵巢原发性非霍奇金淋巴瘤 1 例.实用妇产科杂志, 2009, 25：92- 93.

[21] 陆晓兰, 刘朝霞, 叶玉梅.原发性双侧卵巢非霍奇金恶性淋巴瘤 2 例.武警医学, 2009, 20（1）: 75-76.

[22] 刘秀峰, 秦叔逵.原发卵巢淋巴瘤 6 例临床分析.肿瘤防治杂志, 2004, 11（1）：11.

[23] 肖菊香, 何忠英.原发卵巢淋巴瘤临床资料及预后分析一附 46 例文献复习.陕西肿瘤医学, 2001, 9：95-97.

[24] 张俊萍, 毛光华, 冯慧晶.原发性卵巢淋巴瘤 5 例及文献复习.白血病.淋巴瘤, 2005, 14（6）: 373-374.

[25] YildirimY. Primary ovarian large B-cell lymphoma in patient with juvenile rheumatoid arthritis treated with low dose Methotrexate.Gynecologic Oncol, 2005, 97: 249-252.

[26] Lanjewar DN, Donggaonkar DD.HIV-associated primary non-Hodgkin's lymphoma of ovary a case report.Gynecologic Oncol, 2006, 102:590-592.

[27] Lu SC, Shen WL, Cheng YM, et al.Burkitt's lymphoma mimicking a primary gynecologic tumor.Taiwan J Obstet Gynecol, 2006, 45（2）: 162-166.

[28] Blum KA, Lozanski G, Byrd JC .Adult Burkitt leukemia and lymphoma.Blood, 2004, 104（10）: 3009-3020.

[29] Woodruff JD.Lymphoma of the ovary.Am J Obst Gynec, 1963, 85:912.

[30] Dao AH.Malignant lymphoma of theovary:report of a case successfuuy managed with surgery and chemotherapy.Gynecologic Oncology, 1998, 70: 137-140.

[31] Iaffaioli RV, Frasei G, Di Tuoro AS, et al.Malignant lymphoma of the literature European Journal of Gynasecological Oncology, 1990, 11:205-208.

[32] Imaizumi E, Seki K, Kiknchi Y, et al.Primary ovaricm lymphoma.A case report, Archives of Gynecology and obstetrics, 1993, 252:209-213.

[33] 陈立平, 孙梅, 刘树军, 等.卵巢恶性淋巴瘤的鉴别诊断.白求恩医科大学学报, 1997, 23（4）: 410-411.

[34] 顾依群, 刘淑云.双卵巢原发性非霍奇金恶性淋巴瘤 3 例.中国肿瘤临床, 2001, 28（12）：891.

[35] 石群立, 周晓军, 单慧敏, 等.幽门螺杆菌与胃黏膜相关淋巴瘤.南京大学学报, 1997, 33（811）

:83 - 87.

[36] 陈慧, 石群立.脓胸相关淋巴瘤.临床与实验病理学杂志, 2000, 16（2）:144 -146.

[37] Perlman S, Ben Arie A, Felderg E, et al.Non-Hodgkin's lymphoma presenting as advanced ovarian cancer a case report and review of literature.Int J G ynecol Cancer, 2005, 15（3）:554 -557.

[38] MuozMA J, Prez FR, Viuela BMC, et al.Primary ovarian burkitt lymphoma. Clin Transl Oncol, 2008, 10 :673-675.

[39] Gutirrez Garca L, Medina RN, Garca RR, et al.Bilateral ovarian burkitt's lymphoma. Eur J Gynaecol Oncol, 2009, 30：231-233.

[40] 包韧.卵巢原发性非霍奇金恶性淋巴瘤的诊断与鉴别诊断.中华现代临床医学杂志, 2007, 5（10）:892-893.

[41] 郭净净, 黄岩, 翟林柱, 等.卵巢原发淋巴瘤的临床病理特征及相关文献复习.癌症, 2007, 12（7）：494-499.

[42] 顾芸, 程静, 张正祥, 等.卵巢恶性淋巴瘤 6 例临床病理分析.诊断病理学杂志, 2008, 15（4）: 266-268.

[43] Kouji J, COtolonin EO, Oclukoya OA, et al. Burkitt's lymphoma of ovary in Nigerian aduresa 27 year review.African Hospital Medicine and Medical Science, 1989, 18:301-305.

[44] 张琴芬, 傅士龙.原发性卵巢弥漫性大 B 细胞淋巴瘤 1 例及文献复习.现代妇产科进展, 2010, 19（6）：479-480.

[45] Otis CN, Powell J L, BarbutoD, et al.Intermediate filamenntous proteins in adult granulcsa cell tumors：An inmmunohistochemical study of 25 cases.Am J Surg Psthol, 1992, 16：629.

[46] 朱梅刚, 周志韶.淋巴组织增生疾病的病理学.广州：广东高等教育出版社, 1994：145-152.

[47] Asadourian LA, Taylor HB.Dysgerminoma:an aualysis of 105 cases.Obstet Gynecol, 1969, 33:370.

[48] Austey A, Gowers L.Vass A:ovairian dysger-Minoma presenting with hypercalcemia:Case report and review of the literature.Gynaecology, 1990, 97:641.

[49] Roth L, Talerman A.Recent advances in the pathology and classification of ovarian germ cell tumors.Int J Gynecol Pathol, 2006, 25（4）:305-320.

[50] Yavuz S, Paydas S, Disel U, et al .Ovarian granulocytic sarcoma. Leuk Lymphoma, 2004, 45（1）:183-185.

[51] Clement PB Selected miscellaneous ovarian lesions : small cell carcinomas, mesothelial lesions, mes-

enchymal and mixed neoplasms, and non-neoplastic lesions.Mod Pathol, 2005, 18 (2) :113-129.

[52] 孙艳丽，陈武，王立波.原发性卵巢非霍奇金淋巴瘤 10 例临床分析.临床肿瘤学杂志，2010，l5 (7)：625-626.

[53] Chishima F, Hayakawa S, Ohta Y, et al .Ovarian Burkitt's lymphoma diagnosed by a combination of clinical features, morphology, immunophenotype, and molecular findings and successfully managed with surgery and chemotherapy.Int J Gynecol Cancer, 2006, 16 (Suppl 1) :337-343.

[54] Crawshaw J, Sohaib SA, Wotherspoon A, et al. Primary non-Hodgkin's lymphoma of the ovaries: imaging findings.Br J Radiol, 2007, 80 (956) : e155-158.

[55] Ak I.F-18 FDG imaging of an asymptomatic sacrococcygeal pilonidal sinus in a patient with malignant diseas.Clin Nucl Med, 2007, 32 (10) :822-824.

[56] Ab Hamid S, Wastie ML. Primary non-Hodgkin's lymphoma presenting as a uterine cervical mass . Singapore Med J, 2008, 49 (3: e73-75) .

[57] 许玲辉，彭卫军，丁建辉，等.卵巢淋巴瘤的 CT、MRI 表现.临床放射学杂志，2007，26 (4)：354-357.

[58] Ferrozzi F, Campani R, Carlaschi G, et al.Extranodal lymphomas：CT findings and differential diagnosis.Radiol Med, 1997, 93：429.

[59] Elharroudi T, Ismaili N, Errihani H, et al.Primary lymphoma of the ovary. J Cancer Res Ther, 2008, 4: 195-196.

[60] Mona E.The biological markers of non-Hodgkin's lymphomas：their role in diagnosis prognostic cases essmentand therapeutic strateg.Int J Bin Markers, 1999, 14：149-153.

[61] Benboubker L, Valat C.Anewserologic index for low-grade non-Hodgkin's lymphoma based on initial CAl25 and LDH serum levels.Ann Oneol, 2001, 11: 1485-1491.

[62] Zeillemaker AM, Verbrugh HA.CAl25 Serection by pefitioneal mesthelial cell.Clin Pathol, 1994, 47 (3)：165-263.

[63] Fehm T, Beck EE, Valerius T, et al.CA-125 elevations in patients with malignant lymphomas.Tumour Biol, 1998, 19 (4) ：283-289.

[64] Zacharos ID, E fstathion SP, PetreliE, et al.The prognostic significance of CA125 in patients with non-Hodgkins' lymphoma. Eur J Haematol, 2002, 69：221-226.

[65] Allen GW, Forouzannia A, Bailey HH, et al .Non-Hodgkin's lymphoma presenting as a pelvic mass with elevated CA -125.Gynecol Oncol, 2004, 94 (3)：811-813.

[66] Ravoet C, Dargent JL, Le Moine F, et al.CA-125 in primary mediastinal B-cell lymphoma with sclerosis.J Clin Oneol, 1995, 13 (2)：530-535.

[67] Kufluk T, Erbas B, Buyukpamukeu M, et al.Serum CA -125 levels in children with non-Hodgkin's lymphoma.Pediatr Hematol Oneol, 1999, 16 (4)：311-319.

[68] Lazzarill OM, Orlandi E, Kley C, et al.Serum CA-125 is of clinical value in the staging and follow-up of patients with non-Hodgkin's lymphoma：correlation with tumor parameters and disease activity. Cancer, 1998, 82 (3)：576-582.

[69] Ng SP, Leong CF, Nurismah MI, et al. Primary Burkitt lymphoma of the ovary.Med J Malaysia, 2006, 61 (3) :363-3659.

[70] Baloglu H, Turken O, Tutuncu L, et al.24 -year - old female with amenorhea: bilateral primary ovarian Burkitt lymphoma.Gynecol Oncol, 2003, 91 (2)：449-451.

[71] Tang QL, Yang KZ.A clinicopathologic analysis of primary ovariannon-Hedgkin's lymphoma. Joural of Sichuan University. Medical Science Edition, 2006, 37 (4)：641-655.

[72] Jung CK, Park JS, Lee EJ, et al. Autoimmune hemolytic anemia in a patient with primary ovarian non-Hodgkin's lymphoma.J Kore-an Med Sci, 2004, 19 (2)：294-296.

[73] AlastairM, Daniel M, Damian M, et al.A case of lymphoma curring in an ovarian teratoma.Gynecolo Oncol, 2003, 90 (2)：474-477.

[74] Rizvi AA, Bowman MA, Vaughters RB, et al.Primary ovarian lymphoma manifesting with severe hypercalcemia.Endocr Praet, 2003, 9 (5)：389-393.

[75] Yutani C, Maeda H, Nakajima, et al.Primary ovarian lymphoma associated with Meigs' syndrome：a case report.Aeta Cytol, 1982, 26 (1)：44-48.

[76] 郭海峰，贺莉，王孝廉，等.双原发恶性肿瘤-恶性淋巴瘤合并卵巢腺癌.临床误诊误治，2001，14 (4)：275.

[77] 徐淑芬，白海，王存邦，等.原发性卵巢非霍奇金淋巴瘤 2 例及文献复习.临床血液学杂志，2011，24 (1)：58-60.

[78] 杨玉兰.卵巢原发性弥漫性大 B 细胞淋巴瘤临床病

理观察.中华医学研究杂志，2007（7）：593-595.

[79] 钱宏，蒋咏，顾本惹，等.女性生殖系统原发性非何杰淋巴瘤 15 例报告.中华妇产科杂志，1993，28（6）：365.

[80] Fox H, Langley FA.Malignant lymphoma presenting as an ovarian tumors clincopatholagical analysis of 34 cases.Br Jobslosl Gynecol, 1988, 95（1）：386-390.

[81] Vang R, Medeiros LJ.Non-Hodgkin's lymphoma involving the gynecologic tract：a review of 88 cases. Adv Anat Pathol, 2001, 8：200-271.

[82] 王桂英，梁晋军.卵巢恶性淋巴瘤 5 例临床病理分析.中国误诊学杂志，2010，10（6）：1467-1468.

[83] Yumjko O, Tanaka K, Masato N, el al.Ovarian Dysgerminoma：MRand CT Appearance.Joural of Computer Assisted Tomography, 1994, 18：443.

[84] Kim SH.Kim WH, Park KJ, et al.CT and MR findings of Krukenberg tumors：Comparison with primary ovarian tumors.J Comput Assist Tomogr, 1996, 20：393.

[85] Scoutt LM, McCanhy SM, Lainge R, et al.MR evaluation of clinically suspected adnexal masses, J Comput Assist TomoF, 1994, 18：609.

[86] 范娣，钱宏.卵巢恶性淋巴瘤//曹泽毅.妇科肿瘤学.北京:北京出版社，1998：999 -1000.

[87] Jame SE, Kendrik J, Michael SJ, et al.Two cases of non-Hodgkin's lymphoma presenting as primary gynecologic malignancies.Gynecologic Oncology, 2005, 98（3）:490-492.

[88] Answer S, Murdoch J, Pawade J , et al.Is the ovary a sanctuary for non-Hodgkin's lymphoma ? Successful surgical management. Br J Hosp Med , 2009 , 70：538-539.

[89] 刘英，梅卓贤.原发性卵巢恶性淋巴瘤四例临床分析.中华妇产科杂志，2001，36（2）：119-120.

[90] 王敏鎏，米振国.现代非霍奇金病学.北京：人民军医出版社，2003：156.

[91] 段社教，郭军红，孙冬兰.女性生殖道恶性淋巴瘤 7 例临床分析.中国妇幼保健，2006，12（21）：1633-1634.

[92] 周凤智，张国楠.女性生殖系统原发性恶性淋巴瘤 9 例临床分析.中国妇产科临床杂志，2005，6（6）：409-412.

[93] Yamada T, Iwao N, Kasamatsu H, et al. A case of malignant lymphoma of the ovary manifesting like an advanced ovarian cancer.Gynecol Oncol, 2003, 90（1）:215-219.

[94] Longo DL, Glatstein E.Treatment of localized aggressive lymphomas with combination chemotherapy followed by involved field radiation therapy.Clin Onol, 1989, 17（9）：1295-1302.

[95] Fisher RI, Gaynor ER.Comparison of a standard regimen（CHOP）with three intensive chemotherapy regimens for advanced non -Hodgkin's lymphoma.N Engl J Med, 1993, 328：1002-1006.

[96] 戴爱娣，马正元.原发性卵巢恶性淋巴瘤六例.癌症，1996，15（3）：237.

[97] 贾海威.淋巴瘤的放射免疫治疗进展.中国肿瘤，2010，193：184-188.

[98] Chang KJ, Jonj SP, Eun JL, et al. Autoimmune hemolytic anemia in a patient with primary ovarian non -Hodgkin's lymphoma.J Kaream Med Sci, 2004, 19（1）:294-296.

[99] Perlman S, Ben Arie A, Felderg E, et al.Non-Hodgkin's lymphoma presenting as advanced ovarian cancer a case report and review of literature.Int J Gynecol Cancer, 2005, 15（3）:554-557.

[100] Kendriek JE, Stmughn JM Jr.Two cases of non-Hodgkin's lymphoma prsesnting as primary gynecologic malignancies.Gynecot Oneol, 2005, 98（3）：490-492.

[101] SkodrasG, FieldsV, Kragel PJ. Ovarian lymphoma and serous carcinoma of low malignant potential arising in the same ovary : A case report with literature review of 14 primary ovarian lymphoma.Arch Pathol Lab Med, 1994, 118：647 -665.

[102] Vang R, Medeiros LJ , Deavers MT Current problems with staging lymphomas inv olving the ovary. Am J Surg Pathol , 2006 , 30（9）:1202-1203.

[103] 方蓉，陈映霞，秦叔逵，等.原发性卵巢恶性淋巴瘤 2 例报告及文献复习.临床肿瘤学杂志，2006，111: 61-62.

[104] Bairey O, Blickstein D, Stark P, et al.Serum CA125 as a prognostic factor in non-Hodgkin's lymphoma.Leuk Lymphoma, 2003, 44（10）：1733-1738.

[105] Meletios A, Dimopoulos Danai D, et al.Primary ovarian non -Hodgkin's lymphoma: outcome after treatment with combination chemotherapy. Gynecologic Oncology, 1997, 64（3）:446-450.

[106] Vang R, Silva EG, Medeiros IJ, et al.Endometrial carcinoma and non-Hodgkin's lymphoma involving the female cenital tract:A report of three cases.International Journal of Gynecologic Pathology, 2000, 19（2）:133-138.

原发性肾脏淋巴瘤

原发性肾淋巴瘤（primary renal lymphoma，PRL）是一种非常罕见的原发于肾脏的结外淋巴瘤。

第 1 节　流行病学

肾淋巴瘤可分为系统性淋巴瘤（全身淋巴瘤）累及肾与原发性肾淋巴瘤。在临床中，系统性的淋巴瘤累及到肾脏的情况极为常见，依据临床肾脏的活检以及尸检的结果显示，在系统性的淋巴瘤患者当中，肾脏受累的患者约占到了 50%[1-2]。然而，原发性肾淋巴瘤极少见，于 1956 年由 Kenopp 首次报道，至 2010 年止，国内外文献报道约 80 余例；占全部淋巴瘤的 0.1%，占淋巴结外淋巴瘤的 0.7%[3-5]。PRL 多为成人发病，发病年龄 43~79 岁，平均 63 岁，男性略多于女性；肾脏原发性淋巴瘤可为双侧，若单侧发病，则左侧多于右侧[6]，双侧病变约占 45.6%[7]。

肾上腺原发性淋巴瘤极罕见，多为继发性淋巴瘤，双侧累及者超过 2/3[8]。

目前，原发性肾淋巴瘤的病因尚不清楚，其发生可能与以下因素有关：①由于肾脏存在炎性反应，使得淋巴细胞向肾实质浸润，此时有某些致癌因素同时存在，引起淋巴瘤的发生；②肾包膜富含淋巴管，可能此处淋巴细胞的过度增生产生肿瘤，并向肾实质浸润导致淋巴瘤的发生。移植肾的原发性淋巴瘤多为 EB 病毒相关的单形性或多形性 B 细胞增生性淋巴瘤，可能与使用免疫抑制剂有关，曾有 1 例报道发生于艾滋病患者[9]。

第 2 节　组织病理学

1　发病机制

因肾脏组织中不含淋巴组织，故肾脏原发性淋巴瘤的诊断一直存在争议[10-11]，甚至肾脏是否存在原发性淋巴瘤尚有质疑。质疑的焦点是肾脏淋巴瘤是由邻近淋巴结肿瘤侵入所致，还是肿瘤本身起源于肾组织。

肾脏是结内淋巴瘤结外侵犯最常见的部位之一，其占淋巴瘤结外侵犯的 30%~50%[12]；所谓"肾脏原发性淋巴瘤"的尸检资料显示，患者多数具有肾外淋巴瘤[13]。另外，肾脏缺乏淋巴组织[14-16]，因此，有作者质疑目前报道的原发性肾淋巴瘤的存在[16]，如 Tefekli 等[17]认为并不存在所谓的原发性肾淋巴瘤。

有人猜测，肾包膜或肾周脂肪内淋巴组织可能是淋巴瘤的来源之处，并随后侵入肾实质[18]；亦有人认为，淋巴样细胞为之前的炎症性过程，如肾盂肾炎等浸润到达肾脏，基因发生突变，导致肿瘤产生[19]，经直接蔓延，血源播散或淋巴侵犯而来，并播散生长，如甲状腺淋巴瘤、胃淋巴瘤和唾液腺淋巴瘤也是源于慢性炎症发展而来的淋巴瘤[24]。有两位学者[18]各对 1 例肾脏原发性大 B 细胞性淋巴瘤的随访结果予以证实，肾脏确实存在原发性淋巴瘤。

近年来的报道，已明确有"原发性肾脏淋巴瘤"的存在，并提出了具体的诊断标准[20]：①肾脏内有弥漫成片，形态一致的淋巴瘤细胞浸润；②肿瘤主要位于肾脏内，肾包膜及周围脂肪组织也可见瘤细胞浸润；③患者全身浅表淋巴结和深部淋巴结不肿大；④无白血病性血象及骨髓抑制的表现。

2 组织病理

大量临床资料报道支持 PRL 的存在，且大多数为 B 细胞性淋巴瘤，极少数为 T 细胞性淋巴瘤[21-23]，如郭鹏等[24]报道了 5 例肾脏原发性非霍奇金淋巴瘤，其中 4 例为弥漫性大 B 细胞淋巴瘤，1 例为小淋巴细胞淋巴瘤。

原发性肾脏非霍奇金淋巴瘤无包膜，以浸润性生长为主，肿瘤可累及双侧或单侧肾上腺，肿瘤体积一般较大，早期肿块境界尚清，部分可有包膜，晚期肿瘤呈浸润性生长与周围组织包括周围血管、肾脏及脾等紧密粘连[25]。

邢益祥等[26]报道 1 例肾脏原发性弥漫性大 B 细胞淋巴瘤，女，61 岁。手术标本，肿块质细腻，鱼肉样，少部分出血、坏死（见图 57-1、图 57-2）；镜下示肿瘤细胞大小较一致，瘤细胞中等偏大，核圆形、椭圆形、泡状核，染色质细腻，多可见 2~4 个核仁，靠近核膜。胞质较少，核分裂相易见，嗜双色性或嗜碱性（图 57-3），肿瘤细胞弥散分布，内见残存肾小球（图 57-4）。免疫组化 CD20+、CD79α+、CD45RO−/+、desmin−、HMB45−、Kerintin−。病理诊断"（左肾）原发性弥漫性大 B 细胞淋巴瘤，中心母细胞性"。

李先承等[27]报道 1 例原发肾脏淋巴瘤，

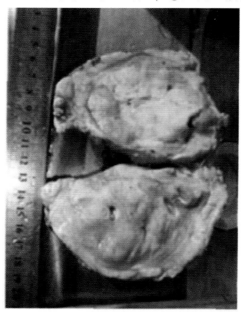

图 57-1　肿瘤切面呈鱼肉样，质嫩[26]

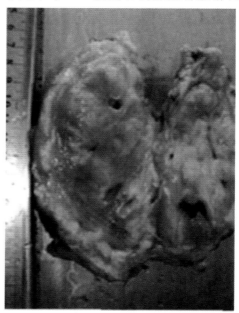

图 57-2　肿瘤已侵犯肾脏大部，界限不清[26]

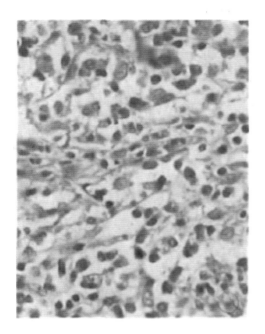

图 57-3　DLBCL，肿瘤细胞较一致 [26]

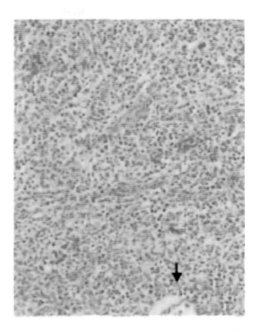

图 57-4　肿瘤细胞弥散分布内见残存肾小球（↑）[26]

男，69 岁，以全程无痛血尿 5 天为主诉入院，行双肾 CT 检查，提示右肾盂内见高密度肿块，大小约 2.5cm×2.3cm，增强扫描均匀强化；盆腔 CT 提示盆腔实质占位，在直肠左侧，前列腺上方、膀胱后侧，可见较大的块状影，直径 6.52cm×5.81cm，密度均匀，与周围脂肪间隙欠清晰，与前列腺上缘紧贴，推挤直肠右移。考虑为右肾盂癌、盆腔内实质肿块、直肠间质肉瘤。行手术治疗，术中见肾盂内灰白鱼肉状物与正常肾组织无明显界限，术中冰冻回报"肾小细胞癌"；术后病理"右肾小细胞恶性肿瘤，腹膜结节为小细胞恶性肿瘤转移"。免疫组化 LCA 灶状 + 、CD20⁻、CD79a⁻、CD3⁻、CD45RO⁻、Vimentin⁻、CgA⁻、Syn⁻、Keratin⁻、S100⁻、NSE⁻，诊断"淋巴瘤"（见图 57-5、图 57-6）。

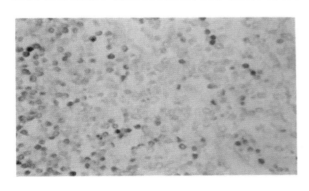

图 57-5　异形淋巴细胞 LCA 标记为膜阳性，SP×400。肾内异形淋巴细胞弥漫浸润，瘤细胞体积大，圆形，细胞核呈泡状 [27]

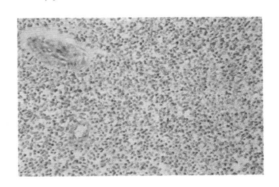

图 57-6　LCA 大部分细胞膜阳性，SP×200。肿瘤细胞大小一致，排列密集，弥漫分布 [27]

王俊生等 [28] 分析了 4 例早期原发性肾淋巴瘤患者临床及组织病理学资料，2 例术中快速冰冻检查见多量淋巴细胞，大小一致，未见异形核，其间可见残存肾单位结构（见图 57-7），诊断为炎性病变；其中 1 例再次取肿瘤中心部位行快速冰冻病理检查，可见多量淋巴细胞，淋巴细胞大小不一，圆形，核分裂易见，无残存肾单位结构，修正冰冻病理诊断结果为"肾淋巴瘤"。术后组织病理学检查显示 2 例恶性淋巴细胞呈生发中心状，中心部淋巴细胞大小不一，核分裂易见，无肾单位结构（见图 57-8）；周边部淋巴细胞大小一致，细胞体积

小，核异形性不明显，可见残存肾单位结构。免疫组织化学检查，CD3 阴性、CD5 阴性、

CD20 阳性、CD79a 阳性（见图57-9）。病理诊断"肾弥漫性大 B 细胞型非霍奇金淋巴瘤"。

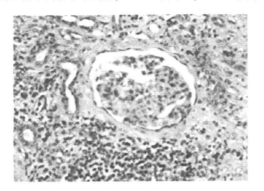

图 57-7　炎症组织病理图（HE×200）：可见成熟淋巴细胞，细胞小，染色深，核较小 [28]

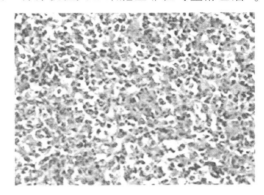

图 57-8　肿瘤组织病理图（HE×400）：肿瘤淋巴细胞较大，核大，核仁明显 [28]

图 57-9　肿瘤组织免疫组织化学（非生物素二步法×200）：肿瘤淋巴细胞，CD20 阳性 [28]

MALT 淋巴瘤发生于肾脏，甚为罕见。邱国超等 [29] 报道了1例肾黏膜相关淋巴组织淋巴瘤转化为大 B 细胞淋巴瘤，CT 增强提示右侧腹膜后区肿瘤性占位，行"腹膜后肿瘤切除术+右肾切除术"。术中见肿瘤内侧与下腔静脉粘连，后侧与肾脏包绕，上至膈肌，肾静脉全程被肿瘤包裹，肾动脉亦被肿瘤包绕，腹腔静脉旁数枚淋巴结明显肿大，予以游离切除，完整取出肿瘤与肾脏。光镜检查，肾上极肿物由大量淋巴细胞构成，细胞体积较小，如中心细胞样细胞，异型性明显，可见较多核分裂和病理性核分裂相；部分细胞体积较大，单核或双核，如免疫母细胞或中心母细胞样。肿瘤坏死明显，右腹膜后肿物为肿大淋巴结，淋巴结结构破坏，浸润细胞为上述瘤细胞，右肾表层和输尿管浆膜见上述瘤细胞浸润。免疫组化 LCA+、PCK-、CD20+、CD79a+、CD43 少量+、CD10-、Bcl-2+、Bcl-6 少量+、CD138-、CD30-、ALK-、Ki-67

阳性细胞数约 70%。病理诊断"（右肾上极）黏膜相关淋巴组织结外边缘带 B 细胞淋巴瘤大 B 细胞转化，累及右肾表层、右输尿管浆膜及右腹膜后"。

第 3 节　常规检查

依据临床相关调查研究结果显示 [30]，肾脏淋巴瘤总的发生率约为 33%，但既往临床影像学研究对于淋巴瘤患者肾脏受侵犯的发生率评估不足，仅仅为 3.3%~8.1%，Reznek 等报道确诊的淋巴瘤患者行 CT 检查，肾脏和肾周组织受侵犯的检出率为 3%；Eisenberg 等报道尸检对确诊的淋巴瘤患者的肾脏和肾周组织受侵犯的检出率为 34%~62%。但随着现代临床影像学技术的不断发展，肾脏淋巴瘤的临床检出率亦随之有了较大的提高。

陈贵平等 [31] 认为，肾脏淋巴瘤术前彻底的全身检查，应包括全身浅表淋巴结检查，胸腹部 CT；对于低热消瘦者，应进行骨髓活检。其病理检查常为肾实质被大量肿瘤组织取代，肿瘤细胞大片坏死；瘤细胞呈圆形、卵圆形或不规则形，体积较大。

肾脏淋巴瘤临床影像学的表现形式较多，主要包括了多发病灶、腹膜后淋巴结肿的直接性蔓延、单发病灶、肾脏周围淋巴瘤、肾脏的弥漫性浸润以及肾窦的累及，其中多发病灶是肾脏淋巴瘤的临床影像学的表现形式中最为常见的一种，约为所有肾脏淋巴瘤临床影像学表

现形式的 50%~60%；腹膜后淋巴结肿的直接性蔓延位居其次，为 25%~30%；而单发病灶位于第三，为 10%~25%；而肾脏周围淋巴瘤、肾脏的弥漫性浸润以及肾窦的累及则相对较为少见。病灶可以累及到单侧的肾脏，同时也可累及到双侧的肾脏，其大小不等，境界往往也不十分清晰。

临床上肾脏淋巴瘤发生坏死的情况相对比较少见，在 CT 影像学的表现上，病灶的信号（或者密度）也通常比较均匀，进行 CT 平扫时，病灶的密度相对于正常的肾实质的密度稍高，由于肾脏淋巴瘤的血液供应并不十分丰富，因而临床增强扫描强化也不明显，往往较正常的肾实质低。

1 超声检查

由于淋巴瘤为少血管淋巴细胞团构成，PRL 在超声检查中，肾淋巴瘤通常表现为多发的、双侧的低回声或无回声肾肿块[32]；少数情况下，淋巴瘤肿块亦可表现为后方的回声增强。但是，它的边界不像肾周囊肿那么明显。后方增强程度通常低于相当大小的囊肿的后方回声增强程度。受组织内部结构和周围腹膜后脂肪组织的影响，产生的回声是可变的。

2 CT 检查

PRL 在增强 CT 中，使用造影剂后这种组织的增强很弱；在平扫 CT 中，很难区分肾周病变和旁边的肾实质。在多数可疑肾淋巴瘤病例中，静脉推注造影剂对疾病的发现和准确分期是很重要的。Hauser 等认为，与 MRI 相比较，由于 CT 的有效性及具有相对短的扫描时间，CT 仍是目前检出肾周和肾外病变的最佳影像学方法。

CT 检查可表现为肾脏多发性结节肿块、弥漫性肾肿大、孤立性肾实质肿块、肾周间隙的弥漫性浸润，腹膜后巨大肿块侵及肾脏及肾周等；平扫时淋巴瘤 CT 值较正常肾实质略低，增强后肿瘤与肾实质分界模糊或显示轻度斑片及非均匀的强化特征像，与肾癌 CT 征象相似，尤其病灶单发时易被误诊为肾癌。但 PRL 往往可出现大的淋巴结肿块及结节样浸润，而发生癌栓并蔓延至肾静脉及下腔静脉极少；双肾同时发生的肾癌较少见，CT 提示双侧肾周间隙内紧密包绕肾脏的肿块应高度怀疑淋巴瘤，肾脏包膜或包膜下弥漫浸润被认为是原发性肾淋巴瘤的特征性表现，通过经皮穿刺活检可明确诊断[33]，可避免开放切取活检。

根据肾淋巴瘤的 CT 表现，任小波等[34]把肾淋巴瘤分为 5 种类型：①多发肿块型；②单发肿块型；③邻近病灶侵犯型；④肾周肿物型；⑤肾弥漫浸润型。也有作者把继发型肾淋巴瘤区分为 4 种[35]：①多发结节或肿块型；②单发肿块型；③邻近后腹膜淋巴瘤侵犯肾脏型；④淋巴瘤肾内浸润型。郭鹏等[24] 报道了 5 例肾脏原发性非霍奇金淋巴瘤，CT 均提示肾脏实质或肾门处巨大包块，体积从 5cm×3cm×4cm 至 9.2cm×12cm×5cm 不等，包块呈混杂密度或软组织密度影，增强扫描 2 例可见肿块强化，其余三例强化不明显。

葛湛等[36] 亦将肾淋巴瘤（包括原发和继发）CT 表现分为 4 种类型：①肾内肿物型；②肾弥漫增大型；③肾周肿物型；④肾盂型。作者指出，平扫肿瘤为等或稍高密度，增强扫描时由于淋巴瘤为少血管的实性结节聚集而成，故强化并不明显，一般为轻度强化；未经过治疗的淋巴瘤也很少发生坏死，或坏死区不明显；当肿瘤向周围生长累及邻近血管时，大多数病人的血管仍保持通畅，血管被推压或移位不明显，是淋巴瘤的一个特殊征象。此外，弥漫浸润型或肾周肿物型淋巴瘤肾脏形态无明显改变，是肾淋巴瘤的另一特征性表现。

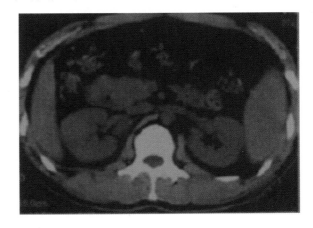

图 57-10　CT 平扫示右肾实质内见两个稍高密度类圆形结节影，边界清[36]

林勇[37] 对 15 例经过临床手术或穿刺病理

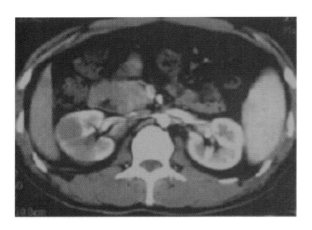

图 57-11　增强扫描肾实质期示右肾病灶轻度强化 [36]

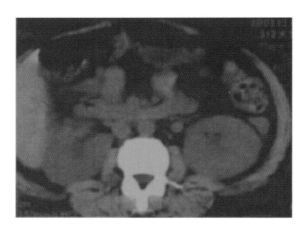

图 57-12　平扫示左肾弥漫性肿大，左肾形态尚存在 [36]

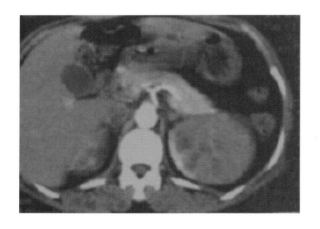

图 57-13　增强扫描示左肾大部分为低密度轻度强化，提示为肿瘤病灶，左肾仅余少许正常强化的肾皮质 [36]

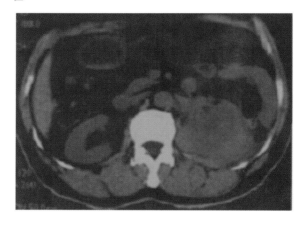

图 57-14　平扫示左肾周新月形软组织密度影包绕，右肾向前推移 [36]

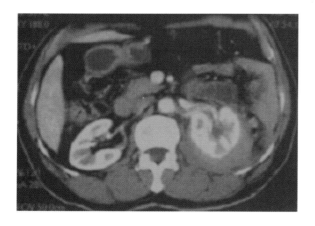

图 57-15　增强扫描示左肾周软组织影轻度强化，与明显强化的肾实质分界清 [36]

证实为肾脏淋巴瘤的临床 CT 影像学表现进行了回顾性分析，指出肾脏淋巴瘤的临床影像学的表现往往比较多，而这主要取决于肾脏淋巴瘤的增殖模式，恶性的淋巴细胞通常可通过血

行播散的方式到达肾实质，且能在肾间质的内部进行增殖，同时还可从腹膜后腔向着邻近的部位进行蔓延，并穿透肾脏包膜，当恶性的淋巴细胞到达肾脏之后，若是沿着正常的肾间质组织的内部支架结构进行增殖，呈现出浸润性生长的状态，则肾脏的体积会有所增大，但仍旧可以保持正常的形态。在大多数情况下，恶性的淋巴细胞通常呈现出局灶性的增殖状态，对邻近的肾实质产生较大的破坏，且往往可形成单侧或是双侧的膨胀性病灶，较小的病灶之间可进行相互的融合、生长，因此对肾脏的轮廓产生了不同程度的破坏。

原发性肾上腺淋巴瘤极其罕见，柳海华等[38] 报告 9 例肾上腺淋巴瘤病例，其中仅 3 例为原发。作者认为，当发现单侧或双侧肾上腺肿块表现为延迟强化特点而临床无原发肿瘤病史时，应考虑到肾上腺淋巴瘤的可能，若同时伴有肝、肾广泛浸润或脾脏受累时，应高度怀疑肾上腺淋巴瘤可能。

韦伟等[39]回顾性分析 6 例肾上腺淋巴瘤患者临床及 CT 检查资料，指出肾上腺淋巴瘤多为双侧发生，在肿瘤较小时病灶形态呈三角形（左侧）或长条块形（右侧），但肾上腺淋巴瘤发现时病灶多数已较巨大，常呈不规则形、圆形或椭圆形，但部分病灶仍呈近似三角形改变，这可能因肾上腺淋巴瘤在肾上腺区肝周间隙、肝肾间隙、肾周间隙内浸润性生长呈铸型改变，类似于眼眶内淋巴瘤铸型生长的特点，具有一定的特征性。

肾上腺淋巴瘤与肝脏、脾及胰腺等境界多清楚，但与肾脏间境界可不清晰，这可能由于肾上腺与肝脏、脾脏以及胰腺之间有多层筋膜及腹膜相隔，因此不容易直接侵及这些脏器，而肾脏与肾上腺同位于肾周间隙内，因此肾上腺淋巴瘤常累及肾脏，当肾脏受累时，表现较有特征性，表现为肾脏体积增大，增强后肾实质强化程度明显均匀低于对侧正常肾脏，正常皮髓质结构存在，无明显肿块形成，这与其他恶性肿瘤的肾脏转移表现形式有所不同[40]。当肾上腺淋巴瘤在肾周间隙内蔓延时，肾周间隙内密度增高，肾脏被包埋。

CT 平扫肾上腺淋巴瘤的密度多数较均匀。肾上腺淋巴瘤的 CT 值稍低于肝脏，但多数仍在 40Hu 以上。增强后病灶在动脉期均为轻度强化，门静脉期呈轻、中度强化，所有病灶静脉期较动脉期 CT 值仍有上升，呈延迟强化。病灶内可见线条状和斑片状强化显著区，部分区域可见增强血管影。王卓群等[41]报道 MRI 双期增强可见分隔或条状强化，该征象对肾上腺淋巴瘤的诊断很有提示性，在其他肾上腺病变中很少见到。

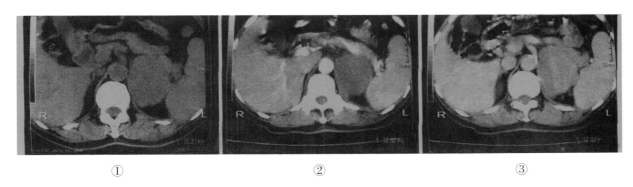

① ② ③

图 57-16　原发性左肾上腺淋巴瘤。①平扫左肾上腺巨大软组织肿块，密度均匀，边界清晰；②增强后动脉期肿块轻度强化；③实质期肿块强化更加明显，未见明显坏死、囊变征象[38]

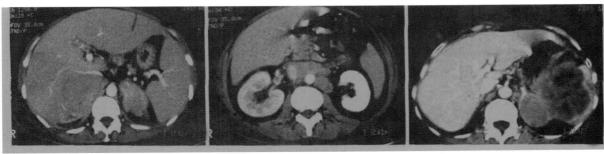

图 57-17　双侧肾上腺淋巴瘤伴肝脏浸润，双侧肾上腺肿块均匀强化，肝右叶实质内见大片密度减低区[38]

图 57-18　右侧肾上腺淋巴瘤侵及右肾，增强扫描示右肾实质强化程度明显低于左侧正常肾脏，但正常皮髓质结构存在，无明显肿块形成[38]

图 57-19　左侧肾上腺淋巴瘤伴脾脏浸润，增强扫描示左侧肾上腺肿块均匀强化，脾脏内见大片低密度不均匀强化[38]

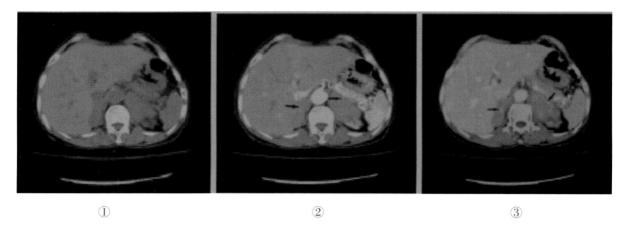

① ② ③

图 57-20　双侧肾上腺淋巴瘤（①②③为同一患者）。①平扫图像，显示双侧肾上腺区肿块，密度均匀，低于肝脏，右侧病灶呈长条块形，左侧病灶呈三角形；胰体尾部受压前移，肝脏体积增大；②同一病例动脉期图像，双侧肾上腺区肿瘤呈轻度强化，仍低于肝脏密度，病灶内可见少量线条状强化更著影（黑箭头），病灶与左肾上极分界欠清晰；③同一病例静脉期图像，双侧肾上腺区肿瘤仍呈轻度强化，病灶内见线条状及斑片状强化，强化区域较动脉期扩大并明显（黑箭头）[38]

3　MRI 检查

MRI 检查肿块 T1 加权像呈低到中等信号，增强效应减弱，尤其在强化早期，T2 加权像与肾皮质相比呈低信号或等信号，表现肿块缺少血液供应特性。

第 4 节　临床表现

原发性肾淋巴瘤多见于成年人，部位以单侧为主，左侧略多，B 细胞性多见，多为弥漫性大 B 细胞型。腰痛是最常见的症状，可伴腹部包块、血尿等，全身症状有发热、疲乏、体重下降等。体格检查无浅表淋巴结肿大及肝脏、脾脏肿大等表现。

PRL 虽无典型临床症状，且与肾癌相似，但亦有其他临床表现的报道，如贫血、血小板减少[42]、急性肾功能衰竭[43]、高血压及急性肾上腺皮质激素不足等症状；除因肾脏占位引起的腰部疼痛不适、腹部肿块外，亦可伴有全身症状，如发热、体重下降、贫血等[44]，但很少出现少尿、血尿、排尿障碍等泌尿系症状，肾功能、电解质及尿常规检查也呈阴性结果[45]，可能与肿瘤对肾脏损害较轻有关。故发现时肿瘤体积往往已经较大，或在其他检查中偶然被发现。郭鹏等[24]报道了 5 例肾脏原发性非霍奇金淋巴瘤，男 2 例、女 3 例，年龄 35~73 岁，

平均 53 岁。所有患者均无发热及血尿等临床表现，有 3 例患者短期内体重明显下降（6.5~8kg），体检仅一例患者可触及腹部包块。

本病易并发肾功能衰竭[46]，其原因可能与大量瘤细胞浸润肾实质，肾小管受压，功能受损有关；或浸润肾间质的肿瘤细胞阻塞了肾小管间的毛细血管网，并未造成间质纤维化；另外亦可能与化疗后出现的溶瘤综合征有关。但由原发性肾淋巴瘤导致的肾功能衰竭，在系统化疗或放疗后，肾功能可迅速改善。郭鹏等[24]报道的 5 例患者，术前无一例出现肾功能衰竭，推测可能是因这几例肿瘤都是单发，仅累及一侧肾脏；但确实可观察到此 5 位患者的患侧肾肾功能受到极大影响，2 例患者患肾功能严重受损，3 例患侧肾脏接近无功能。

肾上腺淋巴瘤以男性多见，好发于中老年。临床多见发热、体重下降、腹痛、腹部肿块及肾上腺功能减退等，部分患者无临床症状。Hamid 等[47]认为，双侧肾上腺肿瘤伴肾上腺功能减退首先要怀疑原发性肾上腺淋巴瘤。

第 5 节　诊断与鉴别诊断

1　诊断

在临床上，对于本病的诊断需要依据临床肾脏的病理和骨髓的穿刺活检以及胸腹部的 CT

检查结果等相关的辅助检查，对于临床肾脏淋巴瘤的确诊而言，则需要依赖于组织学方面的相关检查[48-49]。

肾淋巴瘤以继发性肾淋巴瘤多见，它是全身系统性淋巴瘤的一部分，多伴有淋巴结肿大，肝、脾脏肿大或其他脏器多发转移灶等，一般不难诊断。然而，原发性肾淋巴瘤非常罕见，老年人多发，腰痛是常见的症状，临床上极易误诊为肾癌。如郭鹏等[24]报道了 5 例肾脏原发性非霍奇金淋巴瘤，有 3 例患者以腰腹部胀痛为主述就诊，有 3 例患者在最近 3 个月内，体重明显减轻。术前亦仅 1 例 73 岁的患者有 20 多年的高血压病史。术前 CT 均提示肾脏实质区、肾门或肾盂处查见低密度或混合密度的软组织块影，与周围组织分界不清；增强扫描，仅两例患者出现强化；5 例患者术前 CT 均诊断为原发性肾癌。术前查尿中癌细胞无一例患者阳性。

关于原发性肾淋巴瘤的诊断，国内外学者提出了自己的观点，稍有差异，可互相补充。

2000 年，Stallone 等[11]提出的原发性肾淋巴瘤的诊断依据是：①肾脏淋巴瘤浸润；②弥漫性单侧或双侧肾脏肿大；③无肾外脏器受累。

2001 年，张丽华等[20]提出了肾脏原发性淋巴瘤的主要诊断依据：①肾脏内有弥漫成片、形态一致的淋巴瘤细胞浸润；②肿瘤主要位于肾脏内，肾包膜及周围脂肪组织也可见瘤细胞浸润；③患者全身浅表淋巴结和深部淋巴结不肿大；④无白血病性血象及骨髓抑制的表现。

2007 年，陈贵平等[31]通过文献复习并结合诊治体会，提出了 PRL 的诊断标准，即：①肾脏肿物及病理证实；②全身浅表淋巴结无肿大；③无白血病性血象及骨髓抑制表现；④除肾脏及腹膜后淋巴结肿大外，无其他内脏器官肿物或淋巴结肿大；⑤发现肾脏淋巴瘤至少 3 个月后未发现其他部位淋巴瘤。

另外，肾上腺原发性淋巴瘤的特点是肿瘤局限于肾上腺而无其他部位的淋巴瘤病灶，外周血或骨髓内无同型细胞的白血病表现[50]。

2　鉴别诊断

2.1　肾癌

原发性肾内肿块型淋巴瘤主要需与肾癌相鉴别。一般而言，肾细胞癌患者有不同程度的肉眼血尿；肿块内可出现钙化，容易出现坏死，病灶早期明显强化且不均匀，增强后癌灶与肾实质分界清；肾细胞癌常侵犯邻近血管，形成癌栓[51]。

原发性肾淋巴瘤患者一般无泌尿系症状，淋巴瘤病灶内一般无钙化，坏死少见，病灶强化轻微，一般为弥漫性持续性强化；增强后淋巴瘤与肾实质分界模糊；对邻近血管侵犯不明显，主要为包绕改变，血管保持通畅。

肾脏原发性淋巴瘤是指单独发生或首发于肾脏，非系统性发生的淋巴瘤累及肾脏十分少见，原发于肾脏的 DLBCL 则更为罕见。病理诊断的正确分型特别是免疫组化 CD20 是否表达，对临床治疗有十分明确的帮助，如果能进一步进行遗传学分型，不仅能区分不同类型肿瘤，还能准确区分不同预后组，为临床治疗和预后估计提供可靠参数。

肾内肿块型淋巴瘤表现为多发结节时，尚需要与白血病肾脏浸润、肾转移瘤鉴别，鉴别诊断主要依赖于临床病史及其他实验室检查。

2.2　肾盂癌

肾盂型淋巴瘤主要需与肾盂癌鉴别。肾盂型淋巴瘤的特点为可双侧起病，瘤体较大，涉及范围长，常沿输尿管壁向下蔓延，但所引起的泌尿系梗阻相对较轻，病灶密度均匀，增强多为轻中度强化。

肾盂癌瘤体较小时便常引起尿路梗阻、出血、感染等情况，双侧起病者更为罕见。

2.3　后腹膜及肾周恶性肿瘤

肾周肿物型肾淋巴瘤主要需与后腹膜及肾周恶性肿瘤鉴别。肾周肿物型肾淋巴瘤，其肿块往往是包绕肾脏，但肾脏形态、强化密度一般保持正常；平扫时淋巴瘤肿块密度均匀，轻度均匀性强化，包绕周围血管时血管尚保持通畅。

后腹膜及肾周恶性肿瘤为肾外占位性病变，病灶体积较大，密度不均，强化不均匀，肿瘤推移、挤压或直接侵犯肾脏，造成肾脏形态、密度发生改变。血管受推挤或侵犯，可见癌栓或血栓形成。有时肾周肿物型淋巴瘤还需要与外伤后肾周血肿鉴别，但后者有明确的外伤史，肾包膜下类似肿物的包绕灶密度较高，增强扫描无强化。

2.4 系统性 DLBCL

系统性 DLBCL 在西方国家约占非霍奇金淋巴瘤发病率 30%~40%，在发展中国家还要高；以老年人为主，中位年龄段为 60~70 岁，偶见于儿童，男性多于女性[52]。

原发结外高达 40%，常见部位是胃肠道，其他如皮肤、中枢神经、骨、睾丸等。临床症状不明显，大多数患者确诊已是临床Ⅲ~Ⅳ期，5 年生存率为 47%。临床可借助于肿瘤原发部位，较易确诊。

2.5 肾炎性假瘤

原发性肾淋巴瘤与肾炎性假瘤较难鉴别。肾炎性假瘤的主要临床表现亦为腰痛、发热，肾区叩击痛等，二者生长方式相似，均以淋巴细胞浸润为特点（淋巴组织增生型炎性假瘤），肿块由少血管的淋巴细胞团组成，超声呈低回声且缺乏血液供应表现；CT 呈低密度弱增强或不增强；术中快速冰冻病理显示肿块边缘部均可见大量淋巴细胞及残存肾单位结构[53]。其鉴别主要依靠组织病理学及免疫组化。

2.6 炎性疾病

弥漫浸润型肾淋巴瘤需要与炎性疾病，如急性肾盂肾炎和黄色肉芽肿性肾盂肾炎等鉴别。前者临床症状和体征不明显，实验室化验检查结果呈阴性，肾脏形态保持正常，轻度强化，肾周脂肪无受侵；后者临床上有泌尿系感染症状，实验室检查有相应的炎性改变，病变边界模糊，增强明显，肾周筋膜增厚。

第 6 节　治疗

目前临床上尚无原发性肾淋巴瘤的标准治疗方案，但多数专家认为对于泌尿生殖系统原发性淋巴瘤均应及早手术治疗，术后辅以放、化疗。

对单侧孤立性病变应首选根治性切除，术后加化疗；对单侧肾脏弥漫浸润性淋巴瘤确诊后往往难以行根治性切除或无法切除，单纯化疗又不能达到完全缓解，可先化疗 2~3 个疗程再手术切除，术后辅以化疗；对原发灶切除不彻底者，术中应放置银夹术后予以局部放疗，以减少微小病灶的增殖机会，提高长期生存率。

王俊生等[28]分析 4 例早期原发性肾淋巴瘤患者临床及组织病理学资料，年龄 48~64 岁；均为原发性左侧肾淋巴瘤，病程 1 周至 3 个月。4 例均行手术治疗，其中 2 例开放手术，2 例行腹腔镜手术；肾部分切除术 2 例，根治性肾切除术 2 例。3 例术后行 CHOP 化疗及干扰素序贯治疗或放疗。随访 1 年，3 例存活，1 例失访，1 例术后 18 个月死亡。Cupisti 等[54]报道 1 例双侧肾脏原发性恶性淋巴瘤经手术和化疗后，随访 76 个月未见肿瘤复发。

对于已经获得明确的病理诊断的 PRL 的首选疗法是化疗，双侧 PRL 更应首选化疗，即使早期病变出现肾功能不全，亦可通过化疗取得良好疗效[43]。文献报道，对于未至肾衰晚期的双侧肾弥漫性淋巴瘤患者高剂量的联合化疗能提供治愈的机会。为了减轻肾脏损害和防止淋巴瘤远处浸润，化疗尽可能越早越好。目前治疗非霍奇金淋巴瘤的标准化疗方案是 CHOP 方案，该方案缓解率高，且毒性较低。

其他治疗选择有放疗、抗 CD20 单克隆抗体、干扰素等序贯或联合治疗。

第 7 节　预后

因多数原发性肾淋巴瘤为单发病例报道，故其预后统计尚不准确。PRL 患者中位生存期西班牙和美国报道分别为 16 个月和 8 个月，1 年内有 75%病例死亡[13]。有报道[55]，原发性肾淋巴瘤预后很差，尤其是并发急性肾功能衰竭的患者预后更差，平均存活率不超过 1 年。但治疗与预后密切相关，早期发现和系统治疗可望改善预后，而治疗方案的选择对预后有着直接的影响。

根据 Stallone 等提出的原发性肾淋巴瘤的诊断标准，Arranz Arija 等[12]报道的病例中有 19 例可确诊 PRL，其中确诊后有 10 例（52.6%）存活时间少于 1 年，17 例（89.5%）少于 2 年，最长生存时间为 36 个月，平均存活时间为 11.5 个月。

影响 PRL 预后的因素很多，对于年龄>60 岁、一般情况欠佳、LDH 明显增高、临床分期Ⅲ或Ⅳ期、有 1 个以上结外器官受累的患者，预后多较差。只有早期诊断、积极综合治疗方能改善其预后。

（张淑群）

参考文献

[1] O'Riordan E, Reeve R, Houghton JB, et al. Primary bilateral T-cell renal lymphoma presenting with sudden loss of renal function. Nephrol Dial Transplant, 2001, 16:1487-1489.

[2] Karadeniz C, Oguz A, Ataoglu O, et al. Primary renal lymphoma and xanthogranulomatous pyelonephritis in childhood. J Nephrol, 2002, 15:597-600.

[3] Dimopoulos MA. Primary renal lymphoma: a clinical and radiological study. J Urol, 1996, 155 (6): 1865-1867.

[4] Stallone G, Infante B, Manno C, et al. Primary renal lymphoma does exist: case report and review of the literature. J Nephrol, 2000, 13 (5): 367-372.

[5] 艾斌, 石远凯, 何小慧, 等.原发肾淋巴瘤五例报道并文献复习.肿瘤防治杂志, 2005, 12 (18): 1421-1422.

[6] Cheung A N, Chan A C, Chung L P, et al. Post-transplantation lymphoroliferative disorder of donororigin in a sex-mismatched renal allograft as proven by chromosome in situ hybridization.Mod Patho, 1998, 11: 99-102.

[7] Ferry JA, Harris NL, Papanicoloau N, et al. Lymphoma of the kidney: A report of 11 cases. Am J Surg Pathol, 1995, 19 (2):134-144.

[8] Schocket LS, Syed NA, Fine SL. Primary adrenal lymphoma with choroidal metastases.Am J Ophthalmol, 2002, 134 (5):775-776.

[9] McClure KL, Leach CT, Jenson HB, et al. Molecular and viro-logic characteristics of lymphoid malignancies in children with AIDS. J Acquir Immune Defic Syndr, 2000, 23: 152-159.

[10] Jindal B, Sharma SC, Das A, et al. Indolent behaviour of low grade B-cell lymphoma of mucosa-associated lymphoid tissue arising in the kidney. Urol Int, 2001, 67 (4):91-93.

[11] Stallone G, InfanteB, M anno C, et al. Primary renal lymphoma does exist:case report and review of literature.J Nephrol, 2000, 13 (6):367-372.

[12] Arranz-Aija JA. Carrion JR, Carcia FR, et al Primary renal lymphoma: report of 3 cases and review of the literature. Am J Nephrol, 1994, 14 (7): 148-153.

[13] Jindal B, Sharma SC, Das A, et al. indolent behaviour of low grade B-cell lymphoma of mucos-assocuated lymphid tissue arising in the kidney. Urol Int, 2001, 67 (1); 91-93.

[14] Meletios A, Moulopoulos-Lia A, Costantinides C, et al. Primary renal lymphoma: a clinical and radiological study. J Urol, 1996, 155: 1865-1867.

[15] Salem YH, Miller HC. Lymphoma of the genitourinary tract. J Urol, 1994, 151: 1162-1170.

[16] Paganelli E, Arisi L, Ferrari ME, et al. Primary non-Hodgkin lymphoma of the kidney. Hematology, 1989, 74: 301-304.

[17] Tefekli A, Baykal M, Binbay M, et al. Lymphoma of the kidney:Primary or initial manifestation of rapidly progressive systemic disease. Int Urol Nephrol, 2006, 38: 775-778.

[18] Salem Y, Pagliarulo LC, Manyak MJ. Primary small noncleaved cell lymphoma of the kidney. Urology, 1993, 42: 331-335.

[19] Okuno SH, Hoyer JD, Ristow K, et al. Primary renal non-hodgkin's lymphoma. Cancer, 1995, 75: 2258-2261.

[20] 张丽华, 吕翔, 周强, 等.肾脏原发性淋巴瘤临床病理分析.临床与实验病理学杂志, 2001, 17 (6): 463-465.

[21] Kambham N, Markowitz GS, Tanji N, et al. Idiopathic hypocomplementemic interstitial nephritis with extensive tubulointerstitial deposition. Am J Kidney, 2001, 37 (7):388-399.

[22] Truong ID, Caraway N, Ngo T, et al. Renal lymphoma: the diagnostic and therapeutic roles of fine-needle aspiration. Am J Clin Pathol, 2001, 115 (9):18-31.

[23] 寿建忠, 马建辉, 肖振东, 等.肾上腺淋巴瘤的临床和病理特点分析.中华泌尿外科杂志, 2007, 28 (4):221-223.

[24] 郭鹏, 王佳, 王瑜, 等.肾脏原发性非霍奇金淋巴瘤诊治分析（附五例报告）.华西医学, 2010, 25 (1):103-104.

[25] 郦秀芳, 胡孟钧, 魏建丽, 等.原发性肾上腺非霍奇金淋巴瘤 3 例并文献复习.临床与实验病理学杂志, 2005, 20 (3):318-320.

[26] 邢益祥, 程荣璇, 戴月红, 等.肾脏原发性弥漫性大 B 细胞淋巴瘤 1 例.临床与实验病理学杂志, 2008, 24 (3):357, 361.

[27] 李先承, 宋希双, 姜涛, 等.原发肾脏淋巴瘤盆腔

转移 1 例报告.大连医科大学学报，2010，32
（1）:112，114.

[28] 王俊生，林云华，商建峰，等.早期原发性肾淋巴
瘤临床病理分析.中华实用诊断与治疗杂志，
2011，25（3）:262-264.

[29] 邱国超，饶智国.肾黏膜相关淋巴组织淋巴瘤大 B
细胞转化 1 例报告.华南国防医学杂志，2011，25
（3）：272.

[30] 徐晓彤，姜卫剑.肾单发肿块型非霍奇金恶性淋巴
瘤一例.中华放射学杂志，2010，22（1）:70-72.

[31] 陈贵平，鞠海星，李德川.原发性肾脏恶性淋巴瘤
（附 3 例报告）.现代泌尿外科杂志，2007，12
（6）:355-357.

[32] Pickhardt P J, Lonergan G J, Davi s C J, et al . In
filtrative renal lesions radiologic pathologic correla-
tion . Radio Graphics, 2000, 20（1）: 215-217.

[33] Tornroth T, Heiro M, Marcussen N, et al. Lym-
phomas diagnosed by percutaneous kidney biopsy.
Am J Kidney Dis, 2003, 42（5）:960-971.

[34] 任小波，杨之江，陆菁菁.肾淋巴瘤的 CT 诊断.临
床放射学杂志，2001，20（10）：771.

[35] 郭燕，许达生.肾肿瘤临床 CT 诊断.西安：世界
图书出版社，2004：119-123.

[36] 葛湛，潘恒，谢长浓，等.CT 在肾淋巴瘤诊断中
的应用价值.中国临床医学影像杂志，2011，22
（3）：207-209.

[37] 林勇.肾脏淋巴瘤 CT 检查的影像学特点分析.中国
医药指南，2011，9（18）:32-33.

[38] 柳海华，杨文军.肾上腺淋巴瘤的 CT 诊断.医学影
像学杂志，2007，17（4）：418-419.

[39] 韦伟，金中高，田萍，等.肾上腺淋巴瘤的 CT 诊
断.现代实用医学，2011，23（2）:213-214，219.

[40] 丛振杰，丁建国.原发性肾上腺恶性淋巴瘤二例.中
华放射学杂志，2003，37（8）:767-768.

[41] 王卓群，周建军，丁建国.肾上腺淋巴瘤:双期增强
诊断价值.临床放射学杂志，2009，28（1）:132-
134.

[42] Tadokoro J, Gunji H, Handa T, et al. Primary re-
nal non-Hodgkin's lymphoma presenting as immune
thrombocytopenia. Rinsho Ketsueki, 2001, 42
（2）:41-46.

[43] Choi JH, Choi GB, Shim KN, et al. Bilateral pri-
mary renal non-Hodgkin's lymphoma presenting with
acute renal failure:successful treatment with systemic
chemotherapy.Acta Haematol, 1997, 97（7）:231-
235.

[44] 吕文成，王文营，杜林栋.泌尿生殖系统非霍奇金
淋巴瘤（附 8 例报告）.临床泌尿外科杂志，
2007，22（5）：340-342.

[45] 丁晖，张华，戴洪修.双肾非霍奇金淋巴瘤的螺旋
CT 诊断.中国辐射卫生，2007，16（4）：490-491.

[46] Sienawska M, Bialasik D, Jedrzejowski A, et al.
Bilateral primary renal Burkitt lymphoma in a child
presenting with acuterenal failure. Nephrol Dial
Transplant, 1997, 12: 1490-1492.

[47] Hamid Zargar A, Ahmad Laway B, Alam Bhat K,
et al. Adrenal insufficiency due to primay bilateral
adrenal non-Hodgkim's lymphoma. Exp Clin En-
docrinal Diabetes, 2004, 112（8）:462-466.

[48] 李传旺，郭建榕，马小敏.小肠原发性恶性淋巴瘤
的 CT 诊断.中国中西医结合影像学杂志，
2010，14（4）:268-269.

[49] 任小波，杨之江，陆菁菁.肾淋巴瘤的 CT 诊断.临
床放射学杂志，2010，15（3）:236-237.

[50] 申吉泓，石明，张建华，等.肾上腺原发性非霍奇
金淋巴瘤 3 例.中国肿瘤临床，2004，31（6）：
329-333.

[51] 许传亮，刘毅，高旭，等.肾脏原发恶性性淋巴
瘤.中华泌尿外科杂志，2003，24（4）:242-244.

[52] 周辉霞，张旭，李爽，等.儿童肾脏原发性淋巴瘤
1 例.中华小儿外科杂志，2007，28（6）：304.

[53] 晋薇，于国，任刚.肾炎性假瘤 8 例临床病理分
析.诊断病理学杂志，2008，15（2）：100-102.

[54] Cupisti A, Riccioni R, Carulli G, et al. Bilateral
primary renal lymphoma treated by surgery and
chemotherapy. Nephrol Dial Transplant, 2004, 19
（11）:1629-1633.

[55] Pervez H, Shaikh H, Potti A, et al. Uncommon
presentations of non-Hodgkin's lymphoma: case 3.
Primary renal lymphoma. J Clin Oncol, 2003, 21:
567-569.

第 **58** 章

原发性骨淋巴瘤

第 1 节　概论

原发性骨淋巴瘤（primary bone lymphoma, PBL）是指病变仅限于骨骼系统，或周围软组织浸润，但无全身症状的淋巴瘤。

1928 年，Oberling 等首先对 PBL 进行了组织形态学描述，并初步提出了从组织形态学上 PBL 和尤文肉瘤的区别。

1932 年，Oberling 等为与 Ewing 肉瘤区别，将 PLB 命名为"原发性骨网状细胞肉瘤"。

1939 年，Parker 和 Jackson 研究了 17 例病例，将原称之为"原发性骨网状细胞肉瘤"重新命名为"原发性骨淋巴瘤"。

1982 年，Phillips 对原发于骨淋巴瘤定义为"在整个疾病进程中出现骨的病灶可伴或不伴有骨皮质或周围软组织浸润，但无其他部位淋巴瘤征象"[1]；1986 年，Ostowski 将上述表达修订为"在作出骨原发性恶性淋巴瘤诊断后 6 个月内未发现其他部位淋巴瘤"[2]。

近年来，随着淋巴瘤的研究进展，特别是免疫学和分子生物学的进展，对 PBL 有了更深入的认识，PBL 被确认是来源于骨髓淋巴细胞并在骨形成局限性病灶的淋巴结外的淋巴瘤。1993 年，WHO 骨肿瘤组织学分类为骨淋巴瘤[3]。

骨淋巴瘤可分为原发性和继发性两类，原发性为原发于骨骼组织的淋巴瘤，多局限于单骨，全身症状不明显，临床上较少见；继发性是指骨病灶为全身病变的一部分，由骨外淋巴组织的淋巴瘤经血行播散或邻近肿大淋巴结直接侵犯所致，临床上以此类较常见。骨原发性淋巴瘤绝大多数为非霍奇金淋巴瘤，霍奇金淋巴瘤罕见[4]。本章主要讨论原发性骨淋巴瘤。

第 2 节 流行病学

原发性骨淋巴瘤是一类较少见的恶性肿瘤。据国内统计，占恶性骨肿瘤的 4.4%；美国 1973~1975 年统计，原发性骨淋巴瘤仅占结外淋巴瘤的 4.8%[5]，占所有非霍奇金淋巴瘤的 1%[6]；国内的发病率更低，据中国医学科学院 1958~1990 年统计，占同期收治淋巴瘤的 0.5%[7]；但随着我国病理诊断水平的提高和免疫组化检查的开展，诊断骨原发淋巴瘤的病例有所增加，2003 年国内报道的骨原发淋巴瘤占同期收治恶性淋巴瘤的 4.3%[8]。

原发性骨淋巴瘤，可发生于任何年龄，多见于 50~70（30~60）岁，儿童极少见，发病年龄高峰 35~45 岁；男性发病率大于女性，男女之比为 2:1[9]。

骨原发性淋巴瘤常为单发，亦可多发；发生部位多见于扁平骨，如骶骨、锁骨、胸骨和胫骨为多，但亦有文献报道以骨盆、股骨、脊柱和下颌骨多见。

需提及的是，继发性骨淋巴瘤来源于骨外淋巴瘤的浸润、血行播散，以中轴骨多见。淋巴瘤累及骨髓在 NHL 中占 16%~75%，HL 中约占 2%~29%[10]，HL 发病部位均以中轴骨多见，尤以胸椎和上腰椎多见，次为肋骨、骨盆和胸骨等，且多为多骨浸润（约占 66%），而 NHL 单骨浸润相对较多见，且多见于中枢骨骼[11]。

近年来，国外感染人体免疫缺陷病毒及患艾滋病的患者增多，上述人群中淋巴瘤骨侵犯较为常见。

第 3 节 组织病理学与免疫组化

1 概论

原发性骨淋巴瘤较罕见，它是起源于骨髓的原发性肿瘤，骨病变不是全身性淋巴瘤的一部分，亦没有一个像全身性淋巴瘤那样的形态学及免疫学分类方法[12]。

原发性骨淋巴瘤早期的病理学定义为"原发性骨网状细胞肉瘤"，但随着对这类疾病的更多和更深一步的研究，最近修改的欧洲和美国的分类标准已将这种定义取消，认为大部分原发性骨淋巴瘤的病理表现为弥漫性大 B 细胞型淋巴瘤。

骨 NHL 按组织学分型，可分为 B 细胞源性、T 细胞源性和组织细胞性淋巴瘤，前二者还可分为不同的亚型。在大规模 Mayo 的临床研究中，75% 的原发性骨淋巴瘤是中度恶性（弥漫性混合或大细胞性淋巴瘤），其余均为低度或高度恶性肿瘤。在另一研究中，27 例病例中有 21 例为弥漫性大 B 细胞型淋巴瘤。

因此，原发性骨淋巴瘤的病理类型以 B 细胞型为主，并多为弥漫性大细胞型[13]，但由于 PLB 的发病率较低，各项统计资料的数量较少，有待进一步研究。

儿童 T 细胞来源的大细胞间变性骨原发淋巴瘤，是属于少见病中的罕见类型。

2 组织病理

PLB 的镜下形态与其他部位淋巴瘤有相似特征，免疫组化标记分别显示 B 细胞单克隆性、T 细胞单克隆性、组织细胞单克隆性，但以 B 细胞性淋巴瘤为多见，T 细胞和组织细胞性淋巴瘤少见。

瘤组织在髓腔内呈广泛溶骨性浸润生长，甚至穿透骨骺板，直接浸润关节软骨；瘤细胞亦可从内骨膜处侵蚀骨皮质并沿哈佛管浸润，呈筛孔状，病灶进而相互融合成斑片状。

瘤组织内血管丰富，易见局灶纤维化、透明变性及反应性骨质形成，呈硬化性改变。瘤细胞侵蚀骨皮质内侧，其外层骨膜又增生成骨，彼此达到平衡，呈膨胀性改变。

当瘤细胞穿破骨皮质侵及软组织，则形成软组织肿块及骨膜反应，易发生病理性骨折[14]。

同时，肿瘤细胞还可产生溶解性细胞素介质，控制广泛破骨活性，激活破骨性吸收，形成肿瘤通道，穿越骨皮质，形成巨大软组织肿块，尽管没有广泛骨皮质破坏[15]。

徐卫等[16]报道 10 例原发性骨非霍奇金淋巴瘤，10 例患者在病理活检前均未明确诊断，在取得骨病变标本做病理检查后诊断为骨原发性恶性淋巴瘤。大体标本，见瘤体呈灰白色鱼肉状，伴有灶性出血；光镜下见肿瘤由弥漫性排列的淋巴瘤细胞构成，以大淋巴细胞为主。瘤细胞在髓腔内呈浸润性生长，破坏骨组织。瘤细胞形态为大小不一的圆形或卵圆形淋巴瘤细胞，有小淋巴细胞、中心细胞、中心母细胞、免疫母细胞。但多数病例是以中心母细胞以后的大淋巴细胞居多，胞质略多，其内有残存的骨小梁，骨小梁大多无异常，周围有骨母细胞围绕，其中 3 例见瘤细胞浸润周围软组织现象。全部病例行免疫组化染色，LCA 均表达阳性，8 例 L26 表达阳性，CD3 仅有散在少数瘤细胞阳性；2 例表达 CD3 及 UCHLl 阳性；所有病例 CD99、CK、EMA 均为阴性。按 2001 年 WHO 淋巴瘤病理分类标准，B 细胞淋巴瘤 8 例（弥漫性大 B 细胞淋巴瘤 5 例、滤泡性淋巴瘤 2 例、淋巴母细胞性淋巴瘤 1 例），T 细胞淋巴瘤 2 例（均为外周 T 细胞淋巴瘤）。

杨祚璋等[17]观察了 11 例骨原发性淋巴瘤，大体标本见瘤体呈灰白色鱼肉状，同质性，伴有灶性出血（见图 58-1）。

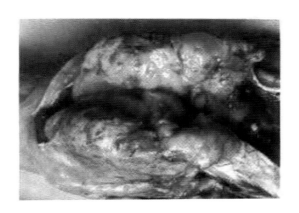

图 58-1　瘤体呈灰白色鱼肉状，同质性，伴有灶性出血[17]

3　免疫表型

本病的诊断依赖于病理检查。PBL 的镜下形态与其他部位淋巴瘤有相似特征，免疫组织化学检查有助于确诊 PBL 并明确其细胞来源，还有助于本病与骨原发或转移性的小细胞肿瘤相鉴别。PBL 免疫组化标记分别显示 B 细胞、T 细胞、组织细胞单克隆性，但以 B 细胞性淋巴瘤为多见，T 细胞和组织细胞性少见，病理多为弥漫性大 B 淋巴细胞型[18]。

有作者报道，在 12 例病例中，所有的肿瘤细胞的表型均为 CD45 和 CD20，8 例为单克隆免疫球蛋白（6 例 IgG，2 例 IgM；7 例 κ 和 1 例 λ）；另一项免疫表型的研究表明，弥漫性大无裂细胞性淋巴瘤细胞和成熟 B 细胞抗原的反应是阳性，即免疫表型为 CD19+、CD20+、CD22+、κ+或 λ+，CD5-、CD10-、CD1-、CD2-、CD3-、CD4-、CD7-、CD8-。

杨祚璋等[17]报道了 11 例骨原发性淋巴瘤，病理组织学均为弥漫性非霍奇金淋巴瘤，11 例均为 B 细胞性，其中弥漫性大 B 细胞淋巴瘤 8 例，淋巴浆细胞样淋巴瘤 2 例，小无裂细胞型 1 例。免疫表型，所有患者 CD5、CD19 均为阳性，9 例 CD20 和 C79a 阳性，2 例 CD23 阳性，NSE、CgA、CD99、CK 均为阴性。

第 4 节　常规检查

原发性骨淋巴瘤的实验室检查、影像学检查，包括 CT、MRI、核素扫描等，而其他检查一般无特殊变化，除非在疾病的晚期、肿瘤进一步扩散，或各种并发症造成血液系统、骨髓象、神经系统等的改变。

影像学上，本病须与非肿瘤性疾病，如骨髓炎、嗜酸性肉芽肿、肿瘤性疾病，如纤维肉瘤、恶性纤维组织细胞瘤、尤文肉瘤或骨肉瘤等相鉴别。

1　实验室检查

部分病例可有贫血、白细胞增多、血沉增快、碱性磷酸酶增高，但原发性骨淋巴瘤患者多正常，有些病例有轻度碱性磷酸酶增高。

骨髓象检查常无特异性，可见粒细胞、原

核细胞、网状细胞、浆细胞增多等，肝肾功能检查应常规进行，对判断淋巴瘤的全身播散有一定帮助。

2 影像学检查

由于 PBL 发病率低，实验室检查无阳性参考依据，症状、体征亦无特征性，故诊断较困难，易发生误诊。因此，采用临床、影像、病理三结合的方法诊断 PLB 显得尤为重要。

在影像学方面，X 线表现不具有明显的特征性[19]。X 线平片及 CT 上，PBL 多表现为溶骨性的低密度病变，很少有骨膜反应，较典型的破坏区表现为筛孔状、虫蚀状多灶性骨质破坏，可有轻度膨胀性改变。肿瘤往往起源于椎体或管状长轴蔓延，发展迅速则横向生长，突破外层骨皮质，形成骨外软组织肿块。随着病灶由内向外发展扩大，斑点、片状骨质破坏更趋明显，多灶融合为大片状溶骨性骨质破坏，严重的可导致病理性骨折。

近年来，CT 及 MRI 广泛用于淋巴瘤的诊断，尤其是 MRI，对于原发性骨淋巴瘤的诊断敏感性较高，能发现其他检查阴性的原发性骨淋巴瘤，不仅可更好地显示淋巴结的病变，对于骨淋巴瘤，CT 及 MRI 除可判断肿瘤的部位及骨破坏程度外，尚可清晰地显示周围软组织肿块的情况，亦可见到瘤内结节形成，对于有条件的病例，应考虑行腹部、胸部的 CT 及 MRI 检查，这对于淋巴瘤的诊断及分期有较大意义。

MRI 检查，可发现 T1 加强图像低信号，T2 加强图像高信号，MRI 不仅可发现其他检查手段未发现的病变，还可显示其范围，尤其是同时侵及骨和软组织时，其优势更明显[20]。

近年文献报道，PET 检查有很高的敏感性和特异性，在区别肿瘤残存和纤维化方面更显优势。

有学者认为，病理性骨折、新发的薄片状或间断性骨膜反应、骨皮质穿破、软组织肿块和软组织肿胀等征象提示肿瘤具有侵袭性，且此类征象出现越多，患者预后越差；但是以下征象与预后无关：浸润性或虫蚀状表现、阳光放射状骨膜反应等征象与预后无关[21]。

需注意的是，骨的原发性淋巴瘤于解剖上

的病变范围通常比影像上所见到的病变范围要大得多，与尤文肉瘤相似，在这一意义上，骨扫描和 MRI 更精确。由于骨的原发性淋巴瘤的病程进展缓慢且缺乏症状，一些病例的病变在诊断时就已存在较长时间，其影像上的病变范围也可很大。有时，肿瘤于影像上可侵犯整个骨的一半，甚至整个骨干。

PBL 好发于长骨，多为单骨侵犯，表现为浸润性、溶骨性骨质破坏，破坏范围相对较小而软组织肿块大，常包绕病灶，骨膜反应轻微；T2WI 病变大部分信号不高，增强扫描多呈明显强化，是其相对特征性的影像学特点，具有一定的诊断和鉴别诊断意义。

2.1 X 线检查

骨淋巴瘤 X 光片检查并无特征性表现，单纯 X 光片亦很难与其他类型的恶性骨肿瘤相区别，长骨淋巴瘤位于干骺端，亦可见于骨干。文献报道[22]，淋巴瘤骨侵犯能被 X 线查出者占 10%，尸检发现者约占 30%。

2.1.1 常见表现

（1）骨质破坏：骨质破坏范围广泛，骨皮质破坏较轻或完整，而有巨大软组织肿块，并包绕病骨周围生长，具有穿透性，此乃骨 NHL 的影像学特点，可能是肿瘤细胞产生可控制广泛的破骨活性的溶解性细胞素介质，穿越哈佛管生长所致[23]。

以浸润性骨质破坏为主，主要表现为斑点状和边缘模糊的虫蚀状的骨质溶解现象，较典型的破坏区表现为筛孔状、虫蚀状，呈多灶性。

肿瘤往往起源于椎体或管状骨骨干干骺端髓腔内，多灶偏侧性生长，沿骨干长轴蔓延。由于病灶为多个小骨破坏灶逐渐融合，病灶内骨质破坏并不一致进行，而是往往有少许泥沙状残存骨或反应性骨质增生、硬化，使骨质破坏呈典型的"融冰状"[24]。

椎体淋巴瘤以骨破坏为主，但间隙尚存在，严重者附件可受累，有时多个椎体同时受累，椎旁软组织多有梭形肿块，类似椎旁冷脓肿。

皮质骨一般是中断的，但有时亦可保持相对完整。在进展期，肿瘤可扩散至软组织中，形成的肿块透 X 线，边界模糊，可有一些反应性骨化条纹。外骨膜无或很少有反应性成骨，如患者为青少年，并且肿瘤位于骨干，外骨膜的成骨可能活跃些，但很少能产生葱皮样的影像。

（2）骨质硬化：大部分骨质硬化伴随骨质破坏出现，可在浸润性骨质破坏区内出现斑点状骨质硬化，或在骨质溶解区周边出现硬化带。大片状或普遍性硬化较少见，且多发生于椎体，可呈典型的"象牙椎"改变。

（3）软组织肿块：绝大多数病例出现较明显的软组织肿块，软组织肿块密度较肌肉为低，CT 值约 30~50Hu，形态不规则，边界不清，内部密度多均匀，无坏死囊变区及成骨。CT 增强扫描见轻中度强化。四肢长骨淋巴瘤常伴有明显的软组织肿块影。

研究表明 [25]，PBL 肿瘤细胞通过产生细胞因子（IL-21、IL-26 和 TNF），引起破骨活动增加，可在骨皮质内形成细小的"肿瘤通道"，骨髓腔内淋巴瘤通过皮质内的细小通道在病骨周围形成较大软组织肿块，而骨皮质可以不出现广泛性破坏。

（4）骨膜反应：多见于长骨，椎体亦可发生，骨膜反应呈层状或条纹状，可单侧或对称出现，可完整或不完整，有些病例表现为破坏性骨膜反应，甚至出现"Codman"三角，类似尤文肉瘤表现。

（5）病理性骨折：病理性骨折在淋巴瘤较常见，无论是四肢骨还是椎体，有时系病人就诊的主要原因。当病变溶骨性破坏明显时，骨皮质变得菲薄，较易发生病理性骨折。发生于椎体者，呈病理性压缩改变。

2.1.2　分型

根据 X 线片特点，原发性骨淋巴瘤的 X 线所见可分为溶骨型、硬化型及混合型 3 种，其中溶骨型最常见，文献报道占 46%~77%；其次为混合型，占 16%~40%，而单纯硬化型则较少见，在 4.3%~15% 之间。庄一平等 [26]、戚警吾等 [27] 根据肿瘤骨破坏的 X 线形态，将其分为浸润型、溶骨型、硬化型、混合型及囊状膨胀型 5 种类型。

溶骨型的表现，为大片溶骨性骨质破坏，边缘清晰，发生于椎体的溶骨性破坏常波及椎弓根等附件；浸润型表现为一定范围内弥漫小片状、虫蚀状骨质破坏，边缘不清，周围有轻度硬化反应；硬化型相对少见，表现为受累骨大片状密度不均匀增高、硬化，大部分硬化型见于椎体；混合型表现为小片状骨质破坏区及周边明显的硬化带，破坏区及硬化改变可交替出现，形成多灶多形性的表现；囊状膨胀型表现为囊状、明显膨胀的骨质破坏，骨皮质菲薄。

2.2　MRI 表现

一般而言，软组织肿块多较大，常超越病骨范围，并包绕病骨周围生长，内无瘤骨和钙化。发生在脊柱者，软组织肿块呈梭形，且大于骨侵犯的范围，亦可向椎管内侵犯，多位于硬膜外，并有包绕硬膜囊呈纵形生长的趋势。

MRI 对 PBL 在骨髓病变方面的显示优于CT。肿瘤在 T1WI 上表现为低信号，在 T2WI 上表现为高信号；若出现骨膜反应时，在 T1WI 和 T2WI 上均表现为环绕皮质外的低信号区；病灶呈不同程度的髓腔浸润，表现为髓腔内不同形态的多发斑块状异常信号。

由于淋巴瘤瘤体的细胞或间质少，水分含量相对较少，因此 T2WI 多数信号不高，多数呈等信号，偶呈高信号 [28]。

有文献报道，典型的 PBL 的 MRI 表现是，在 SE 序列中，T1WI 和 T2WI 中均表现为低信号，并认为这和其他的小圆细胞性肿瘤的 T12WI 高信号不同，其原因是淋巴瘤组织中有大量的纤维组织。Lawrence 等 [29] 通过 27 例 PBL 的 MRI 与病理学对照研究后发现，PLB 在 T2WI 的信号改变可为高、中低信号及不均匀信号，且以不均匀信号为主，占 63%；同时发现病灶的信号和病变内的纤维化无关。严格来讲，PLB 髓腔 MRI 信号缺乏典型特征，但 T2WI 信号不高，可间接提示 PBL 的诊断。

软组织肿块在 MRI 上显示清晰，PBL 病灶周围常有相对较大的软组织肿块形成，包绕病骨周围生长，肿块往往大于骨侵犯的范围，骨皮质破坏的范围相对小而软组织肿块相对较大，甚至部分骨质破坏不明显，软组织肿块亦可较大。

发生于脊柱的 PBL 可引起椎旁软组织肿块，肿块多纵径大于横径而呈梭形且范围较广，椎管内侵犯多位于髓外硬膜外，且有包绕脊髓呈纵形生长的趋势，但邻近椎间盘形态及信号一般显示正常 [30]。软组织肿块增强扫描呈轻中度均匀强化，可能与淋巴瘤血供不丰富，瘤灶主要由大量均匀的瘤细胞组成，供对比分布的细胞外间隙较少有关[31]。彭加友等[32]认为，MRI 能清晰显示骨质病变和软组织肿块各自的范围，敏感性高，但特异性较差。

一般而言，MRI 有利于显示病变的部位、范围、大小、界面，能较清楚观察骨质破坏程度以及软组织肿块范围等情况，可发现早期的骨髓改变，但显示病灶区骨骼改变、骨皮质侵蚀、病灶内部有无钙化、骨化及骨膜反应等情况，不如 X 线及 CT。陈穗惠[31]等报道，对于淋巴瘤浸润性破坏所致的早期骨质改变，MRI 优于 CT 及 X 线平片，有时 MRI 显示椎体信号完全由异常信号取代，X 线平片和 CT 却仍显示正常；但对于局灶性骨质破坏，CT 显示病灶范围优于 MRI，CT 有助于检测骨皮质侵蚀，证实死骨片的存在并可引导穿刺活检。

游斌等[33]对经病理检查证实的 3 例原发性骨淋巴瘤临床资料进行了影像诊断分析，3 例病变分别位于肩胛骨、尺骨和股骨，均呈程度不同的溶骨性改变，股骨病变见骨膜增生反应，未见相邻关节受累；肩胛骨、股骨病变周围组织明显肿胀（见图 58-2）。CT 检查见明显软组织肿块，明显骨质破坏（见图 58-3）。MRI 示肿瘤在 T1WI 上表现为低信号，在 T2WI 上表现为高信号，周围组织水肿，骨膜反应显示清楚（见图 58-4）。

彭加友等[32]报告了作者医院 1998~2003 年经临床和病理确诊 20 例骨 NHL 病例，20 例中 13 例诊断为骨原发性 NHL（侵犯单骨 9 例、多骨 4 例），7 例为继发性（单骨 5 例，多骨 2 例）。共侵犯 29 个骨骼，其中骨盆 10 例次、脊

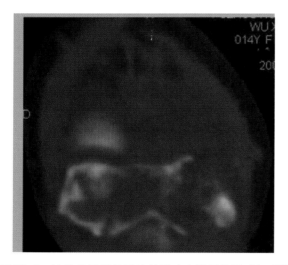

图 58-2　X 线片示尺骨呈溶骨性改变明显骨质破坏[33]

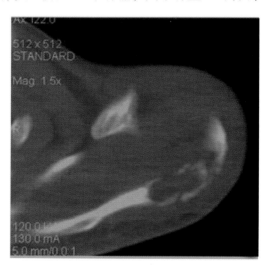

图 58-3　CT 扫描见明显软组织肿块[33]

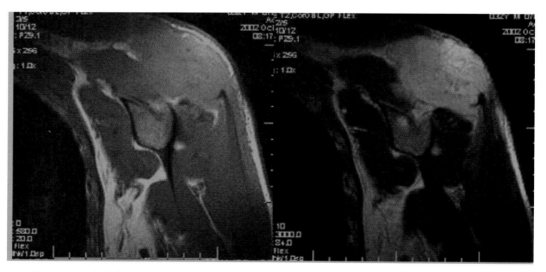

图 58-4　肿瘤在 T1WI 上表现为低信号，在 T2WI 上表现为高信号，周围组织水肿[33]

柱 6 例次、股骨 6 例次；溶骨型 6 例，表现为大片状溶骨性破坏，边缘清晰；浸润型 4 例，表现为一定范围内弥漫小片状溶骨性骨质破坏，边缘不清，周围有轻度硬化反应；硬化型 1 例（右髂骨及耻骨），表现为骨质密度增高，不均匀；混合型 7 例，表现为小片状溶骨性破坏，周围骨质硬化明显；囊状膨胀型 2 例，表现为囊状、明显膨胀性骨质破坏，皮质菲薄（见图 58-5）。

杨祚璋等 [17] 观察了 11 例骨原发性淋巴瘤

的临床特征，骨盆 3 例，胸椎和腰椎各 2 例，颅骨、左肱骨上端、左尺骨近端和左股骨转子部各 1 例。

李景雷等 [34] 在分析了 16 例经病理证实的原发性骨淋巴瘤的 MRI 和 PET 的表现特征后指出，在 MRI 表现上，原发性骨淋巴瘤骨质破坏小而软组织肿块大，T2WI 信号相对较低，具有一定特征性；PET 对原发性骨淋巴瘤无特异性，但对确定病变性质、鉴别原发与继发以及术后随访具有优势。

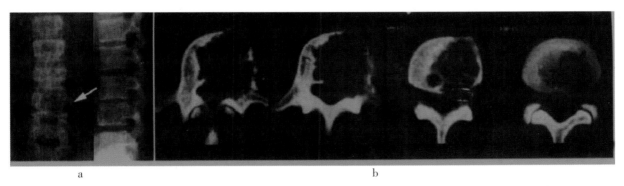

图 58-5 膨胀型 NHL。a：X 线示 L4 椎体明显偏心性膨胀性骨质破坏（箭头）；b：CT 示椎体膨胀明显，部分骨皮质破坏、中断，肿块突入椎管内，压迫硬膜囊，与其分界不清 [32]

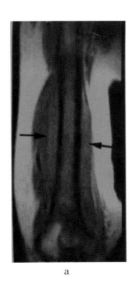
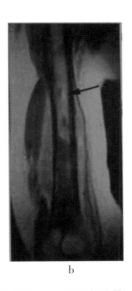

图 58-6 溶骨型 NHL。a：冠状位 MRI T1WI 示右肱骨中下段髓腔内弥漫斑片状低信号，部分骨皮质侵蚀，周围见环形软组织肿块，包绕骨干生长（箭头）；b：MRI 增强示髓腔内病灶呈不均匀斑片状强化，软组织肿块不均匀中度强化（箭头）[32]

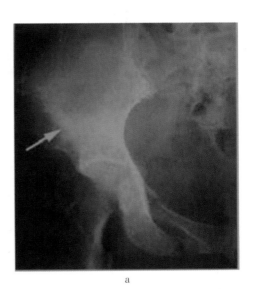

图 58-7-a 混合型 NHL X 线示右髂骨体及坐、耻骨骨质破坏，周围有骨硬化（箭头），巨大软组织肿块并耻骨病理性骨折块明显延伸至正常骨皮质之外 [32]

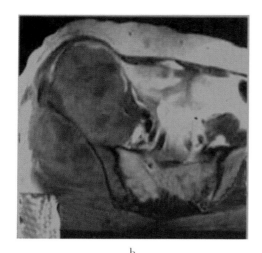

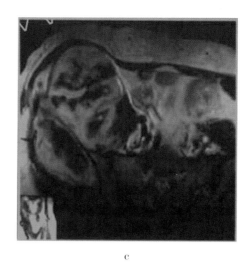

图 58-7-b　混合型 NHL 横断位 T1WI，髂骨体两侧巨大软组织肿块，呈低信号，内多个片状更低信号区，为液化坏死。骨皮质轻度受侵蚀[32]

图 58-7-c　混合型 NHL 增强示软组织肿块不均匀中度强化，液化坏死不强化[32]

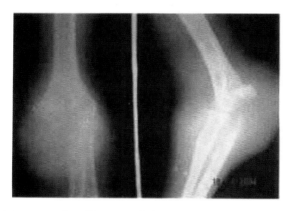

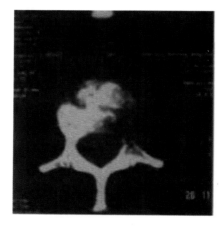

图 58-8　左尺骨近端病变者发生病理性骨折并伴有巨大软组织肿块[17]

图 58-9　脊柱 CT 扫描见椎体附件受累[17]

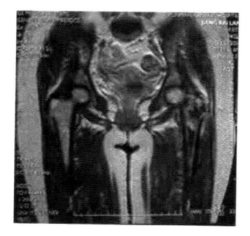

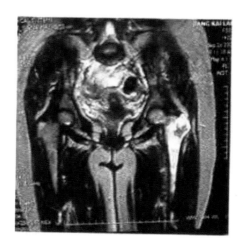

图 58-10　股骨转子 PBL，MRI：T1 加强图像低信号[17]

图 58-11　股骨转子 PBL，MRI：T2 加强图像高信号[17]

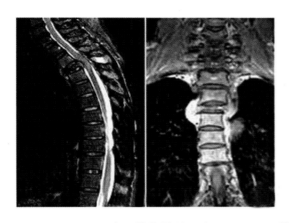

图 58-12　女，37 岁，椎体骨淋巴瘤。MRI：T3 椎体压缩性骨折并偏右侧软组织，邻近椎间盘无异常，脊髓明显受压，软组织肿块范围超过病变椎体，T2WI 呈稍高信号，增强明显均匀强化 [34]

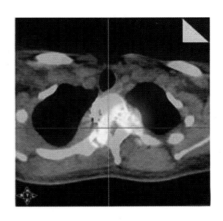

图 58-13　与图 58-12 为同一患者，术后 2 个月，T3 术区周围软组织肿胀，糖代谢增高，考虑术区局部复发 [34]

3　放射性核素扫描

骨淋巴瘤以多发病灶常见，而 X 线平片、CT、MRI 等检查常局限于某个部位，易漏诊其他部位病灶，相对而言，骨显像就具有较大的优势，可帮助我们更好地判断淋巴瘤病情和分期，故核素骨显像能为淋巴瘤的诊断提供有价值的参考。

20 世纪 70 年代开始，国外采用 ^{67} 镓（^{67}Ga）扫描成像诊断淋巴瘤，阳性率较高，该方法对骨淋巴瘤的诊断率亦较高，可作为对疗效判断的指标之一。近年来，多采用 ^{99m}Tc 亚甲基二膦酸盐（^{99m}Tc-MDP）进行骨显像。缺点是假阳性率较高，且不能准确判断其病理类型。

彭盛梅等 [35] 对经病理确诊的 23 例骨恶性淋巴瘤的 ^{99m}Tc 亚甲基二膦酸盐（^{99m}Tc-MDP）骨显像病例进行回顾性分析，23 例骨恶性淋巴瘤患者中，21 例为继发性骨淋巴瘤，原发性骨淋巴瘤仅 2 例。排除手术、外伤或其他原因所致的骨代谢异常，骨显像共发现 83 个病灶，病变部位分别为脊柱 32 处，占 38.55%，肋骨 26 处，占 31.33%，四肢骨 16 处，占 19.28%，骨盆 6 处，占 7.23%，颅骨 3 处，占 3.61%。在 83 个病灶中，放射性分布增高（异常浓聚区）75 处，占 90.36%（75/83），放射性减低（异常减低或缺损区）8 处，占 9.64%（8/83）。在放射性分布增高病灶（异常浓聚区）中，椎体处病灶，以偏心性或梭形团块状浓聚灶较常见；

肋骨处病灶，以条片状浓聚灶常见；四肢骨以沿长轴分布的近心端处条片状浓聚灶常见；骨盆及颅骨则以团块状不规则浓聚为主。8 处放射性减低病灶（异常减低或缺损区）中，主要分布在腰椎、骶髂和四肢骨中，以局限性核素稀疏、缺损为主，周边可见不规则浓聚。

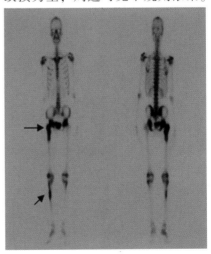

图 58-14　男，19 岁，原发性骨淋巴瘤，骨显像示右股骨、胫骨条片状异常核素浓聚影 [35]

4　骨活检

对 PBL 的活检，可通过细针穿刺和手术活检两种方法。因为人为的大量挤压破坏，造成细针穿刺较易失败。所以，目前多采用手术活检。

在手术活检前，医生应已怀疑 PBL 的诊断，以便明确活检的部位及数量，以避免盲目

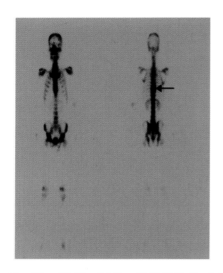

图 58-15　男，35 岁，NHL，骨显像示 T_8 右侧不规则异常核素浓聚影 [35]

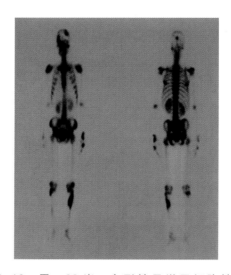

图 58-16　男，38 岁，多形性 T 淋巴细胞性淋巴瘤，骨显像示颅骨、左手、左右胫骨不规则异常核素浓聚影 [35]

手术活检，而造成手术的失败，须再次手术，加重患者的痛苦。

第 5 节　临床表现

原发性骨淋巴瘤的临床表现多种多样，一般仅表现为局部的病变，而无全身的症状。患者多述局部骨痛，皮肤肿胀，活动障碍，或触及肿块，肿块呈进行性增大 [36]，多数患者表现为病理性骨折。一般无全身症状，如发热、消瘦、盗汗等。

骨原发性淋巴瘤局部症状重而全身症状轻，多以局部肿痛就诊；继发性则局部及全身症状较重，多有全身其他部位淋巴结肿大。

PBL 的临床表现、病情的轻重、病程的发展在各病例差别较大，多与病变部位、病期和并发症有关。

发病早期，疼痛较轻，呈间歇性，因此有些患者自出现症状至就诊，时间可达 16 个月以上，一般为 4~8 个月。病程晚期，疼痛可发展为持续性，并有夜间疼痛现象。

四肢长骨淋巴瘤具有一般恶性肿瘤的特点，除局部疼痛外，局部可有肿胀及软组织包块，表面有静脉怒张，皮温高，压痛明显等。

1　发生部位

原发性骨淋巴瘤侵犯骨的部位较广泛，几乎全身各骨均可累及，但其中颌骨、颅骨、骨盆、脊柱、股骨等部位较常见，颌骨为最常见的发病部位；四肢长骨中，股骨最常见，亦是原发性骨淋巴瘤常见的发生部位。如冯乃实等[37] 报道，全身骨骼均可受累，以骨盆、股骨、脊柱和下颌骨多见。Dorfman 等报道，骨 NHL 25%~45% 累及骨骼，最常发生于骨盆及股骨，各占 20% 左右，其次是脊柱及肱骨，各占 10% 左右；长骨病变多发生于骨干和干骺端 [27]，发生在干骺端者易侵犯骨骺。徐文坚等 [38] 亦报道，骨原发性 NHL 以四肢骨多见，中轴骨少见，而继发性则以中轴骨多见。

PBL 病变多为单发病灶，亦可表现为多发病灶。一般认为骨原发性恶性淋巴瘤存在骨外侵犯，有人认为骨原发性淋巴瘤亦存在着骨内侵犯，但是否还存在肿瘤的多起源发病还待进一步的研究。

2　症状及体征

2.1　骨痛

PBL 临床首发症状多为局部疼痛伴软组织肿胀，疼痛多为骨痛，并有进行性加重趋势，多无全身症状。有时，疼痛可能是唯一的症状[39]。

约 2/3 的患者疼痛为首要症状，甚至为首诊症状，表现为钝痛、胀痛。大部分患者仅有骨骼系统的浸润而表现为单纯的骨痛，约 1/3

的患者有两处或两处以上的病变，1/3 的患者只有一处病变。部分患者既表现为骨痛，同时又有局部软组织的肿胀和疼痛；另有一小部分患者先有局部软组织的改变，然后才有骨骼的病变。

2.2 病理性骨折

由于该病早期症状轻微，起病较缓慢，有相当数量的患者直至发生病理性骨折时才就诊。

有文献报道，病理性骨折发生率可达 20% 以上。椎体淋巴瘤主要症状为局部疼痛，但较轻微，而骨破坏较为明显，因此病理性骨折更为常见，有些患者可造成截瘫。

2.3 全身症状

部分骨淋巴瘤患者可伴有发热、无力、体重减轻等全身症状。据统计，全身播散的骨淋巴瘤累及骨病变的病理中，20%~30% 的患者伴有全身症状，而在原发性骨淋巴瘤患者中，伴有全身症状的病例非常少。

第 6 节　诊断与鉴别诊断

1　诊断

1.1　诊断思路

因 PBL 发病率低，症状、体征无特征性，实验室检查无阳性参考依据，故诊断较困难，易发生误诊。因此，采用临床、影像、病理三结合的方法诊断 PBL 显得尤为重要。骨组织病理和免疫组化检查有助于确诊骨淋巴瘤和鉴别组织来源，骨原发淋巴瘤多数为非霍奇金淋巴瘤，且以 B 细胞来源多见[40]。

对于局部骨痛、周围软组织肿胀，或局部触及肿块，易发生病理性骨折的患者，可怀疑本病。骨骼扫描阳性，MRI 显示占位性病变，在进行骨骼活检前应考虑原发性骨淋巴瘤的可能性，以便采取足够的材料进行病理检查（手术活检有增大病理性骨折的可能性）。

陈静桂等[41]、丁晓毅等[42] 均认为，患者年龄 30 岁以上、缺乏全身症状、骨质破坏轻、骨膜反应少而软组织肿块大等特征性改变强烈提示骨原发淋巴瘤的可能。

但越来越多的文献、病例报道[43]，发现有多骨多发和单骨多发的骨原发性淋巴瘤。

1.2　诊断依据

关于骨原发性淋巴瘤的诊断依据，有许多意见。

1950 年，Cooley 等[44] 提出：①骨标本的病理形态改变应符合淋巴瘤；②原发病灶为单一骨骼；③如出现他处侵犯，仅局限为一个淋巴结受累，原发病灶的发生和发现远处转移灶之间的时间在 6 个月以后。

1990 年，Edeiken-Monroe 等[45] 提出：①肿瘤局限于单骨，临床和影像学检查未发现有其他系统病灶；②病理组织学上确诊骨病灶为淋巴瘤；③就诊时只有局部侵犯，或至少在原发灶出现 6 个月后才有远处骨骼和其他部位的侵犯。

1999 年，Jones 等[46] 提出如下意见，Hsieh 等[18]、刘玉林等[47] 亦同意此标准：

①肿瘤首发部位必须在骨骼；②临床和其他辅助检查如影像学，未发现骨骼外其他部位有淋巴瘤存在；③在骨内病灶被病理组织学确认为淋巴瘤后 6 个月，经临床和影像学严格检查，骨外仍未发现其他淋巴瘤病灶；④病理组织形态学和免疫组织化学证实为淋巴瘤。

国内一些作者多采用 Shili、Miller 等标准[48-49]：

①肿瘤的首发部位必须在骨骼，病理组织学检查为淋巴瘤；②原发灶为单一骨；③如出现转移，仅为一个部位的淋巴结；④发生骨破坏 6 个月后才有远处转移。

关于第②条，越来越多的文献、病例报道[43] 发现有多骨多发和单骨多发的骨原发性淋巴瘤。

符合上述条件者为原发性，否则为继发性。

2003 年，Lewis 等[50] 提出的标准是单骨性髓腔内发生的淋巴瘤，至少在疾病发生 6 个月内不伴有局部淋巴结或内脏受累。

综合以上文献，归纳如下 3 点，即可诊断原发性骨淋巴瘤。

（1）肿瘤的首发（甚至唯一的）部位或症状必须在骨骼，并经病理组织学检查（包括免疫组化）诊断为原发性骨淋巴瘤，即使到了中、晚期，肿瘤发生扩散时，一般其发展规律是依次由原发骨骼到邻近组织或附近淋巴结，再到肝、脾、骨髓，最后到外周血。

（2）临床及其他各种辅助检查未发现其他组织系统有原发淋巴瘤。

（3）发现骨破坏6个月后，才有其他部位恶性淋巴瘤的症状和体征。

若骨、淋巴结或/和软组织病灶并存，或发现骨病灶6个月内出现淋巴结和软组织病灶；若原发于淋巴结或/和软组织的淋巴瘤确诊后才出现骨病灶，临床上都应诊断为继发性骨淋巴瘤，为淋巴瘤的骨侵犯。

1.3 分期

有学者建议，采用 Ann Aber 的淋巴瘤分期法，根据该分期法，单一骨的淋巴瘤并未见到其他淋巴结病变为 I 期；同时合并横膈同一侧淋巴结病变为 II 期；同时伴有横膈两侧淋巴结病变为 III 期。

2 鉴别诊断

某些骨的原发性淋巴瘤的临床和影像表现可类似于某些非肿瘤性疾病，如骨髓炎、骨结核、嗜酸性肉芽肿，但在多数情况下，其影像表现是肿瘤性的改变，但具体到个例，可能与纤维肉瘤、恶性纤维组织细胞瘤、尤文肉瘤、骨髓瘤、转移瘤、白血病或骨肉瘤相混淆[51]；术中可见少数病例的肿瘤组织内有明显液化并被包裹，可能会误诊为骨髓炎。

确诊依靠病理诊断，但有时病理亦难以确定诊断。如果具有前述组织学特点的肿瘤组织取自淋巴结，可肯定诊断，最多可与霍奇金淋巴瘤相混淆；但当受检组织来源于骨骼时，则很难与尤文肉瘤鉴别。

在个别情况下，骨的原发性淋巴瘤需与未分化上皮性癌的骨转移、组织细胞增殖症 X 的骨病灶相鉴别，其原因是骨的原发性淋巴瘤病变的边缘炎症反应明显。

X 线对骨原发性淋巴瘤的检查有重要作用，CT 对本病的骨质破坏、硬化反应、骨膜反应、软组织侵犯等观察优于 X 线，MRI 对淋巴瘤侵犯所致的早期骨质改变及骨髓的早期侵犯优于 X 线和 CT。骨骼系统原发性肿瘤，如骨肉瘤、尤文肉瘤、骨样骨瘤等，一般均有其特征性 X 线表现，如葱皮样改变等。

2.1 尤文肉瘤

骨的原发性淋巴瘤是起源于骨髓中淋巴细胞的圆细胞肿瘤，其组织学特点、临床特点、病程及预后与尤文肉瘤明显不同，但两者的界限亦并不总是明显。

（1）骨的原发性淋巴瘤较尤文肉瘤的发病率低得多，与尤文肉瘤相比，骨的原发性淋巴瘤发生于成年人或老年人，绝大多数病例于 25~30 岁以后发病，很少于 20 岁以前发病，15 岁以前发病者罕见。

（2）骨的原发性淋巴瘤与尤文肉瘤相比，骨的原发性淋巴瘤更好发于躯干骨和颅面骨，约占全部病例的 50%，其余的 50% 可见于长骨，一般为股骨、胫骨和肱骨。骨的原发性淋巴瘤可侵犯两个或多个相邻或远隔的骨，这种情况并不罕见。如淋巴瘤位于脊柱硬膜外腔，无论是影像检查还是椎板切除术中所见，都很难或不可能证实其起源于骨。

（3）与尤文肉瘤相比，骨的原发性淋巴瘤最显著的特点是患者的一般状况良好，至少是在较长一段时间里保持良好，且无发热、贫血、体重下降、血沉增快及白细胞增多。尤文肉瘤患者往往有发热、白细胞增高等全身症状。

（4）X 线所见，骨的原发性淋巴瘤的影像表现与尤文肉瘤的影像表现无明显差别，没有典型的影像表现。尤文肉瘤，骨破坏呈筛孔样，骨膜反应明显，多呈葱皮样骨膜反应；PBL 与尤文肉瘤的不同点是其生长缓慢，通常于成年期发病，骨膜的反应性成骨少。

（5）肉眼所见：与尤文肉瘤相似，骨的原发性淋巴瘤向皮质骨外侵犯或在骨内蔓延，可在距原发病灶相当远的骨发现多发肿瘤结节和/或肿瘤的广泛浸润。

与尤文肉瘤一样，骨的原发性淋巴瘤的肿瘤组织内常有出血、坏死和液化区，在手术探查中可将液化区误认为骨髓炎。

有时区域淋巴结可肿大，质韧有弹性，偶尔融合成片，在切面上，淋巴结的髓质可部分或全部被白色肿胀的髓样肿瘤组织所代替。

（6）镜下所见：骨的原发性淋巴瘤细胞核

通常较尤文肉瘤的大，大小不等，多型性明显，形状可为圆形或卵圆形，亦可为梨形或具有切迹或分叶状；部分细胞可有较大的核或双核，但没有巨核细胞；染色质可为细颗粒状，亦可为较大的团块状。细胞核常有空洞，可有一个或多个核仁体积可很大，分裂相多见。在这些网状细胞中间常有淋巴母细胞和淋巴细胞。肿瘤组织内可见粗细不等的胶原带，将肿瘤组织分割成不规则的小叶。银染色经常但不总能显示一层厚的网状纤维组织，这些网状纤维组织包绕小的细胞群，甚至包绕单个的细胞。PAS染色阴性，未发现细胞内有糖原。免疫组化（未脱钙标本）可显示淋巴细胞标志物呈阳性。

在分化较好的骨的原发性淋巴瘤中，细胞体积较小，表现为淋巴细胞样，与尤文肉瘤相比，其细胞核较小，色较深，胞浆界限更清晰。

2.2 骨髓瘤

本病发病年龄较大，多发型常为钻孔样骨破坏，边缘清楚，硬化少见，多有广泛骨质疏松；而 NHL 破坏区边缘模糊，多有硬化。骨髓瘤单发型极少见，表现为囊状骨破坏，轻度膨胀，NHL 囊状膨胀型与之较难鉴别。

2.3 骨转移瘤

大多有原发肿瘤的病史，原发肿瘤多为乳腺癌、前列腺癌、肺癌等，其溶骨性转移骨破坏区边缘多无硬化，而 PBL 常有硬化；成骨性和混合性转移成骨较明显，多无软组织肿块及骨膜反应，而 PBL 以溶骨为主，成骨较轻，常有软组织肿块，部分可见骨膜反应。

2.4 全身性淋巴瘤

全身性淋巴瘤可能通过 3 条途径产生骨的病灶：①邻近的淋巴结侵犯骨骼，这可解释此病变多见于脊柱、骨盆、肋骨和胸骨的原因；②血源性和淋巴源性转移；③骨髓组织自身发生。

非霍奇金淋巴瘤，可形成骨骼病变，或早或迟可有全身淋巴结及内脏器官的扩散，但亦可无限期地局限于骨骼系统。

因此，骨淋巴瘤可以分为两型，其中一型为继发性骨淋巴瘤，累及淋巴结、内脏器官，亦常累及骨骼系统，但骨病变是全身性恶性淋巴瘤的一部分。

另一型为原发性骨淋巴瘤，只累及骨骼系统，骨病变不是全身性淋巴瘤的一部分，是骨的原发性肿瘤。

组织学检查无法区分这两型淋巴瘤，其临床表现可能为两型淋巴瘤的不同时期或中间状态。因此，原发性淋巴瘤必须考虑全身性淋巴瘤的可能性。应当注意，只有在随诊数年之后，才能得出骨的原发性和非全身性淋巴瘤的诊断，在表现为骨的原发性淋巴瘤的病例中，需详细检查全身淋巴结、病变外的骨骼、内脏器官、骨髓和周围血。

2.5 骨霍奇金淋巴瘤

骨霍奇金淋巴瘤首发症状可为骨骼的病变，而淋巴结的病变可以不显著，甚至隐匿，但最终会发展为显著的病变，骨骼病变是全身性霍奇金淋巴瘤的一部分。

霍奇金淋巴瘤原发于淋巴结和结外淋巴组织，侵犯骨骼极少见，多侵犯脊柱、骨盆及股骨[52]，X 线表现与 PBL 相似，鉴别困难，但病理学上易鉴别。

2.6 骨恶性纤维组织细胞瘤

骨恶性纤维组织细胞瘤呈斑片状骨破坏区，轮廓多光整，似良性病变，部分破坏区见云絮样钙化影；原发性骨淋巴瘤骨破坏边缘多不规则、模糊且多伴硬化，但无钙化。

2.7 嗜酸性肉芽肿

嗜酸性肉芽肿多见于小儿，发生于脊柱者梭形软组织肿块多局限在患病椎体的两侧，发生于长骨骨干者，骨硬化及骨膜反应明显，与本病容易鉴别。

2.8 慢性骨髓炎

慢性骨髓炎骨质硬化明显，与 NHL 硬化型有时难以鉴别，但前者形成软组织肿胀，而淋巴瘤则多形成巨大软组织肿块。

2.9 畸形性骨炎

畸形性骨炎可发生在一个或多个椎体，椎体变扁而宽，骨纹粗而模糊，椎体四周为增粗致密的骨纹形成一白方框。

第 7 节　治疗

1 治疗原则

PBL 的治疗原则是以放疗和化疗为主、手术为辅的多学科治疗。手术适用于诊断性活检及病理性骨折与脊髓受压的治疗；局部放疗多用于早期而局限性的病灶以及手术后的辅助性治疗；而化疗是存在多发性病灶患者的主要治疗方法，或作为手术后及放疗后患者的辅助治疗。

据众多报道，多学科治疗的疗效明显优于单一治疗方法。Fairbanks 等[53]报道 63 例 I 期 PBL，其中 50 例行单纯放疗、10 例行放、化疗综合治疗，分析显示 5 年无瘤生存率前者为 5%、后者为 90%[54]。Beal 等[55]总结了 82 例 PBL 的临床资料，其中 57%接受放、化疗综合治疗，13%接受单纯放疗，还有 30%接受单纯化疗。全部患者 5 年 OS 为 88%，其中接受放化疗综合治疗的 OS 为 95%，而单纯接受放或化疗的 OS 为 78%（P=0.013），认为放化疗综合治疗明显优于单纯接受放或化疗。Horsman 等[36]报道单独放疗或联合 CHOP 为主方案的化疗，总治疗有效率为 56.7%，5 年和 10 年 OS 分别为 64.5%和 49.6%。有作者报道，对于局限期中高度恶性非霍奇金淋巴瘤患者随机接受 CHOP+放疗与 CHOP，前者 5 年无进展生存率和总生存率分别为 77%和 82%，明显优于后者（64%与 72%）。

但来自巴黎 Cochin 医院的学者们指出，原发骨淋巴瘤的患者应该单独接受化疗或进行联合放疗，除非是为了活检或治疗机械性的并发症，一般不考虑进行外科手术。他们对 22 名原发骨淋巴瘤的患者进行了临床、生化、放射、磁共振影像和组织学数据的回顾，这些数据被用来比较单独化疗或化疗后进行放疗的患者的局部控制和生存。患者平均年龄为 53 岁，2/3 为男性，平均随访时间为 48 个月；疼痛是观察到的最常见的临床症状，并且有 32%的患者存在病理性骨折，通常发生在长骨；在 22 名患者中，12 名单独进行了化疗，8 名化疗后进行放疗，1 名患者接受了皮质类固醇的治疗，剩下一名患者接受了股骨颈肿瘤的手术然后进行放疗；所有的患者均进行了锝闪烁扫描。结果显示，平均 5 年生存率为 74.4%，只进行化疗的 5 年生存率为 83.3%，而化疗+放疗 5 年生存率为 82.5%，二者之间无显著性差异。

2 手术治疗

手术治疗对于原发性骨淋巴瘤无明显疗效，多数学者不主张外科治疗，目前仅用于诊断及姑息治疗。

2.1 适应证

（1）对于脊柱骨淋巴瘤，许多学者主张手术治疗，即使是合并截瘫的病例，采用前方或侧前方减压术成为一种普遍应用的方法。另外，高位截肢术亦是某些学者推荐的治疗四肢长骨淋巴瘤的方法。

（2）骨的原发性淋巴瘤病灶压迫脊神经根，可予行椎板切除减压术，并同时取活检，然后行放疗。

（3）长骨被破坏严重，并伴有病理骨折或即将发生病理骨折，可行肿瘤切除术，功能重建可用人工假体或人工关节，亦可采取联用骨水泥的接骨术，术后应行放疗和化疗。陈宗雄等[56]报道，胸椎肿瘤椎体切除术后应用钛网、人工椎体进行重建替代，均可良好恢复术后椎体高度及脊柱的稳定性。

（4）对于肩胛骨、肋骨、骨盆前弓的病变，可采用肿瘤切除术，并联用放疗和化疗。

2.2 注意事项

截肢术应严格限于少数病例，其适用于病灶范围巨大，不适于行保留肢体手术和放疗者，或放疗已不能抑制肿瘤发展者，或放疗后局部广泛复发者。

3 放射治疗

3.1 适应证与剂量

骨原发性淋巴瘤对放疗敏感，放疗适用于原发性病灶、转移灶、多中心性骨病灶。多用于早期而局限的病变以及手术后的辅助治疗，多主张在 4~5 周时间内，前者用大剂量（40~55Gy），后者用中剂量（30~35Gy）；照射范围包括肿瘤周围 4~5cm 边界。

如伴有淋巴结肿大，可同时行放疗。放疗可不受年龄的限制，根据国外报道，有些年龄小于 10 岁的儿童患者行放疗亦取得了较好的疗效。

据多项试验表明，放疗的剂量、疗程安排对于原发性骨淋巴瘤的疗效有一定的影响，如大剂量、多次放疗的临床缓解率略高。但是，临床多项实验研究显示，放疗后仍有较多患者复发，或有全身转移，缓解率仅 50% 左右。

3.2 疗效评估

杨祚璋等[17] 观察了 11 例骨原发性淋巴瘤的治疗效果，主要采用局部放疗和全身化疗，1 例腰椎病理性压缩性骨折患者行经皮穿刺椎体成形术，1 例左股骨转子部病变者行瘤段切除人工髋关节置换术。随访 1~8 年，平均 2.5 年，1 年、3 年、5 年生存率分别为 100%、66.7%、50.0%，1 例腰椎弥漫性大 B 细胞型Ⅲ期患者 1 年后出现全身多处转移死亡，且随着临床分期增高，3 年、5 年生存率降低。

据报道，使用放射治疗后，仅有单个骨骼病变的患者的 5 年生存率为 58%，10 年生存率为 53%；多处骨骼病变的患者的 5 年和 10 年生存率分别为 42%、35%；合并有软组织病变的 5 年和 10 年生存率为 22%、13%。更有作者报道，局部放疗能使患者达到治愈；亦有研究表明，对骨淋巴瘤行局部放射治疗的转移率高达 40%~50%[40]。

4 化学治疗

化学治疗是一种全身治疗，是淋巴瘤主要治疗方法，原发性骨淋巴瘤亦不例外，常与放射治疗联合使用。

全身化疗多用于多发性以及手术后或放疗后辅助治疗，化疗方案根据免疫表型和临床分期不同可选用 COPP、CHOP、COMP 和 CHOA 等。T 细胞性宜采用以 MTX 为主的方案，因其易于复发，治疗时间宜长，疗程 15~32 个月；B 细胞性宜采用以高剂量 CTX 为主的方案，治疗时间宜强烈而短暂，疗程 6~12 个月。

对于早期 PBL 的患者，运用蒽环类药物方案的敏感性及长期生存率均较好。Tondini 报道，对于Ⅰ、Ⅱ期中度和高度恶性的 PBL，运用 CHOP 方案，并在化疗后运用放疗，缓解率可达 83%，5 年内无复发。

Susnerwala 报道的 27 例 PBL 患者中，25 例患者运用化疗（18 例为环磷酰胺、长春新碱、泼尼松，7 例为前者再加用柔红霉素），大部分患者接受了 6 个疗程的化疗，持续 8~12 个月，25 例患者在化疗后接受了放疗，在 60 个

月内的缓解率为 56%。

Bacci 报道，对于 30 例 PBL 患者首先运用放疗（30~45Gy），在放疗后，26 例患者进行化疗（1~2 个疗程的包括蒽环类的药物）。结果发现，4 例仅进行放疗的患者中，1 例在 8 年后复发，26 例中有 3 例复发，平均缓解率为 88%，生存期为 87 个月。

Fairbanks 等[53] 报道，在 63 例患有原发性骨淋巴瘤的患者中，50 例接受放疗，10 例接受化疗和放疗，2 例接受化疗，1 例接受手术治疗，结果为化疗和放疗联合治疗的缓解率为 90%，单纯放疗为 57%。所以，部分学者认为化疗和放疗的联合治疗对于患者的缓解率高于单一治疗方案。

徐卫等[16] 报道 10 例原发性骨非霍奇金淋巴瘤，8 例患者接受局部手术刮除，2 例只手术取活检；化疗采用 CHOP 为主的方案，CR5 例，部分缓解 2 例，稳定 2 例，进展 1 例，患者总的中位生存期 35.5（4~109）个月，2 年 OS 为 66.7%。

第 8 节　预后

1 预后情况

由于原发性骨淋巴瘤的发病率较低，其治疗报道多为小样本，对于其近、远期疗效的报道有较大差异。

大部分学者报道，原发性骨淋巴瘤预后良好，无论是放疗、化疗和放化疗联合应用或手术治疗辅以放疗、化疗均取得较好的效果[57]。据 Mayo 400 余例骨淋巴瘤治疗效果分析，采用放疗、放疗和化疗联合应用，5 年及 10 年生存率分别是 53% 和 42%；而哈佛医学院的统计该病 5 年与 10 年生存率分别达到 78% 和 73%。据 Ostrowski 等报告，5 年与 10 年生存率分别为 58% 和 53%，Shoji 等报告 5 年与 10 年生存率分别为 48% 和 43%。早期治疗是关键，因早期治疗预后效果相对较好[58]。

有作者指出，骨的原发性淋巴瘤的病程多变，缓慢且隐袭，即使于治疗后 10 年亦难以判断其预后。5 年生存率对于骨的原发性淋巴瘤无太大意义，即使在化疗应用以前，其 5 年生

存率亦可达到 40%~50%，但其 10 年生存率只有 30% 左右，联用化疗后，其 10 年生存率已提高到了 60%~80%，其预后较尤文肉瘤的好。

2 预后因素

原发性骨淋巴瘤的预后主要与淋巴瘤的组织类型、病变范围、年龄、乳酸脱氢酶、ECOG 指数等因素有关；淋巴瘤的骨髓浸润较常见，是预后不良的原因之一。

一般认为，儿童骨淋巴瘤行放疗、化疗后局部复发率高，成年患者中，淋巴瘤全身播散机会更大些。

有裂细胞性的预后较好，无裂细胞性、播散性或多发性的预后最差；单发性病灶的预后较多发性或伴有软组织病变的 PBL 好。

骨内病变范围大、位于躯干骨或骨盆者预后不佳。有时，骨的原发性淋巴瘤可在放疗区内复发；少数病例可于放疗后数年于同一部位出现放射性肉瘤。

髂骨、脊柱骨淋巴瘤治疗后复发率高，治疗效果相对亦差，脊柱骨淋巴瘤患者治疗后的 5 年生存率仅为 24%，而单一股骨病变的患者治疗效果则较好，5 年生存率可达 79%。

附：原发性骨骼肌淋巴瘤

骨骼肌淋巴瘤中非霍奇金淋巴瘤占大多数[59]，原发于肌肉的淋巴瘤十分少见，临床工作中由于对本病的认识不足，易致误诊[60-64]。

1 临床影像学表现特点

郁万江等[65]搜集了 6 例资料，根据其临床影像学表现及继往文献复习，提出本病具有以下临床及影像学特点。

（1）肌肉弥漫性增大，受累肌肉的形态仍可辨别，受累肌肉整体均出现异常改变，虽然肿块可以很大，但仔细观察发现其仍保留原肌肉的大致外形，可根据解剖位置明确定出病变肌肉。

（2）CT、MRI 增强扫描，可见肿瘤均呈中度强化，较均匀，提示肿瘤的血供比较丰富，且坏死少见[66]。

（3）邻近肿瘤的骨骼可多处受累，表现为边缘侵蚀性改变，骨髓内可出现较大范围的水肿区。

（4）局部淋巴结可肿大，甚至可发生远处淋巴结肿大[67]。

（5）原发性骨骼肌淋巴瘤好发于四肢，尤其是大腿及上肢部位，即肩关节和髋关节周围[68]，而继发性骨骼肌淋巴瘤据文献报道以腰大肌、髂肌最常见[70]。

（6）原发性骨骼肌淋巴瘤各年龄组均可发生，但以中、老年人多见。

（7）临床表现为疼痛、肿胀或全身不适，可伴有发热、消瘦，部分患者可无自觉症状。

2 诊断标准

目前，原发性骨骼肌淋巴瘤的诊断是根据 Lee 和 Martinez 等提出的诊断标准确立的。

（1）组织病理学证实为非霍奇金淋巴瘤。

（2）胸片和胸腹盆腔 CT 未发现其他部位的淋巴瘤。

（3）肌肉病变早于或范围大于骨病变，肌肉内大的软组织肿块，其邻近的骨髓正常或骨髓病变范围比软组织肿块小。

（4）既往无淋巴瘤病史。

郁万江等指出，与肌肉肿块邻近的骨骼若受侵犯，应为边缘侵蚀性破坏，而不是中心性破坏；ECT 检查时，其他部位不应出现核素异常浓聚，或出现用淋巴瘤不能解释的浓聚区。

3 影像学检查方法的选择

X 线平片不能显示肿瘤的整体外观和内部结构，只能显示局部软组织肿胀和邻近骨骼的侵蚀，在骨骼肌淋巴瘤的诊断中价值不大。

CT 和 MRI 检查的主要目的，既往认为主要是提高临床分期的准确性，制定合理的治疗方案及监测疗效。两者在提示诊断方面的作用相差不多。

CT 可较完整地显示病变的位置和内部结构特点以及血运状况，但对病变的具体边界显示不能尽如人意，对骨骼侵犯程度显示较好，但对骨髓内侵犯状况的显示较差。

MRI 既可以准确确定病变的位置、大小、范围，又可以区分骨髓内的侵犯和水肿情况（需做弥散成像），对肿瘤的显示和临床分期提

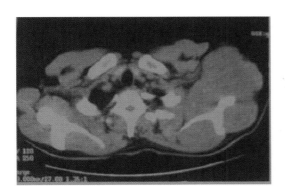

图 58-17　左肩关节 NHL，其周围冈上肌、冈下肌、三角肌、肩胛下肌弥漫性增厚，病变密度与周围正常肌肉相似 [65]

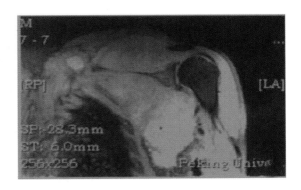

图 58-18　图 58-1 患者 MRI T1WI，病灶边界显示较 CT 清楚，肌肉外形大致可以辨认，病变信号与周围肌肉相似 [65]

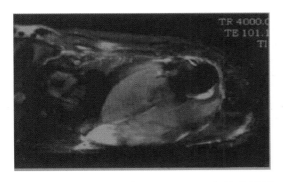

图 58-19　图 58-1 患者 MRI T2WI，病灶边界显示更清楚，病变信号强度明显高于周围肌肉 [65]

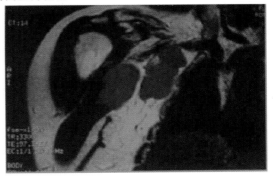

图 58-20　喙肱肌病变伴有腋窝淋巴结肿大 [66]

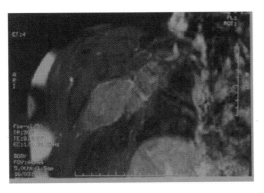

图 58-21　与图 58-20 为同一病例，病灶中度强化 [65]

供更多的信息，但对骨骼侵犯的显示较 CT 差，所以有条件的情况下，应同时进行 CT 和 MRI 检查，增强扫描只做一项即可。

（杨怡萍）

参考文献

［1］ Phillips WC，Kattapurarn SV，Doseret DE，et al.Primary lymphoma of bone:relationship of radiographic appearance and prognosis.Radiology，1982，144(3)：285.

［2］ Ostrowski ML，Vmmi KK，Banks PM，et al.Malignant lymphoma of bone.Cancer，1986，56（12）：2646.

［3］ Schajowicz F，Sissons HA，Sobin LH.The World Health Organization's histologic classification of bone tumors：a commentary on the second edition.Cancer，1995，75：1208-1214.

［4］ 胡永成，李国宏，王殿军，等.原发性骨恶性淋巴瘤.中华骨科杂志，1999，19（1）：32-34.

［5］ Hermann G，Klein MJ，Abdelwahab IF，et al. MRI appearance of primary non-Hodgkin's lymphoma of bone. Skeletal Radiol，1997，26（11）:629-632.

［6］ De Leval L，Braaten K M，Ancukiewicz M，et al. Diffuse large B-cell lymphoma of bone an analysis of differentiation-associated antigens with clinical correlation.Am J Surg Pathol，2003，27:1269-1277.

［7］ 王一容，严庆汉，石木兰，等.恶性淋巴瘤现代诊断与治疗.郑州:河南医科大学出版社，1997 :94-95.

［8］ 周吉成，张广森.骨原发性恶性淋巴瘤 14 例分析.湖南大学学报，2003，28（6）:659.

[9] Dorfman HD, Czerniak B. Bone tumors . USA:Walsworth Publishing Co, 1997: 679-687.

[10] 李金范、刘卫平、李甘地, 等.188 例淋巴瘤累及骨髓患者的临床病理学分析.中华血液学杂志, 2006, 27 (1): 36-41.

[11] 徐文坚、于东升、曹庆选.淋巴瘤∥徐爱德.骨关节疾病影像学图鉴.济南: 山东科学技术出版社, 2002: 368-373.

[12] 朱梅刚、周云韶.淋巴组织增生疾病病理学.广州: 广东高等教育出版社, 1994, 145-182.

[13] Baar J, Burkes RL, Gospodarowicz M.Primary non-Hodgkin's lymphoma of boneSemin Oncol, 1999, 26: 270-275.

[14] 刘子君、文剑明.骨原发性非何杰金氏恶性淋巴瘤的病理.中华肿瘤杂志, 1986, 8 (5):352-354.

[15] Hicks DG, Gokan T, O'Keefe RJ, et al. Primary lymphoma of bone :correlation of magnetic resonance imaging features with cytokine production by tumor cells. Cancer, 1995, 75 (4):973-980.

[16] 徐卫、李建勇、张苏江, 等.原发性骨非霍奇金淋巴瘤 10 例.白血病·淋巴瘤, 2007, 16 (6): 446-448.

[17] 杨祚璋、许建波、谢琳, 等.骨原发性恶性淋巴瘤的临床特征与疗效分析.中国骨肿瘤骨病, 2005, 4 (3): 139-142.

[18] Hsieh PP, Tseng HH, Chang ST, et al.Primary non –Hodgkin's lymphoma of bone:a rare disorder with high frequency of T–cell phenolype in southern Taiwan.Leuk Lymphoma, 2006, 47 (1):65-70.

[19] 徐成鹏、冯传汉, 主编.骨科肿瘤学.北京: 人民军医出版社, 2001: 256-258.

[20] 陈强、卢功源、梁甲伟, 等.原发性骨恶性淋巴瘤的 X 线诊断.实用放射学杂志, 2003, 19: 611-613.

[21] Krishnan A, Shrikhoda A, Tehranzadeh F, et al. Primary bone lymphoma:radiographic –MR imaging correlation.Radiographics, 2003, 23 (6):1371-1383.

[22] 王玉凯.骨肿瘤 X 线诊断学.北京:人民卫生出版社, 1995: 233.

[23] Haussler MD, Fenstermacher MJ, Johnston DA, et al.MRI of primary lymphoma of bone :cortical disorderas a criterion for differential diagnosis.J Magn Reson Imaging, 1999, 9 (1):93-100.

[24] 彭加友.骨原发性非何杰金氏淋巴瘤 X 线与 CT 表现探讨 (附 8 例报告).实用放射学杂志, 2002, 18 (12):1089- 1091.

[25] David GH, Takehiko G, Regis JO, et al. Primary lymphoma of bone:correlation of magnetic resonance imaging features with cytokine production by tumor cells.Cancer 1995, 75:973-979.

[26] 庄一平、王宏德、施的美.骨原发性非何杰金淋巴瘤 X 线诊断.实用放射学杂志, 1995, 11 (10): 614-618.

[27] 戚警吾、周智勇、向桦.骨原发性非何杰金氏淋巴瘤的 X 线表现.临床放射学杂志, 1990, 9 (2): 86-88.

[28] 许尚文、成官迅、陈自谦.骨原发性淋巴瘤的 MRI 表现.中国临床医学杂志, 2006, 17 (3):161-163.

[29] Lawrence MW, Mark ES, Koroshk, et al.MR imaging of lymphoma of bone variability of T2–Weighted signal intensity. AJR, 1998, 170 (5):1243-1247.

[30] 胡剑波, 原发性骨淋巴瘤的影像学表现分析.中国 CT 和 MRI 杂志, 2008, 6: 47-49.

[31] 陈穗惠、陈君坤、不群立, 等.脊柱淋巴瘤的 MRI 表现与病理结果对比研究.中华骨科杂志, 1997, 17 (7):434-437.

[32] 彭加友、张家雄、史德刚, 等.骨非霍奇金淋巴瘤影像诊断.放射学实践, 2004, 19 (9):671-674.

[33] 游斌.原发性骨恶性淋巴瘤 3 例.罕少疾病杂志, 2004, 12 (5): 55.

[34] 李景雷、曾辉、梁长虹, 等.MRI 联合 PET 诊断原发性骨淋巴瘤.中国医学影像技术, 2010, 26 (2): 319-322.

[35] 彭盛梅、刘任从、谢永双, 等.骨恶性淋巴瘤 23 例核素显像特点分析.中华临床医师杂志, 2010, 4 (8): 1440-1441.

[36] Hoursman JM, Thomas J, Hough R, et al.Primary bone lymphoma:a respective analusis.Int J Oncol, 2006, 28 (6):1571-1575.

[37] 冯乃实、李瑞宗、张学军, 等.骨与关节肿瘤及瘤样病变 4327 例统计分析.中华骨科杂志, 1997, 17 (12):760 -765.

[38] 徐文坚、徐爱德、魏志敏, 等.淋巴瘤骨髓的 MRI 表现.中华放射学杂志, 2001, 35 (6):415-417.

[39] 上官景俊、徐文坚、李九文.原发性骨淋巴瘤的影像学表现.临床放射学杂志, 2007, 26 (5):484-487.

[40] Zucca E, Ruggero E. Prinary extranodal non –Hodgkin's lymphomas Head and neck, central nervous system and other lesscommon sites.Annals of Oncology, 1999, 10 :1023-1033.

[41] 陈静桂.骨原发恶性淋巴瘤 6 例临床分析.广西医科大学学报, 2008, 25 (3): 472.

[42] 丁晓毅、江浩、陈克敏.骨原发性淋巴瘤影像学.

中国医学计算机成像杂志，2003，9（5）:311-316.

[43] 强永乾，孙兴旺，李妙龄，等.骨原发性非何杰金氏淋巴瘤临床及 X 线表现.实用放射学杂志，2001，17（8）:583.

[44] Cooley BL，Higinbotham NI，Grose sbeck H P. Primany reticulum cell sarcoma of bone：Summary of 37 cases. Radiology，1950，55（4）:641-658.

[45] Edeiken-Monroe B，Edeiden J，Kim EE.Radiologic Concept of lymphoma of bone.Radiologic Clinical of North America，1990，28（4）:841-864.

[46] Jones D，Kraus MD，Dodman MD.Lymphoma presenting as a solitary bone leson.Am J Clin Pathol，1999，111：171-178.

[47] 刘玉林，陈宪，付荣，等.骨淋巴瘤的 CT、MRI 表现.中国肿瘤影像学，2009，2（3）: 68-71.

[48] 胡云洲，胡豇，曾建成，等.原发性骨恶性淋巴瘤 36 例报告.中华骨科杂志，1999，19（1）:28-31.

[49] 李春笋，张智弘.骨原发性恶性淋巴瘤 7 例分析.南京医科大学学报自然科学版，2002，22（2）：166-168.

[50] Lewis VO，Primus G，Anastasi J，et al. Oncologic outcomes of primary lymphoma of bone.Clin Orthop，2003，415:90-97.

[51] White LM，Schweitzer ME，Khalili K，et al.MR imaging of primary lymphoma of bone：Variability of T2 -weighted signal intensity.AJRAm J Roentgenol，1998，170：1243-1247.

[52] 张雪，邓星河，肖官惠，等.恶性淋巴瘤骨改变的 X 线研究.临床放射学杂志，1987，6（6）:311-313.

[53] Fairbanks RK，Binner JA，Inwards CY，et al. Treatment of stage IE primary lymphoma of bone.Int J Radiat Biol Phys，1994，28：363-372.

[54] 董梅，王维虎，冯奉仪，等.原发骨非霍奇金淋巴瘤临床分析.中国肿瘤临床，2004，31：696-698.

[55] Beal K，Allen L，Yahalom J. Primary bone lymphoma:treatment results and prognostic factors with long -term follow -up of 82 patients.Cancer，2005，106（12）:2652-2656.

[56] 陈宗雄.上胸椎肿瘤手术治疗后的椎体重建.中国矫形外科杂志，2004，12:969-971.

[57] Kitsoulis P，Vlychou M，Papocdou-Bai A，et al. Primary lymphomas of bone.Anticancer Res，2006，26（1A）:325-337.

[58] Ebus SC，Bernsen HJ，Norel Van GJ，et al.Primary non-Hodgkin's lymphoma in multiple vertebrae presenting as a lumbar radicular syndrome.Spine，2002，27: 271-273.

[59] Komatsuda M，Nagao T，Arimori S. An autopsy case of malignant lymphoma associated with remarkable infilt ration in skeletal muscles.Rinsho Ketsueki，1981，22（3）:891.

[60] 杨军乐，董季平，阎锐，等.左骶棘肌非霍奇金淋巴瘤 1 例报告.实用放射学杂志，2003，19（11）:1046.

[61] 刘瑛，吴宁，石木兰.肌肉淋巴瘤的 CT 表现.临床放射学杂志，2002，21（11）:876.

[62] 徐金法，耿玉进，许俊龙.椎旁肌肉内非霍奇金淋巴瘤侵入椎管 1 例.中国临床医学影像杂志，2003，14（2）:149.

[63] 庞华栋，韦彦权，吴大哲.左胫骨原发性非霍奇金淋巴瘤 1 例.中国医学影像技术，2002，18（9）:921.

[64] Choudhury J，Yalamanchil M，Friedenberg W. Skeletal muscle lymphoma. Med Oncol，2002，19（2）:125-129.

[65] 郁万江，杜湘珂，徐爱德.原发骨骼肌非霍奇金淋巴瘤的影像学表现特点.中国医学影像技术，2004，20（5）：752-754.

[66] Eustace S，Winalski CS，McGowen A，et al. Skeletal muscle lymphoma: observations at MR imaging. Skeletal Radiol，1996，25（5）:425-430.

[67] Samuel LM，White J，Lessells AM，et al. Primary non2Hodgkins lymphoma of muscle. Clin Oncol，1999，11（1）:49.

[68] Chew FS，Schellingerout D. Primary lymphoma of skeletal muscle. AJR，1999，172（5）:1370.

[69] Grunshaw ND，Chamlers AG. Skeletal muscle lymphoma. Clin Radiol，1992，45（6）:399.

[70] Lee J KT，Glazer HS. Psoas muscle disorders. Radiology，1986，160（3）:683.

第59章

原发性皮肤淋巴瘤

第 1 节　概论

1　皮肤免疫系统

皮肤是淋巴网状组织的一个组成成分，具有独特的结构和免疫功能，由表皮角朊细胞（keratinocytes，KCs）、表皮的朗格汉斯细胞（langerhans cells，LCs）、真皮内树突状细胞（dermal dendritic cells，DDCs）、淋巴细胞（尤其是再循环的向表皮性 T 淋巴细胞）、细静脉高内皮细胞构成的独特系统，通称为皮肤淋巴相关样组织（skin associated lymphoid tissue，SALT），或称其为皮肤免疫系统（skin immune system，SIS）。

起源于皮肤的 T 淋巴细胞具有"归巢性"，主要归巢于皮肤，称为向表皮性 T 淋巴细胞；起源于外周淋巴结的淋巴细胞主要归巢于外周淋巴结；起源于黏膜相关淋巴样组织（mucosa-associated lymphoid tissue，MALT）的淋巴细胞主要归巢于 peyer 小结和肠系膜淋巴结。

Langerhans 细胞和树突状细胞在处理和提呈抗原中具有关键性作用，表皮角朊细胞可产生细胞因子与 T 细胞相互作用，可增强皮肤中 T 淋巴细胞介导的免疫应答。

不同器官相关的淋巴瘤不仅具有各自独特的临床表现，而且其黏附分子的表达、癌基因产物和病毒 DNA 序列亦不同。故而，对恶性淋巴瘤的分类，日益倾向于划分其原发器官和组织，如淋巴结内恶性淋巴瘤（lymph node malignant lymphoma，LNML）、MALT-ML，或原发皮肤恶性淋巴瘤（primary cutaneous malignant lymphoma，PCML）。

2　皮肤淋巴瘤定义

皮肤淋巴瘤是指以皮肤损害为初发或突出表现的淋巴瘤，可以是原发或继发于淋巴结和其他器官；而原发皮肤淋巴瘤（primary cutaneous lymphoma，PCL）是指首发于皮肤的结外淋巴瘤，在诊断时无皮肤外组织和器官受侵的证据。本章主要讨论原发性皮肤淋巴瘤。

PCML 可以是皮肤 T 细胞淋巴瘤（cutaneous T-cell lymphomas，CTCL），亦可以是皮肤 B 细胞淋巴瘤（cutaneous B-cell lymphomas，CBCL）。PCML 是一组异质性复杂的，临床表现、组织学类型、免疫表型和预后等差异巨大的一组疾病。

第 2 节　流行病学

皮肤淋巴瘤是指原发于皮肤的恶性病变。皮肤原发性淋巴瘤的发病率在淋巴结外恶性淋巴瘤中仅次于胃肠道及口咽环，位居第三位。男性多于女性，男女比例约 2:1 [1]。近年来，由于免疫抑制剂等药物在临床上的广泛应用，该病的发生有增加的趋势。

皮肤淋巴瘤依瘤细胞的起源可分为 T 细胞性淋巴瘤和 B 细胞性淋巴瘤两大类，但皮肤 T 细胞性淋巴瘤明显多于 B 细胞性淋巴瘤，这与淋巴细胞亚群的器官特异性归巢有关，研究表明 T 细胞具有皮肤归巢特性 [2-3]。

皮肤淋巴瘤以非霍奇金淋巴瘤（non-Hodgkin lymphoma，NHL）为多见，而皮肤霍奇金淋巴瘤甚为少见。因此通常我们所说的 PCML 多指皮肤非霍奇金淋巴瘤。

皮肤淋巴瘤每年总发生率约为（0.5~1）/1万，约 65% 为 T 细胞起源，20%~25% 为 B 细胞起源，其余的为特别少见的亚型或当前不确定型。

美国统计，PCML 年发病率约 1:100 000。根据荷兰和奥地利皮肤淋巴瘤协作组 1905 例病历资料，CTCL 占 76%，CBCL 占 24%；其中最常见的类型为蕈样霉菌病（Mycosis fungoides，MF）及其变异型，约占 50%，其中 MF 占 44%。

其他较常见的类型，包括原发皮肤的间变性大细胞淋巴瘤（primary cutaneous anaplastic large cell lymphoma，PCALCL）、淋巴瘤样丘疹病（lymphomatoid papulosis）、原发皮肤的滤泡中心性淋巴瘤和原发皮肤的边缘带 B 细胞淋巴瘤，分别为 8%、12%、11% 和 7%；其他少见类型包括赛塞综合征（Sézary syndrome，SS）、原发于皮肤的弥漫大 B 细胞淋巴瘤-腿型、原发于皮肤的 NK/T 淋巴瘤-鼻型等多种类型。

1　皮肤 T 细胞淋巴瘤

皮肤 T 细胞淋巴瘤（CTCL）仅占所有 NHL

的 5%，多见于 40~60 岁的成年人群。美国的流行病学调研估算，CTCL 的全球年发病率为大约 7.5/100 万，属于罕见病的范畴。

与欧美国家相比，我国的淋巴瘤发病率研究较少，根据国内部分省市的抽样流调资料，淋巴瘤的年发病率约 5/100 万（2003 年上海市的标化率）。如果以中国人口 13 亿、CTCL 发病率为 5/100 万计算，则中国 CTCL 的年发病患者数约 6500 人。如果以 5 年作为患者的平均生存期，则某一特定时间的患病总人数约为 6500×5=32.5 万人，即患病率约为 30/100 万左右。

尽管我国目前尚未明确罕见病的定义，但 CTCL 在中国的 30/100 万左右的患病率符合欧美已有的罕见病定义。

2 皮肤 B 细胞淋巴瘤

在过去几十年中，对于皮肤淋巴瘤的相关知识只是从皮肤 T 细胞淋巴瘤中获得的，如蕈样霉菌病和 Sézary 综合征，对于原发于皮肤的 B 细胞性淋巴瘤的理解则延后了一些。最近由于免疫表型和免疫基因型的应用，被诊断为 PCBLC 的患者数目逐渐增多。

第 3 节　病因学

皮肤淋巴瘤的病因，目前尚不清楚，可能与免疫因素、感染因素、遗传因素等有关。近年来，关于皮肤淋巴瘤的病因与发生机制有一些观察与推测。

就目前许多病例中真皮层恶性 B 细胞的存在和好发部位局限于皮肤方面有许多疑问，尽管已知嗜表皮 T 细胞这一亚群多归巢或再循环至皮肤，但没有认同进行皮肤免疫监视的 B 细胞群的存在。

IgA 在分泌物中存在，如汗液，但没发现像胃肠道集合淋巴结群和呼吸道韦氏环这样的 B 细胞聚集区。

有推断说皮肤与淋巴结引流形成一个整体，导致对于抗原刺激而进行淋巴细胞增殖反应，直接针对皮肤。

一些学者认为，存在有各种正常细胞和恶性淋巴细胞表达的器官特异性归巢受体的表达，

角化细胞分泌细胞因子，如 TNFα 和 IL-1，它们影响配体和受体黏附（为迟发性抗原 4/血管细胞黏附分子-1 和淋巴细胞功能相关抗原-1/细胞间黏附分子-1）。这些受体可能对于淋巴细胞归巢至皮肤是必需的，理论上皮肤淋巴细胞本身亦表达皮肤特异性归巢受体，当不与皮肤的内皮细胞结合时不能进行循环。

进行抗原提呈的树突状细胞，如真皮的树突状细胞可能在 PBCL 的发生上起很重要的作用。

1 感染因素

非洲 Burkitt's 淋巴瘤与 EB 病毒之间的密切关系促使观察者也对 PCBLC 进行此种病毒的检查，曾报道有 EB 病毒感染的器官移植患者最后发展为 PCBLC；然而，在 PCBLC 患者中发现不一致的现象，对皮肤淋巴瘤的作用仍存在争议。Burg 等亦报道了 3 例 PCBLC 患者感染人类 T 细胞白血病/淋巴瘤病毒。

欧洲研究者报道 PCBLC 与慢性萎缩性肢端发炎的感染皮肤周围出现的假性淋巴瘤相关。

Garbe 等在 4 例 PCBLC 患者中发现博氏疏螺旋体高滴度血清抗体，但无慢性莱姆病的临床证据；Cerroni 等应用 PCR 对 50 例 PCBLC 的蜡块组织进行分析，发现只有小部分（18%）存在博氏疏螺旋体 DNA。可能在 PCBLC 患者中此螺旋体感染率很高，只是由于 PCR 分析在一些病例中没有检测到特异性 DNA。

2 遗传因素

一些遗传学和染色体异常在结节性 B 细胞淋巴瘤中的发生已为人所熟知。对 PCBLC 进行此种观察却没有发现这种异常。t（14；18）（q32；q21）在 70%~90% 滤泡结节性淋巴瘤中被发现，这种易位引起 Bcl-2 重排并过度表达阻滞凋亡。相反，观察者发现原发于皮肤的滤泡中心性淋巴瘤很少有 t（14；18）易位或 Bcl-2 表达。因此，提示可能它在区分原发与继发性皮肤淋巴瘤上有一定帮助。然而亦有研究显示原发与继发皮肤侵犯的瘤细胞均有 Bcl-2 表达。因此它在临床实际应用价值上仍存在争议。

第 4 节　分类

皮肤淋巴瘤分类十分复杂与混乱，经历了 1988 年 Kiel 分类、1994 年修正欧美淋巴瘤分类 REAL、1997 年荷兰皮肤淋巴瘤工作组（DCLWG）提出欧洲癌症研究和治疗小组分类、2001 年 WHO 分类建议，以及 2005 年 WHO－EORTC 分类。

由于现代对皮肤免疫系统研究的进展，对 LNML、MALT-ML、PCML 临床特点、生物学行为认识的深入，认为 Kiel 分类越来越不适用于 PCML。

首先，淋巴细胞具有器官特异归巢性，因此不同器官相关的淋巴瘤具有各自独特的生物学行为、临床表现和治疗效应。即使细胞形态学相似的淋巴瘤由于其初发部位不同，其生物学行为差异亦巨大。如某些皮肤原发大细胞淋巴瘤，根据 Kiel 分类或工作分类（Working Formulation，WF）应归为高度侵袭性的，然而其临床表现是惰性淋巴瘤。

其次，皮肤淋巴瘤的分类不应只根据组织形态学分类，而应综合临床表现、组织病理和免疫表型等各方面资料进行分类。如皮肤原发 CD30 阳性大 T 细胞淋巴瘤较皮肤原发 CD30 阴性大 T 细胞淋巴瘤预后明显好，而与其形态学亚型（间变或非间变型）无关；再如，有时仅根据形态学分类，我们难以或根本无法区分皮肤原发 CD30+间变大 T 细胞淋巴瘤与淋巴瘤样丘疹病。

1　EORTC 分类

荷兰皮肤淋巴瘤工作组（Dutch cutaneous lymphoma working group，DCLWG）根据 1986~1994 年间 626 例 PCML 的研究，与欧洲癌症研究和治疗组织（European Organization for Research and Treatment of Cancer，EORTC）达成共识，对 PCML 进行了新分类（见表 59-1）。并于 1997 年由 R.Willemze 等撰文详细报告了 PCML 的 EORTC 新分类的基本原则、不同疾病类型的特征，而通过分析荷兰皮肤淋巴瘤工作组登记的 626 例患者的临床资料，进一步证实了 EORTC 新分类的临床意义。

因此，1997 年 EORTC 分类提供了临床表现、治疗方法和临床预后等经验，取得了非常

表 59-1　1997 年 EORTC 皮肤淋巴瘤分类

分类		种类
皮肤 T 细胞 淋巴瘤 （PCTCL）	惰性淋巴瘤	1.蕈样霉菌病（MF）
		2.蕈样肉芽肿变异
		3.蕈样肉芽肿相关毛囊黏蛋白病
		4.湿疹样癌样网状细胞增生病（PR）
		5.CD30 阳性大 T 细胞淋巴瘤（PCCD3D+LCL）（间变性、多形性、免疫母细胞性）
		6.淋巴瘤样丘疹病（LYP）
	侵袭性淋巴瘤	7.赛塞里综合征（Sézary syndrome，SS）
		8.CD30 阴性大 T 细胞淋巴瘤（PCCD3D+LCL）（多形性、免疫母细胞性）
		9.肉芽肿性松弛皮肤（GSS 暂定病种）
		10.多形性，小/中等大细胞（暂定病种）
		11.皮下脂膜炎样 T 细胞淋巴瘤（SPTCL）
皮肤 B 细胞 淋巴瘤 （PCBCL）	惰性淋巴瘤	12.滤泡中心细胞淋巴瘤（PCBCL）
		13.免疫细胞瘤/边缘带 B 细胞淋巴瘤（PCICL/MZBCL）
	中度恶性	14.大 B 细胞淋巴瘤，腿型
	未定	15.血管内大 B 细胞淋巴瘤（暂定病种）
		16.浆细胞瘤（暂定病种）

重要的进展[4]。

2 WHO-EORTC 分类

2001 年，颁布了《血液和淋巴组织肿瘤性疾病》WHO 分类，WHO 分类包括了起源于 T 和 NK 细胞的白血病、结内和结外淋巴瘤共 14 种独立病种，以及起源于 B 细胞的白血病、结内和结外淋巴瘤共 13 种独立病种。

虽然 EORTC 分类和 WHO 分类在 CTCL 方面有很多一致性，但是 CBCL 和部分 CTCL，特别是 CBCL 的定义和术语方面存在差异。因此，2003 年 9 月和 2004 年 1 月分别在里昂和苏黎世召开了两个分类系统专家的协调会，双方代表最后达成了共识，产生了统一的新分类（见表 59-2）[5]，并将新的分类称为"WHO-EORTC 皮肤淋巴瘤分类"。

WHO-EORTC 皮肤淋巴瘤分类是一项重要进展，统一了对皮肤淋巴瘤分类的认识，有利于淋巴瘤的诊断和治疗。该分类分清了以前有较大争议的一些皮肤淋巴瘤，特别是 PCFCL 与 PCLBCL，以及一些 CTCL。该分类对 PCFCL、PCLBCL-腿型和 PCLBCL-其他型的新定义，有利于更可靠地区别惰性和侵袭性 CBCL，并便于决策治疗。

皮肤原发性滤泡中心细胞淋巴瘤（PCFCCL）与腿型皮肤原发性大 B 细胞淋巴瘤（PCLBCL-leg）是近年来争论的热点。

2.1 皮肤原发性滤泡中心细胞淋巴瘤

1987 年，首次使用 PCFCCL 这一概念，与结内滤泡性淋巴瘤不同，PCFCCL 一般不表达 Bcl-2，与 t（14，18）染色体易位亦无特殊关系。

在临床上，大多数患者表现为头和躯干皮肤局限性病变，无论组织学、生长方式如何或母细胞数量的多少，对放疗皆很敏感，预后非常好[6-8]。在 2001 年的 WHO 分类中，伴有部分滤泡结构的 PCFCCL 被划分为滤泡性淋巴瘤的变异型，定为皮肤滤泡中心淋巴瘤，而以弥漫性生长、大中心细胞或中心母细胞为主的病例一般被定为了弥漫大 B 细胞淋巴瘤。

在苏黎世的协调会期间，复习了大量的 PCFCCL 组织切片、免疫表型和临床资料，认识到 EORTC 分类中确定的 PCFCCL 实际上构成了一组疾病谱系，包括滤泡性、滤泡和弥漫

混合性、弥漫性生长方式的病例，细胞构成从以小中心细胞为主到以大中心细胞为主，并混杂有数量不等的中心母细胞和免疫母细胞。这一疾病在 WHO-EORTC 分类中被称为原发性皮肤滤泡中心淋巴瘤（PCFCL）。

2.2 腿型-皮肤原发性大 B 细胞淋巴瘤

腿型-皮肤原发性大 B 细胞淋巴瘤（PCLBCL-leg）在 WHO-EORTC 分类中，提议 PCLBCL-leg 这一术语既包括发生在腿部的病变，亦包括发生在其他部位皮肤的类似病变[9]。

另外，PCLBCL 其他类型（PCLBCL, other）这一术语，用于那些罕见的病例，既不属于 PCLBCL-leg，亦不属于 PCFCL 伴有大中心细胞的弥漫浸润。

2.3 皮肤原发 T 细胞淋巴瘤（少见类型）

除蕈样霉菌病、赛塞里综合征和一组原发性皮肤 CD30 阳性的淋巴增殖性疾患以外的其他 CTCL 占的比例很小（<10%），从临床看这些 CTCL 大多数具有侵袭性，需要进行系统性化疗。

这些少见的 CTCL 由于临床病例资料的缺乏，又具有明显的异源性，因此对它们的分类很困难，亦很混乱。

皮肤原发性多形性小/中细胞淋巴瘤，研究发现仅限于病变局限的 CD4 阳性多形性小/中 T 细胞淋巴瘤，预后较好，而 CD8 阴性的 T 细胞淋巴瘤则与此相反[10]。

CD30 阴性大细胞 CTCL 亦具有明显异源性，如皮下脂膜炎样 T 细胞淋巴瘤（SPTL）[11]、鼻型结外 NK/T 细胞淋巴瘤[12]、CD4⁺/CD56⁺血源皮肤肿瘤（母细胞 NK 细胞淋巴瘤）[13]、侵袭性嗜表皮 CD8⁺CTCL[14] 和皮肤 γ/δT 细胞淋巴瘤[15]。

在 WHO 分类中，SPTL、鼻型结外 NK/T 细胞淋巴瘤和母细胞 NK 细胞淋巴瘤被分别列为独立疾病，而其他几种均归入了非特殊类型的外周 T 细胞淋巴瘤。

α/β 型 SPTL 与 γ/δ 型 SPTL 在临床、组织学和免疫表型方面存在差异，提示它们可能是不同的独立疾病。

虽然 α/β 型 SPTL 与 r/δ 型 SPTL 具有同源性并且很多患者表现出一定程度的惰性过程，但是 γ/δ 型 SPTL 与其他的 γ/δ⁺T 和 NK 细胞淋

表 59-2　2005 年 WHO-EORTC 皮肤淋巴瘤分类

分类	种类	
皮肤 T 和 NK 细胞淋巴瘤	1.蕈样霉菌病	
	2.蕈样霉菌病的变异型和亚型	嗜毛囊蕈样霉菌病
		派杰特样网状细胞增生症
		肉芽肿性皮肤松弛症
	3.赛塞里综合征	
	4.成人 T 细胞白血病/淋巴瘤	
	5.原发性皮肤 CD30⁺淋巴增生性疾患	原发性皮肤间变性大细胞淋巴瘤
		淋巴瘤样丘疹病
	6.皮下脂膜炎样 T 细胞淋巴瘤 *	
	7.结外 NK/T 细胞淋巴瘤，鼻型	
	8.原发性皮肤外周 T 细胞淋巴瘤，非特殊类型	原发性皮肤侵袭性嗜表皮 CD8⁺T 细胞淋巴瘤（暂定）
		皮肤 γ/δT 细胞淋巴瘤（暂定）
		原发性皮肤 CD4⁺多形性小/中 T 细胞淋巴瘤（暂定）
皮肤 B 细胞淋巴瘤	9.原发性皮肤边缘带 B 细胞淋巴瘤	
	10.原发性皮肤滤泡中心性淋巴瘤	
	11.原发性皮肤弥漫性大 B 细胞淋巴瘤，腿型	
	12.原发性皮肤弥漫性大 B 细胞淋巴瘤，其他类型（如血管内大 B 细胞淋巴瘤）	
	13.前驱血源性肿瘤	
	14.CD4⁺/CD56⁺血源皮肤肿瘤（母细胞性 NK 细胞淋巴瘤）	

注：* 限定于 α/β 型 T 细胞源性淋巴瘤。

巴瘤有重叠，并且总是具有很强的临床侵袭性。因此，建议 SPTL 这一术语仅用于 α/β 型 SPTL[16]。

研究表明，有的淋巴瘤可以从 WHO 分类的非特殊类型外周 T 细胞淋巴瘤中划分出来，作为临时的淋巴瘤类型。它们包括侵袭性嗜表皮 CD8⁺CTCL、皮肤 γ/δT 细胞淋巴瘤（包括 γ/δ 型 SPTL）和皮肤原发性小-中 CD4⁺T 细胞淋巴瘤。

在 WHO-EORTC 分类中，仍然保留非特殊类型外周 T 细胞淋巴瘤这一术语，主要是指那些没有被划分到临时类型去的病例。

除 SPTL 和 CD4⁺多形性小/中 CTCL 外，一些罕见的 CTCL 预后非常差，常规化疗一般无效。目前正在采取包括异体骨髓移植在内的更有力的方法治疗这些侵袭性 CTCL、进展期的

蕈样霉菌病和赛塞里综合征[17-18]。

现在已开始研究不同类型皮肤淋巴瘤的基因和蛋白表达谱，期望这些研究不仅能有利于认识淋巴瘤发生发展的分子机制，利于更精确地分类，同时亦有利于提供诊断和治疗的分子靶点。

2.4　MF 与 MF 变异

在 WHO 分类中，列出 MF、MF 变异，MF 变异包括 MF 相关毛囊黏蛋白病，湿疹样癌样网状细胞增生病（pagetoidreti culosis）和肉芽肿性松弛皮肤（granulomatous slack skin），更明确了原发性皮肤 CD30 阳性（primary cutaneous CD30⁺positive，PCCD30⁺）淋巴增殖性疾病的整个病谱，并将 PCCD30⁺间变性大细胞淋巴瘤（PCCD30⁺-anapastic large cell lymphoma，

PCCD30⁺-ALCL) 与系统性间变性大细胞淋巴瘤 (large cell lymphoma, CLC, T 和裸细胞型) 区别开来, 作为该病谱的一部分。

2.5 间变性 CD30 阳性淋巴瘤

间变性 CD30 阳性淋巴瘤被认为是间变性大细胞淋巴瘤的组织学变异, 近来证明间变性淋巴瘤激酶 (anapastic lymphoma kinase, ALK) 阳性病例的预后较 ALK 阴性病例的好。预后好的 PCCD30⁺-ALCT (T) 经常示 ALK 阴性, 表明其性质特殊 [19]。

PCCD30⁺ 多形性或免疫母细胞性 (非间变性) LCL (T) 与 PCCD30⁺ALCT (T) 的临床行为和预后同样良好, 而 PCCD30⁺-ALCT (T) 的预后则不佳, 因此提出原发性皮肤 CD30 阳性大 T 细胞淋巴瘤的名称。

第 5 节　组织病理与临床特征

皮肤 T 细胞淋巴瘤 (CTCL) 是指原发于皮肤的一组皮肤归巢性 T 淋巴细胞克隆增殖性疾病的统称, 占皮肤恶性淋巴瘤的 75%~80% 以上 [4-5]。根据 WHO-EORTC 新分类, CTCL 包括了起源于 T 和 NK 细胞的白血病、结内和结外淋巴瘤共 13 种独立病种, 其临床表现、组织病理、免疫表型等均有很明显的异质性, 其中最常见的是蕈样霉菌病、赛塞里综合征、原发性皮肤间变性大细胞淋巴瘤和淋巴瘤样丘疹病, 上述 4 种亚型占 CTCL 的 95%, 占皮肤 T 细胞和 B 细胞淋巴瘤的 70%。

第 6 节　成人 (皮肤) T 细胞白血病/淋巴瘤

1　流行病学

成人 T 细胞白血病/淋巴瘤 (ATLL) 是一种 T 细胞肿瘤, 其病因与人类 T 细胞白血病病毒 1 (HTLV-1) 有关。

ATLL 具有明显的地域分布, HTLV-1 高流行区包括日本西南部、加勒比海沿岸、南美和中非部分地区。HTLV-1 持续感染 20 多年后血清阳性人群中 ATLL 发病率为 1%~5%。

2　病理特征与免疫组化

皮肤病变表现为表浅或更弥漫浸润, 肿瘤细胞为中等至大的 T 淋巴细胞, 核多形性或分叶状, 常常伴有明显的嗜表皮现象。组织学表现可能很难与 MF 区分。在闷燃型皮肤病变可表现为稀疏的真皮浸润, 浸润细胞仅有轻微的异型性。

肿瘤性 T 细胞表现为 CD3⁺、CD4⁺、CD8⁻, CD25 高表达。T 细胞受体基因克隆性重排; 所有病例都可发现克隆性整合的 HTLV-1, 这一点有助于 ATLL 的慢性型或闷燃型与经典的 MF 或 SS 的鉴别。

3　临床特征

多数患者表现为急性 ATLL, 其特征表现为白血病、淋巴结肿大、器官肿大、高钙血症。在大约 50% 的皮肤病变中, 最常见的表现为结节或肿块 (33%)、全身丘疹 (22%)、斑块 (19%)。慢性型和闷燃型经常表现为皮肤病变, 可能与蕈样霉菌病十分相似, 但循环血中肿瘤性 T 细胞很少或没有。

4　治疗

大多数病例需要系统性化疗。慢性型和闷燃型病例主要发生在皮肤, 可以应用如 MF 的皮肤靶向治疗 [20-21]。

5　预后

临床亚型是主要的预后因素, 急性型和淋巴瘤型生存时间是 2 周至 1 年余; 慢性型和闷燃型具有较长的临床过程和较高的生存率, 但是转化为急性期后具有侵袭性病程。

第 7 节　皮肤 CD30 阳性的淋巴增殖性疾病

1　概论

间变性大细胞淋巴瘤 (anaplastic large cell lymphoma, ALCL) 是 Stein 等于 1985 年首次报告的一组 CD30 (Ki-1) 阳性淋巴瘤, 目前以分子生物学与诊断标准分为 3 型, 即原发系统型

ALK 阳性 ALCL、原发系统型 ALK 阴性 ALCL 和原发皮肤型 ALCL (PC-ALCL)。PC-ALCL 较少见，仅占原发性皮肤淋巴瘤的 0.9%，因其与原发系统型 ALCL 的临床特征、治疗和预后存在显著差别，WHO 分类认为它们是两种不同的疾病，将其从 ALCL 中分离出来归为独立的 NHL 亚型。

原发性皮肤 CD30 阳性的淋巴增殖性疾病 (pcCD30[+]-LPD) 是第二种常见的皮肤 T 细胞淋巴瘤 (CTCL)，大约占原发皮肤淋巴瘤的 20%，CTCL 的 30%。

pcCD30[+]-LPD 包括原发性皮肤间变性大细胞淋巴瘤 (C-ALCL) 和淋巴瘤样丘疹病 (LyP)，分别占原发皮肤淋巴瘤的 8% 和 12%。

现在普遍认为，C-ALCL 和 LyP 是一种疾病的两种表现，单独依靠组织学标准来鉴别往往是不足够的，临床表现和病程是用于准确诊断和选择治疗的主要依据。某些病例尽管仔细分析临床病理的特征，仍不能准确区分 C-AL-CL 和 LyP，称之为"交界性病变"。通过临床进一步随访患者方最终确诊 C-ALCL 或 LyP[22]。

原发性皮肤淋巴瘤与继发性皮肤淋巴瘤的相同亚型在组织形态学上很相似，但在生物学行为、临床过程和预后方面存在很大的差别。分类对采取不同措施治疗极为重要（如原发性皮肤滤泡中心淋巴瘤、原发性皮肤边缘带 B 细胞淋巴瘤，其病程和预后均较继发性者好）。

受累皮肤病灶的类型包括原发皮肤 CD30[+] 淋巴瘤、继发于蕈样霉菌病等皮肤 T 细胞淋巴瘤的皮肤 CD30[+] 淋巴瘤、系统型 ALCL 的皮肤受累。

2 原发性皮肤间变大细胞淋巴瘤

原发性皮肤间变性大细胞淋巴瘤是皮肤 T 细胞淋巴瘤的一类，原发皮肤 T 细胞淋巴瘤是一类异质性肿瘤，来源于归巢皮肤的 T 细胞。

2.1 临床特点

原发性皮肤间变性大细胞淋巴瘤患者既往无淋巴增殖性疾病病史，且在诊断时无皮肤外病灶。

原发性皮肤间变大细胞淋巴瘤 (C-ALCL) 主要发生在成人，平均年龄 49 岁，儿童和青春期罕见，因此不同于系统型 ALCL，发病年龄无双峰特征；男女比例为 (2~3):1。

PC-ALCL 表现为孤立和局限性的结节或丘疹，伴有溃疡；10%~20% 患者出现全身性多灶病损。

皮肤损害好发于肢体，其次为颈部、躯干及外生殖器等部位，80%~90% 表现为孤立性或多发但局限性结节或小肿块，直径多大于 1cm，有时呈一个或数个丘疹样或一个巨大的溃疡性肿瘤。

在大约 20% 的患者中可见到多灶性皮肤病变，病变可以类似于 LyP 表现，部分或全部可自发消退，但经常复发。大约 10% 的患者有皮肤外的播散，主要累及局部淋巴结。

皮肤损害范围越大，发展为皮肤外病变的危险性越高，约 25% 的病人最终发展为全身性疾病。

2.2 病理特点

Kato 等总结归纳，PC-ALCL 按瘤细胞形态主要分为经典型（间变性）、淋巴组织细胞型和小细胞型。

此外，文献中尚提及富于巨细胞型、肉瘤样型、印戒样型、富于嗜酸性及中性粒细胞等亚型。其中富于中性粒细胞亚型由 Mann 等于 1995 年提出，特点为无坏死或局部感染的区域内每高倍镜视野含 5% 以上甚至超过 50% 数量不等的中性粒细胞；而 Burg 等将该类临床上伴溃疡形成、分泌脓液的富于中性粒细胞的 PC-ALCL 亚型命名为"化脓性皮肤淋巴瘤"。其具体形成原因不清，可能与创伤刺激或人类免疫缺陷病毒 (HIV) 感染有关，在诊断中应与炎症性病变区分。

组织病理学表现，为密集成片的 CD30 阳性的肿瘤性大细胞弥漫性、非嗜表皮性浸润。大多数病例肿瘤细胞具有间变细胞的形态学特点，表现为圆形、卵圆形或不规则核，明显嗜酸性核仁，丰富胞浆；少部分病例（20%~25%）无间变（多形性或免疫母细胞样）表现。病变的周边部常见反应性的淋巴细胞。

镜下多表现为 CD30 阳性间变性大细胞相互黏附、成簇排列，弥漫浸润于真皮及皮下脂肪，极少有向表皮性，细胞体积大，细胞质丰富，嗜双色性，核呈空泡状伴一个或数个嗜酸性核仁，核分裂相易见。

病灶周围出现反应性淋巴细胞增多；溃疡性病变，可以表现为 LyP 样的组织学特征，即大量炎性反应性 T 细胞、组织细胞、嗜酸性粒细胞和/或嗜中性粒细胞、极少数 CD30 阳性细胞浸润，可见明显的表皮增生[23]。

2.3 免疫组化

免疫表型和基因重排研究显示，大多数肿瘤细胞起源于 T 细胞。

皮肤 CD30⁺TCL 为 αβT 细胞淋巴瘤，肿瘤细胞通常表现为活化的 CD4⁺T 细胞表型，常不表达 CD2、CD5 和/或 CD3，常表达细胞毒性蛋白粒酶 B、TIA-1 和穿孔素，是一组由自然杀伤 (NK) 细胞、细胞毒性 α/β 和 γ/δ-T 淋巴细胞合成分泌的蛋白质。少数病例（<5%）表现为 CD8⁺T 细胞表型。

大多数（>75%）肿瘤性 T 细胞 CD30 阳性表达，表现为核膜与核旁高尔基体区点状阳性；与系统性 CD30 阳性的淋巴瘤不同，大多数 C-ALCL 表达皮肤淋巴细胞抗原 (cutaneous lymphocyte antigen, CLA)，但不表达表皮膜抗原 (epithelial membrane antigen, EMA) 和间变淋巴瘤激酶 (anaplastic lymphoma kinase, ALK)，提示无 t (2; 5) 染色体易位；亦与霍奇金淋巴瘤中霍奇金细胞和 R-S 细胞不同，CD15 染色通常阴性。

不足 5% 患者呈 CD8⁺的 T 细胞免疫表型。白细胞共同抗原 (LCA) 可呈阴性，B 细胞抗原 (CD20、CD22、CD75、sIg) 和单核巨噬细胞相关抗原 (Mac387、CD68、溶菌酶) 以及 CD15 均阴性。

在极少数病例中，可见到 CD56 表达，但与预后无关。大多数病例表现为 T 细胞受体基因重排。t (2; 5) (p23; q35) 易位及其亚型为系统性 ALCL 的特征表现，但在 C-ALCL 病例中不出现或极少出现。

2.4 遗传学

Trainor 等报道应用受体基因重排 PCR 法检出 91% 的病例有 TCRγ 基因的克隆性重排。在解释克隆性分析的结果时必须认识到，T 细胞受体基因重排与肿瘤的发生是两个相互独立的过程，缺乏单克隆性基因重排并不等于良性病变，存在单克隆性基因重排也不等同于恶性病变。

2.5 诊断

最新 WHO 将 PC-ALCL 作为 NHL 的一个独立亚型，因其与原发系统型 ALCL 的临床特征及肿瘤细胞的生物学特征有很大的差异。

原发性皮肤间变性大细胞淋巴瘤，必须结合临床表现、组织病理及免疫组化综合判断，才能提高诊断的正确性。

目前本病的诊断尚无统一标准，如果符合以下特征则诊断基本明确：

（1）初次皮肤活检组织标本中 CD30⁺大细胞占 75% 以上，常聚集性或弥漫性地浸润于皮肤真皮层及皮下组织；

（2）多数为老年人，临床上多表现为孤立性或局限性的皮肤丘疹或结节，病情进展缓慢，预后良好；无 LyP 表现，即无成批反复出现、可自行消退的丘疹或结节；

（3）无并发 LyP、蕈样肉芽肿 (MF) 或其他类型皮肤淋巴瘤；

（4）初诊确定临床分期时及以后 6 个月内无皮肤外器官受累证据；

（5）肿瘤细胞免疫表型为 CD30、CD4、HECA-452 阳性，而 CD15、ALK 和 EMA 多为阴性；

（6）大多数病例 TCR 基因呈克隆性重排，而无 IgH 基因重排。

2.6 治疗

病灶孤立或局限的患者，首选局部放射治疗。对于完整切除或自愈患者，无需接受进一步辅助治疗。

局部皮肤病灶复发患者，可采用数周的"观察等待"，或局部放疗和手术切除。

有皮肤外病变者或少数皮肤病变进展迅速的患者可采用以阿霉素为基础的多药联合化疗。

2.7 预后

该病预后较好，Marcel 等研究发现，该疾病 5 年和 10 年 OS 为 90%~95%。

多数病例（78%）表现为孤立和局限性病灶，具有自愈性，尤其是组织病理具有淋巴瘤样丘疹病特点的患者，自愈率达到 50%。

此外，病灶范围（孤立、局限或多灶）和年龄等因素均与生存无显著相关性。该病需与系统型 ALCL 累及皮肤相鉴别，对于系统型 ALK 阴性的 ALCL 患者，发病年龄呈现双峰特点，对于常规治疗疗效不佳，因此预后差，其 5 年 OS 为 44%，出现皮肤广泛受累时 5 年 OS 仅为 23%，因此系统型 ALK 阴性的 ALCL 患者，皮肤受累是不良预后指标。

具有间变形态和无间变（多形性或免疫母细胞样）形态病例在临床表现、临床行为或预后方面没有差异。

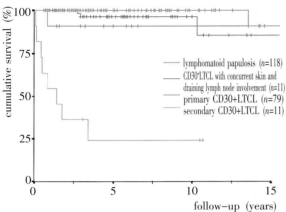

图 59-1　皮肤淋巴瘤不同类型的生存预后

如图所示，在生存方面，原发性皮肤 CD30⁺T 淋巴瘤与继发性皮肤 CD30⁺TCL 存在显著差异 ($P<0.003$)。

3　淋巴瘤样丘疹病

淋巴瘤样丘疹病是一种慢性、反复发作的具有自愈性的皮肤丘疹样 CD30 阳性淋巴瘤。

3.1　临床特点

淋巴瘤样丘疹病（LyP）为慢性的、反复发作的、自愈性丘疹坏死性或丘疹结节性皮肤病变，组织学表现为 CD30 阳性的大细胞恶性淋巴瘤。

LyP 通常发生在成年人，平均年龄 45 岁，男女比例为 1.5:1，但亦可发生在儿童。LyP 主要发生在躯干和四肢，在不同的发展阶段其特征表现为丘疹性、丘疹坏死性和/或结节性皮肤病变[24]。成批出现，数个至数百个，病损早期为针头至绿豆大小，为淡红、紫红、棕红色丘疹，中央常带出血性，直径小于 1cm，有时可发展至较大结节或肿瘤，直径达 5~15cm，出现溃破、坏死、结痂，具有自愈性，部分皮肤病损在 3 至 12 周内消退，遗留皮痂。

Rein Willemze 等研究发现，该疾病病程长短不一，可从数月至 40 年以上。

大约 20% 的淋巴瘤样丘疹病患者伴有蕈样霉菌病、皮肤间变大细胞淋巴瘤和霍奇金淋巴瘤。

3.2　组织病理学

LyP 的组织病理学表现十分多样，与活检的皮肤病变的阶段有关。LyP 的组织学亚型有 3 种（A、B、C）。

（1）A 型：病灶呈散在或小簇状分布，类似霍奇金淋巴瘤，瘤细胞呈多核分裂相或 Reed-Sternberg 细胞样表现，CD30 阳性表达，周围伴有组织细胞、小淋巴细胞、中性粒细胞和嗜酸性粒细胞、浆细胞等。细胞致密浸润至真皮上部、中部或下部，呈楔形分布，大多非向表皮性。

（2）B 型：少见，占 LyP 不足 10%。特征表现为嗜表皮性生长，病灶类似蕈样霉菌病，浸润细胞呈带状或结节状，成分较单一，主要为脑回状胞核的大淋巴细胞，核分裂相少见。

（3）C 型：病灶由单一的瘤细胞成簇生长，周围炎性细胞少见。早期浸润细胞主要见于真皮上、中部血管及附属器周围，充分发展时累及真皮下部和皮下组织。

3.3　免疫组化

LyP 的 A 型和 C 型病变中的异型大细胞与 C-ALCL 中的肿瘤细胞具有相同的免疫表型，大淋巴样细胞表达 CD30⁺，CD7⁻。

LyP 的 B 型病变中，脑回样核的异型细胞则表现为 CD3⁺、CD4⁺、CD8⁻、CD30⁻ [24]。

60%~70% 的淋巴瘤样丘疹病患者出现 TCR 重排，不同于 ALCL，LyP 没有 t（2；5）（p23；q35），ALK 阴性 [25]。

3.4　治疗

淋巴瘤样丘疹病是一种慢性、自限性的皮肤淋巴瘤。现有治疗手段均不能治愈。因此，对于病灶较小且无结痂瘢痕等并发症患者，只随访而无需给予积极治疗。

对于病灶较多且可能引起结痂等病损时，可给予低剂量甲氨蝶呤（5~20mg/周）或补骨脂紫外线疗法，低剂量的口服甲氨蝶呤是抑制新的皮肤病变进展的最有效方法。然而，在治疗停止后数周或数月常会复发。

局部病灶，可考虑 4~6 周 "观察等待"。

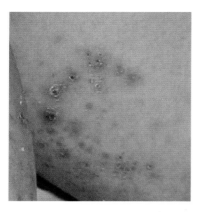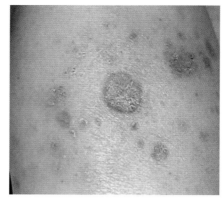

图 59-2　皮肤淋巴瘤样丘疹病，多发丘疹样病变，可反复出现和自愈。鲜红色丘疹是新出现的病变，较淡颜色的病变是自愈消退中的病变

3.5　预后

LyP 预后极佳。一组 118 例 LyP 患者研究发现仅有 5 例（4%）患者发展为系统性淋巴瘤，仅 2 例（2%）患者在 77 个月的中期随访时死于系统性疾病。发展成系统性淋巴瘤的危险因素尚不清楚[26]。

4　皮下脂膜炎样 T 细胞淋巴瘤

4.1　概论

皮下脂膜炎样 T 细胞淋巴瘤（subcutaneous panniculitis-like T-cell lymphoma，SPTL）是一种临床罕见的皮肤原发性恶性淋巴瘤，最初于 1991 年由 Gonzalez 等人发现，8 例 T 细胞淋巴瘤患者，肿瘤首先侵及皮下脂肪组织，临床表现为 1~12cm 的皮下结节，其中 6 例患者以四肢皮下受侵为主，组织病理表现为小和大的不典型淋巴细胞侵及皮下组织脂肪细胞之间，引起脂肪坏死等脂膜炎表现。肿瘤细胞呈现 T 细胞免疫表型，TCRβ 基因重排。据此提出的一种新的 T 细胞淋巴瘤亚型[27]。随后 REAL 分类和 WHO 淋巴瘤分类均正式命名该种亚型为皮下脂膜炎样 T 细胞淋巴瘤。该类型临床呈侵袭性过程，伴有嗜血细胞综合征，组织病理学表现为脂膜炎症。

4.2　临床特征

SPTCL 发生在成人，亦可发生在儿童，男女发病率相似。该病临床上一般以皮肤溃疡、红肿为首发症状，随着病程的进展，患者可出现持续性高热，肝、脾肿大，血小板或血象减低，约有 1/3 的病人伴有噬血细胞综合征。

SPTCL 可出现全身性症状，如发热、乏力和体重下降。

本病可伴有噬血细胞综合征，病情进展迅速。然而，与皮下脂膜炎样病变的皮肤 γ/δT 细胞淋巴瘤相比，嗜血细胞综合征可能更少见；播散到皮肤以外的部位罕见。SPTL 可继发于几年或十几年貌似良性的皮下脂膜炎。

4.3　分类

2005 年 WHO-EORTC 将其定义为原发于皮下脂肪组织的由细胞毒性 T 淋巴细胞浸润、增殖形成的 T 细胞淋巴瘤。

随着研究深入，近年来将皮下脂膜炎样 T 细胞淋巴瘤依据免疫表型分为两种亚型，分别为来源于 α/βT 淋巴细胞（SPTL-AB）和来源于 γδT 淋巴细胞（SPTL-GD）。

SPTL-AB 占所有 SPTL 约 75%，表现为 CD4⁻、CD8⁺、CD56⁻。瘤细胞局限在皮下组织，无真皮和/或表皮累及，常常表现为惰性的临床过程，预后良好。

SPTL-GD 约占 25%，表现为 CD4⁻、CD8⁻、CD56⁺。肿瘤细胞浸润不局限于皮下，亦可累及表皮和/或真皮。预后极差[28-29]。

4.4　组织病理学

主要病变位于皮下脂肪组织内，瘤细胞浸润模式主要为小叶性脂膜炎样浸润（75.0%）；瘤细胞浸润于单个脂肪细胞的周边呈"花环"样外观（100.0%）。

瘤细胞具有多形性，以中等大小的细胞为主（75.0%），核不规则。肿瘤常有坏死、核碎屑，可见噬红细胞现象（15.0%）和豆袋细胞（65.0%）；35.0% 的病例见血管浸润。瘤细胞主要浸润皮肤皮下组织，典型者表皮和真皮不累及。

肿瘤性 T 细胞围绕在单个脂肪细胞的周边有助于诊断（尽管不是完全特异性诊断特征）。常见坏死、核碎片和细胞吞噬现象。在病变早期，肿瘤细胞的浸润可能缺乏明显的异形性，而主要表现为严重的炎症性浸润。

4.5 免疫组化

100% 的病例均表达 1 个或多个 T 细胞分化抗原（CD2、CD3 或 CD45RO），其中 75.0% 表达 CD3。绝大多数病例 βF1（94.7%）、CD8（90.0%）阳性；0% 病例表达 GranzymeB，100% 表达 TIA-1；所有病例均不表达 CD4、CD20、CD56 和 CD68。

近年来，通过对 SCPTCL 瘤细胞的免疫表型和基因型研究，证实瘤细胞 T 细胞相关抗体（CD45RO、CD3 或 CD43）和 T 细胞受体（TCRγ/δ）阳性，T 细胞受体基因（TCRβ/γ）重排扩增阳性，均证实其起源于 T 细胞[30]。

SPTL 表现为 α/β+、CD3+、CD4-、CD8+ 的 T 细胞表型，可表达细胞毒性蛋白。罕见 CD30 和 CD56 表达。肿瘤细胞表现为克隆性 TCR 受体基因重排，尚未检测到特异性的遗传学异常，EB 病毒检测阴性。

4.6 鉴别诊断

本病主要应与非化脓性结节性脂膜炎鉴别。

结节性脂膜炎，在临床上主要表现为皮下多发性结节，但无皮肤的多发性溃疡形成；组织病理学上表现为皮下脂肪组织中大量淋巴细胞浸润，淋巴细胞形态正常，为成熟淋巴细胞，无异形性；还可出现淋巴组织反应性增生伴生发中心形成，有时可见浆细胞浸润。免疫组化检查结节性脂膜炎病变中的淋巴细胞，主要为 B 淋巴细胞和多克隆性浆细胞，仅见少量 T 细胞，且 T 细胞无异型性。

4.7 治疗

该疾病罕见，现有治疗包括手术、放疗、常规单药和联合化疗，以及提高剂量强度的化疗、干细胞移植以及阿伦单抗等分子靶向药物的联合应用。

2008 年，EORTC 的 Rein Willemze 等专家公布了来自欧洲 8 个淋巴瘤治疗中心的 SPTL 研究结论，该研究也是迄今为止关于 SPTL 的大宗报道。入组 63 例 SPTL 患者（CD8+、α/βT 细胞）中，31 例接受 CHOP 样方案化疗，CR 为 64%，而另外 24 例仅接受强的松、环孢素或苯丁酸氮芥等非强度方案治疗，16 例获得完全缓解，CR 为 66.7%，组间无显著差异。该研究提示，对于 SPTL-AB 不伴噬血细胞综合征患者，仅接受强的松或其他免疫抑制剂治疗，也可获得长期疗效。

对于复发或难治的 SPTL 患者，可考虑自体或异基因移植支持下的大剂量化疗，而 SPTL 伴发噬血细胞综合征患者，大剂量化疗不能带来较好疗效和生存受益。

ESMO 关于原发皮肤淋巴瘤的诊治指南建议，对于合并噬血细胞综合征（HPS）的患者，疾病进展迅速，需要立即干预治疗。对于不伴有 HPS 患者采用激素等免疫抑制剂治疗，对于疾病进展迅速、合并噬血细胞综合征或对免疫抑制剂治疗耐药患者，采用联合化疗。

4.8 预后

SPTL 具有特殊生物学行为，预后很差。根据少数发表的文献报道，符合相关免疫表型的 SPTL 患者 5 年生存率大于 80%，不伴发噬血细胞综合征患者达到 91%，而出现噬血细胞综合征患者仅为 46%[31-32]。

皋岚湘等[33] 报道了 2 例 SPTL，其中 1 例在确诊后 10 天死亡；另 1 例因其瘤细胞表达 CD30，肿瘤生物学行为呈"惰性"，患者病情发展较慢，生存期长。因此，临床一旦确诊为 SPTL，应给予积极的治疗。

最近研究显示，许多 SPTL（CD8+、α/β+T 细胞表型）患者具有较长的临床过程，可伴有皮下病变的复发，但无皮肤外播散或发展为噬血细胞综合征。

第 8 节　皮肤结外 NK/T 细胞淋巴瘤-鼻型

1　概论

结外 NK/T 细胞淋巴瘤-鼻型，主要由小、中或大细胞组成，通常具有 NK 细胞和较少细胞毒性 T 细胞表型，皮肤是继鼻腔/鼻咽之后常被累及的部位。多见于成年男性，常见于亚洲、中非和南非。其发生与 EB 病毒相关。

因结外 NK/T 细胞淋巴瘤为中线面部破坏性肿瘤，故以前亦命名为致死性中线肉芽肿。

另外，皮肤的累及可能是疾病原发或继发的表现，因这两组病变都表现为侵袭性临床行为，需要相同的治疗方案，所以在分类中区别"原发"和"继发"皮肤累及似乎是没有必要的。因此，WHO 分类的命名为结外 NK/T 细胞淋巴瘤–鼻型，而不是原发性皮肤 NK/T 细胞淋巴瘤–鼻型。

2 组织病理学

组织病理学表现，为真皮和皮下的弥漫性浸润，可出现嗜表皮现象，明显的血管中心浸润和血管破坏现象常伴有广泛性坏死。

NK/T 细胞淋巴瘤所涉及细胞形态很广泛，细胞可从小细胞到大细胞，多数病例为中等大小细胞，胞核可不规则或卵圆形；染色质中等密度，细胞质淡染。部分病例可见大量的炎性细胞浸润，如小淋巴细胞、组织细胞、浆细胞、嗜酸性粒细胞。

3 免疫组化

肿瘤细胞表达 CD2、CD56、胞浆 CD3ε 和细胞毒性蛋白（TIA-1、颗粒酶 B 和穿孔素），但不表达 CD3。少数 CD56 阴性病例诊断依靠原位杂交检测到 EBV 和表达细胞毒性蛋白；LMP-1 不常表达。

T 细胞受体通常呈原型（germline configuration），但在很少数具有细胞毒性 T 细胞表型的肿瘤中见到 TCR 重排。几乎所有病例都表达 EBV，提示这种病毒在病因上起到一定的作用。

4 治疗与预后

本病首选治疗方案是联合化疗，但效果不佳。

皮肤的鼻型–NK/T 细胞淋巴瘤是一种高度侵袭性的肿瘤，中位生存时间小于 12 个月。预后不良因素主要为出现皮肤外受侵，仅限于皮肤病变者中位生存时间为 27 个月，而具有皮肤外病变者中位生存时间为 5 个月[34-35]。有报道认为，CD30+、CD56+者预后较好，这可能是表达 CD56 的 C-ALCL 的病例。

第 9 节 原发皮肤外周 T 细胞淋巴瘤–非特指型

外周 T 细胞淋巴瘤是一大类异质性 T 细胞淋巴瘤，在 2008 年 WHO 淋巴瘤分类中，原发皮肤非特殊型外周 T 细胞淋巴瘤（primary cutaneous peripheral T-cell lymphoma, unspecified, PTL-U）代表着一组异质性疾病，包括所有的不能归入 T 细胞淋巴瘤/白血病亚型中的 T 细胞肿瘤。

WHO-EORTC 分类，将原发皮肤侵袭性嗜表皮性 CD8+细胞毒性 T 细胞淋巴瘤、γ/δT 细胞淋巴瘤和原发皮肤小–中等大小 CD4+T 细胞淋巴瘤分出来作为暂定类型，对于不能归入暂定类型者被划归在 PTL-U 中。

本类型好发于成人，表现为孤立、局限性的结节和肿块；发病部位不固定。

组织病理为病灶皮肤呈结节样或弥漫性浸润，由中等和较大的多形性或免疫母细胞样 T 淋巴细胞组成，其中大型瘤细胞占所有肿瘤细胞 30%以上。无嗜表皮浸润现象。

免疫表型，大多数表现为 CD4+、CD30-、CD56±、GrB-、Perforin-、TIA-1-。

治疗采用以化疗为主的综合治疗，尚无标准治疗方案。

该病呈侵袭性过程，预后差，5 年 OS 不足 20%。Marcel 等研究发现，无论局限性还是多发病灶患者，接受局部放疗和化疗后，其 mOS 无显著差异，分别为 24 个月和 21 个月。即使就诊时病灶仅为局限性或孤立性病灶，接受局部放疗或含蒽环类药物的联合化疗，其 RR 无显著差异，分别为 72%和 75%，而 mDFS 仅为 6 个月和 10 个月，5 年 OS 分别为 24%和 25%。

原发皮肤的外周 T 细胞淋巴瘤非特指性，即使局限性病灶也可迅速发展为全身皮肤播散，进而侵及其他脏器。因此，孤立和局限病灶不能作为预后良好因素。

欧洲 ESMO 关于皮肤淋巴瘤的诊治指南提出，对于原发皮肤外周 T 细胞非特指性，现有治疗的生存获益差，只有原发皮肤 CD4+的小、中大小的多形性 TCL 患者，孤立或局限皮肤病灶，采用放疗才能带来长期生存获益。单纯含蒽环类方案化疗受益低，新药或提高剂量强度的化疗联合早期异基因干细胞移植是治疗方向[32]。

1 原发皮肤侵袭性、嗜表皮性、CD8⁺细胞毒性 T 细胞淋巴瘤

1.1 概论

皮肤 T 细胞淋巴瘤是一类表达 CD3⁺、CD4⁺、CD45RO⁺ 的记忆 T 细胞增殖性肿瘤，而表达 CD8⁺ 的 T 细胞淋巴瘤十分罕见，较难界定。Emilio 等[36] 分析研究发现，这种原发皮肤的 T 细胞淋巴瘤从不表达 NK 细胞和 γδT 细胞的免疫表型，是一种起自 CD8⁺ 的 αβ 型细胞毒性 T 细胞的罕见肿瘤。

本病为嗜表皮的 CD8⁺ 细胞毒性 T 细胞增生，具有侵袭性临床行为，与其他表达 CD8⁺ 细胞毒 T 细胞 CTCL 类型（大于 50% 派杰网状细胞增生症的病例和罕见的 MF、LyP、C-ALCL 病例）的区别主要靠临床表现和临床行为，在 CD4⁺ 和 CD8⁺ 病例尚未发现临床表现或预后方面的差别。

1.2 临床特征

临床特征为出现局部或弥漫性丘疹、结节和肿块，表现为中心性溃疡和坏死，或表面角化亢进的斑片和斑块，其表现非常类似于皮肤 γδT 细胞淋巴瘤患者和全身派杰网状细胞增生症（Ketron-Goodmam 型）患者；可播散到其他内脏部位（肺、睾丸、中枢神经系统、口腔黏膜），但淋巴结受累少见。

1.3 组织病理学

典型组织病理特征是嗜表皮生长，棘层增厚或表皮萎缩、坏死性角化细胞、溃疡，可出现皮肤棘层细胞间水肿，有时伴水疱形成。早期病灶即呈现不典型淋巴细胞浸润表皮，随病情进展，病灶表皮呈现带状和苔藓样浸润。

嗜表皮现象常十分明显，可表现为从线性分布到整个表皮派杰样浸润，也可在表皮下呈结节状浸润；表皮可萎缩或棘细胞增生，常伴有坏死、溃疡和水疱形成。皮肤附属器的浸润和破坏常见；可见血管中心性浸润和血管破坏现象。

肿瘤细胞小至中等大小，或中等至大细胞，核多形性或母细胞性。

1.4 免疫组化

肿瘤细胞表型呈 BF1⁺、CD3⁺、CD8⁺、粒酶 B⁺、穿孔素⁺、TIA-1⁺、CD45RA⁺、CD45RO⁻、CD2⁻、CD4⁻、CD5⁻、CD7⁻ᐟ⁺、EBV 常阴性；TIA-1⁺ 和 CD45RA⁺ 提示瘤细胞来自 CD8⁺ 细胞毒性 T 细胞。

肿瘤性 T 细胞表现为克隆性 TCR 基因重排，尚未检测到特异的遗传学异常。

1.5 治疗与预后

常采用的治疗方案为以阿霉素为基础的多药联合化疗。

本病常表现为侵袭性临床过程，中位生存时间为 32 个月。细胞形态大小不同的病例在生存率上没有差异[37]。

2 皮肤 γ/δT 细胞淋巴瘤 （暂定类型）

人类 γδT 细胞占外周血淋巴细胞 1%~15%，主要分布在脾脏红髓和胃肠道等淋巴组织，其功能是在免疫反应早期发挥作用，如表皮和上皮黏膜层的特定抗原如病毒、细菌等的免疫反应。其过程由细胞因子调控，刺激 B 淋巴细胞产生免疫球蛋白，和抗体依赖的细胞毒性作用。

2.1 概论

皮肤 γ/δT 细胞淋巴瘤 （CGD-TCL） 是一种由成熟、活化 γδT 细胞克隆性增生组成的淋巴瘤，具有细胞毒性表型；这组病例包括既往具有 γδT 细胞表型的 SPTCL。

黏膜部位可有原发相似的、可能相关的情况，皮肤和黏膜的 γδTCL （如黏膜-皮肤 γ/δTCL） 是否同一疾病病变的所有组成部分尚不清楚。

在这组病变中，区别 "原发" 和 "继发" 皮肤病例是不必要的，因二者预后都很差。

区别于肝脾 γ/δT 细胞淋巴瘤，原发于皮肤的 γ/δT 细胞淋巴瘤表达细胞毒性蛋白，如颗粒酶 B、穿孔素和 TIA-1，诱导细胞凋亡和坏死；而肝脾 γ/δT 细胞淋巴瘤，该型瘤细胞属于功能不成熟的 γ/δT 细胞，只表达 TIA-1[38]。

区别于皮下脂膜炎样 T 细胞淋巴瘤，WHO 将其定义为来源于 α/βT 淋巴细胞的皮下脂膜炎样淋巴瘤 （PSTL） 该类淋巴瘤预后明显优于原发皮肤 γ/δT 细胞淋巴瘤 （CGD-TCL）。

2.2 临床特征

CGD-TCL 多见于年轻男性，通常表现为播散性斑块和/或溃疡坏死性结节或肿块，特别是

表 59-3　PSTL 与 CGD-TCL 鉴别

	皮下脂膜炎样 T 细胞淋巴瘤	原发皮肤 γ/δT 细胞淋巴瘤
WHO-EORTC 命名	PSTL	CGD-TCL
临床特征	年轻，中位年龄为 36 岁 结节样或斑块样皮肤病灶，无溃疡，约 20% 患者伴有自身免疫性疾病。远处器官较少受侵	老年人，中位年龄为 59 岁 结节样或斑块样皮肤病灶，溃疡常见。可侵及肺、肝、肾、口腔黏膜和中枢神经系统
组织病理学	皮下脂膜层受侵	皮下脂膜层、真皮层和表皮受侵
细胞免疫学	CD3$^+$、CD4$^-$、CD8$^+$、CD56$^-$（多数）、CD30$^-$、GrB$^+$、Perforin$^+$、TAI-1$^+$	CD3$^+$、CD4$^-$、CD8$^-$、CD56$^+$（多数）、CD30$^+$、GrB$^+$、Perforin$^+$、TAI-1$^+$
分子遗传学	βF1$^+$、TCRδ1$^-$（α/βT 淋巴细胞表型）	βF1$^-$、TCRδ1$^+$（γδT 淋巴细胞表型）
伴发噬血细胞综合征	少见（17%）	常见（45%）
治疗	初治采用高剂量泼尼松，复发或难治患者采用 CHOP 样方案治疗	化疗
5 年总生存率	82% 91%（不伴发噬血细胞综合征患者） 46%（伴有噬血细胞综合征患者）	11%

在四肢，但其他部位亦可发生；常可见到黏膜和其他结外部位的累及，但淋巴结、脾脏或骨髓累及少见。脂膜炎样肿瘤的患者可发生噬血细胞综合征。

此外，皮肤 γ/δT 细胞淋巴瘤可侵及表皮、真皮和皮下，如皮下脂膜炎 γ/δT 细胞淋巴瘤，和鼻腔、甲状腺 γ/δT 细胞淋巴瘤。

2.3　组织病理学

在皮肤累及主要的组织学形式为嗜表皮性、真皮和皮下，同一个患者在不同的活检标本或在同一活检标本可见到多种组织学形式。

肿瘤细胞常为中等-大细胞、粗块状堆积样的染色质，大的、空泡状核、核仁明显的母细胞少见，凋亡和坏死常见，常伴有血管浸润。皮下的病例可出现在脂肪细胞周边部，类似于 α/β 来源的 SPTL。

2.4　免疫组化

γδT 细胞淋巴瘤少见，常见类型如肝脾 γδT 细胞淋巴瘤，该型瘤细胞属于功能不成熟的 γδT 细胞，只表达 TIA-1，而穿孔素和颗粒酶 B 为阴性，因此不产生细胞凋亡和坏死。

肿瘤细胞特征性表现，为 BF1$^-$、CD3$^+$、CD2$^+$、CD5$^-$、CD7$^{+/-}$、CD56$^+$，伴有细胞毒性蛋白的强表达。尽管部分病例表达 CD8，但大多

数病例不表达 CD4 和 CD8。

在冰冻切片中肿瘤细胞 TCR-δ 强阳性，如果仅有石蜡切片，在特定环境下 BF1 不表达可用于推断为 γ/δ 起源。

该类淋巴瘤细胞表达 γδT 细胞受体，大多数成熟 T 细胞表达 αβT 细胞受体，只有 5% 正常 T 细胞表达 γδT 细胞受体，多数 γδT 细胞不表达 CD4 和 CD8 [39]。

肿瘤细胞表现为 TCRγ 基因克隆性重排，TCRβ 基因可重排或缺失，但不表达。EBV 阴性。

2.5　治疗与预后

此类患者应该采用全身化疗，但效果往往欠佳 [15]。

大多数患者表现为侵袭性疾病过程，对多药联合化疗和/或放疗耐受。在最近的一组 33 例病例的研究显示，中位生存期为 15 个月。有皮下脂肪累及的患者比仅有表皮或真皮累及的患者生存期短。

该病呈侵袭性过程，对于常规化疗和放射治疗不敏感。Jorge 等研究发现，来源于 γδT 细胞的皮肤淋巴瘤生存明显低于 α/β 来源的皮肤 TCL。γδT 细胞的皮肤淋巴瘤中位生存期仅为 15 个月，而皮肤 αβ 来源的 T 细胞淋巴瘤 mOS

达到 166 个月，组间差异显著（如图 59-3 所示）。

该研究认为，TCRδ1 表达提示不良的生存预后，TCRδ1 阳性的皮肤 TCL 患者的 5 年生存仅为 34%。

另外，生存与肿瘤侵及皮肤深度相关联，皮下组织受侵患者的 OS 低于肿瘤仅累及表皮和真皮的患者（mOS 分别为 13 个月和 29 个月，如图 59-4 所示）[40]。

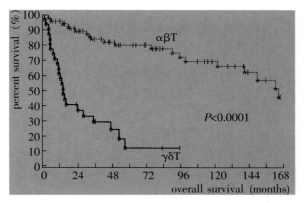

图 59-3　γδT 与 αβT 细胞皮肤淋巴瘤预后差异

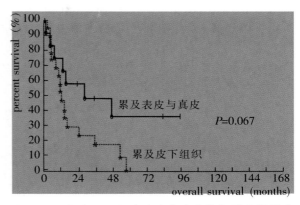

图 59-4　皮肤 γδT 细胞瘤患者生存期与肿瘤侵及皮肤深度的相关性

3　原发皮肤 CD4+、小/中等大、多形性 T 细胞淋巴瘤（暂定类型）

3.1　概论

原发皮肤 CD4+、小/中等大小、多形性 T 细胞淋巴瘤（PCSM-TCL）是一类由表达 CD4 的小和中等大小的、形态多样的 T 淋巴细胞侵及皮肤的淋巴瘤，临床呈现惰性过程。

与 EORTC 分类相比，WHO-EORTC 分类定义为小/中等大、多形性 CTCL，仅限于 CD4+ 表型的病例。表达 CD3+、CD4-、CD8+ 表型的病例通常有更具侵袭性的临床过程，应归入到侵袭性嗜表皮性的 CD8+ 的 CTCL 中。

3.2　临床特征

此型淋巴瘤典型表现为孤立性的斑块或肿瘤，常发生在面部、颈部或上肢；偶尔表现为一个或几个丘疹、结节或肿瘤。

另外，假性 T 细胞淋巴瘤亦可表现为孤立的斑块或结节，与该病理类型的淋巴瘤鉴别的标准是后者有异常的 T 细胞表型和克隆性增生。

3.3　组织病理学

组织学特征表现为真皮内致密、弥散或结节状浸润，有皮下浸润的趋势，可见局灶性嗜表皮现象。肿瘤细胞主要为小/中等大小、多形性 T 细胞，可见少部分（小于 30%）的大、多形性细胞；部分病例可见到混杂的大量反应性的小淋巴细胞和组织细胞。

3.4　免疫组化

此型淋巴瘤的免疫表型为 CD3+、CD4+、CD8-、CD30-，有时全 T 细胞标记缺失。因此，较早国际分型也将其定义为原发皮肤 CD30- 小、中等大小的多形性 T 细胞淋巴瘤。细胞毒性蛋白通常不表达。可检测到 TCR 基因重排。尚未发现恒定的细胞遗传学异常。

需与假性 T 细胞淋巴瘤鉴别，假性淋巴瘤临床表现为孤立的斑块或结节，但是缺乏 T 淋巴细胞免疫表型，无克隆增殖能力，伴有反应性的 CD8+T 淋巴细胞、B 细胞和组织细胞。

3.5　治疗与预后

孤立的局灶皮肤病变的患者首选的治疗方案为手术切除或放疗。有报道认为，全身皮肤病变者可采用环磷酰胺和 α 干扰素治疗[40]。

总体预后良好，5 年生存率为 60%~80%，尤其是孤立或局灶皮肤病变的病例，预后更好。Adriana 等研究发现，该型淋巴瘤 Ki-67 仅为 9%，22% 患者出现反应性 CD8+，对于 CD8+T 细胞增多患者，其生存相对减低[41]。

第10节 原发性皮肤B细胞淋巴瘤

1 命名与分类

原发皮肤B细胞淋巴瘤是一类少见的皮肤淋巴瘤。将近一个世纪以来，皮肤B细胞淋巴增殖性疾病尚无满意的分类。1904年，Spiegler首先报告指出，本病可能引起患者的死亡，但直至1972年关于皮肤B细胞淋巴瘤是否可作为原发病存在，仍然置疑。

近年来，皮肤B细胞淋巴瘤（cutaneous B-cell lymphomas，CBCL），特别是低度恶性原发性CBCL（PCBCL）的命名和分类仍然很紊乱和意见不一致。

造成此种情况，是因原发性皮肤B细胞淋巴瘤的临床行为常发展缓慢，组织学上与反应性淋巴样组织相似，故在此之前对反应性皮肤浸润的命名变化多端，包括Spiegler-Fendt肉样瘤（Spiegler-Fendt sarcoid）、淋巴细胞瘤（lymphocytoma）、皮肤良性淋巴结病（iymphadenosis benigna cutis）和皮肤淋巴增生（cutaneous lymphoplasia）等。

假性淋巴瘤之名，虽目前在淋巴结病变归类中已被淘汰，但仍然继续在提倡皮肤假性淋巴瘤（cutaneous pseudolymphomas，CPL）之说，不过通常赞同皮肤淋巴样增生（cutaneous lymphoid hyperplasia，CLH）之名称。

20世纪90年代初期作为一类原发皮肤的异质性B淋巴细胞增殖性疾病而提出。REAL和WHO的淋巴瘤分类系统，均未将该类淋巴瘤进行详细分类和说明。相反，欧洲癌症研究和治疗机构（EORTC）长期追踪并研究了该类疾病的发生、演变情况，依据临床特征、组织病理、细胞免疫学和分子遗传学特点以及生存预后等情况将其分为3类，即滤泡中心细胞淋巴瘤、免疫细胞瘤/边缘带淋巴瘤、大B细胞淋巴瘤腿型。

EORTC和WHO分类的不同点是，前者将原发皮肤B细胞淋巴瘤的两种主要常见亚型（滤泡中心细胞淋巴瘤、免疫细胞瘤/边缘带淋巴瘤）归入惰性淋巴瘤范畴，而WHO分类系统将皮肤B细胞淋巴瘤定义为弥漫性大B细胞淋巴瘤的一类特殊亚型，如FCC（EORTC）对应DLBCL或Fol（WHO），大B细胞淋巴瘤腿型（EORTC）对应弥漫大B细胞淋巴瘤（WHO），而在关于皮肤边缘带B淋巴瘤定义方面，EORTC和WHO一致。在多数亚型的定义和命名术语方面两种分类系统存在差异。

2003年，在法国里昂以及2004年瑞士苏黎士召开的会议，对皮肤淋巴瘤的分类系统逐渐达成共识。

2005年，WHO-EORTC将原发皮肤B细胞淋巴瘤分为3类，即原发皮肤边缘带B细胞淋巴瘤（PCMZL）、原发皮肤滤泡中心淋巴瘤和原发皮肤弥漫性大B细胞淋巴瘤腿型。

有人主张PCBCL主要为滤泡中心细胞性淋巴瘤（follical center cell lymphomas，FCCL）或免疫细胞瘤（immunocytomas，IC）[42]，EORTC之DCLWG统计626例PCML，前者占13%，后者占2%；亦有人主张皮肤FCCL不存在或极少，绝大多数为边缘带B细胞淋巴瘤（marginal zone B-cell lymphomas，MZBCL）。

在EORTC分类中，由于经验不足和有争议，未将MZBCL列入，但将MZBCL与原发性皮肤IC（PCIC）作为非此即彼的名称。

Norton不同意EORTC分类关于结外边缘带淋巴瘤（marginal zone lymphoma，MZL）的定义，认为在文献中肯定对此型淋巴瘤的概念有些混乱。某些学者不适当和相当不精确地将MZL作为包括所有CBCL的名称，另一些学者将其几乎等同于皮肤相关淋巴组织（skin-associated lymphoid tissue，SALT）B细胞淋巴瘤，甚或用于黏膜相关淋巴组织（mucosa-associated lymphoid tissue，MALT）型淋巴瘤。

2008年，WHO第4版，将原发皮肤滤泡中心淋巴瘤和原发皮肤弥漫性大B细胞淋巴瘤腿型作为独立亚型，而皮肤边缘带B细胞淋巴瘤归入结外边缘带B细胞淋巴瘤。

最近研究表明，免疫表型和基因型分析对B细胞淋巴增殖性疾病的诊断和分类是可靠的依据。

综合已发表的应用这些分析的文献资料证明，8%~75%临床和组织学上诊断为CLH的病例含有单克隆B细胞成分。目前一般同意，应将具有单克隆B细胞成分的病例归类为CBCL。回顾分析，可知很多已发表的CLH病例为反应性和新生物性。同在胃肠道中一样，某些既往认为自 CPL 转化为淋巴瘤的病例完全可能一开始即为 CBCL。

目前，依据细胞形态将原发皮肤 B 细胞淋巴瘤分为两类，较为简单实用。一类是小、中 B 淋巴细胞型，主要是指原发皮肤边缘带 B 细胞淋巴瘤（PCMZL）和原发皮肤滤泡中心 B 细胞淋巴瘤；另外一大类泛指原发皮肤大 B 细胞淋巴瘤，包括原发皮肤大 B 细胞淋巴瘤腿型、原发皮肤滤泡中心细胞淋巴瘤弥漫型、原发皮肤大 B 细胞淋巴瘤非特指性。

2 细胞起源

原发皮肤 B 细胞淋巴瘤（PCBLC）当前认为属滤泡中心性细胞起源。然而，一些研究者注意到在临床进程、免疫表型和发病机制上，

表 59-4 原发皮肤 B 细胞淋巴瘤的分类进展

EORTC 1997	原发皮肤免疫细胞瘤	原发皮肤滤泡中心细胞淋巴瘤	原发皮肤大 B 细胞淋巴瘤腿型
WHO 2001	结外边缘带淋巴瘤	皮肤滤泡中心淋巴瘤	弥漫性大 B 细胞淋巴瘤
WHO-EORTC 2005	原发皮肤边缘带淋巴瘤	原发皮肤滤泡中心淋巴瘤	原发皮肤大 B 细胞淋巴瘤腿型
WHO 2008	结外边缘带淋巴瘤	原发皮肤滤泡中心淋巴瘤	原发皮肤大 B 细胞淋巴瘤腿型
临床特征	孤立或多发丘疹、结节，好发于四肢皮肤 伴有螺旋体感染 常见皮肤病灶复发 皮肤以外受累少见	孤立或成群肿块，好发于头部和躯干皮肤 20%出现皮肤病灶复发 5%~10%患者出现皮肤以外浸润	孤立或多发肿块，好发于腿部皮肤 常见复发和皮肤以外浸润
组织病理	小 B 淋巴细胞弥漫浸润、伴有边缘带中心细胞、淋巴浆细胞和浆细胞	肿瘤滤泡中心细胞弥漫浸润，伴有中心和中心母淋巴细胞	中心母细胞和免疫母细胞弥漫浸润
免疫表型	cIg^+、$CD79a^+$、$Bcl-2^+$、$CD5^-$、$cyclinD1^-$、$Bcl-6^-$、$CD10^-$、$MUM-1^+$	sIg^-、$CD20^+$、$CD79a^+$、$Bcl-6^+$、$Bcl-2^-$、$MUM-1^-$、$CD10^\pm$、$FOXP1^-$	sIg^+、cIg^+、$CD20^+$、$CD79a^+$、$Bcl-6^\pm$、$CD10^-$、$Bcl-2^+$、$MUM-1^+$、$FOXP1^+$
预后	5 年 OS：>95%	5 年 OS：95%	5 年 OS：50%

表 59-5 皮肤 B 细胞淋巴瘤分类

分类	亚型
惰性	滤泡中心性淋巴瘤 免疫细胞瘤/边缘带淋巴瘤
中度恶性	腿部的大 B 细胞淋巴瘤 浆细胞瘤
未定型及其他亚型	血管内大细胞性淋巴瘤/恶性血管内皮瘤 套区淋巴瘤 富于 T 细胞 B 细胞性淋巴瘤

PCBLC 与 MALT 型淋巴瘤非常相似。他们认为，PCBLC 起源于边缘带细胞。事实上，曾提议应用皮肤相关性淋巴组织性淋巴瘤这一术语，至少可作为 PCBLC 的一种亚群边缘带淋巴瘤。

最近，PCBLC 的分子学分析显示，由于高度体细胞突变，PCBLC 具有克隆内多样性，这些发现提示从转化的滤泡中心性 B 细胞而来的抗原诱导过程。

3　组织病理学

PCBLC 各种亚型的组织学特征很相似，然而每一亚型的特征对于分类很重要。表皮在外形上正常，通常正常胶原组织将正常表皮与淋巴细胞浸润分开。

在表浅的真皮组织中，早期病变一般为血管周围和腺周围浸润。旧的病损趋向于弥漫性浸润从真皮层到皮下脂肪，伴或不伴反应性淋巴滤泡存在，这种单形性趋向于弥漫或结节性浸润常见于底层，大量浸润可导致腺体结构破坏，可见大量反应性 T 细胞在外周存在，或与恶性 B 细胞混合存在。在旧的病损中，反应性浸润通常很少。

尽管最初为单形性，但有可能存在或不存在各种组织胞浆细胞和免疫母细胞的混合。嗜酸性粒细胞和中性粒细胞亦可存在，但典型的少见；有的有丝分裂相较多见；在浸润部位 B 淋巴细胞形态特征从一种亚型可向另一种亚型变化。

原发皮肤 B 细胞淋巴瘤组织活检是主要诊断手段，包括病灶广泛切除和穿刺活检（要求病灶直径至少 4mm）。

4　免疫表型

免疫表型检测对于 PCBLC 的诊断很有帮助，最理想的标本是快速冰冻切片组织，而流式细胞分析对于轻链限制和异常表型检测更可靠，而且

一些单克隆抗体可对蜡块组织很好检测。

应进行以下免疫表型检测：

（1）CD3、CD20、CD79a，用于鉴别 B 细胞来源还是反应性 T 淋巴细胞。

（2）细胞表面或细胞质免疫球蛋白（sIg、cIg）表达。

（3）CD35 或 CD21 区别是反应性滤泡还是树突状增生。

（4）Ki-67 反映增殖比率，区分是肿瘤还是反应性滤泡增生。

（5）Bcl-2、Bcl-6、CD10，其在滤泡结构内广泛表达应高度怀疑滤泡淋巴瘤的皮肤受累，进一步检测包括 t（14；18）。

（6）CD5 和 cyclinD1 可以鉴别是套细胞淋巴瘤（CD5⁺、cyclinD1⁺）和原发皮肤边缘带淋巴瘤，还是 B 淋巴细胞白血病皮肤受累（CD5⁺、cyclinD1⁻）。

5　遗传学

在淋巴瘤中，从成熟细胞起源的子细胞表达相同的 Ig 受体可达到检测量，故可观察到克隆性基因重排。Ig 重链、轻链的克隆性基因重排支持 PCBLC 的恶性特性。一些研究者认为克隆性实验对于区分反应性炎症和恶性增殖方面是可靠的标准。对有少量恶性细胞浸润的病例很有帮助。

6　鉴别诊断

PCBLC 需与小淋巴细胞性淋巴瘤和套细胞淋巴瘤鉴别，见表 59-6。

7　临床特征

PCBLC 通常以孤立的、局限性红点发展为紫色丘疹或结节，偶尔在一局限皮肤出现多发性或成群的缺损。亦有报道呈现周围性红斑较小的丘疹、浸润性斑块和/或花样红斑。大范围

表 59-6　PCBLC 与小淋巴细胞性淋巴瘤和套细胞淋巴瘤的鉴别

淋巴瘤类型	免疫表型 IgD	CD5	CD10	CD23	IEU8	CD43	CDW75
小淋巴细胞性淋巴瘤	+	+	−	+	+	+	−
套细胞淋巴瘤	+	+	−	−	+	+	−
滤泡中心细胞性淋巴瘤	−/+	−	+	−	−/+	−	+

注：−/+明显少数（20%~50%）病例阳性。

或溃疡少见。特殊的亚型可能有其好发部位，如滤泡中心性淋巴瘤好发于头皮和躯干，免疫细胞瘤好发于肢端。

8　分期

准确临床分期来自临床询诊、查体和相关实验室检查。对于原发皮肤大 B 细胞淋巴瘤患者，须接受骨髓细胞学和活组织检查。对于临床呈现惰性过程的皮肤 B 细胞淋巴瘤亚型，如原发皮肤边缘带 B 细胞淋巴瘤和原发皮肤滤泡中心 B 细胞淋巴瘤，可不做骨髓检查。Senff 等研究发现，在 193 例原发皮肤的滤泡中心细胞淋巴瘤患者中，只有 22 例（11%）骨髓受侵，在 82 例边缘带淋巴瘤患者中只有 2 例出现骨髓受侵；这些患者的 5 年 OS 为 44%，而未出现皮肤以外受侵的 157 例患者，5 年 OS 达到 84%[43]。

表 59-7　原发性皮肤 B 细胞淋巴瘤的 TNM 分期

分期	标准
T1	单个皮肤肿瘤
T2	限于单个淋巴引流区的多个皮肤肿瘤
T3	不限于单个淋巴引流区的播散性多个皮肤肿瘤
T4	深的皮下肿瘤
N0	无淋巴结受侵
N1	病理组织学累及单个引流的淋巴结
N2	病理组织学累及同侧横膈一个以上的淋巴结
N3	病理组织学累及横膈两侧的淋巴结
M0	无内脏受侵
M1	内脏受侵

9　治疗

原发皮肤 B 细胞淋巴瘤可选择的治疗方法

表 59-8　原发皮肤 B 细胞淋巴瘤治疗方案

类型和病灶范围	一线治疗方案	其他可选择方案
原发皮肤边缘带 B 细胞淋巴瘤		
孤立和局限性病灶	局部放射治疗 局部切除手术 头孢类抗生素治疗	α-2a 干扰素 利妥昔单抗 甾体类激素
多发病灶	观察 等待 局部放射治疗 苯丁酸氮芥 抗生素	α-2a 干扰素 利妥昔单抗 局部甾体类激素
原发皮肤滤泡中心淋巴瘤		
孤立和局限性病灶	局部放射治疗 局部切除手术	α-2a 干扰素 利妥昔单抗
多发病灶	观察等待 局部放射治疗 利妥昔单抗	R-CVP 或 CHOP
原发皮肤大 B 细胞淋巴瘤-腿型		
孤立和局限性病灶	R-CHOP±IFRT	局部放射治疗 利妥昔单抗
多发病灶	RCHOP	利妥昔单抗治疗

众多，如手术、放疗、化疗、针对 CD20 阳性的利妥昔单抗治疗等。其他治疗，包括瘤内干扰素注射、瘤体内美罗华注射以及腺病毒介导的 IFN-γ 转染治疗。其他正在临床研究中的治疗方法有，光动力治疗、瘤体内顺铂注射、氮芥/氯倍他索等治疗。

10　原发性皮肤边缘带 B 细胞淋巴瘤

10.1　概论

原发性皮肤边缘带 B 细胞淋巴瘤（primary

cutaneous marginal zone B -cell lymphoma, PCMZL) 是一类原发于皮肤、由边缘带的小 B 淋巴细胞增殖形成的惰性淋巴瘤，在早期 WHO 定义为原发于皮肤的免疫细胞瘤。

由于髓外浆细胞瘤侵及皮肤时，其临床和组织病理等方面表现与 PCMZL 近似，因此也归入讨论。

PCMZ 属于结外边缘带 B 细胞淋巴瘤的一类，后者最常见于黏膜浸润，称为黏膜相关性淋巴组织淋巴瘤。该病罕见，占皮肤淋巴瘤的 7%；很少发展至结外病变，预后较好。

10.2 组织病理学

肿瘤细胞呈结节样和弥漫性浸润在真皮和皮下组织，成片状或团块状。表现为以小 B 细胞为背景中出现较多的浆细胞样淋巴细胞、浆细胞和向浆细胞分化过程中的不同阶段的细胞。多形性明显，核分裂相多见。瘤细胞呈小、中等大小，核不规则、核仁不明显、胞质丰富。在真皮层的病灶周围可见单一形状的浆细胞。

10.3 免疫组化

边缘带 B 细胞淋巴瘤表达 CD20、CD79a 和 Bcl-2，但 CD5、CD10 和 Bcl-6 阴性，这有助于与原发皮肤滤泡中心性淋巴瘤（primary cutaneous follicle center lymphoma，PCFCL）的鉴别。

反应性生发中心细胞常表现为 Bcl-6⁺、CD10⁺、Bcl-2⁻，浆细胞表达 CD138 和 CD79a，但通常 CD20 为阴性（不表达）。

研究表明，部分 PCMZL 病例表现为 14 号染色体上 IGH 基因和 18 号染色体上 MLT 基因的易位 t（14；18）（q32；q21）。然而，在胃 MALT 淋巴瘤观察到的基因易位，如 t（11；18）（q21；q21）和 t（1；14）（q22；q32）在 PCMZL 中没有发现。

10.4 临床特征

皮肤结节好发于肢体，少数侵及头皮、颈部和躯干。

受累皮肤表现为红色或紫色的斑丘疹、斑块或结节形成，结节呈鲜红、紫红或棕红色，可融合成浸润性斑块，极少有鳞屑，不易出现溃疡。

该病临床表现为惰性过程，因此较少出现皮肤以外肿瘤浸润，部分病灶可自发消退。有

报道 PCMZL 合并螺旋体感染，而在亚洲和北美地区病例未发现相关报道。伴发自身免疫性疾病的患者，应考虑排除淋巴瘤皮肤受累。

10.5 治疗

10.5.1 治疗原则

对于孤立或局限性病灶，局部放疗和手术是主要治疗手段。对于合并螺旋体感染者，可给予抗生素治疗。

对于多发病灶，可予瘤可燃（苯丁酸氮芥）或瘤内和皮下注射干扰素，有报道 CR 接近 50%。

有研究采用美罗华局部或静脉治疗，CR 达到 80%。对于复发患者，仍可采用既往一线治疗方案。

10.5.2 手术与放疗

手术切除适用于单一或多个小的皮肤病灶，外科切除虽在 PCBLC 治疗上占有重要地位，但还没有单用手术作为初治手段治疗 PCBLC 的研究。Wilemze 等认为，外科切除后局部复发率高达 43%，因此这种治疗模式不应该考虑，多主张联合应用放疗或多药化疗。

PCBLC 对于放疗很敏感，放射范围包括瘤周 1~5cm，剂量 30~45Gy，CR 达 99%。

10.5.3 化疗与生物靶向治疗

接受 CHOP 方案治疗，CR 为 85%，复发率为 57%。常用化疗方案有 CVP、CHOP、COP、CHVP/HV 等方案，有报道 CHOP 方案优于 COP 方案。对于多发性皮肤病变，局部使用苯丁酸氮芥和 α-干扰素，完全缓解率达 50%。

对于接受手术和局部放射治疗的原发皮肤边缘带 B 细胞淋巴瘤的部分患者，会出现皮肤瘢痕。Antonio 等采用低剂量 α-2a 干扰素，300 万单位瘤内注射，3 次/周，共 8.5 周，CR 为 100%。2 名患者在 4 个月和 12 个月后出现复发，继续接受 IFNα-2a 治疗，肿瘤退缩。因此该研究认为，低剂量 α-2a 干扰素瘤内注射治疗，可作为继手术、放疗之后的一线治疗方案[44]。

尽管接受手术、放疗等治疗，原发皮肤边缘带淋巴瘤患者的 5 年 OS 达到 95% 以上，然而，初始治疗后复发率高达 25%~68%，并且带来皮肤瘢痕等并发症。Valencak[45] 采用美罗华静脉治疗（375mg/m²，1 次/周，4~8 周）或者瘤内注射（5~30mg 1~3 次/周），CR 分别为

67%和89%，复发率分别为50%和62%。

对于皮损多次复发的患者，可考虑在病灶表面或病灶内使用类固醇[46-47]。

10.6 预后

PCMZL是惰性淋巴瘤，总体预后较好，5年OS超过95%；PCBLC10年生存率为57%，Pimpinelli等的研究则预后极好，5年生存率96.2%，10年生存率稍有降低为89%~93%。

皮肤复发率较常见，为25%~68%，但内脏播散少见，最常见的皮肤外播散包括淋巴结和骨髓。皮肤外播散和皮肤复发一般亦可控制，通过反复治疗最终可达完全缓解。

11 原发性皮肤滤泡中心性淋巴瘤

11.1 组织病理学

原发皮肤滤泡中心性淋巴瘤（primary cutaneous follicle center lymphoma，PCFCL）是一种由肿瘤性滤泡中心细胞组成的淋巴瘤，常由中心细胞（小裂和大裂滤泡中心细胞）和数量不一的中心母细胞（有显著大核仁的大无裂滤泡中心细胞）组成。

11.1.1 生长方式

PCFCL的生长方式，包括滤泡样、滤泡和弥漫性混合、弥漫性生长3种方式[48]，呈表皮连续性结节样和弥漫性浸润生长。多发于头部或躯干。

PCFCL的浸润细胞主要在真皮中部和皮下组织，早期沿血管和/或附属器周围呈片状或滤泡方式，晚期多呈弥漫方式分布，有时胶原纤维可被细胞浸润完全掩盖。

11.1.2 组织特征

PCFCL主要表现为结节或弥漫浸润改变，挤压表皮。组织形态多样，与发病年龄、生长速度以及部位有关。如原发于头皮的PCFCL较之发生在躯干的多见明显的滤泡；疾病早期的小病灶为滤泡中心细胞增殖为主，较少的中心母细胞和反应性T细胞。

11.1.3 瘤细胞种类与形态

小和早期损害中主要为中心细胞（centrocytes，CC）和少量中心母细胞（centroblasts，CB），晚期肿瘤中主要为CB、大CC、多叶细胞和免疫母细胞（immunoblasts，IB）。

典型瘤细胞表现为大裂中心细胞。异常滤泡中心细胞表达Bcl-6，周围包绕CD21⁺、CD35⁺的滤泡树突状细胞。

滤泡结构不完整，套区缺失。随着病灶增大至肿块，瘤细胞数量和体积随之增多、增大，而周围反应性T细胞数目减少。最终病灶区滤泡样结构消失，由大型的中心细胞、多裂细胞组成，周围伴有中心母和免疫母细胞。

CC具有小裂核和不明显的核仁，CB的胞核大，呈圆形，核仁呈嗜碱性，位于周围，胞质嗜双色性至嗜碱性，呈狭窄缘状。这些瘤细胞在真皮内往往视之呈扩展成不规则形淋巴样滤泡，偶或从滤泡散落出并由聚集的良性小淋巴细胞围绕，有学者将这种浸润方式称为"里面朝外（inside-out）滤泡"。

炎症细胞的数量不等，在早期和增长迅速的损害内较多见，晚期减少，主要为小淋巴细胞、浆细胞和巨噬细胞，嗜酸性粒细胞和中性粒细胞极少或缺如。

约在10%的皮肤损害标本中，可见提示生发中心充分发育的反应性淋巴样滤泡和/或结构（免疫标记示B细胞多克隆性）；在约20%的病例中，一般在真皮上、中部大片弥漫性大细胞浸润区中常见MB2强阳性套细胞的聚集，为反应性淋巴滤泡的残余部分。

11.2 免疫组化

肿瘤细胞表达B细胞相关性抗原，如CD20和CD79a；细胞表面可见表面免疫球蛋白（sIg）染色阳性，然而弥漫性的大中心细胞常表现为sIg阴性。

PCFCL常表达Bcl-6；滤泡生长方式的病例，CD10常为阳性表达，在弥漫生长的PCFCL中常为阴性；CD5和CD43通常为阴性。

与淋巴结原发淋巴瘤和继发性皮肤滤泡性淋巴瘤不同，PCFCL不表达Bcl-2蛋白，或仅少数肿瘤性B细胞表现为弱阳性。PCFCL通常MUM-1/IRF4阴性。

免疫组织化学染色示新生物性滤泡中心表达单一型免疫球蛋白轻链，滤泡中心细胞（follicle center cells，FCC）常示CD10⁺、CD20⁺、CD79a⁺、CD5⁻、CD23⁺/⁻、CD43⁻。30%以下CFCCL表达Bcl-2蛋白，与几乎100%淋巴结滤泡中心细胞淋巴瘤（follicle center cell lymphoma，FCCL）不同表达 Bcl-2 蛋白。因除反应性滤泡中心 B 细胞外，Bcl-2 蛋白正常存在于大多数 T 细胞和 B 细胞，而 CFCCL 往往示 Bcl-2 蛋白阴性，故呈阴性染色方式的滤泡和其余淋巴细胞对 Bcl-2 蛋白阳性染色不能区分反应性和新生物性病变。

11.3 遗传学

PCFCL 具有克隆性免疫球蛋白基因重排，曾有学者证明 PCFCL 有重链和轻链基因的自发突变，这进一步支持肿瘤细胞是滤泡生发中心起源的[49]。包括滤泡性生长方式在内，大多数的 PCFCL 并没有系统性滤泡性淋巴瘤和部分弥漫大 B 细胞淋巴瘤的特征性基因易位 t（14；18）。约 10% 和 30% 的 PCFCL 存在抑癌基因 p15 和 p16 启动子甲基化。

分析发现，少数 PCFCL 有染色体异常；PCFCL 具有生发中心性大 B 细胞淋巴瘤的基因表达谱。

PCFCL 的特征是不表达 Bcl-2 蛋白或只在少数的肿瘤细胞呈弱阳性染色，并且没有 t（14；18）。然而，最近的研究显示，少数 PCFCL 表达具有 t（14；18）和/或表达 Bcl-2 蛋白，可能与病例选择及对 Bcl-2 阳性的定义不同有关。伴有滤泡的 PCFCL 不论有无 Bcl-2 和/或 t（14；18），临床表现几乎一样。相反的是，最近的研究显示有 15% 的 PCFCL 病例表现为弥漫大中心细胞，且 50% 以上的肿瘤 B 细胞表达 Bcl-2，这些病例的预后较差。这提示应进一步研究，以明确 Bcl-2 和 t（14；18）的临床和生物学意义。尽管如此，通常有 Bcl-2 表达和/或出现 t（14；18）时，一般应考虑全身的淋巴瘤侵及皮肤[50-51]。

11.4 临床特征

临床特征为单个皮肤结节、斑块或肿瘤。好发于背部，其次为头皮，很少发生于下肢，偶尔散在多发。表面光滑发亮，少见鳞屑和破溃。

典型者周围见小丘疹、轻度浸润性斑块或环形红斑。多发皮损患者预后并不差。如果皮肤的肿瘤未治疗，数年后虽会增大，但少见播散到皮肤以外部位。

孤立或成簇的斑片和肿块。好发于头皮、前额和躯干皮肤。四肢少见。躯干部位的皮肤病灶常常伴有红色丘疹和轻度硬化的斑片，甚至在肿瘤浸润之前数月和数年上述皮损表现已经出现。该病属于惰性淋巴瘤，进展缓慢，极少出现皮肤以外侵润。

11.5 治疗

对于孤立或局限性的 PCFCL，采用局部放射治疗，累积剂量不低于 30Gy，放射野包括病灶周围正常皮肤 1~1.5cm。对于较小的孤立病灶可考虑手术切除。

PCFCL 属于惰性淋巴瘤，因此对于较少的局部散在病灶，可考虑放疗或观察等待。对于病灶多发、浸润范围广且瘤负荷大的患者，可首选美罗华治疗。对于极少数进展迅速、出现皮肤以外病灶，或接受美罗华治疗后复发的患者，可采用 RCHOP 治疗。

PCFCL 接受初始治疗后的复发率为 30%，复发病灶多数局限于皮肤。因此采用原治疗方案有效。对于仅局限于皮肤的复发病灶患者，不主张采用联合化疗。

11.5.1 手术治疗

对于单一或局限性皮肤病灶，可考虑手术切除。CR 为 98%，复发率为 40%。

11.5.2 放疗

本病对放疗很敏感，对于有局部或数个散在病灶的患者，放疗是首选的治疗方式。皮损复发见于 20% 的患者，但并不意味着肿瘤就具有侵袭性，这些患者仍可采用放疗。Nancy 等回顾分析 460 例 PCFCL 患者，接受放射治疗，CR 为 99%，复发率为 30%~70%，复发率的不同与放疗技术、放射野范围等有密切关系，累积剂量为 30Gy（20~54Gy）[52-53]。

11.5.3 化疗与其他治疗

以蒽环类为基础的化疗只用于那些肿瘤在皮肤非常广泛，皮肤局部肿瘤极厚和侵及皮外部位的 PCFCL。对于多发、浸润性生长的 PCFCL，采用 CHOP 或 CHOP 样方案治疗，CR 为 85%，复发率为 48%。

100 万~300 万单位 α-干扰素瘤内注射，每周 3 次，CR 为 100%；复发后病灶仍可以再行干扰素治疗。

瘤内注射美罗华，CR 为 83.3%，每次 10~30mg，每周 2~3 次，治疗周期最长为 6 个月。美罗华静脉治疗，采用 375mg/（m²·周），治周期为 4~8 周，CR 为 85.7%，复发率为 19%。

11.6 预后

皮肤 PCFCL 的预后极好，与生长方式（滤泡或弥漫），中心母细胞数量或皮肤病变的单发或多发无关。5 年生存率达 95% 以上。最近的研究表明 Bcl-2 强阳性表达的弥漫性大细胞 PCFCL 的预后较差。

12 原发性皮肤弥漫大 B 细胞淋巴瘤-腿型

12.1 概论

原发性皮肤弥漫性大 B 细胞淋巴瘤-腿型（primary cutaneous diffuse large B-cell lymphoma/leg type，PCLBCL/leg）是发生在腿部（小腿）皮肤的、主要由融合成片的中心母细胞和免疫母细胞组成的淋巴瘤，此种病理形态的淋巴瘤亦可发生在腿以外的其他部位，但不常见。主要发生于高龄患者，尤其是女性[54]。

该型是皮肤 B 细胞淋巴瘤的一种侵袭性亚型，是由大 B 细胞（中心母细胞和免疫母细胞）增殖形成的原发皮肤淋巴瘤。好发于老年人，中位年龄为 70~77 岁，女性多于男性（M:F= 1:(3~4)[55-56]。

早期个案报道为发生于腿部皮肤的侵袭性淋巴瘤，后续多中心研究证实，该类型瘤细胞为大型、圆核、无分裂相的中心母细胞，表达 Bcl-2 和 MUM-1/IRF4。对于瘤细胞以大型、核分裂相的中心细胞为主时，WHO-EORTC 将其归入 PCFCL。

12.2 组织病理学

组织病理学表现，为形态一致的肿瘤性中心母细胞和免疫母细胞融合成片弥漫浸润，常侵及皮下组织。瘤细胞主要为大无裂 B 细胞，以中心母和免疫母细胞为主；核分裂相常见，缺乏小 B 细胞，反应性 T 细胞较少，并常在血管周围。没有 PCFCL 那样显著的间质性反应。

12.3 免疫组化与遗传学

肿瘤性 B 细胞表达单克隆的 sIg 和/或 cIg，以及 B 细胞相关抗原 CD20 和 CD79a。与 PCFCL 相比，腿型 PCLBCL 以及发生在腿以外部位的腿型 PCLBCL 的 Bcl-2 强阳性。大多数病例表达 Bcl-6，而 CD10 一般阴性。

与 PCFCL 不同，超过 85% 的 PCLBCL 患者表达 Bcl-2 和 MUM-1/IRF-4 蛋白[48]。大多数腿型 PCLBCL 表达 MUM-1/IRF-4 蛋白。

尽管 PCLBCL 普遍强表达 Bcl-2，但没有 t（14；18）；部分病例过度表达 Bcl-2 可能与 Bcl-2 基因的扩增有关。可见 p15 和 p16 基因启动子甲基化导致抑癌基因失活，分别为 11% 和 44%。

85% 的 PCBCL 有染色体异常，常伴有 18q 和 7p 的获得和 6q 的丢失。最近的研究证明 14 例腿型 PCBCL 中 11 例有 myc、Bcl-6 和 IgH 基因异位。

12.4 临床特征

腿部皮肤红色或淡蓝色结节和肿块，超过 70% 患者发生于小腿。病灶生长迅速，皮肤以外脏器亦可受累。

一般表现为单腿或双腿快速生长的红色或紫红色肿瘤，超过 70% 患者发生于小腿；与 PCFCL 相比，病灶生长迅速，这些淋巴瘤常播散到皮肤外的部位，并且预后较差。

据报道，发生在腿外的腿型 PCLBCL 很少。一项欧洲多中心研究报告，16/17 例 PCLBCL/leg 患者表现为躯干或头部皮肤的单发或局限性皮损，其中 7/17 例发展至皮肤以外的部位。

12.5 治疗

原发皮肤弥漫性大 B 细胞淋巴瘤腿型，在细胞形态、免疫表型以及分子遗传学方面与 DLBCL 近似。因此，RCHOP 联合受累野放疗是一线治疗的推荐方案。

在治疗上与全身弥漫大 B 细胞淋巴瘤相似，采用蒽环类为主的联合化疗方案。采用 RCHOP 和 RCOP，CR 为 92%，复发率为 9%。

PCLBCL 属于侵袭性皮肤淋巴瘤，放疗的疗效不如其他惰性皮肤 B 细胞淋巴瘤，CR 为 88%，复发率为 58%。大约 30% 出现皮肤以外病灶。皮肤单发的小肿瘤，可考虑放疗。

美罗华静脉治疗是 PCLBCL 的主要治疗手段，尤其对于 Bcl-2 高表达的 PCLBCL 患者，Rituximab 可以克服 Bcl-2 对于化疗耐药的机制。采用 375mg/(m²·w)，4~8 周。单药治疗的 CR 仅为 38.5%。虽然全身使用抗 CD20 的抗体美罗华可取得良好的效果，但尚缺乏长期的随访资料[57-58]。

12.6 预后

5 年生存率为 55%，发生在腿部的 PCLBCL/leg 者的预后比其他部位的患者预后差；诊断时皮肤的多个皮损是重要不良预后因素，研究显示，腿部单发皮损的 PCLBCL/leg 者的疾病相关 5 年生存率是 100%，而单腿或双腿发生的多个肿瘤病灶者的疾病相关性 5 年生存率分别是 45% 和 36%。

多因素分析，发病部位是主要预后因素。Florent 等研究发现，好发于腿部皮肤的患者，3 年 OS 仅为 43%，而原发于下肢以外皮肤患者的 OS 为 77%。即使原发腿部皮肤以外的 PCLBCL 患者的生存仍然低于 PCMZL 和 PCFCL，后者的 5 年 OS 超过 95%。

此外，多发皮肤病灶也是不良预后因素。Florent 等研究发现，多发皮肤病灶等瘤负荷大的 PCLBCL-LT 患者的 3 年 OS 为 39%，单一皮肤病灶患者为 77%。

荷兰皮肤淋巴瘤研究组发现，年龄和病灶负荷（多发病灶）是主要预后因素。孤立病灶患者的 5 年 OS 为 70%，而多发病灶患者仅为 27%。

关于 Bcl-2 和 MUM-1 表达与预后关系研究众多，结论不一致。近期研究认为，Bcl-2 表达与否与 OS 无显著相关性。Florent 等[56]研究发现，Bcl-2 表达患者和 Bcl-2 阴性患者的 5 年 OS 分别为 61.7% 和 50%，无显著差异[56]。荷兰皮肤淋巴瘤研究组认为，Bcl-2、MUM-1 以及 FOXP1 表达与否均不能反映生存预后情况，如 Bcl-2 阳性和阴性患者的 5 年 DSS 分别为 47% 和 60%，OS 分别为 38% 和 40%，组间无显著差异[48]。

13 原发皮肤弥漫大 B 细胞淋巴瘤-非特指性

原发皮肤弥漫大 B 细胞淋巴瘤-非特指性，是指一类原发于皮肤，但临床特征、组织病理等不同于 PCLBCL-LT 和 PCFCL 的弥漫性大 B 细胞淋巴瘤。瘤细胞表现为间变、浆母或富含 T 细胞的大 B 淋巴细胞。其中浆母细胞淋巴瘤主要见于 HIV 感染等免疫缺陷疾病患者。原发皮肤的富含 T 细胞大 B 淋巴瘤临床表现与 PCMZL 和 PCFCL 相似，预后明显好于结内型富含 T 细胞大 B 淋巴瘤。

富含 T 细胞的大 B 细胞淋巴瘤（TCRBCL），于 1988 年由 Ramsay 等人描述，该类型淋巴瘤组织中，瘤细胞仅占浸润淋巴细胞总数不足 15%，其余均为反应性、小的 T 淋巴细胞。另一类 TCRBCL 是富含组织细胞的 B 细胞淋巴瘤，以反应性组织细胞增多为表现。

上述类型在 REAL 和 WHO 分类定义为 DLBCL 的亚型，仅占非霍奇金淋巴瘤 1%~2%。富含 T 细胞的大 B 细胞淋巴瘤包括淋巴结内和结外受侵，其中结内型属于侵袭性淋巴瘤，可侵及骨髓和皮肤，发现时多为Ⅳ期，治疗以全身化疗为主，3 年 OS 不足 50%。而结外型，尤其是原发于皮肤的富含 T 细胞的大 B 细胞淋巴瘤预后良好。

原发皮肤的富含 T 细胞的大 B 细胞淋巴瘤（TCRBCL），发病极少，多见于男性，男女比例为 13:3。可见于全身多处皮肤。多数患者的病灶局限于皮肤，ⅠE 期多见。组织病理表现为，瘤细胞为不典型大 B 细胞，占所有浸润淋巴细胞不足 15%，周围小的 T 细胞浸润与肿瘤因子如白介素 4 等相关。免疫表型：CD20+、CD79a+等泛 B 细胞抗原阳性。此外 CD15-、CD30-。分子遗传学发现，IgH 重排，而 TCRγ 未发现易位重排现象。

14 原发性皮肤弥漫大 B 细胞淋巴瘤/其他类型

其他类型的 PCBCL 是指腿型 PCLBCL 或 PCFCL 之外的少数发生在皮肤的弥漫大 B 细胞淋巴瘤，它可以是弥漫性大 B 细胞淋巴瘤的各亚型的形态表现，如间变型、浆母细胞型或 T 细胞/组织细胞丰富的弥漫大 B 细胞淋巴瘤。通常是全身性淋巴瘤在皮肤的表现。

14.1 浆母细胞淋巴瘤

浆母细胞淋巴瘤几乎只见于 HIV 感染或其他免疫缺陷的患者[59-60]，就诊时一些患者只有皮肤的病损。

14.2 原发于皮肤的 T 细胞/组织细胞丰富的大 B 细胞淋巴瘤

原发于皮肤的 T 细胞/组织细胞丰富的大 B 细胞淋巴瘤，可表现为大量反应性 T 细胞的背景中出现散在的大 B 细胞。该病临床表现与

PCFCL 和 PCMZL 相似，常发生在头部、躯干或四肢皮肤，较发生在结内的弥漫大 B 细胞淋巴瘤预后好[61]。

14.3　原发于皮肤的血管内大 B 细胞淋巴瘤

原发于皮肤的血管内大 B 细胞淋巴瘤较罕见，其病理特征为肿瘤性大 B 细胞在血管内聚集，真皮和皮下血管扩张，充满了增生的肿瘤性大 B 细胞，可引起小动脉和毛细血管的堵塞，部分病例可见血管周围有少量瘤细胞围绕。多发生于神经系统、肺和皮肤。

血管内大 B 细胞淋巴瘤临床表现，为小腿和躯干的紫红色斑块和毛细血管扩张。肿瘤常广泛播散，但亦有少数患者病变只累及皮肤。

联合化疗是首选的治疗方法，亦可用于局限于皮肤的患者。

本病一般预后很差[62]，只有皮肤病损者的预后明显优于伴有其他临床表现者，3 年生存率分别为 56% 和 22%。

15　CD4+/CD56+血源性皮肤肿瘤

CD4+/CD56+血源皮肤肿瘤（母细胞性 NK 细胞淋巴瘤）起源于浆细胞样树状突细胞前体，本病亦称为早期浆细胞样树状突细胞白血病/淋巴瘤。在 2008 年 WHO 淋巴瘤分类（第 4 版）中称之为母细胞性浆细胞样树状突细胞肿瘤。

（李春燕）

参考文献

[1] 陈锡唐.实用皮肤组织病理学.广州:广东科学技术出版社，1993：476.

[2] PicderLJ, MichieSA, RottlLS, etal.A unique phenotype of skin associated lymphocytes in human preferential expression of the HECA452 epitope by being and malignant T –cell atcutaneous sites.AmJ Patho, 1990, 136:1053.

[3] 王琳、曾跃斌、李甘地，等.原发性皮肤恶性淋巴瘤的临床病理和免疫组化研究.临床与实验病理学杂志，1999，15（1）:1.

[4] Willemze R, Kerl H, Sterry W, et al. EORTC classification for primary cutaneous lymphomas: a proposal from the Cutaneous Lymphoma Study Group of the European Organization for Research and Treatment of Cancer（EORTC）. Blood, 1997, 90: 354–371.

[5] Burg G, Kempf W, Cozzio A, Willemze R, et al. WHO/EORTC classification of cutaneous lymphomas 2005: histological and molecular aspects. J Cutan Pathol, 2005, 32（10）:647–674.

[6] Cerroni L, Volkenandt M, Rieger E,, et al. Bcl–2 protein expression and correlation with the interchromosomal（14;18）translation in cutaneous lymphomas and pseudolymphomas.J Invest Dermatol, 1994, 102:231–235.

[7] Child FJ, Russell –Jones R, Woolford AJ, et al. Absence of the t（14，18）chromosomal translocation in primary cutaneous B –cell lymphoma. Br J Dermatol, 2001, 144:735–744.

[8] Rijlaarsdam JU, Toonstra J, Meijer OW, et al. Treatment of primary cutaneous B-cell lymphomas of follicular center cell origin: a clinical follow-up study of 55 patients treated with radiotherapy or polychemotherapy. J Clin Oncol, 1996, 14:549–555.

[9] Grange F, Bekkenk MW, Wechsler J, et al. Prognostic factors in primary cutaneous large B–cell lymphomas: a European multicenter study. J Clin Oncol, 2001, 19:3602–3610.

[10] Bekkenk MW, Vermeer MH, Jansen PM, et al. Peripheral T–cell lymphomas unspecified presenting in the skin: analysis of prognostic factors in a group of 82 patients. Blood, 2003, 102:2213–2219.

[11] Weenig RH, Ng CS, Perniciaro C. Subcutaneous panniculitis-like T-cell lymphoma Am J Dermatopathol, 2001, 23:206–215.

[12] Mraz-Gernhard S, Natkunam Y, Hoppe RT, et al. Natural killer/natural killer –like T-cell lymphoma, CD56‾, presenting in the skin: an increasingly recognized entity with an aggressive course J Clin Oncol, 2001, 19:2179–2188.

[13] Petrella T, Comeau MR, Maynadie'M, et al. "Agranular CD4+CD56+ hematodermic neoplasm"（blastic NK –cell lymphoma）originates from a population of CD56+ precursor cells related to plasmacytoid monocytes. Am J Surg Pathol, 2002, 26:852–862.

[14] Berti E, Tomasini D, Vermeer MH, et al. Primary cutaneous CD8-positive epidermotropic cytotoxic T-cell lymphoma: a distinct clinicopathologic entity with anaggressive clinical behaviour. Am J Pathol, 1999, 155:483–492.

[15] Toro JR, Liewehr DJ, Pabby N, et al. Gammadelta

T cell phenotype is associated with signifi-cantly decreased survival in cutaneous T-cell lymphoma. Blood, 2003, 101:3407-3412.

[16] Massone C, Chott A, Metze D, et al. Subcutaneous, blastic natural killer (NK), NK/T-cell and other cytotoxic lymphomas of the skin: a morphologic, immunophenotypic and molecular study of 50 patients. Am J Surg Pathol, 2004, 28:719-735.

[17] Guitart J, Wickless SC, Oyama Y, et al. Long-term remission after allogeneic hematopoietic stem cell transplantation in refractory cutaneous T-cell lymphoma. Arch Dermatol, 2002, 138:1359-1365.

[18] Soligo D, Ibatici A, Berti E, et al. Treatment of advanced mycosis fungoides by allogeneic stemcell transplantation with a nonmyeloablative regimen. Bone Marrow Transplan, 2003, 31:663-666.

[19] Willemze R, Meijer CJLM. EORTC calssification for primary cutaneous lymphomas: the best guide to good clinical manage ment. Am J Dermatopathol, 1999, 21 (3) :265-273.

[20] Yamada Y, Tomonaga M. The current status of therapy for adult T-cell leukemia-lymphoma in Japan. Leuk & Lymphoma, 2003, 44:611-618.

[21] Setoyama M, Katahira Y, Kanzaki T. Clinicopathologic analysis of 124 cases of adult T-cell leukemia/lymphoma with cutaneous manifestations: the smouldering type with skin manifestations has a poorer prognosis than previously thought. J Dermatol, 1999, 26:785-790.

[22] Liu HL, Hoppe RT, Kohler S, et al.CD30+ cutaneous lymphoproliferative disorders: the Stanford experience in lymphomatoid papulosis and primary cutaneous anaplastic large cell lymphoma. J AmAcad Dermatol, 2003, 49:1049-1058.

[23] Rein Willemze, Elaine S et al. WHO-EORTC classification for cutaneous lymphomas. Blood. 2005, 105:3768-3785.

[24] Bekkenk M, Geelen FAMJ, van Voorst Vader PC, et al. Primary and secondary cutaneous CD30-positive lymphoproliferative disorders: long term follow-up data of 219 patients and guidelines for diagnosis and treatment: a report from the Dutch Cutaneous Lymphoma Group. Blood, 2000, 95: 3653-3661.

[25] Davis TM, Morton CC, Miller-Cassman R, et al. Hodgkin's disease, lymphomatoidpapulosis and cutaneous T-cell lymphoma derived from a common T-cell clone. N Engl J Med, 1992, 326:1115-1122.

[26] El Shabrawi-Caelen L, Kerl H, Cerroni L. Lymphomatoid papulosis: reappraisal of clinicopathologic presentation and classification into subtypes A, B, and C. Arch Dermatol, 2004, 140:441-447.

[27] Gonzalez CL, Medeiros LJ. T-cell lymphoma involving subcutaneous tissue: a clinicopathologic entity commonly associated with hemophagocytic syndrome. Am J Surg Pathol, 1991, 15:17-27.

[28] Massone C, Lozzi GP et al. The pro tean spectrum of non-Hodgkin lymphomas with prominent involvement of subcutaneous fat. J Cutan Pathol, 2006, 33:418-425.

[29] Takeshita M, Imayama S, Oshiro Y, et al. Clinicopathologic analysis of 22 cases of subcutaneous panniculitis-like CD56- and CD56- lymphoma and review of 44 other reported cases. Am J Clin Pathol, 2004, 121:408-416.

[30] Peter H, GeorgeP, Janice P, et al.T-cell lymphoma involving subcu-taneoustissue mimicking panniculitis. Neoplastic Diseasesof the Blood (third edition), 1996: 784.

[31] Rein Willemze, 1 Patty M et al. Subcutaneous panniculitis-like T-cell lymphoma: definition, classification, and prognostic factors: an EORTC Cutaneous Lymphoma Group Study of 83 cases. Blood, 2008, 111:838-845.

[32] R. Willemze1. Primary cutaneous lymphomas: ESMO Clinical Practice Guidelines for diagnosis, treatment and follow-up. Annals of Oncology, 2010, 21 (Supplement5) : v177-v180.

[33] 皋岚湘, 丁华野, 刘光, 等.皮下脂膜炎样 T 细胞淋巴瘤.诊断病理学杂志, 2000, 7 (3) :183.

[34] Bekkenk MW, Jansen PM, Meijer CJLM, Willemze R. CD56-hematological neoplasms presenting in the skin: a retrospective analysis of 23 new cases and 130 cases from the literature. Ann Oncol, 2004, 15: 1097-1108.

[35] Jaffe ES, Krenacs L, Raffeld M. Classification of cytotoxic T-cell and natural killer cell lymphomas. Semin Hematol, 2003, 40:175-184.

[36] Emilio Berti, Dario Tomasini et al. Primary Cutaneous CD8-Positive Epidermotropic Cytotoxic T Cell Lymphomas. Am J Pathol, 1999, 155 (2) : 483-492.

[37] Bekkenk MW, Vermeer MH, Jansen PM, et al. Peripheral T-cell lymphomas unspecified presenting in the skin: analysis of prognostic factors in a group

of 82 patients. Blood, 2003, 102:2213-2219.

[38] Jorge R, Toro, MD, et al. T-Cell Lymphoma of the Skin. Arch Dermatol, 2000, 136:1024-1032.

[39] Jorge R. Toro, David J, et al. Gamma-delta T-cell phenotype is associated with significantly decreased survival in cutaneous T-cell lymphoma. Blood, 2003, 101:3407-3412.

[40] Friedmann D, Wechsler J, Delfau MH, et al. Primary cutaneous pleomorphic small T-cell lymphoma. Arch Dermatol, 1995, 131:1009-1015.

[41] Adriana Garcia-Herrera et al. Primary Cutaneous Small/Medium CD4 T-Cell Lymphomas: A Heterogeneous Group of Tumors With Different Clinicopathologic Features and Outcome. J Clin Oncol, 2008, 26:3364-3371.

[42] Cerroni L, Signoretti S, Hofler G, et al. Primary cutaneous marginal zone B cell lymphoma: a recently described entity of low-grade malignant cutaneous B cell lymphoma. Am J Surg pathol, 1997, 21 (11):1307-1315.

[43] Senff NJ, Kluin-Nelemans HC, Willemze R. Results of bone marrow examination in 275 patients with histological features that suggest an indolent type of cutaneous B-cell lymphoma. Br J Haematol, 2008, 142:52-56.

[44] Cozzio A, Kempf W, Schmid-Meyer R, et al. Intralesional low-dose interferon alpha2a therapy for primary cutaneous marginal zone B-cell lymphoma. Leuk Lymphoma, 2006, 47:865-869.

[45] J. Valencak. Rituximab monotherapy for primary cutaneous B-cell lymphoma: response and follow-up in 16 patients. Annals of Oncology, 2009, 20:326-330.

[46] Li C, Inagaki H, Kuo TT, et al. Primary cutaneous marginal zone B-cell lymphoma:a molecular and clinicopathologic study of 24 Asian cases. Am J Surg Pathol, 2003, 27:1061-1069.

[47] Soda R, Constanzo A, Cantonetti M, et al. Systemic therapy of primary cutaneous B-cell lymphoma, marginal zone type, with rituximab, a chimeric anti-CD20 monoclonal antibody. Acta Derm Venereol, 2001, 81: 207-208.

[48] Nancy J. Senff, Juliette J et al. Reclassification of 300 Primary Cutaneous B-Cell Lymphomas According to the New WHO - EORTC Classification for Cutaneous Lymphomas: Comparison With Previous Classifications and Identification of Prognostic Markers. J Clin Oncol, 2007, 25:1581-1587.

[49] Hoefnagel JJ, Dijkman R, Basso K, et al. Distinct types of primary cutaneous large B-cell lymphoma identified by gene expression profiling. Blood, 2005, 105:3671-3678.

[50] Piccinno R, Caccialanza M, Berti E. Dermatologic radiotherapy of primary cutaneous follicle center cell lymphoma. Eur J Dermatol, 2003, 13:49-52, 72.

[51] Mirza I, Macpherson S, Paproski S, et al. Primary cutaneous follicular lymphoma: an assessment of clinical, histopathologic, immunophenotypic, and molecular features. J Clin Oncol, 2002, 20:647-655.

[52] Senff NJ, Hoefnagel JJ, Neelis KJ, et al. Results of radiotherapy in 153 primary cutaneous B-cell lymphomas classified according to the WHO-EORTC classification. Arch Dermatol, 2007, 143: 1520-1526.

[53] Smith BD, Glusac EJ, McNiff JM, et al. Primary cutaneous B-cell lymphoma treated with radiotherapy: a comparison of the European Organization for Research and Treatment of Cancer and the WHO classification systems. J Clin Oncol, 2004, 22:634-639.

[54] Vermeer MH, Geelen FAMJ, van Haselen CW, et al. Primary cutaneous large B-cell lyphomas of the leg: a distinct type of cutaneous B cell lymphoma with an intermediate prognosis. Arch Dermatol, 1996, 132 (11):1304-1308.

[55] Marco Santucci. Primary cutaneous B-cell lymphomas Current concepts. Haematologica, 2004, 89:1360-1371.

[56] Florent Grange, Marie Beylot-Barry et al. Primary Cutaneous Diffuse Large B-Cell Lymphoma, Leg Type Clinicopathologic Features and Prognostic Analysis in 60 Cases. Arch Dermatol, 2007, 143 (9):1144-1150.

[57] Brogan BL, Zic JA, Kinney MC, et al. Large B-cell lymphoma of the leg: clinical and pathologic characteristics in a North American series. J AmAcad Dermatol, 2003, 49:223-228.75.

[58] Heinzerling LM, Urbanek M, Funk JO, et al. Reduction of tumor burden and stabilization of disease by systemic therapy with anti-CD20 antibody (rituximab) in patients with primary cutaneous B-cell lymphoma. Cancer, 2000, 89: 1835-1844.

[59] Hausermann P, Khanna N, Buess M, et al. Cutaneous plasmablastic lymphoma in an HIV-positive male: an

unrecognized cutaneous manifestation. Dermatology, 2004, 208:287-290.

[60] Colomo L, Loong F, Rives S, et al. Diffuse large B-cell lymphomas with plasmablastic differentiation represent a heterogeneous group of disease entities. Am J Surg Pathol. 2004, 28:736-747.

[61] Li S, Griffin CA, Mann RB, et al. Primary cutaneous T-cell rich B-cell lymphoma: clinically distinct from its nodal counterpart? Mod Pathol, 2001, 14:10-13.

[62] Ferreri AJM, Campo E, Seymour JF, et al. Intravascular lymphoma: clinical presentation, natural history, management and prognostic factors in a series of 38 cases with special emphasis on the "cutaneous variant." Br J Haematol, 2004, 127: 173-183.

AIDS相关性淋巴瘤

艾滋病相关性淋巴瘤（AIDS-related lymphomas，ARLs）是一组异质性肿瘤，伯基特淋巴瘤和 DLBCL 是 ARLs 中最常见的类型。

卡波西肉瘤（Kaposi's sarcoma，KS）和非霍奇金淋巴瘤被公认为 HIV 感染者最常见的恶性肿瘤。艾滋病相关性淋巴瘤常发生在淋巴结以外的部位，如小肠、中枢神经系统、骨髓及肝脏。

第 1 节　流行病学

众多临床观察发现，艾滋病患者较一般人群更易发生淋巴瘤，艾滋病患者 3 年内发生淋巴瘤的危险性是无艾滋病患者的 165 倍。

1984 年，最早报道了在男性同性恋者中有 B 细胞淋巴瘤发生，随后即报道了发生于男性同性恋的 90 例艾滋病合并 NHL 的病例；1985 年，国际疾病控制中心修订其指南，将淋巴瘤包括到艾滋病病例的定义中，将 B 细胞性淋巴瘤被定义为"艾滋病定义性疾病"（AIDS-defining illness，ADI），其发病率仅次于卡波西肉瘤。

早期研究报道，在 1990 年的 36 000 名新病例中，估计 8%~20% 为 HIV 感染者。另据报道，1990 年以前的艾滋病患者中，30% 被诊断患有淋巴瘤，且 5%~20% 的艾滋病患者在初诊和随诊时被确定为 B 细胞淋巴瘤。

HIV 患者中的 NHL 发病率为普通人群的 200-600 倍。艾滋病患者中 NHL 发生率约为 3%[1]，其中多数（70%~90%）为高度恶性的弥漫大细胞型或 Burkitt 淋巴瘤。

这些非霍奇金淋巴瘤更容易发生在 $CD4^+$ 细胞数低的 AIDS 患者身上，尤其是低于 100 者，而那些 $CD4^+$ 细胞数高于 350 个细胞/μl 的患者没有实质的风险。

HIV 相关 B 细胞淋巴瘤的发病率，白人是黑人的 2 倍，且男性高于女性，所有 HIV 高危人群均容易发生这些淋巴瘤。这与在 KS 的发现相反，男性性行为者患 KS 肿瘤的风险增加，此发现提示淋巴瘤因子（如果存在的话）并不通过性传播。

另外，流行病学研究显示，霍奇金淋巴瘤（HL）虽是非艾滋病相关性淋巴瘤，但 HIV 感染者 HL 发病危险性增加，为普通人群的 8~10 倍。

第 2 节　病因学

AIDS 相关性淋巴瘤的病因与发病机制尚不完全清楚，HIV 本身或合并 EB 病毒及 HHV-8 感染等均是可能的原因。

1　HIV 感染与淋巴瘤发生的关系

1985 年，即已证明艾滋病相关淋巴瘤的发生情况与其他免疫功能障碍疾病发生淋巴瘤的情况相似，其淋巴瘤的发生率高，具有高度恶性艾滋病相关肿瘤最常见的有卡波西肉瘤、

NHL。约 10%HIV 感染患者可发生非霍奇金淋巴瘤；该病发生率较非 HIV 感染患者高 60 倍。感染期长的艾滋病患者有较大的危险性。

美国部分地区艾滋病患者发生淋巴瘤概率是普通人群的 165 倍，其主要病理类型为中度或高度恶性免疫母细胞淋巴瘤、Burkitt's 淋巴瘤、中度及低度恶性淋巴瘤，其发病率分别为普通人群的 652、261、113 和 14 倍。

20 世纪 70 年代后期，提出逆转录病毒与淋巴瘤发病有密切关系，患者的免疫功能与淋巴瘤的发病有关；且随着高效抗逆转录病毒治疗的广泛应用，HIV 感染患者生存期延长。Stebbing 等[2] 报道，随着高效抗逆转录病毒治疗（highly active antiretroviral therapy，HAART）的介入，AIDS 相关的 NHL 的发病率明显下降。Polesel[3] 报道，HAART 以前，AIDS 合并 NHL 的最高发生率为 13.8/1000（1993~1995 年），HAART 以后，下降至 1.8/1000（2002~2006 年）。不管 CD4 多少，均能显著降低发病率。但 HAART 以前，随着 CD4 的降低，AIDS 合并 NHL 显著增加，CD4 小于 50 发生 NHL 是 CD4 大于 350 者的 12 倍。开始 HAART 5 个月后，AIDS 合并 NHL 的发生率下降一半，随着时间的延长将进一步降低，36~59 个月后降至 10%。

原发性渗出性淋巴瘤（primary effusion lymphoma，PEL）与 HHV-8 和 EBV 感染有关，此型少见。目前数据显示，艾滋病患者中原发性渗出性淋巴瘤的发生率为 0.004% 或 0.14%，其积液为浆液性，内含高度恶性的淋巴瘤细胞和 HHV-8。原发性中枢神经系统淋巴瘤（primary CNS lymphoma，PCNSL）与 EBV 感染相关，HAART 时代以前，PCNSL 在艾滋病患者中的发生率为 2%~6%，为普通人群的 1 000 倍。虽然 HAART 出现后该病的发生率有所降低，但不如其他 HIV 并发症的降低明显。

2　HIV 感染与 B 细胞异常

HIV 可特异性攻击辅助性 T 淋巴细胞，造成免疫系统功能进行性破坏，导致各种机会性感染和相关肿瘤的发生。

HIV 感染和几种 B 淋巴细胞异常相关，包括增强的 B 细胞增殖、多克隆高丙种球蛋白血

症及一些 B 细胞型细胞因子的产生增加，以上情况与 HIV 感染早期常见的反应性淋巴腺病有关。

与 B 细胞增殖相关的最主要的细胞因子是 IL-6 和 IL-l0，这些细胞因子由多细胞产生，特别是单核细胞，另外包括 B 细胞、内皮细胞及脑内细胞。应用 HIV 颗粒或 HIV 跨膜蛋白 Gp41 可导致 B 细胞增殖，其可能机制是通过 Gp120 与 VH3 免疫球蛋白的结合在某些 B 细胞中诱导产生。

此外，HIV 能感染内皮细胞从而增加了肿瘤性淋巴细胞与内皮细胞间的黏附性，使肿瘤细胞与内皮细胞产生的生长因子密切接触并加速肿瘤细胞向组织扩散，这是 AIDS 相关淋巴瘤发生、发展和播散的另一重要因素。

一种理论认为，B 细胞的这些增殖状态是染色体改变的前奏，其结果可建立恶变过程。在免疫抑制的移植受者体内发生的大量 B 细胞淋巴瘤被认为是针对慢性抗原刺激的 B 细胞增殖所致（如 EBV 感染）。

因此，在 HIV 感染者中，发生 B 细胞淋巴瘤，如同发生 KS 一样，并不意外。在 KS 患者免疫抑制对淋巴细胞瘤的发生可能起作用，其机制在于降低了正常的抗肿瘤细胞免疫。同样，B 细胞淋巴瘤的产生与伴随着细胞因子产生增加的细胞生长增强有关。

在发生霍奇金 B 细胞淋巴瘤之前，在 HIV 感染受试者的血清中观察到 IL-10 水平的增加，在一些情况下反映了 IL-10 启动子活性的增强，其结果常常是引起累及淋巴器官以外部位的播散性疾病。

3 AIDS 相关性淋巴瘤与 EBV 感染

1964 年，Epstein 等首先从非洲儿童Burkitt's 淋巴瘤组织传代培养中分离出 EBV，Burkitt's 淋巴瘤的发病具有明显的地方性，80%以上 Burkitt's 淋巴瘤患者的血清中 EBV 抗体滴度明显增高，而非 Burkitt's 淋巴瘤患者血清中 EBV 抗体滴度明显增高者仅占 14%。这些情况提示 EBV 是 Burkitt's 淋巴瘤的病因。

EBV 亦可能是移植后淋巴瘤和艾滋病相关淋巴瘤的病因，用荧光免疫法检查部分 HL 患者血清，可检出高滴度抗 EB 病毒（EBV）抗体。HL 患者淋巴细胞连续培养，于电镜下可见

EB 病毒颗粒。

AIDS 相关的淋巴瘤细胞感染了 Epstein-Barr 病毒（EBV）而不是 HIV-1。EBV 的致病作用在 PCNSL 中更为明确，亦可能与 PEL 发病有关，但人类疱疹病毒-8（human Herpesvirus-8，HHV-8）被认为是 PEL 最重要的致病因子。

许多 AIDS 相关的系统性淋巴瘤与 EBV 有关，并且两者的关系程度部分地与淋巴瘤的组织病理类型相关。一组资料显示，79%免疫母细胞或大细胞性淋巴瘤的病例有 EBV 感染，而仅 40% Burkitt's 淋巴瘤有 EBV 感染，与其他类型的 AIDS 相关淋巴瘤患者比较，Burkitt's 淋巴瘤患者相对地保留有较高的细胞免疫功能。

在 AIDS 患者中，EBV 感染 B 淋巴细胞的发生率高可能部分地与抗 EBV 的 T 细胞免疫功能缺乏有关。AIDS 患者发生淋巴瘤的危险性与 EBV 特异细胞毒 T 淋巴细胞的减少和 EBV 负荷增高呈正相关。

另有资料表明，发生 NHL 的 AIDS 患者中 EBV 特异的 CD8 细胞数并不减少，而在 EBV 病毒负荷增高时，在 EBV 抗原肽的刺激下这类细胞产生 γ 干扰素减少。

许多资料表明，免疫抑制和 EBV 感染容易使正在发生癌基因或抑癌基因改变的 B 细胞克隆增殖。在免疫母细胞性淋巴瘤中，这些基因包括 c-myc 和 TCL1 癌基因。

有资料表明，与没有发生淋巴瘤的 AIDS 患者比较，在 AIDS 相关的淋巴瘤患者中，一种 B 细胞刺激因子，血清可溶性 CD23 的水平明显升高，提示慢性 B 细胞刺激是诱导这类淋巴瘤的重要因素。

与 HIV 感染有关的非霍奇金淋巴瘤的发病机制，可因疾病的组织学亚型或所侵犯的部位而异，如引起 B 细胞克隆扩增的 EB 病毒，可从大多数伯基特样淋巴瘤和几乎所有的 HIV 感染相关的中枢神经系统淋巴瘤中检出，但在其他免疫母细胞性淋巴瘤很少发现。同样 c-myc 癌基因重排和 p53 抑癌基因突变，在弥漫性小无裂淋巴瘤是典型的表现，然而在免疫母细胞淋巴瘤却是少见的。

有报告显示，EBV 相关的弥漫性大细胞淋巴瘤与抗 EBV 细胞毒性 T 淋巴细胞缺失和 E-

BV 病毒负荷增加相关。EBV 一旦逃逸免疫控制，很可能在诱导细胞增殖中发挥作用，并在一些情况下导致细胞恶性转化。随着细胞分裂增多，可发生分子或核型改变，出现某些细胞的自发生长。上述也许与 EBV 直接相关的病理过程可能在脑内优先发生；在其他肿瘤中，细胞因子的产生可能刺激细胞增殖。

大多数艾滋病相关淋巴瘤不伴有 EBV 感染的免疫表型特征，可以用细胞表面缺乏病毒补体受体 CD21 来解释。

4 遗传学改变

遗传学改变不仅在 AIDS 相关淋巴瘤的发病机制中起重要的作用，而且还决定了最终克隆增殖的组织学类型。

所有 AIDS 相关的 Burkitt's 淋巴瘤或 Burkitt 样淋巴瘤均有染色体易位，使 c-myc 基因与免疫球蛋白基因位点接近，从而使 c-myc 原癌基因失去调控。

在本病中，60% 以上的病例还伴有 p53 突变导致凋亡失控。

在 70% 以上的各种组织类型的 AIDS 相关淋巴瘤中，存在引起 Bcl-6 原癌基因失控的突变。在正常生理条件下，Bcl-6 的表达仅限于生发中心（GC）的细胞，并且它的表达是形成 GC 所必需的。在正常情况下，在 GC 形成以后，GC 细胞停止表达 Bcl-6 基因的产物而继续表达 CD138 抗原（syndecan-1）从而向浆细胞分化。

表达 Bcl-6 而不表达 CD138（Bcl-6$^+$/syndecan-1$^-$）的恶性转化 GC 细胞将向 Burkitt's 淋巴瘤（包括 Burkitt 样淋巴瘤）或大无裂核淋巴瘤发展。恶性转化中的 GC 细胞如果停止 Bcl-6 表达而开始表达 CD138，则还可能表达 EBV 感染的特征性抗原 LMP-1，这类细胞（Bcl-6$^-$/syndecan-1$^+$/LMP-1$^+$）最终将发展为浆母细胞淋巴瘤（plasmablastic lymphoma）。如果没有表达 LMP-1（Bcl-6$^-$/syndecan-1$^+$/LMP-1$^-$）则往往向 PEL 发展。

HIV 感染后导致的机体树突状细胞（dendritic cell，DC）功能进行性的损伤在淋巴细胞肿瘤的发生中具有重要的作用。这可能与损伤的 DC 产生过多细胞因子，如 IL-6 和 IL-10 从而激发淋巴细胞转化有关。

据报道，CCR5 的 32 缺失的杂合型个体不容易发生淋巴瘤，而携带 SDF-1 多态性基因的个体更容易发生这种肿瘤。

第 3 节　组织病理学

与 HIV 感染相关的非霍奇金淋巴瘤在诊断时病变常弥散，可累及到结外组织，如骨髓和消化道以及与 HIV 感染无关的霍奇金淋巴瘤侵犯的部位，如中枢神经系统和体腔（胸膜腔，心包和腹腔）。

在 HIV 疾病常见的侵袭性 B 细胞淋巴瘤中，在组织学上分为弥漫性大细胞（包括大细胞和免疫母细胞淋巴瘤），这种两亚类分类法较以前非 HIV 感染患者中非霍奇金淋巴瘤的多亚类分类法简单。

根据 WHO 标准，ARLs 可分为 Burkitt's 和弥漫大细胞淋巴瘤、HIV 感染者特异性淋巴瘤及多形性或移植后淋巴细胞增生病变样-B 细胞淋巴瘤（常见于严重免疫缺陷 CD4$^+$T 淋巴细胞 <50/μL 的患者）。

1 Burkitt 和弥漫大细胞淋巴瘤

HIV 感染相关的小无裂核淋巴瘤（Burkitt 或 Burkitt 样）在艾滋病患者中较普通美国人群至少高 1 000 倍。HIV 感染的淋巴瘤患者中 20%~30% 属于此亚类，这与免疫抑制移植受者的 B 细胞淋巴瘤不同，在后者约 1% 是 Burkitt 组织型。

2 原发渗出性淋巴瘤

在 HIV 感染者中，曾观察到 B 细胞淋巴瘤一种特殊类型，即"原发渗出性淋巴瘤"（PEL），这与 HHV-8 感染相关。

HIV 相关性 PEL 有两个亚型，即经典 PEL 和实体 PEL。前者可有胸腔、腹腔或心包腔积液，细胞培养时可见淋巴瘤细胞以浮游形式增殖而不形成肿块；实体 PEL 多发于大肠、皮肤、肺、淋巴结等组织器官，瘤细胞可形成肿块，不一定伴有渗液。

免疫球蛋白基因重排研究显示，这种恶性

B 细胞通常细胞表面缺乏 B 细胞标记。

3 原发性中枢神经系统淋巴瘤

原发性中枢神经系统淋巴瘤通常由免疫母细胞型或大细胞型（非 Burkitt）组成，各年龄段的发生程度相同。在 HIV 相关淋巴瘤患者中高达 25%，曾报道一名不足 1 岁的艾滋病患者。

在所有的艾滋病相关原发性脑部淋巴瘤患者中均发现了 EBV，但未检测出 HHV8。该肿瘤表现出的症状，包括惊厥、头痛、局部神经异常、脑神经麻痹及精神状态改变。尽管不常见，但发现患者有性格改变。

EBV 通常与地方性 Burkitt's 淋巴瘤密切相关，但并不是 HIV 感染者患淋巴瘤所必需的，有 40%~60% 的脑外淋巴瘤含有此病毒。

原发性脑部淋巴瘤在临床上很少见，许多经尸检才能诊断，通常在诊断时 CD4$^+$细胞计数<50/μl。

第 4 节　常规检查

1 病理学检查

对可疑部位的组织取材活检是确诊本病的主要方法，其确诊率为 75%~100%。细针吸取（FNA）肿大淋巴结组织病理检查对淋巴瘤亦具有诊断性，但仅阳性结果对诊断才有帮助，阴性结果不能排除淋巴瘤诊断。

2 骨髓活检

骨髓活检是一个既有用又安全的诊断手段，骨髓涂片找到 RS 细胞是 HL 骨髓浸润的依据。骨髓穿刺涂片阳性率 3%，活检提高到 9%~22%。骨髓浸润常见于小无裂、Burkitt 样淋巴瘤，骨髓浸润超过 50% 骨髓体积提示预后差。

3 肺活检

大多数肺部实质性病变需要肺活检加以确诊。有报道经支气管和开胸肺活检的诊断率分别为 58% 和 75%，而经胸廓细针穿刺活检的诊断率为 50%。

4 胸腔穿刺

胸腔积液为渗出液，并且往往 LDH 浓度非常高。胸腔积液细胞学结合胸膜活检的诊断敏感性约为 75%。

5 腰椎穿刺

由于 AIDS 相关的系统性淋巴瘤累及 CNS 的发生率高，有学者认为对于可疑患者应常规进行腰椎穿刺检查，以便及时进行鞘内治疗。当 CSF 细胞学和常规生化检查为阴性结果时，CSF 的 EBV-DNA 测定将有助诊断。

6 CT 检查

胸部 CT 示胸腔积液、肺实变、间质性浸润、肿块影、肺门、纵隔及淋巴结肿大；腹部 CT，肝脏和脾脏受累多表现为低密度块影，腹部表现为多个孤立性病灶环绕肠壁、肠壁增厚或局灶性空腔样病灶等。

原发性中枢神经系统淋巴瘤，MRI 可见等信号或低信号的单发或多发病灶，可有环形增强。采用造影剂后，由于病灶增长迅速，CT 和 MRI 的增强扫描通常提示不规则病灶。病灶通常位于胼胝体、脑室旁或室管膜旁，表现为肿块，直径多>4cm。

7 X 线检查

检出率大于 95%，典型的病灶有胸腔积液、肺叶实变、间质性浸润、肿块影、肺门及纵隔淋巴结肿大。

8 血液

全血细胞计数、血沉、肝肾功能、血清电解质等检查，对判定病情、决定治疗方案皆有参考意义。

HL 常有贫血、白细胞和中性粒细胞增多；骨髓广泛浸润或脾功能亢进时，可有全血细胞减少。

血清碱性磷酸酶应作为常规检查，其升高时提示骨髓有瘤细胞浸润。血清乳酸脱氢酶和 β_2-微球蛋白对预后有参考价值。乳酸脱氢酶水平高低可作为肿瘤负荷指标。晚期患者的乳酸脱氢酶水平可显著增高。

9 CD4 阳性细胞计数

所有患者应检测 CD4 阳性细胞计数和病毒

载量的基线值。

发生伯基特淋巴瘤的 AIDS 患者的 CD4 细胞计数通常较好，但小部分患者可能低于 100，原发性中枢神经系统淋巴瘤（primary CNS lymphoma，PCNSL）发生于 CD4 计数很低的 AIDS 患者，最常见于未能控制的 AIDS；DLBCL 发生于病情介于两者之间的患者。

10 剖腹探查

对可疑病变进行活检，对伴有淋巴结肿大的患者行脾切除术后应做病理检查。剖腹探查对确诊、了解病变范围和分期都有参考价值。

由于 NHL 患者剖腹探查术后并发症较霍奇金淋巴瘤为高，且 NHL 远处侵犯无一定规律性，又常有结外病变，因此 NHL 患者剖腹探查术临床价值不如 HL 患者。况且，CT、B 超、MRI 在很大程度上已代替了剖腹探查的作用。

第 5 节　临床表现

本病慢性型起病缓慢、隐匿，患者常无意中发现淋巴结肿大，经各种抗感染治疗无效。最后出现疲乏、低热、贫血和体重下降。

HIV 感染患者的系统性 NHL 的临床表现多种多样，虽大多没有特异性，但 ARL 与发生于普通人群的 NHL 相比还是具有多种特征，如 ARL 可累及骨髓、软脑膜以及其他部位（如体腔、颌部、直肠、软组织），肿瘤的发生与 EB 病毒（EBV）和人类疱疹病毒 8 型（H HV8）感染密切相关；大部分在发病时有 B 症状，至少 80% 患者发病时已为 Ⅳ 期，通常很少累及淋巴结，而结外受累多见，这与无 HIV 感染的患同样类型淋巴瘤患者的临床表现形成鲜明的对比。

1 淋巴结肿大

症状以局部和全身淋巴结进行性肿大最多见，依次为颈部、腋下和腹股沟，其次为耳前、滑车上、髂窝和腘窝。

淋巴结可达直径 5cm 以上，深部淋巴结因纵隔和腹腔淋巴结肿块引起压迫和侵及邻近器官的症状，如胸闷、气急、上腔静脉综合征、食欲不振、腹胀、腹痛、心包积液和胸腔水。

首发于淋巴结外器官时，常出现相应压迫症状，如鼻咽部肿物引起鼻塞、呼吸不畅和头痛、耳聋等。

2 结外表现

胃肠道是 AIDS 相关的系统性淋巴瘤最常见的结外病灶，主要的症状有腹痛或/和体重减轻（超过 10%体重），系统性淋巴瘤患者肝脏、肺和骨髓受累的发生率约占 1/3，肝脏受累在临床上可无症状或胆道梗阻样疼痛。

3 中枢神经系统受侵

原发性中枢神经系统淋巴瘤，临床表现为局灶性或非局灶性体征。症状包括意识模糊、头痛、记忆减退、失语、轻偏瘫、伴/或不伴癫痫，无发热，病程少于 3 个月。

系统性淋巴瘤侵犯 CNS 时典型地表现为淋巴瘤性脑膜炎的患者占 3%~20%。软脑膜病变在体检时往往不易发现，近 1/4 患者是无症状的，即使出现症状亦仅少数人有脑膜征。其他软脑膜受累的症状包括头痛和脑神经麻痹。

淋巴瘤性脑膜炎常有复发，尤其那些在开始治疗时未接受鞘内预防性治疗的患者。

4 其他

随着病情进展，可出现贫血、出血和感染、肝脾肿大；持续 2 周以上的不明原因发热往往是 HIV 并发淋巴瘤的表现。

原发性渗出性淋巴瘤的临床表现为浆膜腔积液（胸膜、腹膜、心包、关节腔），不伴团块样病变。

第 6 节　诊断与鉴别诊断

1 诊断

艾滋病患者伴有长期不明原因的高热、表浅淋巴结肿大、影像学检查异常是诊断本病的线索，最终确诊则需在可疑受累部位取材活检；骨穿、胸穿和腰穿有助于分期，对本病的确诊亦具有重要的作用。

符合中枢神经系统淋巴瘤的条件有：①典型的头颅影像学表现；②血清抗弓形虫 IgG 抗

体阴性；③试验性抗弓形虫病治疗1~2周后失败；④无发热；⑤铊标记的单光子发射断层成像扫描中铊早期即被摄取。PCR检测CSF中EBV的特异性>94%，敏感性50%~80%。立体定向活检可以确诊。

2 鉴别诊断

总体上，HIV相关淋巴瘤与非AIDS患者的类似NHL相比，是更高危的疾病。诊断HIV相关淋巴瘤的诊断性评估与非HIV相关的淋巴瘤没有区别，主要是鉴别伯基特淋巴瘤和DLB-CL；霍奇金病和惰性淋巴瘤亦可见于HIV感染者，但显然更少见。

2.1 霍奇金淋巴瘤

年轻人多见，可见R-S细胞。最常累及颈部淋巴结和锁骨上淋巴结，其次为腋下淋巴结、纵隔淋巴结、腹膜后和主动脉旁淋巴结等。局部淋巴结的无痛性、进行性肿大往往是首发症状。晚期可累及脾、肝、骨髓等处，以脾脏受累相对多见。常发生邻近淋巴结播散，进展较慢。

2.2 淋巴结反应性增生

为感染引起的反应，多有明显感染灶，常表现为局限性淋巴结肿大，伴疼痛和压痛，经抗炎治疗可缩小。

2.3 结核性淋巴结炎

有时两者很难鉴别，都可出现发热、多汗、乏力、血沉快，常伴肺结核。肿大淋巴结质地不均匀，软硬相间，容易相互粘连并与皮肤粘连，活动度差。结核与淋巴瘤两者偶可并存，如经过正规抗结核治疗后淋巴结继续增大，应考虑淋巴瘤可能。

2.4 组织细胞坏死性淋巴结炎

本病为良性自限性疾病，主要累及年轻女性患者。病变特征是淋巴结结构完全破坏，结内呈明显的碎片状坏死和液化性坏死，伴以CD4$^+$T和CD8$^+$T淋巴细胞和组织细胞大量增生。

2.5 淋巴结转移瘤

肺的小细胞未分化癌、未分化鳞癌和腺癌，神经母细胞瘤及恶性黑色素瘤常可发生淋巴结转移。此种肿大的淋巴结常较硬，局限，质地不均匀，仔细追踪可找到原发灶，很少有全身淋巴结肿大。

2.6 巨大淋巴结增生

是一种原因不明的淋巴结肿大，以侵犯纵隔多见，肺门淋巴结亦可受侵。此病可能是感染引起的特殊反应性炎症，为良性病变，手术切除效果好。

2.7 结节病

此病较少见，可出现全身淋巴结肿大，尤其在耳前、颌下、滑车上、气管旁，有时伴有发热。淋巴结无坏死病变，结节多，大小均匀，有时可见中心体。

2.8 急性白血病

淋巴母细胞淋巴瘤晚期呈现淋巴肉瘤白血病，肿瘤细胞形态学与急性淋巴细胞白血病（L1或L2）无明显区别。

2.9 猫抓病

有猫抓伤史，耳前后、腋窝淋巴结肿大，磺胺类和氨基糖苷类抗生素治疗有效，亦可自行消退。

3 临床分期

表60-1　AIDS相关性淋巴瘤的分期

分期	标准
Ⅰ期	病变限于单个淋巴结区
ⅠE期	侵及单个结外器官或部位
Ⅱ期	病变在横膈一侧的两个或更多的淋巴结区
ⅡE期	外加局限侵犯结外的单个器官或部位
Ⅲ期	受侵的淋巴结区在横膈两侧
ⅢE期	同时侵犯结外的单个的器官或部位
ⅢS期	侵犯脾区
ⅢSE期	两侧均受侵犯
Ⅳ期	一个或更多的结外器官或部位的弥漫性或播散性病变，伴有或不伴有淋巴结受侵

各期患者可根据有无全身症状分为A和B

无全身症状的为A

有以下全身症状之一者属B：①首次就诊前6个月内原因不明的体重减轻，超过10%；②原因不明的发热：38℃以上，连续3d以上；③盗汗

病变部位可以下列符号标明：肝脏-H，脾脏-S，肺脏-L，骨髓-M，胸膜-P，骨骼-O，皮肤-D

第7节 治疗

1 治疗原则

大部分 AIDS 相关淋巴瘤属于高度恶性淋巴瘤，其组织类型为弥漫性大 B 细胞性（免疫母细胞变异型）或 Burkitt 样淋巴瘤，且 80% 以上系统性淋巴瘤在发病时已为临床Ⅳ期。

因此，多数患者不宜采用局部的手术和/或放射治疗，而必须接受全身治疗。鞘内注射化疗药物甲氨蝶呤或阿糖胞苷作为 CNS 淋巴瘤的预防性治疗是很有必要的。

目前，HIV 相关淋巴瘤的最佳治疗方案尚未确立。绝大部分具有良好的远期效果的研究都包括早期进行 HAART。在 HAART 改善了 ARL 患者免疫功能的基础上，可进行化疗方案的评估。

对进展型非霍奇金淋巴瘤应选用全身性多药化疗，联合使用抗逆转录病毒药物、预防性抗生素和造血生长因子进行治疗。

晚期艾滋病患者难以耐受化疗，因化疗可引起重度骨髓抑制，对这些患者可使用修改剂量的方案。

条件性（机会性）感染病史常可判定对治疗的耐受性。合并抗逆转录病毒、抗生素和抗真菌联合疗法可降低耐受性；然而，既往并无明显的条件感染病史的非霍奇金淋巴瘤伴发于艾滋病患者，在使用强烈的联合化疗和支持疗法后可能获得痊愈。

对巨大的淋巴瘤或为控制由肿瘤所引起的诸如疼痛和出血等症状，使用附加放射治疗是有效的。

原发性渗出性淋巴瘤，大多数患者对治疗有反应，表现为渗出减少。经过两个疗程 CHOP 方案化疗无效时，说明再增加疗程仍无效，需要考虑换用多柔比星或柔红霉素；复发后 HHV-8 水平将增加，且对抗病毒治疗无效。

原发性中枢神经系统淋巴瘤，标准方案为放疗加皮质类固醇激素或甲氨蝶呤，化疗则可与放疗和糖皮质激素联合进行，通常适用于 CD4$^+$T 细胞数已上升的患者。放疗加糖皮质激素治疗的有效率为 20%~50%，但疗效短暂。应

用 HAART 之前，患者从最初出现症状到死亡的平均时间仅为 4 个月。一项临床试验显示予甲氨蝶呤治疗 PCNSL 后，74% 的病例有影像学的改善，而毒性反应轻微。

2 抗病毒治疗

在 HAART 未用于临床前，为避免化疗药物的毒性，ARL 治疗总是采用小剂量，2 年存活率大约 10%。HAART 可以发挥免疫重建功能，经 HAART 治疗后病例能够耐受标准剂量的化疗。

2001 年，AIDS 恶性肿瘤协会报告了由环磷酰胺、多柔比星、长春新碱、泼尼松 4 种药物组成的联合化疗方案联合 HAART 治疗的患者，减量化疗和足量化疗完全缓解率分别为 30% 和 48%，CHOP 为基础的化疗和 HAART 中位生存期为 2 年。

CD4$^+$T 淋巴细胞水平越低，越有可能发展为淋巴瘤。研究发现，包括有蛋白酶抑制剂和非核苷类药物的 HAART 方案，比单纯核苷类药物组成的方案更能有效阻止淋巴瘤的发生。

3 化学治疗

3.1 方案选择

目前尚无最佳联合化疗方案，尽管没有完全达成一致，普遍应用的治疗方案还是 CHOP，其他应用的方案尚有 M-BACOD（MTX、BLM、DNR、CTX、VCR、Dex）和 EPOCH（Vp16、Pred、VCR、CTX、DNR）等。

联合化疗方案，如 CHOP 或 CAE（环磷酰胺、阿霉素和依托泊苷）联合 HAART，或 E-POCH 方案（依托泊苷、泼尼松、长春新碱、环磷酰胺和阿霉素）不联合 HAART，在 ARL 患者中皆证实有效且可耐受。

NCCN 指南推荐 CODOX-M 与 IVAC 交替、剂量调整的 EPOCH 或 CAE 方案治疗 CD4 阳性细胞计数大于 100 的 AIDS 相关性伯基特淋巴瘤，其余所有患者采用 CHOP±高剂量甲氨蝶呤（不超过 3g/m^2）方案治疗。

AIDS 相关性 DLBCL 患者应采用剂量调整的 EPOCH、CAE 或 CHOP 方案治疗。虽然 HIV 相关 DLBCL 患者的预后较无 HIV 感染者差，但相当一部分患者可长期获益。患者应进行足

量化疗联合生长因子支持。

依据患者的病史、CD4⁺T 淋巴细胞计数及全身状况决定使用全量或部分剂量药物化疗。如 CD4⁺T 淋巴细胞计数<100/μL 应使用半量化疗剂量，若 CD4⁺T 淋巴细胞计数>200/μL，可考虑全量化疗。

有研究显示，CAE 静脉注射可与 HAART 联用，但两者联用往往致药物间相互作用诱导副作用发生，甚至降低化疗效果。

3.2 化疗与 HAART 应用时机

研究证明，HAART 可抑制淋巴瘤细胞的凋亡，无益于提高淋巴瘤患者存活率，亦无助于化疗后病毒载量的抑制和免疫功能的重建。

Little 等研究化疗期间停用 HAART 治疗方法，进行 EPOCH 治疗，用药剂量随着 CD4⁺T 淋巴细胞计数水平进行调整。

具体用法为：连续 4d 静脉注射足叶乙甙、多柔比星或表柔比星和长春新碱；每日口服环磷酰胺，共 5d，患者对治疗可以耐受，其副作用与标准的 CHOP 化疗相似，完全缓解率 74%。

尽管暂停 HAART 会导致 HIV 病毒载量升高，但化疗结束后重新启用 HAART 治疗一段时间，病毒量仍会降至基线以下，这样可以避免淋巴瘤治疗过程中药物相互作用，而且并不出现新的 HIV 变异。与 CHOP 不同，EPOCH 对高度增生的恶性淋巴瘤有效，而高度增生的恶性淋巴瘤占 ARL 的 85%。

研究显示，66%未经治疗的 ARL 有多药耐药基因-1（MDR-1）的表达，这亦是导致患者预后差的原因，而 EPOCH 和其他一些化疗药物可以克服。

3.3 药物间的相互作用

NNRTIs 和 PIs 是由细胞色素 P450 代谢，如同时使用通过该途径代谢的其他药物，有竞争性药物间相互作用。

PIs 能通过抑制 CYP3A4 酶细胞毒性药物代谢，药代动力学研究减量或足量 CHOP 同时联合 HAART（司他夫丁、拉米夫定）治疗，发现环磷酰胺清除减少，这是茚地那韦（IDV）的持续效应，但 CHOP 对 IDV 没有影响。

CAE（环磷酰胺、多柔比星、依托泊苷）与 PIs 沙奎那韦（SQV）合用可导致 67%患者

出现黏膜炎，CAE 与去羟肌苷（ddI）合用黏膜炎发生率为 12%。这是因为 PIs 是酶作用底物和药物转运蛋白 P 糖蛋白的抑制剂。

CAE 与 IDV 和无 IDV 比较，IDV 组在治疗 10~14 日后中性粒细胞明显降低，这是由于 PIs 引起 P450 抑制导致环磷酰胺和多柔比星肝脏代谢减少和 P 糖蛋白的抑制剂导致细胞内细胞毒性因子浓度增加。

因此，HIV 相关 NHL 选择方案时，不要选用 PIs，尽量选用 NNRTIs，能得到有效的、持久的病毒控制。

紫杉醇和长春花碱可使 HAART 方案中有去羟肌苷患者周围神经炎加重；化疗和 HAART 方案同时治疗时，须避免齐多夫定和化疗药物同时累及骨髓的副作用。

3.4 其他药物

因一线化疗方案对 AIDS 淋巴瘤患者的疗效差，并且尚无令人满意的二线药物治疗难治或复发的患者，目前人们正在积极寻找更有效的治疗方案。

（1）齐多夫定（AZT，叠氮胸苷）：与 5-氟尿嘧啶和甲氨蝶呤（MTX）合用具有抗增殖活性，齐多夫定（2g/m², d1~3）与甲氨蝶呤（1g/m²，每周 1 次，共 3~6 周）合用，RR 达 80%，但副作用较多，无病生存时间短，中位完全缓解持续时间为 13~17 个月。

（2）丙脒腙：是一个细胞周期非特异的细胞毒药物。它的优点是在高浓度时能通过血-脑脊液屏障而对骨髓抑制较轻。

（3）白介素-2：在抗反转录病毒治疗的同时，IL-2 每天小剂量皮下注射，能促进免疫效应细胞，如 NK、B 和 T 细胞的扩增。主要用于化疗后已达到完全或部分缓解患者的维持治疗，其疗效有待评价。

4 分子靶向治疗

利妥昔单抗的应用可增加中性粒细胞减少和感染的风险，从而抵消了 HIV 相关淋巴瘤患者的可能获益。由于感染的高风险，对于 CD4 阳性细胞计数小于 50 的 DLBCL 患者，强烈建议避免使用利妥昔单抗。

有报道，抗 B4（CD19）可与多种化疗方案（通常为 CHOP 或 M-BACOD）联合应用于

本病的治疗。

5 中枢神经系统预防治疗

鞘内预防性化疗亦正在成为本病治疗的重要组成部分。PCNSL 与严重免疫抑制相关，且预后差。高剂量甲氨蝶呤、RT 或抗逆转录病毒治疗可考虑用于原发中枢神经系统淋巴瘤患者。

6 支持治疗

对 ARL 患者来说支持治疗亦很重要，粒细胞集落因子和促红细胞生成素可改善化疗引起的中性粒细胞降低和贫血。

第 8 节 预后

尽管本病初治时完全缓解率可达 40%~50%，但 AIDS 相关淋巴瘤的总体预后仍然很差。大部分患者的中位生存期小于 1 年，近半数患者死于淋巴瘤的进展或复发，而其他患者多死于机会性感染或 AIDS 相关的并发症；而具有较好预后因素的患者长期生存率达 30%~50%。

一般而言，预后差的因素包括年龄大于 35 岁、静脉吸毒、临床 III 或 IV 期、CD4$^+$细胞<100/μL、有条件感染史以及高度恶性组织亚型等。Zoufaly 等 [4] 报道 AIDS 合并 NHL 的主要危险因素有年龄、病毒载量及最近的 CD4。

一个来自 AIDS 临床试验组的迄今最大的研究资料显示，有 0~1 个差因素的患者中位生存期为 48 周，2.8 年的生存率为 30%，而相对应地，有 3~4 个差因素的患者分别为 18 周和 0%。一组用修改后较低剂量的 M-BACOD 方案治疗 42 例患者的资料表明 46% 患者达完全缓解，其中位生存为 15 个月，明显高于所有患者的中位生存期 6.5 个月。

CD4$^+$T 细胞数<200×10^6/L，伴有骨髓受累者提示预后不良；如患者处于 NHL IV 期且 CD4$^+$T 细胞数很低，预期寿命不会超过 6 个月，其中 50% 的患者可能死于机会性感染而非淋巴瘤；如患者对化疗反应良好，可能存活 6~20 个月或更长。

此外，在化疗同时进行 HAART 可以减少

AIDS 相关患者的机会性感染，并能改善其预后，HAART 的目标是清除血液中的 HIV-1 负荷。意大利的 2 个治疗中心的资料显示对 HAART 的反应性决定了淋巴瘤患者的预后，44 例患者总的 1 年生存率为 49%，而对 HAART 反应好的患者生存率提高至 78%，并且其中 84% 患者取得免疫功能恢复。

Navarro 等 [5] 报道，HIV 合并 NHL 化疗的疗效很差，平均存活期限为 9.2（4.5~14）个月。HIV 合并 NHL 的预后因素主要是 NHL 的类型，亦包括宿主因素，如免疫缺陷、EBV、HHV8 混合感染，HAART 的相互作用等，与 HIV 阴性的患者相比，预后差。

（陈晓泉）

参考文献

[1] Rabkin CS, Yellin F. Cancer incidence in a population with a high prevalence of infection with human immunodeficiency virus type 1. J Natl Cancer Inst, 1994, 86 (22): 1711-1716.

[2] Stebbing J, Gazzard B, Mandalia S, et al. Antiretroviral treatment regimens and immune parameters in the prevention of systemic AIDS-related non-Hodgkin's lymphoma. J Clin Oncol, 2004, 22 (11): 2177-2183.

[3] Polesel J. Non-Hodgkin's lymphoma incidence in the Swiss HIV Cohort Study before and after highly active antiretroviral therapy. AIDS, 2008, 22 (2): 301-306.

[4] Zoufaly A, Schmiedels, Lohse Aw. Insufficient virus suppression during HAART is a strong predictor for the development of AIDS-related lymphoma: German CLINSURV Cohort. Fifteenth Conference on Retroviruses and Opportunistic Infections, Boston, Abstract, 2008, 16.

[5] Navarro JT, Ribera JM, Oriol A, et al. International prognostic index is the best prognostic factor for survival in patients with AIDS-related non-Hodgkin's lymphoma treated with CHOP. A multivariate study of 46 patients. Haematologica, 1998, 83 (6): 508-513.

常用中文名词索引

常用英文名词索引

N

O

P

T

U

V